Wolfgang Maes

Streß durch Strom und Strahlung
Elektrosmog Radioaktivität Raumklima Wohngifte Partikel Pilze

Schriftenreihe *Gesundes Wohnen*
Institut für Baubiologie+Oekologie Neubeuern IBN

Herausgeber und Vertrieb	Institut für Baubiologie+Oekologie IBN Holzham 25 83115 Neubeuern Telefon 08035/2039 Telefax 08035/8164
Autor	Wolfgang Maes Sachverständigenbüro für Baubiologie und Umweltanalytik Schorlemerstr. 87 41464 Neuss Telefon 02131/43741 Telefax 02131/44127
Druck	Kleinmaier Druck, Oberaudorf
Copyright	Herausgeber und Autor
Ausgabe	3. Auflage, Mai 1998
ISBN	3-923531-22-2

Nachdruck -auch auszugsweise- nur mit Genehmigung des Herausgebers.
Alle Rechte, auch das der Übersetzung, vorbehalten.

Inhaltsverzeichnis

VORWORT 1

von Prof. Dr. Anton Schneider 1
von Wolfgang Maes 3

EINFÜHRUNG 4

Darf ich mich vorstellen? 4
Streß durch Strom und Strahlung 8
Patient Schlafplatz 9
Orientierungshilfe und Standard 10
Die einzelnen Streßfaktoren des Standards 12
Elektrosmog 13

1. Streß durch ELEKTRISCHE WECHSELFELDER 16

Wie eine Antenne 17
Auf die Frequenz kommt es an 18
Interessantes vom E-Werk 19
Wissenschaft 19
Der größte Computer der Welt: der Mensch 21
Grenzwerte 22
Grenzwerte-Vergleich für elektrische Wechselfelder 50 Hz 23
Weltweit beachtete Computer-Richtwerte aus Schweden 24
Empfehlung an die Regierung der USA... 25
...und bei uns? 25
Prüfschraubenzieher leuchtet 26
Wir leben nicht im Labor... 26
...und Tag ist nicht Nacht 27
Fallbeispiele 28
- 35.000 Millivolt im elektrisch verstellbaren Bett 28
- Mister 155-Volt... 29
- ...und 200 Volt Körperspannung! 30
- Schrillenden Wecker überhört 30
- Therapieresistenter Arzt 31
- Melanie... 32
- ...und Nico 32
- Ungeerdetes Klemmlämpchen 32
- Tumor verkleinerte sich 32
- Bettnässer mit Punkfrisur 33
- Der ewig verspannte Nacken 33
- Vegetative Dystonie und eine gekittete Ehe 34
- Baubiologie im Stadtrat 35
- Kollaps im Großmarkt 35
- Hartnäckiger Candida: Jens und Ulrike 36
- Elektrosensibel nach Herzinfarkt 37
- Behinderte im Elektrobett 38
- Röhre leuchtet ohne Netzanschluß 39
- Schwindelig am Keyboard 39

- Tips im Fernsehen	39
Elektrizität und tausend Fragen	41
EMV: Elektromagnetische Verträglichkeit	44
Sanierung elektrischer Wechselfelder	45
Netzfreischalter	45
Abschirmungen	47
Abgeschirmte Kabel und Erdung	48
Abschalten, netzfreie Bereiche	49
Falsch herum, richtig herum, Phasenverschiebung	50
Leuchtstoffröhren	51
Bauweise, Alufolien, Feuchtigkeit	52
Hochspannungsleitungen	53
Entwarnung?	53
Effektleuchte sprengt alle Grenzwerte	54
Heizdecken, Babymonitore, Babyphone	56
Herzschrittmacher	58
Der Faraday-Käfig	58
Selber messen?	59
So werden elektrische Wechselfelder gemessen	60
Vergleichsmessungen: elektrische Feldstärke	65
Vergleichsmessungen: Körperspannung	66
Spiegel des Alltags	67
Elektrische Wechselfelder: Erinnern wir uns	68
Elektrische Wechselfelder: Tips zur Reduzierung	69
2. Streß durch MAGNETISCHE WECHSELFELDER	70
Feldquellen im Haus	71
Feldquellen draußen	73
Bahnstrom	74
Quantität und Qualität des Feldes	74
Machen Hochspannungsleitungen krank?	75
Berichte aus dem Ausland	76
Felder à la Hochspannungsleitung	77
Versteckte Stromverbraucher	79
Großflächige Abschirmung schwierig	81
Der Ausweg	83
Grenzenlose Grenzwerte	84
Grenzwerte-Vergleich für magnetische Wechselfelder 50 Hz	85
Elektrosensibilität	87
Fallbeispiele	88
- Die verhexte Zahnarztpraxis	88
- Kopfschmerzen am Diaprojektor	89
- Ein modernes Bürohaus	89
- Schlechtes Sehen durch eine Leuchtstoffröhre	90
- Die verspannte Masseurin	91
- Radiowecker und Migräne	91
- Babyphon bringt Baby zum Brüllen	91
- Meditation unmöglich	92
- Ohnmacht am Staubsauger	92
- Elektrosmog in den USA	92

- Entspanntes Weinen ... 93
- Vorsicht, elektrische Fußbodenheizung ... 94
- Freileitung verschwand in der Erde ... 94
- Wohnen im Wohnwagen ... 94
- Ferienhaus in Holland ... 95
- Alzheimer-Krankheit ... 95
- Multiple Sklerose und Amyotrophische Lateralsklerose ... 96
- Asthma, Neurodermitis ... 96
- Tinnitus ... 96
- Allergien ... 97
- Zuckerprobleme ... 97
- Magenschmerzen am Computer ... 97
- Flucht aus dem Kaufhaus ... 98
- Eidechsen und Schlangen verbuddeln sich ... 98
- Die Hormone spinnen ... 99
Beweise, Gegenbeweise ... 99
Das RWE bezieht Stellung ... 100
Unsachliche Veröffentlichungen ... 101
Der Sicherheitsbeauftragte ... 101
Zentralverband der Deutschen Elektrohandwerke ... 102
Strom-Basiswissen: Infos der IZE ... 103
VDE, RWE, TÜV...: Elektrosmog und noch kein Ende ... 105
Das Deutsche Ärzteblatt ... 106
In Aktion: Prof. David und Prof. Stimmer ... 107
Elektrosmogforschung mit Tücken ... 108
Von amtlicher Seite ... 110
Internationale Studien zum Gesundheitsrisiko... ... 112
...aus den USA und Kanada ... 113
...aus Schweden, Finnland und Dänemark ... 118
...aus England, Frankreich und der Schweiz ... 121
...aus Neuseeland und Australien ... 122
...und aus Deutschland ... 123
Melatonin - Boss der Hormone ... 126
Frequenzfenster, biologische Fenster ... 127
Lust oder Frust ... 128
Die Natur ist in Ordnung ... 129
Reduzieren wir die persönliche Dosis! ... 130
Sanierung magnetischer Wechselfelder: Schalten... ... 131
...Abstand ... 131
...MU-Metall ... 132
...verdrillte Kabel und Koaxialkabel ... 132
Erdung, TT-Netz, TN-Netz ... 133
Aufklärung, bewußter Einkauf ... 133
So werden magnetische Wechselfelder gemessen ... 136
Ohne Langzeitaufzeichnung keine Sicherheit ... 141
Unberechenbare Felder im öffentlichen Stromnetz ... 142
Körperlage im Feld ... 144
Elektrosmog: Geißel des Jahrhunderts? ... 144
Elektrosmog im Auto ... 147
Elektrosmog und Uhren ... 149
Recht und Versicherung ... 150

Geschäfte um jeden Preis?	153
Stromvergeudung	156
Letzte aktuelle Nachrichten zum Thema Magnetfelder	157
Vergleichsmessungen: magnetische Flußdichte	158
Freileitung ist nicht gleich Freileitung	159
Magnetische Wechselfelder: Erinnern wir uns	160
Magnetische Wechselfelder: Tips zur Reduzierung	161
Elektrische und magnetische Wechselfelder im Vergleich	162

3. Streß durch ELEKTROMAGNETISCHE WELLEN   164

Wellensalat	165
Das Terzett Feldstärke, Frequenz und Modulation	166
Macht Hochfrequenz krank?	167
Erst stirbt der Wald...	169
Gepulst ...... D-Netz und E-Netz	174
Die Forschungen von Dr. Lebrecht von Klitzing	176
Forschungen bestätigt	178
'Bei Anruf: Smog'	180
"Verzeihung, Sie stören gerade meine Hirnströme"	184
Die Forschungen von Dr. Michael Repacholi	185
Handy? - Nein Danke!	186
Technische Störungen durch Handys	188
Handys und Herzschrittmacher	189
Biologische Störungen durch Handys	190
Bürger und Behörden initiativ	194
Flächendeckende Versorgung unverantwortlich	197
Die ganze Nation unter Elektrosmog	200
Weniger Mikrowellen	202
Trickreich getarnt	203
Spitze des Machbaren	204
Fallbeispiele zum Thema Mobilfunk	205
- Mit den neuen Antennen kamen die Probleme	205
- Nie wieder in die Nähe von Mobilfunksendern	205
- Penthouseblick auf Funkanalgen	206
- Blitzen, Kribbeln, Zittern, Schilddrüse	206
- 8 x 50 Watt und 6 x 15 Watt und einige leere Büroräume	206
- Das Faß lief über	207
- Boykott mit Umsatzeinbußen	207
- "Was mache ich anders?"	207
- Verkrüppelte Vögel, verschwundene Fledermäuse	208
- Telefonate mit Folgen	208
- Das wirkt!	209
- Rathaus Ratingen: Mobilfunk-Sender wird versetzt	209
Vorsicht Nutzungsvertag	212
Strahlenarme Handys?	213
Handyfalle	214
Autotelefone	215
Schnurlose Telefone	217
Schnurlose Telefone im Öko-Test	218
Schnurlose Telefone und 'Stiftung Warentest'	222

Erste Fallbeispiele: Schnurlose DECT-Telefone	224
- Signale vom Nachbarn	224
- Wie neugeboren	224
- Wieder ganz die Alte	225
- Betablocker gegen ein Telefon	225
- Klagen aus dem Telefonladen	225
Im Äther tummelt sich's	226
Risikoforschung	230
Risikofeststellung in Schnaitsee...	232
Steingaden...	233
Wallerhausen...	233
Vollersode...	234
Holzkirchen...	235
...und in Schwarzenburg	236
Putzige Ansicht	236
Sanierung hochfrequenter elektromagnetischer Wellen	237
Abstand, Abschirmung	237
Verbraucherverhalten, Geräte	238
Information, Aufklärung	241
So werden elektromagnetische Wellen gemessen	243
Milliardenfach stärker	249
Wilder Westen im Äther: in Südtirol...	250
auf Mallorca...	251
im Wohnzimmer...	252
auf der Skipiste...	252
...und in Alaska	253
Zur Verantwortung gerufen	254
Letzte Nachrichten zum Thema elektromagnetische Wellen	255
Vergleichsmessungen: Antennenspannung	256
Vergleichsmessungen: Strahlungsdichte	257
Zahlen, Grenzwerte, biologische Effekte	258
Elektromagnetische Wellen: Erinnern wir uns	260
Elektromagnetische Wellen: Tips zur Reduzierung	261
Elektrosmog-Verordnung: Schutz und Schummel	262
4. Streß durch ELEKTRISCHE GLEICHFELDER	**273**
Es knallt erst ab ein paar tausend Volt	274
Ruiniertes Raumklima	275
Computer streiken, der Mensch nicht?	278
Plastik kontra Natur	279
Bildschirme	281
Fallbeispiele	282
- Heu und Hafer, Hausstaub und Haare	282
- Erholung ohne Alptraum	282
- Der Kopf ist frei	283
- Flucht in den Wald	283
- Synthetikperücke	284
- Schmusetier und Asthma	285
- Kinder sind besonders arm dran	285
- Bildschirm kontra PVC	286

- Streß durch Ehemänner 287
Lebensqualität 287
Amalgam 289
Brillengläser 290
Schuhe 290
Infekte 292
Elektrostatik: Evolution rückwärts 292
Sanierung elektrischer Gleichfelder 294
So werden elektrische Gleichfelder gemessen 297
Grenzwerte, Zahlen 300
Vergleichsmessungen: Oberflächenspannung 301
Vergleichsmessungen: elektrische Feldstärke 302
Vergleichsmessungen: Ableitwiderstand 303
Elektrische Gleichfelder: Erinnern wir uns 304
Elektrische Gleichfelder: Tips zur Reduzierung 305

5. Streß durch MAGNETISCHE GLEICHFELDER 306

Vorsicht Stahl und Gleichstrom 308
Das magnetische Bett 309
Durch Wände 311
Magnetfelder im Alltag 312
Brillen: Magnetfelder auf der Nase 313
Telefone: Magnetfelder am Ohr 314
Magnetfelder in der Medizin 315
Aus Wissenschaft und Forschung 316
Aschoff: Ordnung, Spin, Polarität 319
Was gibt es da zu debattieren? 320
Fallbeispiele 321
- Glücklich auf Luftmatratze 321
- Orthopäde mit Rückenschmerzen 322
- Magnetfeld immer dabei 322
- Zufall? 322
- Magnetisiertes Solarium 323
- Eine kranke Frau und ein defekter Fernseher 323
So werden magnetische Gleichfelder gemessen 325
Offizielle Grenzwerte 328
Vorsicht 329
Im Gleichgewicht mit dem Erdmagnetfeld 330
Vergleichsmessungen: Kompaß- und Magnetometerabweichung 331
Magnetische Gleichfelder: Erinnern wir uns 332
Magnetische Gleichfelder: Tips zur Reduzierung 333

6. Streß durch RADIOAKTIVITÄT 334

Hilfe, ich habe italienische Fliesen 335
Starke Strahlung: Glasuren, Leuchtziffern, Antiquitäten 336
Starke Strahlung: Atomkraft 337
Starke Strahlung: Medizin 339
Starke Strahlung: Fliegen 340
Schwache Strahler 341

Strahlung ist nicht Strahlung ... 344
Jede ionisierende Strahlung ist lebensfeindlich ... 345
So wird Radioaktivität gemessen ... 347
Vergleichsmessungen: Äquivalentdosisleistung ... 351
Radioaktivität: Erinnern wir uns ... 352
Radioaktivität: Tips zur Reduzierung ... 353

zu 5. und 6.: Streß durch **ERDSTRAHLUNG** ... 354

Die Erde strahlt unterschiedlich ... 355
1. Erdmagnetfeldverzerrungen ... 356
2. Luftionen ... 359
3. Die UKW-Feldstärke ... 360
4. Hautwiderstand ... 361
5. Radioaktivität ... 362
Der Szintillationszähler ... 364
Mit Sicherheit Wasser: Jakob Stängle ... 365
Im Dschungel und in der Wüste: Dr. Armin Bickel ... 366
Amtlich kartografiert und bestätigt ... 367
Krank durch Gammastrahlen und Neutronen? ... 368
Störungen im Körper: Bluttests ... 371
Fallbeispiele ... 372
- Darmbluten und kein Ende ... 373
- Alpträume ... 373
- Arbeitssüchtig? ... 373
- Erholung zu Hause ... 374
Rutengänger ... 374
Entstörgeräte ... 376
Gitternetze ... 379
Geologisch ungestört ... 381
Erdstrahlung: Erinnern wir uns ... 382
Erdstrahlung: Tips zur Reduzierung ... 383
Noch nicht am Ende ... 384

7. Streß durch LUFT und IONEN (Raumklima) ... 385

Schadstoffverursacher Mensch: Kohlendioxid ... 386
Klein- und Großionen ... 388
Luftfeuchte, Luftbewegung, Luftdruck ... 391

8. Streß durch GIFTE und GASE (Luftschadstoffe) ... 394

Streß durch leichtflüchtige Schadstoffe: Lösemittel ... 397
Fallbeispiel: Vergiftet durch Lösemittel ... 398
Meßverfahren für Lösemittel ... 400
Lösemittelfrei? ... 402
Formaldehyd ... 403
Formaldehyd in der Prüfkammer ... 404
Fallbeispiele Formaldehyd ... 406
Meßverfahren für Formaldehyd ... 407
Streß durch schwerflüchtige Schadstoffe: Biozide ... 408

Meßverfahren für Biozide	410
Richtwerte für Biozide	412
Fallbeispiele Biozide	414
Permethrin: Teppiche, Mottenkugeln, Sprays, Kammerjäger	415
Flammschutzmittel	418
Weichmacher	419
PCB	420
Aufgepaßt	421
Streß durch Radongas und Radonfolgeprodukte	423

9. Streß durch FASERN, PARTIKEL und ALLERGENE — 428

Immunsystem, Psyche und Umwelt	429
Messung, Luftfilter und Staubsauger	430
Zahlen, Statistik und Risiko	431
Asbest	433
Künstliche Mineralfasern	436
Fogging - Plötzliche Staubablagerungen in Innenräumen	438

10. Streß durch BAKTERIEN, SCHIMMEL- und HEFEPILZE — 443

Schimmelpilze	444
Schimmelpilze: Fallbeispiele	446
Hefepilze	448
Schimmel- und Hefepilze in der Wohnung	450
Schimmel- und Hefepilze: Sanieren, reinigen, desinfizieren...	453
Schimmel- und Hefepilze im Körper	456
Schimmel- und Hefepilze: Zahlen	459
Schimmel- und Hefepilze: Messung	460
Bakterien	465

Streß durch SCHWERMETALLE	467
Streß durch LÄRM, VIBRATION, ULTRA- und INFRASCHALL	470
Streß durch LICHT und UV-STRAHLUNG	475

ZUM SCHLUSS — 479

Bio und Öko	479
Zufall?	480
Keine zusätzlichen Belastungen mehr!	482
Alltägliche Risiken reduzieren	484
Voraussetzung für körperliche und seelische Gesundheit	486
Bau-Bio-Logie	489
Mosaikstein	490

Anhang: Hinweise	491
Standard der baubiologischen Meßtechnik	492
Baubiologische Richtwerte für Schlafplätze	494
Meßtechnische Randbedingungen	496
Literaturtips	
Personen- und Sachregister	

Danke an

Thesi

meine Kollegen
Uwe Münzenberg, Nürnberg
Dr. Thomas Haumann, Essen
Helmut Merkel, Berchtesgaden und Frankfurt am Main

Prof. Dr. Anton und Rupert Schneider und das Team
vom Institut für Baubiologie und Oekologie IBN, Neubeuern

die Düsseldorfer Ärzte
Drs.med. Liselotte und Hans Petersohn
Drs.med. Annemarie und Hans-Joachim Petersohn
Dr.med. Christian Petersohn

meine Journalistenkollegin
Monika Liebertz, Neuss

die vielen Ärzte, Heilpraktiker, Wissenschaftler,
Forscher, Sachbearbeiter, Firmen, Kollegen, Freunde

und unsere Kunden, die uns mit ihren Erfolgsmeldungen
immer wieder die Gewißheit geben,
auf dem richtigen Weg zu sein

für Mitarbeit, Unterstützung, Anregung, Kritik,
Korrektur, Geduld und Freundschaft.

Wolfgang Maes
Neuss, im Mai 1998

VORWORT von Prof. Dr. Anton Schneider

Wer heilt, hat recht!

Nach 14 Jahren baubiologischer Tätigkeit und über 5000 Hausuntersuchungen in Zusammenarbeit mit Ärzten legt Wolfgang Maes jetzt in dritter Auflage seinen aktualisierten Erfahrungsbericht vor. Spannend, interessant und lehrreich, aber auch humorvoll und provozierend, von der ersten bis zur letzten Seite. Er liest sich wie ein Bestsellerkrimi.

Der Autor versteht es als Journalist und Sachverständiger für Baubiologie, seine Erkenntnisse überzeugend, ganzheitlich, pädagogisch und leicht verständlich wiederzugeben. Der eigene Leidensweg war Anstoß für sein Engagement. Hilfsbereitschaft und Verantwortungsbewußtsein drängten Wolfgang Maes, seine reichhaltigen Erfahrungen, Erlebnisse und Erkenntnisse anderen mitzuteilen.

Er gibt Tips zur Erkennung und Messung von Umweltrisiken, stellt Fallbeispiele des baubiologischen Alltags vor, bietet praktikable Möglichkeiten zur dringend notwendigen Reduzierung zumeist hausgemachter Streßfaktoren, informiert über neue Forschungsergebnisse, bespricht aktuelle Grenzwerte, läßt kritische Fachleute zu Wort kommen und erlaubt sich auch seine eigene Meinung.

Es ist auch nach zwei Jahrzehnten Baubiologie immer noch Neuland, was hier betreten wird und zu kultivieren ist, belastet mit einer Hypothek von Voreingenommenheit, Ablehnung, Unwissenheit, Borniertheit und auch Scharlatanerie.

Mit Hilfe objektiver und aufwendiger Meßtechnik und nach sauberer Auswertung der zahlreichen Ergebnisse beweist Wolfgang Maes ganz praxisnah, statt im Nebel von Vermutung und Spekulation zu fischen. Hier geht es um Wahrheit und um Tatsachen, die auch dann als solche Geltung haben, wenn sie -weil unbequem- verdrängt werden oder die von allen akzeptierte wissenschaftliche Beweisführung noch aussteht.

Obwohl der Autor kein akademischer Wissenschaftler ist, hat er mit gesundem Menschenverstand, exakten Messungen und Langzeituntersuchungen (gerade darauf kommt es an) mehr geleistet, als viele hochgradige wissenschaftliche Experten, die in die falsche Richtung forschen oder vor lauter Bäumen den Wald nicht mehr sehen.

Aber auch kritische Wissenschaftler wissen seine Arbeit 'Streß durch Strom und Strahlung' zu schätzen. Auf internationalen medizinischen, biologischen und technischen Kongressen, bei politischen Hearings, in deutschen und amerikanischen Universitäten, beim TÜV, vor Ämtern, Krankenkassen und Verbänden, bei Fachmessen, bei der Fortbildung zum Umweltmediziner... war und ist er Referent.

In den USA hat er als praktizierender Baubiologe die ersten Vorträge zum Thema 'Stress from Current and Radiation' gehalten. Er arbeitet eng zusammen mit deutschen und amerikanischen Sachverständigen, Umweltlaboren und Instituten.

Der Baubiologie als relativ jungem Zweig der Naturwissenschaft hat der Verfasser mit seiner Erfahrung und Aktivität einen wertvollen Baustein gesetzt. Gleichzeitig wird damit auch die dringende Notwendigkeit und Existenzberechtigung neuer baubiologischer Berufe bestätigt. Als sachverständiger Mittler, Berater und Analytiker für Hausbewohner, Bauherren, Architekten, Ärzte, Therapeuten, Verbände und Ämter ist der baubiologische Beruf heute unentbehrlich, gerade wegen einer total kranken Wohnumwelt.

Dieser neue Beruf des Baubiologen ist eine Kombination aus Baufachmann, Techniker, Ingenieur, Chemiker, Biologe, Ökologe, Forscher, Planer, Gutachter, Berater und Umweltanalytiker. Eine ganz neue und längst überfällige Dimension des Heilwesens und der Gesundheitsvorsorge tut sich hier auf.

Bei der Diagnose und Therapie des Arztes müssen die für Gesundheit und Krankheit maßgebenden bau- und elektrobiologischen, geo- und toxikologischen, raumklimatischen und mikrobiologischen Umweltfaktoren ein wesentlicher Bestandteil sein. Anstelle der erfolglosen Symptombehandlung muß endlich die ganzheitlich orientierte, erfolgreiche Ursachenbehandlung treten.

Eine enge Zusammenarbeit von baubiologischen Experten mit Medizinern und Heilpraktikern, Bauherren und Architekten, politisch Verantwortlichen und anderen Fachleuten ist wichtig, um der Krankheitslawine und der Umweltkatastrophe wirksam zu begegnen. Es ist eine verpaßte Chance und als unterlassene Hilfeleistung zu werten, wenn dies heute nur recht selten geschieht.

Millionen Menschen könnten geheilt oder vor Erkrankung geschützt werden, allein durch Anwendung baubiologischer Erkenntnisse! Millionen krankmachende Häuser sollten -möglichst bald!- konsequent saniert werden, wenn wir nicht weiterhin an uns, unseren Mitmenschen und besonders an unseren Kindern, schuldig werden wollen. Daran führt kein Weg vorbei.

Mit der Ausrede von Unkenntnis läßt sich Untätigkeit zumindest für alle Leser dieses aufrüttelnden Tatsachenberichtes von Wolfgang Maes jetzt nicht mehr rechtfertigen.

Prof. Dr. Anton Schneider
Institut für Baubiologie und Oekologie Neubeuern IBN
Neubeuern, im Februar 1998

VORWORT von Wolfgang Maes

Hilfe zur Selbsthilfe

Die ersten beiden Auflagen von 'Streß durch Strom und Strahlung' waren schnell vergriffen. Es mußte dreimal nachgedruckt werden. Es sind viele positive Rückmeldungen beim Verlag und bei mir eingegangen. Es ist auch kritisch hinterfragt worden. Herzlichen Dank an alle, die mit ihrer Aufmunterung, Anregung, Mithilfe oder Kritik zur Verbesserung dieser Auflage beigetragen haben.

Auch diese dritte Auflage wurde völlig neu überarbeitet, ergänzt, aktualisiert und verbessert. Internationale Forschungen und Erkenntnisse der letzten Jahre haben neue brisante Ergebnisse gebracht, besonders in Bezug auf die Gefahr durch Elektrosmog (hier speziell beim Mobiltelefonieren), auch bei den Schimmel- wie Hefepilzen.

Die baubiologische Meßtechnik ist durch moderne professionelle Meßverfahren und neue Erkenntnisse reicher geworden. Der 'Standard der baubiologischen Meßtechnik' und die dazugehörigen 'Baubiologischen Richtwerte für Schlafbereiche' sind modifiziert und korrigiert worden. Viele neue Fragen können beantwortet werden.

Es sind provozierende Fallbeispiele hinzugekommen. Immer mehr Ärzte melden sich. Immer mehr kritische Wissenschaftler und Politiker beweisen Mut. Neue Grenzwerte und Verordnungen wurden verabschiedet. Das alles ist über 500 Seiten wert, davon sind über 200 ganz neu.

Dies Buch ist kein Sachbuch, kein Fachbuch, kein Lehrbuch, sondern ein persönlicher Erfahrungsbericht und Ratgeber. Dieses Buch will informieren, Tatsachen aufzeigen, Problembewußtsein wecken, Anleitung zum Handeln und Hilfe zur Selbsthilfe anbieten. Es soll auch Vermittler zwischen dem vielbeschäftigten Arzt und dem jetzt besser aufgeklärten Patienten sein. Kranke, Gesunde, Ärzte, Architekten, Ämter, Politiker... wir alle brauchen Information, um richtig entscheiden und entsprechend handeln zu können.

So wünsche ich mir, daß auch diese Auflage eine Hilfe für Betroffene sein möge, ein Begleiter für meine Kollegen, ein Denkanstoß für Politiker und Wissenschaftler (nur die mit den ganz enggestellten Scheuklappen), eine Mahnung an die nimmersatte Industrie, eine Ermunterung für kritische Konsumenten, eine Chance für Kranke, Vorsorge für Gesunde (und die, die es bleiben wollen) und eine angenehme Enttäuschung für jene, die meinen, unsere Welt sei nicht zu verbessern.

Wolfgang Maes
Sachverständigenbüro für Baubiologie und Umweltanalytik
Neuss, im April 1998

EINFÜHRUNG

Darf ich mich vorstellen?

Die Baubiologie ist eine junge Wissenschaft. "Was machst Du da als baubiologischer Sachverständiger?", werde ich oft von Laien gefragt und höre mich dann antworten: "Ich mache kranke Häuser gesund." Die nächste Frage ist: "Was macht Häuser krank?" Das: Elektrosmog, Strahlung, das schlechte Raumklima, Wohngifte, Fasern, Feinstaub, Pilze, Infraschall, Vibrationen... Das wird analysiert, gemessen, dargestellt, und darüber wird aufgeklärt.

Ich war 17 Jahre Redakteur bei einer großen deutschen Tageszeitung. Hier und auch in meiner Freizeit habe ich mich engagiert mit dem komplizierten und vielschichtigen Problem der Wirkung von Umweltrisiken, besonders von elektromagnetischen Feldern, auf biologische Organismen beschäftigt. Da ich zu Schulzeiten in Physik eine Dauer-Fünf im Zeugnis zu verantworten hatte und auch sonst kaum physikalisches Interesse gezeigt habe, kam ich nicht ganz freiwillig auf die Idee, mich mit diesem Themenkomplex derart intensiv zu befassen. Der Grund war eine eigene provozierende Erfahrung.

Viele chronische Krankheiten brachten mich erst nach langer Zeit der verzweifelten Suche nach Gründen für meine ständigen Beschwerden unter anderem auch auf diese Idee, eine baubiologische Wohnungs- und Schlafplatzuntersuchung durchführen zu lassen. Viele Aktivitäten schulmedizinischer und naturheilkundlicher, psychotherapeutischer und teilweise auch haarsträubend alternativer Art zeigten nicht den erhofften gesundheitlichen Erfolg. Ich war und blieb jahrelang mehr oder minder krank.

Die Odyssee durch alle möglichen und unmöglichen schulmedizinischen und naturheilkundlichen Instanzen wollte nicht enden. Meine Krankenversicherung zahlte nonstop. Fachärzte bissen sich an mir die Zähne aus. Der Arbeitgeber mußte zu oft ohne mich auskommen. Mir ging es schlecht. Lebensqualität, was war das?

Herzanfälle zwangen mich mehrmals in die Intensivstationen der Krankenhäuser. Der Zuckerspiegel wollte nicht besser werden. Allergien und unerträgliches Hautjucken, Schwächeanfälle, kalter Schweiß, Schwindel. Durchblutungsstörung, Kribbeln in den Gliedmaßen, Kopfschmerzen, Ohrenrauschen, Angst. Immer diese schreckliche Angst.

Zum Schluß Depressionen. Kein klarer Gedanke, keine Lust mehr auf irgendwas, nur noch durchhängen. Es ging nicht mehr ohne starke Schmerzmittel und Psychopharmaka. In meinen schlimmsten Wochen lagen 200 Schlaftabletten jederzeit griffbereit in der Nachttischschublade. Gott sei Dank war ich zu feige, sie zu nehmen.

Einführung: Darf ich mich vorstellen?

Arztbesuche nonstop. Heute beim Kardiologen, morgen beim Hautarzt, übermorgen das x-te EEG beim Neurologen. Wieder eine Computertomografie, noch eine Röntgenaufnahme, wieder Antibiotika, noch mal Cortison. Zweimal die Woche beim Psychotherapeuten. Ein paar Wochen Urschrei-Therapie in den USA, ein paar Wochen Reinkarnations-Therapie in Süddeutschland. Dann zum Guru. Hier gab es Encounter, Rebirthing, Meditation, Selbsterfahrung. Dünger für die Seele, frischer Wind für die ramponierte Psyche, aber der Körper blieb krank.

Ernährungsumstellung: statt Pommes nur noch Müsli, statt Cola Kräutertee, statt labberigem Toast kräftiges Vollkornbrot, statt Süßigkeiten einheimisches Obst. Nüsse statt Chips, frisches Gemüse statt Konserven, Sojafleisch statt Schweinehaxe, knackige Salate statt Kuchen und Reformhaus statt Supermarkt. Das war überzeugend. Das schmeckte und tat wirklich gut. Trotzdem, Rückfälle kamen bald, ich blieb krank.

Vielleicht war es der Standort, die Wohnung, sogar mein Bett? Ich folgte der Anregung eines Naturheilarztes und lud einen Rutengänger in die Wohnung. Vier weitere Rutengängerbesuche folgten in den Wochen danach. Und stets war ich erstaunt und entsetzt über die schillernde Widersprüchlichkeit der Ergebnisse und Interpretationen. Da waren hier eine Wasserader, da ein Currynetz, dann eine Verwerfung im Spiel. Die vielen Aussagen deckten sich in keinem Punkt. Die vermuteten Wasseradern waren mal links im Raum, dann mal rechts, dann wieder weit hinten. In jedem Fall befanden sie sich unter dem Bett, obwohl jenes schon mehrmals verstellt worden war und jedesmal woanders im Raum stand. Dazu kamen reihenweise ko(s)mische Gitternetze, Benkerstreifen, Hartmannkreuzungen, Uranlagerstätten, Gestirnsstrahlen, abladende Zonen und Mineralölquellen...

Die Ruten zuckten, die Pendel kreisten. Der Grundriß meiner Wohnung wurde gnadenlos zugekritzelt mit den verschiedensten und meist als Krebszonen ausgewiesenen geopathischen Quälgeistern. Fünf Grundrisse hatte ich nach fünf Rutengängerbesuchen in meiner Hand. Alle fünf sahen ganz anders aus.

Zweifelhafte und teure Entstörvorschläge mit allen möglichen und unmöglichen Matten und Geräten habe ich schon damals skeptisch aufgenommen und vorsichtshalber nicht befolgt. Aber ich wagte das Experiment des nochmaligen Bettplatzwechsels in den kleinen Bereich, der von allen Radiästheten als störfrei übriggelassen wurde. Der einzige unberührte Fleck auf meinen fünf übereinandergeschobenen Grundrissen. Die einzigen als gut bezeichneten Quadratmeter meiner großen schönen Dachgeschoßwohnung. Die fünffach so eindringlich zugesagten gesundheitlichen Sanierungserfolge und die mit erhobenen Zeigefingern avisierten Entzugserscheinungen blieben leider aus.

Einige Wochen später fand ein vom Hausarzt empfohlener sogenannter Baubiologe zahlreiche und offensichtlich recht starke elektrische und magnetische Felder in meinem Schlafraum. Eine Altbauelektroinstallation mit reichlichen Defekten und mangelhafter bzw. nicht vorhandener Erdung, unnötig viele elektrische Geräte, wie Radiowecker, Stereoanlage, Anrufbeantworter, Fernsehapparat, und meterweise unter Spannung stehende Verlängerungskabel in direkter Nähe und unmittelbar unter meinem Bett strahlten um die Wette und setzten meinen Körper unter künstliche Spannung. Die Felder des Sicherungskastens, einen Meter vom Bett entfernt, sorgten für eine magnetische Zugabe. Ein Funkgerät am Kopf rundete das stressige Bild ab.

Ich befolgte die vielen Sanierungsvorschläge des Baubiologen, ließ zusätzlich noch eine stark magnetisierte Federkernmatratze aus meinem Bett, den knisternd elektrostatisch geladenen Synthetikteppich und die mit Giften behandelte Schurwollbrücke aus dem Schlafraum verschwinden, und... wurde in den Wochen danach zusehends gesünder!

Der erste konkrete Erfolg nach Jahren des Leids!

Meine Beschwerden verringerten sich auffällig schnell. Mir ging es von Tag zu Tag besser. Ungefähr drei Monate nach den baubiologischen Sanierungen war ich medikamentenfrei. Schmerzen, Schwindel, Passivität, Ängste, Depressionen... verschwanden. Ich schlief besser ein, besser durch, kürzer, traumloser und wurde frischer wach. Ich war tagsüber vitaler, aktiver, positiver. Die Welt fühlte sich wieder gut an. Die behandelnden Ärzte schienen eher verwirrt als erfreut.

Das ist nun schon einige Jahre her. Und rückblickend bin ich dankbar, weil jene Veränderungen mit die wichtigsten und aufbauendsten meines bisherigen Lebens waren.

Als ich zwei Jahre später umzog, wurde ich bald wieder krank. Das neue Haus war durch die elektromagnetischen Felder einer Freileitung über dem Dach arg gestört. Das RWE war hilfreich, als es darum ging, die Freileitung in die Erde zu verlegen. Dadurch reduzierten sich die Feldstärken drastisch. Nach den zeitaufwendigen und kostspieligen Sanierungen wurde ich wieder gesund.

Jetzt reichte es. Neugierig wie Journalisten nun mal sind, begann ich mich theoretisch heftig für das zu interessieren, was mir da praktisch gleich zweimal widerfahren war.

Darüber wollte ich eine Geschichte für meine Zeitung schreiben. Immerhin hatte ich das beste Fallbeispiel schon parat: mich selbst. Fehlten nur noch die Recherchen für das fachliche Drumherum. Und genau das wurde schwierig. Es gab nur wenige gut informierte Fachleute, die für Auskünfte zur Verfügung standen und Erfahrung hatten. Auch deren Aussagen waren teilweise widersprüchlich. Kontakte zu Unis und Ärzten endeten meistens mit einem Lächeln der alles und nichts wissenden Professoren, Doktoren, Ingenieure, Biologen und Physiker.

Jede Antwort zog neue Fragen nach sich. Ich war verwirrt. Die Baubiologie schien mir noch sehr jung zu sein. Ich liebe Dinge, die nicht in vorgedachte Schablonen passen, aber für eine gute und fachlich fundamentierte Geschichte reichte das noch lange nicht. Die Recherchen gingen weiter, dauern jetzt immer noch an. Meine Geschichte wurde nie gedruckt, weil sie bis heute kein Ende fand. Dieses Buch ist eine Verschnaufpause auf dem spannenden Weg, es ist nicht das Ziel.

Die frisch heranwachsende Wissenschaft namens Baubiologie ließ mich nicht mehr los. Der kritisch hinterfragende Journalist war schon lange nicht mehr vom leidenschaftlich experimentierenden und forschenden Privatmann zu trennen.

Ich fand als baubiologischer Autodidakt viel komplizierte und wenig laientaugliche Literatur. Es gab einige wenige Seminare, an denen ich regelmäßig und begeistert teilnahm, und es gab Fachleute, denen ich über die Schultern gucken durfte und die mir auf die Sprünge halfen. Bald gab es eine stattliche Zahl von teuren Meßgeräten, mit denen ich die Nächte verbrachte. Studien und Lehrgänge über Baubiologie, Umweltanalytik und Naturheilkunde faszinierten mich und forderten den letzten Rest der knapp bemessenen Zeit.

Meine Anstellung bei der Zeitung habe ich aufgegeben und das Hobby zum Beruf gemacht. Ich arbeitete als baubiologischer Sachverständiger, blieb aber auch freier Fachjournalist für Umweltfragen. Seit über 14 Jahren mache ich baubiologische Untersuchungen und Beratungen in Häusern, Wohn- und Schlafräumen, an Arbeitsplätzen und auf Grundstücken. Ich halte Vorträge, bilde aus und leite Seminare, mache Öffentlichkeitsarbeit und arbeite für Fachzeitschriften, werde von Gerichten als Sachverständiger bestellt und schreibe Gutachten.

Ein kleines engagiertes Team qualifizierter und baubiologisch erfahrener Mitarbeiter, Partner und Sachbearbeiter steht mir zur Seite. Wir sind eine berufliche Mixtur aus Ingenieuren und Technikern, Chemikern und Biologen, Akademikern und Autodidakten, Wissenschaftlern und Praktikern. Wir haben Partnerbüros hier in Deutschland und in den USA. Wir alle wollen, daß unsere Kunden (und nicht nur die) risikolos wohnen und arbeiten. Unsere Dienstleistung ist die Bewußtmachung und Reduzierung von hausgemachtem Umweltstreß.

Wir arbeiten eng zusammen mit über 80 Ärzten und einigen Heilpraktikern, die bei besonderen Auffälligkeiten ihre Patienten an uns empfehlen, unsere Messungen auf ihre schulmedizinische oder naturheilkundliche Weise kontrollieren und die Erfolge der vollzogenen baubiologischen Sanierungen bestätigen.

Streß durch Strom und Strahlung

Wir verwandeln bei einer baubiologischen Untersuchung einen Raum in ein physikalisches 'Meßlabor'. Verschiedene Geräte lösen unterschiedliche Meßaufgaben: elektrisch, magnetisch, radioaktiv, toxisch, mikrobiologisch... Spannung, Strom, Strahlung, Welle, Ladung... Feldstärke, Dosis, Frequenz... Empfindliche Apparate brummen, Zeiger schlagen aus, Schreiber zeichnen auf, Rechner zählen. Nicht Spürbares wird spürbar, nicht Hörbares wird hörbar, nicht Sichtbares wird sichtbar. Wissen ersetzt Glauben. Sachliche Information wird zur Grundlage für Entscheidungen und Veränderungen.

Streß bedeutet Druck, Belastung, Spannung. Die Streßfaktoren unserer Lebensräume sind mannigfaltig, die durch Strom und Strahlung im Alltag besonders häufig. Es gibt kaum einen Schlafplatz, kaum einen Arbeitsplatz, der nicht durch mehr oder minder auffällige und zumeist völlig unnötige elektromagnetische Felder gestört wäre. Jede baubiologische Untersuchung sieht anders aus, ich habe noch keine zwei gleiche erlebt. Jeder Mensch ist und reagiert anders darauf.

Ich möchte die mannigfaltigen und meist leicht vermeidbaren Ursachen von 'Streß durch Strom und Strahlung' und deren Meßmethoden vorstellen, von der Reaktion betroffener Menschen in Form von Fallbeispielen berichten, praktische und alltagstaugliche Sanierungen und Schutzmöglichkeiten anbieten.

Es geht mir an erster Stelle darum, laienverständlich zu bleiben. Das Imponieren mit akademischem Fachchinesisch ist nicht meine Sache. Ich berichte hauptsächlich von meiner eigenen Erfahrung der letzten Jahre. Falls nicht, dann wird entsprechend darauf hingewiesen. Dabei verzichte ich bewußt auf komplizierte und verbraucherunverständliche physikalische Perfektion. Ich will praktisch verstanden werden, von Ihnen, lieber Leser. Anregen, nicht belehren. Und bitte, ich lasse mich gern anregen, weil es noch so viel zu lernen gibt.

Ich möchte über Machbares informieren und vermeide es, Unmögliches möglich machen zu wollen. Es geht mir nicht um die heile Welt, sondern um den bewußten Umgang mit der Technik und seinen Risiken, um Streßreduzierung im individuell machbaren Rahmen.

Zentrale Bedeutung haben jene baubiologischen Streßfaktoren, in die wir jederzeit individuell und selbstverantwortlich verbessernd und verändernd eingreifen können. Das sind unter anderem die vielen elektrischen, magnetischen, elektromagnetischen und anderen physikalischen Störungen bei uns zu Hause und am Arbeitsplatz. Diese sorgen in vielen Innenräumen für besonders große, unberechenbare und, wie gesagt, oft vermeid- und verzichtbare Gesundheitsgefahren, noch häufiger als es bei den Luftschadstoffen der Fall ist.

Einführung: Patient Schlafplatz

Patient Schlafplatz

Mittelpunkt aller baubiologischen Messungen, Beratungen und Sanierungen ist immer der Schlafplatz. Nirgendwo halten wir uns länger und standorttreuer auf als hier. Nirgendwo sind Körper und Psyche empfindlicher und wehrloser als in der hochsensiblen Schlafphase. **Ent**spannung ist hier angesagt, nicht **Ver**spannung.

Der Mensch ist während des regenerierenden passiven Nachtschlafes um ein zig- bis hundertfaches sensibler als im Wachbewußtsein. Sein Immunsystem, die Regulationsfähigkeit und seine vegetativen Abläufe funktionieren hier auf Sparflamme. Dagegen verfügt unser auf Leistung eingestellter Organismus während der wachen Tagesstunden über hochaktive Funktionen zur Gegenregulierung und Abwehr von Streß. Nachts wird 'verdaut', was tagsüber aufgenommen wurde, und nachts wird repariert, was tagsüber Schaden genommen hat. Nachts muß das Dauerbombardement von Umweltreizen aufhören und Abschalten an seine Stelle treten. Nachts rechnet der Körper nicht mit Streß, Reiz, Aktivität... er braucht Ruhe, Erholung, Passivität.

Tagsüber stehen wir mit den Füßen auf dem Boden und sind, je nach Schuhwerk und Bodenbeschaffenheit, mehr oder minder gut geerdet. Deshalb leiten wir tagsüber ständig jeden energetischen Überschuß direkt zur Erde ab. Das passiert auch, wenn wir andere Menschen oder geerdete Teile anfassen, die Hände waschen oder duschen. Wir sind also im Fluß und entladen ständig. Nachts liegt der Körper im Bett zumeist elektrisch isoliert, hat also keinen Erdkontakt. Im Bett liegen wir stundenlang, ohne abzuleiten, ohne je zu entladen. Wir sammeln hier elektrische und andere Einflüsse über eine lange Zeit, und unser Faß wird voll und voller. Klar, daß der berühmte letzte Tropfen dann schnell überlaufen kann.

Deshalb beziehen sich die meisten meiner Aussagen auf die wichtigsten zwei Quadratmeter im Haus: das Bett, den Standort des Bettes und das Umfeld des Schlafplatzes. Ein ungestörter Schlafplatz ist die Basis für Vitalität und Gesundheit, ein wichtiges Stück Lebensqualität. Ein guter Schlafplatz ist auch, nach Aussage vieler Ärzte, Voraussetzung für medizinische Diagnose- und Therapieerfolge, ganz besonders bei naturheilkundlichen Verfahren. Ein gestörter Schlafplatz fördert Krankheit und verhindert Heilung.

Paracelsus hat vor 400 Jahren gelehrt: "Ein krankes Bett ist ein sicheres Mittel, die Gesundheit zu ruinieren." Er hat auch gesagt: "Ob ein Ding gut oder böse, heilbringend oder krankmachend ist, das entscheidet die Dosis. Nur die Dosis macht das Gift."

Dosis besteht aus der Intensität eines Faktors und seiner Einwirkzeit. Die Intensität hausgemachter Streßfaktoren ist gerade im Schlafbereich auffällig oft sehr stark, die Zeit der Einwirkung hier besonders lang.

Reduzieren wir unsere persönliche Dosis umweltbedingter Krankmacher. Es lohnt sich. Wir von der Baubiologie Maes haben bis jetzt über 5000 Schlafplatzuntersuchungen auf Anordnung von Ärzten durchgeführt und immer wieder erfahren, daß ein störfreier Schlafplatz wesentlicher Teil eines gesunden und ausgeglichenen Lebens ist.

Viele Menschen reagieren heftig auf ein gestreßtes Schlafumfeld. Sie schwitzen, schlafen nicht ein, wälzen sich hin und her, werden wach und klagen über Schmerzen, Ängste, Herzjagen, Verspannung, Muskelkrämpfe, Alpträume, Schwindel... Unser Körper schickt individuell verschiedene Warnsignale, die wir ernst nehmen sollten. Andere Menschen reagieren kaum, deren Schlaf ist tief, fast zu tief, bleiern.

Ein besserer Gradmesser als die Schlafqualität ist die Qualität des Wachwerdens. Bin ich morgens erholt und stehe entspannt auf? War der Schlaf ein nächtlicher Kurzurlaub? Oder bin ich zerschlagen, brauche zwei Tassen Kaffee und eine kalte Dusche, um richtig wach zu werden? Nach einer entspannenden Nacht bin ich nach Sekunden wach, vital, klar im Kopf. Nach einer verspannenden Nacht bin ich müde, egal wie lange ich schlafe, werde sogar immer müder, je länger ich schlafe, und klare Gedanken lassen lange auf sich warten.

Nach den Schlafplätzen erfordern unsere Wohnbereiche, in denen wir uns besonders lange und regelmäßig aufhalten, und unsere Arbeitsplätze baubiologische Beachtung. An Arbeitsplätzen gibt es große Unterschiede in Bezug auf Streß durch Strom und Strahlung. Computertechnik und Büroelektronik, Maschinen und Motoren, Beleuchtung und Klimatisierung, Synthetikfasern und Kunststoffflächen, Stahlmöblierung und die Wahl der Umgebung... all das und mehr kann mit baubiologischen Risiken aufwarten. Auch sie sind oft vermeidbar und die Folge von Planungsfehlern oder Informationsdefiziten. Am Arbeitsplatz gibt es für viele Umwelteinflüsse gesetzliche Vorschriften und allgemein akzeptierte Grenzwerte, die es, obwohl es hier noch wichtiger wäre, zu Hause nicht gibt. Umweltstreß ist in bestimmten Größenordnungen am Arbeitsplatz sogar verboten, in unseren Schlafbereichen und Kinderzimmern, wo es am notwendigsten wäre, jedoch erlaubt. Das soll einer verstehen, ich nicht.

Orientierungshilfe und Standard

Dies Buch soll roter Faden und Orientierungshilfe für praktizierende oder angehende baubiologische Fachleute sein und für Ärzte, Heilpraktiker oder andere Therapeuten, aber besonders auch für interessierte Laien und die vielen Ratsuchenden, die baubiologische Dienstleistungen in Anspruch nehmen wollen oder genommen haben. Das Buch ermöglicht dem Kunden die Überprüfung, ob ein Mindestmaß an

Qualität eingehalten und nach baubiologischem Standard gearbeitet wurde. Sind die durchgeführten oder ins Auge gefaßten Messungen professionell und vielseitig genug, um einen Raum bewerten zu können? Wurde der Raum ganzheitlich begutachtet, das heißt in Bezug auf alle physikalischen Felder, raumklimatischen Aspekte, Luftschadstoffe, Pilze...? Wurden alle Messungen, Meßergebnisse, Meßgeräte und Sanierungsempfehlungen detailliert und schriftlich formuliert? Ausreichende Erfahrung, Sicherheit im Umgang mit den Meßtechnologien, Reproduzierbarkeit der Ergebnisse und solide Beratung sind wichtig. Es gibt in der Baubiologie schwarze Schafe (wo nicht?) und nicht jeder, der mit irgendeinem knatternden, piepsenden, brummenden oder zeigerausschlagenden Meßgerät bei Ihnen zu Hause auftritt, ist ein Garant für eine seriöse baubiologische Arbeit.

Dies Buch gibt Antworten auf Fragen und sucht nach Antworten. Es fordert die Wissenschaft auf, Tatsachen zu erkennen, zu akzeptieren und zügig zu erforschen. Unser Gesetzgeber hat ganze 70 Jahre gebraucht, um den schon 1920 erkannten Lungenkrebsauslöser Asbest zu verbieten. Die Baubiologie hat es eiliger, aus gutem Grund.

In diesem Buch wird der zeitgemäße und professionelle **Standard der baubiologischen Meßtechnik** vorgestellt. Dieser Standard wurde von mir unter Mitarbeit meiner Partner und des IBN erarbeitet und erstmals im Mai 1992 vorgestellt, letztmalig im Mai 1997 überarbeitet und veröffentlicht. Seitdem wird er laufend aktualisiert. Wissenschaftler, Ärzte und Kollegen helfen uns dabei. Danke! Der Standard wird inzwischen international als Maßstab für ganzheitliche Innenraumuntersuchungen akzeptiert. Baubiologen, Umweltanalytiker und Institute von Europa und den USA bis Australien und Neuseeland arbeiten danach.

Baubiologische Richtwerte wurden speziell für Schlafplatzbelastungen erarbeitet. Es gibt auf der Welt eine Menge Verordnungen, Richtwerte, Normen, Vorschläge und Empfehlungen für Tagesbelastungen, besonders für den Arbeitsplatz, aber nichts für den Schlafbereich. Die baubiologischen Richtwerte sind seit 1992 die ersten, die für Bewertungen an **Schlafplätzen** konzipiert sind. Diese Vorsorgewerte hat der Bund für Umwelt und Naturschutz Deutschland BUND im Mai 1997 auch zu seinem Maßstab gemacht und empfiehlt "für den Daueraufenthalt in Ruhebereichen" vergleichbare Zahlen.

Es wird über die Möglichkeiten und Grenzen baubiologischer Meßtechnik und Analytik berichtet. Jahrelange praktische Erfahrung aus tausenden von Messungen und Experimenten führten zu verwertbaren Resultaten und Empfehlungen. Es wird ein aktueller Überblick über die große Palette der für die Baubiologie notwendigen und geeigneten professionellen **Meßverfahren** nebst praktischen **Meßtips** gegeben. Diese Seiten sind an erster Stelle für technisch Interessierte gedacht. Weniger an der Meßtechnik Interessierte können die Passagen

"So wird gemessen..." überblättern. Fordern Sie bitte beim Verlag eine zum Buch erarbeitete **Meßgeräteliste** mit Herstelleradressen an.

Sämtliche in diesem Buch zitierten **Berichte** aus der Fachzeitschrift **Wohnung+Gesundheit** sind beim Verlag als **Broschüre** zusammengestellt erhältlich (über 35 aktualisierte Veröffentlichungen). Diese Broschüre heißt **'Wohngesundheit'**. Bei Interesse schicken Sie bitte mit der Bestellung DM 20,- als Scheck oder in Briefmarken. Kopien einzelner Artikel bekommen Sie für DM 5,- in Briefmarken ebenfalls beim Verlag (siehe auch am Schluß des Buches unter 'Hinweise').

Es werden vom Institut für Baubiologie und Oekologie IBN **Fachseminare** über baubiologische Themen durchgeführt und nach aktuellem Standard Basis-, Aufbau- und Praxisseminare zum Thema **'Baubiologische Meßtechnik'** angeboten. In der Zeitschrift Wohnung+Gesundheit wird über Baubiologie, Umweltanalytik und Meßtechnik berichtet.

Die einzelnen Streßfaktoren des Standards

Der aktuelle **'Standard der baubiologischen Meßtechnik'** besteht aus über **10 Punkten**. Die Punkte 1 bis 6 haben mit **Strom** und **Strahlung** zu tun und sind Hauptthema dieses Buches. In knapper Form gehe ich dann auch auf die Punkte 7 bis 10 ein; diese Punkte beschäftigen sich in erster Linie mit dem **Raumklima**, **Wohngiften** und **Pilzen**.

Es ist mir wichtig, den ganzen Standard vorzustellen und einen zentralen baubiologischen Anspruch zu erfüllen, nämlich den nach Ganzheitlichkeit. Ein Wohn- oder Arbeitsraum oder ein Grundstück gilt erst dann als zuverlässig und umfassend begutachtet, wenn **alle** Aspekte, die ein gesundheitliches Risiko in sich bergen, bedacht wurden.

Ausführlich besprochen werden nun folgende physikalischen Felder, Wellen und Strahlen, deren biologische Wirkungen sowie deren Meß- und Sanierungsmöglichkeiten:

1. **Elektrische Wechselfelder** (Niederfrequenz)
2. **Magnetische Wechselfelder** (Niederfrequenz)
3. **Elektromagnetische Wellen** (Hochfrequenz)
4. **Elektrische Gleichfelder** (Elektrostatik)
5. **Magnetische Gleichfelder** (Magnetostatik / Erdmagnetfeld)
6. **Radioaktivität** (Gammastrahlung / Geologische Störungen)

...und zusätzlich die weiteren Standardpunkte:

7. **Luft** und **Ionen** (Raumklima)
8. **Gifte** und **Gase** (Luftschadstoffe)
9. **Fasern**, **Partikel** und **Allergene**
10. **Bakterien**, **Schimmel-** und **Hefepilze**

...und unter dem Standardpunkt 'Sonstiges':

- **Schwermetalle**
- **Lärm, Vibration, Ultra-** und **Infraschall**
- **Licht** und **UV-Strahlung**

Diese Punkte machen den größten Teil des Standards und somit die ganzheitliche baubiologische Analytik aus. Den kompletten 'Standard der baubiologischen Meßtechnik' und die dazugehörigen 'Baubiologischen Richtwerte' finden Sie im Anhang dieses Buches.

Die Standardpunkte 1 bis 5 können dem aktuellen Schlagwort Elektrosmog zugeordnet werden. Mit Elektrosmog sind all die technischen elektrischen, magnetischen und elektromagnetischen Felder, Wellen und Strahlen, die durch Spannung, Strom und Sender entstehen, gemeint. Es geht dabei um statische, nieder- und hochfrequente Felder.

Elektrosmog

Elektrosmog ist im Gespräch. Die Überschriften in Zeitungen und Magazinen zeugen von der Aktualität: "Hirntumore durch Funktelefone" oder "Kinderleukämie unter Hochspannungsleitungen" ist zu lesen und "Elektroallergie, die neue Krankheit". Auch Radio und Fernsehen berichten, inzwischen nahezu wöchentlich, wenn es um Elektrosmog und seine Risiken geht. Wissenschaftler arbeiten auf Hochtouren. Ärzte horchen auf. Die Elektroindustrie besänftigt. Panikmacher hauen auf den Putz. Bürgerinitiativen protestieren. Richter legen Sender still. Politiker und Behörden warten erstmal ab. **Bundespostminister Wolfgang Boetsch** verkündet, daß die Auseinandersetzung mit der Atomenergie im Vergleich zu dem, was uns der vom Mobilfunk ausgehende Elektrosmog noch bescheren wird, nur **"ein laues Lüftchen"** war.

Das Wort Elektrosmog las ich erstmals im März 1980 in der Zeitschrift 'Das Beste aus Readers Digest'. Es führt bei einigen Wissenschaftlern zu Schluckbeschwerden, andere finden den Begriff ganz o.k. und können gut damit leben. Smog ist eine Zusammensetzung der englischen Worte smoke (Rauch) und fog (Nebel) und bedeutet soviel wie 'dicke Luft', eine gesundheitsgefährdende **Luftbelastung**, besonders in Industriegebieten mit Abgasen oder in Innenstädten mit Autoverkehr. Elektrosmog will die **Strahlenbelastung** durch technische Felder umschreiben und vor deren gesundheitlichen Gefahren warnen.

Elektrosmog entsteht, wenn Elektrizität **produziert, transportiert** oder **verbraucht** wird, wenn elektrische **Spannung anliegt** oder elektrischer **Strom fließt**, wenn **Sender senden** und **Funker funken**. Jedes Elektrogerät, jedes Stromkabel, jede Steckdose, jede Sendeantenne und jeder Funkturm verursacht neben den gewünschten Wirkungen auch Nebenwirkungen: Elektrosmog oder fachlich ausgedrückt, technische elektrische, magnetische oder elektromagnetische Felder.

Bei der **Stromversorgung** zu Hause und am Arbeitsplatz kommen elektrische und magnetische Felder **getrennt** voneinander vor, elektrische als Folge der elektrischen Spannung, magnetische als Folge des fließenden Stroms. Entsprechend werden diese beiden Felder getrennt gemessen und bewertet. Hier sprechen wir von **niederfrequenten** Feldern, auch elektrische oder magnetische Wechselfelder genannt.

Bei den **Sendern**, z.B. Radio, Fernsehen, Mobilfunk oder Radar, 'verschmelzen' die elektrischen und magnetischen Komponenten miteinander. Elektrisch und magnetisch werden **gemeinsam** zu elektromagnetisch. Entsprechend wird nur eine Feldkomponente gemessen, es kann leicht auf die andere geschlossen werden. Hier geht es um **hochfrequente** Felder, auch elektromagnetische Wellen genannt.

Niederfrequent bedeutet: wenige Schwingungen pro Sekunde zwischen einem und einigen zehntausend Hertz. **Hochfrequent** bedeutet: viele Schwingungen pro Sekunde zwischen einigen zehn- bzw. hunderttausend Hertz (Kilohertz), Millionen Hertz (Megahertz) oder Milliarden Hertz (Gigahertz). **Statisch** bedeutet: keine Schwingung, frequenzlos, null Hertz. Im statischen und niederfrequenten Bereich spricht man von Feldern, im hochfrequenten bevorzugt von Wellen.

Natürliche Felder und Wellen sind seit Jahrmillionen unsere irdischen Wegbegleiter. Sie decken ein weites Spektrum ab, von den statischen Feldern über die nieder- und hochfrequenten Felder, dem sichtbaren Licht, bis hin zu den radioaktiven Strahlen. Die meisten Felder können wir nicht spüren, denken wir an das Erdmagnetfeld, die Luftelektrizität, die Radioaktivität von Erde und Kosmos, die Mikrowellen der Atmosphäre und die Röntgen- bzw. UV-Strahlen der Sonne. Nur einen kleinen Teilbereich des riesiggroßen elektromagnetischen Spektrums können wir mit unseren Sinnen bewußt erleben: **Wärme** und **Licht**.

Alle elektrischen, magnetischen und elektromagnetischen Felder steuern, zumeist nicht direkt spürbar, unsere Lebensabläufe. Die natürlichen Felder sind unser **Lebensmotor**, sind sowas wie die Software des Biocomputers Mensch. Ohne die natürliche elektromagnetische Stimulation könnte kein Lebewesen funktionieren, kein Herz schlagen, kein Hirn denken, kein Auge sehen, kein Finger fühlen. Alles in allen Lebewesen ist elektromagnetischer Natur, funktioniert nach wunderbaren elektromagnetischen Gesetzmässigkeiten und passiert in einer kaum erklärbaren elektromagnetischen Harmonie und Ordnung.

Elektrosmog ist nicht natürlich, sondern ein **Kunstprodukt** unserer technisierten Zeit, eine Art Abfall unserer Elektroindustrie. Die feinen natürlichen Felder und die sensiblen biologischen Funktionen werden drastisch zunehmend von den groben künstlichen Feldern aus

Einführung: Elektrosmog

technischen Quellen in allen Frequenzbereichen überlagert.

Die Elektrifizierung unserer zivilisierten Welt mit inzwischen Milliarden Strom- und Funkquellen ist der größte und unberechenbarste globale Eingriff in all unsere lebenssteuernden natürlichen elektromagnetischen Abläufe. Wie Mensch, Tier, Pflanze, Luft, Wasser, Wetter... jetzt oder in den nächsten Generationen auf diese technischen Felder aus tausendundeinem Kabel, tausendundeinem Gerät und tausendundeinem Sender reagieren, das weiß noch keiner so genau.

Die wissenschaftliche Auseinandersetzung steht am Anfang und ist unbefriedigend. Studien der letzten zwanzig Jahre aus den USA, Kanada, Australien, Neuseeland, Schweden, Finnland, Dänemark, England, Frankreich, Rußland und Deutschland sind alarmierend, und es verdichten sich die Hin- und Beweise, daß wir es mit einem **biologisch riskanten Umwelteinfluß** zu tun haben. Kritische Wissenschaftler der medizinischen, biologischen und technischen Fakultäten warnen zunehmend vor diesen Risiken. Praxisnahe baubiologische Erfahrungen nach vielen tausend Messungen und Fallbeispielen bestätigen die offensichtliche Gesundheitsgefahr.

Elektrosmog **stört die natürlichen Lebensabläufe**, greift in biologische Prozesse ein und verändert sie, ist Streß für Körper und Psyche, kultiviert Krankheit und verhindert Heilung. Ich habe nach Reduzierung von Elektrosmog Kranke wieder gesund, Nervöse wieder ruhig, Labile wieder stabil, Verspannte wieder entspannt, Bettnässer wieder trocken und Therapieresistente wieder therapiefähig werden sehen. Chronische Schmerzen verschwanden, Lebensqualität und Vitalität traten an die Stelle von Zerschlagenheit und Schlaflosigkeit. Das sind Tatsachen, die sich nicht darum scheren, was man von ihnen hält.

Das Netz der öffentlichen Stromversorgung wird derweil immer dichter, die Anzahl elektrischer Geräte und Kabelmeter zu Hause und am Arbeitsplatz immer höher, die Verbreitung von Sendetürmen und Funkanlagen immer stärker. In vielen zivilisierten Häusern und Gegenden ist der natürliche Strahlenpegel hinter dem Toben von millionenfach stärkeren künstlichen Strahlenpegeln längst verschwunden. Und Jahr für Jahr nimmt die allgemeine Elektrosmogintensität zu und mit ihr die unnatürliche elektromagnetische Unordnung für Mensch, Tier und die ganze Natur. Der Kosmos wird zum Chaos.

Der Gesundheitsminister und die Krankenkassen mahnen, daß **30 % aller Erkrankungen** durch **gestörte Umweltbedingungen** verursacht werden, daß jeder dritte umweltkrank ist. Die Weltgesundheitsorganisation WHO berichtet 1997: "Ein Viertel aller Erkrankungen werden durch schlechte Umweltbedingungen verursacht." Elektrosmog steht neben den vielen anderen Streßfaktoren unseres Lebens hoch oben in der Hitliste dieser gestörten Umweltbedingungen.

1. Streß durch ELEKTRISCHE WECHSELFELDER

Elektrische Wechselfelder entstehen als Folge elektrischer **Wechselspannung** in Installationen, verkabelten Wänden, Leitungen, Geräten, Steck- und Verteilerdosen... mit Netzanschluß, auch wenn gar kein Strom fließt, das heißt, wenn keine Stromverbraucher eingeschaltet sind.

Die Feldstärke der elektrischen Wechselfelder ist **Volt pro Meter** (V/m).

Die elektrische Feldstärke nimmt zu oder ab durch z.B.:

- die Höhe der Spannung
- die Beschaffenheit der Umgebung
- die Leitfähigkeit von Baumasse und Luft
- die Anordnung von Leitungen und Geräten zueinander
- die technische Qualität von Installationen und Geräten
- das Vorhandensein bzw. die Qualität der Erdung
- die Frage, ob und wie gut Kabel oder Geräte abgeschirmt sind
- Abstand zum Feldverursacher

Unser Körper nimmt die elektrischen Wechselfelder seiner Umgebung wie eine Antenne auf und steht dann unter Spannung, besonders, wenn er von der Erde isoliert ist, z.B. im Bett. Deshalb wird bei baubiologischen Untersuchungen auch die **Körperspannung** des im Bett liegenden Menschen in **Millivolt** (V) gemessen, denn wir wollen wissen, wie stark ein Mensch 'geladen' ist. Elektrische Wechselfelder bewirken, soweit die offizielle Wissenschaft bisher weiß (und das ist speziell bei diesen Feldern noch nicht viel!), in Körpern künstliche Wirbelströme, Stromflüsse, Ladungsumkehrungen, Zell- und Nervenreize.

Normalerweise zeigt sich eine Elektroinstallation mit der Feldausdehnung recht zahm. Normalerweise heißt, daß die Installation qualitativ hochwertig ist, technisch und handwerklich sauber verlegt und vorschriftsmäßig geerdet, keine brüchigen Kabel, keine Defekte, keine Überelektrifizierungen. Günstig ist die Verlegung in leitfähiger Umgebung mit gutem Erdkontakt. Jetzt sind die kritischen Feldstärken nur **wenige Zentimeter** groß und eine Ankopplung unseres Körpers an die Felder ist bei entsprechendem Abstand wenig wahrscheinlich. Abgeschirmte Kabel und Installationen machen gar keine Felder.

Ich messe in zahlreichen Wohn- und Schlafräumen jedoch nicht zentimeter-, sondern **metergroße** elektrische Wechselfeldstärken als Folge von technischem oder handwerklichem Hudel, mangelhaften oder gar nicht vorhandenen Erdungen, unnötig vielen Kabeln und Elektrogeräten in unmittelbarer Körpernähe. Im modernen Bett und drumherum sieht es manchmal schlimmer aus als im Cockpit eines Düsenjägers oder im technischen Labor einer Uni.

Nicht immer sind die Verursacher offensichtlich zu sehen, oft sind sie versteckt. Wände, Räume, sogar ganze Häuser können bei auffälligen technischen Bedingungen unter Spannung stehen und somit Felder abstrahlen. Leitfähige Bauteile, Metalle und Alufolien **ohne Erdkontakt** oder elektrisch isolierende Baustoffe (Holz, Gips, Leichtbauweise) vergrößern die Felder genauso ungünstig und unberechenbar wie die Metallteile des Bettes (Stahlrost, Federkern). Massivbauweise, Restfeuchtigkeit in den Wänden, leitfähige Bauteile **mit Erdkontakt** leiten Spannungen günstig ab und sorgen so für geringe Feldausdehnungen.

Klemm-, Gelenk- und Stehlampen, wie man sie überall an Betten und auf Schreibtischen findet, verursachen hundertfach größere Felder und strahlen meterweit, nur weil sie unsinnigerweise fast **nie geerdet** sind. Und das auch, wie gesagt, wenn sie nicht eingeschaltet sind, Netzanschluß reicht. Starke Felder tagein, tagaus, nur weil Pfennige für den Erdleiter gespart wurden. Denken Sie beim Einkauf daran: Zweiadrige Kabel mit Flachsteckern (ohne Erde) sind viel feldintensiver als dreiadrige Kabel mit Schukosteckern (mit Erde). Fordern Sie hartnäckig immer geerdete Kabel und Geräte.

Wie eine Antenne

So kommt der Mensch schnell und oft in Kontakt mit den elektrischen Feldern seiner Umgebung, ohne es bewußt zu spüren. Der Körper nimmt die Felder wie eine lebende Antenne auf, er steht unter Spannung. Es passiert oft, daß ich am im Bett liegenden Kunden bei einer Körpermessung mit einem dafür geeigneten Voltmeter auf hunderte von Millivolt oder sogar **mehrere Volt Körperspannung** komme. Normal, weil natürlich, sind null. In Extremfällen habe ich erlebt, daß ein billiger handelsüblicher Prüfschraubenzieher aus dem Baumarkt auf der Haut, der Nasenspitze und der Zunge des unter künstlicher Spannung stehenden Menschen aufleuchtete. Ein solcher Extremfall ist erreicht, wenn der Mensch unter einer Hochspannungsleitung spazieren geht, auf einem Heizkissen liegt oder ein normales ungeerdetes Lampenkabel anfaßt, Netzanschluß vorausgesetzt.

Die Nähe von ungeerdeten Leitungen, Lampen und Geräten, unter Spannung stehende verkabelte Wände, unnötige zehn Meter Verlängerungskabel unter dem Bett, elektrisch verstellbare Betten, beheizte Wasserbetten, elektrifizierte Möbel... das reicht, um mehrere hundert oder einige tausend Millivolt Körperspannung auf die Anzeige des Voltmeters zu bringen. Das ist Streß. Unsere kostbaren Widerstandskräfte verschleißen sich. Der körpereigenen Abwehr werden Höchstleistungen abverlangt. Das Immunsystem ist in Aufruhr. Hunderte von Fallbeispielen könnten jetzt angeführt werden, wo das sehr oft recht einfache Sanieren elektrischer Wechselfelder zu verblüffenden gesundheitlichen Verbesserungen geführt hat. Fallbeispiele zum Thema werden einige Seiten weiter vorgestellt.

Auch auf die Frequenz kommt es an

Interessant ist, daß den Wechselfeldern in unserer Wohnumwelt besondere biologische Bedenklichkeit zugeordnet wird. Denn hier gibt es eine Frequenz, die, wissenschaftlich belegt, besonders empfindlich in biologische Abläufe eingreift: die überall vorhandene **50-Hertz-Frequenz** unserer Stromversorgungen. In anderen Ländern gibt es geringfügig abweichende Netzfrequenzen, z.B. sind es in den USA 60 Hz.

Die Bundesbahn fährt mit der Frequenz von 16,7 Hz und die elektrische Versorgung in Flugzeugen funktioniert mit 400 Hz. Einige Geräte, wie z.B. Leuchtstoffröhren oder Niedervoltlampen mit elektronischen Vorschaltgeräten, arbeiten mit 30.000 bis 60.000 Hz. Andere Geräte, wie z.B. Bildschirme und Computer, zeigen ein Gemisch verschiedener Frequenzen. Die Zeilenfrequenz unserer Fernseher bringt etwa 15.000 Hz auf die Anzeige der Meßgeräte. Neben der üblichen 50-Hz-Frequenz müssen wir also in unserem Alltag auch mit davon abweichenden höheren und niedrigeren Frequenzen rechnen oder mit vielen verschiedenen Frequenzen gleichzeitig.

Die Erforschung von biologischen Effekten durch Frequenzen beschäftigt Wissenschaftler und Mediziner schon lange, und sie haben herausgefunden, daß gerade die **niedrigen** Frequenzen der Stromversorgungen unseren körpereigenen bioelektrischen Funktionen sehr ähnlich sind und somit auch besonders störend wirken. Es ist wichtig zu wissen, daß jedes Feld nicht nur durch seine **Feldstärke,** sondern auch durch seine **Frequenz** spezifische biologische Reaktionen auslösen kann. So kann ein sehr starkes Feld mit einer biologisch zuträglicheren Frequenz weniger kritisch wirken als ein relativ schwaches Feld mit einer biologisch abträglicheren Frequenz. Es kommt also nicht nur auf die Quantität eines Feldes an, seine Feldstärke, sondern auch auf seine Qualität, in diesem Fall die Frequenz. Wissenschaftler gehen davon aus, daß ein biologischer Effekt mit der Höhe der Feldstärke **und** der Höhe der Frequenz zunimmt.

Der menschliche Körper ist die **perfekte Antenne** für elektrische Felder und Frequenzen. Jeder Körper, jedes Organ und jeder Nerv ist eine spezifische Antenne für diese Reize. Jeder Mensch ist individuell und reagiert individuell. Alles unterliegt dem Gesetz der Resonanz. Alles ist, je nach Feldstärke und Frequenz, unterschiedlich resonanzfähig: technische Antennen genauso wie die biologischen Systeme Mensch, Tier oder Pflanze.

Interessantes vom E-Werk

Die Elektroindustrie macht interessante Anmerkungen zum Thema. So informieren die Rheinisch-Westfälischen Elektrizitätswerke Essen in ihrer RWE-Arbeitsinformation aus dem Jahr 1984: "Ein Neurit (Nervenzelle) nimmt eine elektrische Reizung bei Spannungen oberhalb von **15-20 Millivolt** wahr. Bei Wechselspannungen hängt die Empfindlichkeit von der **Frequenz** ab. Die größte Empfindlichkeit der Nerven läßt sich bei ungefähr **50 Hertz** feststellen." Und: "Die Störung elektrischer Lebensvorgänge durch äußere technische Anwendungen ist prinzipiell möglich." In der RWE-Studie ist zu lesen, daß Zellmembranen bei einem Reiz von 15-20 Millivolt ihre Eigenschaft ändern, so daß es zu einer **Ladungsumkehr** kommt. Und daß die elektrischen Felder einen **Stromfluß** im Körper verursachen, es werden **Wirbelströme** induziert, auf bewegte Teilchen (Ionen) wird eine Kraft ausgeübt.

Soweit das RWE, welches verständlicherweise Grund genug hätte, sich gegen den Verdacht biologischer Risiken durch technische elektrische Felder zu wehren. Wenn laut RWE menschliche Nerven auf die hier besprochene 50-Hertz-Frequenz besonders empfindlich reagieren und Wechselspannungspotentiale von 15-20 Millivolt schon zu Nervenreizungen führen, dann kommen eine Menge Fragen auf.

Was passiert im Menschen, wenn ich am Körper elektrische Spannungen messe, die **tausende Millivolt** betragen, im Bett ankoppelnd an elektrische Felder seiner nahen Umgebung? Was passiert, wenn der Prüfschraubenzieher auf der Haut und auf der Zunge leuchtet? Hier geht es um einige Volt. Das führt zum Stromfluß im Körper, zu Wirbelströmen, zu Ladungsumkehrungen, zu was sonst noch? Ist das nun schon eine dieser "Störungen der elektrischen Lebensvorgänge"?

Meine Erfahrung nach einigen tausend Messungen und jahrelangen Beobachtungen zeigt, daß das biologische Risiko künstlicher elektrischer Felder viel größer ist, als bisher für möglich gehalten wurde. Wie sonst erklären sich die regelmäßigen und spontanen gesundheitlichen Erfolge bei chronisch Kranken, wenn man ihnen diese Reize nimmt?

Wissenschaft

Keiner weiß es, wie auch. Wissenschaft und Politik schlafen fest. Es gibt weltweit einige tausend Untersuchungen zum Thema **magnetische** Wechselfelder, aber kaum Untersuchungen zum Thema **elektrische** Wechselfelder, vielleicht eine Handvoll. Die wenigen offiziellen Untersuchungen, die vorliegen, beziehen sich auf fragwürdige **theoretische Berechnungen** und auf Kurzzeittests mit gesunden Probanden, durchgeführt während der aktiven Wachphase. Langzeittests mit Alten, Kranken, Sensiblen, Schwangeren oder Ungeborenen gibt es noch nicht, schon gar nicht bezogen auf die empfindliche Schlafphase.

Dafür gibt es eine reiche Palette verantwortungsloser und voreiliger Rückschlüsse von interessenabhängigen Wissenschaftlern zur Verharmlosung eines dringenden Problems. Was heißt 'wissenschaftlich bewiesen', wenn sich die Wissenschaftler gegenseitig die Qualifikation absprechen? Wer hat Recht? Wer sagt die Wahrheit? Wer nicht, weil er politische oder wirtschaftliche Interessen vertritt? Handeln Sie vorsichtshalber selbstverantwortlich, bevor Ihnen ein Wissenschaftler oder der Gesetzgeber grünes Licht gibt und die Erlaubnis erteilt.

Einige wenige ernstzunehmende Wissenschaftler und Forscher haben -besonders in den letzten Jahren- vor den Wirkungen technischer elektrischer Felder gewarnt, Zusammenhänge mit Krankheitsabläufen gefunden und biologische Effekte nachgewiesen.

So untersuchten die französischen und die kanadischen Elektroversorgungsunternehmen **Electricité de France**, **Hydro Québec** und **Hydro Ontario**, unterstützt von der Universität Toronto unter der wissenschaftlichen Leitung von Dr. **Anthony Miller**, mehrere zehntausend Mitarbeiter. Sie fanden 1996 den unerwarteten Zusammenhang von elektrischen Wechselfeldern an deren Arbeitsplätzen mit Leukämie, Hautkrebs und Lymphdrüsenkrebs. Dr. Miller: "Es sieht so aus, als müßten elektrische Felder genauso kritisch bewertet werden wie magnetische. Am schlimmsten ist, wenn elektrische und magnetische Felder zusammenkommen." Das Leukämierisiko stieg im Einfluß starker elektrischer Felder um 345 %, im Einfluß starker elektrischer und gleichzeitig auftretender schwacher magnetischer Felder um 379 % und bei starken elektrischen und magnetischen Feldern um 453 %.

Die **Kinderleukämiestudie** des britischen Wissenschaftlers Dr. **Roger Coghill** resumierte 1996 nach jahrelangen Messungen in Kinderzimmern, daß auch relativ schwache elektrische Felder, wie sie häufig in Schlafbereichen zu finden sind, nicht nur das Leukämie- und Krebsrisiko erhöhen, sondern auch für Kopfschmerzen, Vitalitätsverlust, Depressionen und den plötzlichen Kindstod mitverantwortlich sind. Dabei ging es um Feldstärken von nur 10-20 V/m. Das Leukämierisiko stieg um 186 %, wenn das Kind täglich länger als 12 Stunden 10 V/m ausgesetzt war und um 369 % bei 20 V/m. Coghill fand, daß elektrische Felder weit häufiger anzutreffen sind als magnetische.

Coghills Aussagen entsprechen auch meiner Erfahrung: An jedem dritten Kinder- und Erwachsenenbett finde ich (zumeist unnötig und vermeidbare) elektrische Felder der Stärke um **10 bis 200 V/m**, manchmal bis 500 V/m. Diese Werte übertreffen derzeit gültige Computerarbeitsplatznormen um das Zigfache. Zum Vergleich: Der TCO-Computerbildschirm-Grenzwert liegt in 30 cm Abstand bei 10 V/m; eine ungeerdete (und ausgeschaltete!) Nachtischlampe macht 100-200 V/m.

1992 haben wir von der Baubiologie Maes 500 unserer Schlafplatzuntersuchungen ausgewertet und festgestellt, daß **über 80 %** der niederfrequenten Elektrosmogbelastungen **elektrischer** Art und weniger als 20 % magnetischer Art sind. 1997 kam die Bestätigung von Dr. **Gisbert Gralla** vom EMVU-Beratungsbüro Bad Endorf. Auch er fand nach 343 Schlafplatzmessungen, daß "die elektrischen Felder einen weitaus größeren Beitrag zur Gesamtbelastung liefern als die magnetischen".

Fische reagieren äußerst empfindlich auf elektrische Felder, sie haben diesbezüglich sensible Nervenzellen direkt unter der Haut. Diese Erkenntnis nutze der Wissenschaftler Dr. **Eddie Smith** von der Universität im südafrikanischen Pretoria. Er entwickelte 1995 ein System, das Haie abschreckt. Haie verlieren im Einfluß schwacher elektrischer Felder die Kontrolle über ihre Muskeln und verlassen zügig den Feldbereich. Es genügen 4 V/m Feldstärke, von unterirdischen Kabeln mit einer 15-Hz-Frequenz abgestrahlt, um Haie ab einer Größe von 1 Meter aus der Nähe des Strandes oder aus Häfen zu vertreiben. Gab es zuvor regelmäßige Badeunfälle an den Küsten und hunderte tote Haie, die sich in den Sicherheitsnetzen verfangen hatten, so fand man bei eingeschalteten Elektrokabeln keinen einzigen Hai mehr in Küstennähe.

Elektrische Felder steigern das **Wachstum** von Fischen. Das nutzt man an Universitäten zu Versuchszwecken und in der Fischindustrie für höhere Erträge. Setzt man Zuchtbecken unter schwache elektrische Spannung, dann wachsen die Tiere schneller und werden größer. Anstatt zu forschen, wie die Felder wirken und wie schädlich sie für Mensch und Natur werden könnten, setzt man alles daran, um elektrisch ins Leben einzugreifen, um Wachstum zu manipulieren, um -im wahrsten Sinne des Wortes- noch fettere Beute zu machen.

Der größte Computer der Welt: der Mensch

In unserem Organismus laufen sekündlich **milliardenfache** elektrische Funktionen ab. Alle Zellen kommunizieren pausenlos elektrisch miteinander, sie haben ein meßbares elektrisches Potential. Durch Nervenleitbahnen fließen winzige ebenso meßbare Ströme.

Jeder Gedanke, jedes Gefühl, jede Regung... geschieht mit kleinsten bioelektrischen Reizen. Der Zeitpunkt des Todes ist in der Medizin als das Ausbleiben von elektrischer Energie im Gehirn definiert.

Das **EKG** mißt die elektrischen Abläufe des Herzens im Bereich von wenigen **Millivolt**, das **EEG** die des Gehirns im noch noch empfindlicheren **Mikrovolt**bereich. Ein Herzschrittmacher erzwingt mit winzigen Spannungen und Strömen (wenige Millivolt bzw. Mikroampere) den unzweifelhaften biologischen Effekt einer Herzmuskelkontraktion.

Ohne elektrische Spannung gibt es kein Leben. Jede einzelne unserer zigmilliarden Zellen erledigt über 100.000 biophysikalische Funktionen je Sekunde. Die Nervenzellen des Gehirns stellen sekündlich eine Billiarde elektrischer Verbindungen her. Da kommt kein Computer mit.

Der Körper des Menschen ist ein so mannigfaltiges und kaum erklärbares elektrisches Geschehen, daß das Spüren und Erforschen seiner Funktionen zu Staunen und Ehrfurcht verführen muß. Können Sie sich die Länge aller Nervenleitungen eines Menschen, wenn man sie zusammenknüpfen würde, vorstellen? Es sind einige tausend Kilometer!

Grenzwerte

In Deutschland gibt es seit Januar 1997 zwar **rechtlich relevante Grenzwerte**, festgelegt in der sogenannten **Elektrosmogverordnung** (26. BImSchV), diese Werte reichen aber nicht, um die Bevölkerung oder die Natur vor den Risiken des Elektrosmogs zu schützen. Die Verordnung wird hinter dem 3. Kapitel über elektromagnetische Wellen kommentiert (Seite 262-272). Es gibt auch andere offizielle **Empfehlungen**, z.B. die der **Strahlenschutzkommission** und die **DIN/VDE** der Elektrotechnischen Kommission. Diese werden gern herangezogen, um die Unbedenklichkeit von Elektrosmog zu untermauern. Sie gelten als aktueller und gesicherter Stand der Wissenschaft, immer mit dem unsicheren Nachsatz: "Soweit man bis heute weiß...".

Die Grenzwerte der Elektrosmogverordnung, der Strahlenschutzkommission und der DIN/VDE basieren auf der allzu voreiligen Annahme, daß der **einzige** biologische Effekt die Bildung von **akuten körperinternen Reizströmen** als Folge der von außen einwirkenden Felder ist. Werden die Körperströme bedrohlich hoch, gehen sie schon in Richtung Muskelkrampf und Herzkammerflimmern, dann greift der Grenzwert, um Leben zu schützen.

Andere biologische Gefahren, besonders durch langfristig einwirkende Felder, seien es Zellreaktionen, Hormonstörungen, Nervenreizungen, Stoffwechselprobleme, Immundefekte, Kinderleukämie, Krebs, Alzheimer, Hyperaktivität, Depressivität, Migräne, Unwohlsein, Ohrenrauschen, Schwindel oder Schlaflosigkeit..., werden ignoriert. Was nicht heißt, daß es sie nicht gibt.

Was man bis heute weiß, das ist wenig, sehr einseitig und auf theoretischen, rechnerischen und somit recht wackeligen weil praxisfremden Grundlagen aufgebaut. Elektroversorger, Hersteller und Behörden beziehen sich gerne auf diese industriefreundlichen Verordnungen und Empfehlungen. Sie sind nach meinen Beobachtungen und den Ansichten kritischer Wissenschaftler für den Hausgebrauch und besonders für die Schlafphase und empfindliche Menschen wenigstens eine Tausendergrößenordnung zu hoch und deshalb unbrauchbar.

Es gibt also leider keine vernünftigen gesetzlichen Grenzwerte zum

Elektrische Wechselfelder: Grenzwerte-Vergleich 23

Schutz des Menschen. Dafür gibt es schlecht informierte Konsumenten, die im Namen von Fortschritt und Wohlstand kaufen, was geschickte Werbeleute für unentbehrlich halten. Das um jeden Preis, koste es, was es wolle, nicht nur Geld, sondern auch das kostbarste Gut: die eigene Gesundheit, die unserer Kinder und Mitmenschen und die unseres Lebensraumes Erde.

Das Bundesamt für Strahlenschutz gibt zu, daß sich die DIN/VDE-Normen nur auf **akute** Kurzzeitwirkungen beziehen. Es weist auf die spezielle Schutzbedürftigkeit **empfindlicher** Personen hin und darauf, daß die Festlegung von Grenzwerten auf die Wirkung nur **eines** Umwelteinflusses zugeschnitten ist. Es würden Wechselwirkungen mit **anderen** physikalischen Feldern und Frequenzen, die im Alltag und besonders zu Hause vielfach auftreten können, nicht berücksichtigt.

Grenzwerte-Vergleich für elektrische Wechselfelder 50 Hz

Elektrosmogverordnung (26. BImSchV)	5000 V/m
WHO, IRPA, Strahlenschutzkommission	5000 V/m
DIN/VDE 0848 (für die Bevölkerung)	7000 V/m
DIN/VDE 0848 (für den Arbeitsplatz)	20.000 V/m
Computernorm TCO (30 cm Bildschirm-Abstand)	10 V/m
Computernorm MPR (50 cm Bildschirm-Abstand)	25 V/m
Empfehlung kritischer Wissenschaftler weltweit	10 V/m
Größte Studie der US-Umweltbehörde EPA	10 V/m

Baubiologische	unauffällig	< 1 V/m
Richtwerte	schwach	1 - 5 V/m
für	stark	5 - 50 V/m
Schlafplätze	extrem	> 50 V/m

Der Bund für Umwelt und Naturschutz Deutschland **BUND** fordert seit Mai 1997 für den Daueraufenthalt in Ruhebereichen: "Will man einen gewissen Schutz und auch Vorsorge erreichen, so müssen die zulässigen Grenzwerte der 26. BImSchV (Elektrosmogverordnung) für elektrische Felder um den Faktor 10.000 gesenkt werden". Das sind 0,5 V/m, noch etwas strenger als die baubiologische Empfehlung.

Der **DIN/VDE**-Wert für die Bevölkerung wurde (kaum zu glauben, aber wahr) kürzlich von 5000 V/m auf 7000 V/m erhöht und steht jetzt im internationalen Vergleich an der Weltspitze. Kein Wunder, bedenkt man, daß die Elektroindustrie bei den Grenzwertfestlegungen das Sagen hat, denn die Elektrotechnische Kommission besteht zu über 80 % aus Elektrosmogverursachern. Ein Glück, daß sogar schon Richter aufgehört haben, nach diesen Richtwerten zu richten.

Weltweit beachtete Computer-Richtwerte aus Schweden

Die Schweden betreiben intensive wissenschaftliche Forschung in Bezug auf Elektrosmog und gelten als wegweisend. Computerbildschirme werden nach den weltweit gültigen Schweden-Normen **TCO** und **MPR** verkauft, um den Menschen vor den Risiken elektromagnetischer Strahlung zu schützen. Hersteller, Anwender und Behörden richten sich danach und akzeptieren diesen Maßstab.

Das 'National Board for Measurement and Testing' (MPR) und die 'Zentralorganisation der Angestellten und Beamten' (TCO) haben diese Normen zusammen mit der schwedischen Regierung, dem Zentralamt für industrielle und technische Entwicklung (NUTEK), der Strahlenschutzbehörde (SSI), dem Amt für öffentliche Sicherheit und Gesundheit (ASS), dem Elektroverband SEMKO (vergleichbar mit dem VDE in Deutschland) sowie den Gewerkschaften und Berufsgenossenschaften entwickelt. Zwei Bildschirmhersteller (IBM und Hewlett Packard), zwei Meßgerätehersteller (Combinova und Radians), der Naturschutzverein (mit 200.000 Mitgliedern die größte Umweltorganisation), einige Universitäten und andere behördliche Instituten, die mit dem Problem der beruflichen Gesundheit und des Arbeitsschutzes beschäftigt sind, waren ebenfalls mit an der Entwicklung beteiligt.

Ziel der Schwedennormen ist, "die elektromagnetischen Felder soweit zu senken, wie es technisch möglich ist, um die Belastung des Benutzers zu minimieren", denn "die vom Bildschirm abgegebene Strahlung darf keine gesundheitlichen Schäden hervorrufen".

TCO: "Die TCO-Richtwerte können als hygienischer Grenzwert betrachtet werden. Die Bildschirmstrahlung wurde in Verbindung mit Schwangerschaftsproblemen, Embryoschädigung, Hautbeschwerden und Überempfindlichkeitsreaktionen auf Elektrizität gebracht. Man muß diese Aspekte im Auge behalten und auf möglichst geringe elektrische und magnetische Felder am Arbeitsplatz achten."

MPR: "Seit den 80er Jahren werden Computerbildschirme als ein berufliches Gesundheitsproblem diskutiert. Dabei geht es auch um elektromagnetische Emissionen. Die Symptome, die mit der Bildschirmarbeit in Zusammenhang gebracht werden, sind zunehmende Fehlgeburten und allergische Reaktionen der Haut und Augen."

Die aktuelle **TCO**-Norm aus dem Jahr 1995 setzt für die niederfrequenten elektrischen Wechselfelder die Grenze auf **10 V/m** in **30 cm Abstand** von der Bildschirmfront fest. Das gilt nur für den Frequenzbereich von **5 bis 2000 Hz**, also auch für die 50-Hz-Netzfrequenz. Für den höheren Frequenzbereich werden empfindlichere Maßstäbe angelegt: von **2 bis 400 kHz** nur **1 V/m**. Diese Forderungen gelten auch für die gesamte Systemeinheit und die Tastatur.

Die **MPR-Norm** ist etwas großzügiger: Statt 30 cm Meßabstand sind hier **50 cm** vorgeschrieben, statt 10 V/m sind **25 V/m** erlaubt und bei höheren Frequenzen **2,5 V/m** statt 1 V/m.

Bestehen Sie darauf, daß an Arbeitsplätzen nach der **aktuellen TCO-Schwedennorm** und an Schlafplätzen nach **baubiologischen Richtlinien** recherchiert wird, um biologisch relevante Ergebnisse zu bekommen. Nur so ist eine sinnvolle Vorsorge zu erreichen. Nur so lassen sich Risiken ausschließen. Achten Sie darauf, daß **tagsüber 10 V/m** und während des **Nachtschlafes 1 V/m** nicht überschritten werden. Dann sind Sie auf der sicheren Seite.

Empfehlung an die Regierung der USA...

"Als Höchstwert muß zum Schutz des Menschen **10 V/m** angestrebt werden." Zu dieser Forderung kommt auch eine großangelegte wissenschaftliche Studie, die 1996 von der US-Umweltbehörde **EPA** für den 'Nationalen Rat für Strahlenschutz NCRP', ein Beratergremium der US-Regierung, erstellt wurde. Für diese Untersuchung sammelten elf führende Strahlenschutzexperten neun Jahre lang Daten.

Herausgekommen ist, so ein EPA-Sprecher, die "weltweit bislang umfassendste Studie über die gesundheitliche Auswirkung elektromagnetischer Strahlung". Der 800-Seiten-Bericht liefert eindeutige Hinweise, daß auch relativ schwache Felder ab 10 V/m die Gesundheit schädigen können, wenn sie nur langfristig einwirken. Es ist denkbar, daß der geforderte 10-V/m-Wert zur Norm wird, denn viele NCRP-Empfehlungen wurden in Gesetze aufgenommen.

Die Wissenschaftler fordern, das Wellenbad, dem die meisten Menschen unfreiwillig, jedoch permanent ausgesetzt sind, schrittweise zu reduzieren. So sollen Häuser, Schulen und Kindergärten künftig nicht im Nahbereich elektrischer Fernleitungen gebaut werden und Überlandleitungen aus den Wohngebieten verschwinden.

...und bei uns?

Da sieht die DIN/VDE für den Arbeitsplatz mit **20.000 V/m** vergleichsweise komisch aus, liegt sie doch beim 2000fachen der schwedischen TCO-Computernorm und der amerikanischen NCRP-Empfehlung an die US-Regierung. Auf solche grotesken DIN/VDE-Werte beziehen sich amtliche deutsche Strahlenschützer, und man fragt sich, wer denn hier geschützt werden soll, der Hersteller oder der Benutzer?

Die neue Elektrosmogverordnung könnte hier nicht einmal herangezogen werden, unabhängig davon, daß sie mit **5000 V/m** (500fach mehr als TCO und NCRP) viel zu hoch ist und ein Bildschirm, der 5000 V/m verursacht, noch erfunden werden müßte. Die Elektrosmogverordnung gilt **nur** für **ortsfeste öffentliche** Anlagen wie Hochspannungsleitungen, Transformatoren und Bahntrassen, eben **nicht** (das verstehe, wer will) für Geräte wie Fernseher, Computer, Mikrowellenherde oder andere elektrische Geräte im Haushalt und am Arbeitsplatz.

Die im Dezember 1996 verabschiedete **EU-Bildschirmrichtlinie** "für mehr Gesundheit am Arbeitsplatz" hinkt den Zeichen der Zeit hinterher und hält wenig von Elektrosmog. Sie kümmert sich um Ergonomie, Tische und Stühle, Raumtemperatur und Lärmminderung, Farbgestaltung der Wände und Arbeitsplatzbeleuchtung. Elektromagnetische Felder werden in einem schwammigen Nebensatz abgehandelt: "Die Strahlung muß so niedrig gehalten werden, daß sie für die Sicherheit und Gesundheit der Benutzer des Bildschirmes unerheblich ist."

Prüfschraubenzieher leuchtet

Stellen Sie sich vor, Sie liegen im Bett und die elektrischen Feldstärken Ihrer Umgebung setzen Ihren Körper unter Spannung. Selbst wenn die gemessenen Feldstärken weit unter den Werten der Elektrosmogverordnung und der DIN/VDE-Empfehlung liegen, leuchtet ein einfacher handelsüblicher Prüfschraubenzieher auf Ihrer Haut auf und zeigt somit **hohe Spannung** am Körper an.

Bedenken Sie, daß ein Prüfschraubenzieher (sog. Phasenprüfer) nur ein **grober Indikator** ist, um in Steckdosen den 'heißen Draht' (fachlich **Hinleiter** oder **Phase** genannt) zu finden und vor Lebensgefahr zu warnen. Am **Rückleiter**, auch **Neutralleiter** genannt, und am **Schutzleiter**, auch vereinfacht **Erde** genannt, leuchtet er nicht, da hier keine Spannung anliegt. Er ist kein Meßgerät, und bitte, wenn er nicht leuchtet, dann bedeutet das noch lange keine Entwarnung. Passive Phasenprüfer leuchten erst beim Vorliegen sehr hoher Spannungen von etwa 50 bis 70 Volt auf, aktive leuchten bei etwa 5 bis 10 Volt.

Wenn Sie's ausprobieren wollen, bitte: Legen Sie sich in Ihr Bett, das eingeschaltete elektrische Heizkissen unter den Körper. Achten Sie darauf, daß Sie **keinen** Erdkontakt haben. Nicht Sie selbst, sondern eine **andere** Person muß nun an Ihnen die Testung durchführen. Diese andere Person sollte, im Gegensatz zu Ihnen, gut geerdet sein. Bevorzugen Sie für den Test aktive Prüfschraubenzieher.

Wir leben nicht im Labor...

Wissenschaftliche Laborversuche beschränken sich darauf, dem **wachen** Probanden einen **kurzen** Reiz zuzuführen und registrieren deshalb keine umwerfenden Effekte. Würden sie den Testpersonen nach **langer** -eventuell jahrelanger- Einwirkzeit einen **chronischen** Reiz plötzlich wegnehmen, besonders im **Schlafbereich**, womöglich bei kranken oder sensiblen Menschen, womöglich bei Babys oder Kindern, dann wäre die Verblüffung groß. Dann kämen die Reaktionen. Dann wären alle Zweifel wie weggeblasen, weil die gesundheitlichen Erfolge unübersehbar sind und für sich sprechen. Stattdessen wird mit großem Kosten- und Zeitaufwand gründlich an der Praxis vorbeiexperimentiert und verdächtig voreilig entwarnt.

Im Labortest wird mit **Feldqualitäten** gearbeitet, die es im Alltag selten gibt. Wo findet man im Alltag noch das reine sinusförmige 50-Hz-Feld? Schalter, Dimmer, Thyristoren, Motoren, Drosseln, Vorschaltgeräte... 'zerhacken' und verändern das Netz. Das Resultat sind unberechenbare **Oberwellen** und **harte Signale**, die biologisch besonders zu Buche schlagen (davon später).

Im Labor wird meist mit **feststehenden Frequenzen** experimentiert. Im Alltag sind aber andere Frequenzen und Frequenzgemische an der Tagesordnung, was eine spezielle Art von Streß bedeutet. Vor dem Fernseher gibt es andere Frequenzen als unter der Leuchtstoffröhre. An der Stereoanlage andere als am PC. Am Sicherungskasten andere als an der Mikrowelle. Am Radiowecker andere als am Rasierapparat. An der RWE-Hochspannungsleitung andere als an der Bahnleitung.

Ein Volt pro Meter ist nicht immer gleich ein Volt pro Meter. Wie ein Kilo nicht ein Kilo ist oder ein Liter nicht ein Liter. Es kommt auf den **Inhalt** an. Ein Kilo gemischter Salat aus biologischem Anbau ist bekömmlicher als ein Kilo Toastbrot, ein Liter Quellwasser gesünder als ein Liter Cola. Ein Volt pro Meter reiner Sinus ist unriskanter als ein Volt pro Meter gemischter Oberwellen.

Wechselwirkungen mit anderen physikalischen, toxischen oder raumklimatischen Streßfaktoren werden nicht beachtet. Wenn es um die Wechselwirkungen **verschiedener** Streßfaktoren geht, sind eins und eins nicht zwei, sondern fünf oder gar zehn. Die Risiken summieren sich nicht, sie potenzieren sich. Für Allergiker ist Rauchen schlimm und Feinstaub schlimm, aber beides zusammen macht nicht das doppelte Risiko, sondern das zehnfache. Asbest ist kritisch, Radongas auch. Beides zusammen erhöht das Lungenkrebsrisiko nicht doppelt, sondern zigfach. Elektrosmog und **Amalgamfüllungen** scheinen oberflächlich betrachtet nichts miteinander zu tun zu haben. Doch schaukeln sich die beiden Faktoren gegenseitig hoch und machen gemeinsam ein Vielfaches an Wirkung. Genauso scheint es mit Elektrosmog in Wechselwirkung mit **Schimmel-** und **Hefepilzen** zu sein. Forschung und Erfahrung sehen im Elektrosmog den unwillkommenen Dünger für die drastisch zunehmenden Pilzerkrankungen.

...und Tag ist nicht Nacht

Tag und Nacht lassen sich nicht über einen Kamm scheren. Klappernde Schreibmaschinen und schrillende Telefone werden während der

Arbeitszeit im Büro ganz gut ertragen, im Schlafraum wäre der gleiche Lärm fatal. Pavarotti und Pink Floyd können sogar bei großen Lautstärken positiv stimulierend sein: tagsüber. Und während des Schlafes? Flackerndes Discolicht macht kribbelig, nicht müde. Eine Tasse Kaffee bringt morgens Freude und abends Ärger. Tagsüber ist Essen lebenswichtig, nachts braucht selbst der Magen Ruhe. Ähnlich ist es bei Streß durch Strom und Strahlung: Tag ist nicht Nacht.

In elektrisch gestörten Betten schläft man sich müde. Nach acht Stunden wacht man auf und ist nicht ausgeschlafen. Also hängen wir noch ein halbes Stündchen dran, und noch eins, und noch eins. Anstatt erwartungsgemäß wacher zu werden, wird man immer müder, fühlt sich immer kaputter, der Kreislauf geht in den Keller, der Schädel brummt. So schläft man in den Tag hinein und die Katze beißt sich in den Schwanz. Der Teufelskreislauf: Das elektrisch gestörte Bett verhindert Erholung und fordert deshalb noch mehr Schlaf.

Im Wachbewußtsein passiert nach meinen Beobachtungen oft das Gegenteil: elektrische Felder drehen auf, machen aktiv und hektisch. Das wird kurzfristig von einigen Menschen als angenehm empfunden, so wie eine starke Tasse Kaffee. Andere berichten, daß sie unkonzentriert und unangenehm stressig werden. Andere, daß sie sich zerschlagen und launig fühlen. Wie auch immer: Langfristig braucht der überdrehte Körper auch einmal totale Ruhe, totale Entspannung, totales Regenerieren, und fordert dies zur Not mit Zusammenbruch.

Der Körper liegt, wie schon erwähnt, im Bett zumeist **isoliert** vom Boden, das heißt er hat keine Verbindung zur Erde, wie es im Alltag der Fall ist. So entsteht ein neues Kriterium für die Bewertung biologischer Risiken. Denn ein elektrisch von der Erde isolierter Körper kann elektrische Felder seiner künstlichen Umwelt (und nicht nur die) zwar optimal aufnehmen, aber nicht mehr ableiten.

Fallbeispiele

Wer mit der baubiologischen Messung und Sanierung der allerorten häufig anzutreffenden elektrischen Wechselfelder aufmerksam und konsequent umgeht, der ist auf Erfolg programmiert. Fallbeispiele zeugen regelmäßig von den spontanen Effekten, die kranke Menschen erfahren, wenn sie ihr Leben, besonders ihre Schlafstunden, in Bezug auf elektrische Felder entspannen und bewußt sparsam mit diesen hausgemachten Streßeinflüssen umgehen.

35.000 Millivolt im elektrisch verstellbaren Bett

Es geht um elektrisch per Motor zu verstellende Betten. Ein Zahnarzt aus Dortmund schlief in einem solchen Luxusmodell und klagte jahrelang über ständig quälende Rückenschmerzen, Migräneanfälle, Herzattacken, Schwindel. Das Bett allein war nicht genug, eine elektrische Heizdecke kam noch dazu. Nun reicht es völlig, daß Bett und Heizdecke Netzanschluß haben, um riesige elektrische Felder abzugeben. Das bedeutet: Selbst wenn die Funktionen Bettverstellung und Heizung nicht in Betrieb sind, liegt der Körper dennoch in dem Feld, solange die Zuleitungen in den Steckdosen stecken.

So habe ich in direkter Nähe des Bettes **1500 V/m** Feldstärke und deshalb auf der Haut des im Bett liegenden Arztes **35.000 Millivolt** Körperspannung gemessen. Nachdem der Stecker der Heizdecke gezogen wurde, ging das hohe Spannungspotential auf immer noch extreme **12.000 Millivolt** zurück. Nach Ziehen des Bettsteckers verblieb 'nur' noch ein Rest von **600 Millivolt** am Körper des Kunden. Der Grund: feldintensive Stegleitungen in der Schlafzimmerwand, die aus nicht leitenden und somit feldbegünstigenden Gipskartonplatten bestand. Ein Netzfreischalter (siehe ab Seite 45) wurde eingebaut, und so gab es keine Körperspannung mehr, weil es keine Felder mehr gab: Das Meßgerät zeigte **null Millivolt**.

Der Kunde rief schon nach wenigen Wochen an: Die unerträglichen Schmerzen haben mehr und mehr nachgelassen und sind langsam aber sicher ganz verschwunden.

Mister 155-Volt...

Ein außergewöhnlicher Fall: Ein kerngesunder, vitaler Mittvierziger wurde innerhalb weniger Wochen schwerkrank. Alle paar Nächte stand der Notarztwagen vor der Tür. Der Mann war verzweifelt, die Ärzte fanden nichts. Im Krankenhaus verbesserten sich die lebensbedrohlichen Symptome regelmäßig. Zu Hause traten sie in gleicher Regelmäßigkeit wieder auf: unerklärliche und unerträgliche Schmerzen, Herzanfälle, Durchblutungsstörungen. Kein klarer Gedanke mehr, Depressionen und Angst. Wieder der Ruf nach dem Notarzt. Der Kunde war sicher, bald sterben zu müssen.

Eine Körpermessung im Bett ergab unglaubliche **155.000 Millivolt**! Ganze 155 Volt! Seine Ehefrau wunderte sich jeden Abend aufs Neue, daß sie elektrische Schläge in den Fingerspitzen und auf den Lippen spürte und erschrocken zurückzuckte, wenn sie die Haut ihres Mannes berührte oder ihm ein Gute-Nacht-Küßchen geben wollte. Was konnte das bedeuten? Ein Mensch ist doch keine Steckdose! Der Grund diesmal: Die elektrische Heizung des Wasserbettes war defekt.

Nach Reparatur und Abschirmung blieben die Felder aus. Der dynamische Sportlehrer aus Solingen blühte zusehends auf. Der Notarztwagen kam nie mehr. Dies Feld war so stark, daß sogar ein unempfindlicher passive Prüfschraubenzieher hell aufleuchtete, wenn man ihn mit dem Körper des im Bett liegenden Mister-155-Volt in Kontakt brachte.

...und 200 Volt Körperspannung!

Die krebskranke 48jährige Maklerin aus Essen hat ein Ferienhaus am Gardasee. Hier sollte sie sich auf ärztlichen Rat erholen, so oft es nur geht. Doch die lebenswichtige Erholung blieb aus. Jedesmal, wenn sie ein paar Tage dort war, ging es ihr sehr viel schlechter als zu Hause. Ihre Blutwerte veränderten sich ungünstig. Das Immunsystem wurde von Woche zu Woche instabiler. Die Maklerin bekam Angst und wollte in diesem zauberhaften Haus nicht mehr wohnen. Sie dachte an Verkauf. Ade Seeblick und Südterrasse, Bootssteg und Surfbrett, Zypressenwälder und südliche Sonne, saubere Luft und eigener Garten.

Neben dem Bett stand ein Gasofen. Der war mit über **3000 V/m** elektrisch derart feldintensiv, daß es am Körper bis zu **200 Volt** Spannung gab. Warum? Was hat Gas mit Strom zu tun? Ganz einfach: Nur für den kurzen Moment der elektrischen Zündung des Ofens benötigt dieser den Netzanschluß. Danach brennt er monatelang prima ohne. Der Stecker blieb im Haus der Maklerin aber unnötigerweise und unbewußt immer in der Steckdose, und der Ofen strahlte deshalb nicht nur Wärme, sondern auch gefährliche elektrische Felder ab. Da ihr die Wärme guttat, lag die Kundin gerne ganz nah am Ofen. So nah, daß sie mit nackten Armen die Metallummantelung des Ofens berühren konnte.

Berührte ich die auf dem Bett liegende Maklerin, dann gab es für beide schmerzhafte elektrische Schläge! Ab sofort kam der Stecker nur noch dann für den kurzen Moment in seine Steckdose, wenn der Ofen gezündet werden mußte. Und das passierte höchstens drei- oder viermal pro Jahr. Der Erfolg: **keine** Felder mehr im Raum und **keine** Spannung mehr am Körper.

Die Kundin erholte sich von Monat zu Monat. Die Blutwerte normalisierten sich. Medikamente konnten reduziert werden. Von Hausverkauf war keine Rede mehr.

Schrillenden Wecker überhört

Auf etwa **200 V/m** Feldstärke und **6000 Millivolt** Spannung am Körper brachte es Kirk, ein erfolgreicher junger Grafiker im kalifornischen Marin County. Er wohnte seit sechs Jahren in einem Holzhaus. Seit sechs Jahren konnte er nicht einmal (!) durchschlafen, war ständig überreizt und verspannt. Regelmäßig und ohne Ausnahme wurde er morgens, eine Stunde bevor der Wecker schellte, wach und konnte, obwohl hundemüde, nicht mehr schlafen.

Die Netzfreischaltung beseitigte auch hier die starken Felder der verkabelten und nicht leitfähigen Holzwände. Schon am nächsten Morgen überhörte der verblüffte Grafiker den schrillenden Wecker und verschlief erstmals um ganze fünf Stunden. Im Laufe weniger Wochen kehrten Wohlbefinden und gesunder Schlaf zurück. Ganz nebenbei erzählte er mir auch vom Verschwinden seiner jahrelangen Nacken- und Rückenverspannungen, für die er wöchentlich zum Masseur ging.

Therapieresistenter Arzt

In der Zeitschrift Wohnung+Gesundheit habe ich von dem Arzt aus Koblenz berichtet, der durch elektrische Wechselfelder schwer krank und durch ihre Beseitigung wieder gesund geworden ist (Heft 54/1990). Seine Frau ist Heilpraktikerin. Beide zogen alle Register ihres schulmedizinischen und naturheilkundlichen Könnens, ohne Erfolg. Am Schlafplatz zeigte die Körpermessung **3000 Millivolt**. Die Heilpraktikerin schrieb nach der Genesung ihres Mannes einen Brief:

"Mein Mann bekam immer nachts heftige Herzanfälle. Alle Naturheilmittel und auch die allerstärksten schulmedizinischen Geschütze halfen nicht. Zweimal mußte er mit dem Krankenwagen in die Intensivstation. Die Diagnose der Krankenhausfachärzte: koronare Herzkrankheit mit Vorhofflimmern. Später kam eine Diarrhoe hinzu, die ihn entkräftete und ebenfalls medikamentös nicht beeinflußbar war. Seine Leberwerte erhöhten sich, Thrombozyten nahmen ab. Es mußte Cortison genommen werden, um einer akuten Blutung zu widerstehen. Immer nachts schaltete ich auf Ihren Rat hin ab sofort die Sicherung des Schlafzimmers aus. Mein Mann erholte sich schlagartig und reduzierte die Medikamentendosis. Die Herzstörungen traten nicht mehr auf, die Laborwerte normalisierten sich, und es gab keine Durchfälle mehr. Jetzt sind schon zwei Jahre vergangen, es ist nie mehr irgendetwas gewesen, mein Mann ist gesund!"

Während ich die zweite Auflage dieses Buches bearbeitete, habe ich dort angerufen und erfahren: Auch vier Jahre danach sind nie wieder Probleme aufgetreten. Außer einmal vor einem Jahr, da gab es wieder leichtes Herzziehen und schlechten Schlaf. Die Erklärung war einfach: Der Arzt hatte zwei Nächte vergessen, die Sicherung zu schalten.

In Wohnung+Gesundheit und anderen Fachzeitschriften habe ich dutzende Fallbeispiele zum Thema Elektrosmog veröffentlicht. Viele betroffene Menschen beschreiben ehrlich, mit Namensnennung und Foto, ihr Schicksal. Diese verschiedenen Berichte und noch viele weitere Beiträge über Bau-, Geo- und Elektrobiologie sowie über Luftschadstoffe, Schimmel- und Hefepilze, Umweltmedizin und andere Themen werden Ende 1998 im dem Buch des Haug-Verlages **'Elektrosmog - Wohngifte - Pilze'** erscheinen. Es wendet sich besonders an Ärzte und Therapeuten. Teile von 'Streß durch Strom und Strahlung' wurden eingearbeitet. Mitautoren sind die drei Umweltmediziner Prof. Dr. Volker Zahn, Dr. Annemarie und Hans-Joachim Petersohn, der Medizinphysiker Dr. Lebrecht von Klitzing und der Baubiologiepionier Prof. Dr. Anton Schneider. Zwei gekürzte Fallbeispiele aus diesem Buch:

Melanie...

Im Südtiroler Bruneck lebt die kleine blonde Melanie mit den Eltern und Geschwistern in einem schönen Haus in den Bergen. Melanie wurde mehrmals nachts wach, hat sich monatelang im Halbschlaf in ihrem Bettchen hin und her gewälzt und geschwitzt. Schlief sie mal ein paar Stunden fest ein, dann lag sie wie ein Fragezeichen in der äußersten Ecke des Kinderbettchens. Mutter Erika war seit dem Einzug in dieses Haus immer müde, zerschlagen, gestreßt und depressiv. Die Ärzte diagnostizierten 'vegetative Dystonie' und zückten fleißig ihre Rezeptblocks. Nach der Eliminierung elektrischer Felder blieben alle Symptome von Mutter und Tochter aus. Was sagen die behandelnden Schulmediziner? Die sagen: "An sowas glauben Sie?"

...und Nico

Nico ist vier Jahre jung und lebt mit Mutter Anke in Starnberg. Auch er wurde nachts ständig wach, stöhnte, schwitzte, klagte über Bauch- und Kopfschmerzen und fing wieder an ins Bett zu machen. Der stets gutmütige und überall beliebte Nico wurde streitsüchtig, schrie, kniff und war unausgeglichen. Die Ärzte diagnostizierten Nabelbruch, und: "Bauchschmerzen sind typisch für Kinder". Einige meinten, Nico sei hyperaktiv. Medikamente gab es dutzendfach. Auch hier wurde baubiologisch saniert, und Nico blühte auf, entspannte sich und ist heute wieder der nette Bengel, aktiv, aber nicht aggressiv und kerngesund.

Das Fallbeispiel Nico ging 1992 durch Radio und Fernsehen, zig Tageszeitungen und verschiedene Magazine. Es hat viele Mütter und Väter aufgerüttelt und angespornt, bei verhaltensauffälligen, hyperaktiven oder chronisch kränkelnden Kindern auch an baubiologische Aspekte zu denken und kritischen Umweltstreß zu beseitigen.

Ungeerdetes Klemmlämpchen

Die vierjährige Anna aus Ratingen schrie auch jede Nacht, schwitze, schlug um sich und machte regelmäßig ins Bett. Nach Beseitigung einer dieser überall erhältlichen billigen, nicht geerdeten Klemmlampen (mit Euroflachstecker) direkt am Bettchen kehrte spontan Ruhe ein. Der kleine Kinderkörper zeigte **900 Millivolt** Spannung.

Tumor verkleinerte sich

Die 45jährige Gynäkologin aus Los Angeles brachte es nur auf **80 Millivolt** Körperspannung. Dennoch verkleinerte sich nach der Eliminierung dieses Potentials durch eine Wandabschirmung ein gutartiger Brusttumor in drei Monaten auf ein Zehntel der seit 16 Jahren langsam zunehmenden Größe. Viele Therapien schlugen nicht an. Ein Operationstermin stand fest und wurde wieder abgeblasen.

Bettnässer mit Punkfrisur

Markus, der 13jährige Schüler aus Bonn, zeitgemäß in schwarzes Leder gekleidet und den Kopf mit einem dezenten Punkhaarschnitt garniert, war seit seinem fünften Lebensjahr chronischer Bettnässer. Der arme Kerl mußte jahrelang alle möglichen Therapien über sich ergehen lassen und hatte einmal wöchentlich Termin "bei irgend so 'nem Psychotypen". Ein Jahr wurde ihm allnächtlich ein Korsett umgeschnallt, eine sogenannte Klingelhose, die immer dann per Feuchtigkeitssensor schrillen Alarm schlug, wenn's unterrum mal wieder naß wurde. Auf dem Klo hing der Schlüssel, um den Alarm abzustellen.

Dazu kam dann noch eine Hausstaubmilben-, Blütenpollen- und Gräserallergie. Die Eltern waren schon ganz auf 'Bio' eingestellt: bester Korkfußboden, Naturfarben auf der Rauhfasertapete, keine Elektrogeräte im Schlafzimmer des Jungen, eine gute Naturlatexmatratze auf einem reinen Holzlattenrost, nirgendwo Synthetik... Aber aus der desolaten Elektroinstallation kamen die elektrischen Felder: **4500 Millivolt** waren am Körper des in seinem Bett liegenden Jungen meßbar.

Die Korrektur war simpel: Netzfreischaltung. Der Effekt: Null Millivolt. Von der **ersten** Nacht an blieb das Bett trocken.

Seit über sechs Jahren gibt es jetzt schon keine feuchten Zwischenfälle mehr. Und ganz nebenbei blieben seit dem zweiten Frühjahr nach der Sanierung auch die altbekannten und nervenden Symptome einer Blütenpollenallergie aus.

Der ewig verspannte Nacken

Seit Jahren kannte die 41jährige Prokuristin aus Düsseldorf kein Aufwachen ohne Kopfschmerzen. Vom Nacken zogen die sägenden Beschwerden in den Schädel und hämmerten bis in die Stirn. Übelkeit war die Folge. Und Schwindel. Tagsüber wurde es meist besser. Manchmal ging es aber auch mit den gleichen Kopfschmerzen wieder zurück ins Bett. Zahllose Besuche bei Orthopäden und Neurologen. Computertomographien, EEG und Röntgenaufnahmen. Massagen und Krankengymnastik. Thymuskur, Neuraltherapie, Spritzen und Pillen.

Unter dem Bett, direkt am Kopfende, fand ich 20 Meter sauber aufgerolltes, unter Spannung stehendes Verlängerungskabel zu der nicht geerdeten Nachttischlampe: **2100 Millivolt** am Körper, **100 V/m** im Raum. Das Kabel flog raus. Die neue Verlängerung war abgeschirmt und nur 80 Zentimeter lang. Das reichte. Die Nachttischlampe wurde nachträglich geerdet. Zwischenergebnis: **160 Millivolt**. Dieser Rest kam vom Nachbarn. Hier half das Schalten der eigenen Sicherung nichts. Die Nachbarwand mußte mit leitfähiger Spezialfarbe abgeschirmt werden. Das Endergebnis: **null Millivolt**.

Mit der verspannenden Spannung verschwanden auch ihre Kopfschmerzen langsam aber sicher. Nach vier Monaten war die Prokuristin fast beschwerdefrei. Die Messung ist fünf Jahre her. Es sind seitdem nur wenige leichte Verspannungen aufgetreten, und die Schmerzen sind mit einer Aspirin zu beheben.

Vegetative Dystonie und eine gekittete Ehe

Das 28jährige Münchner Mannequin fühlte sich wie 80, auch wenn sie aussah wie 18. Rebecca war ständig krank. Von Arzt zu Arzt. Diagnose: vegetative Dystonie. Therapie: Beruhigungsmittel, Betablocker, Herz-, Kreislauf- und Schmerzpillen. Von Heilpraktiker zu Heilpraktiker. Diagnose: Immunschwäche. Therapie: Eigenblut, Kräutertee, Sauerstoff, autogenes Training, Homöopathie, aufsteigende Fußbäder, Darmsanierung. Erfolge: keine. Zu guter Letzt kam ein Fernheiler aus Österreich, und sie reiste zum Magnetiseur nach Zypern.

War es nicht die verstopfte Stirnhöhle, dann war es die entzündete Magenschleimhaut. Waren es nicht die rheumatischen Schmerzen in den Gelenken, dann die Extrasystolen des Herzens. Die Verdauung war wochenlang wie Wasser, dann tagelang gar nicht, dann knochenhart. Stoffwechselstörungen und Übelkeit. Blässe und kalter Schweiß wie bei Unterzuckerungssymptomen. Und auch hier: Zerschlagenheit, Konzentrationsschwäche, Angst. Die Kinder hatten wahrhaft keine glückliche Mutter, der Ehemann keine lebensfrohe Frau mehr.

Früher, da war das alles ganz anders. Früher? Das war doch erst vor drei Jahren! Im alten Haus, ja da war noch alles in Ordnung. Da war der Gatte auch weniger genervt. Heute schien er ständig urlaubsreif zu sein. Und die Kinder: Eigentlich gab es im alten Haus längst nicht so viele Erkältungen und Streitereien. Vor drei Jahren, da wurde umgezogen. Ab in den gemütlichen und erschwinglichen Altbau. Und hier ging es los mit den Problemen.

Das Fotomodell folgte der Anregung eines fortschrittlichen Arztes und ließ das Haus baubiologisch untersuchen. Die Elektroinstallation war über 40 Jahre alt. Brüchige Kabel, teilweise ohne Isolation, in alten Bleirohren. Keine Erdung der Leitungen und Steckdosen. Elektrische Felder überall, Feldstärken bis zu **300 V/m**. Wände, Böden, Decken..., das ganze Haus stand unter Spannung. Die Messungen an den Schlafplätzen: **5000** bis **9000 Millivolt** Körperspannung. Hier gab es nur eine vernünftige Empfehlung: die neue Elektroinstallation. Und die bitte vom Keller bis zum Dach baubiologisch, sprich abgeschirmt.

Drei Monate später kam ihr Brief: "Wir haben Ihren Rat sofort umgesetzt. Unser Haus war eine Baustelle. Die neue abgeschirmte Installation ist seit zwei Monaten in Betrieb. Mir ging es sofort besser. Von Tag zu Tag mehr. Alle Freunde wundern sich. Meine Beschwerden verschwinden zusehends. Meine Psyche stabilisiert sich. Ich bin wieder glücklich und gespannt, wie es weitergeht. Morgens sehe ich gern in den Spiegel, denn die häßlichen Wassereinlagerungen in meinem Gesicht sind weg. Die Kinder sind ruhiger geworden, mein Mann entspannt sich. Sogar sein leichter Bluthochdruck hat sich normalisiert. Und wissen Sie was? Sie haben unsere Ehe gekittet! Es kriselte immer mehr, wir gingen unhöflich, genervt und sehr ungeduldig miteinander um. Wir waren unzufrieden, nur mit uns selbst beschäftigt. Unser Gedanke an eine Scheidung erscheint uns heute wie ein böser Traum."

Baubiologie im Stadtrat

Der Bürgermeister einer rheinischen Großstadt wünschte die Schlafplatzuntersuchung. Er erzählte mir von seinen starken Kopfschmerzen, von schlechter Schlafqualität, von Lymphknotenschwellungen im ganzen Körper und von Abgeschlagenheit. Er erzählte vom regelmäßigen Leistungsknick in der Mittagszeit.

Die Heizdecke im Bett setzte den Politiker unter Spannung: **16.000 Millivolt**. Nach Entfernung dieser elektrischen 'Granate' blieb immer noch ein Restpotential von **100 Millivolt** Körperspannung. Der Grund: das elektrische Wechselfeld einer Steigleitung in der angrenzenden Badezimmerwand. Ein dickes Kabel läuft hier durch die Wand, vom Sicherungskasten im Keller durch alle Etagen hoch zum Speicher. Ich blieb hartnäckig und bestand auf Null. Deshalb wurde dieser Teil der Badezimmerwand zusätzlich mit leitfähiger Farbe abgeschirmt.

Ohne Heizdecke und nach der Wandabschirmung wurden die Kopfschmerzen weniger, der Schlaf besser, das Aufstehen frischer. Der alltägliche Leistungsknick war wie weggeblasen. Vitalität trat an seine Stelle. Die geschwollenen Lymphknoten blieben noch eine lange Zeit.

Im Stadtrat wurde er auf sein gutes Aussehen angesprochen und gefragt, wo er im Urlaub gewesen sei. "Nirgendwo", war die spontane Antwort des ersten Bürgers, "ich erhole mich in meinem gesunden Bett!" Und dann erzählte er seine Geschichte. Geht es heute im Stadtrat hitzig her und ein Politiker lamentiert aggressiv, dann heißt es seitdem: "Der sollte mal seinen Schlafplatz untersuchen lassen."

Kollaps im Großmarkt

Ein 50jähriger Lebensmittelhändler aus Solingen hatte Bluthochdruck mit allen Folgebeschwerden und dazu schmerzhafte Muskelverspannungen. Vier Jahre war er in dauernder ärztlicher Behandlung. Dreimal mußte er ins Krankenhaus. Pharmaindustrie, Ärzte, Heilpraktiker, Krankengymnasten, Masseure..., alle hatten einen guten Kunden.

Er erzählt: "Kaum aufgewacht, jagte mein Blutdruck hoch. Meine Beschwerden hielten sich übers Ankleiden bis zum Frühstück und wurden schlimmer, wenn ich im Morgengrauen das Haus verließ, um zum Großmarkt zu fahren. Die Fahrt mußte immer mal wieder unterbrochen werden. Ich saß schweißgebadet und hilflos in einer Parkbucht im Auto und wartete auf das Ende der Anfälle. Im Großmarkt bin ich mehrmals kollabiert." Monatelang registrierte er die Blutdruckwerte. Morgens, mittags und abends zeichnete er sie auf Millimeterpapier. Täglich verglich er die Kurven. Nur morgens war sein Blutdruck hoch, mittags besser, abends sogar relativ gut.

Bei der Schlafplatzuntersuchung gab es unter anderem hohe Feldstärken von bis zu **150 V/m** und **3600 Millivolt** Körperspannung. Das Schalten der Schlafzimmersicherung war auch hier die Lösung: **null Millivolt**. Ab sofort wurde manuell und jeden Abend vor dem Zubettgehen die Sicherung ausgemacht. Das Resultat war ein Volltreffer, obwohl einige zusätzliche Streßfaktoren magnetischer und toxischer Art noch nicht saniert wurden. Innerhalb einer Woche stabilisierte sich der angegriffene Gesundheitszustand, Muskelverspannungen lösten sich auf. Der Bluthochdruck normalisierte sich in vier Monaten:

"Heute, ein Jahr danach, bin ich medikamentenfrei! Die Blutdruckaufzeichnungen habe ich zur Kontrolle noch einige Monate weiter gemacht. Dann gab es nichts mehr zu kontrollieren. Die Werte waren am Morgen so normal wie mittags und abends!" Heute fährt er angstfrei zum Großmarkt. Keine Schwächeanfälle mehr, kein Kollaps mehr. Der Lebensmittelhändler kann seine neue Realität bis heute noch nicht fassen und erzählt, vier Jahre danach, im Familien- und Bekanntenkreis immer wieder davon.

Hartnäckiger Candida: Jens und Ulrike

Candida albicans ist ein Hefepilz. In den letzten Jahren wird er immer öfter bei Blut-, Stuhl- oder Speicheluntersuchungen gefunden. Einige Ärzte sprechen schon von einer neuen Volksseuche und beobachten mit Sorge und Ratlosigkeit die Zunahme der positiven Laborergebnisse. Candida albicans verursacht eine Vielzahl unangenehmer Beschwerden, wie wir noch später in diesem Buch erfahren werden. Vorab nur zwei Beispiele für die Wechselwirkung von pathologischem Pilzbefall im Körper und zusätzlich einwirkendem Elektrosmog.

Ulrike ist Kassiererin in einem Düsseldorfer Supermarkt und Jens Student in Münster. Beide leiden unter den gleichen Symptomen: schmerzhaft geblähter Bauch, Juckreiz, Verdauungsstörungen, Magenschmerzen, Herzbeschwerden, Neurodermitis, belegte Zunge, Stimmungstief. Bei beiden wurde im Stuhl Candidabefall nachgewiesen. Die Antikörper gegen Candida albicans waren im Blut erhöht.

Bei beiden ist über zwei Jahre lang therapiert worden: Nystatin als

Tabletten und Mundspülung, homöopathische Tropfen und Injektionen, Nosoden und immunsteigernde Mittel, konsequente Hygiene und Pilzdiät. Es gab zwischenzeitlich Erfolge, die aber immer nur kurze Zeit hielten. Auf Dauer siegten die Pilze.

Bei beiden gab es starke elektrische Wechselfelder im **Schlaf-** und **Arbeitsbereich**. Ulrike saß nahezu acht Stunden täglich an einer außergewöhnlich feldintensiven Kasse und schlief nachts in einem elektrisch total gestörten Bett. Jens saß den ganzen Tag vor einem feldstarken Computer und brachte es nachts auf **3500 Millivolt** Körperspannung. Das ist Dauer-Elektrostreß.

Ulrike kam an eine andere feldarme Kasse, und Jens kaufte sich einen neuen Computer, strahlenarm nach Schwedennorm TCO. Bei beiden wurde der Schlafplatz baubiologisch saniert. Tagsüber gab es ab sofort kaum noch elektrische Felder und nachts gar keine mehr.

Die Überraschung: Die Pilztherapie mit Nystatin und Homöopathie zeigte erstmals spontane sowie dauerhafte Erfolge, nach einigen Wochen galten beide als geheilt. In Stuhl und Speichel gab es keinen Candida mehr, die Blutwerte normalisierten sich. Die pilztypischen und unangenehmen Beschwerden verschwanden von Woche zu Woche. Ein weiterer Hinweis darauf, daß es eine Wechselwirkung zwischen den krankmachenden Pilzen und Elektrosmog gibt, oder daß Elektrosmog eine Pilztherapie unerwünscht behindern kann.

Elektrosensibel nach Herzinfarkt

Ein 60jähriger Geschäftsmann aus Neuss hatte innerhalb von einem Jahr zwei schwere Herzinfarkte. Im Aachener Klinikum mußte ihm ein Drittel des Herzmuskels wegoperiert werden. Von der komplizierten Herzoperation erholt und wieder heimgekehrt, fand er im eigenen Haus monatelang keinen Schlaf mehr. Vor seiner Krankheit kannte er keinerlei Schlafprobleme. Jetzt wälzte er sich in jeder Nacht hin und her, war hellwach und schwitzte. Tagsüber holte er den fehlenden Schlaf auf der Wohnzimmercouch oder der Liege im Garten nach.

Bei der baubiologischen Untersuchung fand ich eine alte ungeerdete Elektroinstallation mit hohen Feldstärken von **200 V/m**. Deshalb stand der im Bett (und im Feld) liegende Körper unter Spannung: **7500 Millivolt**. Einige Stromleitungen wurden neu gelegt, ein Netzfreifreischalter eingebaut und die Kopfwand abgeschirmt. Danach schlief der herzkranke Mann von der ersten Nacht an durch.

Offensichtlich war der Geschäftsmann durch seine Krankheit elektrosensibel geworden. Sein behandelnder Kardiologe stellt sich das so vor: "Mein Patient mußte mehrmals mit Elektroschocks reanimiert werden. Lebensgefährliches Herzkammerflimmern auf der Intensivstation machte die Maßnahme notwendig. Bei diesen Wiederbelebungen werden dem Menschen extreme elektrische Reize zugeführt, so extrem, daß der leblose Körper zusammenzuckt und auf der Brust Verbrennungen entstehen. Vielleicht hat das die Sensibilität ausgelöst."

Der Mann mit dem Zweidrittelherz schläft nachts seit einem Jahr prima, er schwitzt nicht, wälzt sich nicht mehr hin und her. Mit dem operierten Herzen hat er leben gelernt, es geht ihm recht gut. Er arbeitet halbtags und geht viel spazieren. "Aber nie unter Hochspannungsleitungen!", bemerkt er mit erhobenem Zeigefinger, und man weiß nicht so recht, ob er es ernst meint oder ob er ein bißchen witzelt.

Behinderte im Elektrobett

Zwei meiner Kunden aus Düsseldorf sind ein Leben lang nahezu ständig ans Bett gefesselt. Ab und zu gibt es ein paar Stunden Abwechslung im Rollstuhl. Der eine hat Kinderlähmung, der andere ist querschnittsgelähmt. Der eine ist Steuerberater, der andere Rechtsanwalt. Beide erledigen all ihre beruflichen Geschäfte ausschließlich vom Bett aus, essen hier, schlafen hier, verbringen hier täglich über 20 Stunden.

Sie haben elektrisch verstellbare Spezialbetten. Beide Betten verursachten über **500 V/m** Feldstärke und deshalb extreme **80 Volt** bzw. **100 Volt** Körperspannung. Die elektrischen Zuleitungen zum Bett und das Metallbett selbst mit all seinen Motoren, Verstellmechanismen und Stahlrahmen waren nicht geerdet. Geerdete dreiadrige Leitungen mit Schukosteckern (Warenwert keine zehn Mark) wurden nachträglich installiert. Die Felder (50mal stärker als ein am neben dem Bett plazierter PC) verschwanden durch diese simple Maßnahme zu 98 %, der Rest war Sache einer Netzfreischaltung und Wandabschirmung.

Deren jahrelange Schmerzen, Schlaf- und Nervenstörungen, die man bis dahin auf die Behinderung schob, verschwanden ebenso. Die Behinderten waren dankbar, aber auch traurig, ja wütend, weil ihnen das herstellerseits nicht erspart wurde. Der Anwalt verklagte die Bettenfirma auf fahrlässige Körperverletzung, ohne Erfolg, es gäbe ja, so die Firma, keine rechtlich verbindlichen Grenzwerte für Betten.

Einer dritter multiplesklerosekranker Kunde muß ebenfalls die meiste Zeit im Bett liegen. Auch dies ist elektrisch verstellbar, nicht geerdet, noch feldstärker: über **2000 V/m**, eine Hochspannungsleitung kann's nicht besser. Der Kunde wandte sich an den schweizer Hersteller: Der nahm zu mir Kontakt auf, versteckte sich nicht hinter Verordnungen und Gütesiegeln, sondern zeigte sich ehrlich erschrockenen über die gefundenen Meßwerte, besonders in Anbetracht der Tatsache, daß es bei den Dauernutzern der Betten um kranke Menschen geht. Der Hersteller versprach spontane Abhilfe und nahm meine Anregungen zur Verbesserung der Situation dankbar auf.

Röhre leuchtet ohne Netzanschluß

In einer Wuppertaler Wohnung leuchtete eine Leuchtstoffröhre in den Händen des Bewohners, und das ohne Netzanschluß. Der Mann konnte es nicht fassen und ging aufgeregt vom Flur ins Wohnzimmer, von hier ins Schlafzimmer, die 1 Meter lange und hell leuchtende Röhre in der Hand. Der Grund: Die elektrische Fußbodenheizung war mit bis zu **1000 V/m** selten feldstark, der ganze Fußboden stand unter Spannung.

Der 50jährige wurde wegen ständiger Krankheit Frührentner. Er hatte seit Jahren Nervenstörungen. Starke Medikamente und Beruhigungsmittel waren seine täglichen Begleiter. Je häufiger er zu Hause war, um so schlimmer wurden die Beschwerden. Jetzt erholt er sich in einer neuen Wohnung, mit spürbarem Erfolg.

Schwindelig am Keyboard

Ein Rentner aus Kaarst spielt täglich etwa eine Stunde auf einer elektronischen Orgel, einem Keyboard. Jahre hatte er keine Probleme, bis er ein neues Gerät kaufte. Jetzt wurde ihm beim Spielen regelmäßig schwindelig, die Ohren rauschten, die Hände wurden kalt und feucht, ihm wurde schwarz vor Augen, er drohte zu kollabieren. Der Grund: elektrische Felder der Stärke von **300 V/m**, eine Heimorgel (mal wieder ungeerdet) unter Spannung, ein Spieler an dieser Orgel auch, Meßwerte dreißigfach über der Computernorm. Die Beschwerden hörten auf, als er sein feldstarkes Keyboard gegen ein feldarmes umtauschte.

Tips im Fernsehen

In Fernsehshows wie 'Hans Meiser', 'Stern-TV', 'Focus-TV' oder 'Fliege' habe ich über Elektrosmog gesprochen. Hans Meiser, Günter Jauch, Jürgen Fliege und die anwesenden Zuschauer waren verblüfft, als der Prüfschraubenzieher auf der Haut der Studiogäste aufleuchtete, weil sie auf einem **Heizkissen** oder neben einem **Babyphon** saßen. Bei den Körpermessungen zeigten die Voltmeter **20 Volt** (Babyphon) bzw. **100 Volt** (Heizkissen). Zog man die Netzstecker, dann purzelten die Werte auf null, das Lämpchen des Schraubenziehers ging aus.

In den nächsten Tagen liefen die Telefone und das Fax in unseren Büros heiß. Ein paar hundert Leute suchten Rat. Unzählige Fragen wurden telefonisch beantwortet, unzählige Tips gegeben. Hier sieben der vielen Rückmeldungen von dankbaren Anrufern, die unsere Tips bei sich zu Hause erfolgreich umgesetzt haben:

1. Eine junge Frau aus Hof in Bayern mußte sich in den letzten zwei Jahren jeden Morgen nach dem Aufstehen übergeben und beklagte unangenehme Magenschmerzen. Sie schaltete des Experimentes willen ab sofort die Sicherung des Schlafbereiches aus und entfernte alle

unnötigen Elektrogeräte aus dem Raum. Schon am nächsten Tag wachte sie erstmals ohne Übelkeitsgefühle auf, und ihre Magenbeschwerden waren etwas besser. Nach etwa drei Wochen gab es kein Übergeben mehr, und die Magenschmerzen waren weg.

2. Ähnliches passierte einer älteren Dame aus München. Sie war wohl äußerst wetterfühlig und bekam vor Gewittern, bei Föhn und schwankendem Luftdruck starke Kopfschmerzen, Schwindel und andere Beschwerden. Nach 'Hans Meiser' und der darauf eingeleiteten Elektrosmogreduzierung im Schlafraum überstand die Dame das nächste Gewitter und den nächsten Wetterwechsel ohne Probleme. Sie schickte mir aus Dank ein T-Shirt Größe M mit Grüßen aus München. Falls sie diese Zeilen lesen sollte: "Danke!", meine Frau trägt's, ich habe XL.

3. Ein Ingenieur aus Emden schrieb: "Ich hatte quälende Ohrgeräusche und oft Nackenverspannungen, besonders morgens. Nach der interessanten 'Fliege'-Fernsehsendung und dem informativen Telefonat mit Ihnen habe ich all Ihre Anregungen umgesetzt. Mein Tinnitus ist viel besser geworden, und die Verspannungen sind fast weg."

4. Die junge Mutter aus Baden-Baden: "Meine kleine Tochter Eva hatte nachts immer Probleme. Sie schrie oft, war unruhig, wollte aus dem Bett. Morgens war sie oft wie verkatert. Im 'Stern-TV' sah ich Ihre Demonstration mit dem Babyphon. Das gleiche Babyphon stand ganz nah an Evas Bettchen. Ich habe es sofort entfernt. Sie werden es kaum glauben, aber Evas Symptome verschwanden schlagartig, von einer Nacht auf die andere. Warum wird hier nicht mehr aufgeklärt?"

5. "Warum wird nicht besser aufgeklärt? Schläft die Industrie? Was ist mit unseren Politikern los?" Das fragte auch ein Frauenarzt aus Berlin. Er litt unter migräneähnlichen Kopfschmerzen, besonders nachts und morgens, und das seit vier Jahren. Vor vier Jahren wechselte er den Schlafplatz und lag seitdem mit dem Kopf direkt neben einem Batterieladegerät, dem Elektrowecker und vier ungeerdeten Kabeln. Den geschundenen Kopf plazierte er zudem ab und zu auf einem Heizkissen, die Wärme tat so gut. "Ich habe direkt nach 'Hans Meiser' alles aus den Steckdosen gezogen und seitdem keine Kopfschmerzen mehr!"

6. Eine Geschäftsfrau aus Trier sah Günther Jauchs 'Stern-TV' und war erschrocken über die Darstellung mit dem Babyphon und dem Heizkissen. "Im Bettchen meiner kleinen Tochter gab so ein Heizkissen, weil sie immer so friert; ein Babyphon stand unmittelbar neben dem Bett. Ich habe beides entfernt. Danach schlief Rebecca endlich durch. Vorher wurde sie mehrmals am Abend wach und schrie."

7. Ein allzu nah am Bettchen plaziertes Babyphon war es auch bei der Kölner Architektenfamilie. "Unser Sohn Maik schlief keine Nacht, ohne zehnmal wachzuwerden. Das Gerät kam weg, Maik schläft durch."

Elektrizität und tausend Fragen

Die Fallbeispiele sind aufregend, und sie stimmen nachdenklich. Sie sind Realität und nicht die Folge von Wunschdenken, Schwarzmalerei oder Geltungsbedürfnis. Es gäbe viel mehr zu berichten, viele Fallbeispiele mehr. Alle kommen auf den gleichen Nenner: Elektrizität hat ihren Preis, nicht nur bei der Stromrechnung.

Elektrische Wechselfelder sind lange nicht ernst genug genommen worden, da sie nach Lehrmeinung harmloser sein sollen als die magnetischen Wechselfelder, die im nächsten Kapitel folgen. Viele Fachleute halten es nicht einmal für möglich, daß es sie gibt, weil sie auch ohne fließenden Strom entstehen, ohne ein Gerät einzuschalten. Überall auf der Welt wird vor den magnetischen Feldern gewarnt, aus gutem Grund, wie wir sehen werden. Aber das darf nicht auf Kosten der allzu stiefmütterlich behandelten elektrischen Felder gehen.

Nach meiner Erfahrung sind es **gerade diese elektrischen** Felder, die gesundheitlich besonders stark zu Buche schlagen. Sie ziehen regelmäßig eindeutige und spontane Sanierungseffekte nach sich, wenn man sie aus Lebensräumen, speziell aus Schlafbereichen, verbannt.

Ich erlebe auch Situationen, wo Menschen auf elektrische Feldeinflüsse überhaupt **nicht** zu reagieren scheinen. Sie wirken fit, trotz hoher Feldstärke- und Körperspannungsmeßwerte. Nicht immer sind die Sanierungserfolge derart positiv. Aber verdächtig oft.

Warum diese Effekte entstehen, und warum sie bei einigen Menschen nicht entstehen, darauf kann ich nicht antworten. Ich kann aus jahrelanger Praxis berichten, **daß** sie entstehen, bei vielen Menschen, immer wieder. Und daß nach der Sanierung dieser elektrischen Belastungen gesundheitliche Verbesserungen die Regel sind und nicht die Ausnahme. Das reicht mir für die nochmalige Aufforderung, sich von wissenschaftlicher und behördlicher Seite intensiv mit den Phänomenen zu beschäftigen. Stecken wir nicht den Kopf in den Sand. Arbeiten wir lieber gemeinsam an der Lösung real vorhandener Probleme.

Bei den elektrischen Feldern (und nicht nur bei diesen) stehen über das Bekannte hinaus noch eine Reihe von Fragen im Raum. Was richten sie im Körper an? Wie wirken Sie auf Zellen, Nerven, das Hormonsystem? Was machen sie mit der **Luft**, was mit dem **Raumklima**?

Ich messe in elektrisch belasteten Räumen Veränderungen der **Luftionisation**. Ist das womöglich ein weiterer Risikofaktor? Unsere Lunge bietet mit über 100 m^2 Oberfläche und über 400 Millionen Lungenbläschen die größte Kontaktfläche zur Außenluft. Und wenn die mit unnatürlichen elektrischen Feldern überhäuft ist, was bewirkt das bei der Atmung, bei der Sauerstoffaufnahme?

Immerhin ist die Luftionisation eine wesentliche Einflußgröße für viele biologische Abläufe. Reduzierungen der Luftionenanzahl und Störungen des Plus-Minus-Gleichgewichtes können gesundheitsbeeinträchtigend sein (mehr zu diesem Thema im Kapitel 'Raumklima'). Genau das bewirken elektrische Felder, sie reduzieren die Anzahl wichtiger Luftionen und bringen die natürliche Harmonie von ausgeglichen negativ und positiv geladenen Ionen ins unnatürliche Durcheinander.

Einige Wissenschaftler schreiben elektrischen Feldern die Fähigkeit zu, radioaktive **Radonfolgeprodukte** ungünstig anzuziehen. Radon gilt als lungenkrebserregend, auch davon später ausführlich.

Es ist auffällig, daß die Eliminierung von elektrischen Feldern Hand in Hand geht mit dem Verschwinden von unangenehmen **Gerüchen** im Raum. Schalten Sie die Sicherungen aus und Sie bemerken, falls starke Felder vorlagen, daß sich das Raumklima verbessert und dicke Luft zu frischer Luft wird. Immer wieder berichten meine Kunden, und auch ich bemerke das bei meinen Untersuchungen, daß sich die Raumluft muffig und verbraucht anfühlt, obwohl gelüftet wird. Eliminieren wir die elektrischen Felder, dann wird die Luftqualität spürbar besser und selbst dann frischer und angenehmer, wenn weniger gelüftet wird.

Viele Gäste in meinem Haus bemerken das auffällig gute Raumklima, obwohl meine Räume nicht hundertprozentig 'bio pur' sind. Aber sie sind durch abgeschirmte Kabel, Netzfreischaltung und Verzicht auf Synthetik nahezu frei von künstlichen elektrischen Feldern.

Was macht Elektrizität so riskant? Warum werden Menschen nach Elektrosmog-Sanierungen wieder gesund? Sind es die **Feldstärken**? Die **Körperspannungen**? Oder die **Ströme**, die sich als Folge der Felder im Körper bilden? Sind es jene von der Wissenschaft beschriebenen **Ladungsumkehrungen**? Oder **Nervenreize**? Die Beeinträchtigung des **Raumklimas**? Die Veränderung der **Luftionisation**?

Sind es die **Frequenzen** und **Frequenzgemische**? Die in allen Netzen regelmäßig anzutreffenden **Oberwellen**? Ist es die **Periodik** der Frequenz? Einige Forscher haben gefunden, daß eine streng periodisch auftretende Frequenz, so wie sie bei uns im Alltag mit 50 Hertz zu finden ist, biologische Effekte nach sich zieht. Nur durch die Veränderung dieser Periodik bei ansonsten gleichbleibender Feldstärke verschwindet der biologische Effekt. Dauernd 50 Hertz scheint anders zu wirken als ab und zu mal 50, mal 60, mal 40 und mal 30 Hertz.

Sind es vielleicht auch noch die Unregelmäßigkeiten im Netz mit den unberechenbaren **Spannungsspitzen** und **Feldstärkeschwankungen**? Wie ist die **Körperlage** im Feld, horizontal im Bett oder vertikal im Stehen und Sitzen, zu bewerten? Wie die Tatsache, ob man elektrisch **isoliert** von der Erde ist oder **leitfähig** in Kontakt zu ihr?

Ist es die besondere Empfindlichkeit während der **Schlafphase**? Die **Unterschiedlichkeit** der Menschen in Bezug auf Kondition, Immunsystem, Vorgeschichte, Krankheitsbild, Alter, Empfindlichkeit bzw. Belastbarkeit? Etwas ganz anderes, bisher völlig Unbekanntes? Oder das **Zusammenspiel** verschiedenster Faktoren? Vergessen wir bitte nicht: Mensch ist nicht gleich Mensch und Feld ist nicht gleich Feld.

Es gibt viele Fragen. Es ist soviel noch nicht erforscht. Die Natur mit ihrer unüberschaubaren Mannigfaltigkeit stellt uns Millionen Fragen, auf die es bis heute noch keine Antworten gibt. Die Zerstörung und Ausbeutung der Natur durch uns Menschen mit ihrer unüberschaubaren Raffinesse und Destruktivität stellt uns vor Probleme, auf die es wahrscheinlich auch morgen noch keine Antworten geben wird.

Wenn schon die unendlich vielen natürlichen und lebenserhaltenden Umwelteinflüsse in ihrer segensreichen Wirkung auf uns Menschen und alles Leben kaum erforscht sind, wie kann ich dann erwarten, daß die erst in jüngster Zeit entstandenen unendlich vielen unnatürlichen und lebensbelastenden Umwelteinflüsse in ihrer negativen Wirkung erforscht sein könnten?

Was ist das für eine Wissenschaft, die Milliarden ausgibt, nur um zu 'beweisen', daß etwas offensichtlich Schädliches nicht schaden kann? Wo ist die Wissenschaft, die unabhängig von wirtschaftlichen und politischen Interessen forscht? Ohne Unabhängigkeit macht sich jede Wissenschaft unglaubwürdig. Zwischen Wissenschaft und Praxis sind die Schluchten oft groß, und es darf nicht übersehen werden, daß Tatsachen auch dann Tatsachen bleiben, wenn die Wissenschaft unfähig ist, sie als solche zu erkennen oder zu beweisen.

Die Baubiologie orientiert sich an der Wissenschaft, arbeitet auf solider meßtechnischer Grundlage und bemüht sich, den Wissenschaftsanspruch zu erfüllen. Baubiologie ist Wissenschaft.

Die Baubiologie pfeift jedoch auf Wissenschaft, wenn sie der dringend gebotenen Weiterentwicklung im Wege steht, für verantwortungslose und voreilige Verharmlosung mißbraucht wird, Beweismängel für Gegenbeweise hält, ihren Spieltrieb nur in weltfremden Laboren auslebt oder vor lauter Theorie die Praxis aus den Augen verliert.

Ich habe keinerlei Ehrgeiz, unflexiblen Wissenschaftlern, vorurteilsgeladenen Physikern, am Markt orientierten Industriellen oder den sich hinter dem "nach heutigem Stand der Wissenschaft" versteckenden und ansonsten reichlich unwissenden Politikern zu gefallen. Ich will praxisnah verstanden werden. Ich weiß, daß es in der Baubiologie mehr Fragen als Antworten gibt. Das soll Sie und mich nicht daran hindern, mit dem schon Bekannten zu experimentieren und durch Erfahrung Bewährtes nutzbringend anzuwenden.

EMV: Elektromagnetische Verträglichkeit

Für empfindliche **technische Räume** ist es selbstverständlich, daß sie feldarm sind. Die größte Angst von Computerfachleuten ist die vor Störungen durch äußere elektrische Einwirkungen auf ihre Geräte. In einer Computerstation und in der EDV-Anlage, in Rundfunk- und Fernsehstudios, im Operationssaal, beim EEG- oder EKG... darf es keine technischen Störungen durch elektrische Felder geben. Bei der Produktion und Verarbeitung elektronischer Geräte und Bauteile müssen die Mitarbeiter geerdet und somit 'entspannt' sein, bevor sie jene sensiblen Produkte anfassen dürfen. Sonst gibt es Defekte und Schäden.

Elektrische Spannungen am menschlichen Körper sind verpönt, denn sie schaden bei Berührung den empfindlichen technischen Instrumenten. Deshalb werden alle Mitarbeiter vor Arbeitsbeginn entladen, deren Arbeitsplätze abgeschirmt installiert und eingerichtet. Das ist Alltag im High-Tech-Geschäft. Der Markt ist voll von Geräten und Hilfsmitteln zur Vermeidung elektrischer Störungen in der Industrie. Hier werden Millionen umgesetzt. Hier gibt es Forschungsgelder und Verbände, Kongresse, Messen und Fortbildungen. Hier tummeln sich die Wissenschaftler, Forscher, Physiker, Ingenieure, Industriellen, Politiker, TÜVs... und alle arbeiten hart daran, zu vermeiden, daß Technik durch Technik gestört wird.

EMV heißt das Zauberwort: Elektromagnetische Verträglichkeit. Der EMV liegt der Schutz empfindlicher Technologien am Herzen. EMV für Menschen gibt es nicht. Der Schutz empfindlicher Biologien scheint nicht wichtig zu sein. Ist unser Hirn weniger wert als ein Computer?

EMV ist seit 1995 **Gesetz**. Jeder Hersteller ist verpflichtet, seine Geräte so zu fertigen und abzuschirmen, daß sie andere Geräte nicht durch elektromagnetische Felder stören können. Ein technisches Gerät, das soviel Spannung zeigt, wie manch ein im Bett liegender menschlicher Körper, ist dank EMV undenkbar. Ein technisches Gerät, auf dem ein Prüfschraubenzieher leuchtet, ist dank EMV mehr als verdächtig und muß repariert werden. Ein Computerchip würde bei Feldstärken, die für Menschen offiziell zulässig sind, defekt oder zerstört werden.

Im Einfluß jener Feldstärken, die der Gesetzgeber, die Strahlenschutzkommission und DIN/VDE dem Menschen zumuten, würde Technik ausfallen, Computerprogramme zusammenbrechen, Rechner sich verrechnen, EEGs falsche Kurven zeichnen. Ein Fernseh- oder Computerbildschirm würde die Farbe wechseln, flackern, tanzen, verzerren.

Im letzten Korfu-'Urlaub' habe ich in meinem 15-m²-Zimmer 8 Lichtschalter, 9 Steckdosen, 14 Verteilerdosen, 6 Lampen, 1 Billigfernseher, 1 Radiowecker, 2 ungeerdete Nachttischlampen, 1 Sicherungskasten und meterweise lose im Raum herumbaumelnde ungeerdete Kabel ge-

Elektrische Wechselfelder: Sanierung 'Netzfreischalter' 45

gezählt. Wäre ich Technik und nicht Mensch, hätte ich hier nach EMV nicht Urlaub machen dürfen.

Sanierung elektrischer Wechselfelder: Netzfreischalter...

Elektrische Wechselfelder lassen sich in der Regel gut in den Griff bekommen durch z.B. ausreichenden **Abstand** zum Feldverursacher, **Abschaltung** des feldintensiven Stromkreises, **Abschirmung** strahlender Geräte oder Wände, nachträgliche **Erdung**, Verlegung abgeschirmter Kabel oder **Beseitigung** störender Verursacher und **bewußteren Konsum** von Elektroartikeln.

Ein automatischer **Netzfreischalter**, auch Feldfreischalter oder Feldschaltautomat genannt, ist eine praktische Lösung, um unnötige elektrische Felder zu eliminieren. Der Schalter überwacht einen Netzkreislauf (z.B. die Sicherung des Schlaf- oder Kinderzimmers) und schaltet immer dann aus, wenn **kein** Strom mehr verbraucht wird. Er schaltet wieder an, wenn irgendwo ein Verbraucher eingeschaltet wird. Somit beeinträchtigt der Schalter die Alltagsgewohnheiten kaum, da er die Spannung nur dann wegnimmt, wenn sowieso kein Strom benötigt wird und das Vorhandensein von Spannung unsinnig ist.

Stellen Sie sich vor: Im Verteilerkasten ist ein Netzfreischalter mit der Sicherung 'Schlafraum' gekoppelt. Sie gehen ins Bett. Der **letzte** Stromverbraucher ist die Nachttischlampe. Die schalten Sie aus. Somit fließt im Sicherungskreislauf 'Schlafraum' nun **kein** Strom mehr. Das kriegt das intelligente Kerlchen namens Netzfreischalter in Ihrem Verteilerkasten mit und schaltet ab. Gute Nacht. Kein Strom mehr. Keine Netzspannung mehr. Deshalb auch keine Felder und keine Körperspannung mehr. Schalten Sie Ihre Nachttischlampe oder einen anderen Verbraucher dieses Netzkreislaufes wieder an, dann ist der erwünschte Strom (und mit ihm das unerwünschte Feld) sofort wieder da, und das, so oft Sie wollen, tagsüber und nachts.

Hört sich gut an. Ist es aber nicht immer. In dem zu schaltenden Netzkreislauf darf nämlich kein **Dauerstromverbraucher** sein. Der würde die Schaltung verhindern. Also raus mit all den unnötigen Nonstop-Stromfressern: Der Radiowecker wird durch einen Batteriewecker ersetzt, der Videorekorder kommt wieder ins Wohnzimmer, der Fernseher wird endlich einmal ganz ausgeschaltet und muß nicht ewig auf Bereitschaft laufen. Und der Kühlschrank, der liegt hoffentlich auf der Sicherung 'Küche' und macht keinen Ärger. Sonst müßte er eine vom Netzfreischalterkreislauf separate Stromzuführung bekommen.

Gesagt, getan. Aber der Netzfreischalter tut es immer noch nicht. Kein Wunder, denn das Badezimmer läuft mit über die Sicherung 'Schlafraum', und hier laden Rasierer und Zahnbürste ihre Akkus ohne Unterlaß. Die Stecker ziehen und nur dann laden, wenn sie richtig leer sind (dann halten auch die Akkus länger). Siehe da, unser Nefa, wie man Netzfreischalter in Kurzform nennt, tut's.

So können alle (meist unbemerkten) Dauerstromverbraucher die Schaltung behindern: Antennenverstärker im Dach, Klingeltrafos in der Parterre, Batterieladegeräte in der Steckdose, Transformatoren in tragbaren Kassettengeräten, Tischstaubsauger in dauerndem Ladezustand, die Aquarienheizung, die Basisstation des schnurlosen Telefones, ein Anrufbeantworter, das Fax, die Zeitschaltuhr für die Jalousien...

Deshalb gibt es statt der **automatischen** Netzfreischalter auch per **Funk** funktionierende. Das geht so: Sie haben im Schlafraum einen kleinen Sender auf dem Nachttisch, ähnlich wie der, mit dem man ein Garagentor öffnet, und im Sicherungskasten befindet sich der Empfänger. Betätigen Sie den Sender im Schlafraum, schaltet die Sicherung im Keller. Egal, ob es einen Antennenverstärker, Klingeltrafo, Tischstaubsauger, Fernseher auf Bereitschaft oder Transformator im Netz gibt, die schalten in diesem Fall einfach mit aus.

Es gibt auch Netzfreischalter, die auf **Verteilerdosen** gesetzt werden und so automatisch oder per Funk bzw. Infrarot einen Raum ab hier ausschalten. Andere Netzfreischalter kommen direkt in die **Steckdose** und schalten die angeschlossenen Leitungen und Geräte automatisch dann aus, wenn hier kein Strom mehr gebraucht wird.

Vor Einbau eines Netzfreischalters an die Sicherung oder an Verteilerdosen muß durch eine **baubiologische Untersuchung** erst sachverständig recherchiert werden, **ob** das Kästchen überhaupt notwendig ist und wenn ja, **wo** es seine Schaltung durchführen soll, um Feldfreiheit zu sichern. Manchmal reicht das Schalten der Schlafraumsicherung nicht, weil Felder aus den Wohnräumen kommen. Oder von unten, oder von oben. Da müßten **mehrere** Nefas eingebaut werden.

Vorsicht: Ich erlebe es bei Untersuchungen, daß Netzfreischalter auf falsche Sicherungskreisläufe oder Verteilerdosen oder sogar gänzlich überflüssig montiert wurden. Der ungeprüfte prophylaktische Einbau muß nicht der Volltreffer sein. Ich erlebe es, daß der falsche Netzfreischaltertyp empfohlen wurde. Es gibt unterschiedliche Schaltertypen für verschiedene Zwecke (einpolig oder zweipolig schaltende, mit und ohne Kontrolleuchte, verschiedene Qualitätsklassen). Es gibt Geräte, welche die im Netz anliegende Wechselspannung nur reduzieren und nicht eliminieren, was dringend zu vermeiden ist.

Nochmals Vorsicht: Es passiert ab und zu, daß die elektrischen Feldstärken nach dem ungezielten Einbau eines Netzfreischalters größer werden. Felder können sich günstig gegenseitig **kompensieren** oder ungünstig **verstärken**. Nimmt man z.B. die Felder der Schlafraumverkabelung in der Kopfwand oberhalb des Bettes per Freischalter weg, dann setzen sich die Felder der in der gleichen Kopfwand verlegten und nicht geschalteten Wohnraumverkabelung um so stärker durch. Der Effekt: Mehr Streß trotz Netzfreischaltung. Deshalb: Vor dem Einbau von Netzfreischaltern oder anderen Sanierungsmaßnahmen immer durch erfahrene Fachleute gezielt messen und beraten lassen, damit es keine Verschlimmbesserung gibt.

Was tun, wenn die elektrischen Felder aus Nachbarwohnungen kommen oder aus Räumen, die nicht geschaltet werden können?

...und Abschirmungen

In diesen Fällen hilft eine **Abschirmung**. Wenn man Wände, Flächen, Leitungsschächte, Leerrohre, Geräte... elektrisch **leitfähig** macht und **erdet**, dann wird jedes Spannungspotential zur Erde abgeleitet und es können keine Felder mehr entstehen.

Stellen Sie sich nochmals vor: Die **Nachbarwand** ist elektrisch feldauffällig, und deshalb steht Ihr Körper unter Spannung. Die Wand soll abgeschirmt werden. Wie machen wir diese Wand leitfähig, um sie dann erden zu können? Praktisch ist ein **elektrisch leitfähiger Anstrich**. Sie streichen die Wand mit dieser Spezialfarbe, verbinden Wandfarbe und Erdpotential mit einem Kabel. Fertig. Eine zuverlässige Erde ist zumeist (nicht immer) das blanke Heizkörper-, Gas- oder Wasserrohr. Das **Erden** sollten Sie Fachleuten überlassen, besonders wenn es um den Schutzleiter der Steckdose oder den Potentialausgleich geht. Die in der Baubiologie eingesetzten Farben sind biologisch unbedenklich, sie können überstrichen oder übertapeziert werden, sie haften nahezu überall auf Putzen, Tapeten, Holz, Estrich, Beton, Stein, Metall, Kunststoff..., die Wände bleiben atmungsaktiv, und sie sind genauso einfach zu verarbeiten, wie die Ihnen bekannten normalen Wandfarben.

Es gibt auch leitfähige **Putze**, **Tapeten**, **Kunststoffolien**, **Vliese**, **Textilien**, **Gardinen** und **Fasern**, sogar leitfähige **Gläser** für die Fenster. Es gibt leitfähige **Kleber**, **Fußbodenbeläge**, **Fliesen**. Es gibt viele Möglichkeiten. Welche die für Sie richtige ist, das entscheidet die sachverständige baubiologische Messung und Beratung bei Ihnen vor Ort.

Metalle sind ebenfalls leitfähig: Alufolie, Kupfernetz, Fliegendraht. Metalle sind aber unter ungünstigen Bedingungen gute **Antennen** und **Reflektoren** für den Elektrosmog **hochfrequenter** Art, der uns, ausgehend von z.B. Sendern, mehr oder minder überall umgibt und der später noch ausführlich besprochen wird. In unsere niederfrequenten elektrischen Installationsnetze wird diese Hochfrequenz manchmal **von außen eingeschleppt** und durch das Haus bis zur Steckdose und in die daran angeschlossenen Geräte weitergeleitet. Das läßt sich mit geeigneten Meßgeräten sowohl am Hin- und Rückleiter als auch am Schutzleiter, an elektrischen Geräten mit Netzanschluß und an geerdeten Teilen, z.B. Heizkörpern und Wasserrohren, nachweisen.

Diese **hochfrequenten** Anteile im öffentlichen Netz und auf der Erde werden von den hochleitfähigen Folien aus Metall aufgenommen und über die ganze Abschirmfläche verbreitet. So sollten Metalle für Abschirmmaßnahmen nur da eingesetzt werden, wo durch Hochfrequenzmessungen sicher ausgeschlossen wurde, daß solche Nebenwirkungen entstehen können. Unabhängig davon, daß Metallfolien und -netze kompliziert zu verarbeiten sind, die Tapete und Farbe darüber schlecht hält und die Atmungsaktivität der Wände nach Aufbringung von Alu -auch bei Durchlöcherung per Igelwalze- gleich null ist. In kritischen Fällen ist der Anschluß einer Abschirmung an die separate -vom Haus unabhängige- Erdung im Garten angezeigt.

Vorsicht: Erde zieht elektrische Felder an und leitet sie ab, das ist erwünscht; die geerdete Fläche, also die Abschirmung, muß aber grundsätzlich zwischen Feldverursacher und Mensch sein. Unerwünscht wäre, wenn der Mensch zwischen Feldverursacher und Abschirmung käme, denn jetzt wäre er mittendrin im Spannungsfeld. Deshalb nie das Bett nach unten zum Fußboden hin abschirmen, wenn nicht sicher ist, daß das Feld wirklich von unten kommt. Kommt es von oben, dann würde es von der unter dem Bett installierten Abschirmung angezogen und der Körper wäre im Wege, sprich direkt im Feldgeschehen.

Nochmals Vorsicht: Bitte nie den Menschen erden, der sich in einem elektrischen Feld befindet, sondern immer nur den Feldverursacher oder das Feld beseitigen. Sonst zieht der Mensch die Felder seiner Umgebung an, und es könnten kritische Ströme als Folge der Feldeinwirkung durch den Körper zur Erde abfließen.

Abgeschirmte Kabel und Erdung

Bei Neubauten oder Renovierungen bieten sich elektrisch **abgeschirmte Kabel** für die Verlegung an, z.B. Bioinstallationskabel des Typs (N)YM(St)-J. Abgeschirmte Kabel sind elektrisch feldfrei und sollten möglichst **überall** eingesetzt werden, auch als Lampen-, Zuleitungs- und Verlängerungskabel. Genauso könnte man normale Kabel oder ganze Kabelbündel in leitfähigen oder von außen leitfähig gemachten (Abschirmanstrich) und geerdeten Leerrohren verlegen.

In einem Düsseldorfer Kindergartenneubau, in dem gespart werden mußte, haben wir billige **Stegleitungen** auf die Wände aufbringen lassen. Diese recht feldintensiven und deshalb nicht zu empfehlenden Flachkabel wurden vor dem Verputzen in Elternarbeit mit Abschirmfarbe überstrichen. So wurden Kosten reduziert und trotzdem die elektrisch feldfreie Installation erreicht.

Das **nachträgliche Erden** von Geräten oder Lampen aus Metall kann die elektrische Feldintensität um mehr als 90 % reduzieren. Es wird eine Leitung an das Metallgehäuse des Gerätes angeschlossen mit Erde verbunden. Fragen Sie bitte in jedem Fall Ihren Elektriker, ob diese Maßnahme möglich und zulässig ist.

Der **Kabelsalat** an Schreibtischen, hinter Computern und Stereoanlagen kann in einem elektrisch leitfähigen und geerdeten Gehäuse geführt werden, z.B. durch ein Ofen- oder Lüftungsrohr aus Metall oder in dem integrierten Kabelschacht der Büromöbel (diesen, falls nicht aus Metall, mit Abschirmanstrich nachträglich leitfähig machen).

Überhaupt ist, wie erwähnt, die Qualität der Erdung ein wichtiges Kriterium. Legen Sie beim Neu- und Umbau, aber auch beim Einkauf von Kabeln und Geräten gesteigerten Wert auf gute **Erdung** und entsprechende geerdete Zuleitungen (Schukostecker).

Im Zweifel und wenn möglich bevorzugen Sie eine hauseigene, vom öffentlichen Netz unabhängige Erde. Das TT-Netz ist dem TN-Netz vorzuziehen. Fragen Sie Ihren Elektriker. Mehr darüber im folgenden Kapitel über magnetische Wechselfelder.

Abschalten, netzfreie Bereiche

Eine einfache, effektive und kostengünstige Sanierung ist das **Abschalten** von Geräten und Kabeln. Die Schalter kommen z.B. in die Kabelzuleitungen als Hand-, Fuß- oder Wandschalter. Wichtig ist, daß sie **zweipolig** schalten, also den Hinleiter und den Rückleiter trennen. Es gibt auch den U-Steck, der ab Steckdose alle angeschlossenen Verbraucher schaltet. In jedem Bau- und Elektromarkt bekommen Sie Schukostecker und -steckdosen mit integriertem zweipoligen Schalter. Alles praktische und gute Möglichkeiten, sich elektrische Felder immer dann vom Leib zu halten, wenn man sie nicht einmal braucht.

Schaltbare **Steckdosenleisten**, überall im Fachhandel erhältlich, sind ebenfalls praktische Helfer zur Reduzierung von Elektrosmog. So eine Leiste weist drei bis sechs Steckdosen auf. Genug Platz also für die Lampe, den Computer, die Stereoanlage, das Batterieladegerät und den Fernseher. Betätigen Sie den Schalter der Leiste, der meist unübersehbar rot leuchtet, dann ist der gesamte Kabelsalat nebst daran angeschlossenen Geräten vom Netz getrennt und somit feld- weil spannungsfrei. Wie erkennen Sie, ob die Steckdosenleiste zweipolig schaltet? Ganz einfach: Sie schließen diese ans Netz an, schalten sie aus, und wehe der Prüfschraubenzieher leuchtet in einem der beiden Löcher, die den Kontakt zum Hin- oder Rückleiter herstellen. Den gleichen Vorgang wiederholen Sie bitte mit einem kleinen Unterschied: Sie drehen den Schukostecker der Leiste in der Netzsteckdose um 180 Grad herum. Leuchtet der Prüfschraubenzieher in **beiden** Fällen **nicht**, prima, das ist sie, die zweipolig geschaltete Steckdosenleiste.

Zu empfehlen sind auch **Funkstecker** mit **Fernbedienung**. Sie sind preiswert und praktisch. Die Funkstecker kommen in eine Zimmersteckdose Ihrer Wahl und nehmen hier Elektrogeräte, Verlängerungskabel oder Steckdosenleisten auf. Die kleine Fernbedienung schaltet auf Knopfdruck unabhängig voneinander drei oder mehr solcher Funkstecker auf Entfernung bis zu 25 m an oder aus. So können Sie per Fernbedienung aus dem Handgelenk alle Stromverbraucher wie z.B. Lampen, Stereoanlagen, TV, Jalousien... gezielt vom Netz trennen.

Bei Neu- oder Umbauten sollten Sie daran denken, daß ganze **Raumabschnitte** geschaltet werden können. Neben der Tür sind zwei Schalter, die jene in den Wänden verlegten Kabel der linken und rechten Raumhälfte schalten, damit nur bei Bedarf 'Spannung frei' gegeben werden kann. Warum nicht **ganze Bereiche netzfrei** halten? Muß das Einfamilienhaus 1000 Meter Elektrokabel haben und ein Raum 20 Steckdosen? Planen Sie Ihr Haus elektrobiologisch bewußt und kreativ. Ein Raum ganz ohne Elektrizität kann zur Erholung werden.

Falsch herum, richtig herum, Phasenverschiebung

Oft entstehen riesige Felder, weil der Gerätestecker **'falsch herum'** in der Steckdose steckt. Hinleiter ist nicht mit Hinleiter in Kontakt, wie es sein sollte, und Rückleiter nicht mit Rückleiter.

Beispiel: Eine Nachttischlampe hat Kabelverbindung zur Steckdose. Der fast immer **einpolige** Schalter befindet sich im zuleitenden Kabel zwischen Lampe und Steckdose. Er müßte eigentlich den 'heißen Draht', den **Hinleiter**, die Phase, schalten. Dann würde er **ab Schalter** das Kabel **und** die Lampe vom Netz trennen, und es wären keine Spannungen und somit auch keine Felder mehr vorhanden. Bei 'falscher' Steckerposition liegt die Spannung aber **auf dem Rückleiter** und geht deshalb am Schalter vorbei, durch das komplette Kabel **und** die Lampe und wird erst auf dem **Rückweg** im Schalter vom Netz getrennt. Kabel und Lampe stehen jetzt ständig und voll unter Spannung, auch im ausgeschalteten Zustand, und sind um ein zigfaches feldintensiver als bei 'richtiger' Steckerposition.

Tip: Bei 'falscher' Steckerposition leuchtet der Prüfschraubenzieher in der Lampenfassung auch im **ausgeschalteten** Zustand.

Warum werden an deutschen Steckdosen **Hin-** und **Rückleiter** nicht **kenntlich** gemacht? Warum zeigen die Stecker der Geräte nicht, wo was ist: plus oder minus? In den USA können Sie gar nichts falsch machen: Hier kann jeder Stecker nur auf die richtige Weise in die Steckdose eingeführt werden, weil die beiden Kontaktstäbe des Steckers unterschiedlich groß sind. In der Schweiz und anderen Ländern geht es auch nur 'richtig herum'. In Deutschland können Sie drehen und wenden, wie Sie wollen, mit allen Vor- und Nachteilen.

In der Steckdose können Sie per Prüfschraubenzieher herausfinden, was Hinleiter ist und was Rückleiter: Er **leuchtet**, wenn Sie den **Hinleiter**, die Phase, getroffen haben. Am Zuleitungskabel Ihres Fernsehers oder der Stehlampe können Sie das nicht, obwohl es zur Reduzierung von Feldern wichtig wäre.

Stellen Sie sich vor, Sie leben in Deutschland und die **schalterlose Steckdosenleiste** steckt 'falsch' herum im Hausnetz. Sieben Elektrogeräte sind ohne Kenntnis der Steckerposition angeschlossen: Schreibtischlampe, Schreib- und Rechenmaschine, Computer, Funktelefon, Anrufbeantworter und die elektrische Uhr. Ein ganz normaler Büroarbeitsplatz. Vier von sieben Geräten sind nicht geerdet. Die unnötige und den meisten leider nicht bekannte physikalische und biologische Katastrophe: ein Schreibtisch wie unter einer Hochspannungsleitung. Wären die Geräte nur 'richtig' herum in ihren Steckdosen und die zuleitenden Kabel geerdet oder -besser noch- abgeschirmt, gäbe es nicht mal ein Hundertstel der nervenden Feldstärken.

Wie stark sich eine falsche Steckerposition am Bildschirmarbeitsplatz auswirkt, schildert die Computerfachzeitschrift **Chip** in der Aprilausgabe 1992. Die Monitorstrahlung verschwindet um 90%, wenn der Gerätestecker richtig positioniert ist. So wird die Schwedennorm bei richtiger Steckerposition eingehalten und bei falscher überschritten.

Eine weitere Möglichkeit, elektrische Wechselfelder niedrig zu halten ist in einigen Fällen das **gezielte Vertauschen einzelner Phasen** im Sicherungskasten durch einen erfahrenen Fachmann, der den Erfolg dieser Maßnahmen mit Meßgeräten überprüft. Wir haben es in unseren Häusern zumeist mit Mehrphasensystemen zu tun, deren Phasen um jeweils 120 Grad verschoben sind. Je nachdem wie diese Phasen in der Installation angeordnet sind, gibt es mehr oder weniger Feld.

Leuchtstoffröhren

Starke elektrische Wechselfelder gehen auch von **Leuchtstoffröhren** aus, besonders wenn sie nicht Phase auf Phase angeschlossen wurden oder nicht geerdet sind. Das gilt für normale Leuchtstoffröhren genauso wie für die sogenannten Bio-Röhren. Die Bio-Röhren unterscheiden sich von den normalen in erster Linie durch das tageslichtähnlichere Lichtspektrum und nicht durch die Feldintensität.

Stellen Sie sich vor: Sie haben Einbau-Ehebetten. An der Wand hinter dem Bett die Regale, in den Regalen in nur 20 cm Kopfabstand zwei Leuchtstoffröhren zum Lesen. Von den Leuchten zur nächsten Steckdose fünf Meter ungeerdetes Kabel. Wenn Sie im Bett lesen und die Röhren sind an, müssen Sie am Kopf mit Feldern der Größenordnung **einer** Hochspannungsleitung rechnen. Lesen Sie nicht, weil Sie schlafen wollen, und die Röhren sind aus, müssen Sie jede Nacht stundenlang mit Feldern der Größenordnung von **zwei** Hochspannungsleitungen rechnen. Weil man sich den Elektriker sparen wollte und die Anschlüsse selbst vorgenommen hat. Weil man Hin- mit Rückleiter vertauscht hat. Weil man das gelbgrüne Schutzleiterkabel nicht angeschlossen hat (wozu, es klappt ja auch ohne). Weil alles in Kontakt zu nicht leitfähigem Holz liegt. Deshalb ist der Schlamassel entstanden.

Bauweise, Alufolien, Feuchtigkeit

Elektrische Felder werden von **Stein** oder **Beton** relativ gut zur Erde abgeleitet und sind deshalb in Häusern aus Massivbaustoffen, wie Sie wissen, weniger auffällig als in Holz-, Gips- oder anderen **Leichtbauhäusern**. Stein oder Beton leiten recht gut, Holz und Gips leiten elektrische Felder schlechter ab und können deshalb zur ungleich größeren Feldausdehnung beitragen. Das gesündeste **Bio-Blockhaus** wird elektrobiologisch gesehen krank durch die nicht abgeschirmte Elektroinstallation. Gleiches gilt für das **Dachgeschoß**, welches mit z.B. Holz, Spanplatten oder Gips ausgebaut wurde. Hier sollte immer nur abgeschirmt verkabelt oder nachträglich abgeschirmt werden.

Denken Sie auch bei Elektroinstallationen und Kabeln in den Wänden daran: Je leitfähiger die Umgebung bei gutem Kontakt zur Erde, um so geringer fällt die elektrische Feldausdehnung aus. Je weniger leitfähig die Umgebung, um so stärker die Felder. Elektrische Felder wollen immer zur Erde, so wie Wasser nach unten will.

Ein weiteres Problem können **Aluminiumfolien** im Haus werden, z.B. als Dampfbremse im Dach. Diese nehmen Elektrizität über ihre ganze Fläche auf. Es reicht ein einziges unter Spannung stehendes Kabel in der unmittelbaren Nähe, und die Folie koppelt an und steht selbst unter Spannung, wenn sie die aufgenommene Spannung nicht wieder gen Erde ableiten kann, z.B. wenn sie elektrisch isoliert zwischen den Holzbalken befestigt ist und der Erdkontakt fehlt. Hier hilft das nachträgliche Erden der Aluminiumfolienbahnen. Lassen Sie sich von Ihrem Elektrofachmann beraten, ob ein Erden der Folien im Dach machbar und zulässig ist; der VDE rät aus Blitzschutzgründen ab.

Auch **Feuchtigkeit** oder Trockenheit in Luft oder Baumasse **verringert** oder vergrößert die Feldausdehung erheblich. Leichte Restfeuchte in der Wand ist elektrobiologisch günstig (für Schimmelpilze möglicherweise ungünstig). Deshalb sind die Felder in Häusern an feuchten warmen Sommertagen schwächer als an trockenen kalten Wintertagen, wo die Zentralheizung unsere Räume austrocknet und Luftwerte von 30 % relativer Feuchte oder weniger üblich sind. Entsprechend ist im Neubau durch die typische Neubaufeuchte mit weniger Feld zu rechnen als nach Austrocknung des Hauses im Anschluß an die erste Heizperiode. Vorsicht mit Rückschlüssen aus Meßergebnissen in Neubauten, besser ist noch eine Nachmessung ein paar Monate später.

Hochspannungsleitungen

Unsere Hauselektrifizierung funktioniert mit Spannungen von 220 bis 400 Volt, bei Hochspannungsleitungen sind es mehrere **10.000 bis 100.000 Volt**. Klar, daß die elektrischen Felder hier besonders intensiv sind, denn die **Feldstärke** steigt ja mit der **Höhe der Spannung**. Steinhäuser haben den Vorteil, daß sie die von außen kommenden **elektrischen** Felder zu 90 % bis 100 % abschirmen, sie dringen kaum durch **massive Baustoffe** (Stein, Lehm, Beton). Bei Holz-, Block-, Ständer- und anderen **Leichtbauweisen** sieht die Abschirmwirkung nicht günstig aus, hier breiten sich von außen einwirkende oder im Innern eines Hauses entstehende elektrische Felder viel gründlicher aus.

Fenster sind die **Schwachstellen** eines Hauses. Elektrische Felder gehen durch **Glas** fast ungehindert durch. Steht das Bett an einem der Hochspannungsleitung zugewandten Fenster, dann messe ich im Haus auffällige elektrische Feldstärken und einige hundert Millivolt Körperspannung, obwohl die Elektroinstallation ausgeschaltet wurde und keinerlei hausinterne Störungen mehr vorhanden sein können. Das passiert sogar noch in mehreren **hundert Metern** Entfernung von dieser Freileitung, je nach Luftfeuchte und Art der Umgebung. Bei trockenem Wetter habe ich die elektrischen Felder noch in gut zwei Kilometern Entfernung nachgewiesen, dagegen bei feuchtem Wetter kaum noch in 200 Metern. Bäume, Sträucher, Mauern, Hügel... zwischen Hochspannungsleitung und Haus lenken die Felder günstig ab.

Sofern die elektrischen Felder der Hochspannungsleitung durch ein Fenster eindringen, empfehle ich elektrisch **leitfähige Gardinen** oder **Rollos**, die geerdet werden und zumindest nachts zugezogen werden können. Es gibt auch leitfähiges Abschirmglas, was leider teuer ist, oder Spezialfolien, die direkt auf das Fensterglas geklebt werden. Diese Maßnahmen erreichen einen Abschirmeffekt bis zu 100 %. Bitte bedenken Sie, daß sich diese Empfehlungen nur auf **elektrische** Felder beziehen. Die magnetischen sind nicht oder nur kaum abzuschirmen. Davon mehr im nächsten Kapitel über magnetische Wechselfelder.

Entwarnung?

Von interessenabhängiger Seite gibt es voreilige und unverantwortliche Entwarnung, wenn es um elektrische Felder geht, obwohl eine ganze Palette offensichtlicher Gefahren im Alltag jedes Menschen zu Hause und am Arbeitsplatz lauern können. Das hindert einige Wissenschaftler und die Elektrizitätswirtschaft nicht, jenen Menschen übel nachzureden, die Elektrosmog messen und über die Risiken aufklären. Sie warnen sogar vor sinnvollen Geräten, z.B. vor Netzfreischaltern, die unnötige elektrische Felder reduzieren oder ganz eliminieren.

Die deutsche **'Informationszentrale der Elektrizitätswirtschaft'** (IZE) schreibt in ihrem Heft 'Strom Basiswissen' über Netzfreischalter: "Baubiologen raten mitunter zum Einbau von sogenannten Netzfreischaltern, um bestimmte Stromkreise der häuslichen Elektroinstallation vom Netz zu trennen, solange kein Strombedarf besteht. Dies ist ein sehr zweifelhafter Ratschlag, weil von der häuslichen Stromversorgung keinerlei nachweisbare Beeinträchtigung ausgeht. Hier wird einem Risiko, das lediglich unterstellt wird, mit Mitteln begegnet, die ziemlich nutzlos wären, falls es das Risiko tatsächlich gäbe...".

Der wissenschaftliche Leiter der Abteilung 'Medizinische Strahlenhygiene' im Bundesamt für Strahlenschutz, Prof. Dr.rer.nat. Dr.med. **Jürgen H. Bernhardt** erzählte der Zeitschrift 'Medical Tribune' im Januar 1992: "Es gibt eine Reihe von Baubiologen, die machen tatsächlich Geschäfte mit der Strahlenphobie. Sie empfehlen Leichtgläubigen für gutes Geld sogenannte Netzfreischalter, die während der Nacht z.B. im Schlafzimmer die Steckdosen spannungsfrei machen. Aus strahlenhygienischen Gründen ist das überhaupt nicht notwendig."

Das 'Deutsche Ärzteblatt' veröffentlichte im November 1989 den Artikel von Prof. Dr.med. Dr.h.c. **Hans Schaefer**, ehemaliger Direktor des Physiologischen Institutes der Uni Heidelberg und Ehrenpräsident der Berufsgenossenschaft Elektrotechnik. Darin beschimpft er die Leute, die der "ahnungslosen Bevölkerung Geräte aufschwatzen, welche Felder in Wohnungen ausschalten" als "Scharlatane und gewissenlose Geldverdiener" und meint, die Felder könnten gar nicht so schlimm sein, weil sie "nicht einmal mit dem Finger spürbar sind".

Effektleuchte sprengt alle Grenzwerte

Kennen Sie diese Effektleuchten, die in einer fußballgroßen Glaskugel bizarre Lichtspiele, Blitze, Funken und Überschläge produzieren und in Discos, auf Schreib- und Nachttischen, im Wohnzimmerregal und auf der Kinderzimmer-Fensterbank anzutreffen sind? Diese Zauber-Leuchten, auch Plasma-Kugel oder Crystal-Light genannt, werden palettenweise in die Kaufhäuser geliefert und zu tausenden an die ahnungslose Kundschaft verkauft. Sie sind nur ein Beispiel dafür, womit wir im Alltag in puncto Elektrosmog rechnen müssen.

Ich habe -ebenfalls ahnungslos- mit einer solchen Leuchte herumhantiert, habe die Lichtspiele beobachtet und die Hände auf die Kugel gelegt. Nach zehn Minuten wurde mir speiübel, schwindelig, kalter Schweiß brach aus, das Herz raste, der Kreislauf rebellierte, das Gesicht kreidebleich, ich drohte zu kollabieren. Als ich die Leuchte aus der Steckdose zog, ging es mir besser. Das machte mich neugierig.

Also zückte ich meine Meßgeräte. Ein Gerät für Hochfrequenz schlug kurz aus, knackte bedrohlich und war kaputt. Ein Geigerzähler schaltete unaufgefordert in der Nähe der Glitzerkugel aus, ein anderer zeig-

Elektrische Wechselfelder: Effektleuchte 55

te Radioaktivitätswerte wie nach einem Supergau, obwohl es keine Radioaktivität gab. Mein Fluke-Multimeter spuckte Ergebnisse aus, die es gar nicht gibt. Was war denn hier los? Schob man die mysteriöse Leuchte neben den eingeschalteten Fernseher, dann gab es Bildstörungen, und der Fußballrasen wurde rot. Eine in 30 cm Entfernung in der Hand gehaltene Leuchtstoffröhre leuchtete wahrhaft ohne Netzanschluß. Energiesparlampen flackerten auf. Die Videokamera streikte. Meine Frau bekam Angst und verließ vorsichtshalber den Raum.

Das Rätsel konnte nach mehreren Anläufen gelöst werden: **extreme elektrische Wechselfelder**. Die Kugel funktionierte mit der ungewöhnlichen Frequenz von 29 Kilohertz und machte starke Oberwellen.

Die Zauberleuchten-Feldstärken in Volt pro Meter, je nach Abstand:

10 m	3 m	1 m	50 cm	30 cm	10 cm
1 V/m	10 V/m	200 V/m	600 V/m	1000 V/m	3000 V/m

Die TCO-Computernorm setzt für diese 29-kHz-Frequenz die Grenze auf **1 V/m** in 30 cm Abstand zum Bildschirm. Um die Norm einzuhalten, müßte man **10 Meter** Abstand zur Effektleuchte einhalten. Selbst die hoch gesteckten Richtwerte nach DIN/VDE wurden gesprengt: In etwa **70 cm Entfernung** gab es **300 V/m**, die Grenze für Kurzzeitbelastungen der Bevölkerung. Laut DIN/VDE sind Zonen, die Richtwerte erreichen, durch **eindeutige Kennzeichnung** abzugrenzen, und es ist auf die Gefährdung hinzuweisen, was kein Hersteller tut. Ganz im Gegenteil, die Prospekte der Kaufhäuser und Versandhandel fordern zum Berühren der Kugel auf, weil es Lichteffekte nach sich zieht: Die farbigen Blitze zischen aus der Leuchte direkt in die Fingerspitzen.

Die Meßergebnisse der Körperspannung in Volt, je nach Abstand:

5 m	2 m	1 m	30 cm	10 cm	Kontakt
0,2 V	1 V	8 V	25 V	50 V	200 V

Faßte man diese Kugel an, dann gab es Körperspannungen über **200 Volt**! Und das -nicht zu vergessen- bei 29 kHz plus reichlich Oberwellen und nicht bei normalen 50 Hz. Das biologische Risiko steigt jedoch, wie wir wissen, nicht nur mit der **Feldstärke**, sondern auch mit der **Frequenz** und mit der Art und Anzahl der **Oberwellen**.

Das **Institut für Strahlenhygiene**, eine Abteilung des Bundesgesundheitsamtes, schreibt auf Anfrage zur Effektleuchte: "Bestehende nationale und internationale Grenzwerte werden hier überschritten. Eine Gefährdung von Herzschrittmacherpatienten ist nicht ausgeschlossen." Was nutzt's, die Elektrosmogverordnung gilt nicht für Geräte, nur für ortsfeste Anlagen, und die Zauberleuchte wird weiter verkauft. Die Kaufhäuser wünschen: "Viel Spaß mit Ihrem Crystal-Light!".

Heizdecken, Babymonitore, Babyphone

Ich habe für den Öko-Test 26 Heizdecken und Wärmekissen (Heft 12, Dezember 1997) geprüft. Die elektrischen Feldstärken wurden in 30 cm Abstand gemessen, um sie mit der TCO-Forderung vergleichen zu können. Die Heizdeckenfelder lagen weit über dem 10-V/m-Computergrenzwert, kamen sie doch auf **250 bis 600 V/m**. Nun liegt keiner in 30 cm Abstand über der Heizdecke, sondern sehr nah dran. Deshalb wurde nochmals in **1 cm Abstand** kontrolliert, das Ergebnis: **1500 bis 3500 V/m**. Das sind Feldstärken wie unter Hochspannungsleitungen, und Arbeitsplatznormen rücken in weite Ferne. In direktem **Körperkontakt** sind Werte über **5000 V/m** zu erwarten, mehr als die Elektrosmogverordnung zuläßt. Hier ist dennoch rechtlich nichts zu machen, denn auch Heizdecken sind keine ortsfesten öffentlichen Anlagen. Zwei Decken machten diese extremen Feldintensitäten auch nach dem Abschalten. Die anderen zeigten nach dem Schalten zwar weniger, aber immer noch **80 bis 200 V/m** in 1 cm Abstand. Es ist also wichtig, Heizdecken und -kissen nach dem Gebrauch aus der Steckdose zu ziehen.

Als ein Heizdeckenhersteller von den katastrophalen Öko-Test-Ergebnissen erfuhr, schaltete er seine Anwälte ein. Die beriefen sich auf die offiziellen Grenzwerte nach Verordnung, WHO und IRPA, unterstellten dem Umweltmagazin fehlende Sachkenntnis, drohten mit Prozessen, palaverten von der Ungefährlichkeit des Elektrosmogs und überhaupt, es sei ja noch nichts richtig bewiesen und man benutze die Decken ja höchstens eine halbe bis eine Stunde. Wer hat hier fehlende Sachkenntnis? Die Decken liegen die ganze Nacht im Bett, stundenlang, und machen saftige Felder, auch nach dem Abschalten. Wenig verehrter Heizdeckenhersteller, machen Sie sich lieber Gedanken über feldärmere Produkte, anstatt sinnloses Geld in Anwälte zu stecken.

Eine aufsehenerregende Studie zu den Auswirkungen der Strahlung von Heizdecken veröffentlichte 1990 der US-Forscher **David A. Savitz**. Er fand nach jahrelangen Recherchen, daß Kinder im Alter bis zu 15 Jahren häufiger an Gehirntumoren und Leukämie erkrankten, wenn sie in der ersten vier Lebensmonate regelmäßig mit einer elektrischen Heizdecke gewärmt wurden oder die Mutter während der Schwangerschaft eine solche benutzte. Andere Studien bestätigen dies Ergebnis.

Eine weitere US-Studie kommt von der Forscherin **Nancy Wertheimer**. Sie fand schon 1976, daß in der kälteren Jahreszeit viel mehr Fehlgeburten zu registrieren waren als im Sommer. Des Rätsels Lösung: Schwangere benutzten im Winter Heizdecken, im Sommer nicht. Bei Schwangeren, die keine Wärmedecken benutzten, gab es auch in den Wintermonaten keine auffällige Statistik in Bezug auf Fehlgeburten. Gleiches gilt nach Wertheimer auch für elektrische Fußbodenheizungen: Im Bundesstaat Oregon verzeichnete sie in den Wintern 1977 bis 1984 zwischen November und April einen erschreckenden Anstieg von

Fehlgeburten, in den wärmeren Monaten dagegen nicht.

Die **US-Elektrizitätswerke** weisen 1991 auf die Risiken hin und fordern die Verbraucher auf, Heizdecken nur zum Vorwärmen des Bettes einzusetzen und dann den Stecker zu ziehen: "Der beste Weg elektromagnetische Felder zu Hause zu reduzieren, ist bewußter zu werden über die Art, wie Sie elektrische Geräte benutzen. Sie können Ihre Exposition durch Änderung Ihrer Gewohnheiten im Alltag reduzieren."

Warum soviel Risiko und soviel Warnerei? Warum werden keine feldfreien Heizdecken gebaut? Es wäre doch so einfach: leitfähig machen und erden. Der elektrosmogfreie Bettwärmer müßte nicht einmal teurer werden. So könnte es auch feldfreie elektrische Fußbodenheizungen, feldfreie motorisch verstellbare Betten oder Wasserbetten geben.

Für das Umwelt-Magazin Öko-Test (März-Heft 3/1995) habe ich auch **20 Baby-Monitore** überprüft. Diese meist mit Netzstrom betriebenen Matten und Sensoren überwachen die Atmung schlafender Babys, schlagen bei Atemaussetzern Alarm, und sollen so das Risiko des plötzlichen Kindstodes reduzieren. Über die Hälfte waren nicht empfehlenswert, da sie mehr Elektrosmog produzierten als für die arbeitende Bevölkerung an Computern zulässig ist. Einige Geräte waren derart feldintensiv, daß man befürchten mußte, daß sie den plötzlichen Kindstod eher forcieren statt verhindern, andere waren feldfrei.

Im Öko-Test (Oktober-Heft 10/1993) wurden meine Messungen von **21 Babyphonen** veröffentlicht. Diese praktischen Helfer werden eingesetzt, um Babys Muckser von einem neben dem Bettchen plazierten Sender zu einem in Elternnähe plazierten Empfänger akustisch zu übertragen. **Alle** (!) Geräte lagen in 50 cm Entfernung mit **40-90 V/m** elektrisch vier- bis neunfach über den TCO-Bildschirmnormen, in diesem Abstand findet man sie häufig in und neben den Kinderbettchen. In 10 cm Distanz gab es sogar **230-700 V/m**.

Ebenfalls für den Öko-Test (Mai-Heft 5/1997) habe ich **12 Telefaxgeräte** untersucht. Elf waren elektrisch, magnetisch und elektromagnetisch sehr gut. Deren elektrische Feldstärken lagen deutlich **unter 10 V/m**, sechs sogar **unter 1 V/m**. Das sind Idealwerte, es geht also auch ohne Elektrosmog. Diese elf elektrosmogarmen Geräte hatten geerdete Zuleitungen, Schukostecker und abgeschirmte Gehäuse. Nur ein Fax lag mit 50 V/m fünffach über der Computernorm. Dieser einzige Ausrutscher im Test hatte eine ungeerdete Zuleitung, einen Euro-Flachstecker und kein abgeschirmtes Gehäuse.

Auch dieses Fax-Beispiel zeigt, wie einfach elektrische Felder zu vermeiden wären, wenn die Industrie darauf achten, der Verbraucher hartnäckiger fordern und der Gesetzgeber statt unsinniger Verordnungen vernünftige Vorschriften herausgeben würde.

Herzschrittmacher

Mehr als 250.000 Menschen haben allein in Deutschland einen Herzschrittmacher. Jedes Jahr kommen etwa 30.000 dazu. Herzschrittmacher bewirken über die Elektrizität aus einer kleinen Batterie die Kontraktion des Herzmuskels und funktionieren mit winzigen Spannungen im Bereich weniger Millivolt und mit winzigen Strömen im Bereich weniger Mikroampere. Sie sind, je nach Abschirmung und Bauart, mehr oder minder empfindlich gegen äußere Störungen, so auch gegen elektrische Felder. Deshalb muß ein Herzschrittmacherträger wissen, mit welchen Elektrogeräten er vorsichtig umgehen sollte, um Störungen mit gefährlichem Ausgang zu vermeiden.

Bei der alltagsüblichen **50-Hz-Frequenz** ist mit einer Herzschrittmacherstörung ab **2000 V/m** zu rechnen. Sie finden diese Feldstärke z.B. auf Heizdecken oder -kissen, im Solarium, unter Hochspannungsleitungen oder bei direktem Körperkontakt mit Leuchtstoffröhren und anderen Elektrogeräten. Bei höheren Frequenzen im Bereich einiger **Kilohertz** ist nach DIN/VDE noch eher mit der Störung von Schrittmachern zu rechnen, z.B. bei Effektleuchten (29 kHz), elektronisch vorgeschalteten Lampen und Leuchtstoffröhren (30-60 kHz) oder dem Fernsehapparat (15 kHz) ab **etwa 300 V/m**.

Der Faraday-Käfig

Ein Faraday-Käfig ist definiert als eine metallische Umhüllung zur **Abschirmung** eines Raumes gegen äußere **elektrische** Felder, um Geräte oder Lebewesen vor elektrischen Störungen zu schützen. Es wird oft gefragt, ob dieser erwünschte Schutz nicht Nebenwirkungen haben könnte, denn mit der Abschirmung **künstlicher** elektrischer Felder könnten auch die **natürlichen** elektrischen Felder verschwinden.

Elektrische **Wechselfelder** gibt es in der Natur praktisch nicht, deshalb kann es hier auch keinen Negativeffekt durch Abschirmung geben. Elektrische **Gleichfelder** finden wir bei der Luftelektrizität. Aber die natürliche Luftelektrizität gibt es nur in offenem Gelände, auf dem Meer, im freien Feld oder auf dem Berg. Im Wald ist sie fast verschwunden. In Häusern, egal ob abgeschirmt oder nicht, massiv gebaut mit Beton oder leicht mit Holz, finden wir fast keine Luftelektrizität mehr. Selbst in einem Pappkarton ist sie kaum noch zu messen. Jeder geschlossene oder umbaute Raum ist also ein gewisser Faraday-Käfig bezogen auf die natürlichen elektrischen Felder. Mensch und Tier haben immer schon in elektrisch abgeschirmten Räumen gelebt, in Höhlen, in Iglus, in Lehmbauten, im Wald, und es wurden keine Negativeffekte bekannt. Wer Luftelektrizität will, der muß ins Freie.

Nach meinen Messungen stimmt auch die Behauptung nicht, es verschlechtere sich die **Luftionen**situation in abgeschirmten Räumen. Das

Elektrische Wechselfelder: Selber messen?

Das Luftionenmilieu verschlechtert sich in erster Linie durch technische elektrische Felder und Staub und verbessert sich durch Lüften.

Das alles gilt ausschließlich für **elektrisch** abgeschirmte Räume, **nicht** für **magnetisch** abgeschirmte. Es liegen Forschungsergebnisse und Erfahrungsberichte vor, daß bei magnetischen Abschirmungen durch Veränderungen des Erdmagnetfeldes das biologische System negativ reagiert und auf Dauer Schaden nehmen kann.

Selber messen?

Der Öko-Test meint nein (Heft 6/1996), Wohnung+Gesundheit ebenso (Heft 81/1996), Verbraucherberatungsstellen, Ämter und ich auch. Die meisten Preiswertmeßgeräte für Amateure sind ungenau, unempfindlich, haben miserable Frequenzgänge, täuschen falsche Ergebnisse vor, übertreiben, untertreiben oder übersehen kritische Feldeinflüsse ganz. Der Laie ist mit der Einschätzung der Meßgerätequalität und der Interpretation der Meßresultate meist überfordert, selten fähig, die richtigen Weichen für Sanierungsmaßnahmen zu stellen. Feldstärke- und Körperspannungsmessungen sind kompliziert und fehleranfällig. Es bedarf physikalischer Grundkenntnisse und Erfahrung im Umgang mit den verschiedenen Meßtechnologien. Der Öko-Test schreibt: "Die Messung elektromagnetischer Felder ist eine Wissenschaft für sich. Es ist sicherer und billiger, sich Fachleute zu holen."

Häufig rufen besorgte Menschen bei uns an, verunsichert von piepsenden, brummenden und zeigerausschlagenden Billiggeräten, die sie im Elektronikversandhandel gekauft oder bei selbsternannten Fachleuten gegen überhöhte Gebühren geliehen haben, aus Angst vor der für sie unsichtbaren und uneinschätzbaren Elektrosmoggefahr. Wenn Sie selbst messen wollen, dann studieren Sie gute Fachliteratur, besuchen Sie interessenunabhängige Meßtechnikseminare und erwerben Sie nur bewährte Meßgeräte aus dem Fachhandel. Solide und brauchbare Meßgeräte können nicht billig sein. Was wiederum nicht heißt, daß teure Meßgeräte prinzipiell brauchbar sind.

Einige Profifeldsonden für über 10.000 Mark erfüllen baubiologische Ansprüche trotz des hohen Preises nicht, denn sie messen nur im Frequenzbereich bis 30 kHz, weil es praxisfremde Standards so wollen, z.B. DIN/VDE und die Elektrosmogverordnung. Über 30 kHz bis 60 kHz und noch höher gibt es aber eine ganze Reihe von kritischen Elektrosmogverursachern, z.B. elektronisch vorgeschaltete Niedervoltlampen oder Leuchtstoffröhren. Dazu messen sie, Mogelpackung nimm Deinen Lauf, das Feld nur in Abwesenheit des Menschen, obwohl es in seiner Anwesenheit viel stärker wäre, denn Menschen ziehen Felder an. Was sollen Grenzwerte nach DIN/VDE oder Verordnung, die sich auf den Menschen beziehen, wenn die Messungen zur Sicherstellung dieser Grenzwerte ohne den Menschen im Feld durchgeführt werden?

So werden elektrische Wechselfelder gemessen

Elektrische Wechselfelder werden bei baubiologischen Untersuchungen im Haus oder im Freien mit empfindlichen **Feldsonden** und **NF-Antennen** gemessen. Es lassen sich so die Feldstärken an den unter Spannung stehenden Wänden, Geräten, Leitungen... feststellen. Es entsteht der erste Eindruck von der Herkunft des Feldes.

Die Messung der elektrischen Feldstärke ist wissenschaftlich empfohlen. Sie erfordert in der Praxis viel Erfahrung und Geschick, weil in Wohnräumen oder an Arbeitsplätzen die Verursacher aus verschiedenen Richtungen kommen und sich nicht so eindeutig wie im Laborversuch oder bei theoretischen Berechnungen verhalten. Dazu verändern Gegenstände und Menschen die Feldstärke und das Meßergebnis.

Feldstärkemessungen werden mit den dafür geeigneten Feldsonden entweder **gegen Erde** (das Meßgerät oder die Person, die das Meßgerät hält, ist geerdet) oder **erdfrei** (das Meßgerät hat garantiert keinen Erd- oder Personenkontakt) durchgeführt.

Bei Messungen **gegen Erde** geht man bewußt davon aus, daß sich ein Mensch im Feld befindet und dies auf sich lenkt. Es wird also die elektrische Feldstärke ermittelt, die entsteht, wenn ein Körper im Feld anwesend ist. Für diese Meßart sind die Geräte kalibriert, und internationale Standards haben ihre Grenzwerte auf diese Methode ausgerichtet, wie z.B. die beiden Schwedennormen TCO und MPR. Auch die Baubiologie bedient sich dieser Meßart, weil sie praktisch ist und das Feld eben nicht getrennt vom Menschen bewerten will. Will man biologische Rückschlüsse ziehen, dann gehört der Mensch ins Feld, weil sich mit ihm das Feld anders verhält als ohne ihn.

Bei **erdfreier** Messung will man bewußt jede Art von Feldbeeinflussung ausschließen und vermeidet deshalb auch die Nähe des Menschen. Das Meßgerät steht auf einem Stativ, welches zur Erde optimal isoliert ist. Die Meßperson steht meterweit entfernt und empfängt die Meßwerte drahtlos über Lichtleiter oder Infrarotübertragung. Es wird so die 'reine' Feldstärke ermittelt, ohne jede Ablenkung durch den Körper, Geräte oder die Einrichtung. Auch auf diese Methode beziehen sich internationale Standards und Grenzwerte, z.B. die nach DIN/VDE. Für die Baubiologie hat sich diese Meßart bei Haus- und Arbeitsplatzuntersuchungen als wenig praktisch und zu kompliziert herausgestellt. Außerdem interessiert ja aus praxisnaher baubiologischer Sicht nicht das 'reine' technische Feld, sondern das Feldverhalten in Anwesenheit des Menschen.

Nach meiner Erfahrung muß man im Vergleich 'Messung gegen Erde' und 'Messung potentialfrei ohne Mensch im Feld' davon ausgehen (grobe Faustregel!), daß der erdbezogene Meßwert zwei- bis viermal so hoch ausfällt wie der erdfreie. Das muß beachtet werden, wenn man Meßwerte mit Grenzwerten vergleichen will. Feld ist nicht Feld und V/m nicht V/m, und TCO nicht DIN/VDE.

Die Maßeinheit für

| die **elektrische Feldstärke** ist **Volt pro Meter** (V/m) und
| die **Frequenz** ist **Hertz** (Hz).

Die elektrische Feldstärkemessung gegen Erde gehört zum 'Standard der baubiologischen Meßtechnik' und ist Teil jeder Untersuchung.

Hier die aktuellen **'Baubiologischen Richtwerte'** für die **Feldstärke** niederfrequenter elektrischer Wechselfelder im Frequenzbereich von 50 bzw. 60 Hz, bezogen auf Schlafplätze:

Im Idealfall sollten **keine** künstlichen elektrischen Wechselfelder in unmittelbarer Körpernähe vorliegen.

| | **1 V/m** dürfte **unriskant** sein,
| | **1 - 5 V/m** sind **schwache**,
| | **5 - 50 V/m starke** und
| | über **50 V/m extreme** Anomalien.

Liegen höhere Frequenzen im **Kilohertz**bereich vor oder ist der Oberwellenanteil stark, dann müßten diese Empfehlungen mindestens eine Zehnerpotenz empfindlicher veranschlagt werden.

Eine Aussage über die Höhe der Spannung am Körper des Menschen, verursacht durch elektrische Felder, ist noch nicht möglich. Dafür muß die Messung der sogenannten **Körperspannung** durchgeführt werden, und zwar **direkt** auf der Haut der sich im Feld befindlichen Person. So erfährt man, was am Körper ankommt, wie stark er 'unter Spannung' steht. Der Ingenieur **Erich W. Fischer** kam auf die Idee dieser einfachen und genauen, aber leider wissenschaftlich nicht anerkannten Messung der, wie er sie nennt, 'kapazitiven Körperankopplung'.

Die Körperspannungsmessung ist eine zuverlässige Messung zur Erkennung geringster elektrischer Feldbelastungen. Sie wird auch in der Technik eingesetzt, um Störspannungen an Geräten aufzudecken, z.B. in der Computerindustrie. Um so unverständlicher die fehlende wissenschaftliche Akzeptanz für vergleichbare Messungen am Menschen.

Voraussetzungen sind ein **Voltmeter** mit hochohmigem Innenwiderstand von **10 MOhm** und niedriger Kapazität von unter **100 pF** (in **allen** Wechselspannungsmeßbereichen), eine Handelektrode und als Bezug ein sauberes **Erdpotential**. So wird am im Bett **elektrisch isoliert** liegenden Menschen die Wechselspannung gemessen, die der Körper 'wie eine Antenne' als Summe aller in diesem Raum bzw. in dieser näheren Umgebung vorhandenen elektrischen Wechselfelder aufnimmt.

Achtung: Voltmeter mit anderen Innenwiderständen oder Kapazitäten bringen andere Ergebnisse und sind für vergleichende baubiologische Körperspannungsmessungen deshalb nicht geeignet.

Eigentlich müßte das Voltmeter für die Körperspannungsmessung einen sehr hohen Innenwiderstand von 1 GOhm oder mehr aufweisen, um zu realistischen Meßwerten zu kommen. Geräte dieser Art gibt es aber kaum auf dem Markt, und wenn, dann sind sie groß, kompliziert und teuer. Deshalb nimmt man in der Baubiologie als Kompromiß diese handelsüblichen Voltmeter mit den oben erwähnten technischen Daten. Die Meßergebnisse sind miteinander gut vergleichbar und Sanierungserfolge einwandfrei nachweisbar. Die baubiologischen Richtwerte orientieren sich an diesem 10-MOhm-Meßverfahren. Die realen Meßwerte würden jedoch, je nach Situation, Körperkapazität und Frequenz noch höher liegen. Hier findet also eine Untertreibung der Meßergebnisse statt. Nach meiner Erfahrung liegt der Unterschied zwischen dem Meßergebnis mit einem 10-MOhm-Voltmeter und einem 1-GOhm-Voltmeter beim etwa (grobe Faustregel!) zwei bis vierfachen.

Es werden zur Zeit praxistaugliche und bezahlbare Voltmeter mit sehr hohen Innenwiderständen geplant und entwickelt, um die echte Körperspannung erfassen zu können. Ein erstes Meßgerät kommt aus der Schweiz, mißt über Fingersensortasten mit einem Innenwiderstand von 2 GOhm und einem leistungslosen elektronischen Schaltungsaufbau. Andere Systeme befinden sich in der Erprobungsphase.

Die Maßeinheit für

| die **elektrische Körperspannung** ist **Volt** (V)
| bzw. der tausendste Teil **Millivolt** (mV).

Die **'Baubiologischen Richtwerte'** für die **Körperspannung** in elektrischen Wechselfeldern im Bereich von 50 bzw. 60 Hz, bezogen auf den im Bett **elektrisch isoliert** liegenden Menschen:

Im Idealfall sollten **keine** künstlichen Spannungen vorliegen.

|| **10 mV** dürften **unriskant** sein,
|| **10 - 100 mV** sind **schwache**,
|| **100 - 1000 mV starke** und
|| über **1000 mV extreme** Anomalien.

Liegen höhere Frequenzen im **Kilohertz**bereich vor oder ist der Oberwellenanteil stark, dann müßten diese Empfehlungen mindestens eine Zehnerpotenz niedriger veranschlagt werden.

Elektrische Wechselfelder: Messung

Durch Vergleichsmessungen habe ich eine (sehr!) grobe Faustregel gefunden: Bei einer Feldstärke von **1 V/m** ist im Alltag mit einer Körperspannung von etwa **20 bis 30 mV** zu rechnen.

Die per Handelektrode von der Haut abgenommene Körperspannung läßt sich **überall** am und im Körper messen: an den Füßen, auf der Zunge, im Magen. Ich habe mit Ärzten Messungen in Körperhöhlen und bei Gastroskopien gemacht und die Behauptung widerlegt, daß die Spannung nur auf der Außenhaut und nicht im Körper meßbar sei.

Am im Bett elektrisch isoliert liegenden Menschen sollten neben der Körperspannung zwei weitere Messungen durchgeführt werden, die der **Frequenz** oder der **Oberwellen**.

Zur Ermittlung der Frequenz gibt es **Frequenzzähler**. Diese messen mit Antennen im Raum oder direkt am Körper die **dominierende** Frequenz der vorhandenen Wechselfelder. Zu Hause und am Arbeitsplatz sind es bei uns, wie Sie inzwischen wissen, hauptsächlich 50 Hz und in den USA 60 Hz. In der Umgebung der Bundesbahn sind es 16,7 Hz. In Flugzeugen 400 Hz. Elektronische Vorschaltgeräte funktionieren mit 30 bis 60 kHz. An zahlreichen Geräten wie Fernsehern und Computern gibt es Mixturen vieler Frequenzen. Zur Erfassung der **Oberwellen**, die meist zusätzlich als ganzzahlige Vielfache zur Grundfrequenz auftreten, und für den Überblick des breiten Frequenzspektrums gibt es **Spektrumanalyser**.

Einige der gebräuchlichen Preiswertfeldsonden zur Messung elektrischer Felder erfassen, wie schon angedeutet, nur einen **viel zu kleinen** Frequenzbereich um 50 Hz. Sie zeigen zu hohe, falsche oder gar keine Meßergebnisse in Frequenzgemischen (Bildschirm, Hochspannungsleitung, Leuchtstoffröhre), bei niedrigeren Frequenzen (Bundesbahn) oder höheren Frequenzen (elektronische Vorschaltgeräte, Fernseher, Crystal-Light). Deshalb achten Sie auf Meßgeräte mit einem breiten und kompensierten **Frequenzgang** von **10 Hz bis 100 kHz**, um Meßfehler zu vermeiden und auszuschließen, daß kritische Felder, Frequenzen und Frequenzgemische übersehen werden.

Professionelle Meßgeräte, wie z.B. jene zur Erfüllung der TCO- und MPR-Schwedenstandards, arbeiten zuverlässig in allen Frequenzbereichen unserer Stromversorgung von 5 Hz bis 400 kHz und haben keine Probleme mit Netz- oder Bahnfrequenz, Flugzeugen oder Computermonitoren, Industrie- oder Büroelektronik, Leuchtstoff- oder Energiesparlampen, elektronischen Vorschaltgeräten oder Oberwellen. Deshalb sind TCO- und MPR-taugliche Geräte auch für die Baubiologie zu empfehlen, jene nach DIN/VDE -wie erwähnt- zumeist nicht.

Interessant für Vergleiche mit offiziellen Normen wie der Elektrosmogverordnung und der DIN/VDE, wäre die Messung der elektrischen Ströme, die im Körper als Folge der Feldeinwirkung von außen fließen, weil diese Normen das Konzept der **Körperstromdichte** zur Grundlage für biologische Bewertungen haben. Dies müßte aber im Körperinnern an Geweben, Muskeln, Knochen, Nerven... ermittelt werden, was ohne chirurgischen Eingriff nicht möglich ist. Körperstromdichte-Meßgeräte wollen dies Problem umgehen und schließen aufgrund äußerlich am Menschen plazierter Meßelektroden indirekt auf die inneren Körperströme. Mißt man von der Hand zum Ohr, gibt es erwartungsgemäß andere Werte als von Hand zu Schulter, Stirn, Brust, Bauch, Bein..., jeweils der Feldverteilung außen entsprechend. Das macht viele Meßstrecken erforderlich, erst dann werden jene Körperflächen mit der höchsten Belastung erkennbar. Die ungleichmäßige Stromverteilung im Körperinnern wird dabei nicht berücksichtigt.

Die Körperstromdichte läßt sich nach DIN/VDE, IRPA und WHO aus der Feldstärke errechnen: Körperstromdichte S [$\mu A/m^2$] = Frequenz f [Hz] x Feldstärke E [V/m] x 0,008. Bezogen auf die Netzfrequenz 50 Hz gilt demnach: S = E x 0,4. Achtung: Die Umrechnung bezieht sich auf die potentialfreie Messung des elektrischen Wechselfeldes in Abwesenheit des Menschen. Weitere Anmerkungen zu diesem Thema Körperstromdichte finden Sie in Wohnung+Gesundheit, Heft 83/1997.

Die bei baubiologischen Schlafplatzuntersuchungen häufiger anzutreffenden elektrischen **Feldstärken** liegen nach meinen Beobachtungen zwischen **5** und **200 V/m** (gegen Erde gemessen), die **Körperspannungen** zwischen **100** und **5000 mV** (mit 10-MOhm-Voltmeter), die **Körperstromdichten** nach DIN/VDE und Verordnung zwischen etwa **1** und **50** $\mu A/m^2$ und die nach Prof. Zeisel zwischen etwa **0,01** und **1** $\mu A/m^2$. An Arbeitsplätzen gibt es teilweise höhere Meßwerte.

WHO, IRPA, Strahlenschutzkommission und die **Elektrosmogverordnung** setzen die Grenze für Körperströme auf **2 mA/m^2** bei der Frequenz von 50 Hz fest (ab 100 mA/m^2 rechnet die Wissenschaft mit "gut gesicherten Effekten" wie Nervenreizungen, Muskelzuckungen und Herzkammerflimmern). Hieraus wird rechnerisch der Feldstärkegrenzwert von 5000 V/m abgeleitet (bezogen auf die potentialfreie Messung). Käme der Mensch in ein derart extremes elektrisches Feld, dann würde die Körperspannung weit über 100 V zeigen (mehr als am 'heißen Draht' einer amerikanischen Steckdose) und der Prüfschraubenzieher auf der Haut hell aufleuchten.

Es können auch die **Wechselströme** gemessen werden, die vom Körper **zur Erde** abfließen, nach meiner Erfahrung sind es: 1 μA am Computer, 5 μA an ungeerdeten Schreibtischlampen, 12 μA an Leuchtstoffröhren, 35 μA im Solarium, 50 μA unter 380-kV-Freileitungen und 75 μA auf dem Heizkissen. Wegen dieser **Ableitströme** ist -wie erwähnt- das Erden von Körpern, die sich im elektrischen Feld befinden, auf Dauer biologisch kritisch und deshalb zu unterlassen.

Elektrische Wechselfelder: Meßwertvergleich 65

Vergleichsmessungen der Baubiologie Maes Niederfrequente **elektrische Wechselfelder**			**Elektrische Feldstärke**
Metall-Nachttischlampe	ungeerdet	50 cm	100 V/m
	geerdet	50 cm	< 1 V/m
Schreibtischgelenklampe	ungeerdet	50 cm	200 V/m
	geerdet	50 cm	< 2 V/m
Verlängerungskabel	ungeerdet	50 cm	60 V/m
	geerdet	50 cm	5 V/m
	abgeschirmt	1 cm	0 V/m
Wand mit	brüchigen Stegleitungen	50 cm	> 200 V/m
	konventionellen NYM-Kabeln	50 cm	< 20 V/m
	abgeschirmten Bio-Kabeln	1 cm	0 V/m
NYM-verkabelte	feuchte Steinwand	50 cm	< 5 V/m
	trockene Steinwand	50 cm	20 V/m
	trockene Gipswand	50 cm	200 V/m
	abgeschirmte Gipswand	50 cm	0 V/m
Computerbildschirm	TCO-Schwedennorm	50 cm	< 10 V/m
	Stecker 'falsch' eingesteckt	50 cm	> 100 V/m
	ohne Schwedennorm	50 cm	> 200 V/m
	Stecker 'falsch' eingesteckt	50 cm	> 500 V/m
Notebook	mit Netzanschluß (50 Hz)	30 cm	> 150 V/m
	mit Akkubetrieb (50 kHz)	30 cm	> 20 V/m
	Hintergrundbeleuchtung (800 Hz)	30 cm	50 V/m
Farbfernseher	eingeschaltet	50 cm	500 V/m
	Bereitschaftsschaltung	50 cm	20 V/m
Leuchtstoffröhre	normal (50 Hz)	50 cm	> 100 V/m
	Bio (60 kHz)	50 cm	> 100 V/m
Glühbirne 75 W		50 cm	< 5 V/m
Elektrisch verstellbares Motorbett		1 cm	100 V/m
	Stecker 'falsch' eingesteckt	1 cm	1400 V/m
Spezialbetten für Behinderte		1 cm	500-1000 V/m
	nach Erdung der Metallteile	1 cm	< 5 V/m
Heizkissen, Wärmedecke		1 cm	3500 V/m
Im Solarium		1 cm	3000 V/m
Wasseradern-Abschirmdecke		1 cm	800 V/m
Über elektrischer Fußbodenheizung		1 cm	200-1000 V/m
Hochspannungsleitung	Köln 220/380 kV	10 m	20.000 V/m
	(30% relative Luftfeuchte)	100 m	1000 V/m
	(30% relative Luftfeuchte)	500 m	100 V/m
Hochspannungsleitung	Solingen 110 kV	10 m	4000 V/m
	(60% relative Luftfeuchte)	30 m	800 V/m
	(60% relative Luftfeuchte)	100 m	200 V/m
	(25% relative Luftfeuchte)	100 m	350 V/m

Meßgeräte:
Feldmeßsystem E/M-3D, Merkel Meßtechnik / BRD
Electric-Field-Meter EMM-4, Radians Innova / Schweden

Vergleichsmessungen der Baubiologie Maes Niederfrequente **elektrische Wechselfelder**			Körper- spannung
Metall-Nachttischlampe	ungeerdet	50 cm	1500 mV
	geerdet	50 cm	50 mV
	abgeschirmt	1 cm	0 mV
Schreibtischgelenklampe	ungeerdet	50 cm	4000 mV
	geerdet	50 cm	100 mV
	abgeschirmt	1 cm	0 mV
Verlängerungskabel	ungeerdet	50 cm	2500 mV
	geerdet	50 cm	200 mV
	abgeschirmt	1 cm	0 mV
Wand mit	brüchigen Stegleitungen	50 cm	3500 mV
	konventionellen NYM-Kabeln	50 cm	< 500 mV
	abgeschirmten Bio-Kabeln	1 cm	0 mV
NYM-verkabelte	feuchte Steinwand	50 cm	150 mV
	trockene Steinwand	50 cm	1500 mV
	trockene Gipswand	50 cm	6000 mV
	abgeschirmte Gipswand	50 cm	0 mV
Computerbildschirm	TCO-Schwedennorm	50 cm	< 500 mV
	ohne Schwedennorm	50 cm	> 5000 mV
Notebook	mit Netzanschluß (50 Hz)	30 cm	3000 mV
	mit Akkubetrieb (50 kHz)	30 cm	500 mV
Leuchtstoffröhre	normal (50 Hz)	50 cm	2000 mV
	Bio (60 kHz)	50 cm	2500 mV
Glühbirne 75 W		50 cm	< 50 mV
Effektleuchte Crystal-Light		100 cm	8000 mV
		10 cm	50.000 mV
	beim direkten Anfassen		200.000 mV
Auf einem elektrisch verstellbaren Bett			3500 mV
	Stecker 'falsch' eingesteckt		40.000 mV
Spezialbetten für Behinderte			20.000 mV
Auf Heizkissen oder Heizdecke	Stufe 1		35.000 mV
	Stufe 2		130.000 mV
	ausgeschaltet, aber Netzanschluß		3600 mV
Im Solarium			75.000 mV
Auf einer Wasseradern-Abschirmdecke			15.000 mV
Unter Hochspannungsleitung	Ledersohlen		2000 mV
	Kunststoffsohlen		100.000 mV
In abgeschirmt verkabelten Räumen			0 mV
Räume nach gezielter Netzfreischaltung			0 mV
In der ungestörten Natur			0 mV
Büroalltag (im Schnitt)			500-10.000 mV
Schlafbereiche (im Schnitt)			50-2000 mV

Meßgeräte:
Fluke 83, Fluke-Philips / USA
Tektronix DMM 416, Tektronix / USA

Spiegel des Alltags

Die Vergleichsmessungen entsprechen dem praktischen Alltag. Sie sind die Folge von vielen Stichproben. Die Meßwerte können von Gerät zu Gerät oder von Situation zu Situation stark schwanken. Der Rückschluß, daß alle Notebooks, um nur ein Beispiel zu nennen, jene angegebenen Feldstärken verursachen, ist nicht zulässig. Es gibt feldintensive Notebooks, und es gibt solche, die kaum strahlen. Die Produkte ändern sich ständig, und wenn man aktuelle Werte haben will, dann müssen von Fall zu Fall Messungen durchgeführt werden.

Pauschale Aussagen nach dem Motto: "Notebooks und Laptops sind feldärmer als Desktop-PCs" oder "Farbfernseher machen stärkere Felder als schwarzweiße" stimmen in einigen Fällen, jedoch nicht immer. Selbst bei Hochspannungsleitungen kann man sich nicht darauf verlassen, daß die 380-kV-Leitung mehr strahlt als die 110-kV-Leitung. Es kommt ganz auf die Umgebungssituation und die Kabelführung an.

Auch der Preis ist kein Garant für gut oder schlecht in Bezug auf Strahlung. So sind z.B. meine beiden relativ preiswerten Computer-Notebooks von Commodore und Targa nahezu feldfrei, in 10 cm Entfernung zeigen die Meßgeräte Nullwerte. Das etwas teurere Notebook von Compaq kommt dagegen in 30 cm Entfernung mit Netzanschluß auf immerhin 150 V/m bei 50 Hz und ohne Netzanschluß, also im Akkubetrieb, auf über 20 V/m bei 50 kHz. Somit werden in beiden Fällen die Schwedennormen für Computerarbeitsplätze zehn- bis fünfzehnfach überschritten, denn die Grenzwerte liegen nach TCO bei 10 V/m (für 50 Hz) bzw. bei 1 V/m (für 50 kHz). Das noch teurere Notebook von Toshiba kann es noch kräftiger, die Meßgeräte zeigen selbst in einem Meter Entfernung mehr an als bei den meisten Desktop-PCs.

Unberechenbar geht's auch bei Fernsehern und Heizdecken, elektrisch verstellbaren Betten und Fußbodenheizungen zu. Einige Fernseher sind erstaunlich feldarm, andere strahlen noch in vier Metern Entfernung. Die meisten Heizdecken machen nach Nullschaltung weniger Elektrosmog, einige aber auch mehr. Einige elektrisch verstellbare Betten machen fast nichts, andere lassen Prüfschraubenzieher auf der Haut des Schläfers leuchten. Die meisten strombetriebenen Fußbodenheizungen verursachen nur geringe elektrische Felder, einige schaffen Feldstärken, die es mit Hochspannungsleitungen aufnehmen.

Bei Leuchtstoffröhren liegt es am Vorschaltgerät und an der Erdung des Gehäuses. Bei Nachttisch- und Stehlampen an der Zuleitung: dreiadrig oder zweiadrig, geerdet oder nicht, Schuko- oder Eurostecker?

Die Vergleichsmessungen zeigen, womit Sie im Alltag rechnen müssen, was nicht nur selten, sondern regelmäßig vorkommt. Dennoch, es gibt Unterschiede, nichts ist pauschalisierbar.

Elektrische Wechselfelder: Erinnern wir uns

Elektrische Wechselfelder entstehen durch **elektrische Wechselspannungen** in Installationen, Leitungen, Geräten...

Da sie mit relativ **niedrigen Frequenzen** funktionieren, nennt man sie **niederfrequente Felder**. Die im Alltag dominierende Frequenz ist bei uns in Europa **50 Hertz**, in den USA **60 Hz**. Dazu kommen die im Netz und in elektrischen Geräten häufig auftretenden **höheren Frequenzen** durch z.B. elektronische Bauteile und Oberwellen.

Bei baubiologischen Untersuchungen ist es Standard, die elektrische **Feldstärke** im Raum und die **Körperspannung** des im Feld befindlichen Menschen zu erfassen, dazu die dominierende **Frequenz**. Die elektrische **Feldstärke** wird in **Volt pro Meter** (V/m) angegeben. Die Maßeinheit für die **Körperspannung** ist **Millivolt** (mV).

Die Felder werden mit **Feldsonden** oder **NF-Antennen** gemessen, die Körperspannung mit speziellen **Voltmetern**.

Elektrische Wechselfelder setzen Körper **unter Spannung**, sie verursachen im Organismus künstliche elektrische **Ströme**. Es kommt zu **Ladungsumkehrungen** und **Nervenreiz**. Weitere biologische Effekte werden erforscht und diskutiert. Das **biologische Risiko** steigt mit der **Feldstärke** und der **Frequenz**. Wissenschaftlich unklar sind Effekte durch z.B. Oberwellen, Spannungsspitzen, Feldstärkeschwankungen, Wechselwirkungen mit anderen Umweltreizen, raumklimatische Veränderungen, die Körperlage im Feld und die gesteigerte Empfindlichkeit im Schlaf oder die von Ungeborenen, Kindern, Alten, Kranken...

Grenzwerte für elektrische Wechselfelder (50/60 Hz): **20.000 V/m** (DIN/VDE Arbeitsplätze), **7000 V/m** (DIN/VDE Bevölkerung), **5000 V/m** (Elektrosmogverordnung, WHO, IRPA), **25 V/m** (MPR), **10 V/m** (TCO), **10 V/m** (Empfehlung US-Behörde EPA und kritische Wissenschaftler), **1 V/m** (Baubiologie für Schlafbereiche), **0,5 V/m** (BUND für Ruhebereiche). Höhere Frequenzen werden kritischer bewertet.

Die **Sanierung** ist meist einfach durch z.B. Abstand zum Feldverursacher, Beseitigung störender Geräte und Kabel, automatische oder manuelle Netzfreischaltung, zweipolige Schaltung von Leitungen und Geräten, Abschirmung mit Spezialanstrichen, Vliesen, Textilien oder Folien, nachträgliche Erdung sowie bewußteren Umgang und Einkauf.

Besonders **starke** Felder findet man z.B. an Hochspannungsleitungen, Wärmedecken und Heizkissen, Fernsehern, motorbetriebenen Betten, Wasserbetten, ungeerdeten Leitungen und Geräten (zweiadrige Kabel, Euroflachstecker), nicht abgeschirmten Leuchtstoffröhren, Dimmern und in elektrisch schlecht leitfähiger Umgebung (Holz, Gips...).

Elektrische Wechselfelder: Tips zur Reduzierung

- \# Lassen Sie so wenig netzbetriebene Elektrogeräte und Stromkabel in Ihren Schlafraum wie eben möglich.

- \# Halten Sie 1 m Mindestabstand zu allen Leitungen und Geräten.

- \# Schaffen Sie netzfreie Bereiche im Raum. Machen Sie Räume oder Raumteile von einer zentralen Stelle aus schaltbar.

- \# Achten Sie auf gute technische Qualität der Elektroinstallation.

- \# Ziehen Sie alle Stecker, das Schalten der Geräte reicht oft nicht. Oder benutzen Sie schaltbare Steckdosenleisten, zweipolig schaltbare Stecker, Steckdosen oder Zwischenstecker.

- \# Prüfen Sie die richtige Steckerposition in der Steckdose.

- \# Achten Sie beim Kauf immer auf dreiadrige geerdete Zuleitungen mit Schukosteckern. Verzichten Sie auf ungeerdete Kabel und Geräte, z.B. solche mit Euroflachsteckern.

- \# Erden Sie, wenn möglich, Geräte und Metallgegenstände sowie die leitfähigen Bauteile (Metalle, Metallfolien) des Hauses.

- \# Verlegen Sie überall möglichst nur abgeschirmte Leitungen.

- \# Verzichten Sie auf Heizdecken, Heizkissen, 'Abschirmmatten', elektrisch verstellbare Betten, unabgeschirmte Wasserbetten.

- \# Vorsicht mit ungeschirmten Leuchtstoffröhren und Dimmern.

- \# Schalten Sie, wenn nötig, nachts die Schlafraumsicherung aus. Lassen Sie Netzfreischalter, Zeitschaltuhren, manuelle Schalter, Infrarot- oder Funkschalter einbauen.

- \# Schützen Sie sich vor den Feldern aus Nachbarräumen durch eine Abschirmung mit leitfähigen Anstrichen oder Stoffen.

- \# Halten Sie 200 m Mindestabstand zu Hochspannungsleitungen; schirmen Sie die der Leitung zugewandten Fenster ab.

- \# Kaufen Sie Computermonitore nur nach TCO-Schwedennorm.

- \# Informieren Sie sich anhand der Literaturtips im Anhang.

- \# Wenden Sie sich an erfahrene, ausgebildete Baubiologen, die nach dem aktuellen 'Standard der baubiologischen Meßtechnik' arbeiten.

2. Streß durch MAGNETISCHE WECHSELFELDER

Magnetische Wechselfelder entstehen als Folge von fließendem elektrischen **Wechselstrom** in Installationen, Leitungen, Geräten, Transformatoren, Motoren, Maschinen, Spulen, Drosseln, Leuchten..., immer wenn Verbraucher eingeschaltet sind.

Die Feldstärke der magnetischen Wechselfelder ist **Ampere pro Meter** (A/m), die magnetische Flußdichte ist **Tesla** (T).

Die magnetische Feldstärke bzw. Flußdichte nimmt zu oder ab durch z.B.:

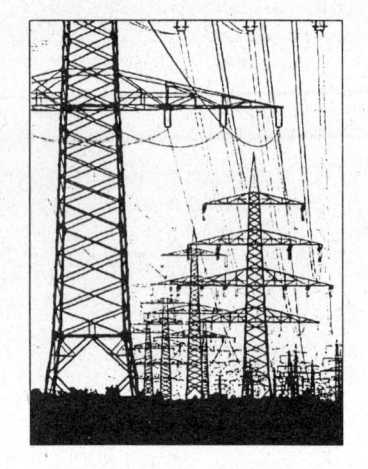

- die Höhe der Stromstärke
- die Anordnung der stromführenden Hin- und Rückleiter zueinander
- Art, Aufbau und Qualität der Installationen, Kabel und Geräte
- die Qualität von Kompensations- und Abschirmmaßnahmen
- Ausgleichströme auf sanitären Rohren oder Schutzleitern
- Abstand zum Feldverursacher

Wenn sich Körper in magnetischen Wechselfeldern aufhalten, dann werden sie von diesen ungehindert durchströmt, sie stehen 'unter Strom'. Magnetische Wechselfelder induzieren im Körper unnatürliche Spannungen und Wirbelströme. Viele andere biologische Effekte von Hormonstörungen bis Krebs werden diskutiert und weiter erforscht.

Ohne Strom läuft nichts mehr in der Welt. Es ist gerade mal gut 100 Jahre her, daß **Thomas Edison** seine erste gleichstrombetriebene **Glühbirne** vorstellte und **Nicola Tesla** den **Wechselstrom** erfand. Um die Jahrhundertwende wurden in den USA die ersten Frei- und Hochspannungsleitungen installiert, danach in Europa.

Heute gibt es allein bei uns in Deutschland **110.000 Kilometer Hochspannungsleitungen** und **44.000 Kilometer Bahnstromtrassen**. Dazu die vielen **Millionen Kilometer Frei-** und **Erdleitungen** in den Straßen. Ganz zu schweigen von den wer weiß wieviel **Millionen Kilometern Stromkabeln** in unseren Häusern und **Milliarden Elektrogeräten** im Haushalt und am Arbeitsplatz. Das alles entwickelte sich in wenigen Jahrzehnten. Ein flächendeckendes Spinnennetz. Zählen Sie bitte einmal allein Ihre Elektrogeräte und Kabelmeter bei sich zu Hause.

Strom hat angenehme Seiten. Er erhitzt meinen Tee, bringt meine Getreidemühle auf Schwung, verzaubert mein Wohnzimmer mit Musik von Pavarotti und den Beatles und sorgt dafür, daß der Akku meines strahlungsarmen Computer-Notebooks, auf dem ich gerade diese Zeilen schreibe, immer frisch geladen ist. Wer wollte noch ohne Strom leben? Ich nicht. Strom macht nicht nur Wirkung, hat nicht nur Vorteile. Strom macht auch Nebenwirkung, hat auch Nachteile. Und die äußern sich unter anderem in unnatürlichen magnetischen Wechselfeldern.

Magnetfelder sind immer dabei, wenn irgendwo Strom in Leitungen oder Geräten fließt; kein Strom ohne Magnetfeld. Nun ist nicht jede stromführende Leitung und nicht jedes eingeschaltete Gerät sofort kritisch zu bewerten. Es kommt auf die Feldstärke an, und die fällt höchst unterschiedlich aus. Einige Geräte machen keine nennenswerten Feldintensitäten, andere überraschen mit bedenklich starken magnetischen Einflüssen. Dabei ist die Feldstärke nicht nur von der Stromstärke, sondern von vielen weiteren Faktoren abhängig.

Feldquellen im Haus

Fließt in den Kabeln unserer Hauselektroinstallationen Strom, z.B. vom Sicherungskasten zur Steckdose und von da zur Zimmerbeleuchtung, dann sind die biologisch relevanten Feldstärken meist unbedeutend klein. Wichtige Voraussetzung ist auch hier, daß technisch alles im Lot ist. Wir erwarten also an normalen Wand- und Verlängerungskabeln oder an den Zuleitungen zur Schreibtischlampe nur **zentimeterkleine** Magnetfelder und somit kein biologisches Risiko. Ich finde in vielen Innenräumen aber **metergroße** magnetische Wechselfelder. Warum? Dafür gibt es eine Reihe von Gründen, hier einige Beispiele:

1. **Technische Defekte** und **handwerkliche Fehler**. Haben sich im Laufe der Zeit technische Mängel in der Installation eingeschlichen, gibt es handwerkliche Schludereien oder defekte Geräte, dann können sich die magnetischen Felder gewaltig und uneinschätzbar 'aufblasen'.

2. **Starke Ströme**. Geht es nicht um unseren typischen Hausstrom aus dem 230-Volt-Netz, sondern um Starkstrom, dann ist mit entsprechend stärkeren Feldern zu rechnen. Hier geht es um z.B. elektrische Heizungen, Boiler und Herde. In den modernen und inzwischen überall anzutreffenden **Niedervoltanlagen**, -lampen und -geräten fließen höhere Ströme, und auch sie bewirken deshalb entsprechend stärkere Felder.

3. **Trafos, Spulen, Vorschaltgeräte**. Fließt Strom 'ungehindert' durch Kabel und Verbraucher, wie es z.B. bei normalen Glühlampen und deren Zuleitungen der Fall ist, dann sind die Felder **klein**. Muß der Strom jedoch durch **tausendundeine Spulenwindung**, z.B. durch Transformatoren, Vorschaltgeräte, Drosseln, Netzteile... hindurch, dann ist fast immer ein **viel größeres** Feld im Spiel. Viele unscheinbare Geräte haben unsichtbar eingebaute Trafos oder Vorschaltgeräte und machen im Umfeld von **bis zu einem Meter** erstaunlich starke Felder: Uhren, Küchengeräte, tragbare Kassettenrekorder, Batterieladegeräte, Anruf-

beantworter, Steckernetzteile, Babyphon, Dimmer, Antennenverstärker, Leuchtstoffröhren, Energiesparlampen, Niedervoltlampen...

4. **Motoren.** Ähnliches gilt für Geräte, die mit Motoren betrieben werden. Ein Motor ist oft ein außergewöhnlich **starker Feldverursacher**, zumindest in der näheren Umgebung **bis zu einen Meter**. Das gilt für größere Motoren in Kühlschränken, Staubsaugern und Lüftern genauso wie für kleinere Motoren in elektrischen Schreibmaschinen, Nähmaschinen, Bohrmaschinen, dem Fön, dem Küchenmixer und anderen Küchenmaschinen. Selbst die winzigen Motoren in elektrischen Zahnbürsten und Rasierapparaten schaffen in unmittelbarer Nähe von einigen Zentimetern stärkere Felder als unter Hochspannungsleitungen.

5. **Anordnung der Hin- und Rückleiter.** In jedem Kabel gibt es einen oder mehrere stromführende Leiter. Den Hinleiter, auch **Phase** genannt, und den Rückleiter, auch **Null-** oder **Neutralleiter** genannt. Der Hinleiter bringt den Strom zum Verbraucher und der Rückleiter führt ihn zurück ins öffentliche Netz. Beide Leiter transportieren Strom und bauen ein der Stromstärke entsprechendes Magnetfeld auf. Beide Leiter liegen normalerweise **eng nebeneinander** in einem Kabel. Das ist gut, weil sich die beiden Magnetfelder des Hin- und Rückleiters gegenseitig **nahezu aufheben**, sprich **kompensieren**. Um diesen Effekt zu erhöhen, werden in einigen Kabeln die Leiter miteinander verschlungen, verzopft, **verdrillt**. Vergrößere ich den **Abstand** zwischen Hin- und Rückleiter nur leicht oder führe ich die beiden Leiter räumlich voneinander getrennt, wie es oft bei **Niedervolthalogenbeleuchtungen** oder **Heizdecken** der Fall ist, dann kompensieren sich die gegenläufigen Felder immer weniger, und die Felder werden viel stärker.

6. **Ausgleichströme.** Eine andere weit verbreitete Ursache für die Entstehung von starken magnetischen Wechselfeldern sind Ausgleichströme, sogenannte **vagabundierende Ströme**. Diese entstehen z.B. bei technischen Auffälligkeiten oder Erdungsproblemen. Der elektrische Strom fließt dann nicht mehr im dafür vorgesehenen Kabel zurück, sondern über **sanitäre Installationsrohre** für Gas, Heizung, Fernwärme oder Wasser und über die **Erdung**. Strom ist ein Faulpelz, er sucht sich den Weg des geringsten Widerstandes, und paßt ihm das Wasserrohr besser als der Rückleiter, dann nimmt er eben dies. Strom auf sanitären Rohren entsteht im Haus durch auffällige Geräte oder mangelnden **Potentialausgleich**. Kritische Ausgleichströme mit kritischen Feldern findet man im Alltag recht oft und ich wundere mich nicht mehr, wenn ich auf den Wasserleitungen eines Wohnhauses einen elektrischen Strom in der Größenordnung von einigen Ampere messe. Unkompensiert fließende elektrische Ströme haben aber auf Gas-, Heizungs- oder Wasserrohren nichts zu suchen.

Magnetische Wechselfelder werden also um so **stärker**, je **mehr** Strom fließt und je **größer** der Abstand zwischen den einzelnen Leitern ist.

Teilt sich der Hin- und Rückfluß ungleich auf **verschiedene** Kabel oder sogar sanitäre Rohre auf, wie es in Häusern oder auch in den öffentlichen Straßennetzen recht oft der Fall ist, dann werden die Feldstärken unberechenbar groß. Ganze Häuser oder ganze Straßenzüge können dann unter beachtlich starker magnetischer Feldbelastung stehen.

Feldquellen draußen

Kritisch -weil kaum oder nur schwer sanierbar- ist es, wenn die magnetischen Wechselfelder unser Haus von draußen erreichen: Hochspannungs- und Niederspannungsleitungen, als Erdkabel im Boden verbuddelt oder an überirdischen Masten geführt, aber auch Trafo- und Umspannstationen draußen in der Nähe oder womöglich im eigenen Keller, durchdringen in ungünstigen Fällen mit ihren Feldern ungehindert massive Baumasse, Einrichtungsgegenstände und Körper. Von außen eindringende magnetische Felder lassen sich, im Gegensatz zu den elektrischen, praktisch **kaum abschirmen**. Hier hilft in den meisten Fällen nur ausreichender Abstand.

1. **Hochspannungsleitungen, Freileitungen.** Besonders auffällig ist die Feldstärke an Hochspannungs- und anderen Freileitungen wegen der einerseits sehr **hohen Stromstärken** in den einzelnen Leitern und der andererseits **großen Kabelabstände** zueinander.

2. **Bundesbahn.** Die **Oberleitungen** und stromführenden **Schienen** der Bundesbahn verursachen vergleichbar starke Magnetfelder wie Hochspannungsleitungen. Die **Stromstärken** sind sehr **hoch**, der **Abstand** von **Hin-** zu **Rückleiter** (Oberleitung zu Schiene) ist besonders **groß**.

3. **Straßennetz, Ringleitungen.** In den öffentlichen Straßennetzen sind es an erster Stelle die sogenannten Ringleitungen, die wegen der ungleichen Stromführung für **großflächige Magnetfelder** in Wohngebieten sorgen. Würden die in manchen Straßen ringförmig verlegten Frei- oder Erdeitungen in eine **sternförmige** Verlegung umfunktioniert, der Ring also geöffnet, dann gäbe es bis zu 90 % reduzierte Feldstärken.

4. **Transformatorenstation, Umspannwerk.** An Transformatorenstationen und deren Zuleitungen erwarten wir starke Felder, deshalb gehören diese nicht direkt neben oder sogar in Häuser. Oft sind es die **hin-** und **rückführenden Leitungen** in der näheren Umgebung der Trafostation, die den Löwenanteil der Feldintensität ausmachen. Das gilt auch für Umspannwerke und Verteilerhäuschen.

5. **Ausgleichströme.** Netz- oder Bahnströme können auch über weite Strecken über sanitäre Rohrleitungen in der Straße (Gas, Wasser, Fernwärme...) in Wohnviertel und bis ins Haus eingeschleppt werden. Da diese vagabundierende Ströme unkompensiert fließen, verursachen sie mit relativ geringen Stromstärken erstaunlich starke Felder.

Bahnstrom

Der Bahnstrom mit seiner typischen 16,7-Hertz-Frequenz ist ein weniger bekannter, großer und **flächendeckender Feldverursacher**. Die Hochspannungsoberleitung bringt den Strom (Hinleiter), die Schiene sollte ihn zurückführen (Rückleiter). Die Stromstärke ist hoch, weil der Zug viel Strom braucht, und der Abstand von Hin- und Rückleiter ist sehr groß, was den Kompensationseffekt zunichte macht. Beides zusammen zieht starke Magnetfelder nach sich.

Dazu kommt, daß die Bahntrasse nicht oder nur schlecht vom Boden isoliert ist und Ströme von der Schiene **in den Boden abfließen**. Über leitfähigen feuchten Erdboden oder sanitäre Rohre und Erdleitungen in den Straßen wird der vagabundierende Bahnstrom in unsere Wohngebiete verschleppt und kann unter ungünstigen Bedingungen noch **einige hundert Meter**, sogar bis zu einigen Kilometern von der Bahnstrecke entfernt gemessen werden. Erstaunlich, daß ich in größerem Abstand zum Bahnkörper manchmal stärkere Felder messe als am Bahnkörper selbst. Hier kommen mehrere ungünstige Faktoren und Feldverursacher zusammen, und sie schaukeln sich gegenseitig hoch.

Der Strom sucht sich auch hier den Weg des **geringsten Widerstandes**. Ist der Widerstand der Schiene nur etwas größer als der Widerstand der Umgebung, dann fließt der Bahnstrom eben über die Umgebung ab. Würde die Bundesbahn ihre Schienen besser zum Boden hin isolieren, dann wäre der Rückstrom gezwungen, in den Schienen abzufließen und in einigen zehntausend Häusern gäbe es weniger bahnstromtypischen Elektrosmog. Eigentlich sollte es die Felder nur zwischen Oberleitung und Schiene und der nächsten Umgebung geben, was möglich wäre, wenn entsprechend installiert würde.

In Innenstädten sind hunderte Häuser von den Feldern des Bahnstromes betroffen. In der Nähe einiger Bundesbahntrassen messe ich stärkere Magnetfelder als unter Hochspannungsleitungen. Einige Häuser sind derart nah an Bahnstrecken herangebaut (oder die Bahn an die Häuser), daß man vom Zug aus auf den Frühstückstisch der Bewohner gucken kann. Am Rande: Mit der Bahn fahren mag praktisch und ökologisch sein, wer aber empfindlich auf Elektrosmog reagiert, der muß wissen, daß während der Zugfahrt auf elektrifizierten Strecken selten hohe magnetische Feldstärken auf ihn einwirken.

Quantität und Qualität des Feldes

Was über elektrische Wechselfelder in Bezug auf das besondere biologische Risiko bestimmter Frequenzen und Frequenzgemische, Oberwellen und Feldstärkeschwankungen, der Körperlage und Wechselwirkungen mit anderen physikalischen oder toxischen Umweltreizen angemerkt wurde, gilt auch für die magnetischen Wechselfelder.

Wie entscheidend neben der **Feldstärke** auch die **Art des Feldes** ist, zeigen wissenschaftliche Studien. Der Medizinphysiker der Uni Lübeck, Dr. **Lebrecht von Klitzing**, berichtet von magnetischen Wechselfeldern, die bei der bundesbahntypischen Frequenz von **16,7 Hz** den **Membranstoffwechsel** der menschlichen Zelle durch Ionenverschiebung verändern. Das passiert nur bei Frequenzen um 16 Hz, bei 50 Hz oder anderen Frequenzen nicht. Dazu von Klitzing: "In diesem Frequenzbereich liegt der **Bahnstrom** mit 16,7 Hz. Damit erfährt die Elektrosmogdiskussion einen weiteren besonderen Stellenwert."

Ich habe inzwischen mehrfach beobachtet, daß Menschen in 16,7-Hz-Bundesbahnfeldern über **Bluthochdruck**, Blutdruckschwankungen und andere Probleme klagen. Verlassen sie für einige Tage diese Felder, dann verschwinden die Beschwerden, und Medikamente (meist Betablocker) können reduziert oder sogar abgesetzt werden. Kommen sie zurück, dann stellen sich die bekannten Symptome bald wieder ein und der Griff zur Tablette wird notwendig. Das gilt offensichtlich nur für Bahnstromfelder, denn in 50-Hz-Feldern beobachtete ich speziell diese Effekte nicht, auch wenn die Feldstärke vergleichbar war.

Machen Hochspannungsleitungen krank?

In Bezug auf Hochspannungsleitungen ist das Gesundheitsrisiko magnetischer Wechselfelder von Wissenschaftlern vieler Länder erforscht und veröffentlicht worden. Die Medien berichten zunehmend kritisch, und keiner zweifelt mehr, weder Skeptiker noch Stromverkäufer, an den bisher gewonnenen Erkenntnissen. Im Gegenteil, einige Arbeiten mit besorgniserregenden Resultaten sind in den USA sogar von den Elektrizitätswerken in Auftrag gegeben und teuer bezahlt worden. Es ist in Anbetracht der **alarmierenden Resultate** hoch anzurechnen, daß sie gegen die eigenen Interessen veröffentlicht und der Allgemeinbevölkerung zugänglich gemacht worden sind.

Viele Forschungen beschreiben die Zusammenhänge mit allen möglichen Krankheiten, besonders aber mit **degenerativen Prozessen** und **Krebs**. Die Leukämieanfälligkeit bei Kindern in Häusern an Hochspannungsleitungen ist nach schwedischen und amerikanischen Studien signifikant erhöht. Wirkungen auf Hormonabläufe sind bekannt, Zusammenhänge mit Selbstmorden entdeckt. Forscher fanden bei Menschen, die in der Nähe von Hochspannungsleitungen leben, Erhöhungen des Hämatokritwertes und Partialdruckes des Blutes, vegetative Dystonie und andere Streßerscheinungen, Verhaltensstörung und Reaktionsverzögerung, Immunschwäche und Veränderung der Pulsfrequenz, Migräne und Allergien, Herz- und Kreislaufstörungen, Gedächtnisschwund und Hyperaktivität, Schlaf- und Sehstörungen, Alzheimer und grauen Star, beschleunigtes Krebszellenwachstum und mehr.

Das Bundesgesundheitsamt empfiehlt bei Bebauungsplänen auf **groß-**

zügigen **Abstand** zu Hochspannungsleitungen zu achten, vorsichtshalber. Das Amt gibt zu bedenken, daß bei der Festlegung von Grenzwerten viele Unsicherheiten berücksichtigt werden müssen. Was unter "großzügiger Abstand" zu verstehen ist, das läßt die Behörde offen.

Berichte aus dem Ausland

Die Elektrizitätsgesellschaft von **Houston/Texas** wurde 1985 zur Zahlung einer 25 Millionen Dollar hohen Entschädigung an eine Privatschule verurteilt. Die Hochspannungsleitung über dem Schulgelände gefährdete die Gesundheit von 3000 Kindern. Die Richter zwangen die Elektrizitätsgesellschaft, die Trasse zu verlegen.

In der **kanadischen** Provinz **Manitoba** erklärte sich der Stromversorger auf Druck der Bevölkerung bereit, alle Wohnhäuser entlang einer 150 Kilometer langen Hochspannungstrasse aufzukaufen, um Schadensersatzforderungen zu umgehen. Die besorgten Bürger litten kurz nach Errichtung der Leitung unter zahlreichen und bisher nicht gekannten Gesundheitsstörungen: Kreislaufbeschwerden, Konzentrationsschwäche, Zerschlagenheit, Nervosität, Gereiztheit, Schmerzen. Es war wie Spuk: Neonröhren fingen in den Häusern von selbst an zu leuchten, Elektrowecker blieben stehen und die Stromzähler liefen rückwärts.

Ein Bezirksgericht der Provinz **Turin/Italien** verfügte 1988 die Verlegung einer 380-kV-Hochspannungsleitung in der Umgebung eines Wohngebietes und das Aufstellen von Warnschildern an der Trasse.

Am Stadtrand von **Madrid/Spanien** werden die beiden Orte San Sebastian und Alcobendas von zwei Hochspannungsleitungen durchzogen. Nach der Errichtung der Giganten gab es gesundheitliche Klagen, rätselhafte Krankheiten, mehr Krebs als zuvor und erstmals die hier nie aufgetretene Leukämie. Erste wissenschaftliche Untersuchungen sehen einen Zusammenhang. Die Bewohner wollen nicht länger Experimentierkaninchen sein und verlangen, die Strommasten aus bewohntem Gebiet zu verlegen. Madrids Stadträte geraten ins Schwitzen, werden die Bürger doch vom sozialistischen Bürgermeister und seinem ökologisch engagierten Gesundheitsdezernenten unterstützt.

Die Luxemburger Zeitung 'Lundi-Matin' berichtete im November 1993 über das Bauvorhaben einer 28 Meter hohen Hochspannungsleitung in den **französischen** Orten **Mondelange** und **Amnéville**. Die Anwohner der zukünftigen Trasse wehrten sich gegen diese Planung und reichten beim Gericht in Straßburg Klage ein. Der Stromversorger EdF wiegelte ab und schloß jede biologische oder ökonomische Gefahr in der Nähe der Leitung aus. Dennoch zeigte er sich bereit, 33 der 60 Häuser an der zukünftigen Hochspannungsstrecke aufzukaufen.

In **England** läuft zur Zeit ein Musterprozeß, der weltweit Beachtung findet. Es geht um zwei Hochspannungsleitungen in **Abergavenny**, einem kleinen Ort in Wales. Eine auffällige Häufung von Gehirntumoren bei den Anwohnern dieser Leitungen war der Anlaß. In England sagen die Statistiker, daß von 100.000 Einwohnern nur sieben an Hirntumoren erkranken. Die Kläger halten es daher nicht für Zufall, daß an den Hochspannungsleitungen im 200-Meter-Umkreis in kurzer Zeit vier Menschen an Hirntumoren erkrankten und zwei gestorben sind.

Ich traute meinen Augen und Ohren nicht, als ich während eines **USA**-Aufenthaltes im abendlichen **Fernsehen** nach den Nachrichten die öffentliche Warnung erlebte: Man solle unter Hochspannungsleitungen nicht oder nur kurz spazierengehen und dort keine Kinder spielen lassen, weil das Gesundheitsrisiko durch die elektrischen und magnetischen Felder für Menschen, besonders für Kinder, zu groß sei. Dagegen verkündet das deutsche **Bundesumweltministerium** in seinem aktuellen Heft 'Wir und unsere Umwelt': "Hochspannung? Keine Gefahr! Elektromagnetische Felder sind keine Schreckgespenster, sondern wesentlich harmloser als ihr Ruf."

Hochspannungstrassen fordern überall, besonders in den USA und im europäischen Ausland, mehr und mehr den Protest kritischer und gesundheitsbewußter Bürger auf heraus. Ich vermute, daß es auch bei uns über die biologischen und ökologischen Bedenken hinaus bald auch **ökonomische** Probleme für die Häuslebauer an Hochspannungstrassen geben wird. Es ist abzusehen, daß das Gesundheitsrisiko der Felder unter und neben den optisch häßlichen Strommasten bewußter wird. Daraus folgt, daß Grundstücke und Häuser stark **an Wert verlieren** und in der Käufergunst hinten anstehen werden. Bahnt sich hier eine neue Form von Altlasten an? Es spricht vieles dafür. Deshalb sollte jeder, der mit dem Gedanken an einen Grundstücks- oder Hauskauf in der unmittelbaren Nähe von Hochspannungsleitungen spielt, auch an diesen ökonomischen Aspekt denken. Das Risikobewußtsein wird in den nächsten Jahren zunehmen und durch wissenschaftliche Forschungen untermauert und bestätigt werden.

Felder à la Hochspannungsleitung

Es gibt keinen Grund, sich zu beruhigen, wenn man keine Hochspannungsleitung vor dem Haus hat. Denn viele Geräte unseres modernen Alltags verursachen die **gleichen** Felder mit vergleichbaren Feldstärken wie die unter großen Hochspannungsleitungen. Der Körper muß nur **nah genug** damit in Kontakt kommen.

Sprechen wir nicht vom feldstarken Staubsauger, vom Haarfön oder vom Rasierapparat, auch nicht von Küchengeräten und Bohrmaschinen, von elektrischen Zahnbürsten oder Fotokopierern. Mit diesen sind wir ja nur kurz in Kontakt, und sie laufen normalerweise nicht über längere Zeit direkt neben unseren Körpern, schon gar nicht, wenn wir in Ruhe schlafen wollen. Aber wenn der schon erwähnte Elektrowecker 20 Zentimeter vom Kopf entfernt auf dem Nachttisch oder der Bettablage steht, dann ist es zwar bedauerlich, aber dennoch die Wahrheit, daß dieser jede Nacht acht Stunden ein Feuerwerk von elektrischen und magnetischen Feldern verursacht, welches ziemlich genau dem unter Hochspannungsleitungen entspricht.

Die Nähe macht's. **Ein bis zwei Meter Abstand** sind meist genug, um Risiken zu vermeiden. Beim Fernseher reicht es, wenn er auf Bereitschaftsschaltung steht, um ein unnötiges Feld zu erzeugen. Das gleiche gilt für den HiFi-Turm, auch wenn nur eine Zeituhr läuft. Das Babyphon, ein Akkuladegerät, das Radio und der Kassettenrekorder, Aquarienpumpen, der Kühltruhenmotor oder ein Badezimmerboiler auf der anderen Seite der Wand, Niedervolttrafos, Netzteile für alle möglichen (und unmöglichen) Elektrogeräte... Halten wir uns alles das wenigstens dann vom Hals, wenn wir es nicht einmal brauchen: nachts. Abstand heißt die Devise. Oder besser: Raus mit dem ganzen überflüssigen Elektrokram, zumindest aus dem Schlafbereich.

Sicherungskästen zeigen große Feldstärkeunterschiede. Großzügiger Abstand ist vorsichtshalber geboten. Oft reichen auch hier schon zwei Meter. Aber nicht immer. Nur die gezielte Messung vor Ort kann hier wie in vielen anderen Fällen das letzte klärende Wort sprechen. Das gilt auch für die Zuleitungen von **Nachtstromspeicheröfen**, die nachts beim Ladevorgang die größten Felder aussenden. Schlecht, wenn die stromführenden Kabel direkt hinter dem Kopfende des Bettes durch die Wand laufen. Zum Ofen selbst reichen meist zwei Meter Distanz.

Eine **elektrische Fußbodenheizung** kann ein besonders starker Strahler sein und gehört in keinen gesunden (Schlaf-) Raum. Das ganze Zimmer ist bis zum letzten Quadratmeter voll von magnetischen Feldern, wenn die Heizung läuft oder lädt, und eben das passiert meistens leider wieder nachts, wo wir regenerieren sollten. Schalten Sie nachts die Sicherung der Heizung in den Schlafräumen aus.

Auffällig starke magnetische Wechselfelder gehen auch von **Leuchtstoffröhren** aus. Leuchtstoffröhren haben dazu den Nachteil der **Flimmerfrequenz**. Das heißt, das Gas in den Röhren geht im 50-Hz-Takt unserer Stromversorgung wie ein Stroboskop an und aus. Dieser nervende Vorgang wird vom menschlichen Auge kaum noch wahrgenommen, wirkt aber trotzdem auf das Vegetativum und wird selbst im medizinischen Wörterbuch 'Pschyrembel' als Streßfaktor ausgewiesen.

Bio-Leuchtstoffröhrenhersteller und -händler bestücken deshalb ihre Produkte mit **elektronischen Vorschaltgeräten**. Diese arbeiten mit höheren Frequenzen im Bereich einiger **zehntausend Hertz** (30-60 kHz). Sie versprechen die Reduzierung elektrischer und magnetischer Felder und auch die Eliminierung stroboskopischer Effekte. Was so

Magnetische Wechselfelder: Versteckte Stromverbraucher 79

nicht ganz stimmt, denn ein Flimmereffekt ist noch da, nur in der **höheren** Frequenz; die riskanten 50-Hz-Felder sind zwar reduziert, dafür setzen sich die **hochfrequenten Kilohertz-Felder** um so **stärker** durch. Das wiederum ist mit preiswerten Amateurmeßgeräten leider **nicht** zu erfassen, da diese für die höheren Frequenzbereiche nicht sensibel sind. Würde man mit geeigneten Profigeräten messen, dann gäbe es die Überraschung: Einige Bio-Leuchten strahlen meterweit, manchmal weiter als die normalen Röhren.

Energiesparlampen sind Leuchtstoffröhren mit den erwähnten Nachteilen. Sie machen stärkere Felder als altbewährte Glühlampen.

In einen gesunden Raum gehören keine **Dimmer**. Diese 'zerhacken' den gesamten Netzkreislauf derart, daß dadurch starke Felder, ungünstige Frequenzen und Oberwellen entstehen.

Halten Sie zwei Meter Abstand von verdächtigen Feldverursachern und bedenken Sie, daß magnetische Wechselfelder fast alle Materialien ungehindert durchwirken. Selbst Beton ist kein Hindernis. Halten Sie auch zwei Meter Abstand von **Bädern** und **Küchen**. Diese sind oft vollgespickt mit feldintensiven Geräten. Außerdem können die in den Wänden verlegten sanitären Gas- und Wasserrohre stromführend sein.

Es muß mit Feldeinwirkungen aus **Nachbarräumen** gerechnet werden. Boris Beckers Endspiel im Fernsehen macht nicht auf der Mattscheibe halt, sondern strahlt per Wechselfeld noch in den ein Meter hinter der Wand schlafenden Nachbarkörper. Vorsicht, wenn Papa und Mama sich im Wohnzimmer per TV spät unterhalten lassen und das Kind auf der anderen Seite der Wand schon lange schlafen will. Es könnte in der ersten wichtigsten Schlafphase arg gestört werden.

Verzichten Sie auf die Superkonstruktionen der kreuz und quer unter der Zimmerdecke entlanggespannten Drähte, die mit den Mini-**Niedervolthalogenlämpchen** bestückt werden. Durch den Abstand zwischen den Hin- und Rückleitern, durch den hohen Stromfluß und die dazugehörenden Transformatoren entstehen magnetische Wechselfelder einer Größenordnung, die es mit denen unter Hochspannungsleitungen prima aufnehmen oder sogar mehrfach stärker sein können.

Versteckte Stromverbraucher

Der leichtfertige Umgang mit den marktbeherrschenden Niedervoltlampen ist eine neumodische Unsitte. Deren **Transformatoren** strahlen bis über einen Meter weit. Wie die meisten versteckten Trafos, egal ob in der Digitaluhr, dem Babyphon oder in zig anderen Geräten. Oft verbrauchen diese Kleintransformatoren auch im **ausgeschalteten** Zustand Strom und strahlen, was das Zeug hält. Das heißt: Wenn auf Ihrem Nachttisch eine Niedervoltlampe steht und der Transformator befindet sich als Steckernetzteil am Ende des Zuleitungskabels, und wenn dieses Steckernetzteil in der Steckdose direkt neben oder hinter Ihrem Bett steckt, dann gibt es eben auch **nach** dem Ausschalten der Lampe weiterhin nonstop Stromverbrauch (den Sie bezahlen müssen) und kräftige Feldstärken (die Sie aushalten müssen). Warum?

Weil Sie nur die **Lampe**, also das leuchtende Birnchen schalten, den **Trafo nicht**, der hat weiterhin Netzanschluß. Den müßten Sie aus der Steckdose ziehen, um strom- und feldfrei zu sein. Ist der Trafo im **Lampenfuß** eingebaut und der Schalter oben irgendwo am Gehäuse des Glühbirnchens, dann gilt das gleiche. Sind Trafo **und** Schalter im Lampenfuß eingebaut, dann wissen wir als Otto-Durchschnitts-Verbraucher gar nicht mehr, ob er nun oder ob er nicht... Jetzt kommt es nämlich darauf an, ob die Lampe primär oder sekundär geschaltet ist, das heißt, ob der Trafo trotz Schaltung noch am Netz und somit aktiv ist, oder ob der Schalter klugerweise so installiert wurde, daß dieser die Lampe **und** den Trafo, also beides schaltet. Einige Elektrogerätehersteller fangen an, aufmerksamer zu produzieren, bei den meisten müssen wir noch aufpassen, um unnötige Risiken zu vermeiden. So habe ich z.B. bei einer elektrischen AEG-Schreibmaschine und einem motorisch verstellbaren Bett auch **nach** der Ausschaltung extreme magnetische Felder messen können (über 10.000 nT!), weil immer noch Strom verbraucht wurde; Trafo wie Motor waren fühlbar warm.

Viele Elektrogeräte haben solche nicht sichtbaren Trafos. Sie arbeiten stur nach dem gleichen Konzept: Die Geräte werden geschaltet, nicht die Trafos. Deshalb fressen sie munter weiter Strom, tagelang, wochenlang, jahrelang, nutzlos. Sie machen kritische Felder und kosten unser Geld. Sie belasten die Umwelt und forcieren den Bau des nächsten Kernkraftwerkes. Sie behindern, weil Dauerstromverbraucher, die Funktion der im Sicherungskasten eingebauten Netzfreischalter.

Erst kürzlich habe ich während einer baubiologischen Untersuchung 30 (!) solcher **versteckten Stromverbraucher** allein im Schlaftrakt der Eltern und Kinder gefunden. Bei einigen ging es um die nicht vom Netz getrennten Trafos, bei anderen um die **ständig ladenden akkubetriebenen Kleingeräte**: Elektrozahnbürsten, Rasierapparate, Munddusche, Zeitschaltuhre, Kassettenrekorder, Diktiergerät, Tischstaubsauger, Heimorgel, Nähmaschine, Fotokopierer im Flur, aufladbare Taschenlampe, schnurloses Telefon, Batterieladegerät, tragbarer Fernsehapparat, Niedervolt-Nachttischlampe mit Trafo in der Steckdose, Stehlampe mit Trafo im Fuß, Spielcomputer, Plattenspieler, Antennenverstärker, Fernseher auf Bereitschaft, Videorekorder... der Zähler im Keller drehte putzmuntere Kreise, obwohl der Hausherr absolut sicher war, keinen einzigen Stromverbraucher eingeschaltet zu haben und keinen einzigen dieser Stromverbraucher nachts zu nutzen gedachte.

Mein **Fotokopierer** verbraucht auch dann noch 35 Watt Strom, wenn er ausgeschaltet wurde. Es ist eine skandalöse Nachlässigkeit, daß Kunden darüber nicht informiert werden. Seitdem ich das weiß (weil ich es gemessen habe), ziehe ich nach Gebrauch den Stecker. Bei einer Reihe von Geräten hilft nur das **Steckerziehen** oder das nachträgliche Installieren eines **zweipoligen Schalters** an der **richtigen** Stelle, sprich **vor** den Stromfressern, damit endlich biologische, ökologische und ökonomische Ruhe herrscht. Erinnern Sie sich an die zweipolig schaltbare Steckdosenleiste oder den zweipolig schaltenden Schukostecker? An schaltbare Netzkreisläufe im Haus oder innerhalb eines Raumes? An den praktischen Funkschalter? Wir haben bei den elektrischen Wechselfeldern (ab Seite 49) darüber gesprochen.

Stündlich gehen in dieser Republik **einige Milliarden Watt** völlig ungenutzt den Bach runter, und keiner weiß es (siehe auch ab Seite 156 über 'Stromvergeudung'). Darüber sollten selbst die hiervon profitierenden Stromverkäufer nicht glücklich sein. **Stündlich** gibt es **unnötige Feldbelastungen** mit uneinschätzbaren Gesundheitsrisiken, und keiner weiß es. Darüber sollte auch die Pharmaindustrie und der auf Kostensenkung bedachte Gesundheitsminister nicht glücklich sein.

Großflächige Abschirmung schwierig

Die magnetischen Wechselfelder durchdringen, wie erwähnt, Baustoffe, Wände und Decken, Glas und Beton, Stahl und Blei, **alles** praktisch **ungehindert**, auch Menschen. Magnetische Wechselfelder induzieren im menschlichen Körper einerseits unnatürliche **Wirbelströme**, die wiederum ein **Magnetfeld** zur Folge haben, andererseits verursachen sie elektrische **Störspannungen**, die mit der **Frequenzhöhe** zunehmen. Das ist zumindest das, was die offizielle Wissenschaft bisher weiß. Ich möchte nicht wissen, was man noch nicht weiß. Die weltweite Forschungstätigkeit ist auch hier erst am Anfang.

Eine großflächige **Abschirmung** gegen magnetische Wechselfelder ist kaum möglich, es sei denn, man umkleidet den Feldverursacher oder den Raum, der feldfrei sein soll, **komplett** mit speziellen **Metallegierungen**, z.B. MU-Metall, Trafoblechen oder anderen magnetfeldreduzierenden Spezialfolien. Eines haben all diese Materialien gemein: Sie sind im häuslichen Alltag kaum einzusetzen. Wie könnte ich einen Schlafraum oder eine Hochspannungsleitung komplett in MU-Metall einpacken? Sie schirmen nicht hundertprozentig, sondern schwächen nur ab. Sie lenken die Magnetfelder um, was gezieltes meßtechnisches Vorgehen und eine gezielte Überprüfung nach der Abschirmung notwendig macht. Und sie sind teuer. Außerdem machen sie Nebenwirkungen, weil sie das natürliche Erdmagnetfeld verzerren.

In Wohnung+Gesundheit (Heft 61/1991) habe ich von meiner Abschirmaktion der **Transformatorenstation** eines großen Bürohauses in Braunschweig berichtet. Der gesundheitsbewußte Firmenchef wollte nicht, daß seine achthundert Mitarbeiter beim Betreten und Verlassen des Gebäudes oder in den angrenzenden Räumen weiter in den Einfluß der magnetischen Wechselfelder des neben dem Personaleingang errichteten Trafohauses geraten. Ich habe anhand von Modellversuchen die Dicke und die Menge des notwendigen MU-Metalls bestimmt, eine Spezialfirma hat die drei Traforäume flächendeckend an Wänden, Decken und Fußböden beklebt. Der Effekt: über 90 % Feldreduzierung. Die Gesamtkosten: über 80.000 Mark. Der außergewöhnliche Chef: "Ich tue nur, was erforderlich ist."

Die Feldstärke an **Sicherungskästen** habe ich mehrmals mit MU-Metall erfolgreich reduziert. Der ganze Kasten wurde mit einer 0,1 Millimeter dünnen Folie beklebt und in die Wand eingelassen. Feldreduzierung: 80 %. Bei einem Tiefkühltruhenmotor kam ich auf 70 %. Hier ist zu beachten, daß kleine Löcher in die Abschirmung gebohrt werden, damit Luft herankommen kann und der Motor nicht überheizt.

Auch bei feldstarken **Geräten** könnte man häufiger an die magnetische Abschirmung denken. Beispiel **Leuchtstoffröhre**: Ich habe die feldstarken **Drosseln** oder **elektronischen Vorschaltgeräte** dieser Röhren mit 0,2 Millimeter dünner MU-Metall-Folie umkleidet und siehe da, das magnetische Wechselfeld reduzierte sich um 80 % und mehr. Hier sind keine großen Mengen an MU-Metall nötig, und der Preis bleibt erschwinglich. Ein Quadratmeter der abschirmenden Metallegierung kostet immerhin ein paar hundert Mark.

Ich habe für Multiple-Sklerose-Kranke die **Motoren** der **elektrisch verstellbaren Betten** mit MU-Metall abgeschirmt, um Felder zu vermeiden. MS-Kranke sind oft angewiesen auf diese im Originalzustand elektrobiologisch riskanten Spezialbetten. Not macht erfinderisch.

Man könnte die standardmäßig in vielen Lampen und Geräten eingebauten Drosseln, Vorschaltgeräte, Netzteile und Transformatoren auch **ausbauen** und, sofern technisch möglich und zulässig, weiter vom Gerät und vom Körper **entfernt installieren**. So habe ich es mit dem feldstarken Trafo meines Tiptel-Anrufbeantworters gemacht. Seitdem darf er auf wieder meinen Schreibtisch.

Zu magnetischen Abschirmungen sollte wegen der Nebenwirkung des gestörten Erdmagnetfeldes ausreichender **Körperabstand** eingehalten werden. Wie weit, das muß die Überprüfung vor Ort ergeben. Meist reichen einige Zentimeter bis zu einem Meter.

Die großflächige magnetische Abschirmung ganzer Räume oder an Hochspannungsleitungen ist kaum durchführ- und bezahlbar. Bei kleineren Geräten kann sie, gezielt eingesetzt, sinnvoll sein. Meist hilft jedoch nur das **Ausschalten** oder **Entfernen** der Feldverursacher bzw. das **Abstandhalten** nach den Anweisungen Ihres Baubiologen.

Der Ausweg

Zivilisation und Fortschritt machen es möglich: Magnetische Wechselfelder sind unsere ständigen Wegbegleiter. Auf Schritt und Tritt begegnen wir ihnen. Kaum eine Minute, kaum ein Raum, kaum ein Quadratmeter ohne Elektrosmog. Zu Hause, in der Küche, im Bad, im Wohnzimmer, im Kinderzimmer, vor dem Fernseher, in der Hobbywerkstatt... überall. Am Arbeitsplatz, an Computern, Büromaschinen, Werkbänken, Registrierkassen, Fließbändern, Rolltreppen... überall. Beim Einkaufen unter dem flimmernden Himmel von Leuchtstoffröhren, an langen Fleischtheken und Kühltruhen, unter Klimaanlagen... überall. Beim Bummel durch die City vorbei an Trafohäusern, über im Boden spinnennetzartig verlegten Kabeln, unter Hochspannungs- und Freileitungen... überall. Elektrosmog läßt sich aus unserem zivilisierten Alltag nicht mehr wegdenken.

Und nachts? Was tagsüber unvermeidbar sein mag und schließlich auch Nutzen und Freude beschert, ist nachts verzichtbar. Nachts sind Körper und Seele besonders empfindlich. Nachts halten wir uns besonders lange und regelmäßig in unnötigen Feldern auf. Nachts brauchen wir noch nicht einmal Strom, zumindest nicht in unmittelbarer Körpernähe. Nachts ist die Zeit der Regeneration. Krankheit ist allzu oft die Folge von ununterbrochenem Dauerstreß. Der ständige unnatürliche elektromagnetische Dauersturm auf Körper und Seele muß dringend irgendwann mal unterbrochen werden. Es muß verarbeitet werden, repariert werden, verdaut werden, entspannt werden. Es müssen neue Kräfte geschöpft werden.

Nur wenn es keinerlei Unterbrechung der Reizüberflutung gibt, ist gesundheitlicher Schaden möglich. Nur wenn der Körper jahrelang nonstop belastet wird, muß mit Krankheit gerechnet werden. Keiner wird nach zehn Stückchen Zucker Diabetiker, keiner bekommt nach zehn Zigaretten Lungenkrebs, keiner nach einer Woche Hektik einen Herzinfarkt. Der unbewußte, ununterbrochene und widernatürliche Dauerstreß über lange Zeit ist die Gefahr, besonders, wenn er in einer Phase einwirkt, in der Körper und Seele nicht mit Streß rechnen: im Schlaf.

Die Menge macht's. Die Dauer macht's. Die individuelle Empfindlichkeit des Menschen macht's. Nur das über alle Maßen strapazierte Immunsystem verliert die Fähigkeit zur Gegenregulation. Nur der schon latent Kranke wird noch kränker.

Der sinnvolle und machbare Ausweg ist ein ungestörter Schlafplatz. Was sollen die ganzen ungenutzten Feldverursacher am Bett, wenn ich schlafen will? Was soll der Streß ohne Nutzen? Verändern wir nicht die ganze Welt. Verändern wir das, was besonders effektiv ist und in unserer eigenen Verantwortung liegt. Hier ist es wichtig. Hier ist es möglich. Umwelt fängt zu Hause an.

Grenzenlose Grenzwerte

In der offiziellen Wissenschaft und in der Baubiologie wird bei der Messung magnetischer Wechselfelder die Maßeinheit für die **magnetische Flußdichte** angegeben. Die Bezeichnung ist **Tesla** (T) bzw. der milliardste Teil: **Nanotesla** (nT).

Sie wissen, es gibt in Deutschland seit Januar 1997 die **Elektrosmogverordnung** für ortsfeste Anlagen mit **rechtlich verbindlichen Grenzwerten**, die Mensch und Umwelt vor Elektrosmog schützen will. Das tut sie aber nicht. Zusätzlich gelten die Empfehlungen der **Strahlenschutzkommission** und die **DIN/VDE 0848** als offiziell. Verordnung und Empfehlungen basieren auf der unhaltbaren theoretischen Annahme, daß der **einzige** biologische Effekt die Bildung von **akuten körperinternen Reizströmen** als Folge der einwirkenden Felder ist.

Der Grenzwert für magnetische 50-Hz-Felder ist nach Elektrosmogverordnung auf **100.000 Nanotesla** (nT) festgesetzt. DIN/VDE läßt am Arbeitsplatz absurde **5 Millionen nT** zu, die allgemeine Bevölkerung hat nach DIN/VDE noch **400.000 nT** zu ertragen (die Werte wurden kürzlich sogar nochmals hochgesetzt: von **100.000 nT** auf **400.000 nT**). Die amerikanische IRPA schlägt ebenfalls **100.000 nT** vor, das Bundesamt für Strahlenschutz schließt sich "unter dem Aspekt der Vorsorge" an.

Empfindliche Technologien werden von offizieller Seite konsequenter geschützt: Die offizielle **DIN/VDE-Norm 0107** läßt in medizinischen Diagnoseräumen (z.B. bei EEG-Aufzeichnungen) maximal **200 nT** zu.

Weniger unter dem fragwürdigen Aspekt der Vorsorge, sondern vielmehr im Bewußtsein der biologischen Gefahr, erarbeiteten schwedische Wissenschaftler, Berufsgenossenschaften, Gewerkschaften, Hersteller und die Regierung den schon erwähnten **TCO**-Richtwert für die magnetischen Wechselfelder an Computermonitoren: **200 nT** dürfen im Frequenzbereich von **5 bis 2000 Hz** in 30 cm Entfernung vom Bildschirm nicht überschritten werden. Im höheren Spektrum von **2 bis 400 kHz** sind es nur noch **25 nT**. Die ganze Computerwelt akzeptiert diese Richtwerte. Der etwas großzügigeren schwedischen **MPR**-Norm reichen in 50 cm Abstand vom Bildschirm **250 nT** im Band 1 von **5 bis 2000 Hz**. Im Band 2 von **2 bis 400 kHz** sind es wie bei der TCO **25 nT**.

Welch ein gewaltiger Rutsch von **5 Millionen nT** der DIN/VDE nach **200 nT** der TCO! Noch einmal die Frage: Wer wird hier von den bundesdeutschen Behörden geschützt, der Mensch oder die Stromwirtschaft? Die Stromwirtschaft! Die ist mit 80 % in der **grenzwertbestimmenden Elektrotechnischen Kommission** vertreten!

Interessant ist, daß man diese deutschen Grenzwerte an öffentlichen Elektrizitätseinrichtungen nahezu **nirgendwo** findet, neben Umspann-

Magnetische Wechselfelder: Grenzwerte-Vergleich 85

anlagen und E-Werken nicht, in der Bundes- und U-Bahn nicht, nicht einmal, wenn man sich an Transformatorenhäuser lehnt oder unter den größten Hochspannungsleitungen spazierengeht. Aber ganz nah am netzbetriebenen Rasierapparat, neben dem Elektrobohrer, an Motoren von z.B. Schreibmaschinen, Fönen und Staubsaugern, in direktem Kontakt zum Radiowecker und Niedervolttrafo, mit dem Bauch an der Nähmaschine, auf der Magnetfeldtherapiedecke von der letzten Kaffeefahrt..., da ist er dann, dieser 100.000-nT-Grenzwert der Elektrosmogverordnung, nur hier taugt er nicht, weil er nur für ortsfeste öffentliche Anlagen gilt.

Kein Wunder, daß die von der Industrie und unsinnigen Grenzwerten unabhängigen Baubiologen so viel zu tun haben...

Grenzwerte-Vergleich für magnetische Wechselfelder 50 Hz

Elektrosmogverordnung (26. BImSchV)		100.000 nT
WHO, IRPA, Strahlenschutzkommission		100.000 nT
DIN/VDE 0848 (für die Bevölkerung)		400.000 nT
DIN/VDE 0848 (für den Arbeitsplatz)		5.000.000 nT
DIN/VDE 0107 für medizinische Räume (EEG)		200 nT
DIN/VDE 0107 für medizinische Räume (EKG)		400 nT
Computernorm TCO (30 cm Bildschirm-Abstand)		200 nT
Computernorm MPR (50 cm Bildschirm-Abstand)		250 nT
Kalifornische Empfehlung für Neubau-	San Diego	200 nT
gebiete an Hochspannungsleitungen	Costa Mesa	400 nT
Schwedische Empfehlung für Kindergärten		200 nT
und Schulen an Hochspannungsleitungen		(oder 80 m Abstand)
Empfehlung kritischer Wissenschaftler weltweit		100 nT
Größte Studie der US-Umweltbehörde EPA		200 nT
Baubiologische	unauffällig	< 20 nT
Richtwerte	schwach	20 - 100 nT
für	stark	100 - 500 nT
Schlafplätze	extrem	> 500 nT

Der Bund für Umwelt und Naturschutz Deutschland **BUND** fordert seit Mai 1997 für den Daueraufenthalt in Ruhebereichen: "Will man einen gewissen Schutz und auch Vorsorge erreichen, so müssen die zulässigen Grenzwerte der 26. BImSchV (Elektrosmogverordnung) für magnetische Felder mindestens um den Faktor 10.000 gesenkt werden". Das sind 10 nT, noch etwas strenger als die baubiologische Empfehlung.

Die **Hamburger Behörde für Gesundheit, Arbeit und Soziales** fordert seit 1988 in ihrer 'Abstandsregelung für Neubauten': "Wohngebäude und Kindergärten sollten so weit von elektromagnetischen Feldverursachern entfernt sein, daß die durchschnittlichen Feldstärken städtischer Wohngebiete nicht überschritten werden." Die Behörde machte jedoch keine näheren Angaben, was denn diese "durchschnittlichen Feldstärken in städtischen Wohngebieten" sind. Auch aus anderen Städten oder Ländern in Europa oder Übersee waren uns bisher keine diesbezüglichen Veröffentlichungen bekannt.

Also machten wir uns 1993 an die Arbeit. Immerhin hatten wir, die Sachverständigen der Baubiologie Maes, inzwischen 3000 baubiologische Untersuchungen hinter uns, die meisten davon in städtischen Wohngebieten. Wäre doch gelacht, wenn wir den Hamburgern nicht sagen könnten, was Durchschnitt ist im Land. Wir können's: **20 bis 50 nT**. In diesem Bereich liegt nach unserer Erfahrung das Mittel in innerstädtischen deutschen Wohngebieten. Obwohl eine Zusammenarbeit mit der Behörde nicht geplant war und wir im Alleingang recherchierten, ist nach diesem Ergebnis jetzt klar, daß die Hamburger Umweltbehörde die Einhaltung von maximal **50 nT** bei Neubauten fordert.

Im August 1994 kam die Bestätigung aus den **USA**. Ein Forscherteam unter der Leitung von Dr. **Luciano E. Zaffanella** untersuchte 414 Privathäuser auf magnetische Wechselfelder, um einen Durchschnittswert zu bekommen und hohe Feldstärken zuordnen zu können. Die bundesweite Magnetfeldstudie nennt den Mittelwert der hier untersuchten Häuser: **35 nT**. In 20 Häusern lagen über 450 nT vor. In den meisten dieser Häuser war die Ursache in den nahen Hochspannungsleitungen und in Ausgleichsströmen auf der sanitären Installation zu finden. In vier Räumen gab es über 600 nT.

1996 veröffentlichte das **Schweizer Bundesumweltamt**: In städtischen Wohnungen gibt es im Schnitt **20-40 nT**, 5 % lagen über 650 nT.

Die Ingenieure des **Ecolog-Institutes** in Hannover, an ihrer Spitze Dr. H.-Peter Neitzke, haben nach Durchsicht der international veröffentlichten Studien **100 nT** als Richtwert für Einzelanlagen (Hochspannungsleitungen, Trafostationen, Geräte) angegeben. Ecolog hat darüber hinaus selbst Messungen durchgeführt und ebenfalls festgestellt, daß die zivilisatorische Hintergrundbelastung in Großstädten bei **50 bis 60 nT** und in ländlichen Gegenden bei **20 bis 30 nT** liegt.

Maximal **200 nT für Dauerbelastungen** forderten Ende 1996, wie schon erwähnt, elf führende Strahlenschutzexperten in den USA. Die Wissenschaftler recherchierten neun Jahre lang im Auftrag der US-Umweltbehörde EPA und sind Berater der Regierung.

Um eine sinnvolle **Vorsorge** und eine vernünftige **Nachsorge** zu gewährleisten und um Gesundheitsgefahren auszuschließen, bestehen Sie darauf, daß an Arbeitsplätzen nur nach der aktuellen TCO-Computernorm gemessen und bewertet wird. Für **Schlafplätze** sind nur die **baubiologischen Empfehlungen** und die des BUND geeignet.

Das dürfte in der Regel für die meisten Menschen gelten. Aber auch hier bestätigen Ausnahmen die Regel. Es gibt besonders elektrosensible Mitmenschen, die auf sehr niedrige Werte reagieren. Und es gibt spezifische **Frequenzfenster**, das heißt, daß ein Organismus, ein Muskel, ein Nerv... bei kleinen Feldstärken bestimmter Frequenzen oder Frequenzbereiche viel empfindlicher regiert als bei höheren Feldstärken anderer Frequenzen oder Frequenzbereiche.

Elektrosensibilität

Elektrosensible werden belächelt. Klar, nicht jeder, der sich für elektrosensibel hält, ist es auch. Klar auch, daß viele Elektrosensible gar nicht wissen, daß sie's sind. Ich möchte nicht wissen, wieviele Elektrosensible jahrelanges Leid erdulden, Ärzte sowie Krankenkassen strapazieren und nie an diesen Aspekt der Elektrosensibilität denken. Dafür werden sie grundlos als Spinner abgetan, in die Ecke der psychosomatisch Kranken gedrängt und mit Beruhigungsmitteln versorgt.

Es gibt wissenschaftliche Untersuchungen (z.B. 1991 am **Environmental Health Center** in Dallas/Texas), die nachgewiesen haben, daß es Elektrosensible gibt. Die Menschen reagieren auf schwache **alltagstypische** magnetische Felder. Über 100 Personen, die sich für entsprechend empfindsam hielten, wurden im Blindversuch geprüft und Magnetfeldern sowie Nullfeldern in zufälliger Reihenfolge ausgesetzt. Dabei wurden die von den Probanden angegebenen Symptome registriert und medizinische Messungen durchgeführt: Blutdruck, Puls, Atemfrequenz, EKG, Pupillenreaktion, Körpertemperatur und -feuchte.

Von den 100 Testpersonen reagierten **50 %** eindeutig schon bei einem **ersten Versuch** auf das Magnet- und auf das Nullfeld. Sie zeigten neurologische Wirkungen wie Zittern, Schwindel, Benommenheit und Bewußtlosigkeit. Dazu kamen Muskelschmerzen und -krämpfe, Herzklopfen und -jagen, Atemnot, Übelkeit und eine Reihe allergischer Erscheinungen. 25 % zeigten keine reproduzierbaren Reaktionen und könnten dem Placeboeffekt zugeordnet werden. Die restlichen 25 % verhielten sich erst einmal nicht eindeutig und wurden deshalb weiteren Versuchen mit **unterschiedlichen Frequenzen** bei gleichen Feldstärken ausgesetzt, und siehe da, auch diese reagierten jetzt mit ähnlichen Symptomen. Die Symptome ähnelten jenen, die man von Nahrungsmittelallergikern kennt und die bei Schwermetallvergiftungen oder Chemikalienunverträglichkeiten auftreten.

Andere Untersuchungen aus Deutschland verliefen nicht derart erfolgreich. So hat der Berliner **Diplom-Physiker Olaf Plotzke** mehrere Menschen in einen Versuchsraum gebeten, in dem magnetische Wechselfelder eingeschaltet werden konnten, ohne daß die Probanden davon wußten. Dabei ging es um reine **50-Hertz-Felder** mit Flußdichten bis zu 2000 nT. Der Test dauerte maximal 30 Minuten. In den ersten zehn Minuten gab es kein Feld, in den letzten zehn Minuten dafür andauernd. Dazwischen wurde minütlich ein- und ausgeschaltet.

Die von Plotzke getesteten Personen, die von sich behaupteten, überdurchschnittlich elektrosensibel zu sein, berichteten schon beim Start des Versuches (also in den ersten Minuten **ohne** Feld) von unangenehmen Erscheinungen wie schwerer Kopf oder Spannung im Gesicht, schmerzende Füße oder verstopfte Nase. Andere Beschwerden kamen und gingen ohne erkennbaren Zusammenhang mit den Feldern (siehe auch mein Bericht über 'Versuche zur Objektivierung der Elektrosensibilität' in Wohnung+Gesundheit, Heft 72/1994).

Seit Jahren gibt es in Deutschland **Selbsthilfevereine für Elektrosensible** mit Sitz in Bochum und München, die sich bemühen, Hilfe für Betroffene zu geben und Wissenschaftler, Ärzte und Politiker zu motivieren, sich des Problems anzunehmen.

Fallbeispiele

Welchen Stellenwert alltagsübliche magnetische Wechselfelder, wie lohnend Sanierungen sein können und was betroffene Menschen berichten, das sollen einige meiner Fallbeispiele demonstrieren:

Die verhexte Zahnarztpraxis

Ich kenne eine Zahnarztpraxis im Zentrum von Düsseldorf, in der zwei der sechs Behandlungsräume verhext zu sein schienen. Einigen Helferinnen wurde es hier übel, andere bekamen Kopfschmerzen. Eine Mitarbeiterin kollabierte regelmäßig und weigerte sich strikt, diese beiden Räume nochmals zu betreten. Der Chef spürte kaum was, aber er war offen und experimentierfreudig und wollte die baubiologische Untersuchung seiner Praxis.

Nach der meßtechnischen Recherche waren in speziell diesen beiden Räumen die Magnetfelder der Leuchtstoffröhrenanlage, abgehängt von der Decke und zu nah am Kopf des Personals, mit extremen **12.000 nT** fünfzigfach stärker als die in den anderen Behandlungsräumen. Die Drosseln der Beleuchtungskörper wurden nach meiner Anweisung ausgetauscht gegen feldärmere **elektronische Vorschaltgeräte**. Diese wurden mit MU-Metall umklebt und somit magnetisch **abgeschirmt**. Zusätzlich wurden die Lampengehäuse geerdet, um eine elektrische Feldverbesserung zu erzielen. Der Abstand zwischen Leuchte und Mensch wurde zusätzlich um 50 Zentimeter vergrößert.

Die hohen Flußdichtewerte verschwanden nach der Umrüstung der Beleuchtungskörper und mit ihnen -der Chef war begeistert- die Beschwerden seiner Mitarbeiterinnen. In den beiden 'verhexten' Räumen wurde ab sofort wieder gearbeitet.

Kopfschmerzen am Diaprojektor

Ein Bildhauer aus Neuss bat um die Hausuntersuchung, weil er vor Kopfschmerzen nicht mehr ein noch aus wußte. Seine Schmerzen traten nur tagsüber auf. Während der Arbeit fiel er zunehmend aus. Im Notfall halfen nur stärkste Zäpfchen und Tabletten. Der Künstler geriet immer mehr in Panik und befürchtete schon einen Hirntumor.

Der Schlafplatz und das ganze Haus zeigten sich in gutem baubiologischen Gleichgewicht. Hier war nichts zu holen. Im Büro jedoch war direkt am Arbeitsplatz ein ungewöhnlich starkes magnetisches Wechselfeld mit 3000 nT Flußdichte auffällig. Direkt neben dem Kopf stand ein Diaprojektor, den der Bildhauer täglich mehrere Stunden bediente, um den Kunden per Foto seine zahlreichen Arbeiten zu präsentieren.

Allein der Hinweis, den Abstand vom Kopf zum Projektor von wenigen Zentimetern auf einen Meter zu vergrößern und die Fernbedienung zu nutzen, brachte den ersehnten Erfolg. Die Flußdichte lag jetzt unter 100 nT. Es sind nie mehr Kopfschmerzen aufgetreten. Der Mann war geheilt. Die Angst vor dem Hirntumor entpuppte sich als böser Traum.

Ein modernes Bürohaus

Ein großes Werk in der Nähe von Aachen zog nebst Personal in einen Neubau nach Velbert. Schon im ersten Jahr nach dem Umzug gab es aus dem Verwaltungstrakt Klagen über Verspannung, Kopfschmerz, Übelkeit, Atemreiz, Schwindel. Es gab mehr Krankmeldungen als je zuvor. Die Messung: starke elektrische und magnetische Felder überall, an den zahlreichen Leuchtstoffröhren, Niedervoltlampen, Rechenmaschinen, Computern, Kopierern, Druckern, Datensichtgeräten...

Alles das gab es im ehemaligen Aachener Büro-Altbau nicht. Hier brachten noch einfache aber geerdete Glühlampen Licht ins Dunkel; es gab nur einen Fotokopierer, weil es noch Durchschlagpapier gab; es gab noch keine Klimaanlage, weil das Klima noch in Ordnung war; man saß zwischen Holzregalen an Holzschreibtischen, Linoleum unter den Füßen, die mechanische Schreibmaschine vor dem Bauch, den Holzstuhl unterm Hinterteil, die Blümchentapete an den Wänden.

Ganz anders im modernen Neubau: Kunststoffschreibtische, -möbel und -stühle mit Stahlrohrkonstruktionen überall und der Synthetikteppich auf Schritt und Tritt. Dichte Vinylschaumtapeten an den Wänden. Die ungeerdeten elektrischen Geräte auf den Tischen, der (ungeerdete) Kabelsalat in den integrierten Kabelschächten und die (ungeerdeten) Büromaschinen setzten die Tische derart unter Spannung, daß der dort arbeitende Mensch bei Berührung der Möbel zwischen **10 und 40 Volt** Wechselspannung an seinem Körper aufbaute.

An allen Arbeitsplätzen gab es zudem **400 bis 3000 nT** magnetischer Flußdichte. Was brauchen wir da noch Hochspannungsleitungen? Dazu kam der knisternd elektrostatisch geladene Synthetikteppich, der den gestreßten Mitarbeitern zentimeterlange Funken und schmerzhafte elektrische Schläge entlockte, das Raumklima nebst Luftionen gründlich zerstörte und die Büroluft mit Schadstoffen verpestete.

Jeder einzelne Schreibtisch wurde mit einem Kabel von der Stahlrohrkonstruktion zum Heizkörper hin geerdet, die Büromaschinen ebenfalls, der Kabelsalat in den Tischen mit leitfähigen Folien abgeschirmt. Der Teppich wurde teilweise entfernt, teilweise antistatisch behandelt und mit Naturstoffen überdeckt. Die dauerbrennenden Leuchtstoffröhren wurden nur noch dann angemacht, wenn man sie wirklich brauchte. Und das war fast nie, weil der Raum riesige Fensterfronten hatte und nach Einbruch der Dunkelheit längst Feierabend war.

Auch die Kopierer waren von der Stunde an keine Acht-Stunden-Dauerbrenner mehr, sondern wurden nur noch bei Bedarf eingeschaltet. Die feldstarken Computerbildschirme wurden abgeschirmt, einige entfernt und gegen TCO-Monitore ausgetauscht. Die Klimaanlage wurde durch reichliches Lüften ersetzt oder wenigstens unterstützt.

Alle trafobestückten Geräte wurden nachträglich mit Schaltern ausgerüstet, welche die unnötig strahlenden Transformatoren bei Nichtbedarf außer Gefecht setzten. Zu einigen besonders stark magnetisch auffälligen Büromaschinen wurde größerer Körperabstand empfohlen. Einige Niedervolthalogen-Schreibtischlampen wurden durch konventionelle 220-V-Glühlampen ersetzt, andere nachträglich geerdet.

Nicht nur, daß auf diese einfache Weise reichlich Strom gespart wurde, nein, besonders die gesundheitlichen Verbesserungen verblüfften die Firmenleitung: Die Klagen gingen unerwartet schnell zurück. Nach gut zwei Jahren kam die Rückmeldung der Personalabteilung: Die Zahl der Krankmeldungen sank um 40 %.

Schlechtes Sehen durch eine Leuchtstoffröhre

Da war der junge Mann aus Trier, der tagsüber ständig über Sehstörungen klagte und plötzlich wieder scharf sehen konnte, nachdem die Leuchtstoffröhrengelenklampe von seinem Schreibtisch verschwand. Sie machte -20 Zentimeter vom Kopf entfernt- über **2000 nT**. Dazu die nervende Flimmerfrequenz. Die Röhre verschwand im Sondermüll. Der junge Mann hatte sechs Jahre lang über zehn Ärzte konsultiert.

Die verspannte Masseurin

Im ostfriesischen Leer klagte eine 28jährige Masseurin über schmerzhafte Verspannungen mit heftigen Kopfschmerzen. Und das immer nachts. Morgens war sie regelmäßig unausgeschlafen, verkatert und krank. Massagen, Gymnastik, Fango, Elektrotherapie, Bäder, Wärme, Kälte, Akupressur..., nichts half auf Dauer.

Bei den Messungen am Nachmittag fand ich nichts Auffälliges am Schlafplatz. Aber bei einer Kontrolle am dunklen Abend heulte das Meßgerät los: Der obere Teil des Bettes zeigte im Schnitt **1000 nT**. In Kopfhöhe waren es über **2000**, einen Meter weiter in Bauchhöhe 'nur' noch **150**. Irgendwas spielte sich also hinter dem Kopf ab. Das Bett stand mit dem Kopfende an einer Außenwand. Das Feld schien von draußen zu kommen. Der Blick vom Bürgersteig auf das Haus löste das Rätsel: An der Fassade, genau in Betthöhe, leuchtete Neonlicht, ein großer bunter Werbeschriftzug eines Fachgeschäftes.

Das Bett wurde zwei Meter entfernt. Die Verspannungen und Kopfschmerzen lösten sich innerhalb weniger Wochen auf. Sie können sich vorstellen, was die genesene Masseurin ab sofort ihren zahlreichen verspannten Schmerzpatienten erzählt.

Radiowecker und Migräne

In Wohnung+Gesundheit (Heft 54/1990) habe ich von einer Kölner Heilpraktikerin berichtet, die Migränepatientinnen 'heilte', nur durch die Aufforderung, Radio- und Elektrowecker vom kopfnahen Nachttisch zu entfernen. Das waren keine Ausnahmefälle. Ich habe inzwischen 30 Migränekranke kennengelernt, die nach der Beseitigung dieser feldintensiven elektrischen Nervensägen einen klareren Kopf und, wenn überhaupt noch, viel seltener Migräneanfälle bekommen.

Babyphon bringt Baby zum Brüllen

Da war das süße Baby in Koblenz, welches den ganzen Tag lang nur Lächeln verschenkte und alle Erwachsenen verzauberte. Nur wenn es ins Bett ging, war der Zauber vorbei und das zarte Menschenkind wurde zum phonstarken Brüllbär. Die Eltern verzweifelten. Jede Nacht das gleiche nervzehrende Spiel. Jede Nacht stundenlange Schreianfälle, bis die Miniportion -klatschnaß geschwitzt- endlich vor Schwäche einnickte. Offenbar hatte man es hier mit einem lärmenden Neuankömmling zu tun, der ungern schlief. Weit gefehlt!

Die Messung ergab **600 Nanotesla** im Holzgitterbettchen. In zwanzig Zentimeter Entfernung vom Kinderkörper steckte zwischen den Stäben des Bettes einer jener Kontrollapparate namens Babyphon in der Steckdose. Damit kann man per Übertragung durchs hauseigene Elektronetz Babys Brüller auch drei Räume weiter hören. Das Ding wurde entfernt. Sofort schlief die Süße durch. Ohne Muckser. Die Eltern auch. Die riefen kurze Zeit danach an: Klein-Sarah lächelt jetzt auch nachts.

Meditation unmöglich

Die Yogalehrerin aus San Franzisko wunderte sich darüber, daß in dem einen Raum die regelmäßigen Atem- und Meditationsstunden mit ihren Gruppen therapeutisch effektiver und die allgemeine Entspannung tiefer war als in dem anderen. Sie bat mich um eine Untersuchung. In dem einen Raum gab es keine Felder. In dem anderen waren es über **500 Nanotesla** durch Leuchtstoffröhren, die Zuleitungen der Nachtstromspeicheröfen und die stromführenden Wasserrohre in den Wänden. Alles wurde saniert. Jetzt bestätigen sie und ihre Gruppe, daß die Meditationen im sanierten feldfreien Raum klarer und tiefer sind. Totale Entspannung ist wieder möglich geworden.

Ohnmacht am Staubsauger

Ich habe extrem elektrosensible Mitmenschen kennengelernt. Sie reagieren so heftig auf Elektrosmog, daß ihr Leben in der Zivilisation zur bedauernswerten Qual geworden ist. Sie reagieren schon auf kurze und sehr heftige Feldeinwirkungen, wie sie z.B. nah an Staubsaugern, Küchengeräten, Büromaschinen und Fernsehern oder in der Nähe von Hochspannungsleitungen und Bahntrassen zu messen sind, mit Übelkeit und Schwindel, Muskelschmerzen und sogar Ohnmacht. Verbindet man ihnen die Augen und führt sie durch die Stadt, so reagieren sie zuverlässig auf den Strom in unmittelbarer Nähe von Trafohäuschen oder über feldstarken Erdleitungen.

In den USA habe ich eine junge Frau kennengelernt, die jedesmal so starke und schmerzhafte Muskelkrämpfe im Einfluß magnetischer Wechselfelder bekam, daß sie sich nicht mehr auf den Beinen halten konnte und zitternd zusammenbrach. Auch ihr verbanden wir die Augen und brachten sie in alltägliche Feldsituationen, z.B. vor Fernseher oder in die Nähe von Sicherungskästen. Nach den spontan eintretenden Anfällen brauchte sie Stunden, um sich zu erholen. Die Experimente wurden, wie andere auch, auf Video aufgezeichnet.

Elektrosmog in den USA

Die meisten Messungen, die ich in den USA gemacht habe, zeigten auffällige magnetische Wechselfelder in den Wohnhäusern, obwohl gerade aus den USA kritische und warnende Elektrosmog-Studien kommen. Oft waren die mangelhaft oder gar nicht geerdeten Installationen und das Kreuz und Quer von Freileitungen die Ursache.

In den Traumstädten des kalifornischen Westens, wo wegen der Erd-

Magnetische Wechselfelder: Fallbeispiel 'Entspanntes Weinen' 93

bebengefahr große Teile der öffentlichen Elektrifizierung überirdisch als Freileitungen geführt werden und ganze Straßenzüge spinnennetzartig über und neben den Dächern verkabelt sind, habe ich noch höhere Flußdichten gemessen als in Deutschland. Auch innerstädtische Erdverkabelungen sind feldintensiver als bei uns. Selbst in den Nebenstraßen kleiner Orte gibt es starke Felder. Das liegt auch daran, daß in den USA höhere Ströme fließen, weil die Spannung in den öffentlichen Netzen niedriger ist als bei uns. Die Spannung der Haus- und Arbeitsplatzelektrifizierungen liegt drüben bei nur 110 Volt, bei uns sind es doppelt soviel: 220 Volt.

In Pacific Grove, einem hübschen Städtchen südlich von San Franzisko, gab es regelmäßige **1000 bis 2000 nT** in Wohnungen und Geschäften noch in zehn Metern Entfernung von den Erdleitungen in den Straßen. In vielen anderen Städten Kaliforniens, New Mexikos, Arizonas, Utahs oder Nevadas war es vergleichbar. In Florida habe ich 20 Meter von den allerorten geführten Freileitungen entfernt in den Häusern erstaunlich starke **500 bis 2500 nT** gemessen. Selbst auf den abgelegenen Hawaii-Inseln gab es in den Wohngebieten diese bedenklichen Größenordnungen nach US-Festland-Manier.

Entspanntes Weinen

Die 28jährige Mutter aus Prüm in der Eifel konnte nie richtig schlafen, war verspannt und morgens wie gerädert, fühlte sich schlecht und klagte über Angst und Schwindel, obwohl keinerlei medizinische Befunde vorlagen. Die wenigen Stunden, wo sie sich beschwerdefrei und glücklich fühlte, war die Urlaubszeit im Zelt. Sie ahnte nicht, warum.

Ihr Bett stand an einer Küchenwand und durch die Ausgleichströme auf den sanitären Rohren in dieser Wand kamen am Kopf und Oberkörper noch über **900 nT** an. Während sie im gestörten Bett lag, gingen der Ehemann, der Elektriker und ich in den Keller und nahmen Korrekturen an der Erde des Hauses vor, wodurch im Schlafraum die Felder verschwanden, was jedoch jetzt noch keiner wissen konnte. Aus dem Keller zurückgekehrt, fanden wir im Bett eine weinende junge Frau vor, die unter Tränen sagte: "Ich weiß nicht, was ihr da unten im Keller getan habt. Ich weiß nur, daß ich mich jetzt so fühle wie auf dem Campingplatz. Bitte laßt alles so. So ist es gut!" Die Kontrollmessung ergab im Schlafraum knappe **10 nT**, ein elektrobiologisches Erholungsklima. In den Monaten danach rief sie ab und zu an und bestätigte sichtlich entspannt, daß die körperlichen und seelischen Beschwerden mit der Entfernung der magnetischen Wechselfelder auf den stromführenden Rohren in der Wand auf immer verschwunden waren.

Übrigens: Es ist nach meinen Beobachtungen selten, daß auf Sanierungen magnetischer Felder so spontan reagiert wird. Meist sind es die elektrischen Felder, die überraschend schnelle Effekte bewirken.

Vorsicht, elektrische Fußbodenheizung

Dennis aus Venlo war gerade mal acht Jahre jung, doch sein Immunsystem war schlechter als das eines alten Mannes. Ständig krank, pausenlose Erkältungen, vereiterte Stirnhöhlen, Allergien und juckende Hautausschläge. Seine schulische Leistung schlecht und schlechter, die Konzentration gleich null, immer nervös, zappelig, überdreht.

Seine Matratze lag direkt auf dem Fußboden, und der machte über **4000 nT**. Die elektrische Fußbodenheizung schlug zu. Der Heizungskreislauf des Kinderzimmers wurde am Hauptverteiler ganz vom Netz getrennt. Jetzt kam nur noch ein kleines Restfeld von 60 nT an.

Es dauerte einige Monate, bis Dennis langsam aber sicher gesünder wurde. Heute, zwei Jahre danach, hat der Junge kaum noch Beschwerden. Das Immunsystem ist stabil. Seltene Erkältungen verschwinden, wie sie gekommen sind. Die Stirnhöhlen sind frei. In der Schule geht es bergauf. Er ist ausgeglichener und freundlicher.

Freileitung verschwand in der Erde

In Wohnung+Gesundheit (Heft 53/1989) habe ich den Briefwechsel des Büttgener Werbefachmannes Köster mit dem RWE veröffentlicht. Er spazierte nachts durch seine Räume, anstatt zu schlafen. Der Grund: stark schwankende **200 bis 500 nT** durch eine Freileitung über dem Dach. Ein wochenlanger Hickhack mit dem Stromversorger nahm seinen Lauf. Zu guter Letzt zeigte sich das RWE kooperativ und verbuddelte diese Freileitung in die Erde. Das Resultat: Werte unter **20 nT** und ein Hausherr, der nachts endlich wieder durchschläft.

Wohnen im Wohnwagen

Ebenso in Wohnung+Gesundheit (Heft 57/1990 und 76/1995) veröffentlicht, die Geschichte der 42jährigen Gerda Lesemann aus Rommerskirchen. Sie und ihr Mann, ein Architekt, lebten auf einem alten Bauerngut. Nach meinem Besuch zogen sie in einen kleinen bescheidenen Wohnwagen. Warum? Ihr Wohnhaus war wegen einer Freileitung über dem Dach mit wechselnden **400 bis 1200 nT** belastet. Es gab zusätzlich elektrische Störungen durch die desolate und nicht geerdete Uraltelektroinstallation und zahlreiche feldstarke Geräte.

Das leidgeprägte Ehepaar zog spontan jede Nacht aus ihrem 200-m^2-Haus in einen eigens für diesen Zweck gekauften 10-m^2-Gebrauchtwohnwagen, weg von der magnetisch intensiven Leitung, weg von den Feldern des Hauses. Drei Jahre hausten die beiden unter diesen Primitivbedingungen. Es ging ihnen gesundheitlich gut dabei, zurück ins kranke Haus wollte deshalb keiner mehr. Heute wohnen sie im neugebauten, baubiologisch gesunden und strahlenfreien Eigenheim.

Die Hausfrau schrieb einen Leserbrief an die Redaktion von Wohnung+Gesundheit (Heft 59/1991): "Mein Mann und ich planen ein neues Wohnhaus. Da ich eine umweltgeschädigte Frau bin, möchten wir unser neues Heim so gesund wie möglich bauen. Unser jetziges Haus ist stark gestört. Genau vor einem Jahr ging es mir so schlecht, daß ich unseren Hof nicht mehr verlassen konnte. Der Zustand kam über vier Jahre schleichend bis zum totalen Zusammenbruch. Bis dahin mußte mich mein Mann von einem Arzt zum anderen fahren. Ich war selber nicht mehr in der Lage, ein Auto zu steuern. Was war letztlich immer die Antwort der überforderten Ärzte? Depressionen! Keiner begriff, daß ich wegen des ständig erschöpften und verkateten Zustandes Depressionen bekommen mußte. Sobald ich das Haus verließ, ging ich taumelig, und ich konnte mich ohne die Stütze meines Mannes keinen Meter mehr auf den Beinen halten. Ich bekam Herzrasen und Angstzustände. Hätte mir mein Mann in dieser schweren Zeit nicht dauernd Mut zugesprochen, ich hätte mir das Leben genommen. Gott sei Dank erfuhren wir über den Naturheilkundearzt Dr. Hermann-Josef Stell aus Meerbusch von der Baubiologie. Herr Maes kam und war von der Idylle unseres Bauernhofes ganz begeistert. Aber unser schönes Wohnhaus war leider rundherum baubiologisch krank. Herr Maes hat auf unseren Wunsch unser Gelände nach einem geeigneten Platz für einen Wohnwagen untersucht. Am nächsten Tag hat mein Mann einen gebrauchten Wohnwagen gekauft. Wir haben in diesem Wohnwagen ab sofort geschlafen. Danach bin ich ein vollkommen neuer Mensch geworden! Ich kann mich wieder frei bewegen. Angstzustände kenne ich nicht mehr. Das Herzrasen ist vorbei. Mir geht es wieder gut. Und die Bluthochdruckprobleme meines Mannes sind auch besser geworden. Es wird noch etwas dauern, bis wir unser neues Haus beziehen können. Darauf freuen wir uns. Der Baubiologie und meinem Arzt verdanke ich, daß ich wieder gesund bin."

Ferienhaus in Holland

Ein Internist aus Neuss verbrachte mit seiner Familie jeden freien Tag im Ferienhaus auf der niederländischen Halbinsel Walcheren. Denn hier gab es weniger Kopfschmerzen, Kreislaufbeschwerden und allgemeines Unwohlsein als zu Hause. Zurückgeführt wurde das auf das schlechte Klima im stark industrialisierten Rheinland. Als aber eine magnetisch feldintensive Freileitung in die tiefe Erde verlegt wurde und somit **200 bis 600 nT** auf **30 bis 40 nT** zurückgingen, blieb die Familie im Laufe der Monate mehr und mehr zu Hause und überlegt sich zur Zeit, ob sie das Ferienhaus verkaufen.

Alzheimer-Krankheit

Eine 59jährige Geschäftsfrau aus Münster bekam wie aus heiterem Himmel erste Symptome der verheerenden Alzheimer-Krankheit. Das Krankheitsbild verschlechterte sich im Laufe von nur zwei Jahren rapide. In der Kopfwand ihres Schlafraumes liefen Heizungsrohre mit Ausgleichströmen: 2400 nT. In den zwei Jahren nach Eliminierung der Felder sind keine weiteren Verschlechterungen mehr eingetreten.

Multiple Sklerose und Amyotrophische Lateralsklerose

Bei elf MS-Patienten im Alter von 19 bis 48 Jahren, denen vom Arzt die baubiologische Untersuchung angeraten wurde, habe ich starke magnetische Wechselfelder, teilweise in Summation mit anderen Faktoren elektrischer, magnetischer oder toxischer Art, vorgefunden. Hier brachten die konsequent durchgeführten Sanierungen nur in zwei Fällen leichte Besserung. Einige Ärzte führen die Tatsache, daß bei vier Patienten keine fortschreitende Verschlechterung des Krankheitsbildes auftrat, auf die Streßreduzierung elektrobiologischer Art zurück.

Bei zwei ALS-Patientinnen gab es kurzfristige Symptomverbesserungen für einige Monate. Die Freude war groß, konnten sie sich doch wieder besser bewegen und hatten weniger Schmerzen. Dann setzte sich das schlecht therapierbare Krankheitsbild leider wieder durch.

Asthma, Neurodermitis

Bei Asthma und Neurodermitis wäre ich voreilig, würde ich Gesundheitsstabilisierungen auf Magnetfeld-Sanierungen zurückführen. Einiges weist zwar darauf hin, aber die gleichzeitige Verbesserung der Luftschadstoffsituation, z.B. die Reduzierung von Wohngiften und Schimmelpilzen, ist in diesen Fällen, genauso wie eine Ernährungsumstellung, stets mit durchgeführt worden und deshalb von den elektrobiologischen Maßnahmen schwer zu trennen.

Tinnitus

Einige Wissenschaftler sehen direkte Zusammenhänge zwischen den magnetischen Wechselfeldern und dem beängstigenden Ohrenpfeifen und -rauschen, dem sogenannten Tinnitus. Ich konnte nach Sanierung des auffälligen magnetischen Elektrosmogs bisher nur dreimal eine Verbesserung beobachten. Meine Essener Kollegen Rosmarie und Dr. Herbert Tobischek berichten von diesem Fall in Bochum:

Eine junge Anwältin bemerkte ab 1988 ein penetrantes Pfeifen im linken Ohr, was nicht wieder wegging. Ein Jahr später fing es auch im rechten Ohr an. Viele Ärzte wurden aufgesucht und viele Therapien ausprobiert. Nichts wirkte, im Gegenteil, es wurde schlimmer. Die Anwältin konnte kaum noch schlafen. Um das Bett herum verliefen die Zuleitungskabel eines Nachtstromspeicherofens und am Kopfende stand der Fernseher auf Bereitschaft. Die Folge: starke Magnetfelder. Nach Beseitigung der Störenfriede wurden die Ohrgeräusche sofort besser, nach vier Monaten waren sie ganz weg.

Allergien

Mir fällt von Jahr zu Jahr zunehmend auf, daß auf unerwartete und seltsame Weise eine Reihe von Allergien mit der Beseitigung von elektrischen und magnetischen Feldern verschwinden. Allergien, die offensichtlich nicht direkt hiermit in Zusammenhang zu bringen sind. Allergien auf Lebensmittel, chemische Stoffe von Farben und Klebern, natürliche Reize von Blütenpollen, Pilzen und Hausstaubmilben.

Mal wieder habe ich keine Antwort, nur Fragen. Wie kommt es, daß mit dem Elektrosmog Hausstauballergien verschwinden? Was haben Katzenhaare mit Radioweckern zu tun? Was Milcheiweiß mit Hochspannungsleitungen? Was Bahnstrom mit Pickeln und unreiner Haut?

Ich weiß aus Erfahrung, daß es Menschen gibt, die nach elektrobiologischen Sanierungen plötzlich nicht mehr auf altbekannte Allergene reagierten oder das zum Wahnsinn treibende Hautjucken aufhörte. Ich habe beobachtet, daß mit der Entfernung von auffälligen Elektrogeräten aus Schlafräumen selbst Lebensmittelallergien den Rückzug antraten, die geschundene Magenschleimhaut sich stabilisierte, der Darm florierte und Stoffwechselstörungen verschwanden.

Zuckerprobleme

Ich habe es am eigenen Körper erlebt, daß meine Zuckerprobleme nach der radikalen Ernährungsumstellung in Richtung natürlich und vollwertig zwar besser wurden, aber erst dann ganz verschwanden, nachdem ich alle elektrischen und magnetischen Felder aus meinem Schlafbereich verbannte und im Wohn- und Arbeitsbereich reduzierte. Seit Jahren bin ich medikamentenfrei. Jede medizinische Blut- und Zuckerdiagnose bestätigt erneut den Erfolg. Meine Ärzte waren platt und hätten die Geschichte wohl angezweifelt, wenn es nicht immer wieder ihre eigenen Laborwerte gewesen wären, die den Beweis lieferten.

Ich war so lange krank und psychisch fertig, daß mir mein Leben keine zehn Pfennige mehr wert schien. Heute bin ich wieder froh, ein Teil dieser faszinierenden und in jeder Beziehung abenteuerlichen Schöpfung sein zu können. Ich begrüße jeden Tag mit Dankbarkeit. Meine Welt ist nicht heil, nicht rosarot, aber sie ist wieder lebenswert. Ein guter Teil der neu gewonnenen Lebensvitalität ist zweifellos das (bio-) logische Resultat elektrischer und magnetischer Streßreduzierung.

Magenschmerzen am Computer

In den letzten fünf Jahren habe ich regelmäßig und ohne Ausnahme die Erfahrung machen müssen, daß ich nach einigen Stunden Arbeit an elektrischen Schreibmaschinen (über 2000 nT) und feldintensiven älteren Computern (etwa 500 nT) stets heftige Magenschmerzen bekam, obwohl ich nicht an einen Zusammenhang glaubte. Dreimal wurde eine Magenspiegelung gemacht: ohne Befund. Meine Beschwerden hielten stets einige Tage an, und meine Mitarbeiter bemerkten, daß ich blaß aussähe und wiesen mich dezent auf den übersäuerten Mundgeruch hin. Arbeitete ich eine Woche nicht an den Geräten, dann traten auch die Symptome nicht auf. Seitdem schreibe ich nur noch an meinem feldarmen Notebook und den neuen TCO-PCs, und siehe da, die Beschwerden kommen nicht, selbst wenn ich, wie jetzt, wochenlang und zwölf Stunden täglich an diesem Buch arbeite.

Flucht aus dem Kaufhaus

Jedesmal gehe ich mit dem besten Willen in Kaufhäuser, um in Ruhe zu bummeln und einzukaufen. Und fast jedesmal bin ich nach zehn Minuten wieder draußen. In einigen Kaufhäusern gibt es soviel Elektrosmog durch die Leuchtstoffröhren, Geräte und Einrichtungen, daß ich nach kurzer Zeit das Gefühl habe, meine Kräfte schwinden und ich nur raus will. Dazu gibt es noch die kaputte Luft und reichlich Schadstoffe, ein ungesunder Cocktail verschiedenster Streßverursacher. Erstaunlich, daß es die Angestellten da täglich acht Stunden aushalten.

Eidechsen und Schlangen verbuddeln sich

Mein Hobby ist die Pflege von Terrarientieren. Seit meiner Kindheit krabbelt und kriecht es in meinen Terrarien, und ich kenne meine Reptilien in all ihren typischen Reaktionen. Nach dem Umzug in das schon eingangs erwähnte neue Haus, welches durch eine Freileitung vom Keller bis zum Dach mit **300 bis 800 Nanotesla** belastet war, zeigten die Echsen und Schlangen absurde Verhaltensweisen.

Einige waren in den ersten Wochen ungewohnt nervös und bewegten sich rastlos durch die Terrarien, scharrten permanent an den Scheiben, kamen nie zur Ruhe. Erstmals nach 20 Jahren Kriechtiererfahrung fingen die Tiere nach einigen Monaten an, sich gegenseitig zu bekämpfen und blutig zu beißen. Nach einem Jahr wurden sie apathisch und kraftlos. Freßunlust stellte sich ein. Die einst vitalen Gesellen dösten nun in den Ecken herum. Mitten im Sommer begannen sie den Winterschlaf und verbuddelten sich tief im lauwarmen Sand. Ein einmaliges und gänzlich unnatürliches Verhalten.

Nach Verlegung der luftigen Freileitung über dem Haus in die tiefe Erde der Straße verstummten meine Meßgeräte. Es gab kaum noch Felder: **20 nT**. Am nächsten Morgen nach der Umschaltung des Stromes von der Frei- in die Erdleitung, kletterten die Eidechsen auf sehr wackeligen Beinen aus ihren unfreiwilligen Lagern. Nach einer Woche waren alle Reptilien wieder da, fraßen gierig und waren einerseits aktiv, andererseits entspannt, wie eh und je. Fast alle: Ein Viertel der Tiere hat die anstrengende Zeit nicht überlebt.

Die Hormone spinnen

Im gleichen Haus bekam meine Frau erstmalig Hormonstörungen. Schon bald nach dem Einzug klagte sie über Ziehen im Unterleib. Der Eisprung verschob sich um Wochen. Die Periode kam mal alle zehn Tage, mal alle zwei Monate. Schmerzen kamen. Der Gynäkologe verschrieb eine Hormonkur. Meine Frau war vernünftig und unfolgsam und ging nicht darauf ein. Ohne Freileitung gingen die Beschwerden weg. Sie kamen ab und zu mal wieder, aber immer nur wenn wieder überdurchschnittliche elektrische oder magnetische Feldbelastungen vorlagen, z.B. in einem Hotel. Dreimal passierte es, daß ohne unser Wissen der Netzfreischalter nicht funktionierte, da wir vergaßen, alle Stromverbraucher auszuschalten. Prompt zeigten sich ihre Symptome.

Beweise, Gegenbeweise

Ich kann nicht mehr tun, als mit meinen Fallbeispielen **Hinweise** geben. Die Hinweise entsprechen der Realität, sie sind jederzeit nachvollziehbar. Hinweise sind keine **Beweise**. Mir fehlen sowohl der Ehrgeiz, die Zeit und die wissenschaftliche Qualifikation für Beweise.

Das, was bisher jedoch von offizieller Seite jedoch für **Gegenbeweise** gehalten worden ist, sind vorschnelle Rückschlüsse, bezogen auf theoretische Berechnungen und Testvoraussetzungen, die mit dem alltäglichen Leben nicht das mindeste zu tun haben.

Wenn ich häufig genug beobachtet habe, daß der Daumen immer dann blau wird, wenn ich mit einem Hammer draufschlage, dann warne ich vor diesem unsinnigen Akt. Dabei interessiert es mich weniger, welches Gewicht der Hammer hatte, aus welchem Material er gefertigt wurde, mit welcher Geschwindigkeit er zum Daumen sauste, welchen Luftwiderstand er zu überwinden hatte oder mit welchem Druck er aufprallte. Es interessiert mich auch nicht, warum denn der Daumen blau und nicht grün wird und ob blaue Daumen gerade in Mode sind. Es interessiert mich, daß das dusselige Hämmern aufhört.

Für brauchbare und praxisnahe Beweise dürften die Forschungsvoraussetzungen schwierig zu erfüllen sein. Wie nachts im Langzeitversuch forschen? Wie die individuelle Konstitution und Empfindlichkeit einschätzen? Wie die Wechselwirkungen mit anderen technischen, toxischen und natürlichen Einflüssen erkennen und ausschließen? Wie kann man Grenzwerte zum Gesetz machen, wenn die wissenschaftliche Basis dafür mangelhaft ist und Grundlagenforschung fehlt?

Grenzwerte haben es an sich, daß sie im Laufe der Jahre in den Keller purzeln. Das war bei Formaldehyd so, bei Asbest, Nitrat, Holzschutzmitteln und Autoabgasen. Die amtliche Röntgenverordnung aus dem Jahre 1902 hielt die radioaktive Dosis von **2,5 Millionen Millirem** für unschädlich (mir sind als Kind beim Einkaufen in Schuhläden zigmal die Füße geröntgt worden, um zu sehen, ob der neue Stiefel auch wirklich paßt!). Heute besagt die gleiche Verordnung, daß **150 Millirem** schon **schädlich** sind. Die Gefährlichkeit des Lungenkrebserregers Asbest war schon **1900** bekannt und Asbestose wurde **1936** als Berufskrankheit anerkannt. Unser Gesetzgeber brauchte mehr als **90 Jahre**, um den tödlichen Stoff 1994 endlich zu verbieten.

Ich glaube, daß es beim Elektrosmog schneller gehen wird. Die Bevölkerung ist es langsam leid, sich für dumm verkaufen zu lassen und immer wieder den Kürzeren zu ziehen im makaberen Spiel 'Wirtschaftswachstum gegen Volksgesundheit'. Kein mittelmäßig aufgeklärter Verbraucher hört noch auf die verharmlosenden Sprüche der Interessenvertreter der Industrie, Wissenschaft, Werbung und Politik.

Das RWE bezieht Stellung

In der schon anfangs zitierten, interessanten Veröffentlichung des **Rheinisch-Westfälischen Elektrizitätswerkes** in Essen über die 'Baubiologische Elektroinstallation' bezieht man Stellung zum Thema 'Festlegung von Grenzwerten', mit Vorsicht.

Da ist auf Seite 1 zu lesen: "Oft vollzieht sich eine wissenschaftliche Auseinandersetzung mit den Begleiterscheinungen der technischen Zivilisation erst, wenn eine Schädigung schon eingetreten und es für vorbeugende Maßnahmen zu spät ist." Weiter geht's auf Seite 1: "Oft werden Naturwissenschaftler nicht mehr als neutrale Experten, sondern als geschickte Interessenvertreter der Industrie eingeschätzt, deren Äußerungen grundsätzlich mit Mißtrauen zu begegnen ist."

Zu den wissenschaftlichen Testvoraussetzungen beschreibt das RWE auf Seite 15: "Bei den Untersuchungen ist die maximale Dauer der Feldeinwirkungen auf 1 Stunde begrenzt. Daher gelten die Ergebnisse nur für kurzzeitige Wirkungen des magnetischen Feldes. Inwieweit diese Erkenntnisse auch auf Langzeitwirkungen übertragbar sind und ob gegebenenfalls andere Folgen zu beobachten sind, ist noch offen."

Auf Seite 18: "Die Untersuchungen umfassen immer nur sehr kleine Gruppen von 20 bis 50 Testpersonen. Damit läßt sich nur das Verhalten der überwiegenden Bevölkerungsgruppe erkennen. Ein abweichendes Verhalten von Minderheiten, wie zum Beispiel Personen, die allergisch auf Elektrizität reagieren, ist damit kaum zu erkennen..."

Und: "Die Untersuchungen umfassen nur kleine Zeiträume. Es ist zur Zeit noch unbekannt, wie der menschliche Organismus auf die dauernde Einwirkung eines elektrischen bzw. magnetischen Feldes reagiert. Es besteht die Möglichkeit einer Anpassung des Organismus oder einer gesteigerten Empfindlichkeit."

Das RWE räumt hier schon 1984 ein, daß es Personen geben kann, die auf Elektrizität **allergisch** reagieren. Elektroallergie, die neue Krankheit? In Schweden ist der Begriff Elektroallergie übrigens so normal wie Katzenhaarallergie. Leider ist die aufschlußreiche und recht sachliche Broschüre des RWE lange nicht mehr zu bekommen. Viele Anfragen bei der Elektrizitätsgesellschaft in Essen, immer die gleiche Antwort: "Vergriffen!". Eine Neuauflage sei nicht in Sicht...

Unsachliche Veröffentlichungen

Kein bißchen sachlich geht es bei anderen Veröffentlichungen zu. Einige Wissenschaftler machen sich dabei zu Interessenvertretern einer mächtigen Wirtschaftslobby. Sie ziehen falsche und voreilige Schlüsse aus praxisfremden Versuchen und propagieren Halbwahrheiten. Verharmlosung ist die Folge. Dabei bleiben die vielen elektrosensiblen Opfer uninformiert auf der Strecke und werden für überdreht oder psychisch angeschlagen verkauft. Selbst Ärzte lassen sich vor den Karren gewissenloser Untertreiber spannen und werden zu Märchenerzählern. Sie argumentieren so engagiert, daß man glauben möchte, sie leben vom Stromverkauf. Ich nenne das unterlassene Hilfeleistung. Wissenschaft ohne Wissen oder Wissenschaft ohne Gewissen?

Die Elektroindustrie und die ihr geneigten Wissenschaftler argumentieren um die Wette. Nein, schädlich sei sie nun wirklich nicht, die Elektrizität mit ihren elektrischen und magnetischen Feldern. Hier ein paar Auszüge aus verschiedenen Veröffentlichungen:

Der Sicherheitsbeauftragte

Der 'Sicherheitsbeauftragte', ein Fachblatt für die Arbeitssicherheit in der gewerblichen Wirtschaft und im öffentlichen Dienst, stellte im Juni 1990 die Frage: "Schaden Freileitungen der Gesundheit?" Na klar, natürlich nicht. Man scheut sich nicht, die Leser mit Behauptungen zu blenden, die fernab von Physik und Wissenschaft sind.

Immer wieder muß das natürliche **Erdmagnetfeld** (etwa 45.000 nT) als Bezugsgröße für den Vergleich mit den technischen Magnetfeldern unter Hochspannungsleitungen (etwa 1000-5000 nT) herhalten. Siehe da, das Erdmagnetfeld ist ja stärker als eine Hochspannungsleitung. Dabei wird verschwiegen, daß der **künstliche** Elektrosmog der Hochspannungsleitung **quantitativ** und **qualitativ** überhaupt **nichts** mit dem natürlichen Magnetfeld der Erde zu tun hat. Da ist kein Vergleich zulässig, auch nicht der ganz weit hergeholte.

Die **natürliche** magnetische Kraft, die aus der **Erde** kommt, ist frequenzlos, also **statisch**. Sie hat eine ausgeglichene, gleichbleibende Feldstärke. Sie hat sich seit Jahrmillionen positiv auf alles Leben ausgewirkt. Sie stimuliert auf unerklärliche und wunderbare Weise alle natürlichen Abläufe. Sie ist wie Sonne, Luft und Wasser ein wichtiger Teil unserer Lebensordnung.

Die **künstliche** magnetische Kraft, die uns der **Strom** beschert, funktioniert mit **Frequenzen** verschiedenster Schwingungen pro Sekunde. Sie zeigt auf Schritt und Tritt, von Minute zu Minute, von Tag zu Tag unausgeglichene, disharmonische und ständig wechselnde Feldstärken und Frequenzen. Sie ist ein brandneuer Teil unserer völlig unnatürlichen Lebensunordnung.

Nur die sich **periodisch ändernden** Wechselfelder der Technik können im Körper kritische **Ströme induzieren** und andere biologische Effekte verursachen. Die natürlichen Gleichfelder können das **nicht**. Äpfel mit Birnen zu vergleichen wäre harmloser. Hier werden zur Irreführung der Bevölkerung Pfifferlinge und Fliegenpilze in einen Topf geworfen.

Noch peinlicher ist das Jonglieren mit völlig falschen Werten. Laut 'Sicherheitsbeauftragter' hat das natürliche Erdmagnetfeld eine Intensität von 40.000 **Mikrotesla** zu haben. Zur Nachhilfe: Es hat wahrhaft nur etwa 45.000 **Nanotesla**. Welch ein gewaltiger Unterschied um eine Tausenderstelle. Kein Wunder, daß die Feldstärken unter Hochspannungsleitungen als Folge dieses 'Irrtums' im sowieso nicht zulässigen Vergleich recht harmlos aussehen.

Die Elektroindustrie erwartet von den Kritikern und Mahnern, auch von uns Baubiologen, eine saubere und streng wissenschaftliche Beweisführung. Sie zeigt sich selbst jedoch wenig vorbildhaft mit ihrem Anspruch. Da werden von selbsternannten Fachleuten putzmunter Dinge verzapft, für die es in der Schule die gerechte Fünf gäbe.

Zentralverband der Deutschen Elektrohandwerke

In Wohnung+Gesundheit (Heft 35) habe ich im schon im April 1986 auf die Veröffentlichung der Zeitschrift des Zentralverbandes der Deutschen Elektrohandwerke (ZVEH) reagiert. In deren **ZVEH-Report** über die 'Biologische Elektroinstallation' war zu lesen, daß "in Fachkreisen Übereinstimmung darüber besteht, daß die biologische Elektroinstallation nichts nutzt". Man fand es "beängstigend, daß auf biologische Installationen ausgerichtete Seminare veranstaltet werden" und befürchtete, daß "Aktivitäten auf diesem Gebiet dazu beitragen, die Elektrizitätsanwendung zu verunsichern". Man bezeichnete "die Manipulation der öffentlichen Meinung als ein verantwortungsloses Geschäft mit der Angst" und manipulierte selbst ungeniert drauf los.

Ein paar Monate später startete der ZVEH eigene Kurse zum Thema 'Biologische Elektroinstallation'. Offensichtlich waren der Drang der Elektriker nach Aufklärung und neuen Marktchancen doch überzeugender als Verbandsvorurteile.

Strom-Basiswissen: Infos der IZE

Die 'Informationszentrale der Elektrizitätswirtschaft' IZE gibt die Broschüren 'Strom-Basiswissen' und 'Strom-Themen' heraus. Im Frühjahr 1994 wurde wieder der Trick der Verharmloser eingesetzt und **Elektrosmog** mit dem **Erdmagnetfeld** verglichen. Man gibt sogar zu, daß das nicht o.k. ist, tut es aber dennoch. Redakteur **Udo Leuschner**: "Obwohl Gleichfelder nicht mit Wechselfeldern verglichen werden können, ist es doch interessant zu wissen, daß sich die Stärke der meisten technischen Magnetfelder, denen wir im Alltag begegnen, innerhalb der Stärke des Erdmagnetfeldes bewegt. Zum Beispiel beträgt die Feldstärke einer 100-Watt-Glühbirne in einem halben Meter Entfernung etwa 260 Nanotesla. Das entspricht einem Hundertfünfzigstel des Erdmagnetfeldes. Ein 1000-Watt-Bügeleisen erzeugt in zwei Metern Abstand ein Magnetfeld von etwa 2000 Nanotesla."

Einerseits versucht die IZE mit Vergleichen, die keine sind, geschickt zu untertreiben. Andererseits übertreibt sie bei den Meßwerten maßlos zu ihren eigenen Ungunsten. Denn in 50 cm Abstand von der 100-Watt-Glühbirne sind 260 Nanotesla eine Beleidigung für die Birne, es sind nämlich noch keine 10 nT. In 2 m Distanz kommt ein Bügeleisen nicht, wie angegeben, auf 2000 nT, es kommt nicht einmal auf 20 nT.

Weiter wird behauptet, daß sich Ströme auch dann im Körper bilden könnten, wenn sich dieser im Erdmagnetfeld bewegt. Das stimmt, denn theoretisch gesehen ist es egal, ob sich ein Körper in einem Magnetfeld rhythmisch bewegt oder ob er von einem sich bewegenden Magnetfeld von außen erreicht wird. Beides induziert einen der Feldstärke und Frequenz entsprechenden Strom. Nur möchte ich den Menschen kennenlernen, der nonstop mit periodischen 50-Hertz-Bewegungen tanzt, hüpft, zittert, zuckt... oder im Bett jede Nacht acht Stunden lang Pirouetten im 16,7-Hertz-Takt (plus Oberwellen) dreht...

Dieser Erdmagnetfeld-Unsinn wird zur Basis für weitere unhaltbare Spekulationen. Leuschner schreibt 1996 im IZE-Heft **'Zwischen Hokuspokus und Wissenschaft'**, daß im Erdmagnetfeld körperliche Bewegungen wie z.B. "Rad fahren, mit dem Kopf nicken und den Rumpf beugen" Körperströme der Größenordnung zivilisatorischer elektromagnetischer Einflüsse zur Folge haben sollen.

Diese IZE-Broschüre nimmt sich auch 20 meist kritische **Elektrosmogbücher** vor und belächelt, zerreißt oder beschimpft deren Inhalte und Autoren. Die "Schreckensschriften bestimmter Baubiologen" schweifen hier laut Leuschner "in magische Gefilde ab", und er warnt vor der "Baubiologie als modernem Exorzismus". Das Heft der Verbraucher-Zentrale 'Wir reden von Elektrosmog' zeige "eine Tendenz zur Dramatisierung". Das Buch 'Ein Leben unter Spannung' von Manfred Fritsch bestehe aus lauter "Schauergeschichten" und sei die reinste "Lachnummer". Heinz Steinigs Buch über 'Elektrosmog' sei "blühender Unsinn", Prof. P.C. Mayer-Taschs 'Ströme des Lebens - Ströme des Todes' "höherer Blödsinn". In Dr. H.-P. Neitzkes 'Risiko Elektrosmog' findet Leuschner "überzogene Grenzwertforderungen". Das IBN-Heft 'Elektrobiologie' von E.W. Fischer und Prof. A. Schneider ist für ihn ein "Verwirrspiel" und eine "Seifenoper". Das Heft 'Elektrosmog' des BUND hält Leuschner für "puren Unsinn" und eine "Folter beim Lesen", das Buch 'Elektrosmog' der Katalyse soll eine "einseitige Auswahl" sein. In Prof. Herbert L. Königs 'Elektrischer Strom als Umweltfaktor' stünden sehr "fragwürdige Ratschläge".

Dafür hält IZE-Leuschner das Buch 'Strahlen, Wellen, Felder' von Prof. Norbert Leitgeb (Universität Graz) für "nüchtern und informativ" und das Buch 'Elektrosmog' von Prof. Günter Nimtz (Universität Köln) für "sachkundig", sogar "erfreulich".

Kein bißchen "nüchtern und informativ" verkündete Prof. Leitgeb am 9. Dezember 1996 vor der Presse in Bonn, daß der menschliche Körper elektromagnetisch erheblich stärker strahle als ein Handy (mehr über diesen Unsinn im Kapitel 3 über elektromagnetische Wellen).

Kein bißchen "sachkundig" zeigt sich Prof. Nimtz in seinem Buch u.a. zum Thema Netzfreischalter: "Ängstlichen Menschen wird häufig zum Wucherpreis ein Netzfreischalter aufgeschwatzt, der vor den Magnetfeldern der Hausinstallationen schützen soll, indem er den Stromkreis unterbricht. Das kann deutlich billiger dadurch erreicht werden, daß alle Geräte im Haushalt ausgeschaltet werden." Laut Leuschner ist der Netzfreischalter "das Kultgerät aller E-Smog-Gläubigen und ihrer baubiologischen Priester".

Prof. Nimtz und Udo Leuschner zur elektrotechnischen Nachhilfe: Ein Netzfreischalter kann gar nicht, wie von Ihnen angegeben, vor **magnetischen** Feldern schützen, denn Magnetfelder sind die physikalische Folge von fließendem Strom, und Netzfreischalter funktionieren erst dann, wenn garantiert **kein** Strom mehr fließt. Der Netzfreischalter schützt **nur** vor **elektrischen** Feldern, die **immer** vorhanden sind, wenn lediglich **Netzanschluß** besteht. Deshalb ist die Empfehlung von Prof. Nimtz, alle Geräte auszuschalten und sich den Freischalter zu sparen, absolut falsch, denn auch und gerade **ausgeschaltete** Geräte machen elektrische Felder, oft sogar noch stärker als eingeschaltete.

Kultusminister, Lehrer und Eltern aufgepaßt: Die Informationszentrale IZE verteilt Informationsunterlagen auch an **Schulen** (als "Anregung für den Unterricht") und scheut sich nicht, das technische elektrische **Wechsel**feld von **Elektrogeräten** und **Stromleitungen** mit dem natürlichen luftelektrischen **Gleich**feld der **Atmosphäre** in einen Topf zu werfen und die Schüler so physikalisch wie biologisch auf eine sehr fragwürdige Art und Weise zu belehren.

VDE, RWE, TÜV...: Elektrosmog und noch kein Ende

Prof. Dr.-Ing. **Gerhard Honselmann** vom **VDE** (Verband Deutscher Elektrotechniker) reagiert Ende 1996 auf das Heft der Verbraucherzentralen 'Wir reden vom Elektrosmog' mit der Broschüre 'Elektromagnetische Felder und noch kein Ende'. Diese soll eine "Argumentationshilfe des VDE für Elektroingenieure" sein. Honselmann demonstriert hier seinen Glauben an die Richtigkeit offizieller Grenzwerte und hält alles andere für "gespenstische Ratschläge", "geschürte Ängste", "Horror", "Zumutung" und sogar eine "Chance für ehrgeizige Politiker, durch Abwehr unterstellter Gefahren und betonte Sorge um die angeblich bedrohte Volksgesundheit die Stimmen verängstigter Wähler zu gewinnen." Er gibt zu bedenken, daß die Grenzwerte der Elektrosmogverordnung ausreichen, und daß eine weitere Senkung dieser Grenzwerte "durch den erforderlichen Aufwand nur Schaden anrichten" könne, weil sie "der Volkswirtschaft Mittel entzieht, die sie an anderer Stelle zur echten Risikominderung, etwa beim Unfallschutz, bei der Krebsbekämpfung oder für die Schaffung neuer Arbeitsplätze, benötigt."

In ihrem Heft 'Strom' veröffentlichte das **RWE** im Januar 1996 ihren Bericht über Messungen unter Hochspannungsleitungen. RWE-Mitarbeiter **Thomas Niemann** zeigt den Zuschauern, wie ungefährlich das zu sein hat: "Wir haben hier ja nur 0,6 Mikrotesla, also noch nicht mal was vorm Komma. Sehen Sie, wie weit wir noch unter dem als unbedenklich erklärten Grenzwert liegen?" So nimmt er "den besorgten Bürgern die Angst vor elektromagnetischen Feldern". Und: "Ein Eiskunstläufer, der seine Pirouetten dreht oder ein Radfahrer, der kräftig in die Pedale tritt, müßte ja längst tot sein, wenn 0,6 Mikrotesla gefährlich wären." Anmerkung meinerseits: Die angegebenen 0,6 Mikrotesla (ein unter Hochspannungsleitungen auffällig niedriger Meßwert) entsprechen **600 Nanotesla** (drei Stellen vorm Komma), dreimal so viel wie der Computerarbeitsplatzgrenzwert, dreimal so hoch wie die Ergebnisse internationaler Studien, die bei Langzeiteinfluß den Zusammenhang mit Kinderleukämie, Hirntumoren, Hormonstörungen und einigen anderen Krankheiten gefunden haben.

In dem Fall des Kindergartens in Bergheim, der direkt neben einer 380-kV-Hochspannungsleitung liegt, protokollierte das **RWE** Anfang 1996 **4800 nT** und interpretierte den besorgten Eltern diese besorgniserregenden Werte als "sehr niedrige Feldstärken".

Im Fall einer Passauer EDV-Firma, deren Büros über einer im Keller des Hauses untergebrachten Transformatorenstation liegen, protokollierte der **TÜV-Bayern** im Juni 1997 über **35.000 nT** und interpretierte den besorgten Mitarbeitern diese noch besorgniserregenderen Werte: "Eine Gefährdung der Arbeitnehmer ist ausgeschlossen". Eine Gefährdung der Technik war auch ohne teures TÜV-Gutachten offensichtlich: Die Bilder auf den Computermonitoren zitterten um die Wette.

Das Deutsche Ärzteblatt

Das 'Deutsche Ärzteblatt' läßt, wie schon erwähnt, am 30. November 1989 ein sprühendes Feuerwerk subjektiver Meinungen von Prof. Dr.med. Dr.h.c. **Hans Schaefer** zum Thema 'Elektrizität als Gefahr' auf seine Leser los. Der Fachzeitschrift für Ärzte reicht die Erkenntnis, daß die Felder gar nicht so schlimm sein können, da sie ja "nicht einmal mit dem Finger spürbar sind". Gesundheitsgefahr läßt Schaefer erst gelten, wenn es so richtig schön knallt: beim Herzkammerflimmern nach elektrischen Schlägen oder bei extremen Feldstärken, die schon eine Erwärmung des Gewebes bewirken. Warum nicht gleich garen? Auch in weiteren Ausführungen zeigt er sich wenig überzeugend: "Man wird von einem Strom, auch wenn er nur aus einer Steckdose kommt, entweder getötet, oder man überlebt, gottlob in der Regel, die Durchströmung folgenlos." Eine besondere Delikatesse: "An die Gefahr des Stroms hat sich die Bevölkerung gewöhnt." So einfach geht das. Banale, unwissenschaftliche und weit hergeholte Vergleiche mit dem Rauchen und den Gefahren des Straßenverkehrs verzerren dank Ärzteblatt die biologische Bedeutung allgegenwärtiger Risiken elektrischer und magnetischer Strahlung. Hartnäckig vertritt der Professor im Ärzteblatt sein Märchen von der Ungefährlichkeit und gibt dennoch zu: "Die wissenschaftliche Situation ist noch unklar."

Meine Leserbriefe zu dem Editorial im Ärzteblatt sind nicht veröffentlicht worden. Es entwickelte sich ein lebhafter und kritischer Schriftwechsel zwischen mir und der Redaktion der medizinischen Fachzeitschrift. Zu guter Letzt habe ich im Ärzteblatt eine teure Anzeige aufgegeben, die darauf hinweist, daß man meine unveröffentlichten Leserbriefe, den anschließenden Briefwechsel mit dem Blatt und einige Stellungnahmen dazu als Broschüre bei mir erhalten kann. Die Reaktion der Leser war überzeugend: In drei Wochen sind 324 Postkarten und Briefe und fast 100 Anrufe von Ärzten bei mir eingegangen! Sie alle wollten sich informieren und hatten den Artikel noch in 'guter' Erinnerung. Alle haben mein ausführliches Heft bekommen. Viele bestätigten die Gefahr der Elektrofelder aus ihrer eigenen medizinischen Praxis im Umgang mit elektrosmogkranken Patienten.

Ein Elektromeister aus Solingen, selber vertraut mit den Wirkungen von Elektrosmog, schrieb an Prof. Schaefer und stellte kritische Fragen zum Ärzteblatt-Artikel. Die Antworten des Akademikers wurden als Gutachten ausgelegt und per Vorauskasse mit DM 250.-- berechnet. So begutachtete dann Hans Schaefer: "Daß elektrisch betriebene Uhren Gesundheitsstörungen verursachen, welche nach Entfernen der Uhren verschwinden, das glauben nur Narren und Scharlatane. Sollten solche Störungen auftreten, sind sie hysterisch bedingt." Auf die Frage, wie es käme, daß eine Frau mit Parkinsonscher Krankheit im Einfluß starker elektromagnetischer Felder einer Steigleitung heftig zu zittern begänne und nicht schlafen könne, nach Abschaltung der Leitung aber kaum noch zittere und ohne Medikamente durchschlafe, antwortete Schaefer: "Die geschilderte Dame zeigt typisch hysterische Reaktionen, wie sie seit Jahrzehnten in der Medizin bekannt sind." In einem späteren Fernsehinterview des ZDF ('Plus-Minus' über 'Wenn Strom krank macht', Februar '92) wird das beschleunigte Krebszellenwachstum durch Stromfelder angesprochen, und hier gibt Schaefer dann doch zu: "Zellen, die krebsig entartet sind, könnten unter elektromagnetischen Feldern schneller wachsen. Das könnte eine Verbesserung der Chance für den Krebs sein, einen Menschen zu töten."

Prof. Hans Schaefer war 24 Jahre Direktor des physiologischen Institutes an der Uni Heidelberg und 13 Jahre Direktor des Institutes für Arbeits- und Sozialmedizin. Er steht auf der Adressenliste der Deutschen Elektrotechnischen Kommission, die Richtwerte entwickelt. Er ist Ehrenpräsident der Kölner Berufsgenossenschaft für Feinmechanik und Elektrotechnik. Auf ihn hören Politiker, nach ihm richten Richter.

In Aktion: Prof. David und Prof. Stimmer

Prof. Dr.med. **Eduard David**, wissenschaftlicher Leiter der Forschungsstelle für Elektropathologie an der Universität Witten/Herdecke ist aktiv, wenn es darum geht, die Unbedenklichkeit der Elektrizität zu bescheinigen. Viele Veröffentlichungen tragen seinen gefragten Namen. Der Arzt hält sich für unabhängig von der Stromwirtschaft, obwohl er von ihr bezahlt wird. Seine Broschüre 'Elektrische und magnetische Felder in unserer Umwelt' wird von den Elektroversorgungsunternehmen kostenlos verteilt. Ich habe zwölf E-Werke angerufen und um Infos über Elektrosmog gebeten. In allen Fällen kam per Post Professor Davids Heftchen. Er hält nachteilige Wirkungen der Felder auf die Gesundheit unterhalb der DIN/VDE-Werte für ausgeschlossen. Zart läßt er dennoch durchschimmern, daß "im menschlichen Körper durch elektrische und magnetische Felder Ströme induziert werden", und daß "diese ein gesundheitliches Risiko bergen". Aber bitte: "Niemals unter den DIN/VDE-Grenzwerten!" Andersdenkende sind "Uneingeweihte".

In der WDR-Radioübertragung 'Hallo Ü-Wagen' gestand David am 17. Januar 1991: "Ich habe vorige Woche ein Stromkabel geschluckt, um bei elektrischen Belastungen im Magen zu messen, wie stark die Ströme sind, die dabei entstehen." Und er ergänzte: "Ich bin da ganz heil wieder herausgekommen!" Die pfiffige Moderatorin Carmen Thomas konterte: "Geht Ihre Vergnügungssucht mit der Forschung nicht etwas zu weit?" David: "Nein, das Kabel habe ich ja wieder entfernt." Die Journalistin: "Das sehe ich. Haben Sie denn jetzt irgendwo einen Schaden?" Der Professor: "Ich hoffe nicht." David zum Finale: "Mein Elternhaus, das steht in nur zwei Metern Entfernung neben einem Umspannwerk in Nürnberg, und wir haben alle nichts gemerkt." Dazu die Moderatorin: "Sie schlucken also nicht nur Kabel, sondern haben den Strom schon mit der Muttermilch aufgenommen."

In der WDR-Fernsehsendung 'Hier und Heute' erzählte Prof. David in Bezug auf alltägliche Elektrofelder im März 1992: "Der Organismus ist ohne weiteres in der Lage, diese Minimaleffekte zu kompensieren. Die meisten Effekte können psychologisch erklärt werden, etwa aus der Angst vor dem Strom." Zu den amerikanischen und deutschen Forschungen, die sagen, daß Krebstumore durch Elektrosmog schneller wachsen, bemerkte er: "Wir haben bisher nicht unmittelbar beobachten können, daß ein Tumor in seinem Wachstum beeinflußt würde, es sei denn, wir erhöhen den Strom so stark, daß er verschmort."

David ist gewähltes Mitglied der Forschungsstelle für Elektrokrankheiten, einer Gemeinschaft von Vertretern der Energieunternehmen. Er gehört ebenfalls zu der schon erwähnten Deutschen Elektrotechnischen Kommission, deren 17 Mitglieder für die Festlegung von Grenzwerten zuständig sind. Bei 14 Mitgliedern steht hinter deren Namen auch der Brötchengeber, z.B. Siemens, AEG, Junker, Isar-Amperwerke, Deutsche Bundesbahn, Badenwerk, Philips... 14 Stromverkäufer gegen drei 'Unabhängige'. Einer dieser drei 'Unabhängigen' ist David, der einzige Arzt. Anstatt kritisch Einspruch zu erheben und verantwortungsbewußte praxisnahe Forschung voranzutreiben, schluckt er Kabel und bricht auf Kongressen und Tagungen, bei Fernsehinterviews und in vielen Presseveröffentlichungen eine fragwürdige Lanze für den Elektrosmog, verharmlost die künstlichen Wechselfelder im unzulässigen Vergleich mit dem natürlichen Erdmagnetfeld und gräbt die Psyche als Ursache für Beschwerden aus. Die Stromindustrie hat allen Grund, von ihm begeistert zu sein.

In der Fernsehsendung 'Menschen und Märkte' vom 5. Februar 1994 sagte David zum Thema 'Elektrosmog - eine Gefahr?': "Das Bundesgesundheitsamt ist der Bevölkerung mehr verantwortlich als die technische Normungskommission", der er angehört und die, wie Sie inzwischen wissen, die Grenzwerte festlegt. Auf die Frage des Sprechers: "Sie sehen Ihre Aufgabe also nicht in einem vorbeugenden Gesundheitsschutz?", antwortete der Arzt: "So will ich das mal ausdrücken."

In der österreichischen Ärztezeitung ÖÄZ ist im Februar 1992 im Artikel über 'Spannungsfelder' aus dem akademischen Munde von Univ.-Prof. **Herbert Stimmer**, TU Wien, zu hören: "Wenn ein junger Mann zu seinem Chef gerufen wird oder ein Rendezvous mit der Freundin hat, sind die Auswirkungen, z.B. die Erhöhung der Pulsfrequenz, größer als von einer Hochspannungsleitung." Prof. Stimmer ist Chairman der europäischen Normungskommission CENELEC in Brüssel.

Elektrosmogforschung mit Tücken

Es gibt solche und solche, auch in der Wissenschaft. Einige forschen unabhängig, andere sind der Industrie geneigt. Wenige forschen am Alltag orientiert, die meisten an der Praxis vorbei. Entsprechend fallen die Ergebnisse aus. Die einen sehen nur die isolierte Zelle, andere nur ein Hormon. Der Mensch ist aber mehr als eine Anhäufung von Zellen. Dr. **Magdala Gronau** vom Ministerium für Wissenschaft und Forschung NRW kritisierte 1995 in ihrer Analyse der nordrhein-westfälischen Forschungsaktivitäten: "Es gibt mehr als 10.000 einschlägige Veröffentlichungen zum Thema Elektrosmog, doch es ergibt sich daraus nicht annähernd ein geschlossenes Bild. Es werden im wesentlichen nur einzelne Effekte beschrieben. Die meßtechnischen Randbedingungen halten oft den fachlichen Prüfungen nicht stand. Eine Vielzahl von Forschungsergebnissen erweist sich als nicht reproduzierbar."

Das Fundament, auf dem Forschung betrieben wird, kann dünn sein, das habe ich erlebt. Da wurde an einer Universität mit großem Geldaufwand eine Forschung in Bezug auf die Zusammenhänge zwischen dem Hormon **Melatonin** und Elektrosmog durchgeführt. Dabei wurden Zellen, Gewebe und die Pinealorgane, die dies Hormon bilden, aus Tieren entfernt und in einem Wärmeschrank bei 37 °C definierten magnetischen 50-Hz-Feldern ausgesetzt, die aus den zwei stromdurchflossenen Spulen einer Versuchsanordnung kamen. Das Ergebnis: keinerlei Effekte. Was nicht beachtet und von mir zufällig entdeckt wurde: In dem Wärmeschrank gab es durch die elektrische Heizung stärkere magnetische Felder als jene aus den Spulen der Versuchsanordnung.

In einer anderen Uni wurden **Hefepilzversuche** im elektrischen Feld durchgeführt und nicht berücksichtigt, daß die Elektrostatik der Kunststoff-Petrischalen, in den die Hefepilze herangezüchtet wurden, stärker war als das für den Versuch aufgebaute Feld. Ich konnte an den Petrischalen 10.000 Volt Oberflächenspannung nachweisen, was den Professoren nicht bekannt und spürbar unangenehm war.

Eine süddeutsche Uni experimentierte mit Unterstützung der Regierung mit Magnetfeldern und **menschlichen Zellen**. Wieder kam nichts dabei heraus. Der Schnitzer: Der im Mikroskop integrierte Trafo machte an der zu untersuchenden Zelle viel stärkere Magnetfelder als der Versuchsaufbau. Die Forscher wußten hiervon nichts, kritisierten aber andere Wissenschaftler und stellten deren Ergebnisse in Frage.

In einer rheinischen Universität forschte man mit **Fruchtfliegen** (Drosophila). Man wollte feststellen, ob es Reaktionsveränderungen in niederfrequenten elektrischen oder magnetischen Feldern gibt. Die elektrischen Felder kamen aus Plattenelektroden, die magnetischen aus Spulen. Elektroden und Spulen waren um die etwa 20x30cm großen Plastikbehälter herum angeordnet und wurden nach dem Zufallsprinzip ein- und ausgeschaltet. Was nicht bekannt war: Die Käfige selbst schafften eine Elektrostatik von 30.000 V/m. Dazu waren einige der Behälter in direkter Nähe elektrischer Trafos und Bildschirme plaziert, deren Magnetfelder mit bis zu 12.000 nT auf die Fliegen einwirkten, auch hier mehr als aus den Spulen der Versuchsanordnung kam.

Von amtlicher Seite

Die amtlichen Widersprüche beginnen beim ehemaligen Bundesumweltminister. Im September 1993 sagte Dr. **Klaus Töpfer** in der 'Apotheken Rundschau': "Nach dem gegenwärtigen Stand der Forschung sind die Grenzwerte ausreichend, um Bürger vor Schäden durch elektromagnetische Strahlung zu bewahren. Das gilt im beruflichen Umfeld ebenso wie im Haushalt oder in der Freizeit." Die jetzige Umweltministerin Dr. **Angela Merkel** sieht das genauso und hält ihre Wähler für ausreichend geschützt.

Der **Deutsche Bundestag** versichert am 3. März 1993 auf Anfrage der SPD: "Die Auslösung von Leukämie durch niederfrequente Felder, die z.B. von Starkstromleitungen verursacht werden, ist nicht zu erwarten. Die Bundesregierung ist der Auffassung, daß die von der Strahlenschutzkommission genannten Werte einen ausreichenden Sicherheitsstandard gewährleisten."

Die **Strahlenschutzkommission** des Bundesamtes für Strahlenschutz (BfS) sieht das nicht ganz so und berichtet in ihrem Heft: 'Schutz vor elektromagnetischen Feldern': "Die im Körper durch elektrische oder magnetische Felder induzierten Ströme können biologische Wirkungen hervorrufen." Diese Ströme werden in Milliampere pro Quadratmeter (mA/m^2) gemessen. "**Unterhalb** von **1 mA/m^2** sind keine wissenschaftlich abgesicherten biologischen Wirkungen bekannt." DIN/VDE-Grenzwerte beziehen sich aber auf Stromdichten **oberhalb** von **10 mA/m^2** und die der Elektrosmogverordnung auf Stromdichten **oberhalb** von **2 mA/m^2**. Weiter: "Der Strahlenschutzkommission ist bekannt, daß die Festlegung der Grenzwerte auf die Wirkung nur eines Umwelteinflusses zugeschnitten ist. Das Zusammenwirken mit anderen physikalischen Einflüssen und chemischen Noxen bleibt unberücksichtigt."

In den Heften 'Elektrische und magnetische Felder im Haushalt' und 'Mensch und Elektrizität' schreiben die amtlichen Strahlenschützer über Langzeitwirkungen: "Umstritten ist, ob Dauerbelastungen mit schwachen Feldern Spätwirkungen oder mittelbare Effekte hervorrufen können." Da die Forschung auf diesem Gebiet nicht abgeschlossen sei, empfiehlt das Bundesamt für Strahlenschutz, trotz der angeblichen Sicherheit aller Richtlinien und Verordnungen stets nach dem Vorsorgeprinzip zu handeln:

"**Jegliche Strahlung ist so gering wie eben möglich zu halten. Wo man Dauerbelastungen durch elektrische und magnetische Felder herabsetzen kann, da sollte man es tun.**"

Und: "Auf den Neubau von Wohnungen, Krankenhäusern, Kindergärten, Schulen und ähnlichen Einrichtungen direkt unter Hochspannungsleitungen ist zu verzichten."

Das Bundesamt für Strahlenschutz bestätigte dem WDR-Fernsehen im Februar 1994 schriftlich, daß die biologische Wirkung auch von **schwachen** elektromagnetischen Feldern als **erwiesen** gilt.

Prof. Dr.rer.nat. Dr.med. **Jürgen H. Bernhardt**, Leiter der Abteilung Medizinische Strahlenhygiene im BfS vertraute der Mediziner-Fachtageszeitung 'Medical Tribune' am 17 Januar 1992 an: "Eine wissenschaftliche Basis, die Schutzmaßnahmen gegen die Felder von Steckdosen und Radioweckern rechtfertigen könnte, gibt es nicht." Dagegen sagt er in der eben erwähnten 'Hallo-Ü-Wagen'-Sendung: "Wissenschaftlich liegen noch keine Beweise vor. Letzte Klärungen sind noch nicht erfolgt. Ich würde mein Haus nicht unter einer Hochspannungsleitung bauen." Und: "...in zehn Zentimetern Abstand von einem Radiowecker ist von den elektromagnetischen Feldern nichts zu erwarten."

Ich messe in zehn Zentimetern Entfernung von einem Radiowecker **30.000 nT** (ist das nichts?) und unter den größten Hochspannungsleitungen dagegen 'nur' **1000** bis **5000 nT**.

Am 3.1.96 sagt Bernhardt, inzwischen Vorsitzender der internationalen Strahlenschutzkommission, in einem TV-Interview über Elektrosmog ('Exakt' in VOX): "Von Haushaltgeräten geht keine Gefahr aus, das ist zu vernachlässigen, wir haben das geprüft."

Ich messe in der Nähe von Haushaltgeräten wie Mikrowellen- oder Elektroherden, Küchen- oder Nähmaschinen **1000** bis **20.000 nT**, mehr als unter Hochspannungsleitungen. Wenn das von der Strahlenschutzkommission geprüft wurde, wie kommen die dann zu dem Schluß, das sei zu vernachlässigen? Welche Maßstäbe werden hier angelegt?

Der Physiker **Dr. Rüdiger Matthes** ist beim unterbesetzten BfS der einzige zuständige Fachmann für das riesige Gebiet der elektromagnetischen Felder. Er ist Mitglied der Deutschen Elektrotechnischen Kommission, die die Grenzwerte festlegt. Er mahnte in der 'Plus-Minus'-Sendung vom Februar 1992: "Wir halten die Grenzwerte für zu hoch. Es sind Effekte und Wirkungen bekannt, die deutlich unterhalb der Grenzwerte auftreten. Wir wollten erheblich niedrigere Grenzwerte für die Allgemeinheit, konnten uns aber nicht durchsetzen, da wir von den Industrievertretern überstimmt worden sind. Es bestehen wissenschaftliche Kenntnislücken. Wir sehen dringenden Forschungsbedarf." Schon im Oktober 1988 wies Matthes in der WDR-Wissenschaftsshow darauf hin, daß Nervenzellen durch niederfrequente Magnetfelder beeinflußbar sind. Einen Schritt zurück ging er jedoch im Juli 1992, als er in der ARD-Fernsehsendung 'Bilder aus der Wissenschaft' sagte, die Grenzwerte seien ausreichend zur Vermeidung von Risiken, "nach allem, was wir bis heute wissen".

Das bayerische Umweltministerium hält seit August 1994 Leukämie-

Erkrankungen durch Elektrosmog für möglich. Als erstes Bundesland will der Freistaat deshalb Menschen, die an Hochspannungsleitungen leben, unter Beobachtung stellen. Eine gewissenhafte Studie sei laut Ministerium dringend notwendig. Die 'Lübecker Nachrichten' schreiben dazu: "Endlich wird ein Bundesland seiner Verantwortung für unser aller Gesundheit gerecht und läßt erforschen, wie schlimm Elektrosmog wirklich ist und ob Menschen z.B. in der Nähe von Hochspannungsleitungen in Gefahr sind. Bisher haben sich alle Landesregierungen und das Bundesumweltministerium damit begnügt, nur abzuwiegeln. Die Bayern sind die ersten, die Nägel mit Köpfen machen."

Das bayerische Umweltministerium forderte 1994 in seiner Fachinformation über 'Elektromagnetische Felder': "Vermeiden Sie, sich mehr als nötig elektromagnetischen Feldern auszusetzen."

Im Umweltbericht 1996 des Landkreises Fürth schreibt Landrätin Dr. **Gabriele Pauli**: "Es sollte selbstverständlich sein, unter oder nahe an Hochspannungs- und Überlandleitungen keine Wohnsiedlungen oder Einzelhäuser zu errichten."

Die niedersächsische Umweltministerin **Monika Griefahn** forderte im September 1993 schärfere Strahlenschutzgesetze und vorbeugenden Schutz gegen kritische Einflüsse elektromagnetischer Felder: "Daß wir über schädliche Wirkungen noch zu wenig wissen, bedeutet ja noch lange nicht, daß es solche Wirkungen nicht gibt." Die Ministerin forderte die Industrie auf, Elektrogeräte künftig konsequent so zu konstruieren, daß sie keine schädlichen Felder auf den Menschen und die Umwelt ausüben können. "Schweden hat mit seinen Normen für strahlungsarme Bildschirmgeräte internationale Sicherheitsstandards gesetzt. Warum sollte uns das für andere Elektrogeräte nicht gelingen?"

Das **Oberlandesgericht Frankfurt** spricht übrigens in einem Beweisbeschluß vom 26. Mai 1994 von "Personen, die an einer Elektrosensibilisierung leiden", hält also die Elektrosensibilität genauso für möglich wie das RWE die Elektroallergie.

Internationale Studien zum Gesundheitsrisiko...

Mir sind über dreihundert internationale Studien zum Gesundheitsrisiko elektromagnetischer Felder bekannt. Es gibt noch mehr. Hierbei handelt es sich oft um epidemiologische Studien mit Menschen oder um Tierversuche. Die epidemiologischen Studien werden von den Interessenvertretern der Stromwirtschaft kritisch gesehen und nicht als Beweis akzeptiert. Tierversuche lassen sich nicht ohne weiteres auf Menschen übertragen. Somit steht die von allen akzeptierte und unangreifbar wasserfeste wissenschaftliche Beweisführung noch aus.

Einige Wissenschaftler bevorzugen die Aussagekraft der epidemiolo-

Magnetische Wechselfelder: ...aus den USA

gischen Studien, weil diese bestimmte Bevölkerungsgruppen miteinander vergleichen, z.B. die durch Elektrosmog belasteten und die unbelasteten, und deshalb praxisnah sind. Die US-Umweltschutzbehörde EPA gibt ihr Priorität, da sie "die Risiken für den Menschen gut erkennen kann und eine Bewertung der Folgen vorzunehmen fähig ist".

...aus den USA und Kanada

Die amerikanische Bio-Physikerin **Nancy Wertheimer** und ihr Kollege **Ed Leeper** fanden schon 1979 überraschende Zusammenhänge: Frauen, die während ihrer Schwangerschaft elektrische Heizkissen benutzten, zeigten viel häufiger Frühgeburten. Sie fanden heraus, daß magnetische Wechselfelder der Größenordnung um **300 nT** in eindeutiger statistischer Beziehung zu der Vorkommenshäufigkeit von Krebs bei Kindern stehen. Weitere Studien in den Jahren 1982, 1987 und 1994 bestätigten die Erkenntnisse der beiden Wissenschaftler.

Eine 1982 im Auftrag der **US-Marine** durchgeführte Studie zeigt: Alltagstypische elektrische und magnetische Wechselfelder, wie sie in vielen Wohn- und Arbeitsräumen zu finden sind, können bei Langzeiteinwirkung verschiedene Krebsarten und Mißbildungen bei Kindern verursachen. Weiter ist gefunden worden, daß die Selbstmordrate mit der Höhe und Dauer des einwirkenden Elektrosmogs zunimmt.

Forschungen von **mehreren US-Wissenschaftlern** deuten darauf hin, daß ein Zusammenhang zwischen dem rätselhaften plötzlichen Säuglingstod (in den USA jährlich ca. 10.000 Babys) und dem alltäglichen bzw. allnächtlichen Elektrosmog besteht.

Eine Studie des **Gesundheitsministeriums New York** zeigt Zusammenhänge mit Kinderleukämie und Zellfunktionsstörungen.

Die **Savitz-Studie** aus Denver/Colorado kam 1988 zu gleichen Ergebnissen: Leukämie und andere Krebsarten sind im Einfluß von alltagstypischen elektrischen und magnetischen Feldern signifikant höher. Das ergaben auch die Studien anderer US-Wissenschaftler wie z.B. **W.E. Wright** (1982), **E. Calle** (1985), **F.B. Stern** (1986), **S.J. London** (1991), **M.P. Coleman** (1989), **J. Coleman** (1983), **J.P. Fulton** (1980), **M.E. Mac Dowell** (1983 und 1986) oder **S. Milham** (1982 und 1985).

486.000 Menschen, die beruflich starken elektromagnetischen Feldern ausgesetzt sind, wurden im **Staat Washington** untersucht. 60 % zeigten eine höhere Leukämierate und 75 % eine höhere Lymphdrüsenkrebsrate als die der von diesen Feldern unbelasteten Kontrollgruppe.

Der kalifornische Wissenschaftler Prof. Dr. **W. Ross Adey** vom Loma Linda Medical Center in Kalifornien hat nachgewiesen, daß Nerven-, Muskel- und Knochenmarkszellen besonders durch die uns im Alltag oft umgebenden niederfrequenten Magnetfelder beeinflußt werden. Schon Ende 1981 wies er nach, daß sie das Wachstum von Krebszellen steigern. Jahre später hat er nochmals die pathologische Reaktion von Nerven aufgezeigt. In der 'Wissenschaftsshow' des 3. WDR-Fernsehprogramms berichtete Adey 1988 von seiner Langzeitstudie, die er im Auftrag der New Yorker Energiebehörde durchführte. Auch hier war das Resultat die höhere Leukämierate bei Kindern. Ich habe Prof. Adey in den USA gesehen und er sagte wörtlich: "Es gibt unwiderlegbare Beweise für Zusammenhänge mit alltagstypischen Feldern und Krebs. Labortests zeigen, daß Zellen gestört werden. Sei vorsichtig! Halte Dich nicht lange in elektromagnetischen Feldern auf!"

In den 70er Jahren war es wieder **W. Ross Adey**, der ein Wissenschaftlerteam leitete und frequenzabhängige biologische Effekte fand. Der Kalziumionenfluß im menschlichen Gehirn zeigte sich unter Einwirkung schwacher **16-Hertz**-Felder verändert.

Dr. **Carl Blackman** von der US-Umweltschutzbehörde EPA (Environmental Protection Agency) bestätigte aufgrund eigener Forschung diese Erkenntnisse. Beide prägten den Begriff "Calcium window", d.h. Kalzium-Fenster, um darauf hinzuweisen, daß die sehr niedrigen Frequenzen unter 20 Hertz fähig sind, die Balance des Kalziumhaushaltes im Hirn zu stören. Diese Forschungsergebnisse lassen die Felder der Bundesbahn, die bei uns mit 16,7-Hz-Strom fährt, in kritischem Licht erscheinen, liegen sie doch genau in diesem Kalzium-Fenster.

Die US-Umweltbehörde **EPA** machte 1990 darauf aufmerksam, daß acht unabhängig voneinander geführte wissenschaftliche Studien übereinstimmend sagen: Kinder, welche elektromagnetischen Feldern ausgesetzt sind, leiden unter erhöhter Krebsgefahr. Die Behörde warnt ausdrücklich vor den Konsequenzen von Langzeiteinwirkungen.

Die EPA war es auch, wie schon kurz erwähnt, die 1996 die bisher umfassendste Untersuchung über die gesundheitlichen Auswirkungen elektromagnetischer Felder veröffentlichte (siehe mein Bericht 'Elektromagnetische Felder können doch Krebs verursachen' in 'Wohnung+Gesundheit', Heft 79/1996). Diese Studie wurde für den 'Nationalen Rat für Strahlenschutz NCRP', ein Beratergremium der US-Regierung, erstellt. Elf führende Strahlenschutzexperten sammelten neun Jahre lang Daten. Das Ergebnis: "Menschen, die elektromagnetischen Feldern aus Stromleitungen oder Haushaltsgeräten ausgesetzt sind, erkranken mit höherer Wahrscheinlichkeit an Krebs oder degenerativen Hirnleiden als diesbezüglich unbelastete Personen." Der 800-Seiten-Bericht, so der Sprecher der Forschergruppe Prof. W. Ross Adey, liefere eindeutige Hinweise, daß auch dem Alltag entsprechende schwache Felder die Gesundheit schädigen können, wenn sie nur langfristig einwirken; die neue Studie bestätigt zudem den jahrelangen Verdacht, daß sie bei Kindern Leukämie auslösen können.

Magnetische Wechselfelder: ...aus den USA

Die elektromagnetischen Felder, so vermuten die EPA-Forscher, greifen in das biochemische Räderwerk der Zelle ein, oder sie beeinflussen die Gene. Schließlich können Wechselwirkungen der elektromagnetischen Strahlung mit den Zellen des Immunsystems die Entstehung von Krebszellen begünstigen. Ihr Einfluß auf die Fortpflanzungsorgane läßt befürchten, daß sie auch bei Erbkrankheiten eine Rolle spielen. Die Wissenschaftler fordern, die Grenzwerte auf ein gesundheitlich unbedenkliches Maß abzusenken und schlagen **200 Nanotesla** vor. Würden die geforderten Grenzwerte zur Norm, was denkbar ist, denn einige NCRP-Empfehlungen wurden in Gesetze aufgenommen, dann wären die Folgen für unsere Industriegesellschaft enorm. Elektrogeräte müßten neu konstruiert, Leitungen und Installationen anders angelegt werden. Die Autoren wissen, daß dies nur langfristig gelingen kann. Deshalb regen sie an, das Wellenbad, dem die meisten Menschen unfreiwillig, jedoch permanent ausgesetzt sind, schrittweise zu reduzieren. So sollen Häuser, Schulen und Kindergärten künftig nicht mehr im Nahbereich elektrischer Fernleitungen gebaut werden und Überlandleitungen aus Wohngebieten verschwinden.

Eine Studie der **New Yorker Energieversorgungsunternehmen** kostete 9 Millionen Dollar und fand nach 8 Jahren Forschung: Im Einfluß alltäglicher magnetischer Wechselfelder gab es eine zwei- bis dreifach erhöhte Leukämieanfälligkeit bei Kindern. 10 bis 15 % aller Kinderkrebsfälle konnten auf die Feldeinwirkungen zurückgeführt werden.

Dr. **Marjorie Speers** vom Institut für Präventivmedizin der Uni Texas berichtete über einen Anstieg von Gehirntumoren bei Arbeitern, die regelmäßig mit magnetischen Wechselfeldern zu tun hatten. Sie erkrankten dreizehnmal häufiger als ihre unbelasteten Kollegen.

Dr. **Jerry Phillips** vom Krebsforschungszentrum St. Antonio in Texas fand heraus, daß niederfrequente Magnetfelder menschliche Krebszellen zu einer Wachstumssteigerung von 1600 % (!) und zur Vermehrung ihrer malignen Eigenschaften veranlassen.

Einer der Pioniere in Sachen Elektrosmog ist der Arzt und Wissenschaftler der New Yorker State University, Dr. **Robert O. Becker**. Er schreibt in seinem Buch 'Heilkraft und Gefahren der Elektrizität': "Magnetische Felder haben Energie und können Informationen übertragen. Körpereigene Ströme erzeugen Magnetfelder und sind von externen Magnetfeldern beeinflußbar." Die Magnetfelder unserer körpereigenen Ströme sind inzwischen mit Squid-Magnetometern meßbar. In der Medizin wird diese Technologie zur Hirndiagnostik eingesetzt. "Obwohl noch nicht feststeht, welche Mechanismen beteiligt sind, ist klar, daß niederfrequente Magnetfelder selbst bei der geringen Stärke von nur 100 nT zu entwicklungsbedingten Fehlbildungen beim Embryonalwachstum führen können. Elektromagnetische Felder erzeugen, unabhängig von der Frequenz, folgende biologische Effekte:

1. Wirkungen auf wachsende Zellen, wie die Beschleunigung der Zellteilung bei Krebszellen, 2. vermehrtes Auftreten verschiedener Krebsarten, 3. entwicklungsbedingte Fehlbildungen bei Embryos, 4. neurochemische Veränderungen, die Verhaltensabweichungen bis hin zum Selbstmord bewirken, 5. Veränderung der biologischen Zyklen und 6. Beeinträchtigung der Lernfähigkeit." Becker empfiehlt für die dauernde Belastung mit 50- und 60-Hertz-Feldern den Grenzwert von **100 nT**.

Dr. **Sam Koslov** von der John-Hopkins-Universität berichtete 1994 auf der Konferenz der EPA, wie Becker auch, über den Zusammenhang von elektromagnetischen Feldern und der Alzheimer-Krankheit.

Eine Studie der **University of North Carolina** wurde im Juli 1994 im Mitteilungsblatt des Nationalen Krebsinstitutes von Bethesda/USA veröffentlicht. Danach besteht für Frauen, die in elektrotechnischen Berufen arbeiten, ein 38 % höheres Risiko, an Brustkrebs zu sterben als für Frauen in anderen Berufen. Die Studie basiert auf einer statistischen Auswertung der Berufsarten und Todesursachen von 138.000 Frauen. Das Brustkrebsrisiko ist für Elektrotechnikerinnen um 28 %, für Elektroingenieurinnen um 70 % und für Arbeiterinnen im Bereich von Starkstromleitungen um 75 % erhöht. Diese Ergebnisse unterstützten die Befunde von vier früheren Studien, die ein erhöhtes Auftreten von Brustkrebs auch bei Männern in elektrotechnischen Berufen festgestellt hatten. Die Wissenschaftler sahen den Zusammenhang mit dem Hormon Melatonin. Eine Unterdrückung des Melatoninausstoßes durch Elektrosmog führe zum verbesserten Krebszellenwachstum und zum Anstieg des Sexualhormons Östrogen. Höhere Östrogenkonzentrationen könnten aber sowohl den Ausbruch als auch den Verlauf von Brustkrebs begünstigen.

Wissenschaftler von **13 Universitäten** und **Krebsforschungszentren** kamen zu dem Ergebnis, daß Männer, die beruflich elektromagnetischen Feldern ausgesetzt sind, mit erhöhtem Brustkrebsrisiko rechnen müssen. Projektleiter Dr. **Paul Demers** von der Universität Washington in Seattle: "Wir haben bei allen Männern, die beruflich elektromagnetischen Feldern ausgesetzt sind, ein doppelt so hohes Erkrankungsrisiko festgestellt. Für Elektriker, Telefonentstörer und Starkstromarbeiter ist das Risiko sechsmal so groß, für das Rundfunk- oder Fernmeldepersonal 2,9 mal so hoch." Die Dauer der Berufsausübung habe dabei weniger Einfluß als der Zeitpunkt des Berufseinstieges. Wer vor dem 30. Lebensjahr in den Elektrojob kam hat ein höheres Risiko als der, der später anfing. Brustkrebs bei Männern ist viel seltener als bei Frauen. Deshalb fordern die Autoren, die Studie zum Anlaß zu nehmen und den Einfluß der Felder auf Frauen genau zu prüfen.

Im Juni 1997 waren es die Wissenschaftler **D. Savitz, Z. Davanipour, E. Sobel** und **M. Feychting**, die den Zusammenhang von elektromagnetischen Arbeitsplatzbelastungen mit der Alzheimer Krankheit und

ALS (Amyotrophische Lateralsklerose, degenerative Erkrankung von Nerven und Muskeln) fanden. Savitz wertete die Daten von 140.000 Beschäftigten amerikanischer Energieunternehmen aus, das ALS-Risiko lag beim zwei- bis dreifachen im Vergleich zu den unbelasteten Kontrollgruppen. Davanipour fand bei der Kontrolle von 28 ALS-Patienten ein siebenfach erhöhtes Risiko. Sobel untersuchte 326 und Feychting 55 Alzheimer-Patienten, das Erkrankungsrisiko lag im Bereich zwischen 200 nT und 1000 nT fünffach höher.

Prof. **Patricia F. Coogan** von der Universität Boston veröffentlichte im Herbst 1996 ihre Untersuchungsergebnisse. 6888 brustkrebskranke Frauen wurden mit 9529 gesunden verglichen. Dabei war ein 43% höheres Brustkrebsrisiko bei jenen Frauen zu finden, die an elektromagnetisch auffälligen Arbeitsplätzen (Elektroingenieurinnen, Computer, Rechenzentren) tätig waren.

Melatoninforscher Prof. **Reiter** von der Universität San Antonio in Texas untersuchte 1996 an Suizid verstorbene und nach Suizidversuchen gerettete Menschen. In deren Blut war unüblich wenig Melatonin zu finden. Reiter sah den Zusammenhang mit elektromagnetischen Feldern, da die Produktion des Hormons hierdurch gedrosselt wird.

Der Veterinärwissenschaftler **J.S. Reif** und seine Mitarbeiter von der Colorado State University in Fort Collins fand 1995 nach Untersuchungen an Hunden, daß Tiere mit regelmäßigen Feldbelastungen ein bis zu 80 % höheres Lymphdrüsenkrebsrisiko zeigten als unbelastete.

Im März 1994 zeigte die kanadische Studie der **University of Toronto** und der **Mc-Gill-University of Montreal** eine Verbindung zwischen magnetischen Feldern und einigen Leukämiearten bei Erwachsenen. Die Krankheitsdaten von 31.000 Stromindustrie-Mitarbeitern wurden ausgewertet. Deren Risiko an Blutkrebs zu erkranken lag elffach höher.

Eine groß angelegte wissenschaftliche Arbeit der University of Toronto unter der Leitung von Dr. **A.B. Miller** untersuchte über 20 Jahre lang 200.000 Menschen. Die Arbeit wurde von den Elektrowerken mitfinanziert, und man kam zu dem Resultat, daß die Felder an Hochspannungsleitungen oder Haushaltgeräten Krebs auslösen können.

Die kanadische Krebsforscherin Prof. **Claire Infante-Rivard** warnte 1995 alle schwangeren Näherinnen: sie und ihre ungeborenen Kinder könnten Blutkrebs bekommen. Die Felder der Nähmaschinenmotoren seien stark und der Abstand zum Körper gering. Viele drücken ihren Bauch bei der Arbeit gegen die Maschine. Dann ist mit Feldintensitäten bis zu 100.000 nT zu rechnen.

Dr. **I. Nordenson** berichtete im Juni 1996 im kanadischen Victoria von auffälligen Chromosomenbrüchen bei Lokomotivführern. Die Exposition der Eisenbahner lag im täglichen Durchschnitt bei 2000 bis 40.000 nT mit Spitzenwerten bis 130.000 nT.

...aus Schweden, Finnland und Dänemark

Prof. L. **Alfredsson**, Wissenschaftler des Stockholmer Karolinska-Institutes, fand 1996, daß akute und chronische Leukämiearten nach Überprüfung von über 9000 Lokomotivführern und Zugschaffnern doppelt so häufig vorkamen als bei der restlichen männlichen Bevölkerung Schwedens. Diese Studie bestätigt eine vergleichbare von Dr. **Brigitta Floderus** aus dem Jahr 1994.

Der schwedische Wissenschaftler und Amtsarzt Dr. **Lennart Tomenius** beobachtete 45 elektrosmogbelastete Familien. 32 der dort lebenden Kinder sind krebskrank. Das Karolinska-Institut bestätigte 1992 nach der Auswertung mehrerer tausend Ergebnisse den Zusammenhang: krebskranke Kinder und Elektrosmog.

Das Stockholmer **Institut des Arbeitslebens** überprüfte 1996 anhand des staatlichen schwedischen Krebsregisters die Daten von 2,4 Millionen Arbeitnehmern. Demnach steigt das Krebsrisiko an Lunge, Kehlkopf, Leber und Hoden durch den Einfluß elektromagnetischer Felder am Arbeitsplatz um 40 bis 80 %. Bei diesen Feldern ging es um die Größenordnung von 200 nT.

Dr. **Maria Feychting** und Dr. **Anders Ahlbom** untersuchten 25 Jahre lang über 500.000 Schweden, die mindestens ein Jahr lang weniger als 300 Meter von Hochspannungsleitungen entfernt wohnten. Die beiden Wissenschaftler des Karolinska-Institutes veröffentlichten diese Mammutstudie zum Thema Krebs bei alltäglichen elektromagnetischen Feldern Anfang 1993: "Bei Flußdichten von **200 nT** verdoppelte sich das Krebsrisiko, wenn man dem Feld mehr als ein Drittel des Tages ausgesetzt war. Bei **290 nT** verdreifachte sich das Risiko an Lymphdrüsenleukämie zu erkranken. Bei **300 nT** stieg das Leukämierisiko für Kinder unter 15 Jahren auf das 3,8fache an. Das 'Nationale Komitee für Industrielle und Technische Entwicklung' sah in der Studie den Beweis für die Schädlichkeit von Hochspannungsleitungen. Die Zahl der untersuchten Personen war noch nie so groß. Es lagen verläßliche Angaben der schwedischen Elektrizitätsversorger zu Spannungs- und Stromstärke der Leitungen zum Zeitpunkt der Feldstärkemessungen vor. Außerdem wurden andere Faktoren wie die Lebensgewohnheit oder Luftschadstoffbelastung mitberücksichtigt.

Wieder waren es Wissenschaftler und Ärzte des Stockholmer **Karolinska-Institutes**, die nach langjährigen Untersuchungen im August 1994 veröffentlichten, daß zwischen Elektrosmog und der Alzheimer-Krankheit ein Zusammenhang besteht. Es war aufgefallen, daß Angehörige von Berufsgruppen, die alltäglich elektromagnetischer Strahlung ausgesetzt waren, besonders häufig an Alzheimer erkrankten. Schneider zum Beispiel, die täglich sehr lange an ihren feldstarken Nähmaschinen arbeiten, haben -so die Experten- ein etwa dreimal so hohes Alzheimer-Risiko.

Dr. S. Nordstrom von der Universität Umea fand heraus, daß Männer, die in elektrisch betriebenen Verschiebebahnhöfen arbeiten, mehr Kinder mit Geburtsfehlern hatten als andere.

Im April 1992 kündigte die **Universität Lulea** in einer Presseerklärung an, daß sie mit einem Kostenaufwand von 1 Million Mark das Projekt 'Elektrosanierung von staatlichen Arbeitsplätzen' unterstützen wird, um für elektrosmogärmere Arbeitsbedingungen zu sorgen. Sie will Untersuchungen einleiten und an neuen Normen arbeiten.

Das **Nationale Institut für Arbeitssicherheit** in Stockholm hat Arbeiter in Bezug auf Leukämie und Hirntumore untersucht. Prof. Birgitta Floderus im Februar 1994: "Wir haben am Arbeitsplatz Magnetfelder gemessen, und wir haben dabei zwei wichtige Ergebnisse erhalten. Es gibt tatsächlich Verbindungen zwischen bestimmten Formen der Leukämie und der Stärke des Magnetfeldes. Es gibt auch Verbindungen zwischen Hirntumoren und Magnetfeldern, überraschenderweise besonders bei jüngeren Menschen. Wenn man einen Zusammenhang zwischen Magnetfeldern und Krebs herstellen kann, dann gibt es wahrscheinlich auch Verbindungen zu anderen Krankheiten. Krebs ist nur eine besonders auffällige Erkrankung."

Eine schwedische Studie des **National Board for Measurement and Testing** (MPR) erforschte die Auswirkung der magnetischen Felder von Computermonitoren auf **Amalgamfüllungen**. Im Einfluß der Bildschirmfelder sondern die Amalgamplomben bis zu **sechsfach mehr Quecksilber** ab. Das chemische Potential der quecksilberhaltigen Metallegierung wird durch die magnetischen Felder normaler Größenordnungen verändert, und das nicht nur von Bildschirmen.

Das staatliche schwedische **Institut für Strahlenschutz** (SSI) ist der Meinung, daß der Verdacht auf einen Zusammenhang zwischen elektromagnetischen Feldern und Krebserkrankungen in den letzten Jahren gestärkt wurde und daß daraus Konsequenzen zu ziehen sind.

Das schwedische **Zentralamt für Elektrosicherheit** empfiehlt, unnötige Expositionen zu begrenzen. Seit 1990 gibt es die Empfehlung, beim Neubau von Schulen und Kindergärten in der Nähe von Hochspannungsleitungen **200 nT** nicht zu überschreiten. Das **Zentralamt für Bauverwaltung** strebt an, in Neubauten maximal **100 nT** einzuhalten und in bestehenden Gebäuden mit Rücksicht auf wirtschaftliche Konsequenzen höchstens **200 nT** als Obergrenze zu akzeptieren. Beim Neubau von Wohnhäusern wird in Stockholm ein Abstand von **50 Me-**

tern zu Hochspannungsleitungen empfohlen, in Randgebieten sind es **75 Meter** und in Gemeinden Nordschwedens **200 Meter**. Neue Kindergärten sollen einen Abstand von **80 Metern** einhalten.

In Schweden bekamen Elektrosmog-Geschädigte von der Regierung **Sanierungsgelder**. Mit diesen wurden Kabel und Geräte abgeschirmt, feldarme Installationen in Häusern eingebaut, Bildschirmarbeitsplätze verbessert und Schutzmaßnahmen zu Nachbarn durchgeführt. Die bewilligten Beträge lagen im Jahr 1982 umgerechnet zwischen 2800 und 70.000 Mark, 70 % über 7000 Mark. Von 68 Gesuchen wurden 30 bewilligt, 8 abgelehnt, weitere 30 sind in Bearbeitung. 85 % der Antragsteller(innen) waren Frauen. Heute werden im Rahmen üblicher Sparmaßnahmen immer weniger Anträge genehmigt.

In Schweden gibt es **Telefone** für Elektrosensible, die statt Kabel Luftschläuche zum Hörer führen, ähnlich wie bei Kopfhörern in Flugzeugen. Es gibt **Abschirmschränke** für Fernseher und Computer. In der Entwicklung sind **Wohnwagen** ohne Gifte und mit abgeschirmten Kabeln sowie Netzfreischaltern. Schweden hat 8 Millionen Einwohner. Man schätzt, daß **30.000** davon **elektrosensibel** sind. Über 100 sind unfähig, in Städten und elektrifizierten Wohnungen zu leben. Sie wohnen und arbeiten fern der Zivilisation im Wald.

Dänische Wissenschaftler befaßten sich mit 1707 Kindern, bei denen von 1968 bis 1986 Leukämie, Tumore des Zentralnervensystems oder maligne Lymphome entdeckt wurden und die bei der Diagnosestellung jünger als 15 Jahre waren. Das Ergebnis: ab **400 nT** gab es ein 5,6fach erhöhtes Karzinomrisiko, ab **100 nT** traten Fälle von Morbus Hodgkin (Lymphdrüsenkrebs) auf.

Das höchste **dänische Gericht** fällte am 22. Januar 1996 ein interessantes Urteil. Es ging um Wertminderungsansprüche eines Grundstückbesitzers an den Elektroversorger Elsam wegen einer Hochspannungsleitung, die über dieses Grundstück verläuft. Das Gericht erinnerte an die zahlreichen Veröffentlichungen und Forschungsergebnisse über Gesundheitsrisiken durch elektromagnetische Felder. Das hätte bei der Bevölkerung den Verdacht geweckt, daß ein ständiger Aufenthalt in der Nähe solcher Leitungen Krankheiten hervorrufen könnte. "Es muß davon ausgegangen werden, daß wegen dieses Verdachtes die Nachfrage nach solchen Grundstücken und somit der finanzielle Wert verringert wird. Es gilt als erwiesen, daß die Leitung eine Wertminderung des Grundstückes verursacht. Das höchste Gericht ist der Ansicht, daß ein Anspruch auf Entschädigung besteht, auch wenn kein direkter wissenschaftlicher Nachweis für eine hierdurch verursachte gesundheitliche Schädigung möglich ist."

Finnische Wissenschaftler untersuchten von 1970 bis 1989 die Krebsrate von 130.000 Jungen und Mädchen unter 19 Jahren, die im nahen

Umfeld von Überlandleitungen lebten. Die Rate der Tumoren des Nervensystems war ab **200 nT** signifikant erhöht.

...aus England, Frankreich und der Schweiz

Klinische Studien der drei englischen Mediziner **Monro, Choy und Smith** zeigen, daß Müdigkeit und Kopfschmerz in Zusammenhang mit elektromagnetischen Feldern stehen, denen wir im Haushalt und am Arbeitsplatz ausgesetzt sind. Weiter sind von dem Ärzteteam Migräne, Krämpfe, Drüsenschmerzen, Sprachstörungen, Atemnot, Bewußtlosigkeit und Allergien registriert worden. Die drei Wissenschaftler behaupten, daß die elektromagnetischen Felder die Basis für die meisten Allergien sind, genauso wie chemische Stoffe. Dr. C. Smith: "Die Gesundheitsbeeinflussung von Elektrofeldern zu übersehen, das heißt, man würde die Welt nur mit einem Auge betrachten."

Der Chemiker **Keith Mc Lauchlan** von der Universität Oxford sieht die Risiken so: "Magnetfelder beeinflussen die Spinzustände in einer Zelle und können die DNA schädigen. Es muß dabei kein Zusammenhang zwischen Dosis und Effekt bestehen." Mc Lauchlan hat bei seinen Versuchen ein Feld um den Faktor 1000 verstärkt und dabei keinen entsprechend verstärkten biologischen Negativeffekt festgestellt.

Die **britische Regierung** sah sich Anfang 1993 genötigt, eine Aufklärungskampagne zu starten, da die in England produzierten Elektrogeräte offensichtlich besonders elektrosmogauffällig waren. Dabei ging es weniger um biologische Gefahren, sondern um technische Effekte. Die Schäden an empfindlichen Geräten gingen in die Millionenhöhe. Computergesteuerte Baukräne ließen durch starke Feldeinwirkungen vorzeitig ihre Last fallen und töteten einen Menschen. Bohrinseln machten sich durch zu heftigen britischen Elektrosmog selbständig und trieben in der Nordsee. Herzschrittmacher gaben einen falschen Rhythmus an. Roboter gerieten außer Kontrolle, was zwei Menschenleben kostete. Polizeiwagen wurden bei der Verbrecherjagd gehandikapt, weil deren ABS-Bremsautomatik ohne Grund einschaltete. 'Die Welt' berichtete am 21. Januar 1993, daß 80 % der in England verkauften Elektrogeräte mit hohen elektromagnetischen Feldern die Umwelt verseuchen. Deshalb forderte der Technologie-Staatsminister Edward Leigh, die Industrie müsse strahlenärmer produzieren. Der Minister: "Dieser Aspekt des Umweltschutzes wird noch viel zu wenig erkannt."

Prof. **Denis Henshaw** von der Universität Bristol berichtet 1996 von "alarmierenden Krebshäufungen durch Stromleitungen, besonders bei Kindern". Er und seine Mitarbeiter fanden an Hochspannungsleitungen neben den Feldern auch das krebserregende Radongas. Er sieht im Radon einen zusätzlichen Wirkfaktor.

Die **französischen** Wissenschaftler **Dutrus, Martinez** und **Fole** haben am Arbeitsplatz mit acht Studenten experimentiert. Unter Magnetfeldeinfluß gab es Auffälligkeiten bei der Herztätigkeit, Nervenfunktionsstörungen, Zerschlagenheit, Antriebsarmut, Kopfschmerzen. Wurde dem Streß durch Strom ein Ende bereitet, was die Probanden nicht wußten, dann verschwanden die Beschwerden von allen Studenten.

Zwei Physiker und ein Neurologe der Technischen Hochschule Zürich behaupteten im Dezember 1993: "Unsere Gehirnzellen sprechen auf Magnetfelder an." **Jon Dobson** (Institut für Geophysik), **Mike Fuller** (University of California) und **Heinz-Gregor Wieser** (Züricher Universitätsspital) fanden heraus, daß freiwillige Versuchspersonen, alle Epileptiker, auf schwache Magnetfelder, wie sie in der Nähe von Fernsehapparaten zu finden sind, reagieren. Prof. Wieser führte den Epileptikern dünne Elektroden durch die Schädeldecke ein, um jene Gehirnzonen zu lokalisieren, von denen die Krampfanfälle ausgehen. Dabei wurden bei fünf Patienten mittels eines Helmes mit zwei eingebauten Spulen Magnetfelder an den Kopf angelegt. Es zeigte sich bei allen fünf Probanden eine direkte Reaktion: "Wir konnten messen, daß als Antwort auf das schwache Magnetfeld gewisse Gehirnzellen erregt wurden, und zwar auf ähnliche Weise wie bei einem epileptischen Anfall. Doch zur Zeit kennen wir die verantwortlichen physiologischen Prozesse noch nicht." Die drei Wissenschaftler rätseln jetzt, ob ein direkter Einfluß des Magnetfeldes auf die Nervenzellen des Gehirns besteht oder ob das Magnetfeld auf die in unserem Gehirn vorhandenen winzig kleinen Magnetitkristalle wirkt. Bisher waren diese Kristalle nur bei Tieren bekannt. Magnetit ist ein magnetisches Eisenmineral.

...aus Neuseeland und Australien

N.E. Pearce von der Clinical School in **Neuseeland** kümmerte sich 1993 um über 500 Leukämiekranke. Monteure und Mitarbeiter von diversen elektronischen Einrichtungen, aber auch Radio-, Fernseh- und Elektrotechniker waren unerwartet und überdurchschnittlich stark vertreten.

"Hochspannung macht traurig!", behaupteten im Juni 1997 neuseeländische Wissenschaftler. Psychologie-Professor **Ivan Beale** und seine Mitarbeiter von der Auckland-Universität untersuchten 570 Testpersonen, die im Umkreis von 20 Metern an Hochspannungsleitungen wohnen. Depressionen, Beeinträchtigungen des Nerven- und Immunsystems sowie Asthma waren ab 500 nT nachweisbar. Beale fordert als Folge seiner Untersuchungen, die Grenzwerte zu senken.

Dr. **Harry Smith** vom Royal Brisbane Hospital in **Australien** stellte mit einer Gruppe von Ärzten fest, daß die von Stromleitungen ausgehende Strahlung zu Fehlgeburten, Mißbildungen und Krebserkrankungen führen kann. 100.000 schwangere Frauen sollen daraufhin beobachtet und untersucht werden, um diesen ersten Verdacht zu bestätigen, das berichtete die 'Ärztezeitung' im Mai 1996.

In **Australien** wurde 1990 eine sogenannte **Meta-Studie** durchgeführt, die alle bis dahin bekannten 46 australischen Studien zusammenfaßte. Das Ergebnis: bei Feldstärken ab **300 nT** ist mit einer Verdoppelung von Kinderleukämie und Tumoren zu rechnen.

...und aus Deutschland

Prof. **Ludwig Feinendegen**, Direktor des Institutes für Medizin und der Nuklearmedizinischen Klinik an der Uni Düsseldorf hat mit Mäusen experimentiert und gefunden, daß ein Enzym, welches für den Stoffwechsel der Zelle zuständig ist, bei starker magnetischer Feldeinwirkung in der Aktivität um 80 % gedrosselt wird. Nach Ende der Feldeinwirkung normalisierte sich die Enzymtätigkeit innerhalb einiger Minuten. Ähnliche Zusammenhänge hat Feinendegen auch bei der Bestrahlung durch Radioaktivität gefunden. Er hat nachgewiesen, daß die Abwehr der Zellen gegen giftige Stoffe von den Magnetfeldern ungünstig verändert und in ihrer Funktion behindert wird.

Die **Technische Universität** in **Braunschweig** bestätigte internationalen Erkenntnisse: Bei geringen Feldstärken, wie sie zu Hause und am Arbeitsplatz auftreten können, wird die Zellteilung beschleunigt.

Prof. **Herbert König** vom Lehrstuhl für Elektrophysik an der TU München schreibt in seinem Buch 'Elektrischer Strom als Umweltfaktor': "Wirkungen von elektrischen und magnetischen Feldern der Stromversorgung auf biologische Organismen sind unumstritten. Neue Untersuchungen darüber, wie weit sie die Gesundheit des Menschen gefährden, lassen pauschal vorgebrachte Unbedenklichkeitserklärungen mehr und mehr verstummen."

Die Forschungsergebnisse der beiden deutschen Wissenschaftler **Bert Sakmann** und **Erwin Neher**, die 1991 den Nobelpreis für Medizin erhielten, sollen neue Erkenntnisse darüber vermitteln, wie die sensiblen bioelektrischen Vorgänge im Gehirn und im Nervensystem durch die millionenfach stärkeren technischen elektromagnetischen Umwelteinflüsse behindert und verändert werden. Die beiden haben nachgewiesen, daß unfaßbar kleine elektrische Ströme von wenigen milliardstel Ampere alle Funktionen unseres Organismus steuern. Störungen dieser bioelektrischen Abläufe durch elektromagnetische Umwelteinwirkungen würden sich vor allem als Störung der Gehirnfunktionen zeigen, wie dies z.B. bei der Alzheimer-Krankheit in ausgeprägter Weise zu beobachten sei. Bis Ende 1997 ist die Zahl der Alzheimer-Kranken allein in Deutschland auf 1,5 Millionen gestiegen.

Das **Deutsche Krebsforschungszentrum** in Heidelberg berichtete im Frühjahr 1993, daß Frauen in Elektroberufen ein fünffach höheres Hirntumorerkrankungsrisiko haben. Die Krebsforscher befragten 226 Tumorkranke aus Kliniken in Mannheim und Heidelberg und parallel dazu 418 Personen einer Kontrollgruppe aus der Region Rhein-Neckar.

Dr. **Ulrich Warnke** von der Universität des Saarlandes: "Längerfristige Einwirkungen von magnetischen Wechselfeldern führen zu Regelstörungen im Organismus. Der Organismus wird in Unordnung gebracht Der Calcium-Haushalt wird gestört. Die Zelle kann nicht mehr optima funktionieren. Das kann bis zur Krankheit für den Gesamtorganismus führen." Warnke hat nachgewiesen, daß es besonders die Oberwellen der niederfrequenten Felder sind, die biologisch wirken und unter anderem zu einer Erweiterung der Blutgefäße führen.

Die technischen elektrischen und magnetischen Felder haben eine dominierende Frequenz, beim Netzstrom meist 50 Hz, die oft von höherfrequenten **Oberwellen** überlagert werden und die ursprüngliche Sinusform verzerren. Oberwellen sind ganzzahlige Vielfache der Grundfrequenz, das bedeutet für 50-Hz-Felder, daß auch noch 100, 150, 200, 250, 300, 350, 400... Hertz mit im Spiel sind. Einige 50-Hz-Netze und Geräte zeigen Oberwellen bis in den hochfrequenten Kilo- oder Megahertz-Bereich. Diese Begleiterscheinungen namens Oberwellen haben laut Warnke ganz besondere biologische Bedeutung.

Dr.-Ing. **Andras Varga**, Wissenschaftler am Hygiene-Institut der Universität Heidelberg, hat die Entwicklung von Embryos in Hühnereiern beobachtet. Die Embryos wuchsen bei elektromagnetischer Belastung schneller, das Ei wurde vorzeitig schwerer. Andere Wissenschaftler bestätigen diesen Zusammenhang zwischen technischer Elektrizität und Wachstumsbeschleunigungen, sie stellen sogar den Zusammenhang mit der Tatsache her, daß in den letzten Generationen die Menschen immer größer geworden sind. Weiter fand Varga unter Laborbedingungen, daß schon bei schwachen Feldern Veränderungen im Blut nachweisbar waren: Hämatokritwerte erhöhten sich um etwa 5 % und der Partialdruck von gelöstem Sauerstoff um etwa 6 %.

In Wohnung+Gesundheit (Heft 64/1992) habe ich von Vargas Gutachten über Wohnhäuser an Hochspannungsleitungen berichtet: "Im menschlichen Körper fließen im Einfluß von Hochspannungsleitungen Verschiebe- und Wirbelströme. Der Körperstrom liegt an einer 110-kV-Leitung mit Flußdichten über 1000 Nanotesla bei 70 Mikroampere. Unter Hochspannungsleitungen lebt man gefährlich. Die natürlichen körpereigenen Ströme liegen im Bereich weniger Picoampere, dem millionsten Teil der unnatürlichen Einwirkungen von außen. Jeder Mensch reagiert unterschiedlich. Frauen reagieren hormonell bedingt doppelt so stark, Kinder drei- und mehrfach." Dr. Varga fordert, wie Dr. Becker in den USA und andere internationale Wissenschaftler, die Einhaltung von **100 nT**. Er warnt auch vor zu starkem Elektrosmog im Auto, weil dadurch die Reaktionszeit des Fahrers beeinträchtigt würde.

Verschiedene deutsche Wissenschaftler sind sich einig in dem Verdacht, daß der **plötzliche Säuglingstod** (etwa 4000 Babys pro Jahr in Deutschland) mit magnetischen Wechselfeldern zu tun hat. Statistiken aus verschiedenen Städten, an erster Stelle Hamburg, sprechen eine deutliche Sprache. Kleinkinder sterben plötzlich und auf mysteriöse Weise vorwiegend während des Schlafes. Relativ häufig waren starke 16,7-Hertz-Felder naher **Eisenbahnlinien** nachzuweisen.

In einem durch magnetische Wechselfelder belasteten Düsseldorfer Mehrfamilienhaus, wo **zwei** plötzliche Säuglingstode in drei Jahren passierten, habe ich gemessen: **400 bis 500 nT** (50 Hz) durch eine Trafostation im Keller und den Supermarkt im Erdgeschoß, dazu eine technisch auffällige Elektroinstallation mit Erdungsmängeln und Ausgleichströmen auf allen sanitären Gas-, Wasser- und Heizungsrohren; **250 bis 650 nT** (16,7 Hz) kamen von einer etwa 400 Meter entfernten elektrifizierten Hauptstrecke der Deutschen Bundesbahn.

Ich habe die Empfehlung einer **Imkerfachzeitschrift** gelesen, daß Bienenstöcke nicht unter Hochspannungsleitungen plaziert werden sollen. Der Grund sind Forschungsergebnisse, die deutlich machen, daß die fleißigen Honigspender hier überdurchschnittlich aggressiv und stechfreudig sind, was sich durch die Erfahrung der Imker bestätigt. Außerdem gibt es schlechtere Erträge. Von Forschungen mit Bienen berichten auch die Wissenschaftler **Wellenstein**, **Warnke** und **Altmann**. Je höher die magnetische Wechselfeldbelastung der Stöcke, um so auffälliger das Verhalten der Bewohner: Unruhe, unnatürliche Bewegungen, Reizbarkeit, Verkittung der Stöcke von innen oder Auszug, bei starken Feldern sogar gegenseitiges Totstechen.

Wissenschaftler der **Tierärztlichen Hochschule Hannover** hatten 1991 Interessantes beobachtet. Projektleiter Prof. Dr. **Wolfgang Löscher**: "Wir haben im Laufe des letzten Jahres gefunden, daß Magnetfelder bereits bei niedrigen Feldstärken die Melatoninproduktion signifikant unterdrücken, und zwar bei Versuchen mit Brustkrebs bei Ratten."

Auch Dr. **Meike Mevissen** forschte hier mit Ratten. An den Tieren wurde die Wirkung der Magnetfelder auf das Hormonsystem und auf Tumore untersucht: "Man sieht, daß bei der magnetfeldexponierten Gruppe die Tumorentwicklung deutlich angestiegen ist. Wir haben drei Studien im Mikroteslabereich durchgeführt. Es zeigte sich in allen drei Studien, daß das Hormon Melatonin erheblich erniedrigt und eine Beschleunigung des Krebszellenwachstums feststellbar war."

Dazu Prof. Löscher: "Alle Ergebnisse zeigen erstmals methodisch und statistisch zweifelsfrei, daß elektromagnetische Felder eine krebsfördernde Wirkung bei Ratten ausüben. Beachtlich ist, daß bestimmte Krebstypen des Menschen, z.B. der Brustkrebs der Frau, in den letzten Jahrzehnten deutlich zugenommen haben. Es ist sehr wohl vorstellbar, daß hier elektromagnetische Felder eine Rolle spielen."

Die Tierwissenschaftler aus Hannover experimentierten in den Jahren danach weiter und fanden weltweite Unterstützung und Beachtung. 1997 bestätigte Löscher noch einmal: "Das Brustkrebsrisiko durch die elektromagnetischen Felder ist wesentlich höher, als bislang angenommen wurde. Nach acht Jahren Forschung wissen wir genau, daß es einen Zusammenhang zwischen der Stromdosis und dem Wachstum von Brustkrebstumoren gibt. Es wird so oft vom erhöhten Leukämierisiko gesprochen, doch Brustkrebs betrifft eine viel größere Bevölkerungsgruppe. Gerade die dauerhafte täglich mehrstündige Belastung wirkt sich auf die Entstehung von Brustkrebs aus." In den USA werden Löschers Ergebnisse ernster genommen als in Deutschland. Das US-Energieministerium unterstützt seine Hochschule im Rahmen eines 80-Millionen-Dollar-Projektes, die Bundesregierung hatte dagegen bereits geplant, die Forschungsgelder zu streichen.

Melatonin - Boss der Hormone

Melatonin ist oft im Gespräch, wenn es um Elektrosmog und die Leukämie- und Krebsrisiken geht. In seinem Buch 'Risiko Wohlstandsleiden' beschreibt Dr. **Ulrich Warnke**, wie das Hormon funktioniert:

"In unserem Organismus gibt es ein Hormon, daß als Boss aller anderen Hormone fungiert: das Melatonin. Wird viel Melatonin ausgeschüttet, dann trauen sich viele der anderen Hormone im Körper nicht recht, aktiv zu werden. Das brauchen sie normalerweise auch nicht, denn Melatonin wird nur nachts während des Schlafes ausgeschüttet. Der Auslösereiz ist die Dunkelheit, das fehlende Tageslicht. Aber bereits bei Tageslicht mit geringer Intensität oder bei künstlicher Beleuchtung, die nie an die Intensität des Tageslichtes herankommt, wird Melatonin produziert." Der Melatonin-Ausstoß ist ab einer Lichtintensität von etwa 2000 Lux gemindert, 20.000 Lux bremsen schon massiv.

"Melatonin hat als Bosshormon eine Reihe entscheidender Aufgaben; es unterhält die Schlafstadien, und -besonders wichtig- es hemmt wirkungsvoll das Krebswachstum. Wird die Ausschüttung von Melatonin nachts reduziert oder sogar gestoppt, dann wird Krebswachstum forciert. Das ist deshalb ein wichtiger Punkt, weil Melatonin nicht nur durch Licht gehemmt werden kann, sondern auch durch elektromagnetische Felder, wie sie im technischen Bereich vorkommen.

"Für die Krebsgenese kommt hinzu, daß schwache Magnetfelder in der Gegend von 50 Hz auch noch das Zellwachstum, auch das Krebszellenwachstum, anregen. So werden die zahlreichen epidemiologischen Ergebnisse plausibel, die ein erhöhtes Krebsrisiko in der Nähe von Hochspannungsleitungen und technischen Stromanlagen fanden. Voraussetzung für das erhöhte Krebsrisiko ist die Dauerexposition; die haben wir, wenn wir in der Nähe stark feldverursachender Geräte wie Heizkissen, Wärmedecken oder geheizten Wasserbetten schlafen."

Melatonin ist also ein natürliches Schlafmittel einerseits und ein natürliches Krebsheilmittel andererseits. Nächtlicher Elektrosmog stört den Melatoninhaushalt wie helles Licht. Einerseits fehlt dank Elektrosmog das Hormon, welches Krebszellen am Wachsen hindert, andererseits regen niederfrequente Felder das Krebszellenwachstum an, dazu ist der für Regeneration und Selbstheilung wichtige Schlaf aus dem Lot, der perfekte Teufelskreislauf. Fehlt das beruhigende Melatonin, dann kommen die anderen aktivierenden Hormone deutlicher zum Vorschein, was am Tage gut ist, nachts aber nicht passieren darf.

Melatonin wird in der Zirbeldrüse gebildet. Nachts liegt die Ausschüttung um ein Zehnfaches höher als tagsüber. Neben der krebshemmenden Wirkung und der Steuerung der Wach-Schlaf-Tag-Nacht-Zyklen ist es zuständig für die Hautpigmentierung, unsere Fortpflanzungsabläufe, die Freisetzung von Geschlechtshormonen, für viele Stoffwechselprozesse, das Immunsystem und andere physiologische Abläufe.

Frequenzfenster, biologische Fenster

Lebewesen reagieren unterschiedlich auf unterschiedliche Frequenzen. Die einen sind sensibel, sagen wir auf 16,7 Hz, andere nicht, die reagieren eher auf 50 oder 100 Hz. Hier spielt die Feldstärke nicht die alleinige Rolle und 100 nT bei 16,7 Hz können kritischer sein als 200 nT bei 50 oder 100 Hz und umgekehrt. Man weiß heute, daß alle Lebewesen diese spezifischen Frequenzfenster haben, d.h. daß sie auf spezifische Frequenzen reagieren, auf andere nicht (oder noch nicht).

Diese individuellen Frequenzfenster sind von Tier zu Tier, von Mensch zu Mensch, von Organ zu Organ, von Nerv zu Nerv... unterschiedlich. Vielleicht verändern sie sich sogar jahres- oder tageszeitlich bedingt und sind auch alters-, stimmungs- oder krankheitsabhängig. Die Wissenschaft steht noch am Anfang auch dieser Forschung. Fest steht bisher, daß einige Frequenzen durch unsere individuellen biologischen Frequenzfenster besser einwirken können als andere, gegen andere scheinen wir wieder nahezu immun zu sein.

Auch deshalb ist es wichtig, daß bei baubiologischen Untersuchungen jedes Feld sehr genau diagnostiziert und so gut es geht eliminiert oder reduziert wird, besonders deshalb, weil ich die spezifische Reaktion des Menschen ja nicht genau kenne. Es gilt auch zu bedenken, daß ein Feld, wie schon erwähnt, selten nur aus einer Frequenz besteht, sondern zumeist mehr oder minder starke Oberwellenanteile aufweist, d.h. daß neben dieser Grundfrequenz eine Vielzahl von höheren Frequenzen mitmischen. Wer weiß, wie der Mensch auf dieses Frequenzangebot reagiert? Reagiert er nur auf die 50-Hz-Grundfrequenz oder vielmehr auf die 100-, 150-, 250-, 500-, 1000-, 2000-...Hz-Oberwellen?

Der Marburger Diplom-Ingenieur **Willi Busscher** fand bei einer elektrosensiblen weiblichen Testperson, daß sie auf ein starkes 50-Hz-Feld (5000 nT) nicht reagierte, auf ein schwächeres 350-Hz-Feld (nur 30 nT) jedoch heftig. Sie reagierte auch auf schwache 150-Hz- und 550-Hz-Felder (siehe mein Bericht in Wohnung+Gesundheit, Heft 72/1994).

Der Arzt Dr. **Karl-Heinz Braun-von Gladiß**: "Aus den Forschungen der biophysikalischen Medizin ist bekannt, daß biologische Effekte durch elektromagnetische Felder dann entstehen, wenn das biologische Fenster getroffen wird. Dies ist der Fall, wenn die beiden Meßgrößen Frequenz und Intensität mit der ganz spezifischen Empfänglichkeit des Organismus übereinstimmen. Der Körper ist dann auf dieser Welle empfänglich. Der schädliche Effekt technisch erzeugter elektromagnetischer Felder folgt dem Zufallsprinzip: Das Signal kann schaden oder wirkungslos bleiben. Da die biologischen Fenster der Menschen unterschiedlich sind, läßt sich von keiner Frequenz und keiner Intensität mit Sicherheit vorhersagen, ob sie nun schädigt oder nicht."

Jede Frequenz wirkt frequenzspezifisch, und **jeder** Körper bzw. Körperteil, Muskel, Nerv, Zellkern... reagiert nach seinen eigenen Gesetzmäßigkeiten und Resonanzprinzipien. So wie ein bestimmtes Glas nur bei einem bestimmten Ton zerspringt und nicht bei einem ähnlichen. So wie ein Radio nur die eine gewählte Frequenz empfängt und nicht die daneben. Alles im Leben passiert im Wechselspiel der Resonanz.

Lust oder Frust

Töne sind frequenzspezifische Phänomene, ähnlich wie **Licht**. Mit verschiedenen Tonfrequenzen -z.B. Stimmen, angenehme Musik oder unangenehmer Lärm- kann einerseits Freude oder Glück und andererseits Schwermut oder Schmerz ausgelöst werden. Einige Töne können aggressiv machen und andere müde, die einen beschwingt oder die anderen nachdenklich. Licht kann heilen oder krank machen, aufheitern oder Depressivität auslösen, je nach Intensität, Frequenz und Farbe. Die nicht sicht- oder hörbaren elektromagnetischen Felder und Frequenzen können das ganz offensichtlich auch. Man kann mit den Feldern Lust oder Frust auslösen, Euphorie oder Angst, Aktivität oder Passivität, Verhaltensstörungen oder Persönlichkeitsveränderungen.

Elektromagnetische Felder können nach Aussage einiger Ärzte ähnlich wirken, wie **Alkohol** oder **Drogen**. Nervenimpulse können fehlgeleitet, vegetative Abläufe verändert, Empfindungen blockiert oder aktiviert werden, je nach Feldstärke und Frequenz des einwirkenden Feldes. Diese Fehlfunktionen würden uns nicht einmal bewußt. Wir würden unnatürlich funktionieren, künstlich stimuliert und gesteuert, ohne für die Konsequenzen Verantwortung übernehmen zu können, ohne uns eines Fehlers oder einer Schuld bewußt zu sein. Dem 'Bio-Computer' Mensch könnte von außen eine neue 'Software', ein neues elektromagnetisches Programm, neue Informationen zugeführt werden. Computer fragen nicht, ob ein Programm gut oder schlecht, konstruktiv oder destruktiv ist..., sie funktionieren strikt danach.

Das hört sich an wie Science-fiction. Aber stimmt es nicht nachdenklich, daß es viele **medizinische** Anwendungen gibt, die mit Hilfe gezielt applizierter elektromagnetischer Felder körperliche wie psychische Reaktionen provozieren, Schmerzen ausschalten, Muskeln stimulieren, Nerven reizen? Ist es nicht bedenklich, daß die **Militärs** aller zivilisierten Länder darüber nachdenken, inwieweit es möglich ist, den elektromagnetischen Krieg einzusetzen, um auf Entfernung Menschen lahmzulegen, Reaktionen und Gefühle zu verändern, selbst Umwelt- und Klimakatastrophen zu provozieren? Als Militär und Wissenschaft noch konsequent leugneten, daß elektromagnetische Strahlung biologischen Probleme auslösen könnte, war man schon fleißig mit dem Experiment beschäftigt, diese Strahlen als Waffen einzusetzen. Sie haben den Vorteil lautlos und unwahrnehmbar zu sein und sehr effektive sowie kausal niemals nachweisbare Wirkungen zu garantieren.

Der Umgang mit den technischen elektromagnetischen Feldern erfordert genauso viel Intelligenz und Verantwortungsbewußtsein wie der mit anderen menschengemachten Energien, der Kernkraft, der Chemie, dem Laser, der Gentechnik... Der leichtfertige, destruktive oder nur auf Profit ausgerichtete Umgang mit den elektromagnetischen Energien kann fatale Folgen nach sich ziehen, fataler als wir es mit der Kernkraft und der Chemie schon erlebt haben.

Die Natur ist in Ordnung

Ich bin froh, den besten Garanten, Bürgen und Maßstab für meine baubiologische Arbeit gefunden zu haben: die Natur. Ist die in Ordnung, dann sind auch wir in Ordnung. Ist die natürliche Ordnung gestört, dann ist es töricht zu glauben, daß das keine Folgen haben soll, denn dann leben wir in unnatürlicher Unordnung.

In letzter Zeit gibt es unzählige Beweise dafür, daß immer dann lebensfeindliches Chaos entsteht, wenn der lebensfreundliche Kosmos in seiner fundamentalen Harmonie gestört wird. Jeder Eingriff in natürliche Abläufe hat früher oder später fatale Folgen gezeigt. Die Natur rächt sich nicht, sie reagiert, bio...logisch.

Technische Felder sind nicht in Ordnung, weil sie nirgendwo in der Natur vorkommen, nirgendwo jemals vorgekommen sind. Weder die Feldstärken noch die Frequenzen sind in der Natur zu finden. Suchen wir von Alaska bis Feuerland, von Sibirien bis Australien, auf dem Berggipfel und im Tal, nirgendwo ist ein Lebewesen zu entdecken, welches unter Spannung steht oder von Strom durchwirkt wird.

Aber unsere neunmalklugen Kopfakrobaten versuchen mit voller Kraft, das Unbeweisbare zu beweisen: daß das alles nichts ausmacht. So wie Asbest nichts ausmacht und Autoabgase, FCKW und Pestizide, Tschernobyl und BSE, Genmanipulation und Waldsterben... Tausende Tiere und Pflanzen sind ausgestorben, die Flüsse und Meere vergiftet, die Böden und das Grundwasser verseucht, die Luft verpestet. Der Mensch ist das einzige Lebewesen, das Müll produziert, tonnenweise, nicht nur auf der Erde, auch schon im Weltraum, überall wo er hinkommt. Und das alles, weil alles in Ordnung ist?

Die Natur ist Maßstab. Wer das nicht kapiert, der hat die Rechnung ohne den Wirt gemacht. Wer nicht kapiert, daß nur der in Ordnung sein kann, der in der Ordnung lebt, muß mit Konsequenzen rechnen. Wer nicht kapiert, daß Freiheit die Folge bedingungsloser Akzeptanz der lebenserhaltenden natürlichen Gesetzmäßigkeiten ist, der hat eine Illusion von Freiheit.

Das freieste Wesen ist die Krebszelle. Sie hat sich selbständig gemacht. Sie pfeift auf natürliche Ordnung. Sie pfeift darauf, tagein tagaus den ihr zugeordneten Dienst im letzten Winkel des Organismus bedingungslos zu erfüllen. Sie steigt aus. Ihr geht es gut dabei, sie empfindet Macht. Sie hat eine Vision von Freiheit, Selbstbestimmung, Unabhängigkeit. Sie funktioniert, wie sie es für richtig hält. Sie geht den direkten und entschlossenen Weg zur Durchsetzung ihrer Bedürfnisse: egoistisch, zielsicher, unsozial, kurzsichtig, respektlos. Sie sieht ihren Vorteil: sich selbst zu bereichern auf Kosten der anderen. Sie vermehrt sich und wird größer und immer größer. Sie lebt prächtig und hinterläßt zuerst Chaos, dann Tod. Die Krebszelle hat die Rechnung ohne den Wirt gemacht... Stirbt der Wirt, dann stirbt sie mit. Sie war zu voreilig, uneinsichtig, dumm. Das war ihr letzter Lernprozess.

Ist der Mensch die Krebszelle der Erde? Der Mensch kann entscheiden, ob er in Ordnung leben oder in Unordnung leiden und lernen will. Die Natur, das Leben, wird darauf reagieren.

Reduzieren wir die persönliche Dosis!

In hundert Jahren haben wir es geschafft: Es gibt in unserer Wohn- und Arbeitsumwelt kaum noch einen Quadratmeter ohne Elektrosmog. Wir stehen vor der Erkenntnis einer weltumspannenden Umweltkrise. Die Öffentlichkeit hat ein Recht, gut informiert zu werden. Neben allen anderen Umweltrisiken ist die lückenlose und explosionsartig weiter zunehmende Elektrifizierung der Welt ein massiver Eingriff in die natürliche Ordnung, eine entscheidende Zusatzbelastung.

Wir müssen mehr denn je mit Engagement und Weisheit vorgehen: nicht resignieren, sondern anpacken; nicht schwarzmalen, sondern Wege aufzeigen; nicht palavern, sondern tun; nicht verdrängen, sondern aufklären, nicht nach Verantwortlichen suchen, sondern Verantwortung übernehmen. Solange wir nicht ganz genau wissen, mit welchen Risiken wir zu rechnen haben, ist äußerste Vorsicht geboten.

Reduzieren wir unsere persönliche Dosis. Das empfehlen Strahlenschutzkommissionen, Gesundheitsämter, Umweltbehörden, die Weltgesundheitsorganisation, Ärzte, Wissenschaftler, Baubiologen. Die Dosis macht das Gift. Bezogen auf Elektrosmog bedeutet Dosis die Stärke eines Feldes und die Dauer seiner Einwirkung. Reduzieren wir sowohl Feldstärke als auch Einwirkdauer, wo und wann immer es geht.

Sanierung magnetischer Wechselfelder: Schalten...

Die meisten Sanierungskonzepte für **elektrische** Wechselfelder funktionieren für **magnetische nicht.** Magnetfelder lassen sich nicht von Farben oder Vliesen ableiten, Alufolien und Kupfernetze sind kein Schutz, und nachträgliches Erden von ungeerdeten Kabeln ist zwar elektrisch sinnvoll, aber magnetisch nutzlos. Selbst der Netzfreischalter ist in Anbetracht stromverbrauchender Feldverursacher hilflos.

Was immer hilft ist: Abschalten. Schalten Sie Geräte nach Benutzung aus. Das gilt besonders für **Bereitschafts-** oder **Standby-Schaltungen,** z.B. bei Fernsehern oder Stereoanlagen. Denken Sie daran, daß es einige Geräte gibt, deren **Trafos** trotz offensichtlicher Abschaltung noch am Netz sind und deshalb starke Felder abgeben. Hier hilft der nachträgliche Einbau eines **zweipoligen** Schalters **vor** dem Trafo, also in die Kabelzuleitung zwischen Netz und Trafo. Denken Sie auch an die Möglichkeit, alle feldverdächtigen Geräte in dem schon erwähnten U-Steck oder in der zweipolig schaltbaren **Steckdosenleiste** unterzubringen oder per Funk zu schalten und so vom Netz zu trennen.

...Abstand

Sollten die Magnetfelder nicht sanierbar sein, vielleicht wegen des Elektroboilers im angrenzenden Bad, vielleicht wegen des Tiefkühltruhenmotors auf der anderen Seite der Wand, vielleicht wegen des Fernsehers eines unbelehrbaren Nachbarn, vielleicht wegen des Sicherungskastens oder der stromführenden sanitären Rohre unter der allzu nahen Kellerdecke, dann hilft nur räumliches **Ausweichen.** Die Felder verlieren mit zunehmendem **Abstand** schnell an Stärke, in ein bis zwei Metern Distanz gibt es meist kein Risiko mehr, obwohl in 50 Zentimeter Entfernung die Felder noch sehr stark waren.

Gleiches gilt übertragen auch für Frei- und Erdleitungen, Trafostationen oder Umspannwerke: je größer der Abstand, desto geringer das Risiko. Bei Hochspannungsleitungen reichen oft (nicht immer) 50 bis 200 Meter Abstand (nur bezogen auf das magnetische Feld, nicht auf das elektrische), bei Trafohäusern meist 5-10 Meter (in größerem Abstand sind die Feldverursacher eher die hin- und rückführenden Leitungen, weniger das Trafohaus selbst). Genaue Angaben sind von der gezielten Messung vor Ort abhängig.

...MU-Metall

Wenige Materialien schaffen es, Magnetfelder zu reduzieren, so z.B. Trafoblech oder MU-Metall, eine Weichmetallegierung mit hohem Nikkelanteil. Bei kleinen Feldverursachern, wie Niedervolthalogentrafos oder Netzteilen in Büro- und Küchengeräten, Motoren oder Pumpen, Drosseln in Leuchtstoffröhren oder Vorschaltgeräten, lohnt sich das Experiment der Ummantelung mit der teuren Legierung. Für Wände oder ganze Räume ist diese Maßnahme, wie Sie inzwischen wissen (siehe Seiten 81 und 82), selten oder nie geeignet bzw. bezahlbar.

...verdrillte Kabel und Koaxialkabel

Verdrillte Kabel haben den großen Vorteil, daß sich die in den Einzelleitern bildenden Magnetfelder gegenseitig günstig aufheben, sprich kompensieren. Das ist bei normalen Hausinstallationskabeln weniger wichtig als bei Starkstrom und den Leitungen im öffentlichen Netz.

Je **näher** die Hin- und Rückleiter beieinander liegen, desto **besser** der Kompensationseffekt. Deshalb verzichten Sie auf Niedervolthalogenanlagen, deren Hin- und Rückleiter auf Abstand voneinander geführt sind, wie es bei einigen Deckenkonstruktionen und bei Schreibtisch- oder anderen Beleuchtungskörpern der Fall ist. Wenn Sie auf Niedervoltanlagen nicht verzichten wollen, dann **verdrillen** Sie deren Zuleitungskabel, halten Sie zusätzlich einen Meter Abstand.

In den USA sind Freileitungen, die an die Wohnhäuser herangeführt werden, recht oft verdrillt. Der Erfolg ist eine hochprozentige Reduzierung der Magnetfelder im Haus. Ich habe es in den USA und bei uns erreicht, daß nur durch **nachträgliche Verdrillung** der Freileitung über dem Dach die magnetische Flußdichte im Haus von über **1000 nT** auf unter **100 nT** schrumpfte, also um mehr als 90 %.

Noch besser als verdrillte Kabel sind **Koaxialkabel**. Bei diesen Spezialkabeln wird der Außenleiter (Rückleiter, Nulleiter) als Geflecht um den Innenleiter (Hinleiter, Phase) herumgeführt, was einen optimalen Kompensationseffekt zur Folge hat. Leider werden diese Kabel in der Elektrotechnik seltener eingesetzt, man findet sie mehr bei Antennenleitungen, in der Nachrichten- und Hochfrequenztechnik.

Bei meinen **Heizdecken**-Messungen für den Öko-Test (siehe auch Seite 56) gab es drei, die magnetisch **feldfrei** waren, hier wurden Koaxialkabel zur Erwärmung eingesetzt. Die anderen 23 Decken waren mit bis zu **8400 nT** gefährlich feldstark, hier gab es normale Kabel ohne Kompensationseffekt. Wir sehen mal wieder, es ginge ohne nennenswerte zusätzliche Kosten prima ohne Felder, wenn man nur wollte.

Erdung, TT-Netz, TN-Netz

Wichtig ist eine erstklassige **Erdung** des Hauses mit möglichst keinen oder nur äußerst geringen **Potentialdifferenzen** und keinen **vagabundierenden Strömen** im Netz oder auf sanitären Rohren. Technisch auffällige Erdungen gehen manchmal Hand in Hand mit feldstarken **Ausgleichströmen.** Bitten Sie den Elektriker, einen sauberen **Potentialausgleich** im Haus zu gewährleisten.

Beim **TT-Netz** ist der Nulleiter der Elektroinstallation nicht mit dem Schutzleiter, sprich mit der Hauserde und dem Potentialausgleich, verbunden. Fundamenterder nebst Hauptpotentialausgleich und daran angeschlossener sanitärer Installation haben keinen Kontakt mit der Elektroinstallation. Das ist gut so, denn jetzt können keine Ströme auf Gas- oder Wasserrohre überspringen, hier unkompensiert abfließen und entsprechend auffällige Magnetfelder verursachen. Das TT-Netz gewährleistet zusätzlich, daß Belastungen vom öffentlichen Netz nicht so leicht ins Haus eingeschleppt werden können. Das TT-Netz ist die baubiologisch günstigere Alternative. Fragen Sie Ihren Elektrofachmann, besonders im Falle eines Neubaues oder bei Renovierungen, nach der Möglichkeit eines TT-Netzes in Ihrem Haus.

Beim üblicheren **TN-Netz** (TN-S, TN-C) besteht zwischen dem Nulleiter der Elektroinstallation und der Erde und somit mit der gesamten Sanitärinstallation eine Brücke. Durch diese Brücke kommen im Falle eines Potentialungleichgewichtes die Ausgleichströme, und die machen oft den größten Anteil der Magnetfelder in Häusern aus.

Eine Vorsorge gegen Ausgleichströme sind auch **FI-Schutzschalter**.

Aufklärung, bewußter Einkauf

Wichtig ist Aufklärung. Gerätehersteller sollten bewußter produzieren und die Feldstärken ihrer Produkte nach Abständen gestaffelt in den Gebrauchsanleitungen angeben, damit Sie als Käufer sich danach richten können. Elektroversorger sind angehalten, in öffentlichen Netzen feldärmer zu installieren, z.B. durch verdrillte Leitungen und unter Vermeidung von Ausgleichströmen. Das alles wäre, wenn man wollte, kein Problem. Behörden sollten Beratungsstellen einrichten, Ärzte, Architekten, Techniker und Handwerker besser aufgeklärt sein.

Sie sollten **aufmerksamer einkaufen.** Fragen Sie nach den Feldstärken, wenn Sie Geräte kaufen, auch wenn Sie erst einmal komisch angeschaut werden. Sensibilisieren Sie die Verkäufer in den Geschäften, fragen Sie bei den Herstellern nach. Lassen Sie verdächtige Produkte in den Regalen stehen. Verzichten Sie im Wohnbereich möglichst auf

Produkte mit Trafos und auf Leuchtstoffröhren oder Energiesparlampen. Kaufen Sie Computerbildschirme nur nach der aktuellen Schwedennorm TCO. Achten Sie darauf, daß Lampen und Geräte zweipolig geschaltet sind und daß, sofern vorhanden, Trafos und Vorschaltgeräte mitgeschaltet werden. Ich weiß, es ist oft schwer, sich durchzusetzen, aber es kann auch richtig Spaß machen. Probieren Sie's.

Ziehen Sie ohne vorherige Langzeitmessung nicht in die unmittelbare Nähe von Hochspannungsleitungen und elektrifizierten Bundesbahnstrecken, Trafostationen und Umspanneinrichtungen.

In den **USA** fordern die **Elektrizitätswerke** und Stromversorger in von Wissenschaftlern bearbeiteten kostenlosen Broschüren dazu auf, feldstarke Geräte wie Heizkissen, Wärmedecken, Radiowecker und Anrufbeantworter vom Bett zu entfernen und so die persönliche elektromagnetische Dosis klein zu halten. Sie empfehlen für den Alltag, beim Kochen mit Mikrowellenherden Abstand zum Gerät zu halten und bei elektrischen Heizungen nicht zu nah an die Wärmequelle heranzugehen. Der Abstand zum Computermonitor sollte mindestens eine ausgestreckte Armlänge betragen und: "Haarföne können starke elektromagnetische Felder machen, deshalb benutzen Sie diese weniger." Die Stromversorger klären auf: "Strom erzeugt elektromagnetische Wechselfelder, die mit den natürlichen Gleichfeldern der Erde nicht vergleichbar sind. Dieser Unterschied könnte die Erklärung dafür sein, warum technische Magnetfelder auf den Körper anders wirken als natürliche." Und: "Elektromagnetische Felder in unmittelbarer Nähe von Haushaltgeräten sind manchmal stärker als Felder unter Hochspannungsleitungen. Ändern Sie Ihre Alltagsgewohnheiten und halten Sie Abstand." Sind die Menschen in Amerika empfindlicher als in Deutschland, die Wissenschaftler hysterischer, die Versicherungen vorsichtiger oder die Aufklärer einfach fairer?

Im Dezember 1994 und im Januar 1995 wurden im **US-Bundesstaat Kalifornien** mit den Rechnungen der Elektrizitäts- und Stadtwerke zweiseitige Infos über Elektrosmog an alle Haushalte verschickt. Hier schreibt die SDGE (San Diego Gas & Electric), der Energieversorger Südkaliforniens: "Elektromagnetische Felder existieren, wo immer es Elektrizität gibt. Sie haben die Möglichkeit, Ihre persönliche Dosis zu limitieren, indem Sie die Quelle identifizieren, von ihr Abstand halten und Ihre Gewohnheiten ändern." Dann folgen eine Reihe von Tips, ähnlich wie oben beschrieben: "Entfernen Sie elektrische Uhren vom Kopfende des Bettes, halten Sie sich nicht näher als nötig an elektrischen Geräten auf, schalten Sie Heizdecken und Wasserbetten aus, bevor Sie zu Bett gehen, legen Sie am elektromagnetisch belasteten Arbeitsplatz regelmäßige Pausen in feldarmer Umgebung ein!"

Aufklärung läßt sich das **California Department of Health**, die Gesundheitsbehörde Kaliforniens, Geld kosten. Sieben Millionen Dollar werden in die Informationsarbeit über Elektrosmog gesteckt. 1995 lief die Aktion in Schulen an. Im Mittelpunkt stehen Hochspannungsleitungen, Transformatoren, aber auch praktische Experimente.

In Deutschland brachte die **AOK** (Allgemeine Ortskrankenkasse) 1994 ein Faltblatt heraus und klärte die Versicherten auf: "Solange die Elektrosmog-Gefahr nicht genauer abzuschätzen ist, sollten wir Vorsicht walten lassen und elektromagnetische Felder meiden oder verringern." Im Haushalt ginge das mit einfachen Kniffen: "Abstand halten, denn Strahlung verringert sich mit Abstand. Beim Kauf von Niedervoltlampen auf geringen Abstand der stromführenden Leitungen achten."

Weiter fordert die AOK: "Besondere Aufmerksamkeit gilt dem Schlafzimmer. Halten Sie sich dort Elektrogeräte vom Leib. Radiowecker und Nachttischlampe mindestens einen Meter. Zwei Meter sind bei Speicherheizungen und anderen Heizgeräten, Sicherungskästen, Klimaanlagen und Fernsehern notwendig. Verzichten Sie auf elektrisch verstellbare Betten. Benutzen Sie Heizdecken nur zum Aufwärmen des Bettes, die gute alte Wärmeflasche tut es auch." Die AOK: "Mit einer Freischaltung können ganze Wohnbereiche vom Netz abgekoppelt werden. Achten Sie beim Kauf von Elektrogeräten auf metallummantelte, abgeschirmte und geerdete Leitungen mit Schukosteckern. Lassen Sie die Finger von Euro-Flachsteckern." Und: "Auch Babyphone können Elektrosmog hervorrufen; plazieren Sie den Sender möglichst weit weg von Babys Köpfchen."

Aufforderungen dieser Art seitens einer Krankenkasse wären noch wenige Jahre zuvor undenkbar gewesen. 1995 habe ich für die AOK in mehreren Städten Vortragsreihen über Baubiologie und Elektrosmog gehalten. Überall waren die Veranstaltungsräume mit hunderten von Leuten überfüllt, Ärzte und Therapeuten waren reichlich vertreten.

Unverständlich, warum Gesundheitsämter, Umweltbehörden und die aktuell in den Umweltanalysemarkt drängenden **Umweltambulanzen**, die teilweise von den Krankenkassen mitfinanziert werden, wichtige Dinge, so auch Elektrosmog, nicht messen. Sie begründen das in ihren Infos damit, es gäbe hierfür keine Standards. Das stimmt nicht, es gibt Standards, z.B. baubiologische oder Schwedennormen. Es sollte stets alles beachtet werden, was biologisch relevant ist, und nicht nur was in offiziellen Standards steht. Maßstab ist nicht ein Standard, sondern der kranke Mensch. Vielleicht liegt es daran, daß die Messungen von Elektrosmog und anderen Umweltrisiken von Krankenkassen und -versicherungen nicht bezahlt werden. Liebe Kollegen und -innen von den Ämtern und Umweltambulanzen: Analysen nur von Luftschadstoffen, Pilzen und Staubmilben reichen nicht, um kranken Menschen zu helfen. Der formaldehydfreie Raum ist noch lange kein gesunder Raum. Einseitig eingesetzt kann Umweltanalytik zur Mogelpackung werden (siehe auch mein Bericht in Wohnung+Gesundheit, Heft 80/1996).

So werden magnetische Wechselfelder gemessen

Magnetische Wechselfelder werden bei baubiologischen Untersuchungen im Haus oder auf Grundstücken, vor Bildschirmen oder unter Hochspannungsleitungen mit empfindlichen **Magnetfeldsonden** und **Induktionsspulen** gemessen. Es lassen sich die Stärken der feldverursachenden elektrischen Ströme an Geräten, Leitungen, Trafos, Sicherungskästen, sanitären Rohren... feststellen.

Die Messung ist wissenschaftlich anerkannt, sie erfordert viel praktische Erfahrung und Geschick. Die Felder kommen im Alltag uneinschätzbar aus verschiedensten Richtungen, oft mit schwankenden Intensitäten und zu unberechenbaren Zeiten.

Die Feldlinien der anfangs besprochenen **elektrischen** Wechselfelder breiten sich **strahlenförmig**, also offen aus, so wie wir es vom Licht kennen. Die Feldlinien der hier zur Diskussion stehenden **magnetischen** Wechselfelder sind dagegen **geschlossen**, sie kommen von der Feldquelle und kehren -wie ein Bumerang- zu ihr zurück. Die Feldlinien haben deshalb einen entsprechenden Feldlinienverlauf. Sie kennen das Bild vom Stabmagneten: Die Feldlinien verlassen den Nordpol und 'wandern' zum Südpol des gleichen Magneten. Beim Wechselstrom kommt hinzu, daß die **Polarität** mit der Frequenz wechselt.

Die Messung wird von diesem **Feldlinienverlauf** bestimmt, und es gibt je nach **Meßspulenstellung** unterschiedliche Ergebnisse, da die Spulenwindungen von den Feldlinien unterschiedlich getroffen werden: optimal, mehr oder weniger bzw. gar nicht. Das muß man wissen, um durch Handhabung des Meßgerätes (z.B. Spulendrehung) den jeweiligen Maximal- oder Minimalwert erfassen und beurteilen zu können. In der Baubiologie wird, wie in der Technik und Wissenschaft auch, der **maximale** Meßwert aller Richtungen angegeben und bewertet.

Da sich die magnetischen Störer durch die entsprechende **Spulenausrichtung** exakt **anpeilen** lassen, entgeht dem Fachmann das Magnetfeld einer Freileitung über dem Dach auch dann nicht, wenn er im Haus mißt und sie nicht sehen kann. Oder die verdeckte Hochspannungsleitung, das Trafohäuschen, die Eisenbahn, Erdverkabelungen, stromführende sanitäre Rohre, Steigleitungen in der Wand. Alle Feldverursacher können auf diese Weise sicher und ihrem tatsächlichen Verlauf entsprechend durch Wände hindurch geortet werden.

Was Vorteile hat, hat auch Nachteile. Denn peile ich die **horizontal** geführte Freileitung optimal mit meiner Spule an und messe die Feldstärken, dann werde ich die zusätzlich auftretenden Magnetfelder der **vertikal** verlegten stromführenden Gas- oder Heizungsrohre übersehen, da man mit **einer** Spule nicht gleichzeitig **zwei** Feldlinienrichtungen erfassen kann. Helfen nur drei Spulen, die orthogonal ausgerichtet

Magnetische Wechselfelder: Messung

sind, um die vielen möglichen Magnetfeldarten und -richtungen von drinnen und draußen sicher erfassen zu können.

Professionelle Magnetfeldmeßgeräte beschränken sich deshalb nicht auf nur eine Spule, sondern haben drei im 90°-Winkel zueinander angeordnete Spulen in einem Meßkopf und erfassen mit **einer** einzigen Messung **alle** möglichen Feldlinienrichtungen. Das gibt die notwendige Sicherheit, keine Felder zu übersehen und den erwünschten Maximalwert auf die Anzeige zu bekommen. Die drei zusammengefügten Einzelspulen des Meßkopfes sollten zusätzlich **einzeln** schaltbar sein, um so feldlinienabhängig orten und zuordnen zu können.

Gezielte Messungen der Feldlinienrichtung sind nur an **eindeutigen** Leitungsführungen wie an einzelnen Kabeln, Frei- und Erdleitungen oder stromführenden sanitären Versorgungsrohren möglich. Mehrere in unterschiedlichsten Richtungen verlaufende Leitungen oder Transformatoren, Motoren, Maschinen und Bildschirme liefern unberechenbare Feldliniengemische.

Die Maßeinheit für

| die **magnetische Feldstärke** ist **Ampere pro Meter** (A/m).

In der Baubiologie wird bevorzugt die magnetische Flußdichte (auch magnetische Induktion genannt) ermittelt.

Die Maßeinheit für

| die **magnetische Flußdichte** ist **Tesla** (T)
| oder der milliardste Teil **Nanotesla** (nT).

Es gilt in Luft die Umrechnung: 1 A/m = 1257 nT.

In den Induktionsspulen wird durch die magnetischen Wechselfelder eine elektrische Wechselspannung induziert, und diese wird gemessen. Die Spannung steht in Relation zur magnetischen Feldstärke bzw. Flußdichte. Die Anzeigen der Meßgeräte zeigen das umgerechnete Ergebnis in A/m oder nT an.

Die magnetische Flußdichtemessung gehört zum 'Standard der baubiologischen Meßtechnik' und ist Teil jeder Untersuchung.

Die aktuellen **'Baubiologischen Richtwerte'** für die Flußdichte niederfrequenter magnetischer Wechselfelder im Frequenzbereich von 50 bzw. 60 Hertz, bezogen auf Schlafplätze:

Im Idealfall sollten in direkter Körpernähe **keine** künstlichen magnetischen Wechselfelder zu finden sein.

| | 20 nT dürfte **unriskant** sein,
| | 20 - 100 nT sind **schwache**,
| | 100 - 500 nT **starke** und
| | über **500 nT extreme** Anomalien.

Liegen höhere Frequenzen im **Kilohertz**bereich vor, oder ist der Oberwellenanteil stark, dann müssen diese Empfehlungen mindestens eine Zehnerpotenz empfindlicher veranschlagt werden. Gleiches gilt für außergewöhnliche **Feldstärkeschwankungen**.

Ideale Meßwerte von **null Nanotesla** sind selten. Jeder hat einen mehr oder minder großen Preis an die Elektrifizierung unserer Lebensräume zu zahlen. In Innenstädten gibt es häufig eine schwankende Hintergrundbelastung von **20-100 nT**, ausgehend von den zahlreichen stromführenden Leitungen, Transformatoren und Geräten der Straßen und des bebauten Umfeldes. In ländlichen Wohngebieten sieht es durch Frei- und Erdleitungen ähnlich aus, die Hintergrundwerte liegen meist etwas niedriger: **10-50 nT**.

Auch hier gehört es zum Standard, die **Frequenz und die Oberwellen** des magnetischen Wechselfeldes zu ermitteln (siehe auch unter 'Elektrische Wechselfelder'). Die biologische Belastung (Induktion, Strom und Spannung im Körper) **steigt** nicht nur mit der Feldstärke, sondern auch mit der Frequenz. Einige Geräte messen neben der Feldstärke die dominierende Frequenz mit. Andere Meßspulen lassen sich an Frequenzzähler oder frequenzzählende Multimeter anschließen.

Es ist bei der Anschaffung von Magnetfeldmeßgeräten größter Wert auf einen guten **Frequenzgang** zu legen. Dieser sollte in jedem Fall die Bahnstromfrequenz von **16,7 Hz** schaffen und nach oben bis wenigstens **100 kHz** gehen. Der Frequenzgang soll solide **kompensiert** sein, d.h. er muß von den niedrigen 16,7-Hz-Bahnstromfrequenzen über die Standardnetzfrequenzen um 50 Hz bis zu den höheren Kilohertzfrequenzen der elektronischen Bauteile und Vorschaltgeräte immer die wirklich vorhandenen Flußdichtewerte in Nanotesla anzeigen.

Viele mangelhaft kompensierte Meßgeräte erfüllen diesen Anspruch nicht. Sie zeigen beim Bahnstrom nichts oder viel zu wenig und bei den höheren Frequenzen am Bildschirm oder unter elektronisch vorgeschalteten Leuchtstoffröhren viel zu viel. Das ist nicht immer eine Frage des Preises, ich kenne recht solide Geräte für 1000 Mark und schlechtere für 5000 Mark. Wenn Sie ein Meßgerät für elektrische und magnetische Felder erwerben wollen, dann bestehen Sie auf diesem Frequenzbereich von **10 Hz bis 100 kHz** und einer **Frequenzkurve**, damit Sie wissen, wie gut oder schlecht Ihre Spule in welchem Frequenzbereich ist. Ansonsten gilt: Wer viel mißt, mißt Mist. In den USA und in Schweden werden die Frequenzkurven selbst bei Preiswertmeßgeräten mitgeliefert. Viele deutsche Meßgerätehersteller informieren nur mangelhaft über den Frequenzgang ihrer Spulen. Das führt unweigerlich zu Meßfehlern und zur Unreproduzierbarkeit der Werte.

Ich habe 1991 die meisten deutschen Geräte in den USA prüfen lassen und herausgefunden, daß es von Produkt zu Produkt katastrophale Meßwertunterschiede **bis zu 600 %** gibt. Im 50-Hz-Bereich liegen sie, bis auf zwei Ausnahmen, einigermaßen im Lot. Bei anderen Frequenzen kommen die meisten Meßgeräte schnell an ihre Grenzen. Manche deutsche Spule ist in den USA unbrauchbar, weil es in Amerika 60 Hz statt 50 Hz gibt. Diese minimale Frequenzabweichung führt schon zu Meßwertdifferenzen von über 50 %. Gleiches gilt auch umgekehrt, viele amerikanische Meßgeräte, kalibriert auf 60 Hz, sind für deutsche 50-Hz-Felder nicht zu brauchen. So sieht schlechte Meßtechnik aus.

Mein Kollege, der Diplom-Ingenieur und Baubiologe **Helmut Merkel**, hat für Wohnung+Gesundheit (Heft 65/1992 und 66/1993) zwölf Elektrosmogmeßgeräte getestet. Ein Gerät kam auf Meßfehler bis **1600 %** (Tri Field Meter); zwei waren nicht korrekt auf 50 Hz kalibriert, sondern auf 40 Hz (Feldmeter BPM 1003 und Tesla-Spule), eines dafür auf amerikanische 60 Hz (Tri Field Meter); die allermeisten hatten einen schlecht oder gar nicht kompensierten Frequenzgang (z.B. Kombi-Test, BPM 1003, Tesla-Spule, GFT-EB 2 und Tri Field Meter); eines war viel zu empfindlich eingestellt (Jahnke EM-Feldsonde); bei vielen ließ das Frequenzband zu wünschen übrig. Ein Meßgerät erfüllte baubiologische Ansprüche für nur DM 298.--, kurze Zeit nach dem Test kostete es über DM 1500.--. Dieser Test hat auf dem Meßgerätemarkt einiges in Bewegung gebracht, heute gibt es neue Produkte, die hohe Ansprüche zu einem soliden Preis erfüllen. Fragen Sie bei Bedarf nach einer Meßgeräteliste beim IBN-Verlag (frankierten Rückumschlag beilegen).

Professionelle Meßgeräte bieten die Möglichkeit **frequenzselektiv** zu messen, d.h. man kann feststehende Frequenzen oder Frequenzbereiche vorwählen, z.B. 16,7 Hz und 50 bzw. 60 Hz oder die Bereiche bis 2000 oder ab 2000 Hz, um internationale Standards erfüllen und differenziert das Feld einem Verursacher zuordnen zu können. Spitzengeräte bieten dazu eingebaute Spektrum- bzw. Frequenzanalyser.

Wichtig sind Gleich- und Wechselspannungsausgänge zur Erweiterung der Meßmöglichkeiten. An **Gleichspannungsausgänge** können z.B. **Schreiber** und **Datalogger** für Langzeitaufzeichnungen und **Multimeter** für Meßdatenverarbeitungen (Relativ- und Peakanzeige oder Minimal-, Maximal- und Durchschnittsanzeige) angeschlossen werden. **Wechselspannungsausgänge** sind geeignet für den Anschluß von z.B. **Lautsprechern** zur akustischen Bewertung eines Feldes, **Spektrumanalysern** und **Oszilloskope** für die Frequenz- und Oberwellenanalytik, **Frequenzzähler** für die Bestimmung der dominierenden Frequenz oder **Computer** für eine Reihe von Anwendungsmöglichkeiten wie z.B. grafische Darstellung, Auswertung, Berechnung und Statistik. Bei einigen Meßgeräten gehören manche der oben genannten Eigenschaften schon zur Standardausführung.

* Es gibt **personenbezogene Meßgeräte**, die (klein wie eine Zigarettenschachtel) am Gürtel befestigt ständiger Begleiter im Arbeitsalltag oder auch nachts sind. Diese arbeiten ähnlich wie ein Langzeit-EKG und zeichnen ein 24-Stunden-Profil (oder länger) auf, welches dann am Computer ausgewertet wird. So bekommt man einen Überblick über die elektromagnetischen Belastungen des Menschen und weiß genau, wann welche Feldintensität wo vorlag. Pfiffig ist, daß diese Geräte auch über eine Markierungsmöglichkeit verfügen und der Kunde in dem Moment, wo es ihm schlecht geht, diese Markierungstaste betätigen kann. Hinterher, am Computer, sehen wir dann, ob dieser Moment einem besonderen Feldeinfluß zuzuordnen ist oder nicht.

Verschiedene Standards verlangen **bestimmte Meßtechnologien** und Meßverfahren, wie z.B. die TCO- und MPR-Normen für Computerarbeitsplätze oder die DIN/VDE. Ein Gerät, welches die TCO erfüllt, erfüllt nicht unbedingt DIN/VDE-Maßstäbe. Ein Gerät, welches nach DIN/VDE mißt, muß nicht auch der baubiologische Glücksbringer sein.

So bauen z.B. Wandel&Goltermann, Symann&Trebbau und andere professionelle Meßgerätehersteller Feldsonden für über 15.000 Mark, die weder die TCO noch baubiologische Forderungen erfüllen, weil sie stur nach DIN/VDE und Elektrosmogverordnung funktionieren, deshalb nur bis 30 kHz messen und wichtige Frequenzen über 30 kHz bis 100 kHz (elektronische Schaltungen, Bildschirme, Niedervolt, Leuchtstoffröhren...) übersehen. Offizielle Normen meinen, niederfrequenter Elektrosmog durch Stromverbraucher höre bei 30 kHz auf und zeigen sich auch hier von ihrer praxisuntauglichsten Seite.

Die Messung von **Hochspannungsleitungen** ist ebenfalls in verschiedenen -mehr oder minder vernünftigen- internationalen Standards beschrieben. Voraussetzung sollte das Gerät mit einem **kompensierten Frequenzgang** von 16,7 Hz bis über 100 kHz sein, denn es muß mit Leitungen der **Bundesbahn** (16,7 Hz) und der **Stromversorger** (50 Hz) und **höherfrequenten** Anteilen und **Oberwellen** bis in den Kilohertzbereich gerechnet werden. Hochfrequente Strahlung bis zu den Mikrowellen (siehe nächstes Kapitel) kann mit im Spiel sein. Die Langzeitaufzeichnung an mehreren Meßpunkten in unterschiedlichen Abständen und Höhen ist angezeigt. Vorsicht: Es gibt Zeiten, da sind Hochspannungsleitungen nicht voll ausgelastet, und die Feldstärken sind geringer als sonst. Einige Leitungen führen kaum oder keinen Strom, denn sie sind nur als Ersatzleitungen für Notfälle konzipiert.

Die simpelste 'Meßspule' -wenn auch sehr ungenau!- ist übrigens ein spottbilliger Telefonverstärker mit Lautsprecher. Der brummt in einigen magnetischen Wechselfeldbereichen, was das Zeug hält.

Ohne Langzeitaufzeichnung keine Sicherheit

Magnetische Wechselfelder der eigenen Installation oder der umgebenden Frei- und Erdleitungen sowie Transformatoren schwanken in ihrer Intensität uneinschätzbar. Deshalb reicht eine kurze Messung nicht, um sicher zu gehen. Es muß immer eine **Langzeitaufzeichnung** von mindestens einer Stunde durchgeführt werden, eventuell, je nach Situation, auch über mehrere **Stunden** oder sogar **Tage**.

Beispiel: Wird um 10 Uhr morgens gemessen, dann kann es sein, daß die Magnetfelder von Straßen- oder Hauskabeln gering sind. Würde man um 12 Uhr mittags messen, dann könnten starke Felder meßbar sein, weil überall im Netz durch Kochen viel Strom verbraucht wird. Gleiches gilt, wenn abends alle Fernseher eingeschaltet werden, in der Nacht die Straßenbeleuchtung angeht und Nachtstromspeicherheizungen aufladen. Im Winter gibt es zumeist höhere Meßwerte als im Sommer. Mehr Stromverbrauch durch längere Dunkelphasen und eingeschaltete Heizkörper sind der Grund. Außerdem gibt es feldintensive Geräte, die nur ab und zu an sind: Kühltruhen, Heizungspumpen, Klimageräte... Ohne Langzeitmessung verpasse ich womöglich deren Aktivität und gebe Entwarnung; eine Stunde später wäre der Motor angesprungen und hätte ein starkes Feld verursacht.

Eine Hochspannungsleitung macht **starke**, aber zumeist **stabile** Felder, es gibt nur relativ geringe Schwankungen in der Feldstärke. Eine Niederspannungsfrei- oder Erdleitung macht zumeist **schwächere**, dafür aber äußerst **schwankende** Feldintensitäten, je nachdem wer im öffentlichen Straßennetz gerade wieviel Strom verbraucht und wie die Leitungen geführt sind. Bahnstrom schwankt besonders gründlich: Wenn anfahrende Züge kräftig Strom ziehen, schnellen die Feldstärken im weiten Umkreis in die Höhe. Könnte die feldstabilere Hochspannungsleitung mit der **stärkeren** Dosis von **800 nT** unriskanter sein als jene unangenehm schwankende, aber im Schnitt **feldschwächere** Niederspannungsleitung mit **200 nT**? Weil ein Körper möglicherweise besser fähig ist, gegen einen stabilen, gleichmäßig starken Streßfaktor Widerstandsmechanismen zu entwickeln als gegen einen arhythmisch und sekündlich unterschiedlich schwankenden?

Ich messe an den Hochspannungsleitungen gemächliche Feldstärkeschwankungen von höchstens plusminus 50 %, an gewöhnlichen Niederspannungsleitungen, die von Dachständer zu Dachständer geführt oder als Erdkabel im Bürgersteig verlegt sind, jedoch höchst zappelige Schwankungen von mehreren hundert Prozent: jetzt 50 nT, gleich 450, zwei Sekunden später wieder 80 und eine Minute danach 260 nT. Dies Gezappel finde ich auch an Transformatorenstationen. Ich messe in Häusern, die immerhin 100 bis 500 Meter von elektrifizierten Eisenbahnstrecken entfernt liegen, im Laufe eines Tages oder einer Nacht alle paar Minuten wechselnde Intensitäten von 20 bis 2000 nT.

Im kalifornischen **San Diego County** verlangt das Departement of Planing and Landuse, die amerikanische Bau- und Planungsbehörde, von jedem Eigenheimbauer und Grundstückskäufer ein **elektromagnetisches Gutachten**, wenn es um Bauland in der Nähe einer Hochspannungsleitung geht. Sie wollen wissen, wie groß die zu erwartende Feldstärke im zukünftigen Projekt sein wird. Als Grenze werden **200 nT** verlangt. Entlang der Trasse wird der Abstand gemessen, um 200 nT zu gewährleisten. Die Elektrizitätswerke sind verpflichtet, die maximale Belastbarkeit der Leitung und ihre zum Zeitpunkt der Messung genutzte Auslastung anzugeben. Auf diese Weise kann errechnet werden, wie sich das Feld durch andere Stromstärken ändern wird. Alles, was die 200-nT-Grenze bei der Messung überschreitet oder in Zukunft überschreiten könnte, darf nicht bebaut werden. Auch wenn ein Abstand zur Trasse von 300 Metern eingehalten werden müßte.

Was in den USA klappt, ist bei uns Neuland. Ich habe nach Messungen an Hochspannungsleitungen häufiger das E-Werk um Auskunft gebeten, welche Auslastung zum Zeitpunkt der Messung vorlag und bin teilweise behandelt worden, wie der Mann vom Mond. Die Auskunft war bei allen E-Werken die gleiche: Keiner weiß was. Was sie jedoch genau wissen, ist, daß die Felder ja überhaupt nicht schlimm sind, daß ein Abstand von 10 Metern völlig reicht, daß die offiziellen Grenzwerte der Elektrosmogverordnung uns doch ausreichend schützen, und wir uns deshalb nicht zu sorgen brauchen.

Übrigens: Viele Hochspannungsleitungen könnten viel feldärmer sein, wenn die einzelnen stromführenden Leitungen auf den Masten entsprechend angeordnet wären. Je nach Kabel- und Stromführung verstärken sich die Felder oder heben sich günstig auf. In den USA und Schweden wird beim Bau der Überlandleitungen daran gedacht, mit Erfolg. In der Nähe von Stockholm wird zur Zeit ein modifizierter Masttyp geprüft. Hier sind zwei Phasenströme je zur Hälfte auf zwei Leiterseile aufgeteilt, die rund um die dritte Phase herumgeführt werden. Auch das Bundesamt für Strahlenschutz spricht in einem Internet-Info von der Möglichkeit, Hochspannungsleitungen und andere Stromführungen feldärmer zu installieren: "Wünschenswert wäre eine optimale Phasenbelegung der einzelnen Leiter bei der Stromübertragung."

Unberechenbare Felder im öffentlichen Stromnetz

Die Felder an Hochspannungsleitungen und Straßenkabeln, an Trafohäusern und elektrifizierten Bahnstrecken zeigen, wie Sie inzwischen wissen, unterschiedlichste Stärken und lassen sich in kein Schema pressen. Die Feldintensität wechselt ständig mit der **Höhe des Stromflusses** und der Art der **Führung des Stromes** in den **Hin- und Rückleitern**. Die Hinweise in der Fachliteratur, daß eine soundso große Hochspannungsleitung soundsoviel Abstand erfordert, stimmen in der Praxis selten. Das sind Aussagen von Ingenieuren, die zwar mit Rechenschiebern oder Computersimulationen umgehen können, jedoch in der konkreten Situation vor Ort noch nie ein Meßgerät in der Hand hatten. Ich habe an **größten** 380-kV-Hochspannungsleitungen schon **schwächere** magnetische Felder gemessen als unter **kleineren** 110-kV-Leitungen. Und ich habe an **kleinen** Freileitungen, die in Wohngegenden von Haus zu Haus geführt werden, schon **größere** Feldstärken erwischt als unter Hochspannungsleitungen. Nur die individuelle Prüfung der Situation vor Ort kann konkrete Auskunft geben.

Bei **Transformatorenstationen** sind es, wie schon kurz erwähnt, seltener die Stationen, die starke Felder verursachen, sondern eher deren hin- und rückführende **Erd-** und **Freileitungen**. An dem Trafohaus selbst messe ich nicht viel mehr als an einem feldstarken Farbfernseher. Zwei bis fünf Meter Abstand reichen oft, um Risiken zu vermeiden; selten sind es über zehn Meter. Jene Trafostationen, die in den Kellern der Wohnhäuser oder in deren Garagen eingebaut sind, verursachen nur in den angrenzenden Wohnräumen sehr starke Felder, weniger im übernächsten Raum oder zwei Etagen höher. Würde Ihre Wohnung im Erdgeschoß direkt über der im Keller installierten Trafostation liegen, dann können Sie kritische Flußdichten im Bereich einiger hundert oder sogar mehrerer tausend Nanotesla erwarten.

Erdkabel sind nicht das Allheilmittel gegen die oft (nicht immer) auffälligen Felder von Freileitungen. Ich habe in mehreren Fällen die Verlegung einer Freileitung in die Erde bewirken können und in zwei dieser Fälle feststellen müssen, daß die Felder aus dem Boden hinterher genauso stark waren, wie vorher die aus der Luft. In einem Fall waren sie hinterher sogar stärker als vorher. Das kommt, wie schon erwähnt, auf die **Art der Stromführung** in den einzelnen Leitungen an, auf die Frage, ob sich die Felder von Hin- und Rückleitern günstig kompensieren, oder ob nicht. Bei **offen** -also sternförmig- verlegten Erdleitungen ist die Feldintensität viel geringer als bei **ringförmig geschlossenen**.

Heftige Feldverursacher sind auch im öffentlichen Netz **Ausgleichströme** -sogenannte vagabundierende Ströme- die unkompensiert auf den ebenfalls im Boden verlegten sanitären Rohren fließen. Ein hoher Prozentsatz der magnetischen Wechselfelder, die in Häusern, sogar großflächig in ganzen Wohnvierteln zu messen sind, sind die Folge solcher stromführenden **Gas-**, **Wasser-** oder **Fernheizungsrohre**.

Probleme dieser Art sind nur mit Hilfe der Elektrizitätsversorger und Stadtwerke zu lösen. Deren Fachleute können Schaltungen im Straßennetz vornehmen oder eine Ringleitung kurzfristig öffnen, um im Experiment den Feldverursachern auf die Schliche zu kommen. Oft habe ich engagierte Hilfe von Stromversorgern und Stadtwerken erhalten. Das ist lokal unterschiedlich und die Kontaktaufnahme einen Versuch wert. Wir sind zahlende Kunden mit Recht auf Kundendienst. Meistens wissen die Unternehmen gar nicht, daß Ringleitungen in Wohnvierteln über weite Strecken ganze Straßenzüge mit magnetischen Feldern belasten und sind dankbar für die Demonstration. Manchmal gelingt es mit einer nachträglichen Veränderung der Ringleitung oder der Beseitigung von Ausgleichströmen durch Einbau von Isolierstükken in die strom- und feldauffälligen Rohre die dauerhafte Feldreduzierung für viele Anwohner in diesem Wohnviertel zu erreichen.

Körperlage im Feld

Erich W. Fischer empfiehlt für die Schlafplatzoptimierung das Bett im 90°-Winkel zur feldverursachenden Leitung auszurichten, weil die geringste Induktion des Körpers im Feld angestrebt wird. Beispiel: Läuft über das Haus eine feldauffällige Freileitung oder neben dem Haus eine Erdversorgungsleitung, dann sollte das Bett nicht parallel, sondern im rechten Winkel dazu stehen. So böte der Körper (speziell die Wirbelsäule) den Feldern die geringere Angriffsfläche. Dennoch, das Feld ist da, und der Kopf ist rund, er induziert optimal. Deshalb ist die Empfehlung keine Sanierung, sie ist aber womöglich eine Verbesserung und könnte deshalb als Kompromiß betrachtet und in Situationen, wo keine kausale Veränderung möglich ist, eingesetzt werden.

Prof. **Norbert Leitgeb** von der Uni Graz sagt zu diesem Thema: "Die Stärke der in unserem Körper induzierten Stromdichten hängt wesentlich von Form und Größe der Querschnittsfläche und damit von unserer Orientierung zum Magnetfeld ab. Der ungünstigste Fall ist gegeben, wenn ein Mensch im horizontalen Magnetfeld aufrecht steht."

Dr. **Andras Varga** von der Uni Heidelberg weist darauf hin, daß es ein besonderes biologisches Risiko ist, wenn der Körper nur teilweise von magnetischen Feldern erreicht wird, wenn also in unterschiedlichen Körperbereichen verschiedene Feldgrößenordnungen anzutreffen sind. Unter Hochspannungsleitungen kann man am Körper eine überall nahezu gleiche Feldstärke erwarten. Das gilt auch für Felder aus Frei- und Erdleitungen; sie zeigen im Kopf, im Bauchbereich und in den Füßen ähnliche Feldstärken. Wenn aber am Kopfende des Bettes ein Radiowecker steht oder in der Kopfwand stromführende Sanitärohre verlaufen, dann werden am Kopf zigfach höhere Feldstärken zu messen sein als am Bauch und hier zigfach höhere als an den Füßen. Diese sehr ungleiche Feldverteilung über den Körper, diese lokal begrenzte Einwirkung, hat offensichtlich ihr spezielles biologisches Risiko.

Elektrosmog: Geißel des Jahrhunderts?

In einem Interview mit der Deutschen Presseagentur habe ich vor Jahren gesagt, Elektrosmog sei die "Geißel des Jahrhunderts". Hinterher habe ich mich gefragt, ob das nicht überzogen war. Inzwischen sind einige Jahre vergangen und einige provozierende Erlebnisse hinzukommen. So überzogen scheint mir die Aussage doch nicht gewesen

Magnetische Wechselfelder: Geißel des Jahrhunderts? 145

zu sein, wenn ich auf die inzwischen fünfzehnjährige Erfahrung zurückblicke und an die vielen Menschen denke, die durch Elektrosmog krank und durch seine Beseitigung wieder gesund geworden sind.

Fakten sprechen für sich. Baubiologische Maßnahmen zeigen Erfolg, nicht immer, aber oft. Jeder dritte Kunde berichtet von gesundheitlichen Verbesserungen nach Sanierungen. Wenn es nur einmal im Jahr passieren würde, was mir in Duisburg passiert ist, dann hätte sich das Jahr schon mehr als gelohnt. Aber es passiert leider öfter...

In Duisburg lebt der **vierjährige Nino**, der unter schrecklichen Schmerzen, Krämpfen und epilepsieähnlichen Anfällen litt. Mehrmals im Monat eilten die vor Angst weinenden und zitternden italienischen Eltern mit dem fast leblosen und blau angelaufenen Menschenbündel auf dem Arm ins nahe Krankenhaus. Zig Diagnosen, zig Therapien, keiner fand was, nichts wirkte. Immer diese Angst vor einem neuen Anfall. Der ließ nicht lange auf sich warten. Der kleine Nino schlief mit dem Kopf direkt auf einem billigen trafobetriebenen Elektrowecker, nur durch ein dünnes Kissen von dem Gerät getrennt. Er fand die Wärme des Weckers angenehm, und keiner dachte sich etwas dabei. Am Kopf gab es deshalb extreme magnetische Wechselfelder der Größenordnung von **150.000 Nanotesla**, 100mal soviel wie unter der Hochspannungsleitung, mehr als nach Elektrosmogverordnung erlaubt ist! Dazu eine elektrische Körperspannung von über **60 Volt**. Der Wecker flog raus. Nino brauchte nicht einmal mehr ins Krankenhaus! Die Eltern weinten auch diesmal, vor Glück. Und vor Verzweiflung, weil sie ihrem Kind und sich selbst so lange so viel Leid angetan haben.

In der Bild-Zeitung las ich kurz darauf, daß sich Prof. Dr. **Karl Brinkmann** (Technische Hochschule Braunschweig) von der Industrie ehren und mit silbernen Orden dekorieren ließ, weil der Wissenschaftler erkannt haben will, daß Elektrosmog dem Menschen nicht schadet...

Im rheinischen Heiligenhaus war es die neun Monate junge **Katharina**, die jeden Abend, wenn es ins Bett ging, ein bis drei Stunden lang schrie, bis sie nicht mehr konnte. Die Kleine war naßgeschwitzt und schlief irgendwann vor Schwäche ein. Mein Mitarbeiter Uwe Münzenberg fand eine elektrische Fußbodenheizung unter dem Kinderbettchen und deshalb **17.000 nT**. Dazu kamen elektrische Felder aus der Wand: **1000 mV** Körperspannung. Die Fußbodenheizung wurde vom Netz getrennt, die Kinderzimmersicherung freigeschaltet. Katharina schlief vom ersten Tag an, kein Schrei mehr, kein Schweiß mehr. Vater Klaus Vogel rief ein paar Tage später an und war glücklich, obwohl **er** jetzt nicht mehr schlafen konnte. Er war die Stille nicht mehr gewohnt und wartete jede Nacht auf Töchterchens Gebrüll.

Der fünfjährigen **Susan Winter** aus Kassel ging's ähnlich: stundenlang brüllen, schwitzen, dann endlich einschlafen, um fünfmal nachts wach zu werden. Mutter Elke hat meinen Beitrag in der Sendung 'Stern-TV' gesehen und spontan das Funkbabyphon entfernt. Seitdem schläft Susan ohne einen Muckser ein und ohne Unterbrechung durch.

In Karlsruhe war es die 51jährige **Gisela Prieske**, die 'Hans Meiser' sah und nach der Sendung sofort ihren Radiowecker vom Kopfteil des Bettes wegnahm. Sie rief zwei Wochen später an: "Ich habe in den letzten 10 Jahren normalerweise bis etwa 6.30 Uhr geschlafen, obwohl ich dann noch nicht ausgeschlafen war. Nach Entfernung meines Elektroweckers habe ich bisher fast täglich verschlafen und bin erst gegen 8.30 Uhr wachgeworden. Seit drei Jahren erwachte ich regelmäßig mit Kopfschmerzen und hatte einmal pro Woche Migräneanfälle. Seit zwei Wochen habe ich nicht einmal auch nur den leisesten Kopfschmerz gehabt und bin deshalb sicher, daß die Migräne auch weg sein wird!"

Das alles hält die Elektroindustrie und die ihr geneigten Wissenschaftler und Politiker nicht ab, das Märchen vom ungefährlichen Elektrosmog zu erzählen und zur Veranschaulichung ihrer Aussage den falschen Vergleich mit den natürlichen **Gleich**feldern der Erde zu strapazieren. Würden sie richtigerweise technische **Wechsel**felder mit natürlichen **Wechsel**feldern vergleichen, dann ginge die Rechnung anders auf: Die **natürlichen 16,7**- bzw. **50-Hz**-Felder, die Atmosferics, liegen bei **0,003 nT** bzw. **0,0002 nT**, die natürlichen magnetischen Wechselfelder der Schumann-Resonanzen ebenfalls. Alltäglicher **technischer Elektrosmog**, will man ihn mit natürlichen Feldern vergleichen (sofern das überhaupt sinnvoll ist), ist in Wahrheit ein **millionen**- bis **milliardenfach stärkerer** künstlicher Einfluß, der die Grundlagen von Natur und Mensch in den finsteren Schatten stellt.

Dem Menschen mutet man mehr zu als technischen Geräten. Im **VDE-Fachbericht** Nr. 45 vom November 1993 steht geschrieben, daß die elektromagnetischen Felder unterhalb der DIN/VDE-Grenzwerte dem Menschen nun wirklich nichts ausmachen, das heißt **5.000.000 nT** sollen laut DIN/VDE noch o.k. sein. Auf Seite 26 ist in Bezug auf die Empfindlichkeit technischer Geräte von **Gerald Newi** (Hamburger Elektrizitätswerke) zu lesen, daß "Feldunverträglichkeiten handelsüblicher Elektronikgeräte festzustellen sind" und die "Erfahrungswerte der Störempfindlichkeit bei 50-Hz-Magnetfeldern" wie folgt ausfallen: EEG **70 nT**, EKG **140 nT**, Tonaufnehmer **250 nT**.

5.000.000 nT gelten für Menschen am Arbeitsplatz, 100.000 nT für die Allgemeinbevölkerung, weil es DIN/VDE und die Elektrosmogverordnung so wollen; 70 nT stören aber schon das EEG, 60 nT verändern den Kalziumionen-Transport der Zellmembran und 200 nT bergen ein Kinderleukämie- und Hirntumorrisiko.

Auf dem internationalen Symposium des Bundesamtes für Strahlenschutz sagte der immer und überall engagiert entwarnende Leiter der

Kölner Berufsgenossenschaft für Feinmechanik und Elektrotechnik, Dipl.-Ing. **Norbert Krause**, im Dezember 1992 (Arbeitnehmer aufgepaßt!): "Solange man nicht mehr weiß, besteht auch kein Handlungsbedarf." Und als Zugabe: "Wenn wir schon einen Grenzwert haben, dann schöpfen wir den auch aus."

Mit der Magnetbahn **Transrapid** werden die Grenzwerte maximal ausgeschöpft, das zeigen erste Messungen. Die Bahn der Zukunft soll es im Fahrgastraum auf **100.000 nT** und mehr bringen, laut VDE-Fachbericht ist das eine starke Gefährdung für Herzschrittmacherträger.

Optimal ausgeschöpft werden Grenzwerte auch im Alltag, z.B. bei der auf Seite 54 und 55 vorgestellten **Effektleuchte**, in unmittelbarer Nähe von **Kleintrafos** und **Motoren**, bei manchen **Abschirmmatten** gegen Wasseradern und bei der sogenannten **Kirlian-Fotografie**. Hier geht es um Diagnosegeräte, die in einigen Naturheilkundepraxen zur 'Sichtbarmachung der Aura des Menschen' eingesetzt werden. Sie setzen den Körper unter knisternde Hochspannung (Herzschrittmacherträger: Vorsicht!) und finden eines mit Sicherheit nicht: die menschliche Aura. Mein Kirlian-Gerät schafft über **50.000 nT** Flußdichte und weit über **10.000 V/m** Spannung bei der dominierenden Frequenz von 2,5 Kilohertz, garniert mit extremen Oberwellen.

Nahezu ausgeschöpft werden die Grenzwerte beim Fahren mit der **Deutschen Bundesbahn**. Mein Mitarbeiter Uwe Münzenberg hat die Zugfahrt von Düsseldorf nach Hannover aufgezeichnet und ausgewertet. Der Intercity schaffte Spitzen bis zu **34.000 nT**, das Minimum war **1000 nT**, der Durchschnitt dieser mehrstündigen Fahrt lag bei **21.000 nT**. Meine Intercity-Reise nach Lübeck brachte folgende Ergebnisse: Spitze **41.000 nT**, Minimum knappe **1500 nT**, Durchschnitt über **20.000 nT**. Die Reise von Neuss in die Domstadt Köln: Spitze **22.000 nT**, Minimum **800 nT** und der Durchschnitt: **13.500 nT**.

Elektrosmog im Auto

Im Auto geht es oft zu wie mittendrin im Trafohaus: Je mehr Statussymbole, je mehr Technik und Elektronik, je mehr teures Schicki-Micki, desto mehr Elektrosmog. Benziner strahlen meist stärker als Diesel, Automatikfahrzeuge meist mehr als manuell zu schaltende. Eine moderne Automatik funktioniert elektromagnetisch, und speziell im Leerlauf oder bei niedrigen Geschwindigkeiten gibt es erstaunliche Magnetfelder. Autos unter dreißigtausend Mark sind oft entspannender als Luxuskarossen über hunderttausend Mark. In den meisten Dieseln, egal ob klein und billig oder groß und teuer, messe ich unter **100 nT** im Oberkörperbereich von Fahrer und Beifahrer. In vielen Durchschnittsbenzinern der Golf-Größenordnung sind es meist um die 100 bis 500 nT, hier und da mal über 1000 nT. Bei teuren Sportflitzern und fahrenden Wohnzimmern à la S-Klasse habe ich über **10.000 nT** gemessen.

Gründlich schaffen es die Luxuslimousinen, Cabrios und Jeeps mit Kampfflugzeugfeeling: Bordcomputer blinken und piepsen, Knöpfchen überall, digital und analog geht es auf die Piste. Ssst, die Fenster gehen elektrisch auf und zu. Ssst, das Schiebedach auch. Leise flüsternd verschiebt sich der Sitz von hinten nach vorne, von oben nach unten, die Lehne steiler und flacher, die Kopfstütze rauf und runter... alles elektrisch. Der elektrisch heizbare Sitz ist in, das Schaffell out. Außenspiegel müssen elektrisch beheizt werden, Scheinwerfer elektrisch gewischt. Dazu knackige 100-Watt-Stereo, daß sich die Fenster biegen. Klimaanlage, Autotelefon, CD-Player, Anrufbeantworter, ins Fenster integrierte Antennen... alles auf kleinstem Raum, direkt am Körper.

Machen starke Felder empfindliche Leute aggressiv? Es ist schon auffällig, daß im fahrenden Elektrosmog auf vier Rädern die Lichthupe besonders häufig betätigt wird und der Abstand zum Vordermann bei 180 Sachen wenige Zentimeter beträgt. Ich kann diese Hektiker verstehen, ich würde aus diesen stressigen Blechkisten auch möglichst schnell wieder raus wollen. Deshalb die Eile? Diese Art Fahrvergnügen wird zum Ausgleich mit einem Spritverbrauch von über 15 Litern belohnt. Unsere Tankstellen sollen schließlich auch leben, und die Widerstandskräfte der Natur wollen trainiert werden. Was sind die Gesellen dagegen schlaff, die mit freundlicher Handbewegung die viel schnelleren Kollegen vorbeilassen, entspannt von Hamburg bis München lächeln und noch gar nicht spitzgekriegt haben, daß ihr Auto eine funktionstüchtige Lichthupe hat. Immer diese Dieselfahrer.

Ich kenne eine Familie aus Ratingen. Vaters ganzer Stolz ist eine goldmetallicfarbene Limousine mit über drei Litern Hubraum und einem Stern auf der Motorhaube für 130.000 Mark. Papa, Mama und den beiden süßen Töchtern wird es in diesem chicen Gefährt regelmäßig nach einer halben Stunde Fahrzeit kotzeschlecht. Das Meßergebnis: 15.000 nT. Steigen sie jedoch in den dunkelblauen Diesel für 60.000 Mark, ebenfalls mit Stern auf der Haube, dann bleiben diese Symptome auch nach dem fünfhundertsten Kilometer aus. Das Meßergebnis hier: 80 nT. Genauso gut geht es in Tochters kleinem 50-PS-Stadtflitzer.

Helmut Merkel hat in Wohnung+Gesundheit (Heft 61/1991: 'Elektrostreß in Kraftfahrzeugen') festgestellt, daß die Zündanlage in Bezug auf magnetische Wechselfelder Beachtung verdient. Eine räumliche Verlegung der Zündspule und somit mehr Abstand zum Fahrer hat Feldreduzierungen von 45 bis 96 % bewirkt. Die nachträgliche Abschirmung der Zündspule mit z.B. MU-Metall führte auch zu niedrigeren Meßwerten. Besser wäre, die Autoindustrie würde ihre Käufer vor Elektrosmog schützen, bei der Produktion darauf achten und umsichtig installieren. Es geht ja, schauen Sie sich das Cockpit eines Jumbo-Jets an: noch viel mehr Elektronik, ein noch engerer Raum. Ich habe Messungen in mehreren Cockpits durchgeführt und festgestellt, daß Flußdichten über 200 nT die seltene Ausnahme sind.

Magnetische Wechselfelder: Elektrosmog und Uhren 149

Am Rande sei bemerkt, daß nicht nur die Elektronik des Autos Felder verursachen kann, sich **bewegende magnetisierte Metallteile** tun das auch. Wenn sich ein Magnet **bewegt** entsteht ein der **Frequenz** dieser Bewegung entsprechendes **Wechselfeld**. Einige bewegliche Teile des Autos sind mehr oder minder magnetisch: Achse, Kardanwelle, Räder..., und wenn der Wagen fährt, dann drehen sich diese Teile und verursachen das magnetische Wechselfeld. Deshalb Vorsicht bei Messungen während der Fahrt, das Feld könnte von der Bordelektronik kommen oder von den sich bewegenden Magnetteilen. Es ist herauszufinden, woher die Felder kommen. Erstens geben Frequenzmessungen Aufschluß, denn mit der Geschwindigkeit erhöht sich bei den bewegenden Metallelementen die Frequenz. Zweitens kann man Vergleichsmessungen während der Fahrt und im Stand durchführen und den Unterschied beobachten. Im Stand macht die eingeschaltete Elektronik Felder, Metallteile nicht, da sie sich nicht bewegen.

Elektrosmog und Uhren

Das typische 'Tick-Tack' von **Armbanduhren** oder Weckern war früher mechanisch ausgelöst, heute wird der Zeiger quarzgenau von einer Elektronik gesteuert, einem **Sekundentaktgeber**, auch Schrittschaltmotor genannt. In der Uhr ist eine kleine Spule eingebaut, und die hilft dem Zeiger sekündlich auf die Sprünge. Das kleine Spülchen macht in nächster Nähe unerwartet starke magnetische Felder.

Die Spule liegt bei Armbanduhren parallel zum Ziffernblatt, bei manchen durchsichtigen Uhren mit Plexiglasgehäuse ist sie gut zu erkennen. Die Spule liegt ganz nah am Handgelenk, einige Millimeter von der Haut entfernt. Jede Sekunde gibt es einen harten magnetischen Impuls in den Puls. Die Feldstärken dieser magnetischen Impulse liegen nach meinen Messungen -von Uhr zu Uhr unterschiedlich- bei **5000 nT** und mehr, in einigen Fällen sogar bis **20.000 nT**. Jede Sekunde 20.000 nT, tagein, tagaus. Muß das sein?

Was mir zusätzlich unangenehm auffiel: Jeder Impuls zog neben der erstaunlichen Feldstärke noch erstaunlichere **Oberwellen** nach sich. Der Spektrumanalyser zeigte nicht nur den typischen 1-Hz-Sekundentakt, sondern auch tausende starker Oberwellen bei 2, 3, 4, 5, 6..., 10, 20, 30..., 100, 200, 300..., 1000, 2000, 3000...Hz, bis hinauf in den Zigtausend-Hertz-Bereich. Unser Organismus hat also freie Auswahl, diese Frequenz herauszupicken, die ihm wegen seiner spezifischen Frequenzfenster am meisten schadet, wofür er am empfänglichsten ist.

Batteriebetriebene **Wecker** auf dem Nachttisch sind gute Alternativen zu den feldstarken netzbetriebenen Weckern. Aber bitte: Auch hier sind, sofern ein Sekundentaktgeber im Spiel ist, **50 cm Abstand** gefordert. In ca. 20 cm Entfernung messe ich immer noch Pulse der Größenordnung von 50 bis 100 nT. Was brauche ich nachts Sekundenzeiger?

Digital anzeigende Wecker und Armbanduhren machen dies Problem nicht. Es sind die analogen, jene mit Zeigern, am häufigsten, wenn der elektronisch gesteuerte Sekundenzeiger im Sekundentakt mitläuft.

Recht und Versicherung

Sie wissen, rechtlich verbindlich ist seit 1. Januar 1997 die '26. Verordnung zur Durchführung des Bundes-Immissionsschutzgesetzes' (26. BImSchV), kurz **Elektrosmogverordnung** genannt. Sie gilt nur für ortsfeste Anlagen, die gewerblichen Zwecken dienen (meine Stellungnahme hierzu folgt im Anschluß an das Kapitel 3 über hochfrequente elektromagnetische Wellen, siehe Seiten 262-272).

Darüber hinaus gelten weiterhin die Empfehlungen der **DIN/VDE 0848 Teil 4 A2** als quasi offiziell, obwohl diese in der Rechtsprechung auch schon als Grundlage für biologische Rückschlüsse angezweifelt wurden. Das Hessische Verwaltungsgericht beurteilte am 11.3.93 (3 TH 768/92): "Dieses technische Regelwerk hat keine absolute gesetzliche Geltung. Nach der Rechtsprechung des Bundesverwaltungsgerichts stellen DIN-Normen Vereinbarungen interessierter Kreise dar, die eine bestimmte Einflußnahme auf das Marktgeschehen bewirken. Den Anforderungen, die man an die Neutralität und Unvoreingenommenheit gerichtlicher Sachverständiger stellt, genügen sie deswegen nicht."

Sie wissen auch, daß man diese Grenzwerte der Elektrosmogverordnungs- bzw. DIN/VDE-Preisklasse im Alltag zu Hause oder im Büro **nirgendwo** findet, selbst nicht unter Hochspannungsleitungen oder neben dem Trafohaus, nicht einmal in der E-Lok der Bundesbahn. Was nutzt's, wenn das Bundesamt für Strahlenschutz darauf hinweist, daß die Elektrizitätswerke Meßgeräte zur Überprüfung der Grenzwerte bereithalten? Warum von E-Werken, Behörden, Berufsgenossenschaften oder dem TÜV offiziell messen lassen? Solche Messungen sind unsinnig, die Bewertung steht jetzt schon fest: Alle Meßwerte unter den rechtlich relevanten Grenzwerten, kein Problem, alles in Ordnung, bitte überweisen Sie den Rechnungsbetrag auf folgende Kontonummer...

Vernünftige Grenzwerte, die ein echter biologischer Schutz sind, z.B. die Computerarbeitsplatznormen TCO und MPR für den Arbeitsplatz oder die baubiologischen Richtwerte und die des BUND für Schlafbereiche, sind nicht rechtlich verbindlich. Sie dienen dem Schutz von Menschen. Für diesen Schutz ist der Bürger aber allein verantwortlich, auch wenn die Feldstärken weit über diesen Empfehlungen liegen.

Ich habe für den Öko-Test **18 Radiowecker** (Heft 10, Oktober 1997) und, wie schon beschrieben, **26 Heizdecken** (Heft 12, Dezember 1997) gemessen. Alle (!) Produkte lagen mit ihren elektrischen oder magnetischen Feldbelastungen weit über den Computernormen, die meisten Elektrowecker beim zigfachen, die meisten Heizkissen beim hundertfachen, kamen sie doch elektrisch auf über 5000 V/m und magnetisch bis 8400 nT (da kommen die meisten Hochspannungsleitungen nicht mit). Der Öko-Test fragt, ob es nicht möglich sei, simple Wecker oder Heizkissen mindestens so strahlenarm zu produzieren wie komplizierte Bildschirme. Klar wäre es das, sehr einfach sogar, das bestätigte auf Anfrage auch die Industrie, nur, es gäbe keine Nachfrage. Laut Industrie ist demnach der Verbraucher der Dumme, er fragt nicht, fordert nicht, konsumiert brav alles, was in den Regalen steht. Aber woher soll der Durchschnittsverbraucher das alles wissen? Deshalb: Fragen Sie, fordern Sie, und kaufen Sie im Zweifel nicht, was nicht in Ordnung ist. Hier ist rechtlich nichts zu machen, auch wenn die Grenzwerte der Verordnung erreicht bzw. überschritten werden, denn Elektrowecker und Heizdecken sind keine ortsfesten öffentlichen Anlagen.

Ein **Ehepaar** aus **Rheinland-Pfalz** ist am 17.2.1997 vor dem Bundesverfassungsgericht mit der Klage gescheitert, eine an der Grundstücksgrenze neben ihrem Haus errichtete Transformatorenstation wegen gesundheitsgefährdender Felder abschalten zu lassen (1 BvR 1658/96). Die Feldstärken lagen bei bis zu 4300 nT. Das Gericht bezieht sich auf die kurz zuvor beschlossene Verordnung: "Nach bisherigem Kenntnisstand ist mit Gesundheitsgefahren erst bei höheren Einwirkungen zu rechnen." Das Paar bezog sich auf die Studie der US-Gesundheitsbehörde EPA für den Nationalen Rat für Strahlenschutz (siehe Seiten 25 und 114), die gesundheitliche Beeinträchtigungen bei 200 nT sieht und diesen Wert als Grenze fordert. Diese amerikanischen Maßstäbe wurden in Deutschland jedoch nicht akzeptiert.

Die '**Neue Juristische Wochenschrift**', herausgegeben vom Deutschen Anwaltverein und der Bundesrechtsanwaltskammer, gibt am 17. September 1997 zu bedenken: "Die Grenzwerte der 26. BImSchV dienen der akuten Gefahrenabwehr. Sie legen die Gefahrenschwelle abstrakt fest. Der Gegenbeweis, bei Überschreitung drohe keine Gefahr, ist grundsätzlich ausgeschlossen. Die Grenzwerte wurden auf der Grundlage des gegenwärtigen wissenschaftlichen Kenntnisstandes festgelegt. Angesichts der nach wie vor unsicheren wissenschaftlichen Tatsachengrundlage stellt sich die Frage, ob überhaupt eine zureichende Basis für Grenzwertfestlegungen besteht. Außerdem enthält die Verordnung keine Vorsorgeanforderungen. Langzeitwirkungen bei Feldstärken unterhalb der Grenzwerte können bisher weder eindeutig nachgewiesen noch eindeutig ausgeschlossen werden."

Eine **Frau** aus **Kitzingen** erzielte 1996 einen Teilerfolg gegen den Bau einer Trafostation. Das Verwaltungsgericht Würzburg entschied, daß mit dem Bau des Häuschens solange nicht begonnen werden dürfte, bis feststehe, ob hiervon gesundheitliche Gefahren ausgehen könnten (W 5 S 95.1495). Das strittige Bauwerk sollte 50 cm neben der Grundstücksgrenze installiert werden. Der Stromversorger meinte, die zu erwartenden Felder lägen unterhalb jener Intensität, die das Erdmagnetfeld verursache. Das Gericht tadelte, daß man das Erdmagnetfeld nicht mit technischen Wechselfeldern vergleichen könne, stellte sich auf die Seite der Klägerin und meinte, daß ein Gesundheitsrisiko nicht auszuschließen sei, solange die wissenschaftliche Forschung noch nicht abgeschlossen ist. Es tadelte auch das Landratsamt: Eine Untersuchung der Risiken hätte das Amt aufgrund des bekanntgewordenen Problems Elektrosmog angehen müssen.

Derweil rollt eine Welle von **Klagen** auf die Stromversorger in aller Welt zu. Britische Energieunternehmen haben inzwischen mit einem ersten Einsatz von 20 Millionen Mark eine Elektrosmog-**Prozeßkasse** eingerichtet. Andere Länder machen es den Briten nach.

In Schweden wurde die Krebserkrankung eines Arbeitnehmers in einem Elektrizitätswerk gerichtlich als **Berufskrankheit** anerkannt.

In den USA liegen hunderte Klagen wegen **Körperschäden** durch Elektrosmog bei den Gerichten, noch mehr wegen **Wertminderung** von Grundstücken an Hochspannungsleitungen. Das höchste Gericht in New York hat 1993 Wertminderungsansprüche anerkannt, nicht wegen der Felder, sondern wegen der Angst vor den Feldern.

In diesem Sinne entschieden elf weitere Gerichte in den USA: Die Energieversorgungsunternehmen müssen Schadenersatz leisten, weil die allgemein verbreitete Befürchtung bestehe, die Felder solcher Leitungen könnten krank machen und Krebs begünstigen. Das sei Grund genug für den Schadenersatzanspruch, denn der effektive Marktwert des Grundstückes sei ja wahrhaft gesunken, auch wenn die bestehenden Ängste womöglich nicht gerechtfertigt seien.

Genauso urteilten **dänische** Richter: Eine Wertminderung sei auch ohne den wissenschaftlichen Nachweis eines biologischen Risikos gegeben. Es reiche der Tatbestand des Wertverlustes, egal ob er nun durch Befürchtungen oder das Bedürfnis nach Vorsorge entstanden ist.

Die deutschen **Versicherungen** erwarten eine **Prozeßlawine**. Sie befürchten, daß durch elektromagnetische Felder Schäden uneinschätzbaren Ausmaßes entstehen können. Man erwartet ein größeres Schadenspotential wie seinerzeit bei Asbestfasern, Holzschutzmitteln und Amalgamfüllungen. Allein die Asbestproblematik kostete die amerikanischen Versicherungen etwa 360 Milliarden Mark. Deshalb schließen seit 1996 einige Versicherungen die möglichen Schäden durch Elektrosmog aus ihren Haftpflichtversicherungen vorsorglich aus.

Dazu gehören technische wie biologische Störungen, egal ob sich der Airbag im Auto aufgrund eines elektromagnetischen Störsignals unerwartet aufbläst, ein Computer im Operationssaal versagt oder der Herzschrittmacher durch zu starken Elektrosmog in seiner Umgebung

Magnetische Wechselfelder: Geschäfte um jeden Preis? 153

streikt. Auch Spätfolgen durch elektromagnetische Felder sind dann nicht mehr gedeckt. Wenn sich Schädigungen durch Hochspannungs- und Bahntrassen bestätigen, dann können die Betreiber eventuelle Regreßansprüche nicht mehr an die Versicherungen weiterleiten.

Von 44 deutschen Haftpflichtversicherungen bestätigten 14 auf Anfrage den Ausschluß, die anderen 30 waren sich noch nicht sicher.

Geschäfte um jeden Preis?

Wo immer es Probleme gibt, gibt es auch Menschen, die sich mit den Problemen anderer eine goldene Nase verdienen wollen und Lösungen anbieten, die keine Lösungen sind.

So gibt es **Tropfen** "gegen die energetische Auswirkung elektromagnetischer Felder", die man nur einmal wöchentlich mit "15 Kreisungen im Uhrzeigersinn hinter das rechte Ohr" einreiben muß, um vor Elektrosmog geschützt zu sein. Es gibt **Platten**, die "diese negativen Felder feinstofflich energetisch umpolen und in ein höheres positives Schwingungsfeld bringen". Es gibt teure **Armbanduhren**, die vor Elektrofeldern, Übelkeit beim Fliegen und vielen Dingen mehr schützen wollen. Was die Uhren wirklich tun: Der elektronische Taktgeber knallt sekündlich ein magnetisches 10.000-nT-Feld ins Handgelenk.

Es gibt **Geräte**, die als "Patentlösung gegen Elektrosmog" gepriesen werden und "die pathogenen Einflüsse auf höchster Hierarchieebene" aufheben sollen. In deren Gebrauchsanleitungen wird die Biophysik strapaziert, daß einem der Kopf raucht: "Unser Körper besteht zu 99 % aus leerem Raum, dem Vacuum. Das Vacuum ist ein universales Medium, angefüllt mit virtueller Energie. Alles entsteht aus dem skalaren Subquantenfeld im Vacuum. Skalarwellen sind raumzeitlose rundstrahlende Pulswellen, die mit Vektorwellen transportiert werden." Das Gerät gegen Elektrosmog "greift hier ein, im Subquantenfeld des Vacuums". Durch "gezielte Anregung von Elektronen und entsprechende Polarisierung werden konstruktive Spinbildungen" erreicht.

Gegen Elektrostreß, Wasseradern, Magnetfelder, Schlafstörungen und 100 Krankheiten von A wie Allergien bis Z wie Zellulitis sollen **Magnetfeld-Therapiedecken** für über 1000 Mark helfen. Die ans Netz angeschlossenen Decken verursachen bis zu **100.000 nT** (!) aus ihren eingebauten Magnetfeldspulen (um das "verlorengegangene Erdmagnetfeld" zu ersetzen!) in den darauf liegenden Körper. Ist die Decke aus, gibt es immer noch **6 Volt Körperspannung** durch den Netzanschluß.

Es gibt den in einer Fachzeitschrift angebotenen **Serienstecker** "nach dem Umkehr-Prinzip der System-Information", der in die Steckdose gehört und von hier aus eliminieren soll: Mikrowellen, Computerstrahlung, Fernsehen, Radio... zu 90 bis 95 %. Das Blatt verspricht: "Jeder

Stecker wird in Handarbeit auf seine Wirkung überprüft". Mißt man die Wirkung physikalisch nach, bleibt das Versprechen auf der Strecke: keine Wirkung, die Felder bleiben.

Der Verleger der Fachzeitschrift berichtet, **Elektrosmog fotografieren** zu können, 'belegt' diese unhaltbare These mit verwackelten Fotos: "Das ist sichtbar gemachter Elektrosmog, der schon fast gasförmig durch den Raum wabert." Das Smog-Gegenmittel hat man für gutes Geld auch parat: ein mit Kreuzchen bedrucktes Baumwoll-Bettuch.

Es werden vom Elektronikversand **Elektrosmog-Meßgeräte** angeboten, die elektrisch derart unempfindlich sind, daß sie erst dann zaghafte Zeigerausschläge bringen, wenn schon ein billiger Prüfschraubenzieher auf dem Körper des im Elektrosmog befindlichen Menschen aufleuchten und ein simples Leitungssuchgerät aus dem Baumarkt piepsen würde. Im magnetischen Bereich sind sie statt auf 50 Hz auf 60 Hz kalibriert. Jedes Magnetfeld unter 60 Hz wird unterbewertet (z.B. 50 Hz) oder gar nicht bewertet (z.B. 16,7 Hz) und jedes über 60 Hz überbewertet, z.B. die Strahlung an Bildschirmen, Notebooks, Energiesparlampen oder elektronisch gesteuerten Leuchtstoffröhren. Im Frequenzbereich von 2000 Hz zeigen die Meßgeräte 1300 nT statt 100 nT. Wir nahmen diese und andere Meßgeräte auch für den Öko-Test unter die Lupe, das Testergebnis finden Sie in Heft 6 vom Juni 1996.

Fachleute für Strahlensuche wollen **'Environtologen'** sein. Sie fordern für die erste Beratung stolze 6000 Mark, bei Neubauten beträgt das ebenso stolze Beratungshonorar 5 bis 10 % der Gesamtbaukosten, die Antwort auf Anfragen kostet 600 Mark, vorab bezahlbar, plus Nebenkosten und Mehrwertsteuer. "Im Dienste der gesunden Umwelt" verkaufen sie "Wasserenergetisierungssysteme" und beschäftigen sich mit "Radionik", um deren Apparate "sich manch Mythos rankt", sprechen von "Skalar-Wellen" und "nichthertzscher Technik", von "psychokinetischen Effekten" und "psychomagnetischen Kraftlinien", von "biokosmischen Resonanzkreisen" und selbstgebauten "Lerngeneratoren".

Ganz anders die Idee, den Strahlen und Feldern von Fernsehstationen, Radiosendern, Mobilfunkanlagen, Hochspannungstrassen und elektrischen Hausleitungen durch **Sphärenklänge** entgegenzuwirken, nämlich mit teuren Speziallautsprechern, aus denen nichts zu hören ist und die selber magnetische Feldverursacher sind. Die Kaufinteressenten werden mit der Andeutung hinters Licht geführt, man könne den Effekt physikalisch messen, was physikalisch nachweislich nicht stimmt.

Aus der "Außenseiterforschung" kommen die sogenannten **Emitter** für "Quantenstrahlungen aus elektrischen Feldern" und **Absorber** für die "zahllosen Immissionspartikel von plus- und minuspoligen Strukturen aus elektrischen, magnetischen und atomaren Kraftfeldern": billiges Serienplastik mit fragwürdigem Inhalt, teuer verkauft.

Magnetische Wechselfelder: Geschäfte um jeden Preis? 155

Nicht auszurotten: Der unter das Fernsehgerät geklebte **Hornkamm**, der einem die schädlichen TV-Strahlen vom Hals halten soll. Ebenso wenig auszurotten: Die kleinen **Kohletabletten**, die unter der Steckdose befestigt werden und hier den "Elektrosmog aufsaugen".

Duftlampen, gefüllt mit verschiedensten ätherischen Ölen, bis zu 1000 Mark teuer, sagen dem Elektrosmog den Kampf an. **Kettchen**, Ringe und **Kupferarmbänder** versprechen die Reduzierung der elektromagnetischen Umwelteinflüsse, und das Tag und Nacht. Ein Meditationszirkel bietet individuelle **Mantras** an. Diese zweimal täglich zu bestimmten Zeiten gesungen halten das Haus strahlenrein.

Disketten aus dem Versandhandel werden in Computer eingelegt und putzen den ganzen PC nebst Festplatte und Bildschirm frei von schädlichen elektromagnetischen Feldern, sozusagen "direkt von innen heraus". **Plastikkugeln**, mit geheimnisvollen Flüssigkeiten und Mineralienmixturen gefüllt, werden links oben und rechts unten (nicht umgekehrt!) an den PC-Monitor geklebt, und ab sofort lächelt die Sekretärin, denn es ist Schluß mit der gefährlichen Bildschirmstrahlung.

Auch interessant: Das braune **Wunderkunststoffkästchen** für 36 Mark zum "Neutralisieren von Bildschirmstrahlen, Leucht- und Digitaluhren aller Art". Die telefonische Nachfrage beim Hersteller, wie das funktioniert: mehrmaliges Verbinden und das Gestammel der 'Fachleute' von "Strahlenverwirbelung" und "kosmischen Kräften", von "feinstenergetischer Wirkung" und: "Das kann man nur mit dem Pendel nachkontrollieren". Kontrolliert man das mit Meßgeräten, bleibt alles beim alten: Die elektrischen Leucht- und Digitaluhren strahlen, was das Zeug hält und der Fernseher auch. Was immer hilft: Steckerziehen und den Fernseher häufiger ausschalten, nicht nur wegen der Felder.

Eine **Elektrosmog-Kompensierung** gegen "Handy-Sendestationen und falsch plazierte Sendeteller, die mit herkömmlichen Meßgeräten kaum erfaßt werden", kommt aus der Schweiz, wartungsfrei und stets dabei: "Es geht darum, die in den elektromagnetischen Feldern enthaltene Information umzuwandeln und ihnen ihre Virulenz zu nehmen. Der Körper wird durch die geringere Belastung an Fremdinformationen leichter zu seinen eigenen ganzheitlichen Heilinformationen zurückfinden."

Geschickte Verkäufer haben dazugelernt und sind vorsichtiger geworden. Sie versprechen nicht mehr wie früher, daß die Strahlung durch deren Entstörgeräte weggehe, nein, vielmehr würde nur die "negative Information der Strahlung umgekehrt", "feinstenergetisch neutralisiert" oder von links nach rechts gedreht, auf höhere Ebenen gepuscht. So kann man die Aussage nicht mehr physikalisch nachprüfen, denn jene Wundergeräte haben nur noch eine "radiästhetische Entstörwirkung".

Selbst Professoren und Ärzte begeben sich ins Kaffeefahrtenmilieu und bestätigen die wundersamen Wirkungen der vielen Anti-Elektrosmog-Geräte und Mittelchen. So werden sie also munter weiter verkauft, die Netzentstörer, IT-Stecker und Mikrowellen-Regulatoren, die Elektrosmog-Neutralizer, Mini- und Maxi-E-Smogys, die Quarze, Achatscheiben und Bergkristalle, die Transformer-Laken, Ableit-Hufeisen, Aufbau-Münzen und Tesla-Uhren, die Kügelchen für den Computermonitor und Strahlenschutz-Disketten für den PC..., und die schädigenden elektromagnetischen Felder bleiben, wo sie immer waren.

Stromvergeudung

Die **'Brigitte'** schreibt im März 1994 über 'Faule Strom-Fresser': "Das Kernkraftwerk Biblis könnte die Hälfte des Jahres abgeschaltet werden, wenn die Deutschen häufiger aus ihrem Wohnzimmersessel aufstehen und ihre Fernseher, Videorekorder oder CD-Player ganz ausmachen würden, statt mit der Fernbedienung auf Stand-by-Betrieb zu schalten. Das verbraucht nämlich rund fünf Milliarden Kilowattstunden Strom im Jahr, so der Verband der Deutschen Elektrizitätswerke. Mit der gleichen Menge kommt die Stadt Köln ein ganzes Jahr aus."

Der **BUND** und die **Verbraucherzentralen** im August 1997: "Elektrogeräte in Stand-by-Wartestellung verursachen jedes Jahr die Freisetzung von 16 Millionen Tonnen Kohlendioxid, und das weitgehend nutzlos."

Die **'VDI-Nachrichten'** im September 1997: "11 % des Stromes in deutschen Haushalten und Büros werden durch ungenutzte Geräte im Stand-by-Modus verbraucht." Diese Zahl nennen das Bundesumweltministerium und das Bundesumweltamt. Der Stand-by-Verbrauch läge bei 14 Milliarden Kilowattstunden pro Jahr, fast dreimal so hoch, wie die 1994 in der 'Brigitte' genannten Zahlen. Zähle man die Büros mit, so kämen etwa 20 Milliarden Kilowattstunden zusammen. "Die größten Dauerstromverschwender sind Fernseher, Videorekorder, Satellitenempfänger und Antennenverstärker, sie machen 41 % der Verluste in Haushalten aus; Uhren in Haushaltsgeräten, Bewegungsmelder sowie Zahnbürsten, Rasierapparate und Tischstaubsauger im Dauerladebetrieb folgen. In Büros sind es an erster Stelle Telefonanlagen, Kopierer, Faxgeräte, Modems und Computer, die auch im Leerlauf zu Buche schlagen." Viele Geräte ließen sich gar nicht mehr ausschalten. Ein Privathaushalt mit moderner Elektroausstattung verschwende inzwischen 250 Mark jährlich für den ungenutzten Stillstand seiner Geräte.

Hinzu kommen Milliarden nutzloser, nicht geschalteter bzw. gar nicht schaltbarer Kleintrafos und Netzteile in Niedervoltlampen, tragbaren Kassettenrekordern, Küchenmaschinen, Batterieladegeräten... und unnötige Zeituhrchen in Herden, Stereoanlagen... (siehe auch Seiten 79 bis 81), die jene oben genannten Zahlen noch in die Höhe treiben. Von den riskanten Magnetfeldern ganz zu schweigen. Nur gut, daß man Stecker ziehen kann und es schaltbare Steckdosenleisten gibt.

Letzte aktuelle Nachrichten zum Thema Magnetfelder

Im Januar 1998 beauftragte die **WHO** in Genf ein Expertenteam aus 17 Ländern, zu erforschen, ob elektromagnetische Felder Krebs und Nervenkrankheiten auslösen könnten. "Es gibt jährlich 15 Millionen neue Krebsfälle." Die WHO wird also wach, wenn auch mit 20 Jahren Zündverzögerung. Bisher schlägt die WHO Feldstärken als Grenzwerte vor, die 500fach höher sind, als jene, die Krebs fördern und Nerven stören.

In der Medizin werden elektromagnetische Felder für Therapien eingesetzt, z.B. zur Heilung von Knochenbrüchen, Stimulation von Nerven, Durchblutungsförderung und Schmerzlinderung. Das **Forschungszentrum Karlsruhe** entwickelte 1997 die Elektrotherapie gegen Schuppenflechte. Mit einer 4000-Hz-Frequenz erzielte man bei relativ geringen Stromdichten "erfreuliche Wirkungen bis zur Heilung", bei noch niedrigeren Stromdichten nicht, bei höheren nicht, bei anderen Frequenzen auch nicht. Der Effekt trat nach 15 Behandlungen je 15 Minuten ein. Es kommt auf die **bestimmte Feldstärke** an, die **spezifische Frequenz**, die **richtige Zeiteinwirkung**. Warum sollten die elektromagnetischen Felder des Alltags auf Dauer wirkungslos sein, wenn die medizinischen Felder in kurzer Zeit Schuppenflechte und andere Krankheiten heilen?

Vogelforscher am Zoologischen Institut der **Universität Frankfurt**, untersuchten 25 Jahre lang Vögel, die in oder neben Hochspannungsleitungen nisten. Sie fanden auffällig viele Albinos bei Trauerschnäppern, Mißbildungen an den Beinen von Kleibern und Blaumeisen, Veränderungen der Schlüpfrate und Abweichungen im Paarungsverhalten.

Wissenschaftler der **Johannes-Gutenberg-Universität** in Mainz wollten den Zusammenhang von Elektrosmog und Kinderkrebs bestätigen oder ausschließen. Deshalb wurden 572 Kinderzimmer in Niedersachsen unter der Leitung von Prof. **J. Michaelis** auf magnetische Felder untersucht. 244 Kinder hatten Krebs, der andere Teil nicht. Ein signifikanter Zusammenhang sei "wegen der so geringen Fallzahl schlecht feststellbar", obwohl man die meisten Leukämiekinder in den feldauffälligsten Häusern (über 200 nT) fand. Elektrische Felder wurden nicht mitgemessen, deshalb ist eine Aussage über den Zusammenhang von niederfrequentem Elektrosmog und Kinderkrebs nicht möglich, da in über 80 % der Kinderzimmer die elektrischen Felder dominieren und nicht die magnetischen (siehe ab Seite 20). Bahnstrom wurde auch nicht untersucht, die Meßgeräte waren für 16,7 Hertz nicht geeignet.

Britische und **niederländische Forscher** der Universitäten Nottingham und Nimwegen haben 1997 mit Magnetfeldern die Schwerkraft überlistet. "Wenn das Feld nur stark genug ist, kann man auch Menschen mit Magnetfeldern zum Schweben bringen", versicherte Projektleiter Dr. **Peter Main**. Mit Fröschen, Fischen und Grashüpfern sei das schon gelungen; sie haben es überlebt, die Forscher auch.

Vergleichsmessungen der Baubiologie Maes Niederfrequente **magnetische Wechselfelder**		**Magnetische** **Flußdichte**
Farbfernseher eingeschaltet	50 cm	3500 nT
Bereitschaftsschaltung	50 cm	300 nT
Leuchtstoffröhre normal (50 Hz)	50 cm	1100 nT
Bio (60 kHz)	50 cm	800 nT
Niedervolt-Deckenbeleuchtung mit Drähten	50 cm	12.000 nT
Niedervolthalogen-Schreibtischlampe	50 cm	> 4500 nT
Nachtstromspeicherheizung-Zuleitung	50 cm	> 2000 nT
Elektrische Fußbodenheizung	50 cm	5500 nT
	20 cm	17.500 nT
	5 cm	> 50.000 nT
Wasserrohr mit Ausgleichströmen	20 cm	7500 nT
Kleintrafos, Netzteile, Ladegeräte	20 cm	> 3000 nT
Kabel in Wänden bei 1000 W Strom	20 cm	< 100 nT
Elektrische Schreibmaschine	20 cm	2600 nT
Elektrischer Radiowecker	20 cm	1800 nT
	5 cm	30.000 nT
	1 cm	> 100.000 nT
Elektrische Zahnbürste	5 cm	25.000 nT
Glühbirne 75 W	5 cm	< 20 nT
Elektrischer Rasierapparat	1 cm	90.000 nT
Bettwärmer, Heizdecke, Heizkissen	1 cm	bis 8400 nT
Wasseradern-Abschirmdecke	1 cm	22.500 nT
Hochspannungsleitung 380 kV Neuss	20 m	3800 nT
dto.	100 m	250 nT
380 kV Bochum	20 m	680 nT
dto.	100 m	40 nT
110 kV Köln	20 m	180 nT
110/220 kV Kaarst	20 m	2200 nT
Niederspannungs-Erdleitung Neuss	10 m	350 nT
Krefeld	10 m	30 nT
Düsseldorf	10 m	1150 nT
Elektrifizierte Bahnstrecke Neuss-Köln	50 m	3200 nT
dto.	500 m	450 nT
Umgebung des Neusser Hauptbahnhofes	100 m	> 2000 nT
dto.	1000 m	> 300 nT
dto.	2000 m	> 100 nT
Intercity-Zugfahrt	im Schnitt	20.000 nT
S-Bahn-Zugfahrt	im Schnitt	5000 nT
Jumbo-Düsenjet	im Schnitt	200 nT
Autofahrt (Fahrersitz)	Diesel	< 100 nT
	Benziner	bis 15.000 nT

Meßgeräte:
Feldmeßsystem E/M-3D, Merkel Meßtechnik / BRD
Magnetic-Field-Meter BMM-3 und BMM-5, Radians Innova / Schweden

Freileitung ist nicht gleich Freileitung

Jeden Tag ruft einer bei uns an mit der Frage, wieviel Abstand soll man von einer soundso weit entfernten soundso großen Hochspannungsfreileitung halten? Wieviel von der Niederspannungsfreileitung, die von Haus zu Haus verläuft? Wieviel zur elektrifizierten Bundesbahnstrecke? Das können wir nicht sagen. Freileitung ist nicht gleich Freileitung und Bahnstrecke nicht gleich Bahnstrecke. Nur die fachliche Messung vor Ort gibt Sicherheit, man sieht ja, wie unterschiedlich die Ergebnisse der Vergleichsmessungen ausfallen. Manchmal reicht ein Abstand von 30 Metern zur Hochspannungsleitung, manchmal reichen nicht einmal 200 Meter. Manchmal sind Niederspannungsleitungen feldintensiver als Hochspannungsleitungen, meist jedoch nicht. Manchmal mißt man den Bahnstrom direkt am Bahndamm kaum noch, manchmal in einem Kilometer Distanz immer noch. Spannung, Stromstärke, Kompensationseffekt, Leitungsanordnung, Stromführung, Umgebungssituation, Leitfähigkeit des Bodens, vagabundierende Ausgleichströme, Baumasse... alles ist mitentscheidend für die Feldstärke.

Das gilt vergleichsweise auch für Trafostationen oder Erdleitungen. Die eine Trafostation kann schon in zwei Metern Abstand unauffällig sein, die andere in zehn Metern immer noch nicht. Eine Erdversorgungsleitung kann bei gleicher Stromstärke kaum oder sehr auffallen, je nachdem ob sie sternförmig oder ringförmig verlegt wurde.

Bitte beachten Sie, daß die Ergebnisse der Vergleichsmessungen unter anderen Bedingungen und bei anderen Elektrogeräten von den angegebenen Werten stark abweichen können. So habe ich Computermonitore mit guten Werten unter 100 nT gemessen, die nicht als strahlenarm nach Schwedennorm deklariert wurden. Es gab andere angeblich strahlungsarme Bildschirme, die mit 400 nT deutlich über den Richtlinien lagen, nur weil der Stecker 'falsch' herum in der Steckdose steckte. Laptops und Notebooks sind oft -aber nicht immer!- die strahlungsärmere Alternative zum Desktop-PC. Ich habe, besonders im Bereich höherer Frequenzen, einige Notebooks noch in zwei Metern Entfernung messen können. Ausnahmen bestätigen die Regel, auch hier kann man nichts über einen Kamm scheren.

Bei Leuchtstoffröhren, Nachtstromspeicher- und Fußbodenheizungen, Transformatoren und Motoren gibt es, wie Sie wissen, je nach Konstruktion und Aufbau, große Feldstärkeunterschiede, bei Ausgleichströmen auf sanitären Hausinstallationsrohren sowieso. Bei Niedervoltbeleuchtungen kommt es darauf an, wie groß der Abstand der Hin- und Rückleiter ausfällt; die stärksten Felder machen deshalb diese unter den Decken gespannten Drähte. Im Auto geht's unberechenbar zu.

Seien Sie vorsichtig mit Fachleuten, die zu allem sofort den sicheren Abstand sagen können. Das ist Theorie, nicht Praxis.

Magnetische Wechselfelder: Erinnern wir uns

Magnetische Wechselfelder entstehen durch **fließenden elektrischen Wechselstrom** in Installationen, Leitungen, Geräten, Motoren, Transformatoren..., immer dann, wenn Verbraucher eingeschaltet sind.

Da sie mit relativ **niedrigen Frequenzen** funktionieren, nennt man sie **niederfrequente Felder**. Die im Alltag dominierende Frequenz ist bei uns **50 Hertz**, in den USA **60 Hz**. Die Bundesbahn fährt mit **16,7 Hz**. Dazu kommen die im Netz und in Geräten häufig auftretenden **höheren Frequenzen** durch z.b. elektronische Bauteile und Vorschaltgeräte sowie Oberwellen.

Bei baubiologischen Untersuchungen ist es Standard, die magnetische **Flußdichte** im Raum dreidimensional zu erfassen, die dominierende Frequenz zu bestimmen und die Feldlinienrichtung(en) zuzuordnen. Die **Feldstärke** wird in **Ampere pro Meter** (A/m) angeben, die magnetische **Flußdichte** in **Tesla** (T) bzw. **Nanotesla** (nT).

Die Felder werden mit **Feldsonden** und **Induktionsspulen** gemessen.

Magnetische Wechselfelder **induzieren** im Körper künstliche **Ströme**, es werden elektrische **Spannungen** erzeugt. Weitere biologische Effekte werden erforscht und diskutiert. Das **biologische Risiko** steigt mit der **Feldstärke** und der **Frequenz**. Wissenschaftlich unklar sind Effekte durch z.B. Oberwellen, Spannungsspitzen, Feldstärkeschwankungen, Wechselwirkungen mit anderen Umweltreizen, die Körperlage im Feld, die Feldverteilung im Körper und die besondere Sensibilität im Schlaf oder die von Ungeborenen, Kindern, Alten, Kranken...

Grenzwerte für magnetische Wechselfelder (50/60 Hz): **5.000.000 nT** (DIN/VDE Arbeitsplätze), **400.000 nT** (DIN/VDE Bevölkerung), **100.000 nT** (Elektrosmogverordnung, WHO, IRPA), **250 nT** (MPR), **200 nT** (TCO), **200 nT** (Empfehlung US-Umweltbehörde EPA und kritische Wissenschaftler), **20 nT** (Baubiologie für Schlafbereiche), **10 nT** (BUND für Ruhebereiche). Höhere Frequenzen werden kritischer bewertet.

Die **Sanierung** ist meist einfach und neben der Ursachenvermeidung die Beseitigung von Feldverursachern, das Abschalten von Leitungen und Geräten und ausreichender Abstand, in manchen Fällen auch Abschirmung oder Einbau von Isolierstücken. Die Felder der öffentlichen Stromversorgung lassen sich in einigen Fällen, leider nicht immer, mit Hilfe der Stromversorger und Stadtwerke reduzieren.

Besonders **starke** Felder findet man an z.B. Hochspannungsleitungen, elektrifizierten Bundesbahnstrecken, Transformatoren, Motoren, elektrischen Heizungen, Heizkissen, Fernsehern, Küchen- und Büromaschinen, Niedervoltbeleuchtungen, Leuchtstoffröhren, Ausgleichströmen...

Magnetische Wechselfelder: Tips zur Reduzierung

\# Entfernen Sie stromverbrauchende Elektrogeräte aus dem Schlafraum. Ziehen Sie die Stecker. Schaffen Sie stromfreie Bereiche.

\# Halten Sie 1 bis 2 m Abstand zu stromführenden Leitungen und Geräten, auch in und hinter Wänden. Das gilt besonders für z.B. Sicherungskästen, Heizkörper, Fernseher, HiFi-Anlagen, Motoren, Pumpen, Büro- und Küchengeräte und auffällige sanitäre Rohre.

\# Verzichten Sie auf alle trafobetriebenen Geräte, halten Sie 1 m Mindestabstand oder weichen Sie auf batteriebetriebene aus. Halten Sie auch 1 m Abstand zu Steckernetzteilen und Ladegeräten.

\# Verzichten Sie auf Leuchtstoffröhren, Niedervoltbeleuchtungen und Dimmer sowie alle Dauerstromverbraucher, oder schalten Sie diese primär aus (Kabelschalter, Funkschalter, Steckdosenleiste, U-Steck).

\# Verzichten Sie auf elektrische Fußbodenheizungen, elektrische Bettwärmer, elektrisch verstellbare Betten, beheizte Wasserbetten oder schalten Sie diese aus bzw. ziehen Sie den Stecker.

\# Legen Sie Wert auf technisch und handwerklich einwandfreie sowie sauber geerdete elektrische und sanitäre Installationen. Sorgen Sie für guten Potentialausgleich ohne Ausgleichströme.

\# Kaufen Sie nur strahlungsarme Bildschirme nach TCO-Norm.

\# Verwenden Sie nur verdrillte Leitungen oder Koaxialkabel.

\# Achten Sie auf ca. 100-200 m Mindestabstand zu Hochspannungsleitungen sowie Bahnstromanlagen.

\# Vermeiden Sie die Stromzuführung in Ihr Haus über Dachständer. Lassen Sie es nicht zu, daß Niederspannungsfreileitungen, wenn sie große Teile der Umgebung mitversorgen, direkt über Ihr Haus verlaufen. Halten Sie 20 m Mindestabstand.

\# Fordern Sie im öffentlichen Netz sternförmige Verlegungen, und meiden Sie möglichst sogenannte Ringleitungen.

\# Wehren Sie sich gegen Transformatorenhäuschen, die direkt an Ihrem Haus 'kleben' oder im Haus selbst untergebracht sind.

\# Informieren Sie sich anhand der Literaturtips im Anhang.

\# Wenden Sie sich an erfahrene, ausgebildete Baubiologen, die nach dem aktuellen 'Standard der baubiologischen Meßtechnik' arbeiten.

Elektrische und magnetische Wechselfelder im Vergleich

Grenzwerte -Teil 1- Richtwerte Empfehlungen Bezugswerte Forschungsergebnisse		Elektrische Wechselfelder Feldstärke Volt pro Meter	Magnetische Wechselfelder Flußdichte Nanotesla
Elektrosmogverordnung (26. BImSchV)		5000 V/m	100.000 nT
WHO, IRPA, Strahlenschutzkommission		5000 V/m	100.000 nT
DIN/VDE 0848 (Arbeitsplatz)		20.000 V/m	5.000.000 nT
DIN/VDE 0848 (Bevölkerung)		7000 V/m	400.000 nT
DIN/VDE 0107 für medizinische Räume (EEG)			200 nT
DIN/VDE 0107 für medizinische Räume (EKG)			400 nT
Computernorm TCO	5-2000 Hz	10 V/m	200 nT
Computernorm TCO	2-400 kHz	1 V/m	25 nT
Computernorm MPR	5-2000 Hz	25 V/m	250 nT
Computernorm MPR	2-400 kHz	2,5 V/m	25 nT
Kalifornische Empfehlung für Neubau- gebiete an Hochspannungsleitungen		San Diego Costa Mesa	200 nT 400 nT
Schwedische Empfehlung für Kindergärten und Schulen an Hochspannungsleitungen			200 nT (oder 80 m Abstand)
Studie der US-Umweltbehörde EPA		10 V/m	200 nT
Kritische Wissenschaftler weltweit		10 V/m	100 nT
Prof. H.L. König, TU München	allgemein hohe Sicherheit	50 V/m	1000 nT 100 nT
Ecolog Institut, Hannover	allgemein Einzelanlagen	60 V/m 60 V/m	200 nT 100 nT
Katalyse Institut, Köln	tagsüber nachts	20 V/m 10 V/m	400 nT 200 nT
Hamburger Behörde für Gesundheit, Arbeit und Soziales (für Wohngebäude und Kindergärten) *1			50 nT
BUND für Ruhebereiche		0,5 V/m	10 nT
Baubiologische Richtwerte für Schlafplätze	unauffällig schwach stark extrem	< 1 V/m 1-5 V/m 5-50 V/m > 50 V/m	< 20 nT 20-100 nT 100-500 nT > 500 nT

Elektrische und magnetische Wechselfelder im Vergleich

Grenzwerte Richtwerte Empfehlungen Bezugswerte Forschungsergebnisse -Teil 2-	Elektrische Wechselfelder Feldstärke Volt pro Meter	Magnetische Wechselfelder Flußdichte Nanotesla
Studien des Karolinska-Institutes Stockholm über Tumor-, Leukämie- und Krebsrisiken		200-400 nT
Internationale epidemiologische Studien über Tumor-, Leukämie-, Krebs- und Suizid-Risiken		> 100 nT
Grundbelastung in deutschen Städten *1		20-50 nT
Grundbelastung in deutschen Städten *2/*3		20-60 nT
Grundbelastung in amerikanischen Städten *4		35 nT
Grundbelastung in schweizer Städten *5		20-40 nT
Störung, Beeinflussung bzw. Schädigung:		
a) Kalzium-Ionen-Austausch *6		10-60 nT
b) Zell-Signalübertragung *6	< 20 V/m	< 1000 nT
c) menschliche Lymphozyten *7	< 20 V/m	< 1000 nT
d) Zellteilung bei Hefepilzen *8	0,7 V/m	200 nT
e) Herzschrittmacher *9		> 10.000 nT
f) EEG-Funktion *10		70 nT
g) EKG-Funktion *10		140 nT
Melatoninspiegel-Absenkung *11	< 20 V/m	< 1000 nT
Natur (Atmosphäre) 16,7 Hz	0,001 V/m	0,003 nT
Natur (Atmosphäre) 50 Hz	0,0001 V/m	0,0002 nT
Natur (Schumann-Resonanz) 7,83 Hz *2/*12		0,0002 nT
Elektrotherapie Knochenheilung (1-75 Hz)		30.000.000 nT

Wenn nicht anders angegeben, gelten die Werte für 50 Hz bzw. 60 Hz.

*1 nach Baubiologie Maes, Neuss (1983-1993)
*2 nach Ecolog, H.-P. Neitzke, Hannover (1993) u.a.
*3 nach A. Stamm, Berlin (1993) u.a.
*4 nach Luciano E. Zaffanella, USA (1994)
*5 nach Schweizer Umweltbundesamt (1996)
*6 nach W.R. Adey, USA (1976) u.a.
*7 nach D.B. Lyle, R.D. Ayotte, A.R. Sheppard, USA (1986)
*8 nach J. Merron, USA (1975) und F. Goodman, USA (1984)
*9 nach Norbert Krause, Berufsgenossenschaft Köln (1993)
*10 nach Gerald Newi, Hamburger Elektrizitätswerke (1993)
*11 nach B.W. Wilson, R.G. Stevens, L. Anderson, USA (1990)
*12 nach Herbert L. König, München (1975)

3. Streß durch ELEKTROMAGNETISCHE WELLEN

Elektromagnetische Wellen werden drahtlos durch die Luft übertragen. Sie entstehen, wenn **Sender** senden und **Funker** funken: durch Radio- und Fernsehsender, C-, D- und E- Mobilfunknetze, Daten- und Richtfunk, Funkrufdienste und Bündelfunk, Amateur- und CB-Funk, Feuerwehr, Polizei, Taxi und Industrie, Radar und Militär, Post und Satelliten, Sicherungs- und Alarmanlagen, schnurlose Telefone, Mikrowellenherde, Spielzeug, Babyphone...

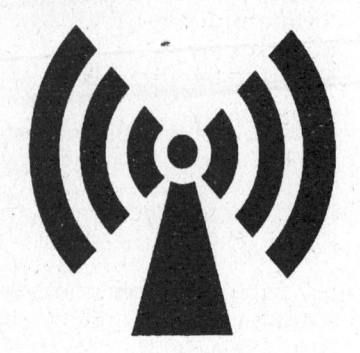

Die Feldstärke dieser hochfrequenten elektromagnetischen Wellen ist **Volt pro Meter** (V/m) oder **Ampere pro Meter** (A/m). Die Maßeinheit der Strahlungsdichte ist **Watt pro Quadratmeter** (W/m^2).

Die Feldstärke bzw. Strahlungsdichte nimmt zu oder ab durch z.B.:

- die Leistung der Sender
- Art, Aufbau und Ausrichtung der Sender
- Reflexionen der Strahlung in der näheren Umgebung
- Art, Aufbau und Abschirmeigenschaften des betroffenen Hauses
- Umwelt-, Landschafts- und Wettergegebenheiten
- Abstand zum Feldverursacher

Elektromagnetische Wellen werden auch 'elektromagnetische Strahlen' oder 'Hochfrequenz', kurz 'HF' genannt.

Der Mensch ist eine **lebende Empfangsantenne** für die elektromagnetischen Strahlen seiner Umgebung. Starke Strahlungsdichten sind fähig, Körper oder Körperteile zu erwärmen, man spricht dann vom thermischen Effekt (ein anschauliches Beispiel ist das garende Hähnchen im Mikrowellenherd). Die biologischen Wirkungen durch schwächere Strahlungsdichten, die noch keine Erwärmung schaffen, werden international auf Hochtouren erforscht: Nervenreize, Zellkommunikations- und Stoffwechselstörungen, genetische Defekte, psychische Störungen, Schwangerschafts- und Hormonprobleme, Hirnstromveränderungen, Krebs... Zahlreiche wissenschaftliche Untersuchungen finden immer wieder neue nichtthermische Effekte, und die Erkenntnisse über Schädigungen an Mensch und Natur nehmen zu.

Hochfrequenz beginnt ab etwa 100.000 Schwingungen pro Sekunde, also ab der Frequenz von **100 Kilohertz** (kHz) und geht höher über den **Mega**hertzbereich (MHz, Millionen Schwingungen pro Sekunde) bis in den **Giga**hertzbereich (GHz, Milliarden Schwingungen pro Sekunde).

Hochfrequenz endet bei etwa 300 Gigahertz, den **Mikrowellen**. Direkt danach folgen die elektromagnetischen Wellen von Infrarot, sichtbarem Licht und Ultraviolett, sowie der Röntgen- und Gammastrahlung.

Wellensalat

Elektromagnetische Wellen sind bekannt als Radio- und Fernsehwellen, als Lang-, Mittel-, Kurz-, UKW- und Mikrowellen, als Meter-, Dezimeter-, Zentimeter- und Millimeterwellen. Sie sind die Basis der **Nachrichtentechnik** und wurden im vorigen Jahrhundert von dem deutschen Physiker Heinrich Hertz entdeckt. Als Hertz 1894 starb, konnte er sich sicher nicht vorstellen, daß gut hundert Jahre später allein in Deutschland **12.000 Rundfunk-** und **Fernsehsender, 25.000 Richtfunk-** und **50.000 Mobilfunksender** und **80.000 Amateurfunker** aktiv sein würden. Dazu über **100.000 private Funkdienste** und mehrere **Millionen Mobilfunktelefone**. Nicht zu vergessen die Radartechnik im Straßen-, Schiffs- und Flugverkehr, Weltraumforschung, Wettererkundung, Satelliten, Militär... Flächendeckende Versorgung nennen es die Verursacher, flächendeckende Verseuchung die besorgten Kritiker.

Ein zivilisiertes Leben ohne Hochfrequenz ist nicht mehr denkbar. Radio, TV, Telefon, Post, Medizin, Wissenschaft, Industrie, Gewerbe... Die Palette der unterschiedlichen Senderarten und -intensitäten mit ihren unterschiedlichsten Frequenzen scheint unüberblickbar. Es gibt keinen Quadratmeter mehr auf der Welt ohne mehr oder minder starken künstlichen Wellensalat. Die natürlichen elektromagnetischen Schwingungen der Natur, von Kosmos und Erde, verschwinden dahinter, wie David im Schatten von Goliath. Natürliche Wellen sind dank der Überlagerung künstlicher kaum noch meßbar. Der künstliche elektromagnetische Dschungel walzt mit milliardenfach stärkerer Intensität die allzu zarten natürlichen Energien nieder. Es ist heute nicht mehr möglich, einen völlig **strahlenfreien** Platz zu finden, es ist aber durchaus möglich, einen relativ **strahlenarmen** Ort zu schaffen.

Dabei beschränkt sich der Hochfrequenz-Elektrosmog nicht nur auf irdische Sender, vielmehr schickt der mit **Satelliten** vollgespickte Weltraum aus zigtausend Kilometern Höhe unzählbar viele technische Signale auf jeden Flecken der Erde. Das alles im Namen von Fortschritt, Wissenschaft, Radio und Fernsehen. Das **Militär** bombardiert in Friedenszeiten laufend jeden Winkel der Schöpfung mit Radarstrahlen.

Hochfrequenzstrahlung entsteht im Alltag auch an **Bildschirmen** und **Computern**, allerlei anderen elektronischen Geräten und an ferngesteuertem Kinderspielzeug. Besonders stark ist sie an den in Kopfnähe positionierten Antennen von **Funktelefonen** und **Walkie-Talkies** zu messen. Im nahen Umkreis der **elektronischen Babysitter**, der Babyphone, die per Funk einen Raum überwachen, gibt es ebenfalls starke Felder. Auch an **Hochspannungsleitungen** messe ich noch in einigen hundert Metern Entfernung elektromagnetische Wellen im Kilo- bis Megahertzbereich. Diese streuen ins Elektronetz und sind ab und zu an Installationen, Kabeln und Elektrogeräten im Haushalt feststellbar.

Bekannter Strahlenverursacher ist der **Mikrowellenherd** mit seiner typischen Frequenz von **2,45 Gigahertz**. Im Herd ist die Strahlung so stark, daß Gewebe gart. Außerhalb des Herdes messe ich, sofern er in Betrieb ist, stets eine unterschiedlich starke Leckstrahlung. Es gibt **kein** Gerät ohne Leckstrahlung, die Frage ist nur, ob die großzügigen offiziellen Grenzwerte schon erreicht werden oder nicht.

In der **Medizin** wird die hochfrequente Welle zu **Therapien** genutzt: z.B. Diathermie- und Elektrotherapiegeräte. Am **Arbeitsplatz** sind es Induktionsöfen, Schweißgeräte und gewerbliche Mikrowellenherde. Letztere werden stark strapaziert und zeigen besonders oft Leckstrahlungen als Folge von Undichtigkeiten und defekten Türverschlüssen.

Kaum einer der Verantwortlichen hat bisher die Frage nach **biologischen** und **ökologischen** Konsequenzen der allgegenwärtigen hochfrequenten Strahlung gestellt, noch weniger als bei den niederfrequenten Feldern. Es wird Jahr für Jahr mehr aufgerüstet, immer mehr Sender, und es sieht zur Zeit wahrhaft nicht so aus, als seien wir am Ende angelangt, vielmehr als würde überall nochmals richtig zugelegt.

Die Ausbreitungsgeschwindigkeit der Wellen, deren Vorteil die Fähigkeit ist, Energie über weite Strecken zu transportieren, ist gleich Lichtgeschwindigkeit: **300.000 Kilometer in der Sekunde**. Das macht sich besonders die Nachrichten- und Mobilfunktechnik zunutze, die den Löwenanteil aller technischen elektromagnetischen Wellen verursacht. Rundfunk- und Fernsehsender strahlen hohe Leistungen ab, die mehrere hunderttausend bis über **eine Million Watt** betragen können.

Das Terzett Feldstärke, Frequenz und Modulation

Keiner bezweifelt, daß elektromagnetische Strahlung eine Gefährdung der Gesundheit sein kann. Entscheidend ist neben der **Feldstärke** und **Frequenz** der 'Inhalt' des Feldes, die **Modulation**. Modulation bedeutet: Aufbringen einer Information auf eine hochfrequente Welle. Die Welle ist nur Träger der Information, das Transportmittel, nicht die Information selbst. Hochfrequenz ist der 'Briefträger', Modulation ist der 'Brief'. So wie ein Buch oder Tonband nur Träger einer Information ist, nicht die Information selbst. Die Information, die der hochfrequenten Welle aufgeprägt wird, die Modulation, ist dabei **niederfrequenter** Art. Damit wären wir wieder bei der Niederfrequenz, die wir durch die beiden vorangegangenen Kapitel schon für abgehandelt hielten.

Die Hochfrequenzstrahlung des Alltags ist offensichtlich weniger kritisch durch ihre Quantität, die hochfrequente **Feldstärke**, sondern eher durch ihre Qualität, die niederfrequente **Modulation**. Es sei denn, die Feldstärke nimmt übermäßig zu, derart stark, daß eine lokale Erwärmung des Körpers passiert, ein Effekt, der jedoch nur bei Strahlungsintensitäten auftritt, die im Alltag kaum vorkommen. Weit unterhalb der Risiken durch Erwärmung sind die Risiken durch Modulation, sprich Information, Signalwirkung bzw. Reiz, anzusiedeln.

Hochfrequente Sender sind auf unterschiedlichste Weise moduliert. Es gibt grob eingeteilt drei Modulationsarten: 1. die **Frequenzmodulation (FM)**, die z.B. beim UKW-Rundfunk oder bei Handfunkgeräten zur Anwendung kommt; 2. die **Amplitudenmodulation (AM)**, die z.B. bei den Kurz-, Mittel- und Langwellensendern zu finden ist; 3. die **Pulsmodulation (PM)**, die z.B. bei den aktuellen Mobiltelefonnetzen (D-Netze, E-Netze), Richtfunkstrecken und Radarüberwachungen eingesetzt wird.

Nach allem, was man bis heute weiß (und das ist noch nicht viel!), ist die Modulation der **Frequenz** biologisch betrachtet **relativ harmlos**, die Modulation der **Amplitude** schon eher **kritisch** und der niederfrequente **Puls** die **riskanteste** aller Modulationsarten. Das würde bedeuten, daß der biologische Effekt bei einer schwachen, aber **gepulsten** Strahlung, schlimmer ausfällt als bei einer starken, aber **frequenzmodulierten** Strahlung, daß also z.B. ein schwacher D- oder E-Netz-Sender mehr anrichtet als ein starker UKW-Sender. Die meisten Wissenschaftler sind sich einig, daß das biologische Hauptproblem der Hochfrequenz die in ihr enthaltene Niederfrequenz ist. Feldstärke und Frequenz allein -ohne Modulation- sind, zumindest bei geringen alltagstypischen Intensitäten, wahrscheinlich wenig kritisch.

Wir werden bei der Besprechung der Hochfrequenz diese beiden Aspekte vor Augen haben: den **thermischen Effekt** (Wärmeentwicklung) durch eine allzu hohe **Feldstärke** und den **nichtthermischen Effekt** (biologischer Reiz ohne Wärmeentwicklung) durch die Art der **Modulation**. Das Terzett Feldstärke, Frequenz und Modulation darf bei biologischen Bewertungen nie getrennt betrachtet werden. Bei Hochfrequenzmessungen wird in der Baubiologie darauf geachtet, daß neben der Feldstärke und der Frequenz auch die Modulation erfaßt wird.

Macht Hochfrequenz krank?

Jede Antenne auf dem Dach, am Radio, am Auto, am Funktelefon... zeigt, daß hier **künstliche Strahlung** empfangen oder gesendet wird, die erheblich über dem **natürlichen Strahlenpegel** liegt. Ansonsten könnte man außer dem natürlichen Rauschen nichts hören. Nicht nur ausziehbare Metallstäbe, Drähte oder spezielle Empfangskonstruktionen und 'Schüsseln' sind gute **Antennen** für tausendundeinen Sender, sondern auch der menschliche Körper, seine Wirbelsäule, Nervenleitbahnen und Muskeln, auch Tiere, Bäume, Pflanzen und Blätter. Jede Antennenart, -länge und -form, ganz egal ob technisch oder biologisch, steht dabei als Empfänger in spezifischer **Resonanz** zu den Sendern.

Die **thermische** Gefahr ist gut erforscht und in der Fachliteratur reichlich beschrieben. Arbeiter an Radaranlagen holten sich starke Verbrennungen, und es gab auch schon Todesfälle. Offizielle **Grenzwerte** sind übrigens ausschließlich an diesem Konzept der Wärmeentwicklung orientiert. Der allzu voreilige und naive Rückschluß: ohne Erwärmung kein Risiko. Die **nichtthermische** Gefahr ist noch wenig erforscht, Wissenschaftler aller Länder tragen seit Jahren besorgniserregende Ergebnisse zusammen. Der bisherige Rückschluß: Ohne Erwärmung gibt es tausendundein Risiko, aber leider keinen Grenzwert.

Schon 1928 klagten die Mitarbeiter einer **amerikanischen Radiostation** über Krankheiten, die hiermit in Zusammenhang zu bringen waren. In den fünfziger Jahren gab es ähnliche Klagen beim gerade entwickelten **Radar**. Zwischen 1950 und 1970 wurden **Mikrowellen** als Auslöser von grauem Star entdeckt. Ab 1950 gab es wissenschaftliche Hinweise auf Leukämie, Hirntumore, Krebshäufigkeit, Streßsymptome, Blutungsneigung, Zellstörungen. Ab 1970 explodierten Forscherdrang und **Forschungsresultate**: genetisch bedingte Mißbildungen, Mongolismus, Streß, Hormonstörungen, Neuralgien, Ohrensausen, Aggression, Magengeschwüre, Herzinfarkt, Denkblockaden, Hyper- und Hypotonie, Immunschädigungen, Hirntumore, Krebs.

1976 setzten die Russen die **amerikanische Botschaft** in Moskau unter Mikrowellenstrahlung, um auf diese Weise Gespräche drahtlos abzuhören. Der Skandal wurde weltweit bekannt, als gesundheitliche Störungen aus der Botschaft gemeldet wurden. Als den amerikanischen Diplomaten und Botschaftsmitarbeitern bewußt wurde, daß die Russen sie bestrahlten, da war die Empörung groß, weniger wegen des Abhörskandals, mehr wegen gesundheitlicher Auswirkungen. Warum die Aufregung? Die Strahlungsdichten lagen doch mit **0,1 W/m²** vier Dezimalstellen **unter** den offiziellen Grenzwerten von **100 W/m²**. Nahmen die US-Politiker etwa ihre eigenen Grenzwerte nicht ernst?

Der wissenschaftliche Leiter des Hygiene-Institutes der Universität Heidelberg, Dr. **Andras Varga**, hat Hühnereier mit Hochfrequenz bestrahlt. Ausnahmslos jeder Embryo ist getötet worden oder war verkrüppelt. Kein einziger ist lebendig oder gesund geschlüpft. Und das bei einer Strahlungsintensität, die 40 % unter den deutschen Grenzwerten liegt. Die unbestrahlte Kontrollgruppe schlüpfte ausnahmslos und war kerngesund. Varga mahnt: "Die Grenzwerte sind zu hoch! Meine Forschungen deuten darauf hin, daß auch menschliche Embryos gefährdet sind. Wir müssen an schwangere Frauen denken, die acht Stunden an strahlenden Geräten sitzen, wie z.B. Radaranlagen, Bildschirmen und Funktelefonen." Der Wissenschaftler weiter: "Einen Sendeturm in der Nähe von Wohnhäusern zu errichten, ist gesundheitlich gefährlich und materiell risikoreich." Gesundheitlich gefährlich, weil bei den Betroffenen Schwierigkeiten auftreten können, wie z.B. Schwächung des Immunsystems, Anstieg von Streßhormonen, Trübung der Augenlinse, Veränderung von Blutzucker und Erbinformation, Harn- und Blutbildwerten, Durchlässigkeit der Gehirnschranke. Materiell risikoreich, weil mit zunehmenden Forschungsergebnissen das Beweismaterial wächst (und nicht umgekehrt), daß hochfrequente Strahlen schädlich sind und eines Tages Schadenersatz gefordert wird.

Der Hochfrequenzphysiker der Bundeswehruniversität Neubiberg bei München, Prof. Dr.-Ing. **Günter Käs**, erforscht das Risiko elektromagnetischer Wellen seit Jahren und warnt: "Die Grenzwerte in Deutschland sind reichlich hoch. In Rußland werden Mikrowellen zu Therapiezwecken in der Medizin eingesetzt, die beim **10.000stel** der Intensität deutscher Grenzwerte liegen, und die machen nachweislich Wirkung."

Käs auf einem Seminar: "Die DIN/VDE-Normen kann man vergessen. Sehr **kleine** Intensitäten weit unterhalb der Grenzwerte können **nichtthermische** Wirkungen hervorrufen, sogenannte informative Wirkungen. Das biologische Risiko steht und fällt mit der Intensität, der Frequenz und der Modulation, auch mit den individuellen **biologischen Frequenzfenstern**. Die pulsmodulierten Strahlen sind besonders riskant, das wird seit inzwischen 30 Jahren berichtet. Riskant sind auch ständige, abrupte **Feldstärkeänderungen** von mehr als 50 %. **Synergetische Effekte** wurden kaum erforscht, obwohl sie wichtig für Bewertungen sind; das D-Netz allein ist etwas anderes als das D-Netz plus Elektrostatik oder Radongas, Radar allein ist etwas anderes als Radar plus Amalgam oder Holzschutzmittel. **Langzeitbelastungen** können kritische Wirkungen auslösen. Der Organismus kann immer nur eine relativ kurze Zeit gegenregulieren, langfristig gesehen gibt er irgendwann auf und Schaden entsteht. Außerdem ist bei der Hochfrequenz die **Latenzzeit** auch wichtig, ähnlich wie z.B. bei Radioaktivität oder Asbest. Bei Asbest vergehen zwischen dem Reiz, also dem Inhalieren der Fasern, und dem Ausbruch der Krankheit, z.B. Lungenkrebs, im Schnitt 14 bis 32 Jahre. Das könnte bei Hochfrequenz ähnlich sein."

Prof. Käs fordert: "Man sollte immer versuchen, sowohl Ursachen als auch Wirkungen zu erkennen und die Belastungen zu reduzieren, um gesundheitliche Schäden zu vermeiden und Vorsorge zu betreiben. Hinweise auf biologische Risiken gibt es sehr viele, Beweise noch sehr wenige. Das liegt daran, daß zu wenig Forschungsgelder zur Verfügung gestellt werden, das Interesse zu gering ist."

Erst stirbt der Wald...

Kein anderer künstlicher Umweltfaktor hat in so kurzer Zeit derart unüberschaubare Blüten getrieben wie die Elektrifizierung unserer Welt, und es ist naiv anzunehmen, daß die natürlichen Abläufe des Lebens sich diesen künstlichen, viel stärkeren unnatürlichen Einflüssen mal eben so anpassen als wäre nichts geschehen. Klar, wir schmecken nichts, wir hören nichts, wir fühlen nichts. Das wäre auch zuviel verlangt. Denn jene seit Evolutionsgedenken niemals dagewesenen technischen Strahlen sind so jung, daß die im Eiltempo überrumpelte Natur nicht so schnell mit Widerstandsmechanismen aushelfen kann. Das gilt für Menschen, Tiere und Pflanzen gleichermaßen.

Es gibt ernstzunehmende Hinweise auf provozierende Zusammenhänge zwischen **Sendern** und **kranken Bäumen**. Ernstzunehmender als das, was uns bisher von offizieller Seite als der Waldsterbens-Buhmann hingestellt worden ist: die Autoabgase. Dort, wo stündlich tausend Autos fahren, sieht der Baumbestand gesünder aus als da, wo nur einmal am Tag ein Auto auftaucht. Kann man uns wirklich für so blöde verkaufen? Denkt denn keiner nach, wenn er die uralten Bäume in Münchens City oder auf der Düsseldorfer Königsallee kerngesund zwischen tausenden von Autos mitten in der zuasphaltierten Großstadt stehen sieht? Oder die grünen Baumbestände direkt am Autobahnrand? Hier gibt es kaum Baumschäden, aber reichlich Abgase.

Dafür fallen in den einsamen Erholungsgebieten wenig zivilisierter und fast autofreier Höhenlandschaften die Blätter, und der Wald stirbt. In diesen Gebieten messe ich auffällige Hochfrequenzstrahlen und Signale durch starke Sender der Umgebung, viel auffälliger als in Großstädten. So haben auch Städte ihre Vorteile, denn enge, massive Bebauung schirmt zu einem guten Teil den elektromagnetischen Wellensalat ab. Autofahren ist schädlich, das beste Auto ist das, was in der Garage bleibt, das weiß jeder. Das darf uns nicht blind machen für andere Umweltrisiken. Der Kat wird dem kranken Wald kaum helfen können.

Ich habe mich selbst an mehreren Stellen in Deutschland, Norditalien und der Schweiz davon überzeugt, daß an bewaldeten Hügeln, die bestimmten Richtfunk, Fernseh- und militärischen Sendern zugewandt sind, die Blätter und Nadeln der Bäume braun sind. Sie sehen krank aus, sehr krank. Einige sind tot, grauenhafte Gerippe. Ganze Landschaften unter Dauerstreß und kein Auto weit und breit, nur zwei Trecker auf dem Acker. Bis zum Horizont kein einziger rauchender Industrieschornstein. Auf der anderen Seite der gleichen Hügel, dem Sender abgewandt, grünt es dagegen saftig. Keine Spur von Elektrosmog und keinerlei Waldschäden, kerngesunde Bäume. Wie kommt's? An anderer Stelle wieder starke Sender, aber auch hier keine auffälligen Waldschäden weit und breit, trotz der Sender. Wie kommt's?

Ist es hier womöglich die Feldstärke, die zu den verheerenden Schäden führt, und da vielleicht die Frequenz? Oder die Art und Weise, wie gesendet wird, ob gepulst oder nicht, ob direkt oder indirekt, ob gerichtet oder breit gestreut, ob ständig schwankend oder konstant? Sind es noch unbekannte Summationen und Wechselwirkungen? Ist es entscheidend, daß sich biologische Konsequenzen durch giftige Gase, toxische Stoffe und Schwermetalle erst dann zeigen, wenn sich Elektrobelastungen hinzugesellen? An Sendetürmen sind zig verschiedene Antennen mit zig verschiedenen Intensitäten, Frequenzen und Modulationsarten montiert. Macht hier der Mischmasch das Problem? Sind es die überstarken militärischen Sender und Radaranlagen, die dem Wald den Todesstoß geben? Oder alles zusammen?

Wie kommt es, daß sich durch Senderbestrahlung geschädigte Bäume wieder erholen, wenn man sie mit hochfrequenzabschirmenden Maschendrähten umgibt? Und wenn man sie nur halb abschirmt, die eine Hälfte weiter abstirbt und die andere im Laufe weniger Jahre frisch grünt? Keiner weiß es. Trotzdem wird weiter aufgerüstet. Die Strahler nehmen zu, täglich, immer mehr Sender, immer höhere Feldstärken, immer mehr Elektrosmog. Die Regierung schaut zu und läßt der Industrie und den Elektrosmogverursachern freien Lauf, deckt sie sogar durch absurde Grenzwerte und verantwortungslose Verordnungen.

Ich vergesse nie die Fahrt durch den **Schweizer Nationalpark** zwischen Flüela- und Ofenpass. Tausende Nadelbäume zeigten Wachstumsstörungen. Eine ganze Landschaft schien krank. Im Zentrum des Naturparks kilometerweit tote Bäume. Blattlose Gerippe in der unberührten Berglandschaft. Ich war auf dem Weg von einem Vortrag in Zürich zu Seminaren in Südtirol und hatte meine Meßgeräte dabei: Im Waldschadensgebiet gab es mehrhundertfach stärkere hochfrequente Signale als bei mir zu Hause mitten in der rheinischen Industriegroßstadt. Auf den Spitzen der Berge lauerten die Sendeantennen. Oben auf dem Ofenpass waren in 2150 Meter Höhe riesige Sendetürme installiert. Sie zielten in die zerstörte Landschaft. Im Tal war man fleißig dabei, die kranken und toten Bäume zu fällen. Ordnung muß sein.

In der Nähe von Essen steht einer der größten deutschen Radio- und Fernsehsender, der **Langenberger Sender**. Er schickt über eine Million Watt Sendeleistung ins Land. Hier bin ich schon vor über 35 Jahren als kleiner Junge mit meinen Eltern spazierengegangen. Die Landschaft ist hügelig, stark bewaldet und grün. In Langenberg tönt der Sender aus Telefonen, Computerbilder stehen schräg, CD-Spieler streiken, bei empfindlichen Autos versagt die Elektronik. Um die Sendeanlage herum ein Maschendrahtzaun und Warnschilder: "Betreten verboten! Lebensgefahr! Herzschrittmacherträger nicht weitergehen!" Meine Meßgeräte zeigen Vollausschläge, mehr als im Schweizer Naturpark. Dennoch: Im Laufe der Jahrzehnte wurden keine Vegetationsschäden beobachtet, und auch ich kann mich anstrengen, wie ich will, der Wald ist grün und ohne sichtbare Mängel, trotz Mammutsender und direkter Nachbarschaft zu einem der größten Industrie- und Ballungsgebiete, dem Ruhrgebiet. Warum da und hier nicht?

In dem Luxemburger Ort **Junglinster** gab es wieder Vollausschläge der Meßgeräte. Der Grund war unübersehbar, die gigantischen Antennen der **RTL-Sendeanlagen** mit über 1000 Kilometern Reichweite stehen gegenüber der Stadt auf dem Hügel. Sie sind noch stärker als in Langenberg. Auch hier: Städte und Landschaften unter maximalem Elektrosmog, kilometerweit, aber keine offensichtlichen Waldschäden.

Dafür neben einigen **Radaranlagen** und in **Richtfunkstrecken**, die gepulste Strahlung ins Land schicken, die traurige Bilanz: hunderte gestörte Bäume. In den schönsten Lagen von Schwarzwald, Allgäu und Harz: auffällige Zeigerausschläge der Meßgeräte, auffällige Schäden an Wald und Flur. So auch nach meinen Messungen im Schweizer Tessin und in Norditalien: Hochfrequenzsmog geht offensichtlich Hand in Hand mit krankem Waldbestand.

Prof. **Käs** richtete UKW-Sender auf **Fichtenschößlinge**. Die bestrahlten Fichten wuchsen langsamer als die unbestrahlte Kontrollgruppe. "Die Nadeln und Blätter der Bäume sind wie kleine Empfangsantennen, sie reagieren deshalb auch auf die schwächste Hochfrequenzstrahlung."

Von **Waldschäden** berichtet auch der wissenschaftliche Berater und Physiker Dr.-Ing. **Wolfgang Volkrodt**. Er macht seit Jahren engagiert darauf aufmerksam, daß zwischen Waldsterben und Hochfrequenz ein deutlicher Zusammenhang, wenn nicht sogar der deutlichste Zusammenhang herzustellen ist. Die Wellen von Funk und Radar dringen nach seiner Meinung in "biologische Antennen" wie Blätter, Nadeln und Äste ein und verursachen in den Bäumen ein "regelrechtes Chaos". Nadeln seien durch ihre Größe ideale Mikrowellenempfänger. Für Volkrodt ist das **Fernsehen** der "größte Umweltmörder". Das belegt der ehemalige Siemens-Manager mit gezielten Messungen: In kranken Wäldern sind die typischen harten Fernsehsignale viel deutlicher zu empfangen als in gesunden (siehe mein Bericht 'Waldsterben durch Fernsehsender?' in Wohnung+Gesundheit, Heft 69/1993). Dazu Volkrodt: "Beim Sendebetrieb entsteht eine Fülle von nadelartigen Signalen. Vieles ähnelt hier der Mobilfunktechnik. Die Signale hängen mit der Frequenz zusammen, die das Fernsehbild aufbaut. Es gibt eindeutige Zusammenhänge zwischen diesen Fernsehsignalen und den kranken Bäumen. Die Feldstärken lagen in den geschädigten Wäldern tausendfach höher als in den nicht geschädigten. Man konnte die verursachenden Fernsehsender genau anpeilen."

Dr. **Hans U. Hertel** forscht seit Jahren in Sachen Waldsterben. In der Schweizer 'ZeitenSchrift' schreibt er im November 1996: "Unsere Wälder sind krank. Wir lösen das Problem nicht, indem wir das kranke Holz herausschlagen. Das vorrangige Problem ist die **Mikrowellenstrahlung** von Sendern. Mikrowellen schießen ganze Wälder tot. In den Alpen gibt es das dichteste Netz von Sendeanlagen. Auf unzähligen Hügeln und Bergen stehen die Sender." Hertel hat im Berner Wald jahrelange Untersuchungen durchgeführt: "Zeichnet man auf der Landkarte die Richtung ein, in der die Mikrowellensender der Region Bern in das Waldgebiet strahlen, findet man genau an diesen Stellen die schlimmsten Waldschäden. An einigen Stellen kann man die Wirkung besonders deutlich sehen: Die Bäume haben ihre Nadeln und Blätter zuerst auf der Einstrahlseite verloren und wurden halbseitig kahl. Mikrowellen greifen direkt in die Steuerung der Lebensfunktionen ein. An besonders exponierten Lagen sind die Bäume schon verschwunden. Rodungen mitten in den Wäldern gehören heute zur Tagesordnung." Der Forscher macht klar: "Natur, Sonne und Leben basieren auf Gleichfeldern. Elektrosmog basiert auf Wechselfeldern, und die Natur kennt keine Wechselfelder. Wechselfelder, die einer permanenten frequenzgesteuerten Umpolung unterliegen, schädigen die Natur. Natürliche Strahlung erzeugt Leben, erhält und fördert es. Jede zusätzliche technische Strahlung zerstört die Harmonie. Ich denke, es ist endlich an der Zeit, für das Leben aufzustehen."

Im Oktober-Heft des 'Stern' (Nr. 41/1993) wurden nebeneinander drei Farbfotos eines sterbenden Waldes zum Artikel **'Und plötzlich ist der Wald weg'** gezeigt. Sie waren zu unterschiedlichen Zeiten vom gleichen Punkt aus aufgenommen worden und demonstrierten eindrucksvoll den Verfall des Waldes im Laufe der Jahre. 1988 war der Wald noch frisch und grün. 1990 war er schon angeschlagen, braun, an einigen Stellen blattlos. 1992 war er teilweise gestorben, verschwunden, und teilweise kahl, wie verbrannt, eine gespenstische Landschaft. Fünf Jahre reichten, um dem Wald den Garaus zu machen. Mitten in dem Waldschadensgebiet steht dominierend, bedrohlich und bildausfüllend der riesige Fernsehsender Ochsenkopf. Die Bildunterzeile des 'Stern': "Kahlschlag durch sauren Regen. Noch vor fünf Jahren war der Fernsehsender auf dem Ochsenkopf im Fichtelgebirge hinter Nadelbäumen versteckt. Jetzt ist die Bergkuppe zur Steppe geworden." Von Zusammenhängen mit der Senderstrahlung kein Wort.

Die Hinweise mehren sich bei den neuen **gepulsten Mobilfunknetzen**: Nach der Installation neuer Sender nehmen in der näheren Umgebung die Baumschäden zu. In Büttgen bei Neuss wurde 1993 ein D2-Sender mitten im Wohngebiet auf ein Silo montiert. In den benachbarten Gärten, so berichtet der Anwohner Dr. **Josef Schildt**, wurden in den Monaten danach die Nadeln der Fichten braun, sahen aus wie verbrannt; er dokumentiert das mit zeitlich zugeordneten Fotos. Einige Leute bekamen Kopfschmerzen und andere Beschwerden.

Das Magazin **'Focus'** berichtet im Dezember 1997: "Eine düstere Diagnose: **59 % der deutschen Bäume sind krank**. Jede zweite Eiche verliert schon im Sommer übermäßig viele Blätter. Der Wald steht unter Streß." Forstwissenschaftler Karl-Eugen Rehfuess in 'Focus': "Kein Experte kann sagen, woran der Wald wirklich krankt." Dennoch kennt man die Schuldigen: "Stürme, Ozon, Viehwirtschaft, Kraftverkehr, Industrie, Übersäuerung, Überdüngung, Mineralienmangel, Borkenkäfer und Wildbiß." Die Forderung: "Umdenken, ökologisch wirtschaften, den

Wildbestand dezimieren, Bodenschäden durch Fahrzeuge vermeiden."
Von Sendern keine Rede.

Das **Bundesamt für Strahlenschutz** meint zum Thema Baumsterben: "Es kann kein Zusammenhang zwischen Fernseh- und Radiosendern, Richtfunk- und Radaranlagen und Waldschäden festgestellt werden."

Im Schadenanrichten sind wir Weltmeister, im Schadenerkennen Anfänger, von Schadenreparatur ganz zu schweigen. Wenn man Hochfrequenz wie Licht sehen könnte, wäre es nachts taghell. Wenn man Hochfrequenz wie Töne hören könnte, dann würde es brüllen und toben wie unter Tieffliegern oder neben den Boxen im Rockkonzert. Das Vertrauen der umsatzwitternden Fortschrittsapostel in die unendlichen Widerstandskräfte der Natur scheint grenzenlos.

Gepulst ...... D-Netz und E-Netz

Mobiles Telefonieren ist 'in'. Digitale Mobilfunknetze sind auf dem Vormarsch. D- und E-Netze lassen in den letzten wenigen Jahren ihre Sendemasten zigtausendfach wie Spargel aus dem Boden wachsen. Tausende sollen noch hinzu kommen. Ein Milliarden-Markt floriert. Sechs Millionen D- und E-Netz-Mobilfunktelefonierer gibt es bereits bei uns (1997), jeden Monat kommen 100.000 hinzu, im Jahr 2000 sollen es 16 Millionen sein. In Japan gibt es 20 Millionen, weltweit über 100 Millionen. Vor gut fünf Jahren gab es noch keinen, die ersten D-Netz-Telefonsender wurden 1992 in Nordrhein-Westfalen installiert.

Deutschland ist der Pionier der digitalen Netze, das weltweit erste D- und E-Netz-Land. Dann kamen weitere europäische Länder, und dann sogar Übersee. Selbst auf den Philippinen ist man inzwischen am digitalen Mobilfunknetz. In einigen Ländern denkt man gerade erst über eine eventuelle Installation nach. In den USA laufen seit einigen Monaten erste Versuche in Seattle und New York.

Die neuen D- und E-Mobilfunknetze sind, im Gegensatz zu den älteren B- und C-Netzen, **pulsmodulierte** Netze. Sie funktionieren nach GSM-Standard (Global System for Mobile Communication) oder nach DCS-Standard (Digital Communication System). Bei beiden haben wir es mit einer hochfrequenten Grundwelle und einem niederfrequenten Puls zu tun. Die Grundfrequenz der **D-Netze** liegt bei **890** bis **960 Megahertz** (MHz), also im typischen Mikrowellenbereich, und der niederfrequente Puls ist **217 Hz**. Die Grundfrequenz der **E-Netze** liegt bei **1,8** bis **1,9 Gigahertz** (GHz), auch Mikrowellen, und ist ebenfalls mit 217 Hz niederfrequent gepulst.

Die hochfrequente Feldstärke der digitalen Netze ist im Vergleich mit den meisten Rundfunk- und Fernsehsendern relativ schwach. Die D-Netze arbeiten mit maximal **50 Watt** Leistung pro Sendeantenne (oft gibt es mehrere Sendeantennen auf einem Mast, das macht dann zusammengenommen ein paarhundert Watt Leistung), die Radio- und Fernsehsender jedoch mit einigen tausend oder **100.000 Watt**.

Das heißt aber noch nicht viel, denn kritisch wird die Strahlung nicht durch seine Stärke, sondern vorrangig durch den Puls. Dieser niederfrequente und kontinuierliche -sprich periodische- Takt ist das Problem, dies rhythmische An und Aus der Mikrowellenstrahlung. Jene Modulationsart ist ein gelungener Trick der Digitalnetz-Ingenieure, um die gewünschte Information auch mit geringster Leistung in die allerletzten Winkel unserer Lebensräume 'hämmern' zu können.

Zum Verständnis ein symbolischer Vergleich: Eine 100-Watt-Lampe beleuchtet einen Raum. Es gibt kein Problem, das Licht ist nicht stark, blendet nicht, ist erwünscht. Jetzt wird dieses Licht gepulst, das heißt rhythmisch an- und ausgeschaltet, hell...dunkel, hell...dunkel, wie ein Stroboskopblitz in der Disco. Die Leistung von 100 Watt ist geblieben, die Wellenlänge, das Farbspektrum..., es hat sich nichts geändert, bis auf diesen Puls. Nur durch diesen Puls entsteht ein völlig anderer Effekt, eine ganz andere biologische Wirkung. Aus angenehm wird jetzt unangenehm, aus erwünscht unerwünscht, aus Entspannung Verspannung, aus ruhig nervös. Der Rhythmus macht den Effekt.

Genauso ist es mit der Straßenlaterne vor Ihrem Haus. Das Licht ist o.k., es ist schwach, ein paar Watt. Fängt es jedoch an zu flackern, dann macht Sie das kribbelig, dann greifen Sie schnell zum Telefon, um sich zu beschweren und um zügige Abhilfe zu bitten. Kein Mensch kann bei flackerndem Licht schlafen. Oder denken Sie an die Leuchtstoffröhre in Ihrem Büro. Ohne Flackern war sie soweit in Ordnung, jetzt aber werden Sie sie schnellstens auswechseln. Kein Mensch will bei flackerndem Licht arbeiten.

Viele bauen auf die gesteigerte Signalwirkung durch Pulsung: das Blaulicht bei der Polizei, der Leuchtturm, Morsezeichen, harte Rhythmen bei der Rock- oder Technomusik, eine Trillerpfeife... Erst durch die rhythmisch auf den Punkt gebrachte Kraft entsteht die besondere Wirkung. Denken Sie an einen Preßlufthammer. Würden Sie ihn ausgeschaltet mit aller zur Verfügung stehenden Kraft auf einen Punkt drücken und weiterdrücken... es würde nichts geschehen. Erst nach dem Einschalten des pneumatisch gesteuerten, kontinuierlichen Hämmerns durchstoßen Sie Beton und Stein. Würden Sie versuchen, einen Nagel mit Ihrem Daumen in den Holzbalken zu drücken? Nein, Sie erledigen das mit kurzen gezielten Schlägen.

Technisch und biologisch darf gepulst und ungepulst nicht in einen Topf geworfen werden, es ist kein Vergleich zulässig. Licht ist nicht Licht und Feld nicht Feld, D-Netz nicht C-Netz und Radar nicht Radio, auch wenn es die Mobilfunkindustrie gern so hätte.

Die Forschungen von Dr. Lebrecht von Klitzing

Dr. Lebrecht von Klitzing ist Medizinphysiker der Uni Lübeck. Er hat herausgefunden, daß gepulste Strahlen, wie sie z.B. bei den D- und E-Mobilfunknetzen vorliegen, **Veränderungen der Gehirnströme** verursachen. Hirnstrommessungen mit dem EEG zeigten im Einfluß dieser Signale ungewöhnliche Spitzen, die es in dieser Form bisher nicht gab. Wissenschaftler, Neurologen und Ärzte stehen vor einem Rätsel. Telekom (D1-Netz), Mannesmann (D2-Netz) und E-Plus (E1-Netz) haben mit Rätseln nichts am Hut, sie bescheinigen Unbedenklichkeit.

Die Intensität der D-Netz-Signale, die im Universitätslabor zu EEG-Effekten führten, gleicht den **alltäglichen D-Netz-Intensitäten** unserer inzwischen fast flächendeckend versorgten, bestrahlten bzw. verseuchten Umwelt. Jeder, der in der Nähe von D- oder E-Netz-Sendern wohnt und jeder, der mit Handfunkgeräten (den sogenannten Handys) telefoniert, muß demnach mit diesen Effekten rechnen und spielt mit seiner Gesundheit. Dr. Lebrecht von Klitzing in einem Gespräch: "Niederfrequent gepulste Hochfrequenzfelder mit **geringen Leistungen** wirken auf das menschliche EEG. Es könnte sein, daß das interzelluläre Kommunikationssystem gestört wird. Die physikalische Erklärung ist noch schwierig. Trotzdem, es treten biologische Effekte auf."

Die EEG-Effekte wurden im Labor mit Feldstärken ausgelöst, die im Alltag in der Umgebung von 50 bis 100 Metern von D-Netz-Sendern, den Fest- oder Basisstationen, zu erwarten sind. Die Feldstärken an der Antenne eines Handys, in direkter Kopfnähe gemessen, sind noch erheblich höher (siehe auch meine beiden Berichte in Wohnung+Gesundheit, Heft 71/1994 und 73/1994: 'Mit dem D-Netz geschieht etwas völlig Neues' und 'Störung der Hirnströme in 90 Meter Entfernung').

Dr. von Klitzing auf einer Bürgerinitiative in Erkrath bei Düsseldorf am 14. März 1994: "Biologische Effekte treten bei einer Feldstärke von **0,1 Mikrowatt pro Quadratzentimeter** auf. Reize ich den Menschen mit dem typischen 217-Hertz-Signal des D-Netzes, dann wird im EEG ein hoher Peak im 10-Hertz-Bereich sichtbar." Das Gehirn reagiert auf den Reiz nach einigen Minuten. "Das gab es bisher im EEG nicht. Das EEG zeichnet im Einfluß des D-Netzes verschiedene Spitzen und Kurven auf, die noch kein Arzt zuvor beobachten konnte. Es gibt Peaks, die der Wissenschaft bisher unbekannt waren."

Nicht genug, es kommt eine zweite erstaunliche, bisher unbekannte und unerwartete Neuigkeit hinzu: "Diese Peaks bleiben lange Zeit nachweisbar, nämlich **viele Stunden** oder sogar **einige Tage** bis zu einer Woche, auch wenn der elektromagnetische Reiz, in diesem Fall das D-Netz-Signal, schon lange nicht mehr vorhanden -weil ausgeschaltet- ist. Das ist eine ungewöhnlich lange Reaktion auf einen kurzen Reiz. Periodische elektromagnetische Reize regen offenbar Resonanzsysteme im menschlichen Organismus an." Das funktioniert im wissenschaftlichen Versuch mit direkten Reizen über an Körper angelegte Elektroden genauso wie mit indirekten Reizen über ein Feld.

Der Lübecker Medizinphysiker: "Wenn ein biologisches System durch künstliche Signale beeinflußt wird, dann ist das immer negativ. Zellen sind in ständiger Kommunikation miteinander, sie 'unterhalten sich' ohne Pause, tauschen nonstop lebenswichtige Informationen aus. Das machen unsere Zellen mit feinen elektromagnetischen Signalen und über Ionenaustausch an den Zellmembranen. Die Ionen werden **kontinuierlich** und **gepulst** durch Ionenkanäle weitergeleitet und zwar in Frequenzbereichen bis etwa 400 Hertz. Für diese Entdeckung wurde 1991 der Nobelpreis vergeben."

Die Elektroindustrie bestätigt diese Aussage, die man auch auf die elektrischen und magnetischen 50-Hz-Felder unserer Elektroinstallationen übertragen kann, in der Broschüre 'Mensch und Elektrizität' der Mannheimer Versorgungs- und Verkehrsgesellschaft: "Die Frequenz, mit der Zellen kommunizieren, liegt zwischen 10 und 1000 Hz."

Könnten gepulste Strahlungen von außen jene gepulsten Ionen- und Kommunikationsfunktionen im Innern des Körpers stören? Dr. von Klitzing: "Ja, es deutet alles darauf hin. Es gibt **eindeutige biologische Effekte** beim D-Netz. Ich meine, bevor mit aller Macht versucht wird, eine neue Technologie auf den Markt zu bringen, muß systematische Grundlagenforschung durchgeführt werden. Das ist bei den D- und E-Netzen nie geschehen, weder für Kurzzeit- noch für Langzeiteffekte."

Interessant: "Das EEG reagiert nur auf konstante, also streng **periodische** Pulse, auf **veränderte** Pulse nicht." Das heißt, daß der biologische Effekt erst dann eintritt, wenn immer die gleiche Pulsfrequenz im Spiel ist. Würde diese Pulsfrequenz **fließend geändert**, einmal niedriger und dann wieder höher, dann wären die biologischen Reaktionen nicht nachweisbar. Vom Stroboskopblitz in der Disco ist es bekannt, daß eine konstante Blitzfrequenz sogar das Kollabieren der Gäste nach wenigen Minuten auslösen kann. Fährt man mit der Blitzfrequenz auf und ab, mal 5 Hz, mal 8 Hz mal 12 Hz, verändert also den Puls, dann passieren diese Dinge überraschenderweise nicht.

Reagierten alle Probanden bei den EEG-Versuchen? "Etwa 20 bis 30 % reagierten nicht, alle anderen zeigten diese Effekte. Jeder Mensch ist anders, jedes biologische System reagiert anders. Es kommt darauf an, worauf der Körper eingestellt ist, woran er gerade adaptiert ist. Es kommt auch auf seine Verfassung, sein Immunsystem und viele andere Faktoren an. Mehr als 70 % der Probanden reagierten, das ist, so finde ich, ein erstaunlich hoher Prozentsatz."

Dr. von Klitzing: "Die niederfrequente Pulsung, das sind technische Informationen, die biologisch verarbeitet werden. Hier läuft etwas ab, was jeden von uns zum Nachdenken zwingen sollte. Denn Krankheit ist immer eine **Informationsstörung.** Es muß mit aller Deutlichkeit darauf hingewiesen werden, daß die offiziellen Grenzwerte der Verordnung oder die von DIN/VDE nur die thermischen Risiken abdecken und nicht den viel subtileren Bereich der Bioregulation weit unterhalb der thermischen Effekte berücksichtigen. Die derzeitige Verunsicherung in der Bevölkerung ist größtenteils begründet wegen dieser gezielten Desinformation oder bewußt geführten unvollständigen Information, wie so oft bei der Diskussion über Elektrosmog."

In einem Interview mit den **'Lübecker Nachrichten'** sagte Dr. von Klitzing am 6. August 1994: "Die vorgeschlagenen Grenzwerte sind viel zu hoch." Nicht nur der Mensch reagiere auf gepulste Mobilfunkfelder: "An Zellkulturen hat man festgestellt, daß die Übertragung der **Erbinformationen** bei der Zellteilung gestört war." Derweil werden nicht nur die Mobilfunknetze weiter ausgebaut. "Auf der Autobahn Köln-Bonn werden gepulste Strahlen für die zukünftige Erfassung von Autobahngebühren getestet. Wir dürfen doch nicht eine Technik etablieren, deren Nebenwirkungen wir noch nicht abschätzen können."

Bei vielen D-Netz-Telefonen, besonders den älteren, gibt es dazu auch noch ein **Bereitschaftssignal** von periodischen **2 Hertz**. Dr. von Klitzing: "Dieses wird immer gesendet, auch wenn gar nicht telefoniert wird. Das Handy hält mit diesem Signal den notwendigen Kontakt zur nächsten Feststation. Es ist, speziell in Anbetracht starker und zahlreicher Oberwellen, ebenfalls biologisch effektiv." Das 2-Hz-Signal ist bei einigen Handys auch beim Gesprächsaufbau da und bei neueren Geräten immer, wenn der Benutzer nicht spricht, also nur zuhört, damit spart man Energie und somit Batterie. Nur wenn das Handy ganz ausgeschaltet wird, ist jedes Signal weg, aber dann kann auch kein Gespräch geführt oder empfangen werden.

Forschungen bestätigt

Laut Prof. Dr. **W. Irnich** von der Universität Gießen sei speziell diese Handyfrequenz von 2 Hertz problematisch, weil sie mit der Herzfrequenz verwechselt werden könnte. Der Herzschrittmacher nimmt an, das Herz hätte geschlagen und gibt keinen Impuls ab.

Geforscht wird seit 1993 auch bei der **'Forschungsgemeinschaft Funk'**. Sie besteht zum größten Teil aus Industrievertretern: AEG, Alcatel-SEL, Bosch, E-Plus, Ericsson, Mannesmann, Motorola, Nokia, Philips, Siemens, Telekom... Entsprechend fielen bisher die Ergebnisse der Forschungsgemeinschaft aus: keinerlei Probleme mit dem gepulsten Mobilfunk, Entwarnung auf allen Ebenen, alles nur Panikmache. Die Gemeinschaft veröffentlichte sogar, Dr. von Klitzing habe sich vertan, seine Probanden seien lediglich eingeschlafen...

Dagegen bestätigten Wissenschaftler aus den USA, Österreich und Deutschland die Aussagen des Lübecker Medizinphysikers. Dr. von Klitzing selbst wiederholte seine EEG-Versuche Ende 1997 in Kiel, mit den gleichen bedenklichen Ergebnissen wie zuvor.

Pikant, daß eine von der Telekom gesponserte Studie im Oktober 1995 fand, daß sich durch die periodisch gepulste Mobilfunkstrahlung das menschliche EEG verändert; sie wurde von den drei Wissenschaftlern Dr. H.-P. Reiser, Dr. W. Dimpfel und Dr. F. Schober vom Pro-Science-Forschungsinstitut in Linden durchgeführt. Reiser veröffentlichte im 'European Journal of Medical Research': "Bei 36 Probanden führte die gepulste Strahlung einer Versuchsanordnung im Labor unmittelbar nach dem Einschalten zu Veränderungen im EEG." Bei der Strahlung eines Telekom-D1-Handys mit einer Leistung von 8 Watt und einem Abstand vom Kopf zur Sendeantenne von 40 cm gab es ebenfalls EEG-Veränderungen, diesmal mit einer Zeitverzögerung von 15 Minuten.

52 Probanden wurden 1996 von einer Wissenschaftlergruppe um Dr. **J. P. Lebet** in den USA mit gepulsten Mikrowellen bestrahlt, und zwar 15 Minuten lang. Der Effekt: das veränderte EEG.

Veränderungen der Hirnströme fanden die Wissenschaftler Dr. **Klaus Mann** und Dr. **Joachim Röschke** von der Universität Mainz. Im Schlaf veränderte sich die REM-Phase. Das könne eine Erklärung für die Veränderung des Erinnerungs- und Lernvermögens unter Einwirkung gepulster Felder sein, die bei Tierversuchen gefunden wurde.

Am Münchner Klinikum Großhadern hielt man Probanden Handys ans Ohr. Der Versuchsleiter Prof. Dr. **Stefan Schulze**: "Wir fanden bei zwei Dritteln der Versuchspersonen eine gesteigerte Aktivität im EEG."

Der Neurobiologe Prof. Dr. **Peter Semm** von der Uni Frankfurt bestrahlte Zebrafinken 30 Minuten mit Handys, und es gab Beeinträchtigungen bei den elektrischen Signalen im Gehirn der Tiere. Semm, der für die Telekom arbeitet, glaubt nicht, daß solche Effekte auf den Menschen übertragbar seien, da "das menschliche Gehirn viel größer" ist.

Prof. Semm fand bei Versuchen im Technologie-Zentrum der Telekom in Darmstadt, daß Nervenzellen nur auf gepulste Mobilfunkstrahlen reagieren und ihre elektrische Aktivität spontan verändern, auf ungepulste Mobilfunkstrahlen reagierten sie dagegen nicht.

Prof. Dr. **Norbert Leitgeb** von der Universität Graz fand 1996 im Zellversuch, daß nur der periodische Puls die biologische Reaktion auslöst. Änderte man die Periodizität des Pulses und sonst nichts, verschwanden die Reaktionen. Erstaunlich, daß er am 9.12.96 auf einem Presseseminar der Forschungsgemeinschaft Funk vor 30 Journalisten verharmloste, ein Handy strahle viel weniger als der Mensch. Hierzu der Berliner 'Strahlentelex' (Heft 240/241): "Leitgebs Vortrag begann mit physikalisch fragwürdigen Analogien, um bei den anwesenden Journalisten den Eindruck der Harmlosigkeit von HF-Strahlung zu hinterlassen. Unwissenschaftlich und politisch brisant wurde es, als er die Strahlung eines Handys mit der körpereigenen Strahlung verglich. Der Körper selbst produziere große Mengen HF-Strahlung, etwa 100 W, und damit mehr als ein Handy. Erst auf die mehrfache Nachfrage aufgebrachter Wissenschaftler mußte Leitgeb zugeben, daß sich seine Aussagen auf nichts anderes als Wärmestrahlung bezogen, die jeder Mensch, aber auch jede Tischplatte oder das Straßenpflaster abgeben." Man hört von Leitgeb immer wieder, Mobilfunk sei harmlos, so auch beim Vortrag vor der Bürgerinitiative in Geltendorf im Oktober 1997.

Daß gepulste Felder einen biologischen EEG-Effekt nach sich ziehen, wurde schon 1973 in der Mediziner-Zeitschrift 'Brain Research' veröffentlicht. Eine amerikanische Forschergruppe um Prof. **S.M. Bawin** und Prof. **W.R. Adey** bestrahlte Katzen mit diesen Feldern, die bei der Frequenz von 147 MHz mit maximal 1 mW/cm^2 Stärke unter einem Zehntel der offiziellen Grenzwerte lagen: "Wahrhaftig, sehr schwache gepulste Felder haben starken Einfluß auf das EEG-Muster bei Katzen."

Wenn man mit einem normalen Handy am Ohr telefoniert, dann ist mit viel höheren Feldstärken zu rechnen. Ich fand in **30 bis 80 cm Abstand** von der funkenden Handyantenne diese 1 mW/cm^2.

Prof. **W. Ross Adey** vom Hirnforschungszentrum der University of California in Los Angeles fand 1975, daß gepulste HF nicht nur das EEG verändert, sondern auch in das zentrale Nervensystem eingreift. Er kümmerte sich darüber hinaus um den thermischen Effekt und stellte fest, daß eine Temperaturerhöhung als Folge hochfrequenter Strahlen von nur 0,1 °C Reaktionen zur Folge hat: "Kleinste Veränderungen der Hirntemperatur durch von außen einwirkende technische Felder zieht eine ganze Palette physiologischer und neuraler Reaktionen und Verhaltensauffälligkeiten nach sich. Bei den natürlichen Hirntemperaturschwankungen, die durch z.B. Essen, Trinken oder Umgebungswärme zustande kommen, sind diese Reaktionen nicht zu beobachten."

Mit der funkenden Handyantenne am Ohr muß im Hirn mit deutlich stärkeren Temperaturveränderungen als nur 0,1 °C gerechnet werden.

'Bei Anruf: Smog'

Unter diesem Titel veröffentlichte das Magazin Öko-Test den Testbericht über **D-Netz-Telefone** (Heft 9, September 1994), den ersten dieser Art. Wurde bisher viel von den biologischen Risiken gesprochen, so wußte doch noch keiner, wo und in **welchem Abstand** zu den Mobiltelefonen diese Risiken zu erwarten sind. Wurde uns durch die Arbeiten von Dr. von Klitzing klar, daß bei der Feldstärke von 0,1 µW/cm^2 mit

Elektromagnetische Wellen: Bei Anruf Smog 181

EEG-Effekten gerechnet werden muß, so war unklar, wo im Alltag diese Feldintensitäten anzutreffen sind. Die Abstandsempfehlungen des Bundesamtes für Strahlenschutz sind nicht nur nach kritischer wissenschaftlicher Meinung kein ausreichender Schutz.

Also starteten wir von Baubiologie Maes im Auftrag des Öko-Test eine Weltpremiere und organisierten die technisch komplizierten Feldstärkemessungen von mobilen D-Netz-Telefonen. Zur Seite stand uns Dipl.-Ing. André van der Stichelen, Sachbearbeiter für Mikrowellenmeßtechnik der Firma Hewlett-Packard. Im HF-abgeschirmten Labor der Universität Bochum machten wir uns mit HP-Spektrumanalysern an die Arbeit. Hier einige Auszüge aus dem Öko-Test-Artikel von Regine Cejka, der für Aufsehen sorgte:

Vermutet wurde es oft, bewiesen noch nie: Wer mit D-Netz-Handys telefoniert, belastet sich und die Umwelt mit elektromagnetischer Strahlung. Das Ausmaß der Belastungen übertrifft die schlimmsten Prognosen. Bundespostminister Wolfgang Boetsch hat offenbar geahnt, was auf ihn zukommt, als er zugab: "Die aufgeregte Diskussion über die Kernenergie dürfte in Relation zu dem, was uns die Mobilfunknetze noch bescheren werden, nur ein laues Lüftchen gewesen sein."

Generell unterscheidet man bei den Mobilfunktelefonen die analoge und digitale Sprachübertragung. Beim analogen Telefonieren werden von den Antennen der Geräte hochfrequente elektromagnetische Wellen, auf denen sich die Sprachinformation befindet, abgestrahlt. Sie müssen dann auf eine Feststation, die Basisstation, treffen, die diese Wellen elektronisch verarbeitet und an den Empfänger weiterleitet. Nach diesem Prinzip funktioniert das analoge C-Netz, das von der Telekom-Tochter DeTeMobil betrieben wird.

Digitale Sprachübertragung gibt es bei den neueren D- und E-Netzen. Die beim als Zahlenreihen verschlüsselten Datensignale werden beim D- und E-Netz mit 217 Hertz gepulst. Das heißt, die Sprache wird 217 mal in der Sekunde zerhackt. Und genau das ist das Problem.

Konkrete Hinweise darauf, daß gepulste Felder besondere biologische Probleme machen gibt es schon länger als 15 Jahre. Als wissenschaftlich sicher gilt, daß sich der Kalziumausstrom an den Zellmembranen durch Einwirkung solcher Felder erhöht. Zusätzlich zu den Ergebnissen des Medizin-Physikers Dr. Lebrecht von Klitzing stellten andere Wissenschaftler der Universitätsklinik in Lübeck vor kurzem fest, daß durch gepulste Felder die Immunreaktion von Zellen um 90 Prozent reduziert wird. In einer Reihe von Tierversuchen wurden außerdem bei sehr geringen elektromagnetischen Intensitäten Veränderungen im Flucht- und Lernverhalten von Ratten festgestellt.

Die beiden Wissenschaftler Dr. Joachim Röschke und Dr. Klaus Mann von der Psychiatrischen Klinik an der Mainzer Gutenberg-Universität machten eine interessante Beobachtung. Als ein D-Netz-Telefon eine Nacht lang neben den Probanden sendete, verkürzten sich die REM-Anteile, das sind die Zeiten des intensiven Träumens. Diese REM-Phasen spielen eine wichtige Rolle für Informationsverarbeitungsprozesse im Gehirn, insbesondere bei der Sicherung neuer Erfahrungen.

Auf einem internationalen Workshop über gepulste Hochfrequenzfelder in Kopenhagen mußten sich kürzlich die beiden D-Netz-Betreiber Telekom und Mannesmann von den Fachkollegen schwere Vorwürfe anhören. Insbesondere die Amerikaner kritisierten, daß in Deutschland mit dem D- und E-Netz eine Technik protegiert wird, die viele Fragen offen läßt. Momentan gibt es in den USA riesige Forschungsprojekte, die zunächst einmal klären sollen, ob die digitale und gepulste kabellose Informationstechnik problematisch ist.

Dagegen haben die deutschen Netzbetreiber ebenso wie die Hersteller von Mobilfunkgeräten außer pauschalen Unbedenklichkeitserklärungen nichts vorzuweisen, was ihr eifriges Buhlen um immer neue Mobilfunkkunden rechtfertigen könnte. So versicherte uns Christian Schwolow, Pressesprecher bei Mannesmann, es gebe "keine Gefahren durch Mobilfunk". Einen entsprechenden Beweis bleibt er schuldig.

Auch Stefanie Reuter, Pressereferentin des im Frühjahr 1994 auf Sendung gegangenen E-Plus-Netzes, teilte auf Anfrage lediglich mit: "Im Moment haben wir noch gar keine Untersuchungen über das E-Netz."

Was Netzbetreiber und Hersteller bisher versäumten, das holt das Öko-Test-Magazin nun nach. Im Labor ist es kaum möglich, alle im täglichen Betrieb von Mobiltelefonen auftretenden Bedingungen zu simulieren. Die Geräte senden nämlich, je nach Situation und Entfernung zur nächsten Feststation, mit hoher oder niedriger Leistung. Wir haben uns für einen Versuchsaufbau entschieden, der die ungünstigste praktische Variante simuliert, z.B. wenn der Funkturm weit entfernt steht oder viel massive Baumasse im Spiel ist und das Gerät daher eine optimale Leistung bringen muß. Unsere Fachleute haben gemessen, welche maximalen Feldstärken an den Antennen der Telefone in einem Abstand von 30 Zentimetern entstehen. Aus diesen Angaben wurden die sogenannten Strahlungsdichten errechnet.

Unser Test zeigt krasse Unterschiede zwischen den neun Geräten: Mit einer Strahlungsintensität von 345 $\mu W/cm^2$ erzeugt das Nokia 2110 den geringsten Elektrosmog, das vergleichbare Panasonic EB-KJ 3810 mit 1693 $\mu W/cm^2$ in der Gruppe der 2-Watt-Geräte den höchsten. Doch selbst die beim Nokia-Handy errechnete Strahlungsdichte liegt noch um ein Vielfaches über den in einigen östlichen Ländern geltenden Grenzwerten. Während die DIN-Norm bis zu 450 $\mu W/cm^2$ zuläßt, liegen die Grenzwerte in der ehemaligen Sowjetunion bei 1 $\mu W/cm^2$.

Elektromagnetische Wellen: Bei Anruf Smog 183

Allerdings beziehen sich die bundesdeutschen Grenzwerte auf einen sehr theoretisch errechneten Mittelwert. Wir haben aber ganz praktisch den wirklich vorhandenen Spitzenwert gemessen. Zur Erklärung: Die digitalen Netze geben gepulste Strahlung ab. Diese Strahlung besteht aus einem maximalen Puls, einem Peak, und den zwischen den Peaks befindlichen Pausen. Der Mittelwert von Puls und Pause wird für Grenzwerte herangezogen, nicht der Maximalwert, der den Körper erreicht. Das verfälscht das Bild zugunsten der hochfrequenten Strahlung. Prof. Günter Käs vergleicht das so: "Saftige Ohrfeigen werden zu sanften Streicheleinheiten, wenn man die Ohrfeigen und die dazwischen eingelegten Pausen zusammennimmt und daraus einen rechnerischen Mittelwert bastelt."

Die Mobiltelefone liegen in 30 cm Entfernung bis zu zehntausendfach über dem Wert, der laut Dr. Lebrecht von Klitzing zu EEG-Veränderungen führt. Der Lübecker Wissenschaftler über das Testergebnis: "Also ich bin erschlagen, muß ich ehrlich sagen."

Ein Gerät verursachte noch in 90 Metern Entfernung die Feldstärke, die als EEG-problematisch erkannt wurde, zwei andere in 50 Metern, sechs in 20 Metern und alle neun in 10 Metern.

Unsere Werte beziehen sich auf das sogenannte Fernfeld, welches bei etwa 30 cm Entfernung beginnt. Direkt am Kopf ist die Strahlungsbelastung noch um ein Vielfaches höher. "Hier werden mit Sicherheit offizielle DIN-Grenzwerte überschritten", hatte uns Dr. Rüdiger Matthes vom Bundesamt für Strahlenschutz gewarnt. Nur, das wurde von seinem Amt noch nie gemessen.

Die Hersteller der Telefone versuchen, die Problematik zu vertuschen, indem sie vorgeben, nichts zu wissen. "Da bei uns im Hause keine derartigen Messungen durchgeführt werden, können wir die Ergebnisse auch nicht vergleichen", teilte uns Telekom-Pressesprecher Achim Muth mit. Die erst kürzlich von der Industrie gegründete 'Forschungsgemeinschaft Funk' hat auch keine Eile mit der Verwirklichung der Vereinsziele. Auf unsere mehrmalige Bitte um ein Gespräch reagierte der Verein mit seinem Geschäftsführer Gerd Friedrich nicht.

Während sich Netzbetreiber, Funktelefonhersteller und Ministerium redlich mühen, die kritische Diskussion über den Mobilfunk unter dem Deckel zu halten, haben bundesdeutsche Versicherungen längst Konsequenzen gezogen: "Seit 1993 schliessen wir im Industriebereich Schäden durch die elektromagnetische Strahlung als Risiko aus", so die Allianz-Versicherung.

Soweit der Öko-Test. Hier die Testergebnisse in **µW/cm²**. Fett markiert sind alle Werte **über 0,1 µW/cm²**, die bei gepulster Strahlung nach Dr. von Klitzing EEG-auffällig werden können:

D-Netz-Telefon (Watt)	30 cm	1 m	10 m	30 m	90 m
AEG Telcar D 902 (8)	9515	856,4	9,11	0,95	0,10
AT&T 3230 (5)	5110	459,9	4,59	0,51	0,05
Panasonic EB-KJ 3810 (2)	1693	152,4	1,51	0,17	0,02
Ascom Crystal SE 931 (2)	1544	138,9	1,39	0,15	0,02
Alcatel 9109 D/DA (8)	1315	118,3	1,18	0,13	0,01
Bosch CarTel 2G1.0 (2)	455	40,9	0,41	0,04	< 0,01
Hangenuk MT 900 (2)	443	39,9	0,40	0,04	< 0,01
Telekom D-1 527 (0,8)	353	31,8	0,31	0,03	< 0,01
Nokia 2110 (2)	345	31,1	0,30	0,03	< 0,01

"Verzeihung, Sie stören gerade meine Hirnströme..."

Stellen Sie sich vor, Sie sitzen in einem Straßencafé und zwei Tische weiter telefoniert einer mobil. Oder Sie stehen neben einem Auto, in dem einer das Dauertelefonieren nicht sein lassen kann. Der mögliche Effekt: Ihre Hirnströme verändern sich, Ihr EEG zeigt auffällige Peaks. Diese Peaks könnten Stunden oder Tage nachweisbar sein, ausgelöst von anderen in wenigen Mobilfunktelefonminuten. Das schafft laut Öko-Test ein D-Netz-Autotelefon noch in **90 Metern** Entfernung und die kleinen D-Netz-Handys noch in **10 bis 30 Metern** Entfernung.

Warum nicht höflich zu dem Elektrosmogverursacher hingehen: "Verzeihung, telefonieren Sie gerade mit einem digitalen Mobilfunkhandy? Ja? Das möchte ich aber nicht, denn Sie stören womöglich auch meine Hirnströme." Warum nicht über diese neue Art elektromagnetischer Umweltverschmutzung aufklären? Wenn die Prophezeiungen des Bundespostministers einmal aufgehen, dann ist es aus mit der Höflichkeit, dann fliegen faule Tomaten auf die Autos digital telefonierender Fahrer. Dann ballen sich Fäuste gegen mobile Quasselstrippen.

Ich habe gehört, daß in den USA die Jagd auf Mobiltelefone und deren Sender Schule macht; statt auf Tontauben wird auf Sendemasten geschossen, von Autos abgeknipste Telefonantennen werden wie Trophäen gesammelt. Im deutschen **Thiersheim** gab es einen Schaden von 200.000 Mark und längere Funkstille, als unbekannte Täter im Mai 1996 die Zuleitungskabel eines Telekom-Sendemast durchtrennten.

Denken Sie bitte an Ihre Mitmenschen, die keinen unnötigen Elektrosmog wollen, und seien Sie höflich: Halten Sie Abstand zu anderen, wenn Sie handytelefonieren, mindestens 20 Meter. Es gibt nicht nur Passivraucher, es gibt nun auch **Passivtelefonierer**.

Im Restaurant am Nachbartisch oder im Zugabteil mobil zu telefonieren, ist genauso unhöflich wie im Nichtraucherbereich zu rauchen. Jeder hat die Freiheit, zu tun und zu lassen, was er für richtig hält, er sollte nur andere damit nicht belästigen oder gefährden. Wenn Sie ohne Schutzhelm Motorrad fahren, dann ist das Ihre Sache. Wenn Sie ständig Zucker essen, bei jeder Erkältung Antibiotika nehmen, auf den Radiowecker am Kopfende des Bettes nicht verzichten oder Baubiologen überflüssig finden, dann ist das auch Ihre Sache. Aber wenn Sie Ihr Handy einschalten, dann ist das nicht mehr allein Ihre Sache, dann kriegt die Umwelt Ihre Strahlung ab, und das nicht zu knapp.

Die Forschungen von Dr. Michael Repacholi

Im Mai 1997 ging das Ergebnis einer wissenschaftlichen Studie wie ein Lauffeuer um die Welt: Krebs durch Handys. Der australische WHO-Wissenschaftler Dr. Michael Repacholi hatte erstmals nachgewiesen, daß die Strahlung von Mobiltelefonen die Tumorrate bei Mäusen mehr als verdoppelt. In Wohnung+Gesundheit (Heft 84/1997) habe ich von der Studie berichtet, hier einige Auszüge:

Der australische Mediziner und Strahlenexperte Dr. Michael Repacholi machte eine beunruhigende Entdeckung: "Mäuse wurden mit elektromagnetischen Wellen bestrahlt. Es ging um die gleiche Art gepulster Hochfrequenzstrahlung, wie sie auch von Mobiltelefonen ausgeht." In einer Gruppe der Versuchstiere war die Anlage zu Krebs gentechnisch verstärkt worden. So wollten Wissenschaftler des Königlichen Krankenhauses Adelaide eigentlich beweisen, daß selbst bei diesen vorbelasteten Tieren unter dem Einfluß von Handystrahlen keine Erhöhung der Krebsrate festzustellen ist. Das Gegenteil war jedoch der Fall.

Forschungsleiter Repacholi im 'Focus-TV' am 25. Mai 1997: "Das wichtigste Ergebnis der Studie ist, daß sich die Lymphknotenkrebsrate mehr als verdoppelte, nachdem die Tiere neun Monate lang zweimal täglich eine halbe Stunde mit den elektromagnetischen Handywellen bestrahlt wurden." Dr. Repacholi, Beauftragter der Weltgesundheitsorganisation WHO für elektromagnetische Felder, und sein Forscherteam waren überrascht. Der Auftraggeber, die australische Telekom (Telstra), hatte sich ein unbedenkliches Ergebnis erhofft. "Es ist offensichtlich, daß die Telefongesellschaft nicht erfreut war über unsere Ergebnisse, weil diese zeigten, daß es Gesundheitsrisiken gibt."

Repacholi in der Berliner 'taz' am 7. Mai 1997: "Unser Modell ist das beste, um etwas über den Zusammenhang von Mobilfunkwellen und Krebs auszusagen. Wir haben im Doppelblindversuch 100 Mäuse bestrahlt. Sie entwickelten im Vergleich zu der unbestrahlten Kontrollgruppe von ebenfalls 100 Mäusen 2,4mal so häufig Krebs. Um jede mögliche Fehlerquelle auszuschließen, haben wir auf den Faktor 2 herunterkorrigiert." Die 'taz': "Mit einem plausiblen Modell wollten die Forscher jeden Krebsverdacht ausschließen. Um so ernster muß man das Ergebnis nehmen. Es könnte gerade jenen Bürgern zugute kommen, die gegen die Mobilfunkbetreiber klagen. Es wird der Mobilfunklobby schwerfallen, dies Ergebnis kleinzureden."

Die 'Welt am Sonntag' kommentierte am 18. Mai 1997: "Die Tierexperimente nähren den Verdacht, daß die von Handys ausgehenden Wellen die Entstehung von Krebs auch beim Menschen fördern. Ungeklärt ist bisher, durch welchen Mechanismus die Krebserkrankungen bei den Mäusen ausgelöst wurden. Diskutiert wird, ob die Strahlen die Zellteilung anregen. Die Studie hat international für Aufsehen gesorgt." Repacholi: "Wenn die Ergebnisse in neuen Untersuchungen bestätigt werden, dann sind wir von diesem Problem ernsthaft betroffen."

Die 'Süddeutsche Zeitung' befragte in der Ausgabe vom 22. Mai 1997 den Pharmakologen und Toxikologen Prof. Dr. Wolfgang Löscher von der Tierärztlichen Hochschule Hannover. Löscher hatte durch Tierversuche festgestellt, daß elektromagnetische Felder das Wachstum von Brustkrebs beschleunigen. Die 'Süddeutsche' wollte wissen, wie er die Arbeit Repacholis bewertet. Prof. Löscher: "Repacholis Studie ist technisch sauber und wissenschaftlich perfekt. Sie paßt zu unseren Beobachtungen. Repacholi hielt Handys immer für biologisch unbedenklich. Insofern halte ich seine Studie für besonders wichtig. Übrigens sind die Ergebnisse auch ein Hinweis darauf, daß nicht nur der Handybenutzer selbst, sondern auch seine Umgebung gefährdet ist."

Das Bundesamt für Strahlenschutz erklärte eilig, die Beobachtungen des australischen Wissenschaftlers hätten keine Bedeutung für die in Deutschland geltenden Grenzwerte. Löscher: "So eine Aussage ist völlig unwissenschaftlich, denn die Risikobewertung von neuen Produkten beruht immer auf Tierexperimenten. Keine Firma der Welt entwickelt ein Arzneimittel, das bei Versuchstieren Krebs auslöst, und sagt dann, wie das Bundesamt für Strahlenschutz, die Handyhersteller und Mobilfunkindustrie, das werde beim Menschen schon nicht auftreten."

Stimmt es, daß die Studienergebnisse gar nicht veröffentlicht werden sollten? Löscher: "Die Arbeit von Repacholi ist von den Geldgebern zwei Jahre zurückgehalten worden. Fachzeitschriften wie 'nature' und 'Science' haben eine Veröffentlichung abgelehnt, weil man angeblich Sorgen habe vor Panik in der Bevölkerung."

Handy? - Nein Danke!

In vielen öffentlichen Gebäuden der USA und in Banken, Restaurants und Hotels steht: "Bitte in diesem Haus keine Funktelefone." Die 'Holiday Inn'-Hotelkette und andere machen es bei uns nach und kleben Verbotsschilder an die Eingänge: "Bitte haben Sie Verständnis, daß wir bei uns keine Funktelefone erlauben." Erste Aufkleber 'Handy? - Nein danke!' sind im Umlauf, sie zieren die Rückseiten der Autos.

Die Münchener **Baustoff-Union** (Hagebaumarkt) hat ab 1995 das digitale Telefonieren in ihren Häusern für alle Kunden und Angestellten verboten; das ganze Personal und die vielen Außendienstmitarbeiter wurden konsequent umgestellt: von digital auf analog, von gepulst auf ungepulst, von D-Netz auf C-Netz.

Ich hörte von Aktivitäten einiger Leute, die sich auf ihre Art zu wehren wissen: Reisende übernachten nicht mehr in **Hotels**, die ihre Dächer für Mobilfunkantennenanlagen vermietet haben; **Geschäftsleute** kündigen die Konten bei jenen **Banken**, die sich einige zusätzliche Mark Miete für die Mobilfunkantennen oben auf dem Bankgebäude einstecken; **Mieter** kürzen die Miete. Eine **Bürgerinitiative** im Bayerischen Wald drohte, sie wolle den im Bau befindlichen Mobilsendeturm sprengen; flugs wurden die D-Netze wieder abmontiert, denn der Betreiber habe "einen besseren Standpunkt im Nachbardorf gefunden".

Kneipen, Kaufhäuser, Theater, Behörden, Kirchen, Friedhöfe... werden zu **handyfreien Zonen** erklärt. Radio und Fernsehen verkünden im Februar 1998 in den Nachrichten, eine großangelegte Bevölkerungsumfrage habe ergeben, daß **70 %** der Deutschen ein Handyverbot in Restaurants, Cafes, Kinos und anderen öffentlichen Gebäuden fordern.

Bei **Kongressen** und Modenschauen muß nicht nur der Hund sondern auch das Handy draußen bleiben. In **Kinos** ist Funktelefonieren tabu. In der spanischen Hauptstadt Madrid wurden im März 1997 in 200 Kinos Verbotsschilder montiert. Paris zieht seit Anfang 1998 nach.

Seit Februar 1995 untersagt **Shell** und **DEA** das Telefonieren mit Handys an Tankstellen, andere ziehen daraufhin nach. Ende 1996 verbietet die **Deutsche Bundesbahn** das mobile Geplänkel in Speisewagen. Im Januar 1997 verbannen die Würzburger Verkehrsbetriebe funkende Telefone aus Omnibussen. Andere Städte und Gemeinden machen es nach: Handys raus aus **Bussen** und **Straßenbahnen**.

Im März 1997 kommt vom Verkehrsminister das Handyverbot für **Flugzeuge**, wer's trotzdem tut, riskiert Freiheitsstrafen bis zu zwei Jahren. Wer mit eingeschaltetem Handy in Italiens Flugzeugen erwischt wird, kann ab 1998 mit drei Monaten Gefängnis rechnen.

Seit 1996 haben Handys auch in **Krankenhäusern** nichts mehr zu suchen. Überall hängen die Handyverbotsschilder, an Eingängen, Aufzügen, im OP-Trakt, vor der Intensivstation.

Alle Mitglieder der **Grünen** sollen prinzipiell nicht mehr mit Handys telefonieren, so deren Antrag auf dem Parteitag im November 1997. Düsseldorfs Oberbürgermeisterin **Marlies Smeets** schlägt ein handyfreies Rathaus vor. Hamburgs Oberbürgermeister **Ortwin Runde** fordert ebenfalls das Aus fürs Handy im Rathaus. Vielleicht hängt das Handyverbotsschild bald auch im Bonner Kanzleramt, denn **Helmut Kohl** hält Handys "für eine Geißel der Menschheit", so Andreas Fritzenkötter, der Medienberater des Bundeskanzlers, in 'Bild am Sonntag'.

US-Präsidentengattin **Hillary Clinton** flog im Dezember 1997 kurzerhand aus dem renomierten University Club of New York raus, als sie sich trotz Handyverbot weigerte, ihr Mobiles abzustellen.

Warum wird derart Front gegen Handys und Mobilfunksendemasten gemacht? Dafür gibt es drei vorrangige Gründe: Man will erstens keine genervten Gäste in Cafés, Restaurants, Hotels, Kinos, Zügen, Bussen..., da die sich zunehmend über das lästige Gequassel und nicht enden wollende Gebimmel beschweren, und man sorgt sich zweitens über **technische** sowie drittens über **gesundheitliche** Störungen, die durch andere verursacht werden.

Technische Störungen durch Handys

Die Furcht vor technischen Störungen ist begründet: Am 25. November 1996 bewegte sich auf dem **Lufthansa-Flug** LH 1436 von Hamburg nach Köln unerwartet der **Steuerknüppel** nach vorn, weil ein Passagier sein Handy einschaltete. Auf einem Lufthansa-Flug nach Hamburg machten sich beim Landen plötzlich die **Kreuzzeiger-Instrumente** im Cockpit der Boeing 737 selbständig, verursacht durch Handystrahlung aus dem Passagierraum. Der Pilot startete die Maschine durch. Am 18. Februar 1998 war es die **SAS-Maschine**, die nach dem Start in Oslo zur Notlandung gezwungen wurde, da das **Navigationssystem** wegen eines handytelefonierenden Passagieres streikte.

Am 8. Juli 1997 spielten auf dem Lufthansa-Flug von Berlin nach Zürich die **Geräte im Cockpit** verrückt, der Grund: verbotene Handystrahlung. Am 6. September 1997 gab es auf dem Weg von München nach Warschau **Feueralarm** aus dem Frachtraum der **Canadair-Maschine**, verursacht durch die elektromagnetischen Signale eines Handys. In der Silvesternacht 1996 ist nur dank der eisernen Nerven des Piloten im dichten Nebel ein **Flugzeugunglück** in **Turin** verhindert worden, als einer der 160 Passagiere kurz vor dem Landeanflug lostelefonierte und mit dem Elektrosmog seines Handys die Selbststeuerung der Alitalia-Maschine blockierte. Eine **brasilianische Passagiermaschine** der Gesellschaft TAM stürzte wenige Sekunden nach dem Start aus 30 Metern Höhe in ein Wohngebiet, nach Ansicht der Experten eine Störung des Bordcomputers durch Handysignale.

Der Sicherheitsexperte des Luftfahrtbundesamtes **Klaus Neufeldt** im Magazin 'Focus': "In letzter Zeit nehmen Meldungen über Störungen im Flugbetrieb rapide zu, fast immer waren Funktelefone die Ursache. Wenn in der Nähe einer Steuerleitung gefunkt wird, dann darf man sich nicht wundern, wenn die Steuerung verrückt spielt." Ab 1998 wird vom Bordpersonal der Lufthansa und Condor geprüft, ob das Handy ausgeschaltet ist, dafür wurden spezielle Detektoren angeschafft.

Der 'Spiegel' berichtete im September 1997 in Heft 37 über den schweren **Panzerunfall** bei **Sarajevo**, bei dem zwei deutsche Soldaten ums Leben kamen: Aus der Bordkanone donnerten ungewollt Schüsse, laut Aussage der Bundeswehr wahrscheinlich ausgelöst durch die elektromagnetischen Pulse von Handys, die von den Soldaten in der Umgebung des Panzers für Heimanrufe benutzt wurden.

Das Rote Kreuz in Bayern überprüft, ob ein Mobiltelefon Schuld ist am **Tod einer Frau**, die in Neu-Ulm im Krankenwagen mit einem nicht funktionierenden Defibrilator wiederbelebt werden sollte; nach Beendigung des Telefonates klappte das Gerät wie vorher.

In Mailand **starben elf Menschen** Anfang November 1997 in der Überdruckkammer einer Privatklinik. In der geschlossenen Kammer werden Patienten mit verstärkter Sauerstoffzufuhr versorgt, um rheumatische Beschwerden und Entzündungen zu behandeln. Während der Sauerstofftherapie, so berichteten Zeugen, klingelte das Handy eines Patienten, und es gab eine Explosion. Alle elf Insassen verbrannten. Der Druckkammmer-Experte Dr. **Corrado Manni**: "Elektrische Geräte dürfen nicht mit die Kammer. Es reicht der kleinste Funke, um die sauerstoffreiche Luft zu entzünden. Es könnte das Handy gewesen sein."

Einen Todesfall besonderer Art gab es im **koreanischen Seoul**: Ein Mann lief konzentriert handytelefonierend vor einen Baum und starb an den Folgen seiner schweren Kopfverletzung.

Handys und Herzschrittmacher

Das **Bundesgesundheitsministerium** warnt im Februar 1995: Herzschrittmacherpatienten sollen die Funktelefone niemals am Körper tragen, z.B. in der Brusttasche, auch nicht im Standby-Betrieb.

Dr. **David Hayes**, Leiter der Herzschrittmacherabteilung der Mayo-Klinik im US-amerikanischen Rochester testete 975 Schrittmacherpatienten, bei 53,5 % gab es Unregelmäßigkeiten im EKG, wenn digitale Handys in Körpernähe eingeschaltet wurden. Diese Unregelmäßigkeiten bestanden aus Funktionspausen, gänzlichem Abschalten oder Beschleunigung der Impulsfolge. David Hayes: "Ich sage den Patienten, daß analoge Telefone sicherer sind, aber egal welches man benutzt, man sollte es nicht eingeschaltet am Körper mit sich herumtragen."

Dr. **Christoph Ehlers** vom Berliner Klinikum Benjamin Franklin bestätigte das. Bei 57 % der untersuchten Patienten fand er einen vorübergehenden Ausfall der Schrittmacherimpulse, in 33 % der Fälle kam es zur unerwünschten Schrittmacherstimulation. Dabei waren die Handys bis zu zwei Meter vom Mensch entfernt. Prof. Dr. **D. Andresen** von der gleichen Klinik kommentiert, daß 50 % der Schrittmacher handyempfindlich seien, Panik aber unbegründet ist, denn: "Bei den meisten Herzschrittmacherträgern löst sich das Problem von selbst, da sie kein

Handy haben." Er sah, daß eine Perfusionspumpe ausfiel, als ein eingeschaltetes Mobiltelefon in die Nähe kam. Der Göppinger Herzspezialist Dr. F. Hofgärtner überprüfte 104 Patienten mit 58 Herzschrittmachermodellen von neun Herstellern. Die Hälfte war störanfällig.

Ein 43jähriger **Kölner Fotograf** hatte keine Probleme mit seinem Schrittmacher, bis er in einem Café neben einem Handytelefonierer stand: "Mein Herz stolperte, mir wurde schwindelig." Er kam auf die Intensivstation eines Kölner Krankenhauses.

Ein 61jähriger **Essener Geschäftsmann** kollabierte in der Warteschlange am Düsseldorfer Flughafen, als dicht vor ihm einer mobil telefonierte und sich per Funk lauthals von seinen Kindern verabschiedete. Im Krankenhaus fand man, daß der Schrittmacher versagte.

Liesbeth Meinold (82) aus Kirchberg bei Zwickau wartete drei Jahre lang auf einen normalen Telefonanschluß, es gab technische Probleme, sie wurde von der Telekom immer wieder vertröstet. Deshalb bekam sie von Enkel Jan ein Handy. Beim ersten Gespräch raste Omas Herz: "Mir wurde schwindelig, ich mußte mich hinlegen." Der Notarzt: "Sie haben einen Herzschrittmacher, seien Sie vorsichtig mit Handys." Oma Liesbeth wartet nun weiter auf ihren normalen Telefonanschluß.

Technische Störungen durch digitale Handystrahlen fand man auch bei **Insulinpumpen**. **Hörgeräte** brummen, wenn das Telefon in bis zu 1,5 Metern Entfernung sendet; die Empfehlung des Bundesamtes für Strahlenschutz (kaum zu glauben aber wahr): Hörgerät abschalten! Bilder auf **Monitoren** stehen schief und **PC** spinnen. Radio und Fernsehempfang sind verzerrt. In Fahrzeugen öffneten sich **Airbags**, und **Antiblockiersysteme** wurden ausgelöst. Einige **Maschinen** liefen wie von Geisterhand gesteuert. In Fernsehstudios, Arztpraxen, Laboren und Krankenhäusern ist elektromagnetisch Vorsicht geboten.

Biologische Störungen durch Handys

Anfang 1996 erklärte Prof. Dr. **Jürgen Bernhardt** vom Bundesamt für Strahlenschutz auf die Frage, ob die Technik durch Mobiltelefone gefährdet sei: "Wir wissen, daß einige Geräte empfindlicher reagieren als der Mensch. Kritisch ist dabei vor allem, daß die Signale von digitalen Mobilfunkgeräten in einzelnen Impulspaketen gesendet werden. Geräte haben eine hochgezüchtete Elektronik, die durch winzige Ströme gesteuert wird. Folglich können sie durch äußere elektrische Einflüsse leicht gestört werden." Das Bundesamt für Strahlenschutz in der Broschüre 'Strahlenthemen' im November 1995: "Lange bevor Wirkungen auf die Gesundheit eintreten, reagieren elektronische Geräte empfindlich auf hochfrequente Strahlung, empfindlicher als der Mensch."

Die "winzigen Ströme" der "hochgezüchteten Elektronik" werden also gestört, und was ist mit den noch winzigeren Strömen des noch empfindlicheren biologischen Systems Mensch, Tier oder Pflanze? Was ist mit Hirnen, Nerven, Muskeln, Zellen...? Woher wissen die Strahlenverursacher und die Amtlichen, daß Geräte empfindlicher sein sollen als der Mensch? Woher wissen sie, wie und wann und warum Wirkungen auf die Gesundheit eintreten? Es ist noch kaum was erforscht, das einzige was sie wissen ist, daß es unendliche Wissenslücken gibt.

Was sind das für Strahlenschützer, die Strahlen schützen, und nicht den Menschen? Beim Menschen gelten nur thermische Effekte als Risiko, also nur die Erwärmung des Körpers. Bei Geräten sehen das die Betreiber und Ämter anders, hier werden technische Störungen durch nichtthermische Einflüsse ernst genommen. Wenn elektromagnetische Handystrahlung in Bussen, Bahnen, Flugzeugen oder Krankenhäusern verboten wird, dann doch nicht, weil man Angst hat, daß sich Antiblockiersysteme, Landeklappen oder Herz-Lungen-Maschinen **erwärmen**, sondern weil die Handystörsignale **weit unterhalb** jeder thermischen Wirkung fatale Folgen auslösen. Was bei einem Omnibus ernst genommen wird, das gilt bei einem Menschen als übertrieben?

Prof. Dr. **Albert Popp** von der Universität Saarbrücken auf der Arbeitstagung des Institutes für Mobilfunk- und Satellitentechnik IMST im Januar 1996: "Wir müssen uns von der konventionellen Vorstellung, daß elektromagnetische Felder nur thermische Sensationen bewirken sollen, lösen. Mit diesem einseitigen wissenschaftlichen Konzept der konservativen Schule kommen wir nicht weiter, um die biologischen Probleme durch elektromagnetische Felder niedriger Stärken zu erklären." Das IMST ergänzt: "Mit technischen Störungen ist ab 100 µV/m zu rechnen, der Personenschutz nach EU-Norm liegt bei 100 V/m." Anmerkung: Der Personenschutzgrenzwert der Europäischen Union liegt millionenmal höher als die Schwelle für technische Störungen!

Hunderte Zugvögel fliegen in geometrischer Harmonie durch die Luft, im Bruchteil einer Sekunde ändern sie die Richtung, wie auf geheimes Kommando fliegen sie Schleifen, das perfekte Ballett am Himmel. Was ist das für ein Kommando, welche Information, welche Signale, welche 'Software' steckt dahinter? Tausende Aale finden den weiten Weg vom Tümpel an der Mosel zum Saragossa-Meer vor Kuba, tausende Kröten marschieren kilometerweit und zielbewußt zu ihren Laichgewässern. Winzige elektromagnetische Signale natürlichen Ursprungs steuern die wundersamen biologischen Vorgänge. Die feinen natürlichen Signale dürfen wir nicht mit groben technischen Signalen stören, das Biosystem könnte falsch gesteuert werden, eine unnatürliche 'Software' bekommen. Hier geht es um das Softwareprogramm des Lebens! Wir müssen sehr vorsichtig sein. Warten wir nicht, bis Nerven und Hormone falsch funktionieren, die Zugvögel ihre Orientierung verlieren, sich noch mehr Wale verschwimmen und an Nordseestränden sterben, das Klima sich verändert oder die Bäume noch saurer werden.

Es wird rasant weiter aufgerüstet, ein Sender nach dem nächsten, ein Mast nach dem nächsten, ein Satellit nach dem nächsten, und die Erde wird flächendeckend bestrahlt, mit technischen Signalen vollgeladen, elektromagnetische Fehlinformation für Geräte und Gehirne verbreitet, auch in Naturschutzgebieten, auch an Erholungsstränden, überall... man will ja schließlich vom Pool in Lanzarote mobil telefonieren.

Prof. Dr. **W. Ross Adey** von der kalifornischen Loma-Linda-University sagt über gepulste Technologien: "Das eröffnet eine Büchse der Pandora mit vielen Unbekannten. Wir wissen gut, daß gepulste Signale auf biologisches Gewebe stärker einwirken als ungepulste." Er berichtete schon in den siebziger Jahren: "Gepulste Hochfrequenzstrahlung greift tief in biologische Prozesse ein." Sein wissenschaftlicher Mitarbeiter Dr. **Dan Lyle** fand, daß sie das Immunsystem schädigen und Neurotransmitterabläufe beeinflussen.

Dr. **Granger Morgan**, Elektrobiologie-Experte an der Carnegie-Mellon-University in Pittsburgh, befürchtet: "Wir haben genug geforscht, um festzustellen, daß es da ein Problem gibt, aber zu wenig, um es lösen zu können. Wenn wir diese Angelegenheit nicht bald ankurbeln und vernünftige Antworten finden, werden wir eine sehr teure und sehr chaotische Zeit erleben."

Prof. Dr. **Günter Käs** von der Bundeswehruniversität Neubiberg: "Weil wir wegen fehlender Forschungsergebnisse nicht wissen, welche Einwirkungen von den Mobiltelefonen und Basisstationen auf den Menschen und die Natur ausgehen, sollte man doppelte Vorsicht in Form niedrigerer Grenzwerte walten lassen. Keinem würde einfallen, mit dem Auto eine Paßstraße hinab zu fahren, wenn nur der geringste Verdacht auf defekte Bremsen bestünde."

Prof. Dr. **Thomas Weiland** von der Technischen Hochschule in Darmstadt folgerte im September 1997 aus Computerberechnungen, daß selbst der thermische Effekt noch unterbewertet würde. Er schätzt die Gefahr durch Erwärmung des Kopfes und der Augen beim Handytelefonieren höher ein als bisher allgemein angenommen und befürchtet die Trübung der Augenlinse, sprich Grauer Star.

Im Darmstädter **Telekom-Forschungszentrum** experimentierte man mit Mobilfunkfeldern und Hühnereiern. Die Telekom in der 3-sat-Fernsehsendung 'Risiko Elektrosmog' am 29.1.1997: "Die Versuchsergebnisse werden der Öffentlichkeit nicht zugänglich gemacht." Trotzdem ist durchgesickert, daß die befruchteten Eier HF-bestrahlt wurden und es Mißbildungen bei den geschlüpften Küken gab. Die Telekom: "Die Untersuchungen und Ergebnisse lassen aus unserer Sicht nicht auf eine Gefährdung von schwangeren Mobilfunktelefoniererinnen schließen." Ein menschlicher Fötus sei ja schließlich nicht mit Hühnereiern vergleichbar, und die beim Versuch eingesetzten Feldstärken wären vierbis achtfach höher gewesen als die Grenzwerte. Verschwiegen wurde dabei, daß beim Handytelefonieren hundertfach stärkere Strahlenintensitäten auf den Menschen einwirken als in den für Basisstationen und eben nicht für Handys festgelegten Grenzwerten.

Mit Handyfeldstärken deutlich unterhalb der Grenzwerte experimentierten Wissenschaftler des St.Vincent-Hospitals unter der Leitung von Dr. **Peter French** im australischen Sydney. Von den Ergebnissen berichtete French am 18.11.97 in der ARD-Fernsehsendung 'Plus-Minus': "Die Zellstruktur ändert sich durch die elektromagnetische Strahlung der Mobiltelefone. Das Zellwachstum nimmt zu. Verschiedene Zellabsonderungen verändern sich ebenfalls."

Sorgen machen sich Wissenschaftler in Australien über die rapide zunehmenden **Hirntumorerkrankungen**. War die Hirntumorstatistik lange Zeit recht stabil, so stieg sie in den letzten wenigen Jahren mit der sprunghaften Zunahme von Handys ähnlich sprunghaft in die Höhe. Im Januar 1998 ging es durch die Weltpresse: "Gehirntumore durch Handys?" Der australische Krebsspezialist Prof. Dr. **Andrew Davidson** spricht von einer dramatischen Entwicklung: "Allein im Bundesstaat Western Australia ist die Gehirntumorrate bei Männern um 50 Prozent und bei Frauen um 62,5 Prozent gestiegen!"

Im ärztlichen Praxisalltag verdichten sich ebenfalls die Hinweise auf gesundheitliche Probleme durch den Mobilfunk. Der Düsseldorfer Mediziner Dr. **Hans-Joachim Petersohn**: "Wir beobachten in unserer Praxis in den letzten Jahren zunehmend, daß die Patienten durch ihre Handybenutzung, oder wenn sie zu allzu nah an Mobilfunksendern wohnen, körperliche Beschwerden und klinische Symptome zeigen." Petersohn in 'Focus-TV' am 25. Mai 1997: "Rote Blutkörperchen zeigen sich im Mikroskop normalerweise losgelöst voneinander, frei schwimmend, beweglich. Nach wenigen Minuten Handytelefonieren ziehen sich die roten Blutkörperchen regelrecht magnetisch an, verkleben miteinander, werden steif, sehen ähnlich aus wie Froschlaich, zeigen die sogenannte Geldrollenbildung. Dadurch sind die Blutkörperchen in ihrer Funktion eingeschränkt, und der Sauerstofftransport ist vermindert. Wenn solche Blutkörperchen-Zusammenballungen in kleinste Gefäßverästelungen kommen, dann kann das Probleme bis hin zur Verstopfung geben, sprich Infarkt, Thrombose oder ähnliches."

In einem Internet-Info des **Bundesamtes für Strahlenschutz** berichten die amtlichen Strahlenschützer 1996 in einem Nebensatz ebenfalls von diesem Phänomen: "Kraftwirkungen auf Zellen des menschlichen Körpers wurden unter Laborbedingungen nachgewiesen. Rote Blutkörperchen reihen sich aneinander wie auf einer Perlenschnur."

Als wir von der Baubiologie Maes in unserem Meßlabor für den Öko-Test im Mai 1997 elektromagnetische Feldstärkemessungen an einem eingeschalteten (angeblich strahlungsarmen) Handy durchführten, haben zwei Mitarbeiter ihr Blut vorher und nachher mikroskopisch untersucht. Vorher, ohne Handystrahlen, bewegten sich **alle** Blutkörperchen normal, losgelöst voneinander, frei schwimmend. Nach den etwa einstündigen Feldmessungen waren **alle** Blutkörperchen 'verklebt', ein ganz anderes Bild, nur noch Geldrollenbildungen.

"Zur Versachlichung der Diskussion" weist das **Bundesamt für Strahlenschutz** in der Pressemitteilung vom 28. November 1997 mal wieder darauf hin, daß Handystrahlung im Körper "hauptsächlich in Wärme umgewandelt wird" und ansonsten kaum schädlich sein könne, zumindest nach allem, was man bisher weiß. Um Gesundheitsschäden vorzubeugen ist es deshalb "die Aufgabe des Strahlenschutzes, übermäßige Erwärmung durch hochfrequente Strahlung zu vermeiden, vor allem im Kopfbereich." Übermäßige Erwärmung bedeutet für das BfS eine Temperaturerhöhung von über 1 °C. Anerkannte Wissenschaftler wie Prof. W. Ross Adey haben aber schon 1975 gefunden, daß 0,1 °C reichen, um "um eine ganze Palette von physiologischen und neuralen Auffälligkeiten" zu bewirken (siehe Seite 180). Außerdem bezieht das BfS die 1 °C auf eine "Mittelung über den ganzen Körper". Das heißt, daß noch höhere lokale Erwärmungen, wie sie beim Handy am Kopf auftreten, mit den restlichen nicht erwärmten Bereichen des Körpers in einen Topf geworfen werden und daraus ein rechnerischer Mittelwert gebastelt wird. Ergebnis: gar nicht so schlimm.

Bürger und Behörden initiativ

Es gibt in Deutschland, soweit ich weiß, **200 Bürgerinitiativen** gegen Mobilfunktürme. Es ist gelungen, den Bau von Sendern mit richterlicher Macht zu stoppen. In Lüneburg, Hannover, Düsseldorf und vielen anderen Orten hat der Bürgerprotest anfangs Früchte getragen. Die Richter stellten fest, es könne nicht ausgeschlossen werden, daß die strahlenden Türme gesundheitlich gefährlich seien. Meist wurden die Baustops in den nächsten Instanzen jedoch wieder aufgehoben.

In anderen Fällen wurde gar nicht erst angefangen zu bauen, denn Hausbesitzer und lokale Behörden verweigerten den Betreibern Telekom, Mannesmann und E-Plus aus berechtigter Furcht vor elektromagnetischen Feldern, vor Wertminderung und dem Zorn der zunehmend aufgeklärteren Nachbarschaft die Genehmigung.

Im September 1997 wurde das Bauvorhaben einer D1-Sendeanlage der Telekom auf dem **Rathaus** von **Rottendorf** bei Würzburg vom Gemeinderat abgelehnt, schädliche Umwelteinwirkungen waren der Anlaß. Auch andere Städte und Kommunen werden immer vorsichtiger.

Im rheinland-pfälzischen **Grolsheim** wurde am **Kamin** einer Gärtnerei eine D2-Sendeanlage von Mannesmann installiert. Seitdem klagen die

Bewohner über Schlafstörung, Kopfschmerz, Müdigkeit, Augentränen, Ohrenrauschen. Es kamen in Sendernähe in kurzer Zeit neun Krebskranke hinzu, berichtet **Theo Bayer**, Vorsitzender der Bürgerinitiative. Die Grolsheimer wollen die Sender loswerden, Mannesmann will sie aber nicht verlegen, da die Kosten bei 200.000 Mark lägen. Die Grolsheimer schlugen vor, das Geld zu sammeln und die 200.000 Mark zu spenden. Mannesmann lehnte ab mit der Begründung, so die Aussage der Bürger, "das können wir nicht, da verlieren wir unser Gesicht."

Am 18. Februar 1993 sperrte das Verwaltungsgericht Gelsenkirchen einen **D1-Funkturm** in **Essen**. Die Richter: "Die verfassungsrechtliche Verantwortung des Staates für die Grundrechte der Bürger verbietet, wenn wie hier Gesundheitsrisiken nicht ausgeschlossen werden können, das Kind zunächst in den Brunnen fallen zu lassen und erst dann zu versuchen, etwaig auftretenden Schäden entgegenzuwirken. Eine neuartige Technologie darf nicht gleich einem Großversuch an der Gesamtbevölkerung auf ihre Unschädlichkeit überprüft werden."

Die **Stadt Hechingen** bei Tübingen, vertreten durch ihren Bürgermeister, hat es mit richterlichem Beschluß vom 13. August 1997 geschafft, daß eine schon seit Anfang 1996 installierte D-Netz-Sendeanlage von einem Wohnhaus wieder abmontiert werden muß (Akte 1 K 1479/97). Das Baugebiet, so wurde Mannesmann belehrt, sei als reines Wohngebiet ausgewiesen und nach dem Willen des Planers besonders geschützt. Die Errichtung baulicher Anlagen bedürfe grundsätzlich einer Baugenehmigung. Die Richter: "Anlagen sind so anzuordnen, daß sie die öffentliche Sicherheit und Ordnung, speziell das Leben, die Gesundheit und die natürlichen Lebensgrundlagen, nicht bedrohen, und daß sie ihrem Zweck entsprechend ohne Mißstände benutzbar sind."

Eine Bürgerinitiative im bayerischen **Neunkirchen** am Teisenberg hat im Februar 1996 den Bau eines 50 Meter hohen Telekom-Betonturmes auf dem Hochhorn endgültig verhindert.

Die Bürger von **Rodheim** bewirkten am 14. August 1993 vor dem Verwaltungsgericht Gießen die Stillegung eines Telekom-Mobilfunkturmes. Dieses Urteil wurde in nächster Instanz aufgehoben.

Ein Urteil des **Hessischen Verwaltungsgerichtshofes** am 30. Dezember 1994: Es ist **30 bis 70 Meter** Abstand von Mobilfunksendeanlagen zu Wohnhäusern einzuhalten; zehnmal mehr als bisher angenommen. "Bei der Risikobewertung ist zwischen thermischen und nichtthermischen Wirkungen zu differenzieren." Das Gericht weist auf die vielen nichtthermischen Effekte hin, die von den Normen nicht bedacht würden.

Rechtsanwälte melden Bedenken an. So fordert **Gert Rominger**, Jurist des Regierungspräsidiums Tübingen, auf einer Bürgerinitiative im Oktober 1997: "Bis zum Vorliegen eindeutiger wissenschaftlicher Erkenntnisse sollten mit Mobilfunkanlagen aus Vorsorgegründen Sicherheitsabstände von 300 bis 500 Metern von Bereichen eingehalten werden, in denen sich Menschen nicht nur vorübergehend aufhalten." Und: "Die Rechtsverordnung sollte unbedingt Mindestabstände, die den athermischen Effekten Rechnung tragen, als Vorsorgewerte aufnehmen, wie dies der Umweltausschuß des Bundesrates gefordert hatte."

Die bayerische Initiative 'Funkstille' in **Geltendorf** schaffte es im Oktober 1997 mit einem Bürgerentscheid, den Gemeinderat zu verpflichten, alle rechtlichen Möglichkeiten gegen den weiteren Ausbau von Sendeanlagen auszuschöpfen. 58 % der 5000 Einwohner waren gegen neue Mobilfunkmasten, obwohl Bürgermeister Bergmoser im Gemeindeblatt persönlich dazu aufrief, pro Mobilfunk zu stimmen.

In Bayern laufen zur Zeit **25 Bürgerbegehren** mit ähnlichem Ziel, z.B. in Passau, Kaufbeuren, Huglfing, Wildsteig oder Seeshaupt. Privatleute und Bürgerinitiativen schließen sich landes- und bundesweit zu **Verbänden** und **Vereinen** zusammen, z.B. der 'Bundesverband gegen Elektrosmog', die 'Bayerische Bürgerwelle' oder die Elektrosensiblen-Selbsthilfevereine. **Strafanträge** an die Mobilfunkindustrie wegen Körperverletzung und Klagen wegen Geschäftsschädigung, Verstoß gegen die Bauordnung und Umweltgefährdung gab es auch schon.

Mein Kollege **Joachim Gertenbach** engagiert sich in einer Wuppertaler Bürgerinitiative. Der Ingenieur wehrt sich gegen eine D2-Sendeanlage mitten im Wohngebiet des Vorortes Sudberg. Wuppertals Bürgermeister Dr. **Hans Kremendahl** wurde hellhörig, wendet sich im Februar 1997 an Mannesmann und wünscht die Verlagerung dieses Mobilfunksendeturmes an eine "weniger wohngebietsnahe Stelle".

Der Klinikleitung des Wuppertaler **Bethesda-Krankenhaus** stellte Gertenbach auch unbequeme Fragen betreffs der D-Netz-Sender auf deren Krankenhausdach: "Warum verbieten Sie den Gebrauch von Handys in Ihrem Krankenhaus, installieren aber auf dem Dach Mobilfunksender mit viel stärkerer Leistung?" Das gab Wirbel in der Klinik und bei den Behörden, das war ein Fressen für die lokale Presse.

Die gleiche Frage könnte man auch in Bezug auf einige andere Mobilfunksendeanlagen in Krankenhausbereichen stellen, z.B. auf dem Dach des **Bethanien-Krankenhauses** in Solingens Vorort Aufderhöhe oder an dem mit Sendern reichhaltig bestückten Turm mitten im Zentrum der Düsseldorfer **Universitätskliniken**.

CDU-Generalsekretär **Peter Hintze** will die D-Netz-Sender von Mannesmann wieder loswerden. Die sind nämlich oben auf dem Dach des Konrad-Adenauer-Hauses direkt über seinem CDU-Büro installiert. Für 10.000 Mark jährlich wurde das Dach des Gebäudes an den Mobilfunkbetreiber vermietet. Peter Hintze, der Mann mit dem direkten Draht zum Kanzler: "Meine Gesundheit wird geschädigt! Dieses strahlende Ding muß weg!" Sein Büroleiter Johannes Beermann wurde beauftragt, den Sender irgendwie wieder wegzubringen. Beermann mußte für den Chef stapelweise Informationen über die Gesundheitsgefahren von D-Netz-Sendern beschaffen. Dazu ein ranghoher Unions-Mann im Interview mit dem Magazin 'Focus': "Es ist schon ein grandioses Signal für den Wirtschaftsstandort Deutschland, wenn der CDU-Generalsekretär zukunftsweisende Technologien vom eigenen Dach verbannt."

Eine Gruppe der besonderen Art ist die **'Initiative für Mobilfunk'**, die 1997 in München gegründet wurde. Sie macht die Industrie glücklich, sehen sie doch im schnurlosen Gespräch nur Vorteile und keine Risiken: "Funkwellen machen nicht krank, aber die Angst davor", ist ihr Motto. Dafür werden sie von den Netzbetreibern belohnt, mit finanzieller Unterstützung, z.B. für ganzseitige Anzeigen in Zeitungen.

Flächendeckende Versorgung unverantwortlich

Der **Nordrhein-Westfälische Landtag** ermahnte am 12. März 1994 in Düsseldorf: "Eine flächendeckende Mobilfunk-Einführung ohne umfassende Abschätzung der Risiken für den Menschen ist unverantwortlich." Darüber waren sich Experten aus Medizin, Politik, der Rundfunksender und die Vertreter verschiedener Versicherungen einig.

Julius von Rotenhahn von der Frankona-Rückversicherung sagte 1994, "man stelle sich auf Schadenersatzansprüche ein", denn "beim Nachweis einer Gefährdung durch die elektromagnetischen Felder würde das Schadenspotential das größte jemals zu bewältigende Risiko für die gesamte Versicherungswirtschaft sein".

Der E-Plus-Geschäftsführer **Herbert Brenke** ist dagegen sicher: "Was wir uns gar nicht leisten können, ist abzuwarten. Anfang 1994 gingen die ersten Ortsnetze in Berlin und Leipzig auf Sendung. Bis Ende 1997 wollen wir von E-Plus, an dem Thyssen und Veba die Mehrheit halten, 98 Prozent der Republik versorgen." Der E-Plus-Manager peilt den Massenmarkt an und schreckt dabei vor nachdenklich stimmenden Visionen nicht zurück: "Unser Ziel ist das Easy-Phone für **Kinder**, die per Knopfdruck ihre Mami aus dem Kindergarten anrufen können." Dafür müssen zu den bestehenden zigtausend Sendern noch tausende gebaut werden (man ist noch fleißig dabei). Gepulst, versteht sich.

Das dritte Funktelefonnetz E-Plus (E1) geht gerade der flächendeckenden Vollendung entgegen, da steht schon das **vierte bundesweite Mobilfunknetz** in den Startlöchern: **E2.** Ab 1. Juli 1998 kann auf dieser Welle telefoniert werden. VIAG-Vorstandschef Georg Obermeier: "Das E2-Netz muß so risikolos und schnell wie möglich aufgebaut werden. Ab Juli 1998 werden wir mit 3500 neuen Basistationen in acht Ballungszentren 45 % der Bevölkerung erreichen." Das Investitionsvolumen ist 8,5 Milliarden Mark, erwartet wird ein Umsatz von 10 Milliarden, 10.000 zusätzliche Basisstationen werden insgesamt errichtet.

Auf nahezu **jedem Quadratkilometer** werden dank E- und anderen Mobilfunknetzen die Sendeantennen zu finden sein, überall, in Stadt und Land. Die E-Netze arbeiten mit schwächeren Leistungen als die D-Netze, darauf wird von den Herstellern hingewiesen. Damit ist aber keine Entwarnung für biologische Risiken gegeben, denn die geringere Leistung erzwingt mehr Basisstationen im sehr eng gewordenen flächendeckenden Netz. Die doppelt so hohe (ebenfalls mit 217 Hz gepulste) Mikrowellenfrequenz der E-Netze von 1800 MHz ist noch weniger erforscht als die der D-Netze. Bei den D-Netzen haben wir wenigstens ein paar wissenschaftliche Resultate, die zu denken geben. Bei den E-Netzen gibt es praktisch noch gar nichts, außer daß man viele D-Netz-Ergebnisse auch auf die neuen E-Netze übertragen kann. Freie Fahrt für die Industrie, Experimentierkaninchen Mensch.

Noch nicht genug damit: Weitere Anwärter für noch mehr Mobilfunknetze drängen nach vorn. Japan will auf den deutschen und auf den Weltmarkt. **PHS** heißt das Zauberwort, Personal Handy-Phone System. Frequenz 1895-1918 MHz, Puls 100 Hz. Fünf Millionen Japaner telefonieren schon PHS, monatlich kommen dort 400.000 hinzu. Die PHS-Handys kommen nur 500 Meter weit, entsprechend eng wird das Maschennetz der dafür notwendigen Basisstationen.

Mannesmann, **RWE** und die **Deutsche Bank** wollen nach dem Ende des Telefonmonopols 1998 zum größten Konkurrenten der Telekom aufsteigen. 1995 wurde die gemeinsame Tochter der Firmen gegründet: **CNI**. Sie nehmen das nächste flächendeckende Telefonnetz in Betrieb.

Der amerikanische Konzern **Motorola** heizt den Mobilfunkboom zusätzlich an: **Freenet** heißen die Handys ohne Lizenz-, Grund- und Gesprächsgebühren. Sie halten bis zu einer Entfernung von vier Kilometern Kontakt untereinander. Genutzt werden die Frequenzen des freigewordenen B-Netzes 148-156 MHz. Bis zum Jahre 2000 will Motorola drei Millionen Freenets allein in Deutschland verkaufen.

Bisher wurden die meisten Handys und Basisstationen nach **GSM-Standard** (Global System for Mobile Communication) gebaut, wie kurz auf Seite 174 erwähnt. GSM-900-Standard für die D-Netze, GSM-1800-Standard für die E-Netze. Jedes Mobilfunknetz braucht eigene Sendeanlagen, installiert zehntausende Einzelsender in Stadt und Land. Ein **neuer Standard** wurde im Janaur 1998 beschlossen: **UMTS** (Universal Mobile Telecommunication System). UMTS wird mit Beginn des Jahres 2002 weltweit der GSM-Nachfolger. Die gesamte Mobilfunkindustrie steht in den Startlöchern für wieder neue Funktelefone, wieder zigtausende neue Sendetürme und -anlagen, wieder neue Mikrowellen (diesmal um die 2 Gigahertz), wieder periodische 217-Hertz-Pulse.

Mit dem Ende des Telekom-Monopoles drängen ab 1998 **weitere private Telefongesellschaften** auf den inzwischen eng gewordenen und unüberschaubaren Markt. Diese Gesellschaften können erstmal keine Ortsgespräche anbieten, weil sie keine eigenen Kabelverbindungen zu den Häusern der Teilnehmer haben. Die hat bisher nur die Telekom. Es ist damit zu rechnen, daß die privaten Anbieter schnell drahtlose Telefonnetze aufbauen werden, um so ohne teure Kabelneuverlegungen und ohne teure Gebühren für die schon vorhandenen Telekom-Kabel nun per Funk möglichst billig in alle Häuser zu kommen. Da es schon viele Privatgesellschaften gibt und noch mehr dazukommen, wird es entsprechend viele neue Funknetze geben.

Übrigens: Würden Telefonate und andere Daten über Kabel in der Erde zu den Verbrauchern geleitet, was durchaus möglich wäre, und nicht drahtlos über Funk, dann gäbe es keinen Elektrosmog, und die Kapazität wäre höher, die Qualität besser.

Zu all den zumeist privat genutzten Mobiltelefonnetzen gesellen sich die in der Öffentlichkeit wenig bekannten und von den Medien weitgehend unbemerkten **kommerziellen Mobilfunknetze** hinzu. Sie werden zur Zeit mit Hochdruck ausgebaut. Nutzer sind Behörden, Feuerwehr, Gewerbe, Handelsunternehmen, Industrie, Polizei, Speditionen, Taxi, Hilfs- und Kurierdienste... Die meisten arbeiten jetzt, im Gegensatz zu früher, mit der neuen Technik, sprich mit gepulsten Mikrowellen. Sie sind bekannt als **Datenfunk** oder **Bündelfunk**, z.B. Tetra. Auch diese Funksysteme benötigen tausende neue Sendestationen. Auch sie funken, wie die D- und E-Netze, permanent. Es ginge prima ohne gepulste Strahlung, wie der Mitbewerber Tetrapol schon seit 1992 zeigt.

Nicht zu vergessen: die vielen **Funkrufdienste**. Deren Sendeantennen stehen ebenso auf Türmen, Dächern, Kaminen, Silos... Sie schicken per Mikrowelle, zumeist gepulst, Informationen und Daten ins Land. Deren Sendeleistung liegt im Bereich der D-Netze, also bis zu 50 Watt pro Antenne. Das Risikopotential ist hier für Menschen, die in der Nähe solcher oft mitten in Wohngebieten installierten Anlagen leben, ähnlich groß wie bei den Mobilfunknetzen. Bekannte Funkrufdienste sind z.B. **Cityruf, Euromessage, Inforuf, Quix, Scall, Skyper, Telmi**.

Die **Deutsche Bundesbahn** läßt sich die Umstellung auf neue Funknetze nach digitalem GSM-Standard 1,3 Milliarden Mark kosten. Hierfür müssen 4000 neue Sendeanlagen entlang der 30.000 km langen Bahnstrecken installiert werden.

Das **RWE** investiert in die Idee, das eigene **Stromleitungsnetz** für die Übertragung von Telefonaten zu nutzen.

Veba und **Ruhrgas** werden ein Telefonnetz an den über 7000 km langen **Ferngastrassen** realisieren.

Die ganze Nation unter Elektrosmog

Eine Minderheit schafft es, die Mehrheit mit kritisch **gepulsten Mikrowellen** zu bestrahlen. Mobilfunknetze setzen mit abertausend Basisstationen und Millionen Telefonierern die ganze Nation (und nicht nur die) unter digitalen Elektrosmog. Würden wir weiter **analog** und **ungepulst** à la C-Netz mobiltelefonieren, wäre die Aufregung nicht so groß. Das Hauptproblem ist nicht das mobile Funktelefonieren an sich, es sind die neuen periodisch gepulsten Netze, die Sorgen machen.

Die Mehrheit, die nicht mobiltelefonieren will, ist nicht gefragt, hat aber den **elektromagnetischen Abfall**, den andere produzieren, zu verkraften. Klären Sie über diese neue Form der Umweltverschmutzung auf. Machen Sie sich und anderen klar, daß jeder, ob er will oder nicht, die Strahlung der Mobilfunktelefonierer mehr oder minder, je nach Abstand, Reflexion, abschirmender Baumasse... abkriegt. Vergessen Sie nicht, auch Sie sind, wie jeder Mensch, eine ideale Empfangsantenne.

Die meisten verantwortlichen Vertreter aus Politik, Verwaltung, Recht und Wissenschaft schlafen tief; sie werden vielleicht erst dann wach, wenn sie Schadenersatzgelder in Milliardenhöhe an funkgeschädigte Menschen zahlen müssen. Wer heute behauptet, es könne durch die gegebene und in Zukunft geplante Situation keinerlei Gesundheitsgefahr entstehen, der gibt sich nicht nur der Verantwortungslosigkeit und Unmoral preis, sondern riskiert es auch, sich lächerlich zu machen. Die flächendeckende Mobil-, Daten-, Bündel-, Richt-, Radar-, Fernseh- und anderweitige Funkversorgung bzw. -bestrahlung unserer Welt ist der größte technisch-physikalische Eingriff in natürlich-physikalische Gesetzmäßigkeiten, den es jemals gab.

Die **Telekom** verspricht im 'ARD-Ratgeber Technik': "Wir gefährden niemanden, weder Land noch Leute." In der Hauszeitschrift 'Telekom-Monitor' verzapft sie: "Es sind nicht nur die Türme der Telekom, die elektromagnetische Strahlung aussenden. Wenn ich die Hand in die Luft halte, berühre ich ja auch die Funkwellen von Radiosendern, von den Strahlen an Hochspannungsleitungen ganz zu schweigen." Die anderen sind wieder schlimmer. Aber wenn Hochspannungsleitungen der größere Buhmann sind, dann wundert der weitere Telekom-Text: "Das Nervensystem ist gegen elektromagnetische Felder immun." Warum dann um Hochspannungsleitungen sorgen? Wie harmlos Elektrosmog zu sein hat, das wird am Beispiel Erdmagnetfeld demonstriert: "Warum eigentlich reagiert eine Kompaßnadel nicht auf Funkfelder?" Wie könnte sie? Das wäre ein technisches Unding. Haben die im Physikunterricht nicht aufgepaßt? Für diese Frage gäbe es in der Schule nur eine gerechte Note: sechs. Ich empfehle der Telekom als Nachhilfe ein baubiologisches Anfängerseminar. Die Telekom nimmt sich vor, "in Zukunft weiter zu forschen", um "besser aufklären zu können", denn "die Telekom muß vertrauenswürdig bleiben".

Wenig vertrauenswürdig finde ich die **Feld-** und **Signalstärken**, die ich im Umkreis von **einigen hundert Metern** um D- und E-Netz-Basisstationen herum messe. Sie reichen, um nach Dr. von Klitzing Hirnströme zu verändern und nach Dr. Petersohn 'Geldrollen' aus roten Blutkörperchen zu bilden. Die Antennenanlagen z.B. auf dem Dach des Hochhauses der Neusser Volksbank setzen ganze Straßenzüge der Umgebung unter gepulsten Elektrosmog. Ein Spaziergang mit eingeschalteten Meßgeräten stimmt nachdenklich: Zollstraße, Oberstraße, Friedrichstraße, Klarissenstraße, Erftstraße, Michaelstraße, Mühlenstraße... fast überall Vollausschläge und heulende Mobilfunksignale aus den Lautsprechern meiner Meßgeräte, so laut, daß sich die Leute auf der Straße erschrocken umdrehen. Dann, nur zwei Straßen weiter, kaum noch Anzeigen, massive Gebäude schirmen eben gut ab. Noch zwei Straßen weiter wieder stärkere Signale, Wände und spiegelnde Scheiben reflektieren die Strahlen hin und her, wie eine Kugel beim Billardspiel.

So gibt es von Straße zu Straße, von Haus zu Haus, von Etage zu Etage, von Raum zu Raum uneinschätzbare Meßwertunterschiede. In 50 Meter Abstand vom Sender können die Feldstärken durchaus geringer ausfallen als in 200 Metern, direkt unter der Sendeanlage unauffälliger sein als genau gegenüber, im Erdgeschoß viel geringer als im Dachgeschoß, hinter Wänden deutlich schwächer als hinter Fenstern, im Betonhaus niedriger als im Holzhaus. Es kommt immer auf die Situation an, auf Leistung, Belegung und Richtcharakteristik der Sender, Reflexionsverhalten der Umgebung, Bausubstanz, Abschirmung...

Das gilt für viele tausend andere Mobilfunkstandorte ebenso, z.B. in der Umgebung der Antennen auf dem Gebäude der Oberpostdirektion in Düsseldorfs Wohngebieten um die Sohnstraße; in Düsseldorfs City in den Penthousewohnungen der Prachtstraße Königsallee und ihren Seitenstraßen durch die Sender auf der Post Graf-Adolf-Straße; in Krefelds City an den Mobilfunkantennen auf dem Hochhausdach des Gerling-Konzerns; in Erkrath-Hochdahl zwischen Einfamilienhäusern, Kindergärten und Schulen durch einen Mannesmann-Turm (über die farbliche Gestaltung hat man im Stadtrat intensiv diskutiert, über die Strahlen kaum); im Wohngebiet von Büttgen an den zahlreichen Sendern auf dem Silo der Baufirma Küpper und an der E1-Sendeanlage auf dem Altenheim; an mehreren Antennenanlagen auf dem Rheinhof-Hotel in Meerbuschs Nobelviertel Büderich und am anderen Ende der Ortschaft wieder mitten im dichten Wohngebiet an der Marienburgstraße durch mehrere C-, D- und E-Netz-Sender auf Dächern und Türmen; auf dem Dach des Marie-Curie-Gymnasiums im Düsseldorfer Vorort Gerresheim, auf der Deutschen Bank am Düsseldorfer Brehmplatz, im Kölner Wohnpark Krohstraße... an vielen Autobahnrändern und Raststätten..., auf Hügeln und Bergen..., in Stadt und Land...

Inzwischen wollen sogar Kirchen die schnelle Mark und vermieten ihre Türme für den Mobilfunk. An der evangelischen Johannes-Kirche in

Neu-Isenburg im Dekanat Dreieich hängen gleich sechs D1-Sender. Ein paarhundert Meter weiter die nächste Kirche voller Sender. Ich weiß nicht, ob der liebe Gott damit einverstanden wäre.

Trotz der in den letzten fünf Jahren explosionsartig installierten Mobilfunksender gibt es immer noch mehr gering als bedenklich belastete Wohnräume. Der Grund ist meist der ausreichende Abstand zu den Sendeanlagen und die gut abschirmende massive Bausubstanz der betroffenen Häuser. Nach meiner Erfahrung sind inzwischen etwa fünf bis zehn Prozent unserer Innenräume derart stark mobilfunkauffällig, daß biologische Konsequenzen bei der gegebenen Langzeiteinwirkung nicht auszuschließen sind. Der Mobilfunkausbau der nächsten Jahre wird zu einer Zunahme der Belastung führen. Das bezieht sich hauptsächlich auf Innenräume. Draußen sieht es schlechter aus. Baumwipfel und Vögel bekommen mehr ab als Menschen hinter Mauern.

Weniger Mikrowellen

Wer weniger hochfrequenten Elektrosmog will, der wird sich Gedanken machen müssen, wie er sich schützen kann: durch Abschirmmaßnahmen, massive Bausubstanz, wenig Fensterfläche Richtung Sender, Abstand zu den Feldverursachern, richtiges Plazieren von Schlafbereichen, Reduzierung von reflektierenden Flächen, bewußteren Konsum und Umgang mit der neuen Technik, Vermeidung von zusätzlichen Umweltbelastungen, Aufklärung, Protest... Schützen Sie sich. Es gibt eine Reihe sinnvoller und machbarer Möglichkeiten. Sachverständige Mikrowellenmessungen in Häusern sind die Voraussetzung und werden immer notwendiger, um den Schutz gezielt angehen zu können.

Beachten Sie bitte, daß eine ungezielte prophylaktische **Abschirmung** mit reflektierenden Metallflächen, Folien, Stoffen oder Netzen auch riskant werden kann, weil nicht an Nebenwirkungen gedacht wird (mehr im Kapitel 'Sanierung'). Stellen Sie sich vor, Sie beschichten guten Willens die Fenster eines Raumes mit speziellen Folien, um die Mikrowellen des sichtbaren Sendeturmes gegenüber zu reflektieren und somit von Ihrem Raum fernzuhalten. Nun ist dieser sichtbare Sendeturm jedoch feldschwächer als Sie dachten und eine Abschirmung wäre gar nicht nötig gewesen. Dafür gibt es eine für Sie unsichtbare Strahlenquelle auf der anderen Seite des Hauses. Die Felder dieser Quelle wirken in Ihr Haus ein und werden von den Folien am falschen Fenster ins Haus zurückreflektiert. Pech für Sie. Genauso muß bei Fenster- oder sonstigen Abschirmungen gewährleistet sein, daß Sie im Haus selbst keinerlei Strahlenverursacher haben, z.B. ein DECT-Telefon (mehr im Kapitel 'Schnurlose Telefone'), denn die würden jetzt innerhalb der eigenen vier Wände ungünstig reflektiert. Dazu kommt, daß manche Abschirmmaterialien bestimmte Frequenzen gut reduzieren, dafür andere ungünstig anziehen. Alle Abschirmmaßnahmen gehören in die Hände von Fachleuten, um Verschlimmbesserungen zu vermeiden.

Trickreich getarnt

Wenn Sie wissen wollen, wie die Sender aussehen und offenen Auges durch Städte und Landschaft gehen oder fahren, dann werden Sie feststellen, daß Mobilfunksender nicht immer einfach zu erkennen und untereinander zu differenzieren sind. Einige Antennen auf Dächern, Silos, an Kaminen, Fassaden... oder den bis zu 60 Meter hohen Türmen sehen aus wie beige bzw. orange **Lautsprecherboxen** oder schlanke **Kästen** von etwa 1 m Länge. Einige sehen aus wie **Fahnenstangen**, ca. 5 cm dick und bis zu 3 m lang. Manchmal stehen zwei unterschiedlich lange 'Fahnenstangen' nah beieinander.

Selten sehen Mobilfunksender aus wie die vertrauten Fernseh- oder Radioantennen bzw. Satellitenschüsseln auf unseren Dächern. Deshalb werden sie von der Bevölkerung auch relativ wenig beachtet, sie sind zu neu, zu ungewohnt, recht unauffällig, und die funkenden 'Kästen' und 'Stangen' machen einen ziemlich harmlosen Eindruck. C-, D- und E-Netz-Antennen ähneln sich, die D-Netz-'Boxen' sind meist etwas kompakter, die vom E-Netz zierlicher und länglicher.

Oft sind die Mobilfunksendeantennen trickreich getarnt, sie verstecken sich hinter optischen Elementen, die Farben und Muster der Fassaden und Kamine, an denen sie montiert sind, nachempfindend, eine Fahnenstange oder den Blitzableiter vortäuschend. Schauen Sie mal bewußt auf die Dächer von höheren Häusern, an Kamine, Türme, Fassaden und Silos..., und Sie bekommen im Laufe der Zeit einen Blick dafür, was Mobilfunksender sind und was nicht. Auf dem Dach von Schloß Berlepsch bei Kassel ist die strahlende Antenne kaum von einer Fahnenstange zu unterscheiden; auch ich mußte dreimal hinsehen. In letzter Zeit findet man die strahlenden Kästen und Stangen auch an den Masten von Hochspannungsleitungen montiert.

Der Antennenhersteller Allgon nennt sein kleinstes Modell, eine Planarantenne mit einer Kantenlänge von 30 Zentimetern, 'Ritter Sport'. Diese ist in beliebig vielen Farben und Mustern lieferbar. Allgon wirbt mit dem Attribut "unauffälliges Design", so die 'Wirtschaftswoche' am 18.3.1994. Bei Bedarf passen die Experten ihre Antennen dem Untergrund an, in dem sie z.B. die Struktur einer Ziegelsteinmauer oder eines Rauhputzes auf die Antennenfrontfläche kopieren.

Gar nicht getarnt, sondern ganz offensichtlich: die doppelseitige farbige Mobilfunk-Anzeige in vielen Magazinen, so auch im 'Focus'. Ein süßer kleiner Junge liegt kuschelig im Bett, den Teddy im Arm, das Handy am Ohr. Papa ist dran. Der Anzeigentext: "Es gibt kleine Menschen, die schlecht schlafen, wenn Sie Ihnen nicht gute Nacht sagen. Egal wo Sie sich auf diesem Planeten gerade befinden, Ihren Job als Sandmännchen müssen Sie zu keiner Zeit vernachlässigen." Gepulste zwei Watt Strahlung am Kinderköpfchen, Mobilfunk macht's möglich.

Spitze des Machbaren: Satelliten

Wenn Sie meinen, die Spitze alles Machbaren wäre im flächendeckenden Mobilfunk erreicht, nein: Es geht jetzt erst richtig los.

In den Vereinigten Staaten ist ein erbitterter Konkurrenzkampf um das größte **Weltraumgeschäft** entbrannt. Neue Techniken machen für den Telefonverkehr möglich, was bisher für Utopie gehalten wurde: Ein System, mit dem man von jedem Ort der Erde aus mit einem kleinen Funkgerät zu jedem anderen Ort der Erde telefonieren kann. Übermittelt werden die Gespräche über zig verschiedene Satelliten-Systeme. Mit dem Start von fünf Delta-2-Raketen von Cape Canaveral am 5. Mai 1997 hat die Zukunft des weltweiten Mobiltelefonierens begonnen.

Motorola will als erster das mobile **Welttelefon** bringen. Dies soll bis zum Jahr 2001 über 15 Millionen Käufer finden. Die Investitionen betragen 5 Milliarden Dollar, man erhofft einen Umsatz von 28 Milliarden Dollar. Die Mitbewerber wollen am großen Kuchen teilhaben: Japaner, Russen, Araber, Südamerikaner, Chinesen, Italiener, Franzosen... Motorolas **Iridium**-Netz wird aus 66 Satelliten in niedrigen Umlaufbahnen bestehen. Gespräche und Daten werden von einem Satellit zum anderen blitzschnell weitergeleitet (gepulst, versteht sich), bis sie das Zielgebiet erreicht haben, egal ob in der Wüste oder in Sibirien. Es soll ab 1998 einsatzbereit sein. Andere Großunternehmen haben auch schon angekündigt, eigene Weltraum-Telefonstationen zu errichten und Satellitentelefone auf den Markt zu bringen.

US-Firmen planen, bis zum Jahr 2002 mehr als **1000 Satelliten** für die Funkkommunikation in die Erdumlaufbahn zu hieven. Computerchiphersteller **Intel** ist dabei und der reichste Mann der Welt, Bill Gates von **Microsoft**. Der Flugzeughersteller **Boeing** will 300 Satelliten mit ukrainischen Raketen in den Weltraum schicken. Space Systems plant 48, Hughes 8, Odyssey 12, Orbicomm 28 und Teledisc 840 Satelliten, das alles im Namen von Nachrichtenaustausch per Mobilfunk.

Die Satelliten werden die Erde in 600 bis 1600 km (LEO) und in 10.000 bis 20.000 km (MEO), einige in bis zu 40.000 km (GSO) Höhe umkreisen und pausenlos elektromagnetische Signale senden.

Die deutsche **Telekom** beteiligt sich im Juni 1997 am Projekt des (vorerst) ersten europäischen Satellitenkommunikationssystems **ICO** und realisiert damit "weltweite Erreichbarkeit mit Satellitenhandys". Die Telekom will ICO im Jahr 2000 in Betrieb nehmen, sie plaziert hierfür 12 Satelliten in 10.335 km Höhe, auch hier wird gepulst gefunkt.

Die periodisch gepulsten Mikrowellen von irdischen Feststationen und himmlischen Satelliten werden jeden Fleck der Erde erreichen. Satelliten werden die Bodenstationen ergänzen, nicht ersetzen.

Die **Satellitenhandys** sollen mit noch höheren Leistungen senden, um die große Entfernung zum Satelliten in einigen hundert Kilometern Höhe überbrücken zu können. Das hieße mit der Antenne am Ohr: noch mehr Erwärmung im Gehirn, noch mehr Geldrollenbildung, noch mehr Nervenstörung? Was wissen wir schon?

Fallbeispiele zum Thema Mobilfunk

Wir von der Baubiologie Maes und die Ärzte, mit denen wir zusammenarbeiten, erleben in den letzten Jahren zunehmend, daß Menschen auf die gepulste Strahlung von Handys und Mobilfunksendern reagieren. Ein besonderes Risiko scheint die elektromagnetische Dauerberieselung in der Nähe der Basisstationen der Mobilfunksender zu sein. Sie werden zunehmend und fast unbemerkt mitten in Wohngebiete gebracht, auf das Dach des Bürohauses gegenüber, an die Fassade des Hotels nebenan, an den Aufzugschacht des Parkhauses..., Funktürme wachsen überall aus dem Boden, bestehende werden ständig nachgerüstet. Die Klagen werden lauter, daß körperliche und seelische Symptome wie z.B. Kopfschmerzen, Schwindel, ständige Müdigkeit, Ohrenrauschen, Hormon- und Nervenprobleme, Herz- und Schlafprobleme, Konzentrationsstörungen, Gereiztheit, Ängste, Allergien, Sehstörungen oder allgemeines Unwohlsein auftraten, just nachdem man in der Nähe neue Mobilfunksendeanlagen installierte. Die gesundheitlichen Erfolge nach Abschirmung von mobilfunkbestrahlten Räumen, nach Verlegung von Schlafplätzen oder Entfernung bzw. Ausschaltung der Verursacher werden immer deutlicher. Hier eine kleine Auswahl unserer inzwischen zahlreich vorliegenden Fallbeispiele.

Mit den neuen Antennen kamen die Probleme

Der 58jährige **Duisburger Klinikleiter** blickt seit 10 Jahren vom Schlafraum auf einen nahen Funkturm direkt gegenüber. Es gab nie Probleme, bis 1995 auf diesem Turm zusätzlich mehrere D-Netz-Sendeantennen montiert wurden. Ein- und Durchschlafstörungen, Nachtschweiß und Herzprobleme machten dem Klinikchef jetzt zu schaffen. Er zog vom Schlafzimmer der ersten Etage mit Blickkontakt zum Sendeturm in ein Souterrain-Gästezimmer auf der anderen Seite des Hauses, dem Sender abgewandt. Hier gab es nur noch ein Prozent der D-Netz-Feldstärken, massive Baumasse schirmt gut ab. Die gesundheitlichen Probleme verschwanden. Er wagte das Experiment einiger Nächte im alten Schlafzimmer, prompt waren die Beschwerden wieder da.

Nie wieder in die Nähe von Mobilfunksendern

In **Köln** lebt das junge **Lehrerehepaar** gegenüber einer Post. Auf dem Dach der Post wurden in nur 20 Meter Abstand vom Schlafraumfenster des Ehepaares vier D- und E-Netz-Sender montiert. Seitdem überholen sich die Krankheitsbilder: Neurodermitis und Allergien, Herzrasen und

Herzrhythmusstörungen, Unruhe, Schmerzen, Schwindel, chaotischer Schlaf, Immunstörungen, bei ihm schlimmer, bei ihr weniger. Ärztliche Untersuchungen und Medikamente halfen kaum. "Als man auf dem Postdach gegenüber tagelang an den Antennenmasten arbeitete und noch vier weitere Sender installierte, gab es bei uns beiden Symptomverschlimmerungen. Wir schliefen keine Stunde mehr durch, die Unruhe wurde unerträglich. Da merkten wir auf. Sollte es an den Sendern liegen?" Es lag an den Sendern. Die Schlafzimmerfenster wurden nach meinen Messungen mit HF-reflektierenden Folien und Spezialgardinenstoffen abgeschirmt; Strahlenreduzierung: 95 %. "Das war ein voller Erfolg. Unsere Probleme wurden von Woche zu Woche besser. Wir würden nie wieder in die Nähe von Mobilfunksendern ziehen."

Penthouseblick auf Funkanlagen

Im Zentrum von **Düsseldorf** lebte eine **Innenarchitektin** in der großflächig verglasten Penthousewohnung auf der fünften und sechsten Etage. Sie hatte keine Beschwerden, bis um sie herum im Abstand von 50 bis 200 Metern fünf D- und E-Netz-Mobilfunkanlagen mit insgesamt 34 sichtbaren Sendeantennen aufgebaut wurden. Die Strahlungsdichte in ihrem Schlafraum lag, wie auch bei dem Lehrerehepaar in Köln, über 100 nW/cm^2, also über dem Wert, der das menschliche EEG verändert. "Ich habe meine Wohnung baubiologisch eingerichtet. Vier Jahre ging es mir gut. Dann konnte ich plötzlich keine Nacht mehr schlafen, wurde nervös und ängstlich, hatte Ohrenrauschen und Hormonstörungen, mir ging es schlecht. Im Urlaub oder bei Freundinnen ging es regelmäßig besser. Vor zwei Monaten bin ich umgezogen. Meine Gesundheit kam bald wieder, heute geht es mir gut."

Blitzen, Kribbeln, Zittern, Schilddrüse

Ein **Briefmarkenhändler** aus **Aachen** klagte über Blitzen im Auge, Kribbeln der Haut und Muskelzuckungen, sein Bein zitterte manchmal stundenlang. Drei D-Netz-Sender auf einem gegenüberliegenden Haus waren auf seine Wohnung in der 5. Etage gerichtet. Eine Fensterabschirmung mit reflektierenden Folien brachte auch hier Erfolg.

Ähnlich war es bei der **Hausfrau** aus **Kaarst**. Sie wurde immer nervöser, unkonzentrierter, bekam Probleme mit der Schilddrüse. Nach der Fensterabschirmung ging es besser, Medikamente wurden abgesetzt.

8 x 50 Watt und 6 x 15 Watt und einige leere Büroräume

Ein komplettes **EDV-Büro** mit **19 Angestellten** flüchtete aus der obersten Etage eines Hochhauses. Direkt über ihnen waren auf dem Flachdach die Mobilfunksender installiert, acht D-Netz-Sender je 50 Watt Leistung, sechs E-Netz-Sender je 15 Watt Leistung. Direkt neben ihnen waren die Elektronikräume dieser Sender. Im Büro gab es neben technischen Störungen an Computern auffällige Häufungen von Kopfschmerzen, Konzentrationsmängeln, Schwindel, Schwächeanfällen und anderen Beschwerden bei den Mitarbeitern. Der Firmenchef ließ messen und kündigte die Räume. Nach dem Umzug funktionierte die EDV-Technik wieder und die Klagen der Angestellten waren vorbei.

In **Köln** steht eine **Büroetage** im letzten Geschoß seit zwei Jahren leer. Die Mieter waren auch hier wegen technischer und biologischer Probleme ausgezogen. Auf dem Dach sind acht Mobilfunksender. Mehrere Interessenten winkten ab. Sie wollten kein Risiko eingehen. Auch dieser Eigentümer ließ von uns messen. Die Feldstärken waren hoch. Jetzt will er wieder raus aus dem Vertrag mit dem Mobilfunkbetreiber.

Das Faß lief über

Ruth Zarafu wohnt seit 1974 in einem Hochhaus in **Ratingen** bei Düsseldorf. 1995 wurden mehrere E1-Sender auf das Dach direkt über ihrer Wohnung installiert. Seitdem klagt sie über Kopfschmerzen, Juckreiz, Kribbeln, Schlafstörungen, Magenschmerzen und Herzjagen. "In den 20 Jahren vor der Errichtung der Sender war von diesen Symptomen nichts zu spüren." Tageszeitungen und Fernsehen berichteten vom Fall Zarafu. Ich habe Messungen gemacht, die Mobilfunkstrahlung war zwar stark, die Mikrowellen der Radaranlagen des sichtbar nahen Düsseldorfer Flughafens aber noch stärker. Frau Zarafu hat hierauf in den Jahren zuvor nicht reagiert. Erst als die Mobilfunksender hinzukamen, lief das Faß über, und es begannen ihre Probleme.

Boykott mit Umsatzeinbußen

Der Umsatz eines **Möbelgeschäftes** ließ nach, nachdem der Inhaber mehrere Mobilfunksender an der Fassade seines Gebäudes zuließ. Wir fanden in der näheren Umgebung starke Felder und viele Menschen, die über Gesundheitsbeschwerden klagten, die sie vor der Installation der Sender nicht hatten. Die betroffenen Bewohner des Umfeldes sprachen mit den Leuten auf offener Straße, organisierten Informationsveranstaltungen, verteilten Flugblätter und riefen zum Boykott gegen den Geschäftsmann auf. Das wirkte. Er überlegt nun, wie er die Sender wieder loswerden kann. Denn die Umsatzeinbußen liegen inzwischen über der Größenordnung der Mieteinnahmen für die Sendeanlage.

"Was mache ich anders?"

Ein **Makler** aus **München** telefonierte oft mit dem Handy. Seine Allergien im Gesicht nahmen dramatisch zu, alles voller roter Flecken, die Haut platze, er mußte das Gesicht salben und verbinden, die Ohren blieben zum Telefonieren frei. Die Ärzte machten ein Dutzend Allergietests und verschrieben Cortison. Die Ernährung wurde umgestellt. Es wurde kaum besser. "Ich fragte meine Frau, was mache ich anders als Du? Wir sind immer zusammen, arbeiten im selben Büro, essen das gleiche, leben in der gleichen Wohnung, und Du hast keine Beschwerden. Meine Frau sagte mehr im Scherz: 'Du telefonierst ständig mit Deinem Handy und ich nie...' Das war mein Strohhalm. Ich legte des Experimentes willen das Handy zur Seite und benutzte ab da nur noch das normale Telefon. Ich habe es nicht für möglich gehalten, nach einem Jahr Krankheit war ich in sechs Wochen wieder gesund."

Verkrüppelte Vögel, verschwundene Fledermäuse

Der **Beamte** aus der Umgebung von **Neuwied** lebt seit 12 Jahren in seinem Haus an einem Naturschutzgebiet. Er hatte nie Beschwerden. Vor drei Jahren kam ein D-Netz-Sendemast mit drei Antennen 20 Meter neben sein Grundstück. "In den Wochen danach nahmen die Probleme ihren Lauf: Schlaflosigkeit, Nachtschweiß, Kopfschmerzen, Unwohlsein. Sie werden von Monat zu Monat schlimmer, Medikamente helfen nicht mehr. Bin ich nicht daheim, geht es besser." Er beobachtete: "Jedes Jahr brüteten am Haus und im Garten mindestens zehn Vögel, wir hatten reichlich gefiederten Nachwuchs. Seit der Installation der Sender sind nur noch zwei Nester besetzt. Aus den meisten Eiern schlüpfen keine Küken mehr, und ich fand verkrüppelte Jungtiere. Einige Nadelbäume sehen geschädigt aus. Obstbäume tragen schlechter, teilweise gar nicht mehr." Der Beamte dokumentiert das mit Fotos und Videofilmen. Er nahm Kontakt zu anderen in Sendernähe auf: "Die Berichte über Beschwerden bei Menschen, kranke Bäume und auffällige Reaktionen bei Tieren häufen sich. In der Nähe von Koblenz hörte ich ebenfalls von Verkrüppelungen frisch geschlüpfter Vögel, wieder in Senderumgebung. In einem Waldstück bei Montabaur sind mit dem neuen Sender mehrere Habichte verschwunden, die hier seit Jahren zu beobachten sind. Woanders gibt es seit fast 20 Jahren Fledermäuse unter dem Dach. Mit der Neuinstallation des Funkturmes neben dem Gehöft verschwanden die Fledermäuse. Das macht schon Sorgen."

Telefonate mit Folgen

Eine 17jährige **Schülerin** aus **Solingen** leidet seit Jahren unter epileptischen Anfällen. Im Schnitt passierte ein Anfall dreimal jährlich. Plötzlich kamen sie häufiger, bis zu dreimal monatlich. Der Bruder hatte sich ein Handy gekauft, und wenn er zu Hause in unmittelbarer Nähe seiner Schwester telefonierte, brach sie zusammen. Die Mutter: "Wir brauchten lange, um diesen Zusammenhang zu sehen und zu glauben, zu lange. Mein Sohn hat vor zwei Monaten das Handytelefonieren in der Wohnung eingestellt, und meine Tochter hat bisher keinen Anfall mehr bekommen. Für uns ist nun klar: Das Telefonieren hat epileptische Anfälle ausgelöst. Wir passen auf, daß sowas nicht draußen oder auf der Straße oder im Restaurant passiert. Wenn einer in unmittelbarer Nähe meiner Tochter sein Handy auspackt, dann weise ich ihn darauf hin und bitte ihn um Abstand. Bisher hat das funktioniert, jeder nahm

Rücksicht." Die Mutter wunderte sich, daß in Solinger Omnibussen das Mobiltelefonieren verboten ist, plakative Schilder weisen darauf hin. Sie rief bei den Stadtwerken an: "Ich wollte den Grund dafür wissen. Die Stadtwerke sagten, es wären Probleme mit Herzschrittmacherträgern in Bussen aufgetreten, weil Gäste während der Fahrt telefonierten. Einmal mußte der Krankenwagen bestellt werden. Ich verstehe nicht, warum das Handy im Bus verboten ist, im Café aber nicht."

Das wirkt!

Der **Tennislehrer** aus **Krefeld** merkt zuverlässig, wenn jemand in seiner Nähe mit dem Handy telefoniert. "Die Schläfen ziehen, die Ohren rauschen, ich kriege Kopfschmerzen. Vor drei Jahren habe ich selbst handytelefoniert, es ist mir schlecht bekommen, mir brach im Auto mehrmals der kalte Schweiß aus. Wenn heute einer allzu nah neben mir mobiltelefoniert, dann fasse ich mir ans Herz, verdrehe die Augen und keuche: 'Oh je, mein Herzschrittmacher!'. Das wirkt! Sie sollten mal sehen, wie schnell die Leute ihr Telefon ausschalten!"

Bei der **Ärztin** aus **Meerbusch** löst das Handy auf der telefonierenden Kopfseite Migräne aus, bei einer **Boutiquebesitzerin** aus **Düsseldorf** ebenfalls, bei dem **Installateur** aus **Bonn** gibt es in wenigen Minuten schmerzhafte Nackenverspannungen. Dem **Mannequin** aus **Dormagen** wird regelmäßig schwindelig, die **Sekretärin** aus **Kaarst** bekommt Augenflimmern, der **Masseur** aus **Brüggen** hat jedesmal das Gefühl, er "geht wie auf Watte", dem **Frisör** aus **Mülheim** wird "richtig schlecht".

Verstehen Sie jetzt, warum wir von der Baubiologie Maes lieber nicht zurückrufen, wenn Sie uns eine Handynummer hinterlassen?

Rathaus Ratingen: Mobilfunk-Sender wird versetzt

Die Hausmeisterwohnung liegt hoch oben auf dem Flachdach des großen achtgeschossigen Rathauses von Ratingen. Vor der Wohnung sind Teile des Daches als Terrasse gestaltet und begrünt. Hier lebt Hausmeister Friedrich Schäfer mit Frau Brigitte, Sohn Maik und Hund Oscar. Sie haben einen prächtigen Blick über die ganze Stadt, bis nach Düsseldorf und Essen und in die Wälder der Umgebung.

Auf dem Ratinger Rathausdach gibt es Sender für den Funkrufdienst **Quix** und das **E-Netz**. Quix sendet mit 50 Watt Leistung aus einer Rundumantenne und das E-Netz mit je 15 Watt aus drei gerichteten Sektorantennen. Quix wurde im Dezember 1995 installiert und das E-Netz im August 1997. Die Sendeanlagen sind an den Außenmauern der Hausmeisterwohnung montiert, nur drei (!) Meter von der Terrasse und vom Schlafraum der Schäfers entfernt. Die ganze Familie klagte über Gesundheitsbeschwerden, die alle erstmals ab August 1997 auftraten, kurz nach der Installation des E-Netz-Mobilfunkmastes.

Der Hausmeister bekam starke Asthmaanfälle (die vom Notarzt behandelt werden mußten), beklagte zunehmende Müdigkeit, Kopfschmerzen, Schlafstörungen, Ohrgeräusche und allgemeine Zerschlagenheit. Er konnte nachts keine drei Stunden mehr schlafen. Seine Frau bekam Kopfschmerzen und Schwindel, fühlte sich zunehmend schlapp und unkonzentriert und stellte auch bei sich Seh- und Schlafstörungen fest. Der achtjährige Sohn schlief ebenfalls schlecht, schlafwandelte jede Nacht mehrfach durch die Wohnung und hatte erstmals Kopfschmerzen. Gegen den schlechten Schlaf und die Schmerzen bekam das Kind Schlaf- und Schmerztabletten. Außerdem wurde seine Neurodermitis schlimmer als je zuvor, auch er bekam Sehstörungen. Alle drei fanden, daß sie aggressiver und nervöser geworden sind. Verhaltensauffälligkeiten zeigte auch der Hund; einst vital, schlief er seitdem nur noch.

Waren Familie und Hund nur ein oder zwei Tage woanders, bei Freunden oder Verwandten, dann verschwanden die Symptome. Nach der Rückkehr stellten sie sich sofort wieder ein. Der Schwiegervater kam nicht mehr gern zu Besuch, sein Hörgerät brummte und piepte in der Wohnung, eine normale Unterhaltung war unmöglich.

Der Gesundheitszustand der ganzen Familie verschlechterte sich rapide. Es mußten immer stärkere Medikamente gegeben werden. Der Hausarzt Dr. Peter Reinemer schrieb ein Attest an die Ratinger Stadtverwaltung: "Meine Patienten Birgit, Friedrich und Maik Schäfer können aus gesundheitlichen Gründen nicht mehr in der Wohnung leben. Es besteht absolute Gesundheitsgefährdung. Der Zustand meiner Patienten ist äußerst kritisch. Es ist davon auszugehen, daß das mit der im August aufgebauten Funkanlage zusammenhängt."

Innerhalb von wenigen Wochen verschlechterten sich auch die Laborwerte bei Mutter, Vater und Kind. Verschiedene medizinische Blutergebnisse waren bedenklich aus dem Lot, die Blutsenkungen erhöht. Beim Vierbeiner Oscar wurden ebenfalls Blutuntersuchungen durchgeführt, auch hier gab es vergleichbare Auffälligkeiten: Erythrozyten, Haemoglobin, Haematokrit, MCV, MCH und Thrombozyten massiv verändert. Der Tierarzt befürchtete Thrombopenie und Leukämie.

Die Feldstärken, die wir im Oktober 1997 bei den Schäfers gemessen haben, findet man selten: **3000 nW/cm^2** auf der Terrasse, **800 nW/cm^2** in den Schlafräumen. Die Hintergrundbelastung durch Sender dieser Frequenz- und Modulationsart liegt nach unserer Erfahrung in innerstädtischen Wohngebieten (einschließlich der in den letzten fünf Jahren reichlich installierten D- und E-Netz-Sender) bei etwa **0,001 bis 0,1 nW/cm^2**, also beim zigtausendstel der hier vorgefundenen Werte.

E-Plus schrieb: "Die Messungen von Herrn Maes haben gezeigt, daß die ermittelten Ergebnisse in Ihrer Wohnung deutlich unter den biologisch relevanten Werten liegen." Das stimmt, aber nur bezogen auf den thermischen Effekt nach DIN/VDE und Elektrosmogverordnung, nur der wird für biologisch relevant gehalten, sonst nichts. Nun sind die Schäfers aber nicht warm sondern krank geworden.

Die Stadtverwaltung Ratingen reagierte spontan, als mein baubiologisches Gutachten mit einer Stellungnahme des Medizinphysikers Dr. Lebrecht von Klitzing hierzu vorlag. Stadtdirektor, Kämmerer, Amtsleiter, Personalrat, Gesundheitsamt, Sachverständige und die Senderbetreiber kamen zusammen. Es war Eile geboten, denn die Stadt drohte mit der sofortigen Stillegung der Funkanlagen auf dem Dach, und die Lokalzeitungen wurden aufmerksam. Es wurde diskutiert, geplant, gestritten, überlegt. Der gute Wille zur Hilfe war bei allen Beteiligten vorhanden. Familie Schäfer bekam als Erste-Hilfe-Maßnahme Sonderurlaub und danach eine neue Wohnung in einem anderen Haus. Quix und E-Plus wurden angehalten, Ihre Antennen so einzurichten, daß sich daraus eine drastische Reduzierung der Feldstärken in den belasteten Hausmeisterräumen ergibt. Aber wie?

Die Betreiber und ich experimentierten auf dem Rathausdach und fanden eine Möglichkeit: Die drei E-Plus-Mobilfunksender wurden provisorisch von der Hausmeisterwohnung an die entfernten Außenränder des Rathauses verlegt, mit Strahlrichtung weg vom Gebäude. Die Sendeboxen strahlen nämlich hauptsächlich nach vorn und kaum nach hinten. Damit kam die Wohnung in den Funkschatten hinter die einzelnen Sender. Der erfreuliche Erfolg: eine Feldstärkereduzierung von 98-99 % nur durch diese Verlegung. Der Quix-Sender wurde ebenfalls provisorisch versetzt und seine Höhe verändert. Der Erfolg: 98 % weniger Strahlung im Haus. In den nächsten Wochen sollen die Sender dem Experiment entsprechend umgebaut werden.

Derweil kommt die Nachricht der Familie Schäfer aus der neuen mikrowellenunbelasteten Wohnung: Alle Beschwerden sind weg und die Blutwerte wieder normal, auch Oscars.

Interessant, daß die Schäfers erst auf die Errichtung der E-Netz-Sender im August 1997 reagierten. Nach Installation des Quix-Senders im Dezember 1995 kamen keine Klagen, obwohl die Meßwerte des Quix-Senders sogar höher lagen als die der E-Plus-Sender. Liegt es an der Frequenz? E-Plus sendet mit 1,8 GHz, Quix mit 450 MHz. Liegt es an der Modulation, gepulst oder nicht? E-Plus moduliert anders als Quix. War E-Plus nur der berühmte letzte Tropfen? Liegt es daran, daß zwei Sender anders wirken als einer? Was Wechselwirkungen angeht ist eins und eins nicht immer zwei sondern oft zehn oder zwanzig.

Placebo und Psyche sind hier, wie auch bei anderen Fallbeispielen, ausgeschlossen, weil die Eltern von einer Gefahr durch Sender nichts wußten (schon gar nicht das Kind und der Hund), nichts gegen die Installation hatten und sich optisch nicht beeinträchtigt fühlten.

Vorsicht Nutzungsvertrag

Milliardensummen werden mit Mobilfunknetzen gescheffelt. Bei den Miet- und Nutzungsverträgen für Feststationen wird selten so geklotzt wie im Fall des Konrad-Adenauer-Hauses (siehe Seiten 197 und 197), sondern eher gekleckert. So bezahlen die D- und E-Netz-Betreiber an Verwaltungen, Banken, Hotels, Firmen und Hausbesitzer **300 bis 400 Mark** monatlich, um sich einen attraktiven Platz für ihre Sendeantennen auf Dächern, Kaminen, Silos, Türmen... zu sichern. Ist der Standort besonders attraktiv oder der angepeilte Vermieter besonders störrisch, ist auch eine finanzielle Zugabe drin.

Dafür kommt der Nutzungsvertrag mit Haken und Ösen, denn will man -eines Besseren belehrt oder von der Nachbarschaft unter Druck gesetzt- wieder raus aus dem Vertrag, so lauern kaum überwindbare Zwänge. Bei Mannesmann und anderen Netzbetreibern sieht das so aus: Mieter Mannesmann darf den Vertrag jederzeit mit einer Frist von nur 12 Monaten kündigen, der Vermieter jedoch erst frühestens nach 15 bis 20 Jahren. In dieser Zeit darf Mannesmann den Sender (aufgepaßt!) "laufend dem jeweiligen Stand der Technik anpassen und ganz oder teilweise abändern".

Macht man es so wie in Jüchen, dann kommt ein hübsches Sümmchen zusammen: das Dach des PKL-Silos, günstig direkt an der Autobahn Neuss-Aachen gelegen, ist vollgespickt mit allen Sendeanlagen verschiedener Mobilfunkbetreiber und gleicht einem riesigen Igel. An anderen Standorten ist es ähnlich: mehrere Betreiber, mehrfache Mieten, ein attraktives Zubrot von zehntausend Mark und mehr pro Jahr.

Das Bundesamt für Post und Telekommunikation erteilt zu jedem Sendeplatz eine technische **Standortbescheinigung**. Hier sind technische Daten ersichtlich, Leistung, Frequenz, Modulation, Abstrahlcharakteristik oder Sicherheitsabstände für die an diesen Anlagen arbeitenden Techniker. Die Bescheinigungen werden von den Betreibern gern vorgelegt, sei es den Vermietern oder kritischen Fragestellern, um die gesundheitliche Unbedenklichkeit ihrer Anlagen zu unterstreichen, obwohl der amtliche Schrieb hierfür nicht gedacht und geeignet ist. Fragt man das Bundesamt, wieviele der inzwischen unzähligen Anträge denn schon abgelehnt wurden, dann kommt nach einem längeren "Hhmmm" ein "Ich glaube, noch keiner."

Funkantennen sind erst **ab 10 Meter Höhe** genehmigungs**pflichtig**, die vielen niedrigeren Sender auf Gebäuden genehmigungs**frei**. Das verstehe, wer will. Aber Sie verstehen jetzt, warum die Mobilfunkbetreiber so gern ein Plätzchen auf dem Dach, auf dem Kamin, am Kirchturm oder an der Fassade hätten: weil es hier bequemer, schneller, billiger und ohne behördlichen Hickhack geht, ganz still und heimlich. Ein Genehmigungsverfahren muß für jeden Antennenstandort her!

Strahlenarme Handys?

Es gibt Handys mit mehr oder weniger Strahlung. Prof. **Niels Kuster** von der Technischen Universität Zürich untersuchte 14 häufig benutze D-Netz-Telefone mit dem überraschenden Ergebnis: Bei gleicher Leistung von 2 Watt gab es große Unterschiede in der Feldintensität und somit auch bei der Absorption der Strahlung im Kopf des Telefonierers. Hiermit bestätigte er die Messungen, die wir vor vier Jahren (siehe ab Seite 180) für den Öko-Test machten. Kusters Resultate wurden im November 1997 in den Zeitungen und im Fernsehen veröffentlicht:

D-Netz-Telefon	Absortion	D-Netz-Telefon	Absorption
Bosch M-Com 906	1,32 W/kg	Sony CMD-Z1	0,88 W/kg
Philips Diga	1,06 W/kg	Motorola D 160	0,81 W/kg
Nokia 1611	1,06 W/kg	Nokia 8110i	0,73 W/kg
Philips Genie	1,05 W/kg	Siemens S4 Power	0,57 W/kg
Panasonic EB G500	0,98 W/kg	Sony CMDX 1000	0,41 W/kg
Ericsson GH 688	0,95 W/kg	Motorola StarTac	0,33 W/kg
Ericsson GF 788	0,91 W/kg	Hagenuk Global Handy	0,28 W/kg

Das Bosch M-Com belastet das Gehirn fast fünfmal so stark wie das Hagenuk Global Handy. Die bewußt auf Strahlenreduzierung ausgerichtete Entwicklung des Global Handy mit der im Gehäuse integrierten Flächenantenne ließ sich Hagenuk einige Millionen Mark kosten. Der Verbraucher weiß kaum etwas davon. Warum? Die Mitbewerber machten Druck und wollten nicht, daß die Handystrahlung in ein kritisches Licht rückt. Hersteller Hagenuk: "Wir haben uns dem Druck der Industrie gebeugt und unsere Werbung entschärft."

'**Computer-Bild**' teste 20 Handys (Heft 25/1997) und kam zu ähnlichen Ergebnissen wie Prof. Kuster. Das beste -weil strahlenärmste- Telefon war auch hier das Hagenuk Global Handy, knapp gefolgt vom Hagenuk Ferrari und Motorola StarTac. Die fünf mit Abstand schlechtesten mobilen Telefone waren Detewe CP-One, Maxon MX-3000, Motorola Slimlite, Bosch GSM-COM 607 und Ascom Axento.

Zubehörhersteller machen sich Gedanken um die Strahlenreduzierung von Handys und bieten für 100 Mark **Schutzhüllen** für die mobilen Telefone an. Die Hüllen bestehen aus abschirmenden Metallen und Vliesen und fangen die Mikrowellen vom Handy und seiner Antenne zum Kopf hin teilweise ab. Es werden dabei Abschirmeffekte, je nach Situation, von 50 bis 90 Prozent erreicht.

Maßnahmen à la Global Handy und Schutzhülle sind zwar erfreulich, weil jede Strahlenreduzierung konstruktiv ist, aber das darf nicht darüber hinwegtäuschen, daß es trotz der Reduzierung immer noch um biologisch riskante Größenordnungen geht. Erinnern Sie sich, daß wir für den Öko-Test 2-Watt-Handys gemessen haben, die in 30 cm Abstand zur Sendeantenne über 1000 µW/cm² Strahlungsdichte machten. Ziehen wir hiervon einmal den besten Abschirmeffekt von 90 Prozent ab, so haben wir immer noch 100 µW/cm². EEG-Störungen und andere biologische Effekte sind aber schon bei 0,1 µW/cm² feststellbar, beim tausendsten Teil der strahlenreduzierten Feldstärken. Wir können also keinesfalls von strahlenarmen Geräten sprechen.

Wenn wir noch in 30 Metern Entfernung zu einem Handytelefonierer jene Strahlungsdichte messen, die zu Hirnstromveränderungen führen kann, dann wird sich dieser Abstand durch Schutzhüllen vielleicht auf 10 bis 20 Meter reduzieren, das ist alles andere als strahlungsarm. Außerdem wird nur vom Schutz der mobiltelefonierenden Person gesprochen. Was ist mit dem Schutz des Passivtelefonierers, der die Strahlung anderer mitbekommt? Der ist nicht geschützt, im Gegenteil, der bekommt wegen der durch die Schutzmaßnahmen veränderten und gerichteten Strahlung unter Umständen sogar noch mehr ab.

Es blüht auch ein fragwürdiger Markt für alle möglichen und unmöglichen Abschirmprodukte gegen die böse Handystrahlung. Aus Italien kommen Abschirm-BHs, um vor Brustkrebs zu schützen, aus den USA Abschirmunterhosen für Männer, um genetische Defekte zu vermeiden. In Nürnberg wird eine kupferbeschichtete Polyestermütze hergestellt, Schutz für das empfindliche Gehirn. Aus Japan kommen Anzüge, Overalls und Mäntel aus Abschirmstoffen. Die Schweiz überrascht mit einem vergoldeten münzenähnlichen Chip, der auf das Handy geklebt wird und so "vor Langzeitschäden schützen und elektromagnetische Felder neutralisieren" will. Wer's glaubt wird selig.

Handyfalle

Zeitschriften, Boulevardblätter und Frauenmagazine machen klar, daß ein Handy auch ganz privat gefährlich werden kann. Ein Beispiel: Der Ehemann ist auf Geschäftsreise nach Berlin, sagt er zumindest seiner Frau. Die Frau ruft sein Handy an, und er ist gerade in einem Funkloch, deshalb keine Verbindung. Eine Telefonistin teilt es der Gattin mit, auf italienisch... Das will erklärt werden. Oder: Die letzten zehn Nummern sind gespeichert und können abgerufen werden, auch vom eifersüchtigen Partner... Oder: Auf der monatlichen Handyabrechnung stehen alle angerufenen Nummern, auch die der/des Geliebten?

"Macht das Handy uns zu gläsernen Menschen?" fragt das **'Hamburger Abendblatt'** am 31.12.97. Die totale Überwachung wird befürchtet. Denn solange ein Handy empfangsbereit ist, kann festgestellt werden, wo der Handybenutzer sich aufhält. Grundlage hierfür sind die Impulse, die ein Handy regelmäßig an die Basisstationen seiner Umgebung sendet, auch wenn nicht telefoniert wird. Diese Signale werden gespeichert und sind jederzeit abrufbar. Außerdem nehme der Einsatz von sogenannten IMSI-Catchern zu. Mit diesen und anderen Geräten können die als abhörsicher geltenden Digitalhandys doch abgehört werden. Private Lauscher, Spitzel und Detekteien sind begeistert. Wer noch? Das Abendblatt: "Vor fünfzig Jahren schrieb Orwell sein '1984'. Jetzt wird es endlich Realität, dank Handy."

"Totale Kontrolle" befürchten auch die **'VDI-Nachrichten'** in ihrer Ausgabe vom 25. Juli 1997. Es sei möglich, eine ganze Mobilfunkparzelle mit allen Anrufern abzuhören. Der **'Focus'** zitierte im Februar 1998 Beamte des BKA: "Wenn wir wissen wollen, wo sich ein Handybenutzer aufhält, bekommen wir die Information von der Telefongesellschaft."

Autotelefone

Wenn es nun wirklich ein Autotelefon sein soll, dann hier und im Sinne einer Vorsorge ein paar Tips zu Ihrem persönlichen Schutz.

Bevorzugen Sie, solange man noch nicht mehr weiß, vorsichtshalber **ungepulste analoge** Netze (z.B. das C-Netz).

Montieren Sie **Außenantennen** auf's **Autodach**, denn das Stahlblech schirmt nach innen ab. Montieren Sie die Antenne **nie** auf Kotflügel oder Kofferraumdeckel, weil Glas die Strahlung durchläßt. Vermeiden Sie On-Glass-Antennen, die in die Autoscheiben integriert werden.

Telefonieren Sie **nie** mit im Hörer **integrierter** Antenne, das ist das größte Risiko, weil die Antenne jetzt zentimeternah neben Ihrem Kopf ist. Wenn Sie so mit einem D- oder E-Netz-Telefon in Ihrem Auto telefonieren, dann gehören Sie zu den Unverbesserlichen, denn jetzt haben Sie die optimale Strahlenbelastung. Warum? Weil das Handy seine Feldstärke der Situation anpaßt und Ihr Auto dank Stahlblech diesmal nach außen gut abschirmt. Deshalb muß sich das Handy maximal anstrengen, um die nächste Basisstation zu erreichen, was eine maximale Strahlenbelastung zur Folge hat (und viel Batterieverbrauch).

Telefonieren Sie **kurz**, um die Strahlenbelastung zu minimieren. **Bosch** und **Siemens**, beide Hersteller von Funktelefonen, klären die Leser in 'Auto-Bild' (13. April 1994) auf: "Bei längeren Gesprächen ist eine Gefährdung nicht auszuschließen." Einige Gebrauchsanleitungen lesen sich wie der Beipackzettel eines gefährlichen Medikamentes.

In der Zeitschrift **'ADAC-Motorwelt'** war im Juni 1993 und in einigen Ausgaben danach zu lesen: "Im Sinne der Vorsorge sollte man die Belastung so klein wie möglich halten. Benutzen Sie Mobiltelefone nicht im Auto. Die Funkwellen werden von der Stahlkarosserie ins Wageninnere reflektiert, dadurch wird die Übertragungsqualität gemindert und die Strahlenbelastung erhöht. Außerdem kann die Autoelektronik gestört werden. Halten Sie die Antennen so weit von sich weg wie möglich. Wer einen Herzschrittmacher trägt sollte lieber keine Handys benutzen." Weiter klärt der ADAC auf: "Im menschlichen Körper werden Signale auf ähnliche Weise übermittelt wie beim Funk. Denken, Sehen, Muskelbewegung, Wärme-, Tast- und Schmerzgefühl, Hormonproduktion, Schlaf und Krankheitsabwehr, alles das wird durch kleinste elektrische Entladungen gesteuert. Was passiert, wenn man diese Feinabstimmungen des Körpers mit einer wesentlich stärkeren Sendung überlagert? Der Verdacht liegt nahe, daß das die normalen Körperfunktionen aus dem Gleichgewicht bringt."

Telefonieren Sie **nie während der Fahrt**, um Unfälle durch Unkonzentriertheit zu vermeiden. Das Autotelefonieren während der Fahrt ist in Italien, Portugal, Spanien und der Schweiz verboten worden, wer erwischt wird, zahlt saftige Strafgelder. Andere Länder ziehen nach, Österreich plant zur Zeit, Deutschland wartet ab.

Im November 1997 schickte die 'ADAC-Motorwelt' 50 Testpersonen mit dem Auto auf die Straße und ließ sie beim Fahren mobiltelefonieren. Das Ergebnis fiel katastrophal aus. "Erst anhalten, dann telefonieren!", fordert der ADAC seitdem. Es gab reihenweise gefährliche Situationen durch Handyablenkung.

Die 'Wirtschaftswoche' in Heft 47/1997: "Das Handy am Steuer erhöht die Unfallgefahr drastisch. Das gilt auch für Freisprecheinrichtungen."

Rechtsmediziner der Kölner Universität haben sich im Oktober 1997 für ein Handyverbot im Auto ausgesprochen.

Studienergebnisse der **Bundesanstalt für Straßenwesen** und des **TÜV-Rheinland** belegen die hohe Unfallgefahr durchs Autotelefon. Wissenschaftler sprechen schon von regelrechten "Telefonierunfällen". Der gefährlichste Moment sei der Wählvorgang.

Der '**Sicherheitsreport**' fordert in der Januar-Ausgabe 1997: "Die Aufmerksamkeit muß sich auf das Fahren richten, nicht aufs Telefonieren!" Außerdem unterstreicht die Fachzeitschrift für Arbeitssicherheit noch einmal die Elektrosmoggefahr: "Die hochfrequenten Felder produzieren während des Telefonierens in der abgeschirmten Enge des Autos ein elektromagnetisches Gewitter."

Die '**Welt am Sonntag**' warnt in der Ausgabe vom 11.1.1998: "Telefonieren am Steuer ist gefährlich, auch mit Freisprechanlage!"

Der '**Focus**' in Heft 49/1997: "Die Unfallgefahr steigt um 400 Prozent. Telefonierende Autofahrer provozieren die gleiche Unfallgefahr wie Alkoholisierte mit 1,0 Promille. Unkoordinierte Lenkbewegungen, abrupte Bremsmanöver und das Überfahren von roten Ampeln sind die häufigsten Probleme."

Elektromagnetische Wellen: Schnurlose Telefone 217

Kanadische Forscher von der **Universität Toronto** fanden ebenfalls: "Telefonieren beim Autofahren hat ein vierfach höheres Unfallrisiko zur Folge. Handytelefonierer sind in ihrer Fahrtüchtigkeit ähnlich eingeschränkt wie Betrunkene."

Den ersten Toten und drei Schwerverletze gab es nach dem Verkehrsunfall im November 1996 auf der Autobahn 66 durch einen 29jährigen handytelefonierenden Fahrer. Auf der Autobahn bei Innsbruck wurde der Wagen eines Erlanger Redakteurs von einem Sattelschlepper zerquetscht, weil der Fahrer auf sein Handy und nicht auf den Straßenverkehr achtete. Auf der B 13 bei Ansbach gab es zwei Tote, weil der Fahrer eines Kleintransporters beim Telefonieren ins Schleudern kam und gegen einen Lkw prallte.

Schnurlose Telefone

Schnurlose nennt man jene funkenden Haustelefone, die in einem Bereich von etwa 50 bis 200 Metern ohne Kabel auskommen und deren kleine Basisstationen (meist gleichzeitig die Ladestationen der Akkus) in den eigenen vier Wänden auf Schreib- oder Nachttischen stehen. Sie funktionieren ganz nach Mobilfunkmanier und ahmen im Kleinen nach, was die größeren Brüder, die echten Handys, ihnen vormachen.

Es gibt drei unterschiedliche technische Standards, nach denen diese Schnurlosen hergestellt werden:

CT-1-Plus bewährt sich seit Jahren auf dem internationalen Markt.

CT-2 kam aus den USA hinzu (CT steht für Cordless Telephone).

DECT (Digital Enhanced Cordless Telecommunications) drängt aktuell in die Verkaufsregale.

Fast alle bekannten Anbieter wie Bosch, Grundig, Hagenuk, Panasonic, Philips, Quelle, Samsung, Siemens, Sony, Telekom... produzieren ihre Telefone nach diesen drei Standards.

CT-1-Plus-Schnurlose und deren Basisstationen senden vergleichsweise **schwache** und *nicht gepulste* analoge Wellen aus, und das nur dann, wenn wirklich telefoniert wird. So sollte es sein.

CT-2-Schnurlose und deren Basisstationen senden auch relativ **schwache**, aber *gepulste* digitale Wellen, und das ebenfalls nur dann, wenn wirklich telefoniert wird. Gepulste Wellen gelten als biologisch kritischer als ungepulste, das weiß man inzwischen vom Mobilfunk.

DECT-Schnurlose und deren Basisstationen senden dagegen relativ **starke** und *gepulste* digitale Wellen, und (das ist besonders wichtig) die Basistationen **senden mit voller Leistung nonstop**, Tag und Nacht, auch wenn gar nicht telefoniert wird. Gepulster Elektrosmog zu Hause und darüber hinaus, ohne Unterbrechung.

Deshalb, wenn Sie keine gepulste Dauerstrahlung wollen: Vorsicht in der Nähe dieser schnurlosen Telefone nach DECT-Standard, egal welcher Hersteller sie baut.

CT-1-Plus-Telefone senden mit **10 mW** (Milliwatt) Leistung im hochfrequenten Bereich von 885 bis 935 MHz (Megahertz), ohne Puls.

CT-2-Telefone senden ebenfalls mit nur **10 mW** Leistung, hier im Bereich von 864 bis 868 MHz, gepulst mit 500 Hz.

DECT-Telefone senden mit **250 mW** Leistung bei 1800 bis 1900 MHz, gepulst mit 100 Hz.

Achtung, in den DECT-Infos steht meist, die Telefone würden mit nur 10 mW senden. Das ist eine Mogelpackung, weil sich das auf einen rein rechnerischen Mittelwert von Puls und Pause bezieht, der echte Spitzenwert liegt bei 250 mW und somit durchaus schon im Bereich der Leistungen von D- und E-Netz-Handys.

Ich habe bei Fachhändlern und in den Telefonläden meiner Umgebung nachgefragt. Kaum einer kannte den Unterschied der Standards, wußte ob gepulst oder ungepulst gesendet wird. Keiner konnte die besorgte und berechtigte Kundenfrage beantworten, ob die Geräte dauernd funken oder nur beim Telefonieren. Fragen Sie hartnäckig, lesen Sie in den Gebrauchsanleitungen und technischen Daten der Telefone nach, da steht es, zumindest meistens.

Schnurlose Telefone im Öko-Test

Der Öko-Test veröffentlichte im März 1996 den ersten Testbericht über schnurlose Telefone. Hier Auszüge aus dem Artikel von Eva Roth:

In die Kritik geraten sind Autotelefone, Handys und Sendetürme, die in den D- und E-Netzen senden. Denn die strahlen gepulste Wellen ab, die als schädlich gelten. In letzter Zeit häufen sich die Berichte von Menschen, sogar von Kindern, die über Schlafstörungen klagen, seit der D- bzw. E-Netz-Sender in der Nachbarschaft seinen Dienst aufgenommen hat. Immer mehr Wissenschaftler warnen vor den biologischen Risiken der gepulsten Strahlung. Gerichte werden hellhörig.

Trotz aller Bedenken und Kritik forciert die Telekommunikationsindustrie gepulst funkende Telefone. Dabei geht es nicht nur ums Telefonieren hinterm Steuer. Ein anderes funkendes Telefon wird mehr und mehr zum Massenartikel: das Schnurlose für zu Hause. Schon heute stehen vier Millionen Telefone ohne Kabel in deutschen Wohnungen. Man kann telefonierend von Zimmer zu Zimmer spazieren oder im Liegestuhl auf dem Balkon plaudern. Irgendwo in der Wohnung steht die unauffällige Basisstation, eine Mini-Sendeanlage. Die Sprache wird per Funk vom Handgerät zur Basisstation gesendet. Dort werden die Informationen verarbeitet, in das öffentliche Telefonnetz eingespeist und per Kabel an den Gesprächspartner weitergeleitet.

Wir wollten wissen, ob die kleinen schnurlosen Telefone für Zuhause ähnliche Risiken bergen wie die großen Brüder für unterwegs, die echten Mobilfunkhandys. Wolfgang Maes, Sachverständiger für Baubiologie und Umweltanalytik, und sein Kollege Helmut Merkel, Dipl.-Ing. für Elektrotechnik, haben für uns sieben Schnurlose auf Strahlung untersucht. Das Ergebnis: Vier sind nicht empfehlenswert. Deren Basisstationen strahlen stärker als die der anderen, sie senden gepulst, und sie strahlen zudem immer, egal ob man nun telefoniert oder nicht.

Für Wolfgang Maes sind diese Nonstop-Sender eine "zusätzliche kritische und unnötige Elektrosmogbelastung", die kaum ein Konsument einzuschätzen vermag, weil er nicht weiß, daß es hier um einen Dauerfeldverursacher geht und von den Verkäufern schlecht aufgeklärt wird. Mit diesen Schnurlosen hole man sich "den D-Netz-Sendemast quasi direkt ins heimische Wohnzimmer, Arbeits- oder Schlafzimmer".

Zwar sei die kleine Basisstation der Schnurlosen deutlich schwächer als ein großer D-Netz-Sendemast, doch mache die geringe Entfernung zum Körper den Feldstärkeunterschied wieder wett. Denn die Basis- und Ladestationen der Schnurlosen findet man im Alltag körpernah auf Nachttischen, Schreibtischen, in Wohnzimmerregalen oder auf der Fensterbank. Je nach Nähe zum Körper können die ganz Kleinen auf dem Nachtschränkchen feldstärker sein als die Großen auf den Türmen und Dächern der Städte, Dörfer und an den Autobahnrändern.

Nach den Messungen von Maes und Merkel verursachen Handtelefonapparate vergleichbar starke Strahlen wie Basisstationen. Allerdings senden die Handgeräte nur, wenn telefoniert wird, und sind deshalb nicht so problematisch wie ihre permanent funkenden Basisteile.

Aus technischer und gesundheitlicher Sicht ist wichtig zu verstehen, wie die Sprachübertragung funktioniert. Grob unterschieden wird zwischen analoger (ungepulster) und digitaler (gepulster) Technik.

Bei analoger (ungepulster) Übertragung sendet die meist im Hörer integrierte Antenne des Handgerätes hochfrequente elektromagnetische Wellen zur kleinen Basisstation. Auf diese Wellen wird die Sprachinformation aufmoduliert und drahtlos durch die Luft transportiert.

Der digitale (gepulste) Funk zerlegt die Sprache in winzige Teile, und diese Einzelinformationen werden über die elektromagnetische Welle zum Empfänger geschickt. Bei dieser Technik wird die hochfrequente Welle zudem niederfrequent zerhackt, periodisch getaktet: bei den Schnurlosen 100- oder 500mal in der Sekunde. Der technische Vorteil: Man kann so mehr Information transportieren.

Der Großteil der Branche setzt bei den schnurlosen Telefonen immer mehr auf die gepulste Technik nach DECT-Standard. Für die Industrie ist diese Technik eine feine Sache, für die Gesundheit offensichtlich problematisch. "Gepulste Strahlen", so Prof. Günter Käs von der Bundeswehruniversität in Neubiberg, "sind sehr aggressiv."

Bei unseren Versuchen wurde die maximale Strahlungsdichte der immer aktiven Basisstationen in Nanowatt pro Quadratzentimeter (nW/cm^2) gemessen. Hirnstromveränderungen traten laut Dr. von Klitzing, Medizin-Physiker der Universität Lübeck, und anderen Forschern im wissenschaftlichen EEG-Versuch bereits bei 100 nW/cm^2 auf.

Die Basisstation des von uns geprüften Hagenuk Home-Handys zeigte in 50 cm Entfernung 16.000 nW/cm^2. Dr. von Klitzing und Prof. Käs halten die von uns gemessenen Werte für kritisch. Empfindliche Menschen könnten bei dieser Belastung schon mit Symptomen wie z.B. Unwohlsein, Schmerzen und Schlafstörungen rechnen. Mehrere Studien, so die beiden Wissenschaftler, weisen darauf hin, daß neben der Feldstärke der immer gleichbleibende -also periodische- Puls und die Dauer der Strahlenbelastung entscheidend sind, ob biologische Effekte auftreten oder nicht. Beide Risikofaktoren, Puls und Dauer, gelten für die vier nicht empfehlenswerten Geräte und übertragen für all die Geräte, die nach DECT-Standard gebaut werden.

Alle Telefone wurden dem Alltag entsprechend gemessen: in einem 30 m^2 großen Altbauwohnzimmer mit Rauhfaserwänden, sparsamer Möblierung und wenig reflektierenden Flächen. Offizielle Standards fordern die Messung in abgeschirmten Meßlaboren, was auf den Wohnungsalltag nicht übertragen werden kann, da neben der Feldstärke auch die Reflexionen an Wänden, Scheiben, Spiegeln und Einrichtungsgegenständen die Meßwerte beeinflussen, ein Meßlabor aber nahezu reflexionsfrei ist und somit zu günstigeren Werten führt.

Maes hat die kleine Basisstation des Siemens Gigaset hinter eine 42 cm dicke massive Ziegelsteinwand in ein Nebenzimmer gestellt und gemessen, wieviel gepulste Strahlung von hier aus durch die Wand geht. Es waren 1.000 nW/cm^2, eine Belastung, die nach Dr. von Klitzing zehnmal so hoch ist wie jene, bei der man im EEG nachweist, daß sie unsere Hirnströme durcheinanderbringt. Die im Kellergeschoß aufgestellte Basisstation verursachte im Erdgeschoß darüber immer noch Strahlungsdichten der EEG-auffälligen Stärke von 100 nW/cm^2, die im Nachbarhaus auf der Fensterbank positionierte ebenfalls.

Elektromagnetische Wellen: Schnurlose Telefone im Öko-Test 221

Einige der Schnurlosen im Test schafften im Innenraum noch im Umkreis von 3 bis 5 Metern die kritische 100 nW/cm²-Marke, die zu EEG-Effekten führen soll, siehe die folgende Meßergebnistabelle.

Die DECT-Ingenieure erklären, warum denn die Basisstationen der gepulsten Schnurlosen Dauersender nach DECT-Standard sein müssen: Man kann an eine Basisstation mehrere Handgeräte anschließen, die wiederum untereinander kommunizieren können. Deshalb müsse die Basisstation ständig mit den Handgeräten in Kontakt bleiben.

Es geht allerdings auch anders. So funkt das digitale Sony-Gerät DCT 200 nur beim Telefonieren, also nicht nonstop. Erst wenn man den Hörer hochhebt und sprechen will, wird die Verbindung zur Basisstation hergestellt. Außerdem hat die Basisstation des Sony ein eingebautes normales Telefon, was nach altem Brauch über Kabel läuft. Man hat hier also die Wahl: Funk oder Kabel. Das Sony funktioniert nach dem weltweit verbreiteten digitalen CT-2-Standard.

Siemens ist überzeugt, daß sich die neue DECT-Technik durchsetzt: "In ein paar Jahren werden über 90 % aller Schnurlosen DECT-Telefone sein." Das Bundesamt für Strahlenschutz hält, im Widerspruch zu vielen Wissenschaftlern, die gepulsten Home-Handys für unriskant und gibt damit grünes Licht für die Industrie.

Demnächst sollen ganze Städte übersät sein mit hunderten von DECT-Sendern. Wenn 1998 das Telefon-Monopol fällt, dann werden weitere Firmen Telefonverbindungen anbieten. Die RWE-Telliance ist eine der Gesellschaften, die in den Markt einsteigt. Sie will ein flächendeckendes Telefonnetz aufbauen. Straßen aufreißen und neue Kabel legen ist zu teuer. Bleibt der Funk. Zur Zeit wird das in der Innenstadt von Gelsenkirchen erprobt. Hier wurden 96 Sender in zwei Stadtteilen auf Häuser und an Straßenlaternen montiert. Dies Mini-Ortsnetz funktioniert mit der gepulsten Technik der Schnurlosen.

Soweit der Öko-Test. Folgend ein Auszug der Meßergebnisse in Nanowatt pro Quadratzentimeter (nW/cm²). Fett gedruckt sind die Werte über 100 nW/cm², die nach Dr. von Klitzing das EEG verändern, was nur bei gepulster Strahlung geschieht, nicht bei ungepulster:

Schnurlos-Telefon	Standard	30 cm	50 cm	1 m	5 m	10 m
Hagenuk Home Handy	DECT	**44.400**	**16.000**	**4.000**	**160**	40
Telekom Sinus 431 D	DECT	**40.500**	**14.600**	**3.600**	**150**	30
Siemens Gigaset 910	DECT	**38.600**	**13.900**	**3.500**	**140**	30
Philips CP-5002	DECT	**17.000**	**6.100**	**1.500**	60	10
Sony DCT-200	CT-2	**300**	**100**	30	1	< 1
Telekom Sinus 53	CT-1-Plus	**1.100**	**400**	**100**	4	< 1
Samsung Topline	CT-1-Plus	**800**	**300**	70	3	< 1

GAP erweiterte 1997 den DECT-Standard. GAP (Generic Access Profile) gewährleistet, daß DECT-Telefonsysteme verschiedener Hersteller miteinander optimal kommunizieren können. Wenn Sie hier in diesem Buch oder in den technischen Unterlagen des Schnurlosen GAP lesen sollten, dann wissen Sie jetzt, GAP und DECT meinen das gleiche.

Mit den kleinen Basisstationen der DECT- bzw. GAP-Haustelefone holen Sie Feldstärken ins heimische Wohn- oder Schlafzimmer, die denen in der Umgebung von D- oder E-Netz-Sendeanlagen ähneln. Es kommt auf den Abstand an. Ein ganzer Raum ist ausgefüllt mit biologisch relevanten periodisch gepulsten Signalen, ob telefoniert wird oder nicht.

Wenn eine DECT- bzw. GAP-Basisstation in einem Haus steht, dann messe ich deren Signale im gesamten umgebenden Wohngebiet, auf der Straße, im Garten, beim Nachbarn, nebenan im Kinderzimmer, je näher am Feldverursacher desto deutlicher, durch Mauern hindurch strahlend, je nach Situation bis zu 50 Meter weit.

Was tun? Möglichst immer normale Kabeltelefone benutzen. Drahtlose Telefone nur als Zweitapparat anschaffen und nur gezielt einsetzen, z.B. beim Arbeiten im Garten oder im Keller. Immer nur kurz drahtlos Telefonieren. Analog sendende Telefone (ohne Puls) sind, nach allem was man bisher weiß (und das ist noch nicht viel!), biologisch unkritischer als digital (mit Puls) sendende. Analog sendende CT-1-Plus-Telefone bewähren sich seit Jahren auf dem Markt, und es gibt sie weiterhin in den Fachgeschäften, auch wenn die DECT-/GAP-Dauerstrahler immer mehr zum Marktführer aufsteigen.

Ein Kunde sprach **Siemens** an und wollte seinen Dauerstrahler wieder loswerden, aus Vorsorge. Der Hersteller des DECT-Telefons 'Gigaset' reagierte im August 1996: "Der Gebrauch schnurloser Telefone gilt als gesundheitlich unbedenklich. Gemäß der Strahlenschutzkommission ist ein Sicherheitsabstand des Kopfes zur Antenne nicht erforderlich. Ihr Gigaset funktioniert einwandfrei. Das Gerät ist nicht fehlerhaft. Wir wünschen eine immer gute Verbindung mit Ihrem Gigaset."

Schnurlose Telefone und 'Stiftung Warentest'

Geht es statt um biologische um **technische Störungen**, dann empfiehlt Siemens auf Anfrage der Zeitschrift 'Test' (siehe auch nächster Absatz), ein DECT-Telefon gegen ein analoges beim Händler umzutauschen, denn "die Telefone können die Technik der Umgebung stören", darauf sei in der Gebrauchsanleitung ausdrücklich hingewiesen. Pech für Siemens, daß sie nur noch DECT-Telefone bauen und keine analogen mehr. Die logische Konsequenz nach Siemens-Empfehlung, wenn es zu Hause oder am Arbeitsplatz technische Störungen dank DECT-Strahlung gibt: Siemens umtauschen gegen Telekom oder andere Hersteller..., die haben analoge Telefone nach CT-1-Plus im Repertoire.

Die **'Stiftung Warentest'** schreibt in 'Test' (Heft 7/1997): "DECT-Telefone vertragen sich nicht mit elektronischen Geräten, z.B. mit Satellitenempfängern, trotz CE-Zeichen und Erfüllung der EU-Richtlinie. Es gibt wegen der Telefone häßliche Streifen im Fernsehbild. Die Basisstation stand dabei nicht einmal im selben Raum. Die Entfernung betrug zehn Meter, zwischen Satellitenreceiver und Basisstation war eine Decke und eine Wand. Auch für Hörgeräte, andere Telefone und Stereoanlagen ist die gepulste Mikrowellenfrequenz der DECT-Telefone starker Tobak. Geräte fiepen, brummen oder versagen. Mit analogen schnurlosen Telefonen gibt es überhaupt keine Probleme." 'Test' auf die Frage, ob DECT-Telefone elektronische Umweltverschmutzer sind: "Alle geprüften DECT-Telefone verursachten Störungen." 'Test' fordert: "Vereinbaren Sie ein Umtauschrecht, probieren Sie das Telefon aus. Schreiben Sie bei Problemen an die Hersteller und bitten Sie um Kulanz. Je mehr reklamieren, desto größer der Druck auf die Anbieter." Zur allgemeinen Qualität der DECT-Schnurlosen kritisiert 'Test': "Digitale Geräte schneiden in Gebäuden schlechter ab als analoge."

Satellitenreceiver, Fernsehapparate, Stereoanlagen, Hörgeräte und andere elektronische Geräte lassen sich durch DECT-Signale stören, das noch in zehn Metern und durch Wände hindurch. Für Hirne und Nerven sehen Industrie und Strahlenschützer keine Notwendigkeit für Sicherheitsabstände, nach deren Ansicht könnten Sie den gepulsten Dauerbrenner unters Kopfkissen legen... Erinnern Sie sich: Mit technischen Störungen ist ab einer Feldstärke von 100 µV/m zu rechnen, der Personenschutz nach EU-Norm liegt bei 100 V/m. Dem Menschen und der Umwelt mutet man millionenmal mehr zu als technischen Geräten.

Die meisten Schnurlos-Käufer brauchen Dauersender überhaupt nicht. Die DECT-Basisstationen senden ja nur deshalb nonstop, um ständigen Kontakt zu vier, fünf oder noch mehr Telefonapparaten und Nebenstellen halten und untereinander kommunizieren zu können, oder für andere technische Spielereien, für die CT-1-Plus-Telefone nicht geeignet sind. Der größte Teil der Konsumenten will aber nur ein einziges schnurloses Telefon für die Wohnung, eventuell noch ein oder zwei Handapparate dazu, und braucht gar keine fünf Homehandys, Nebenstellen oder sonstigen Spielereien. Warum dann dauernd senden?

Inzwischen gibt's schnurlose Telefondosen. Siemens und Hagenuk kamen auf diese Idee. An einer mobilen TAE-Dose werden Telefone, Faxgeräte, Anrufbeantworter... angeschlossen, alles nach DECT-Standard, gepulste Dauerstrahlung inklusive. Vernetzte DECT-Systeme ziehen in Bürogebäude und Verwaltungen ein, jede Etage eine eigene Basisstation in Fluren, Zwischendecken, Schränken und sogar Toiletten.

Ab 1998, dem Ende des Telekom-Monopoles, denken die neuen Telefon-Anbieter nach, wie sie Telefonverbindungen ins Haus des Kunden bekommen (siehe auch Seite 199 und 221). DECT ist eine Möglichkeit.

Tausende Sender, klein wie Zigarrenkisten, könnten an Laternen, Bäumen, Ampeln oder Häusern installiert werden, um die hohen Kosten für Erdversorgungsleitungen zu umgehen. In einigen Städten Italiens gibt es bereits seit 1997 die DECT-Totalversorgung der Telecom Italia. 1998 soll das schnurloses Funknetz in allen italienischen Städten ausgebaut sein. Dafür sind 100.000 (!) DECT-Basistationen notwendig.

Erste Fallbeispiele: Schnurlose DECT-Telefone

Seit 15 Jahren machen wir Hausuntersuchungen. 12 Jahre lang gab es keine Klagen über schnurlose Telefone. Vor knapp drei Jahren, mit der Einführung des neuen DECT-Standards, gingen die Klagen bei uns und den Ärzten, mit denen wir zusammenarbeiten, los.

Signale vom Nachbarn

Sabine Willems aus Krefeld ließ ihr neues Haus vor dem Umzug baubiologisch untersuchen. Sie fühlte sich hier wohl und schlief gut, so auch ihr Mann Christoph und ihr Sohn Daniel. Nach drei Jahren ging es mit der Schlafqualität bergab, jede Nacht Beschwerden, jeden Morgen wie verkatert, Kopfschmerzen, schlechte Laune. Mann und Sohn hatten kaum Probleme. Die 35jährige konsultierte Ärzte, experimentierte mit Bettverstellungen, versuchte es auf allen Ebenen, sechs Monate lang, keine Besserung. Dann eine erneute baubiologische Messung. Die zeigte starke DECT-Signale. Die Signale kamen vom Nachbarn, sein Telefon stand in Sichtkontakt auf der Wohnzimmerfensterbank, sieben Meter von Frau Willems Bett entfernt. Der Nachbar ließ sich über die DECT-Technik aufklären und tauschte sein digitales Schnurloses gegen ein analoges. Ein Jahr ist vergangen. Sabine Willems hat seit der Beseitigung des Telefons keine Beschwerden mehr.

Wie neugeboren

Helga Gollers aus Schwalmtal ist MS-krank und inzwischen pflegebedürftig. Plötzlich ging es ihr rapide schlechter, sie nahm in einem Jahr 30 Kilo ab, konnte kein Essen mehr bei sich halten, nicht einmal mehr Sprudel, ihr war ständig übel, die Kopfschmerzen wurden unerträglich. Sie führte das auf ihre Krankheit zurück und befürchtete schon das Schlimmste, wunderte sich aber, daß es ihrem Mann auch schlechter ging und er jede Nacht Kopfschmerztabletten brauchte. Die 50jährige: "Wir waren fertig und verzweifelt und wußten nicht weiter. Da kam mein Arzt auf die Idee, unser neues DECT-Telefon aus der Steckdose zu ziehen. Wir hatten das ein Jahr zuvor gekauft, die einzige Veränderung im Schlafraum. Es stand auf unserem Nachttisch zwischen den Betten, nah am Kopf. Das war's! Danach ging es uns täglich besser, es war wie ein Wunder. Mein Mann brauchte keine Tabletten mehr, meine schreckliche Übelkeit war weg. Wir fühlten uns wie neugeboren!" Frau Gollers hat in den letzten Monaten wieder 10 Kilo zugenommen. "Seitdem warnen wir in der Familie und im Freundeskreis vor diesen Telefonen. Wir haben Rückmeldungen bekommen, daß es einigen nach der Beseitigung der DECT-Geräte auch besser ging."

Wieder ganz die Alte

Seit der Anschaffung eines DECT-Telefons war es aus mit dem Schlaf der kleinen **Susan** aus Dortmund. Das Telefon stand im Wohnzimmerregal, auf der anderen Seite der Wand lag die 5jährige in ihrem Bettchen, hatte seitdem Ängste, Schwindel, Schweiß und Alpträume, alles Symptome, die es vorher nie gab. Sie machte wieder ins Bett. Seit der Abschaffung dieses Telefons ist Susan wieder ganz die 'Alte'.

Betablocker gegen ein Telefon

Der 38jährige **Notar** aus Neuss konnte auch kaum noch schlafen, klagte über Kopfschmerzen und andere Beschwerden. "Ich hatte das Gefühl, ich werde ganz plötzlich ganz alt, bekam Bluthochdruck, wurde vergeßlich, nervös, hatte Herzrasen. Die Blutdruckwerte lagen im Mittel bei 150 zu 110, obwohl ich normalerweise zu niedrigem Blutdruck neige." Er bekam Betablocker. Bei den baubiologischen Untersuchungen fielen die DECT-Signale aus der Wohnung des Nachbarn auf. Der wußte nicht, daß er einen Dauersender gekauft hat, ärgerte sich und kaufte einsichtig ein anderes Schnurloses. Der Notar: "Es war schon verblüffend, mein Befinden hellte in wenigen Tagen auf, nach nur einer Woche habe ich die Betablocker abgesetzt. Warum wird man nicht besser informiert? Wer weiß schon, daß hier ein Gerät ständig sendet? Ich glaube, wenn es die Leute wüßten, wären sie vorsichtiger."

Klagen aus dem Telefonladen

Die **Mitarbeiterin** eines Telefonladens: "Ich verkaufe seit 10 Jahren Telefone und berate die Kunden. Seit zwei Jahren habe ich im Laden nur noch Kopfschmerzen und kann mich kaum konzentrieren. Meine Kollegin klagt ähnlich. Wir haben einmal all unsere DECT-Telefone für einen Tag aus den Steckdosen gezogen, und die Probleme waren weg."

Mir liegen inzwischen 25 provozierende Fallbeispiele vor, diese ähneln den geschilderten. Erwachsene und Kinder reagierten gleichermaßen, nicht immer, aber verdächtig oft. Fast immer zeigten sich die elektrosmogverursachenden und nun aufgeklärten Nachbarn einsichtig und versprachen -auch im eigenen Interesse- diese umzutauschen oder ein anderes zu kaufen. Oder sie zogen die DECT's nachts aus der Steckdose, um zu ein paar ungestörten Regenerationsstunden zu kommen. Einige Betroffene haben den Nachbarn das Telefon bezahlt, oder es wurden die Kosten geteilt. In acht Fällen wollten die Kunden, nachdem sie die Messungen erlebten und das Getöse aus den Lautsprechern der Meßgeräte hörten, daß ich das Telefon gleich mitnehme.

Im Äther tummelt sich's

Die Welt besteht nicht nur aus Mobil- und Datenfunk und schnurlosen Telefonen. Fast unüberschaubar viele Frequenzbelegungen und Funkarten füllen den Äther nahezu völlig aus und bestrahlen unsere Lebensräume mit hochfrequenten elektromagnetischen Wellen im Bereich von etwa 10 kHz (Kilohertz) bis über 200 GHz (Gigahertz). Hier eine Kurzübersicht der Frequenzbereiche:

von	3 kHz	bis	30 kHz	VLF	(very low frequency)
von	30 kHz	bis	300 kHz	LF	(low frequency)
von	300 kHz	bis	3 MHz	MF	(medium frequency)
von	3 MHz	bis	30 MHz	HF	(high frequency)
von	30 MHz	bis	300 MHz	VHF	(very high frequency)
von	300 MHz	bis	3 GHz	UHF	(ultra high frequency)
von	3 GHz	bis	30 GHz	SHF	(super high frequency)
von	30 GHz	bis	300 GHz	EHF	(extrem high frequency)

Im **VLF**-Bereich tummeln sich z.B. Navigation, See- und Festfunkdienste. Im **LF**-Bereich dazu die Radio-Langewelle. **MF** bietet anderen Radiosendern Platz, der Mittelwelle, auch der Flug- und Seenavigation, dem Ortungs- und Landfunk. **HF** sendet Flug-, Amateur-, Erkundung-, Astronomie- und andere Funkdienste sowie Rundfunk, Satelliten, CB-Funk, Walkie-Talkies, Babyphone, ferngesteuertes Kinderspielzeug... **VHF** steht der Kurzwelle, Ultrakurzwelle, Fernsehen und Weltraumforschung zur Verfügung sowie beweglichen und festen Funkdiensten. **UHF**, das sind Fernsehen, Satelliten, Wetter- und Amateurfunk, Flugnavigation und weitere Dienste sowie Radar und die meisten Mobilfunknetze. Im **SHF**- und **EHF**-Bereich gibt es hunderte Sender, Satelliten und feste Funkdienste, Amateurfunk und Erderkundung. Zu alledem kommen noch unzählig viele Sender, Radar- und Überwachungsanlagen des Militär. Hier eine kurze Aufstellung der wichtigsten Sender mit der Zuordnung der Frequenzen oder Frequenzbereiche:

Lawinensonden zum Aufspüren verschütteter Personen	2,2	kHz
Induktionsfunk (z.B. zur Garagenöffnung)	5-135	kHz
Omega-Navigation	10-13	kHz
Diebstahlsicherungsanlagen (Kaufhäuser) [ ]	10-100	kHz
Marine-Sender DHO, DCF... (Verbindung zu U-Booten)	18-51	kHz
Land-, Flug-, Nachrichten- und Ortungsfunkdienste	ab 20	kHz
Zeitzeichen (z.B. für funkgesteuerte Uhren)	20-77	kHz
Wetternachrichten	46-147	kHz
Decca-Navigation	70-129	kHz
Loran-Navigation	100	kHz
Langewelle (Rundfunk LW)	148-400	kHz
Flug- und Seefunkfeuer	250-526	kHz
Seefunkdienste	ab 415	kHz
Mittelwelle (Rundfunk MW)	526-1606	kHz

Elektromagnetische Wellen: Im Äther tummelt sich's

BOS-Funkanwendungen (Frequenzen bis über 174 MHz)	ab 1,6 MHz
Amateurfunk (Frequenzen bis über 5 GHz)	ab 1,8 MHz
Kurzwelle (Rundfunk KW)	3,9-26 MHz
ISM-Funkanwendungen (Frequenzen bis 25 GHz)	ab 12 MHz
Radioastronomiefunkdienste (Frequenzen bis 60 GHz)	ab 25 MHz
CB-Funk, Walkie-Talkies, Babyphone, Kinderspielzeug	26-27 MHz
Kurzwellen-Diathermie (Medizin)	27 MHz
Drahtlose Mikrofone und Kopfhörer	30-38 MHz
Modellfernsteuerungen	34-41 MHz
Betriebsfunk (verschiedene Frequenzen)	34-470 MHz
Personenrufanlagen	39-70 MHz
TV Band 1 (Fernsehen VHF), vorgesehen für T-DAB	47-68 MHz
Eisenbahn (verschiedene Frequenzen)	68-470 MHz
Polizei, Feuerwehr, Hilfsdienste (und andere Frequenzen)	74-86 MHz
Flugfunkfeuer, Flugsicherung	75-137 MHz
Euro-Signal (wird 1998 eingestellt)	87 MHz
Ultra-Kurzwelle (Rundfunk UKW), vorgesehen für T-DAB	87-108 MHz
Flugsicherung (auch andere Frequenzen bis 335 MHz)	108-117 MHz
Flugfunk (verschiedene Frequenzen)	118-390 MHz
Wettersatelliten (verschiedene Frequenzen)	137-406 MHz
B-Netz-Mobiltelefon (wird 1998 eingestellt)	148-162 MHz
Taxifunk (auch andere Frequenzen)	148-163 MHz
Binnenwasserstraßenfunk, UKW-Seefunk	156-164 MHz
European Radio Message System (Ermes)	169 MHz
TV Band 3 (Fernsehen VHF)	174-223 MHz
Reportagefunk (verschiedene Frequenzen)	174-790 MHz
Richtfunk (zahlreiche Frequenzen auch über 1 GHz)	ab 230 MHz
Bündelfunk Tetra [ ]	380-393 MHz
Datenfunk (zahlreiche Frequenzen bis 64 GHz)	ab 400 MHz
Bündelfunk Tetrapol	410-430 MHz
Datenfunk Modacom	417-437 MHz
Funkrufdienste Quix, Telmi...	448 MHz
C-Netz-Mobiltelefon Telekom/DeTeMobil	451-465 MHz
Polizei, Feuerwehr, Hilfsdienste, Taxifunk	457-467 MHz
Deutscher Funkrettungsdienst	459 MHz
Funkrufdienste Cityruf, Scall, Euromessage, Inforuf...	466 MHz
Personenrufanlagen	468-469 MHz
Auto-Notmeldesystem	469-470 MHz
TV Band 4 (Fernsehen UHF)	470-790 MHz
Drahtlose Mikrofone	798-830 MHz
Schnurlose Telefone CT-2 [500 Hz]	864-868 MHz
Bündelfunk Tetra [ ]	870-921 MHz
Eisenbahn-Mobilfunk GSM-R [217 Hz]	876-925 MHz
D1-Netz-Mobiltelefon Telekom [217 Hz]	880-960 MHz
D2-Netz-Mobiltelefon Mannesmann [217 Hz]	880-960 MHz
Schnurlose Telefone CT-1-Plus	885-932 MHz
Mikrowellenherd Gewerbe [50 Hz]	915 MHz
Flugsicherungsanlagen, Flugnavigation	960-1215 MHz

Sicherungsanlagen, Diebstahlüberwachung (Kaufhäuser)	1-10 GHz
Radar (Militär, Schiffahrt, Luft, Wetter...) [verschiedene]	1-12 GHz
Richtfunk (Frequenzen auch unter 1 GHz und bis 64 GHz)	1-28 GHz
Satellitennavigationssysteme GPS, GLONASS...	1,2-1,6 GHz
Flugsicherungsradar [verschiedene]	1,3 GHz
Digitaler Rundfunk T-DAB und S-DAB	1,45-1,49 GHz
Inmarsat	1,5-6,5 GHz
Iridium-Netz [ ]	1,61-1,62 GHz
Passagiertelefon in Flugzeugen TFTS	1,67 GHz
zukünftige Funktelefonnetze [ ]	1,7-2,2 GHz
E1-Netz-Mobiltelefon E-Plus [217 Hz]	1,71-1,88 GHz
E2-Netz-Mobiltelefon VIAG [217 Hz]	1,71-1,88 GHz
Schnurlose Telefone DECT [100 Hz]	1,88-1,9 GHz
zukünftige DECT-Netze, auch öffentliche [100 Hz]	1,9-1,92 GHz
zukünftige Mobilfunknetze UMTS / FPLMCS [217 Hz]	1,92-2,17 GHz
Satelliten-Mobilfunk MSS (ICO...) [ ]	1,98-2,2 GHz
Drahtlose Fernsehkameras	2,3-2,4 GHz
Bewegungsmelder (auch 9,3 GHz und über 20 GHz)	2,4 GHz
Datenfunk (Rlan)	2,4-2,5 GHz
Mikrowellenherd Haushalt [50 Hz]	2,45 GHz
Flughafen (zivil) [verschiedene]	2,7-3,4 GHz
Intersputnik	3,4-14,5 GHz
Intelsat	3,6-14,5 GHz
Satellitenfunkanlagen	4-40 GHz
Fluglandesysteme	5-5,2 GHz
Datenfunk (Hiperlan)	5,1-5,3 GHz
Funkanlagen für Vermessungszwecke (auch 33-36 GHz)	5,4-5,7 GHz
Datenübertragung im Straßenverkehr (Drive)	5,8 GHz
Wasserstraßenüberwachung	8-9 GHz
Flugsicherung	9-9,2 GHz
Küsten- und Schiffsradar (auch 5,5 GHz) [verschiedene]	9-9,5 GHz
Straßenverkehrs- / Geschwindigkeitsradar [verschiedene]	9-34 GHz
Satelliten-Fernsehen	ab 10 GHz
Astra	10,7-11,7 GHz
Eutelsat	10,7-14,5 GHz
Kopernikus	10,7-20 GHz
TV-Sat	11,7-18 GHz
V-Sat	12,5-14 GHz
Euteltracs	14 GHz
Flugsicherung	14-15,5 GHz
Datenfunk (Rlan, auch 59-64 GHz)	15,7-17,3 GHz
Erdfunkstellen (auch 14 GHz)	29,5-30 GHz
Terrestrische TV-Verteilung	40-42 GHz
Datenübertragung im Straßenverkehr (Drive, Race)	59-66 GHz
Abstandsradar für Autos AWR [ ]	76-81 GHz
Funkdienste, Richtfunk, ISM-Anwendungen und Satelliten für Amateurfunk, Astronomie, Erderkundung, Militär, Weltraumforschung, Wetter...	bis 275 GHz

Die Taktfrequenz der periodisch gepulsten Hochfrequenzstrahlung finden Sie, soweit bekannt, in eckigen [ ] Klammern. Einen umfassenden Einblick in die gesamte Senderverteilung (ausschließlich Militär) erlaubt die 'Übersicht der Frequenzbereichszuweisungen', Sie bekommen sie beim Bundesamt für Post- und Telekommunikation in Bonn.

Der **Satellitenmarkt** boomt, nicht nur fürs Telefon. Es wird via Satellit alles erfaßt, untersucht, kontrolliert und versorgt, was sich auf Erden rührt. Das im Namen militärischer Sicherheit, wissenschaftlicher Forschung, Nachrichtenübermittlung oder Wettererkundung. Allein der TV-Satellit Astra überträgt zur Zeit fast 100 analoge und über 170 digitale Fernsehprogramme und nochmal so viele Radioprogramme. Dabei stehen wir erst am Anfang der digitalen Rundfunkübertragung.

Es gibt **Autos**, die ständig Kontakt zum Satelliten haben und von ihm die Nachricht empfangen, wo man sich gerade auf der Welt befindet. Das kann praktisch werden, wenn man sich in der Wüste verfahren und die Landkarte vergessen hat. Auf diese Weise erfährt der Spediteur in Hamburg vom Satelliten, ob sein Brummi in Kufstein an der Grenze steht oder schon in Innsbruck angekommen ist. **GPS** (Global Position System) heißt das Zauberwort oder Satellitennavigationssystem. Es wird zunehmend auch im Flug- und Schiffsverkehr betrieben.

Heute gibt es **Computer**, die Signale zum Satelliten schicken und von da aus mit der ganzen Welt kommunizieren, das heißt Daten austauschen. Kleine Notebooks, auf Reisen im Aktenkoffer immer dabei, nutzen die Mobilität ohne Grenzen und funken alle Daten per Satellit in 96 Länder. Die Industrie verspricht bis zum Jahr 2000 die flächendeckende Versorgung. Dann soll man im Auto, bei der Freundin oder wenn andere vor der Telefonzelle Schlange stehen, sein Minicomputerchen aufklappen und via All alle Winkel von Mutter Erde erreichen können. Apple, Hersteller der Macintosh-Computer: "Was sollte uns abhalten, das Notebook unter den Arm zu klemmen, sich ins Grüne zu setzen, und per Funk mit der restlichen Geschäftswelt in Kontakt zu bleiben?"

Der **Internet**-Datenverkehr geht ab 1999 in die Luft: Das amerikanische Unternehmen Sky Station schickt 250 Gasballons in 30 Kilometer Höhe. Tonnenschwere Sender hängen an diesen mit Helium gefüllten Riesenballons in der Stratosphäre und versorgen (bzw. bestrahlen) das Land in einem Radius von bis zu 600 Kilometern Durchmesser.

Keiner kennt die Größenordnung der geheimen Sendeanlagen des **Militärs** zu Lande, Wasser und in der Luft. Schwärme von Beobachtungssatelliten überfliegen den Globus und schicken Mikrowellenbündel. Gigantische Funkfeuer und Abtastradars sind an strategisch wichtigen Punkten positioniert oder lauern an Aufklärungsflugzeugen. Funkgesteuerte Lenksysteme für Raketenwaffen mit Atomsprengköpfen sowie Flugkörpern zur Raketenabwehr umspannen die Erde.

Pausenlos werden noch mehr Funktürme gebaut, noch mehr Satelliten ins All gejagt, noch mehr Amateurfunker geboren. Es geht von Jahr zu Jahr unkontrolliert und unbemerkt aufwärts mit der Strahlenintensität. Wenn Sie auf der Autobahn Köln-Frankfurt ins Land schauen, dann können Sie heute über 200 Sendeanlagen zählen. Vor fünf Jahren waren es noch unter 20, vor zehn Jahren keine 10. Der Mensch als lebende Antenne wird bald keinen Quadratmeter mehr ohne Wellensalat finden. Und er reagiert. Nur wie, das wissen die Fortschrittsgläubigen noch nicht. Wenn sie es einmal wissen sollten, dann kann es zu spät sein. Das kometenhafte Tempo neuer Technologien wird auch von den vielen mahnenden Forschungsergebnissen nicht gebremst.

Risikoforschung

Die Physikerin Dr. **Ute Boikat** vom Amt für Gesundheits- und Veterinärwesen in Hamburg warnt vor biologischen Risiken: "Obwohl klar ist, daß elektromagnetische Felder biologische Effekte auslösen, bleiben die Grundlagen dieser Effekte noch weitgehend ungeklärt. Je nach betroffenem biologischen System ist davon auszugehen, daß bestimmte Frequenz- und Intensitätsbereiche besondere Wirkungen haben."

Dr. **Hauke Brüggemeier** vom Landesamt für Immissionsschutz Niedersachsen sagte auf dem 'Hearing Elektrosmog' der Grünen in Hannover am 28.1.1992: "Die Auswertung der vorliegenden Literatur und viele Gespräche mit Wissenschaftlern und Betroffenen haben unmißverständlich gezeigt, daß elektrische, magnetische und elektromagnetische Felder, auch schon bei Feldstärken, wie sie im Alltag vorkommen, ein Gesundheitsrisiko darstellen. Es gibt viele Indizien, die eine weitere sorgfältige Beobachtung geboten erscheinen lassen. Eine Möglichkeit den Elektrosmog zu verringern, wäre z.B. die Leistung aller Sender im Kurz- und Mittelwellenbereich erheblich zu reduzieren. In Europa beträgt die Sendeleistung oft mehr als 1000 kW pro Sender. In den USA werden die Sender in der Regel nur mit 50 kW betrieben."

Diplom-Biologe **Andreas Kühne** berichtet in seinem Heft 'Mikrowellen', daß unter schwacher Mikrowellenstrahlung bei Ratten mit der Dosis auch Glukose und Cortison im Körper anstiegen, die Blut-Hirnschranke zusammenbrach und Streßhormone reichlicher produziert wurden. Bei stärkerer Strahlung kamen verminderte motorische Aktivitäten, Veränderung der Lernfähigkeit und Gewichtsverlust der Nebennieren. Für Menschen sind bei alltäglichen Strahlungsstärken Fruchtbarkeitsveränderungen bekannt, die Mißbildungsrate liegt höher, es gibt Häufungen von Früh- und Fehlgeburten sowie Sterilitätsprobleme.

Der deutsche Arzt Dr. **Karl-Heinz Braun-von Gladiß**, aktiv und erfolgreich tätig, als es um den Baustop des Lüneburger Senders ging, berichtet: "Kleinste Signalintensitäten genügen, um biologische Effekte zu erzeugen. Der Körper leitet elektromagnetische Signale ohne Intensitätsverlust weiter. Nervenzellen, der Gefäßbaum des Gehirns und andere Strukturen stellen gute Empfangsantennen für elektromagnetische Signale niedriger Intensitäten dar. Nicht alle können wir wahrnehmen, dennoch reagiert der Körper auf disee Signale. Er macht sich deren Information zu eigen und baut sie in sein eigenes Schwingungsprogramm ein. Die für die Steuerung unserer biologischen Funktionen wichtigen elektromagnetischen Natursignale können durch die technischen Signale verstärkt oder abgeschwächt werden, unbeeinflußt bleiben oder gelöscht werden. Das Resonanzmuster des biologischen Systems wird verändert. Es entstehen Symptome, deren Rückführung auf die Ursache unmöglich ist. Ob Freude oder Trauer, Aktivität oder Passivität, Blutdruckerniedrigung oder -erhöhung, das ist durch Änderung der Frequenz des äußeren Reizes beeinflußbar. Funkwellen treffen den Menschen in der zentralen Steuerung der Lebensvorgänge."

Dr.-Ing. **Georg Bahmeier** von der Bundeswehruniversität Neubiberg: "Der Mensch reagiert auf kleinste Hochfrequenzreize ab einer Leistung von 10 Picowatt pro Quadratzentimeter (pW/cm^2). Hier ist schon die veränderte Kalziumabgabe menschlicher Hirnzellen feststellbar. Je näher man an einem Sender lebt um so ungünstiger die Bedingungen. In der Gentechnik werden Mikrowellen sehr geringer Intensität eingesetzt, um Zellen und zu verändern."

Zwei neue Studien aus Großbritannien und Australien ergaben erhöhte Leukämieraten in der Nähe von Fernseh- und Radiosendern. Der Arzt Dr. **Mark Payne** hatte ungewöhnliche Leukämie- und Lymphomerkrankungen um eine Sendeanlage der BBC in Sutton Coldfield bei Birmingham festgestellt. Das veranlaßte die Wissenschaftlerin Dr. **Helen Dolk** vom Londoner Hygieneinstitut, die Krebserkrankungen um dem Sender statistisch zu erfassen. In einem Radius von einem halben Kilometer fand man eine neunmal höhere Leukämierate als im Landesdurchschnitt. Im Radius von einem Kilometer war sie doppelt erhöht. Mit zunehmender Distanz nahm die Leukämierate entsprechend ab und war erst in acht Kilometern Entfernung wieder im nationalen Durchschnitt. Wissenschaftliche Untersuchungen in der Nähe von vier Fernsehstationen in Sydney unter der Leitung von Prof. **B. Hocking** kamen zu vergleichbaren Ergebnissen. Im Umkreis von vier Kilometern war das Risiko für Kinder an Leukämie zu sterben doppelt so hoch.

Wissenschaftler der ganzen Welt deuten auf Gesundheitsrisiken hin. Aus den USA, Schweden, Australien und Neuseeland kommen aktuelle Meldungen über Hochfrequenz und Krebs, auch hier besonders wieder Leukämie und Hirntumore. Mediziner sehen Zusammenhänge mit Nerven- und Hormonstörungen. Es gibt viele offene Fragen. Sind Metalle im Körper, z.B. Hüftgelenke, empfängnisverhütende Spiralen oder Amalgamfüllungen unerwünscht gute Antennen?

Andere Wissenschaftler verniedlichen. So vermutet Prof. **Eduard David** von der Uni Witten-Herdecke "hinter den körperlichen Beschwerden der Elektrosensiblen vielmehr seelische Ursachen". Prof. **Dirk Peier**, EMV-Experte der Uni Dortmund, machte der Bild-Zeitung im Februar 1998 weis, Zellen hätten "einen dicken natürlichen Schutzpanzer" gegen Elektrosmog. "In jeder unserer Körperzellen stecken Feldstärken, die höher sind als Hochspannungsfelder."

Risikofeststellung in Schnaitsee...

Das **Veterinäramt Traunstein** stellte im April 1997 fest, daß die elektromagnetischen Strahlen von Sendern fähig seien, "Verhaltensänderungen und Stoffwechselstörungen mit zum Teil tödlichem Verlauf" bei Tieren zu verursachen. Was war passiert?

Mit seiner Milchviehherde hat Bauer **Josef Altenweger** aus Schnaitsee arge Probleme: mehrere Fehl- und Mißgeburten (6 in nur 9 Monaten), Gelenkentzündungen und krumme Beine (die Tiere können nicht mehr stehen), Abmagerung bis zum Skelett (mehrere mußten notgeschlachtet werden), Augenentzündungen (die Tiere reiben sich an Zäunen und Gegenständen unentwegt die Augen), Orientierungslosigkeit (einige laufen immer wieder in die Stacheldrahtzäune), nervöses Trippeln (teilweise stundenlang), ungewohnte Apathie, unerklärliche Hirntumore, unerwartetes Herzversagen, grundloses spontanes Verenden.

Als die Kühe in einen 25 km entfernten Hof gebracht wurden, da verschwanden die Symptome in kurzer Zeit, als sie wieder zurück in den Heimatstall neben den Sender kamen, waren sie wieder da.

Zusätzlich auffällig: Die Jungen der Schwalbenpärchen, die regelmäßig im Stall nisten, sterben kurz nach dem Schlüpfen. Überall in der Umgebung des Hofes stehen verkrüppelte und unbelaubte Obstbäume. All das wurde ausführlich gefilmt, fotografiert und dokumentiert.

Auch der Bauer und seine Familie sind ständig krank: Kopfschmerzen, Gliederschmerzen, Herzjagen, Magenkrämpfe, Schlaflosigkeit.

Behörden, Ärzte und Universitäten untersuchten das Vieh mehrfach, der Amtstierarzt war auf Altenwegers Hof Dauergast. Fütterungs- und Haltungsfehler konnten ausgeschlossen werden. Das Institut für Tierpathologie der Uni München schloß "akute oder entzündliche Organveränderungen" aus. Experten stritten sich um die Ursache der Phänomene. Es wurde nichts gefunden, was die weiter zunehmenden Probleme der Kühe und der Altenwegers erklären könnte, bis auf diesen Sendeturm in 290 Meter Entfernung vom Hof.

Günter Käs, Professor an der Bundeswehruniversität Neubiberg, stellte eine "hohe elektromagnetische Strahlung" fest, an einigen Stellen bis zu 1000 nW/cm². Der 150-Meter-Turm ist gemischt bestückt: Fernsehen, Radio, Eurosignal, Richtfunk, C-Netz und seit 1995 mehrere D-Netz-Sender. Käs vergleicht den Turm in Schnaitsee mit dem großen Fernsehturm am Olympiagelände in München: "Die gemessenen Werte sind etwa hundertfach höher als neben dem Turm in München. Beeinträchtigungen bei Mensch und Tier sind sehr wahrscheinlich."

Dr. Jürgen Schmid vom Traunsteiner Veterinäramt sah hier den einzig möglichen Zusammenhang und forderte: "Da bei den Tieren erhebliche Schmerzen, Leiden und Schäden im Sinne des § 2 des Tierschutzgesetzes auftreten, muß für sofortige Abhilfe gesorgt werden."

Für den weiteren Beweis forderten das Veterinäramt und die Grünen im Landtag in einem Dringlichkeitsantrag, die ganze Sendeanlage für zehn Tage abzuschalten. Am 16.10.97 nahm der Umweltausschuß des Bayerischen Landtags den Antrag an und beschloß die Durchführung einer wissenschaftlichen Studie am Sender in Schnaitsee.

Das Gesundheits- und Sozialministerium berief sich, wie könnte es anders sein, auf die offiziellen Grenzwerte und wiegelte ab. Gesundheitsministerin Barbara Stamm spricht von "unnötiger Verunsicherung der Bevölkerung" und mahnt zur Besonnenheit.

Volker Hartenstein von den Grünen: "Der Umweltausschuß des Landtags stellte fest, daß Harmlosigkeitserklärungen keine wissenschaftliche Grundlage haben. Das Ergebnis der nun eingeleiteten Studie wird Auswirkungen auf die biologische Beurteilung elektromagnetischer Strahlung und den weiteren Ausbau des Funks haben."

Steingaden...

Bauer **Peter Reßler** aus Steingaden bei Füssen steht ebenso ratlos da. Es gab auf dem Hof nie Probleme mit den Tieren. Dann passierten in den letzten zwei Jahren vier ungewöhnliche Fehlgeburten in der Kuhherde, nachdem in Hofnähe ein Sendemast errichtet wurde. "Das war schaurig. Ein Kalb kam mit einem Tumor im Maul zur Welt. Ein anderes konnte nicht stehen. Dem dritten wucherten bereits nach zwei Wochen die Hörner. Der Zuchtwart war ratlos, immerhin gilt unser Betrieb seit 200 Jahren als vorbildlich."

Wallerhausen...

In Wallerhausen östlich von Köln steht seit langen Jahren ein Sendeturm. Es gab nie Klagen aus der Bevölkerung. Vor fünf Jahren wurde zusätzlich das **Euro-Signal** auf diesem Turm installiert. Seitdem zeigten die Feldstärke- und Modulationsmeßgeräte Vollausschläge. Wie von Geisterhand öffneten sich Garagentore. Aus Telefonen und Lautsprecherboxen tönte das ewige 'Tütelütütü' des Euro-Signals. Radios kreischten und rauschten, Leuchtstoffröhren gingen ungebeten an.

Zwei Kinder mit drei Daumen und verkrüppelten Nieren wurden in Wallerhausen geboren. Auffällig viele Erwachsene beklagten Ohrenrauschen, Schmerzen, Schwindel, dauernde Müdigkeit und Schlafstörungen. Jeden Monat gab es in dem 300-Seelen-Örtchen einen neuen Hörsturz. Einige beklagten Nervenschmerzen, besonders im Gesicht. Der einst ruhige Ort stand Kopf. Man machte sich ernsthafte Sorgen.

Der Hof des Landwirtes **Eduard Schumacher** liegt direkt neben diesem Sendemast 'Waldbröl II'. Seit der Installation des Euro-Signales starb mehr Vieh als in den Jahrzehnten zuvor, es gab mehrere auffällige Fehlgeburten und Verkrüppelungen bei den Kälbern. Im Februar 1995 wurde ein Kälbchen mit zwei Köpfen und fünf Beinen geboren.

Die Bürger von Wallerhausen legten Protest ein, beschwerten sich bei den Behörden, informierten die Medien, kämpften gegen den Betreiber des Senders, die Telekom-Tochter DeTeMobil. Ende September 1995 kam dann das überraschende Fax der Telekom: Der Euro-Signal-Sender würde innerhalb der nächsten vier Wochen wieder abgebaut.

Ende September 1997, zwei Jahre nach dem Abbau, hört man aus Wallerhausen: Die technischen Störungen waren sofort verschwunden, die biologischen Probleme gehören der Vergangenheit an, es gab keinen Hörsturz mehr, keine Nervenschmerzen, die Leute schlafen wieder gut. Auch Bauer Schumacher ist zufrieden, sein Vieh ist gesund.

Vollersode...

Der Arzt für Allgemeinmedizin, Dr. **Egbert Kutz** aus Vollersode bei Bremen, stellte im Zeitraum von 1981 bis 1994 auffällig viele Hirntumorfälle in seiner kleinen Gemeinde fest, und das besonders bei Kindern. Er registrierte 3,5mal mehr Hirntumore als normal.

Der Verdacht richtete sich besonders gegen eine Radaranlage der Bundeswehr, aber auch gegen einen D1-Mobilfunkturm der Telekom. Die meisten Erkrankten und Gestorbenen lebten genau zwischen diesen beiden Sendeanlagen. In Zukunft sollen sich noch weitere Strahlenquellen in Form von D2-Mobilfunksendern von Mannesmann hinzugesellen. Die Klage einer Bürgerinitiative gegen dies Vorhaben wurde vom Oberverwaltungsgericht in Lüneburg abgewehrt.

Das niedersächsische Gesundheitsamt führte daraufhin eine ausführliche Befragung der Erkrankten und Angehörigen der Verstorbenen durch, um herauszufinden oder auszuschließen, ob weitere Faktoren wie z.B. Medikamente, medizinische Strahlenanwendungen, elektrische Geräte im Schlafbereich, Ernährung, Rauchen, Alkohol, Formaldehyd, Holzschutz- und Schädlingsbekämpfungsmittel oder sonstige Einflüsse mit im Spiel sein könnten. Das war nicht der Fall, somit wurden der Verdacht des Arztes und die Sorgen der Einwohner bestätigt.

Holzkirchen...

In Holzkirchen bei München steht die stärkste Sendeanlage Bayerns. Über eine Million Watt strahlen hier die Kurz- und Mittelwellensender ins Land. Kaum zu glauben, aber wahr: An Verkehrsschildern und Ampeln der nahen Wohngebiete wurden Warnschilder montiert: '**Vorsicht Herzschrittmacherträger, Gefahr!**', denn die Schrittmachergrenzwerte werden hier, wo Menschen leben und Kinder spielen, zehnfach überschritten. Ebenso unglaublich: Das Bundesamt für Post und Telekommunikation in Rosenheim hat dem Senderbetreiber vor wenigen Monaten noch eine weitere Betriebsgenehmigung erteilt.

Seit einigen Jahren klagen die Bewohner der Gemeinden Holzkirchen, Locham, Valley, Warngau und Weyarn über Störungen an Geräten und gesundheitliche Probleme. Deshalb gaben sie eine wissenschaftliche Studie in Auftrag. 20.000 Daten wurden nach Befragung der in Sendernähe lebenden Bevölkerung ausgewertet und das bedrückende Ergebnis Anfang Februar 1997 veröffentlicht: Kopfschmerzen, Augenprobleme, Herz-Kreislauf-Störungen, Gliederschmerzen, Schlafprobleme, Nervosität, Depressionen, Infektionen, Muskelzuckungen, Merkschwäche, Ohrgeräusche und Allergien waren in der Nähe des Senders viel häufiger als bei der Kontrollgruppe, die nicht in Sendernähe lebte. Eine zusätzliche systematische Krebserfassung läuft zur Zeit, denn es gibt auch besorgniserregende Hinweise auf bösartige Tumore.

Die technischen Störungen sind in Sendernähe ähnlich, wie schon an anderen Standorten beschrieben. Beim Ehepaar **Maria und Alois Vollert** in Locham schellt das Telefon ab 19 Uhr am laufenden Band, denn um 19 Uhr beginnt der Mittelwellensender 'Radio Liberty' sein Abendprogramm. Um 12 Uhr Mitternacht ist der Spuk vorbei, der Sender macht Feierabend. Zwischen 19 Uhr und Mitternacht klingelt es bei Vollerts bis zu 280mal, ausgelöst durch Strahlen von draußen. Einmal waren es 40 Anrufe in 20 Minuten, nie ist einer dran. Versuche von Technikern und seitens der Telekom, das nervende technische Problem mit Geräten, Abschirmungen oder Filtern zu stoppen, sind gescheitert. In anderen Häusern kann man 'Radio Liberty' aus Kochtöpfen hören. In der Kirche gab es peinliche Störungen beim Orgelspiel.

Das Telefongebimmel ist indes nicht das einzige, was das Ehepaar quält. Frau Vollert schildert im 'Oberbayerischen Gebirgsboten' am 2. Januar 1998: "Manchmal habe ich Zustände wie beim Rausch, Kreislaufbeschwerden, wackelige Knie und Benommenheit im Kopf. Das ist so schlimm, daß wir abends möglichst oft unser Haus verlassen und weit wegfahren. Tagsüber habe ich keine Probleme, tagsüber wird nicht gesendet. Nachbarn in unserer Umgebung geht es sehr ähnlich."

Eine Baugenehmigung für eine Erweiterung der amerikanischen Anlage wurde abgelehnt, diese hätte eine Verdoppelung der Feldstärken zur Folge. Die Gemeinderäte forderten eine Verlegung des Senders.

Sollte sich die US-Regierung weiterhin gegen die Schließung oder Verlegung der riesigen Sendeanlagen, die ihre Programme von hier bis in den Balkan schicken, wehren, dann sagen die Bewohner der umgebenden Gemeinden dem sendenden Goliath den Kampf an. Die Bürger wollen die Regierung der USA verklagen, ihre Geduld ist zu Ende.

...und in Schwarzenburg

Im schweizerischen Schwarzenburg bei Bern war es ähnlich: Im Abstand von bis zu einem Kilometer zu den drei Kurzwellensendern mit je 150 Kilowatt Leistung wurden bei den dort lebenden Menschen viel mehr Gesundheitsprobleme festgestellt als bei jenen, die vier Kilometer und weiter entfernt wohnten. Es ging an erster Stelle um Schlaf- und vegetative Störungen, Nervosität, Schwindel, Nervenprobleme, Schwäche und Müdigkeit, Kopf- und Gliederschmerzen. Diese Probleme standen in direktem Zusammenhang mit den gemessenen Feldstärken an der Kurzwellenanlage. Das Institut für Sozial- und Präventivmedizin der Universität Bern hat die Untersuchungen durchgeführt.

Putzige Ansicht

Interessant ist, und das gilt für Ratingen, Schnaitsee, Wallerhausen, Vollersode, Holzkirchen und andere durch starke Sender belastete Standorte gleichermaßen, daß es lange keine Klagen aus der Bevölkerung gab und erst dann Probleme auftraten, als zusätzliche Funkanlagen, z.B. Mobilfunk- oder andere gepulste Sender installiert wurden. Vermutlich ist es die Mixtur verschiedener Sender mit ihren Frequenzüberlagerungen, die das besondere Risiko machen. Forschungen über Wechselwirkungen unterschiedlicher Funkarten und Frequenzen gibt es leider noch nicht. Interessant ist auch, daß außergewöhnlich starke Strahlungsdichten in den Wohngebieten nahe dieser Anlagen gefunden wurden, aber in keinem einzigen Fall die seit Anfang 1997 geltenden Grenzwerte der Elektrosmogverordnung auch nur annähernd erreicht wurden. Damit ist der rechtliche Schutz für die Industrie perfekt. Die Frage steht im Raum: Wofür haben wir sie dann, die Verordnung, wenn die Grenzwerte nirgendwo erreicht werden?

Mit Thermik, sprich mit Wärmeentwicklung, lassen sich die tatsächlich vorhandenen gesundheitlichen Probleme bei Mensch, Tier und Natur nun wirklich nicht erklären. Wenn man mittelmäßig gebildeten Menschen in einigen Jahren erzählt, daß es einmal eine Bundesumweltministerin, Ämter und Wissenschaftler gab, die ernsthaft davon ausgingen, daß es nur die Erwärmung des Körpers ist, die das biologische Risiko hochfrequenter Strahlung ausmacht, dann wird man über diese putzige Ansicht genauso herzhaft lachen wie heute über jene damalige Meinung, die Erde sei eine Scheibe.

Sanierung hochfrequenter elektromagnetischer Wellen

Es gibt viele Möglichkeiten, die Risiken hochfrequenter Strahlen zu reduzieren, z.B. -wie schon erwähnt- durch Abschirmung von Fenstern und Flächen, Schlafplatzwechsel in ungestörtere Zonen, Entfernung von Geräten... Hier ist für gezielte Sanierungsvorschläge die **genaue Kenntnis** der individuellen Situation vor Ort wichtig. Sachverständige Hochfrequenzmessungen und Langzeitaufzeichnungen von Feldstärke, Frequenz und Modulation sind die Grundlage. Pauschale Empfehlungen sind selten möglich. Die Angaben in der 'Fachliteratur', soundsoviel Abstand zu einem soundso hohen Sendeturm wäre richtig, sind die Folge von Theoretikern, die keine Ahnung von der Praxis haben. Gleiches gilt für den oft zu lesenden Tip, nur ein Sender, den man sehen könnte, wäre gefährlich. Eine eventuelle Gefahr durch HF-Strahlung ist in den meisten Fällen für den Laien uneinschätzbar.

Abstand, Abschirmung

Abstand zu **Funktürmen** und **Sendeanlagen** ist immer richtig. Je mehr Abstand um so besser. Es gibt große Unterschiede von Sender zu Sender, je nachdem wie stark und in welche Richtung er seine Energie abstrahlt, wie er moduliert ist, wie er reflektiert wird, wie die Geländestruktur und Bauart aussehen... Einige **Richtfunksender** und **Satellitenschüsseln** schlagen bei Messungen auch in relativer Nähe kaum zu Buche, andere **Fernseh-** oder **Radiosender** (besonders die Mittelwellensender) dafür noch in großen Entfernungen. Manch ein Mobilfunksender macht in 50 Metern Abstand weniger als ein anderer in 300 Metern, es kommt immer auf die gegebene Situation an.

Gibt es bedenkliche Einstrahlungen von außen (was immer noch nicht die Regel, sondern die Ausnahme ist!), dann helfen in einigen Fällen (nicht in allen) gezielte **Abschirmmaßnahmen**. Es gibt hochfrequenzreduzierende Stoffe, Vliese, Fasern, Folien, Netze, Gitter, Glasscheiben, Putze, Rollos, Vorhänge..., die einen guten Abschirmeffekt von bis zu 98 % bringen. Einige **Abschirmstoffe** reduzieren gewisse Frequenzen, ziehen dafür aber wieder andere an. Andere schirmen auf den ersten Zentimetern ab, aber nur da; in einem Meter Abstand ist wieder alles beim alten. **Folien**, die zur Fensterabschirmung gut eingesetzt werden können und relativ preiswert sind, reflektieren nicht nur die von außen kommenden Strahlen, was wünschenswert ist, sondern auch die im Innern eines Raumes vorhandenen, was es dringend zu vermeiden gilt (mehr hierzu auch auf Seite 202).

Massive Baustoffe schirmen stets gut gegen hochfrequenten Elektrosmog ab. Beton läßt wenig durch, dicke Stein- oder Ziegelwände auch. In Häusern sind die Meßwerte in der Regel viel niedriger als im Freien. Ein Problem können die baubiologisch sonst so gern gesehenen Leichtbau- und Holzblockhäuser werden. Denn gibt es im Umfeld Strahlung, dann wird sie von diesen Baustoffen wenig reduziert. Die Grundstücksuntersuchung ist hier also wichtig und mitentscheidend für die Wahl: Stein- oder Holzhaus, dicke oder dünne Wände, große oder kleine Fenster? Ist das Grundstück elektrosmogarm und eine Leichtbauweise somit vertretbar, dann sollte dringend auf die baubiologische, sprich abgeschirmte Elektroinstallation geachtet werden. Das gesündeste Block- oder Leichtbauhaus wird krank durch hoch- oder niederfrequente Felder von drinnen oder draußen.

Je **enger** die **Bebauung**, um so weniger Hochfrequenz. Im Souterrain ist viel weniger zu finden als im Penthouse auf der 5. Etage. **Fenster** sind die Schwachstellen des Hauses, sie lassen alles durch.

Oft hilft **Ausweichen.** Ein Meter Bettverstellung kann durchaus reichen, um von 100 % Strahlung auf nur 5 % zu kommen, je nachdem, wie sich die hochfrequente Strahlung im Raum verteilt oder von Gegenständen aufgenommen, verändert und reflektiert wird. Spiegelnde Flächen sind meist ungünstig, da sich Mikrowellen wie Licht ablenken, reflektieren, also 'spiegeln' lassen.

Bedenken Sie, daß **Metalle**, Geräte und Elektroleitungen in Baumasse und Einrichtungsgegenständen Hochfrequenz anziehen, leiten, modifizieren und wieder abgeben können. Verzichten Sie deshalb schon bei der Planung und Einrichtung des Hauses auf allzu viel Metall. Die Federkernspiralen in den gleichnamigen Matratzen sind gute Antennen. Streckmetalle und Alufolien in den Wänden manchmal auch. Halten Sie im Zweifel 50 cm Abstand zu Wänden. Das reicht oft.

Im Wohnhaus eines Essener Zahnarztes habe ich am eisernen **Treppengeländer** einen bayerischen Lokalsender empfangen: Radio Melodie aus Straubing. Recherchen ergaben, daß dieser ein reiner UKW-Kabelkanal ist und nicht einmal durch den Äther sendet. Wie kommt ein bayerischer Kabelsender ins Treppengeländer eines nordrheinwestfälischen Hauses? Ich habe es erlebt, daß **Bürolampen** italienisch 'sprechen', der **Kronleuchter** sogar russisch. Eine **Stahltürzarge** 'unterhält' mit Popmusik und aus dem Metallfederrost des Bettes 'tönt' der aktuelle Wetterbericht auf französisch.

Verbraucherverhalten, Geräte

Verändern wir unser **Verbraucherverhalten**, und stecken wir Freunde und Nachbarn an. Lassen wir feldintensive Geräte da, wo sie hingehören: in den Regalen der Läden. Halten wir besonders unsere **Schlafräume** frei von Geräten, die wir nachts nicht einmal brauchen. Durch **Ausschalten** verdächtiger Geräte läßt sich oft ein Treffer landen.

Denken Sie daran, mit **Handys** gar nicht oder nur wenig zu telefonieren und diese nachts auszuschalten. Denken Sie auch daran, **schnurlo-**

se Telefone nur ausnahmsweise als Zweitapparat zu benutzen, nicht regelmäßig und stundenlang, und sich keinen gepulsten Dauersender (DECT/GAP) ins Haus zu holen oder, wenn unvermeidbar, zumindest während der Nachtstunden den Stecker zu ziehen.

Lassen Sie Ihre Kinder nicht mit leistungsstarken **Walkie-Talkies** und **Handfunkgeräten** spielen. Durch die Nähe der Antenne zum Kopf entstehen Strahlenintensitäten, die manchmal sogar über den großzügigen deutschen Grenzwerten liegen. Auch als Erwachsener sollten Sie sparsam mit diesen Funkgeräten umgehen. Probieren Sie's aus: Billige Prüfgeräte für die unerlaubte Leckstrahlung an Mikrowellenherden, im Fach- und Versandhandel schon für 20 Mark zu kaufen, warnen an den Antennen einiger Walkie-Talkies vor den grenzwertüberschreitenden Strahlen, und simple Leuchtstoffröhren leuchten ohne Netzanschluß.

Ein **Mikrowellenherd** gehört nicht in die gute biologische Küche, auch wenn er inzwischen in über 10 Millionen deutschen Küchen steht. Es gibt keinen Mikrowellenherd ohne Leckstrahlung. Aus allen Herden kommen Mikrowellen raus, jedoch wird nur selten der (zu hohe) offizielle DIN/VDE-Grenzwert von 1 mW/cm^2 (entspricht 1000 µW/cm^2) erreicht (siehe auch meine Messungen von Mikrowellenherden für den Öko-Test, Heft 4/1996). Ich fand an neuen Geräten in 5 cm Abstand Strahlungsdichten von 20 µW/cm^2 bis 450 µW/cm^2, an gebrauchten Geräten 50 µW/cm^2 bis 2000 µW/cm^2, einmal sogar 12.000 µW/cm^2. Halten Sie beim Mikrowellenkochen Abstand zum Herd. Lassen Sie es nicht zu, daß sich Ihre Kinder am Sichtfenster der Mikrowelle die Nase platt drücken. Lassen Sie Ihr 'Schnelle Welle' regelmäßig warten und auf Leckstrahlung überprüfen (Kundendienst). Ich weise auch darauf hin, daß es wahrscheinlich keine gründlichere Art gibt, Nahrung zu denaturieren, als sie per Mikrowelle zu garen. Ein Kundenberater des RWE sagte mir am Telefon: "So ein Ding kommt mir nicht ins Haus."

Hören Sie Musik unter dem **Kopfhörer** nicht drahtlos. Es gibt solche, die von der Stereoanlage aus über HF gesteuert werden und am Kopf sehr feldstark sind. Bevorzugen Sie Kopfhörer mit Kabelanschluß oder wenn drahtlos, dann mit Infrarotübertragung.

Überwachen Sie die Betten Ihrer Kinder bitte nicht mit **mobilen Babysittern**, den Babyphonen, die über Funk melden, ob's Baby muckst oder nicht. Diese sind zwar praktisch, weil man die kleinen Empfänger beim Rasenmähen, Kaffeeklatsch und am Swimming-Pool bei sich haben kann, aber leider auch sehr hochfrequenzaktiv. Zusätzlich streuen sie die Wellen ins Elektronetz und machen unter Umständen einen ganzen Netzkreislauf zu einem unerwünschten Sender.

Für den Öko-Test (Heft 10/1993) habe ich, wie schon kurz im Kapitel über elektrische Wechselfelder erwähnt, Babyphone geprüft und festgestellt, daß die niederfrequenten Feldstärken alle über den Schwedennormen für Computerarbeitsplätze lagen. Die **funkenden** Geräte schafften Hochfrequenzfeldstärken, die in bis zu 50 cm Abstand immer noch über internationalen Empfehlungen lagen. Nach dieser Öko-Test-Veröffentlichung haben einige Hersteller Veränderungen an ihren Produkten vorgenommen und damit eine Strahlenreduzierung erreicht, andere geben seitdem Abstandsangaben in ihren Gebrauchsanleitungen an, wieder andere haben konstruktive Maßnahmen angekündigt. Bevorzugen Sie Babyphone mit **Kabelverbindung** vom Sender zum Empfänger. Wenn die Babyüberwacher das hauseigene **Elektronetz** zur Informationsweiterleitung nutzen, dann halten Sie 1 m Mindestabstand zum Sender am Kinderbettchen. Wenn Sie auf Funkbabyphone nicht verzichten wollen, dann halten Sie wenigstens 2 m Abstand, um die Feldstärken zu reduzieren.

In **Solarien** wird man nicht nur künstlich braun, sondern auch stark nieder- und hochfrequenzbestrahlt.

TV- und **Computerbildschirme** sind -mehr oder minder- aktiv, wenn's um HF geht. Leider enden die Schwedennormen bei 400 kHz. Höhere Frequenzen, die an Bildschirmen vorkommen, sind nicht abgedeckt. Es ist mir unverständlich, warum es (noch) keine strahlenarmen Fernsehapparate gibt, wo doch die strahlenarmen Computermonitore von jedem bewußten Käufer bevorzugt werden und eine echte Marktlücke geschlossen wurde. Wenn ein Fernsehhersteller ein strahlenarmes Gerät bauen sollte, bitte sofort melden, es ist hiermit von mir vorbestellt. Bis dahin gilt für alle: 3 bis 4 m Abstand, vorsichtshalber.

Laptops und **Notebooks** zeigen manchmal starke Felder, besonders durch ihre Displaybeleuchtung und die Elektronik unter der Tastatur. Mein Compaq-Notebook 'Aero' schlägt, wie berichtet, die TCO-Schwedennorm um ein nahezu Zehnfaches, ohne Netzanschluß, also im Akkubetrieb; der Wert steigt noch mal, wenn das Gerät ans Netz angeschlossen wird. Meine beiden Notebooks von Commodore und Targa liegen deutlich unter der Norm, mit und ohne Netzanschluß.

Leuchtstoffröhren (auch Bio-Leuchten) und **Energiesparlampen** zeigen sich, wie Sie schon wissen, von ihrer schlechten Seite. Ich habe 27 Energiesparlampen für den Öko-Test (Heft 12/1992) gemessen und dabei herausgefunden: 70 % sprengten sowohl im nieder- als auch höherfrequenten Bereich mit Leichtigkeit die aktuelle Schwedennorm für Computerarbeitsplätze. Was nutzt der beste strahlungsarme Monitor, wenn ich den gewünschten Effekt mit strahlunsstärkeren Energiespar- oder Leuchtstofflampen wieder zunichte mache? Besser ist Halogen- und Glühlampenlicht. Am besten ist Tageslicht.

Diese kleinen **Satellitenschüsseln**, die auf Dächern und Balkonen installiert werden, sind übrigens passive Satellitenempfänger, senden selbst nicht und sind deshalb unriskant.

Elektromagnetische Wellen: Information, Aufklärung 241

Auch die überall erhältlichen **Funkuhren** (als Armband-, Schreibtischuhr oder Wecker) sind lediglich Empfänger für Funksignale, senden nicht und verursachen deshalb keine Felder, also Entwarnung.

Warum müssen immer mehr riskante Geräte gekauft werden? Die Gebrauchsanleitung eines Mobiltelefones von Blaupunkt liest sich wie ein Medikamenten-Beipackzettel: "Die Abstrahlung der Antenne kann Ihre Gesundheit beeinträchtigen. Falls Sie einen Herzschrittmacher tragen, fragen Sie Ihren Arzt, ob Sie das Mobiltelefon unbedenklich benutzen können." Ich habe 20 Ärzte gefragt, und keiner wußte es...

Warum müssen in Friedenszeiten Milliarden Watt militärischer Hochfrequenzüberwachung abgestrahlt werden? Warum müssen im Fernsehen die ganze Nacht lang Testbilder gesendet werden? Die Fernsehanstalten könnten außerhalb der Sendezeiten abschalten. Dann würde es entspannende Stunden geben und viel Energie und Geld gespart. Wenn Abschalten ein Traum ist, dann sollte die notwendige (und mögliche!) Reduzierung der Senderleistungen realisiert werden.

Es sollte, wann immer und wo immer es geht, unbedingt auf **Kabelversorgung** umgestellt werden. Glasfaserkabel sind die einzig vernünftige, feldfreie und machbare Alternative zu Sendern. Außerdem bieten sie eine optimale Empfangsqualität, die kein Sender bieten kann. Sie kennen das schon vom Kabelfernsehen.

Information, Aufklärung

Wichtige 'Sanierungen' sind Information und Aufklärung. Wir sollten jede Chance nutzen, uns dieser weltumspannenden Risiken bewußt zu werden und sie anderen bewußt zu machen. Wir sollten uns kritisch -nicht ängstlich!- auseinandersetzen und demonstrieren, um die Verursacher zu bremsen und die Gesetzgeber zu beflügeln. Wir können Bürgerinitiativen und Selbsthilfegruppen unterstützen, Ärzte und Heilpraktiker auffordern, sich zu kümmern, Händlern immer wieder sachliche Hinweise geben. Aller Anfang ist Information.

Ich habe einen Geschmack davon bekommen, als es mich vor 15 Jahren ärgerte, daß es in Neuss in keiner Bäckerei Vollkornbrötchen gab. So habe ich ein halbes Jahr lang einmal pro Woche in Bäckereien angerufen, die Stimme verstellt und um die Auskunft gebeten, ob es bei ihnen Vollkornbrötchen gäbe. Meine von mir infizierten Freunde und Verwandten taten es per Telefon oder beim Einkauf auch. Der Effekt: In einigen Bäckereien gab es frisch gemahlene Vollkornbrötchen. Heute kann sich keine Bäckerei leisten, keine zu haben. Die Zeit war reif.

Ähnlich machte ich es vor Jahren bei Zahnärzten: "Legen Sie Amalgamfüllungen?" - "Klar!" war die telefonische Antwort. "Oh, tut mir leid, dann will ich nicht von Ihnen behandelt werden." Das hat sich wahrscheinlich bis zum Arzt rumgesprochen. Heute sind die Antworten nicht mehr so klar, man schlägt vor, über Ersatzstoffe nachzudenken, es von der Situation abhängig zu machen. Immer mehr Zahnärzte setzen das giftige Zeug nicht mehr ein. Die Zeit war reif.

Sie ahnen schon, was ich heute tue: Ich rufe bei E-Werken und Gesundheitsämtern an und frage, warum an schwedischen Computerarbeitsplätzen 200 nT schon schädlich sind, wenn nach deutschen Arbeitsplatznormen 5 Millionen nT noch unschädlich sein sollen.

Ich rufe bei der Telekom an und bitte um die Erklärung, warum die Hochfrequenzgrenzwerte in den Ostblockstaaten beim tausendstel der deutschen liegen. Ich rufe beim Bundesamt für Post- und Telekommunikation an und bekomme beim x-sten Versuch immer noch keine vernünftige Antwort darauf, warum sich die deutschen Forschungen und Grenzwerte nur auf den Frequenzbereich ab 9 Kilohertz beziehen, obwohl doch gerade in der Grauzone unter 1 Kilohertz die vielen biologisch relevanten Pulsfrequenzen der Mobilfunksender liegen.

Ich rufe beim VDE und Angela Merkels Umweltministerium an und wünsche mit demjenigen verbunden zu werden, der den drolligen Einfall hatte, daß es erst dann biologisch interessant werden soll, wenn sich der Mensch in der hochfrequenten Strahlung von Sendern erhitzt wie eine Wurst im Mikrowellenherd.

Ich will von Telefonläden und Fachhändlern wissen, ob sie ihre Kunden aufklären, daß man sich mit schnurlosen DECT-Telefonen einen gepulsten Dauersender ins Haus holt und mit anderen nicht. Ich deute freundlich an, das DECT-Telefon wieder umzutauschen, wenn es technische Störungen geben sollte (es wird sie geben, versprochen!).

Ich friere im Fachgeschäft meine Kaufbegeisterung für den Mikrowellenherd abrupt ein, wenn der Verkäufer mir nicht glaubhaft machen kann, ob das Ding wirklich leckstrahlungsfrei ist. Ich bestrafe die Unwissenheit, ob der ins Auge gefaßte Computermonitor strahlungsarm ist oder nicht mit der Drohung, bei der Konkurrenz zu kaufen. Ich frage in Baumärkten und Fachgeschäften nach vernünftig geerdeten Lampen, Geräten und Verlängerungskabeln mit Schukosteckern.

Ich frage Reisebüros, ob im Ferienclub das Handytelefonieren untersagt ist, denn ich will nicht nur frische Luft, sauberes Wasser und wenig Lärm sondern auch elektrosmogfreie Erholung. Warum nicht Mobiltelefonierer auf der Straße, in der Messehalle oder im Café fragen, ob sie überhaupt wissen, was sie da tun? Warum nicht Aufkleber am Auto: 'Mobiles Telefonieren? - Hier nicht!'. Meins hat schon einen, das meiner Frau und meiner Mitarbeiter auch, die von zig Seminarteilnehmern auch, ein Neusser Taxi auch... Machen Sie mit, es kann Spaß machen, und die Zeit ist auch hier reif.

So werden elektromagnetische Wellen gemessen

Bei den niederfrequenten Feldern werden die elektrischen und magnetischen Komponenten getrennt erfaßt und bewertet (siehe vorangegangene Kapitel). Je höher die Frequenz, um so mehr 'verschmelzen' diese elektrischen und magnetischen Feldanteile und werden schließlich kaum noch getrennt gemessen, da von der elektrischen auf die magnetische Komponente und umgekehrt umgerechnet werden kann.

Elektromagnetische Wellen werden bei baubiologischen Untersuchungen mit verschiedenen Meßgeräten erfaßt, z.B. mit **Spektrumanalysern**, **Meßantennen** oder **Signal-** bzw. **Modulationsmetern**. Spektrumanalyser können viel, sie erfassen die Strahlungsdichte, Feldstärke, Frequenz und Modulation mit hoher Genauigkeit und Selektivität. Meßantennen sind für die elektrische oder magnetische Feldstärke da, Signal- und Modulationsmeter für die niederfrequenten Signale und Pulse. Eines haben brauchbare Geräte mit guter Genauigkeit, einem ausreichend breiten Frequenzbereich und der Möglichkeit, die Modulationsarten richtig bewerten zu können, gemein: Sie sind kompliziert und teuer, und sie erfordern ein hohes Maß an Erfahrung und Sachverstand, noch mehr als bei den zuvor in Kapitel 1 und 2 beschriebenen niederfrequenten elektrischen und magnetischen Wechselfeldern.

Je nach Aufgabenstellung und Meßgerät sind verschiedene Maßeinheiten in der Baubiologie und der Wissenschaft gebräuchlich: **Watt pro Quadratmeter** für die Strahlungsdichte (ebenfalls Leistungsdichte genannt), **Volt pro Meter** für die elektrische Feldstärke und **Ampere pro Meter** für die magnetische Feldstärke oder **Volt** für die Antennenspannung. Es gibt unterschiedliche Empfangsantennentypen für die verschiedenen Aufgaben und Frequenzbereiche, z.B. eindimensionale für richtungsabhängige oder isotrope für richtungsunabhängige Messungen, logarithmisch-periodische und bikonische Antennen, Monopole, Dipole, Loop- und Hornantennen...

Die Maßeinheit der hochfrequenten **Strahlungsdichte** ist

l **Watt pro Quadratmeter** (W/m^2), baubiologisch bevorzugt:
l **Nanowatt pro Quadratzentimeter** (nW/cm^2).

Die Umrechnung: 1 W/m^2 = 100 µW/cm^2 = 100.000 nW/cm^2.

Die Maßeinheit der hochfrequenten **elektrischen Feldstärke** ist

l **Volt pro Meter** (V/m) bzw. **Millivolt pro Meter** (mV/m).

Die Maßeinheit der hochfrequenten **magnetischen Feldstärke** ist

l **Ampere pro Meter** (A/m) bzw. **Milliampere pro Meter** (mA/m).

Die Maßeinheit der hochfrequenten **Antennenspannung** ist

| **Volt** (V) bzw. der tausendste Teil **Millivolt** (mV).

Die Umrechnungen von Antennenspannung auf Strahlungsdichte oder Feldstärke sind antennenspezifisch, entsprechende Umrechnungstabellen sollten den verschiedenen Antennen beiliegen.

Die Umrechnung von Strahlungsdichte auf Feldstärke oder umgekehrt ist im Fernfeld möglich. Strahlungsdichte ist Feldstärke zum Quadrat geteilt durch 377 Ohm, also $W/m^2 = (V/m)^2 : 377$.

Meßgeräte für Strahlungsdichte, Feldstärke und Antennenspannung geben die Intensität der hochfrequenten Strahlung in einem definierten **Frequenzbereich** an. Dieser sollte groß sein, um die Summe vieler Störungen auf einmal erfassen zu können und vom Kilohertzbereich über das ganze Megahertzspektrum bis in den Gigahertzbereich gehen. Die 2,45-GHz-Frequenz der Mikrowellenherde sollte in jedem Fall noch erreicht werden, möglichst auch noch höhere Frequenzen. Die häufigsten und stärksten hochfrequenten Wellen des Alltags liegen in diesem Frequenzbereich zwischen etwa **100 kHz** und **5 GHz**. Ein solide kompensierter Frequenzgang ist bei allen Geräten wichtig.

Signal- und Modulationsmeßgeräte ermöglichen einen wichtigen Eindruck der **niederfrequenten Information**. Neben analogen oder digitalen Anzeigen besteht die praktische Möglichkeit der akustischen Diagnose. Das heißt, man hört alle niederfrequenten Signale und kann so mit einiger Übung erkennen, ob z.B. das typische 'Pulsen' der D- oder E-Netze, das 'Knattern' der DECT-Schnurlosen, das chaotische 'Prasseln' des Mikrowellenherdes, das monotone 'Singen' einer Radaranlage, das nimmer endende 'Tütelütütü' des Euro-Signales, das scharfe 'Krachen' der Zündanlage vorbeifahrender Autos oder das abgehackte 'Tackern' der Fernsehzeilenfrequenz im Spiel ist. Die Geräte sind eine wichtige Ergänzung zu den Feldstärkemeßgeräten. Die Firma Endotronic nennt ihr Signal- und Modulationsmeter treffend 'Hell-Receiver', da es manchmal wahrhaft den Eindruck macht, als sei der einst himmlischer Äther durch die hochfrequente Technisierung unseres Jahrhunderts zur Hölle geworden. Es sollte jeder einmal ein solches Gerät mit sich durch den Alltag führen und das Unsichtbare sichtbar und das Unhörbare hörbar machen.

Der Alleskönner namens Spektrumanalyser zeigt auf seinem Monitor oder angeschlossen an Computer über einen breiten Frequenzbereich genau an, welche Spitzen in welchem Spektrum vorliegen und ermöglicht die **exakte Zuordnung** der gemessenen Werte zu bestimmten Sendern. Er gibt gleichzeitig auch die **Feldstärke**, die Art der **Modulation** und vieles mehr an. An Spektrumanalyser können verschiedene Antennensysteme und Peripheriegeräte angeschlossen werden.

Elektromagnetische Wellen: Messung

Inzwischen ist auch der Einsatz von **Scannern** erlaubt. Scanner fahren einen Frequenzbereich ab und zeigen die Senderaktivitäten. Sie sind, speziell in Verbindung mit Computern und Datensichtgeräten, preiswertere Alternativen zu Spektrumanalysern. Sie haben oft eine Feldstärkeanzeige und eine akustische Möglichkeit, die Information -das niederfrequente Signal- zu hören.

Wichtig ist die **Langzeitaufzeichnung** über Schreiber, Datalogger oder Computer. Hochfrequenz kann sich in der Feldintensität unberechenbar verändern und bedarf deshalb ausdauernder Beobachtung über einige Stunden oder sogar Tage. Manche Sender sind nur zu bestimmten Zeiten aktiv. Manche Funker funken immer gerade dann, wenn der Baubiologe mit seinen Meßgeräten nicht da ist.

Achtung: Die meisten Feldstärkemeßgeräte und Meßantennen beziehen ihre Ergebnisse auf das sogenannte **Fernfeld**. Im **Nahfeld** gelten diese Werte **nicht**. Im Fernfeld ist die Messung einer Komponente, der elektrischen oder der magnetischen, ausreichend, um die elektromagnetische Strahlung vollständig zu charakterisieren. Im Fernfeld verschmilzt elektrisch und magnetisch, daß mit einem einzigen Wert auf den anderen geschlossen werden kann. Im Nahfeld sind elektrisch und magnetisch noch getrennt, hier muß entsprechend getrennt gemessen werden. Das Fernfeld beginnt (und das Nahfeld endet) bei etwa **einer Wellenlänge**. Um einen Eindruck von der Relation Wellenlänge / Fernfeld / Nahfeld zu bekommen und um bei Messungen die notwendigen Abstände einhalten zu können, hier eine Übersicht:

Frequenz		Wellenlänge Fernfeld ab		Beispiele
30	kHz	10	km	Zeitzeichen
100	kHz	3	km	Sicherungsanlagen
300	kHz	1	km	Langwelle
1	MHz	300	m	Mittelwelle
3	MHz	100	m	Mittelwelle
10	MHz	30	m	Kurzwelle
30	MHz	10	m	Kurzwelle, CB-Funk, Babyphone
100	MHz	3	m	VHF, UKW, Euro-Signal
300	MHz	1	m	VHF, UKW, B-Netz, Taxi
1	GHz	30	cm	UHF, C-/D-Netz, City-Ruf
3	GHz	10	cm	E-Netz, DECT, Mikrowellenherd
10	GHz	3	cm	Satelliten, Richtfunk, Radar
30	GHz	1	cm	Satelliten, Richtfunk, Radar
100	GHz	3	mm	Satelliten, Richtfunk
300	GHz	1	mm	Satelliten

Lichtgeschwindigkeit (m/s) : Frequenz (Hz) = Wellenlänge (m)
Lichtgeschwindigkeit = 300.000.000 Meter pro Sekunde (m/s)

Nochmals Achtung: Die meisten HF-Meßgeräte geben bei **gepulster** Strahlung einen **Mittelwert** von Puls (Peak) und Pause (dem Leerraum zwischen zwei Peaks) und keine **Spitzenwerte** an. Das ist von offiziellen Standards so gefordert. Auf diese Art kommt es zu drastischen Unterbewertungen. Prof. Günter Käs gibt an, daß beim gepulsten Radar der Peak, also der Spitzenwert, der den Menschen erreicht und entsprechende biologische Effekte auslöst, bis zu 1000mal stärker sein kann als ein gemitteltes Ergebnis. Wir müssen in der Baubiologie höchsten Wert darauf legen, daß Meßgeräte gepulste Strahlung optimal empfangen, das heißt die Peaks ihrer realen Intensität entsprechend bewerten. Noch sind solche Geräte in der Minderzahl und teuer, es wird jedoch daran gearbeitet.

Messungen von Strahlungsdichte, Feldstärke und Antennenspannung gehören zum Standard der baubiologischen Meßtechnik.

Hier die aktuellen **'Baubiologischen Richtwerte'**, bezogen auf **ungepulste** Strahlung im **Fernfeld**:

1. Messungen der hochfrequenten **Strahlungsdichte** in nW/cm²:

Idealwerte liegen **unter 1 nW/cm²**.

| | **2 nW/cm²** müßte noch als **unriskant** akzeptiert werden.
| | **2 - 50 nW/cm²** sind **schwache**,
| | **50 - 1000 nW/cm²** **starke** und
| | über **1000 nW/cm² extreme** Anomalien.

2. Messungen der hochfrequenten **Feldstärke** in mV/m:

Idealwerte liegen **unter 50 mV/m**.

| | **100 mV/m** müßte noch als **unriskant** akzeptiert werden.
| | **100 - 500 mV/m** sind **schwache**,
| | **500 - 2000 mV/m starke** und
| | über **2000 mV/m extreme** Anomalien.

3. Messungen der hochfrequenten **Antennenspannung** in mV:

Ideale Werte liegen **unter 1 mV**.

| | **2 mV** müßte noch als **unriskant** akzeptiert werden.
| | **2 - 10 mV** sind **schwache**,
| | **10 - 100 mV starke** und
| | über **100 mV extreme** Anomalien.

Diese 3. Empfehlungen beziehen sich auf Messungen mit der HF-Meßantenne Typ T (Merkel Meßtechnik). Diese empfängt nur die **ungepul-**

Elektromagnetische Wellen: Messung

sten (analogen) Störpegel im Frequenzbereich von etwa 10 kHz bis 3 GHz bei einer guten Empfindlichkeit von 0,1 mV.

Es gehört ebenfalls zum Standard der baubiologischen Meßtechnik, die **Signale** bzw. **Modulation** zu erfassen, um den wichtigen Eindruck des niederfrequenten 'Inhaltes' zu bekommen.

Da sich die oben angegebenen Richtwerte nur auf ungepulste Strahlung beziehen, hier mein Vorschlag (als grobe Faustregel!) für die **gepulsten Mobilfunknetze** und **DECT-Telefone**:

| | 1/10 der oben genannten **Feldstärke**
| | 1/100 der oben genannten **Strahlungsdichte**

Die Spitzenwerte der gepulsten Wellen können mit Spektrumanalysern in der Maßeinheit V/m (Feldstärke) und W/m^2 (Strahlungsdichte) erfaßt werden. Signal- und **Modulationsmeter** geben nur die an der Meßantenne anliegende Spannung an, sind einfach handhabbar und akustisch schnell einschätzbar. Diese Spannung ist antennenspezifisch und kann schlecht oder gar nicht auf V/m oder W/m^2 umgerechnet werden. Für die beiden Signal- und Modulationsmeter 'Hell-Receiver' und 'E-Smog-Handy' der Firma Endotronic schlage ich folgende grobe Faustregel zur baubiologischen Risikoeinschätzung in Schlafbereichen in Bezug auf periodisch **gepulste Strahlen** vor (in Mikrovolt):

| | 20 µV müßte noch als **unriskant** akzeptiert werden.
| | 20 - 200 µV sind **schwache**,
| | 200 - 5000 µV **starke** und
| | über **5000 µV extreme** Anomalien.

Diese Vorschläge gelten nur für die beiden Stabantennen 8 und 16 cm, geeignet für D-, E- und DECT-Mobiltelefonfrequenzen.

Die **Modulation** im Kurz-, Mittel- und Langwellenbereich wird meist über die **Amplitude** vorgenommen, das heißt, die Amplitude der hochfrequenten Trägerschwingung wird durch die niederfrequenten Signale der Nachricht beeinflußt. Bei der Ultra-Kurz-Welle (UKW) ist es üblicherweise eine Modulation der **Frequenz**. Hier wird die Frequenz der Trägerschwingung im Takt der Nachricht geändert.

Bei der **Puls-Modulation** der Mobilfunknetze, Datenfunksender, Funkrufdienste und von Radar, Richtfunk sowie einigen anderen Sendern, wird die Nachricht in viele kurze, periodische Ausschnitte 'gepackt', in einzelnen niederfrequenten 'Paketen' übertragen und beim Empfang wieder entsprechend 'entpackt'. Dazu gibt es komplizierte Mischungen und Modulationsarten wie z.B. die Impuls-Amplituden-Modulation, die Impuls-Frequenz-Modulation, Puls-Code-Modulation, Deltamodulation oder Phasen-Modulation.

Die Modulation, also das Aufbringen einer niederfrequenten Information auf eine hochfrequente Welle, erfolgt im Sender. Im Empfänger wird sie bei der Demodulation rückgängig gemacht, so daß die reine Information wieder zur Verfügung steht.

Es ist interessant, wenn ein Meßgerät für die hochfrequente **Feldstärke geringe** Werte zeigt, aber die **Signalintensität extrem** ausfällt. Oder umgekehrt, daß die Feldstärke hoch ist ohne besonderen Signalanteil. Die D- und E-Netze schaffen mit sehr geringen HF-Intensitäten stärkste Niederfrequenz-Signale. Ein 'Meßgerät' für Mobilfunkstrahlen ist auch ein **Handy**: Zeigt die Feldstärkeanzeige gute Werte, gut fürs Telefonieren und schlecht fürs Biosystem, der nächste Sender ist nah.

Vorsicht, auf dem Billigmarkt gibt es viele **ungeeignete Meßgeräte**. So preist eine Fachzeitschrift Elektrosmog-Meßgeräte an, welches hochfrequente Wellenbereiche messen will. Radiowellen würden bis zu 3 GHz erfaßt, "einschließlich Mikrowellenherden, CB-Funk, Mobiltelefonen und Radarstrahlen", und zwar "von 0 bis 1 mW/cm^2". Ich habe mit dem Gerätchen in Bereichen von 0 bis 10 mW/cm^2 gemessen, direkt an den Langenberger Sender, die Deutsche Welle, an die Antenne starker Funkgeräte und Handys, und es gab keine Anzeige. Nur am leckstrahlenden Mikrowellenherd kam dann endlich ein Zeigerausschlag.

Verunsicherung bringt die Spielerei mit verschiedenen **Maßeinheiten**. So wird hier in Milliwatt pro Quadratzentimeter gemessen, da in Watt pro Quadratmeter, hier in Watt pro Kilogramm, dann wieder in dB, dBµV, V/m, mV, Joule pro Kilo Körpermasse, Volt effektiv, Milliampere pro Quadratmeter... wie wäre es mit µA/(Hz.kV/m) oder (A/m)^{2}min, wie mit der Specific Absorption Rate? Die Berichte des Bundesamtes für Strahlenschutz können's besonders gut, und wer mir die Ausführungen der DIN/VDE so klar macht, daß ich sie schnell verstehen und an Sie weitergeben könnte, der kriegt auf der Stelle hundert Mark.

Im Fernfeld gilt: **Strahlungsdichte S** (W/m^2) errechnet sich aus **elektrischer** Feldstärke E (V/m) mal **magnetischer** Feldstärke H (A/m). Hier die Werte der **Elektrosmogverordnung** (leicht auf- oder abgerundet):

MHz	V/m	mA/m	µW/cm^2	MHz	V/m	mA/m	µW/cm^2
10-400	27,50	74	200	1300	49,56	133	650
500	30,75	83	250	1400	51,45	138	700
600	33,68	91	300	1500	53,25	143	750
700	36,38	98	350	1600	55,00	148	800
800	38,89	105	400	1700	56,69	152	850
900	41,25	111	450	1800	58,34	157	900
1000	43,48	118	500	1900	59,93	161	950
1100	45,60	123	550	2000	61,49	165	1000
1200	47,63	128	600	> 2000	61,49	165	1000

Milliardenfach stärker

Ich schließe nicht aus, daß **empfindliche Menschen** auch auf schwächere Hochfrequenzfelder, die unter den baubiologischen Richtwerten liegen, reagieren. Die baubiologischen Empfehlungen gelten für Schlafbereiche und sind schon die niedrigsten im Weltvergleich. Der BUND fordert für Ruhezonen vergleichbare Vorsorgewerte.

Es ist schwer zu sagen, wer worauf wie reagiert, da jeder Mensch anders ist und die Zusammenhänge mit biologischen Frequenzfenstern oder der Informationswirkung von HF-Strahlen noch sehr im Dunkeln liegen. Außerdem kommen oft hoch- und niederfrequente Faktoren zusammen, und die Wechselwirkung mit anderen Sendefrequenzen, Modulationen, Feldern, Strahlen, Wohngiften, klimatischen Gegebenheiten und sonstigen zivilisatorischen Störungen ist noch unüberschaubar, komplex und kompliziert. Uns bleibt vorerst und vorsichtshalber nur, Reduzierungen im Rahmen des Möglichen vorzunehmen und mit voreiligen Bewertungen sehr vorsichtig zu sein.

Eine Orientierung an den Maßstäben der Natur ist kaum noch möglich. Wir müssen bei HF-Messungen unausweichliche technische Gegebenheiten zur Bewertungsbasis machen und die zivilisierte Hintergrundstrahlung mit einbeziehen. Die **natürliche Hochfrequenzstrahlung** dürfte, verglichen mit den typischen technischen Frequenzbereichen, weit **unter 0,0001 nW/cm²** liegen.

Die **Elektrosmogverordnung** setzt die Grenze, je nach Frequenz, auf **200.000 bis 1.000.000 nW/cm²**, milliardenfach mehr als der natürliche Hintergrund. Wahrscheinlich ist es nicht einmal möglich, technisch und natürlich zu vergleichen, da es die technischen Feldarten, Frequenzgemische und Modulationen in der Natur überhaupt nicht gibt.

Auf einsamen Inseln ist es noch möglich, **natürliche Wellen** zu messen und zu hören, z.B. mit dem 'Hell-Receiver'. Es gibt eine ständige hochfrequente Aktivität im Äther, die als leichtes Prasseln oder wellenartiges Rauschen hörbar gemacht werden kann. Die Aktivität verändert sich ständig, je nach Wetter, Luftdruck, Temperatur, Gewittertätigkeit in der weiteren Umgebung. Diesen Eindruck von der natürlichen elektromagnetischen Grundlage unserer Schöpfung sollte jeder bekommen, der sich mit technischen Feldern befaßt.

Warum nicht ändern, was zu ändern ist? Oft ist das einfach. Es passiert, daß ich durch eine Schlafplatzkorrektur innerhalb eines Raumes das Bett von 10 mV Antennenspannung auf unter 1 mV verbessere. In einem einzigen Raum kann es schon diese Meßwertunterschiede geben. Manche Räume sind nahezu sauber mit Meßwerten unter 1 mV, bis auf die kleine Fläche von 50 cm Durchmesser, die 20 mV auf die Anzeige bringt. Hier konzentriert sich hochfrequente Strahlung, und genau hier liegt der migränegeschundene Kopf.

Warum nicht einen Meter mit dem Bett in die ungestörte Zone ausweichen? Der Erfolg ist auf unserer Seite. Solche lokal begrenzten Hochfrequenzzonen sind an der Tagesordnung. Gibt es hier extreme D- oder E-Netz-Signale, fehlen sie dort völlig. Fällt hier die Zeilenfrequenz des Fernsehens auf, hört man dort nichts mehr davon. Unterschiede wie Tag und Nacht in einem Raum, innerhalb weniger Quadratmeter.

Es ist interessant zu erleben, wie die Meßgeräte in der Nähe eingeschalteter **Mikrowellenherde** zu 'toben' anfangen. Oder zu demonstrieren, daß in der Nähe des **Flughafens** die Belastung doch nicht so groß ist, wie befürchtet wurde. Daß sich etwas mehr Abstand zum **Bildschirm** lohnt. Daß **Leuchtstoffröhren** nicht in einen Wohnraum gehören, auch wenn es die Bio-Röhren sind. Daß **Energiesparlampen** zwar mit Stromverbrauch geizen, aber nicht mit Feldern. Daß es im **Solarium** meist nur so kracht. Daß **massive Steinhäuser** viel besser schützen als Holz- oder andere Leichtbauhäuser. Daß **enge Bebauung** im Herzen der Großstadt auch Vorteile hat, es gibt hier wenig HF-Smog. Daß der **Wald** gerade dort sichtbar geschädigt ist, wo wegen der HF-Pulse der 'Hell-Receiver' besonders laut hörbar Alarm schlägt.

Lebewesen sind gute Antennen für den Wellensalat im Äther: Schlagen Sie einen Nagel in einen **Baum**, verbinden Sie diesen Nagel mit einem HF-Meßgerät, und sie werden extreme Meßwerte erleben; ein Baum nimmt Strahlung aus seiner Umgebung auf, ist eine perfekte Antenne. Messen Sie die im **Menschen** steckende Akupunkturnadel oder den Ohrring, die Meßwerte verzigfachen sich; ein Mensch nimmt Strahlung auf. Oder Sie berühren eine Kofferradioantenne, der schlechte Empfang wird sofort besser; auch Sie sind eine gute Antenne. Tauchen Sie die Spitze der Meßantenne in einen **Fluß** oder **See**, und die Werte schnellen in die Höhe; auch Wasser nimmt Strahlung auf.

Der Münchner Toxikologe Dr.med. **Max Daunderer** in 'Gifte im Alltag': "Die ständige Belastung durch technische elektromagnetische Felder liegt außerhalb der evolutionären Erfahrung von Mensch und Natur."

Wilder Westen im Äther: in Südtirol...

Mein Autoradio hat einen automatischen Sendersuchlauf. Wenn ich in Düsseldorf, Köln, Wuppertal oder Aachen bin und UKW eingeschaltet habe, dann präsentiert mir der Sendersuchlauf acht oder zehn klare Programme, ich habe reichlich Auswahl zwischen Rock, Pop, Klassik, Nachrichten und Sport. Bin ich in der herrlichen Berglandschaft von Südtirol, dann kriege ich 60 bis 80 Programme. In Bruneck oder Brixen, Bozen oder Meran: zehnmal mehr UKW-Sender wie in der Kölner City oder in der Düsseldorfer Altstadt. Für 10 Millionen Deutsche reichen 10 Sender, für zehntausend Südtiroler nicht einmal 80? Und hier geht

Elektromagnetische Wellen: Wilder Westen im Äther - Mallorca 251

es nur um UKW. Mittel- und Langwelle, die sowieso kaum noch einer hört, senden zusätzlich mit besonders starken Intensitäten. Die Belegung der einzelnen Frequenzen ist fast unzählbar, ein paar tausend reserviert allein die Rundfunkanstalt Südtirols RAS. Im italienischen Fernsehen gibt's über die Antenne so viele Programme wie in anderen Ländern übers Kabel. Italien installiert dazu als erstes Land schnurlose DECT-Telefone flächendeckend als innerstädtische Funknetze mit über 100.000 Basisstationen an Ampeln, Laternen, Bäumen, Häusern. Die Telecom Italia bringt 1998 das erste kinderleicht bedienbare Kinder-Handy. Italien macht seinem Ruf als Handy-Nation alle Ehre.

Jeder, der will, darf und kann hier funken. Es gibt keine Kontrolle. Dafür gibt es für 5000 Mark Mikrowellensender auf dem freien Markt; auf das Dach montiert und los geht es. Ist der Sender zu schwach, weil der Nachbar mit stärkeren Geschossen operiert, dann kauft man einen noch stärkeren. Krieg der Sender. Wäre doch gelacht, wenn das Lodenmantel-Angebot aus Bruneck nicht noch im letzten Bergort zu hören wäre. Im romantischsten Seitental, fernab jeder Zivilisation, habe ich 30 UKW-Sender bekommen. Fährt man weiter südlich, die Alpen im Rücken, dann gibt es in der Po-Ebene über 120 UKW-Sender. In Italien herrscht der 'Wilde Westen' im Äther. Jeder funkt, Lokalsender, Privatleute, Firmen, Ämter, Bauernhöfe, sogar die Kirche, die ihr Hochamt durch Gottes belastete Natur in die Stuben der Gläubigen schickt.

Ich bin Rheinländer, im Zentrum Düsseldorfs geboren. Aufgewachsen im Großstadtsmog, den Bahnhof in der Nähe, Straßenbahnen vor der Tür, Supermärkte gegenüber, Industrie um die Ecke. Ich kenne aus meiner Kindheit und Jugend viele Großstadtkranke mit grauen Gesichtern. Die Wartezimmer der Ärzte waren überfüllt, die Apotheken gut beschäftigt. Heute habe ich oft in Südtirol zu tun. Die Luft ist rein, die Luftionisation optimal. Statt Schornsteine gibt es Bäume, statt Asphalt Blumenwiesen. Die Leute nicht so hektisch. Es spricht alles für Gesundheit und Erholung. Dennoch: Es gibt genauso viele Kranke, die Wartezimmer der Ärzte sind auch hier voll. Ich treffe reichlich Menschen, die über Migräne klagen, ohne Schlafmittel nicht ins Bett gehen, ohne Schmerzmittel nicht über den Tag kommen, von den Ärzten als vegetativ gestört mit Beruhigungstabletten versorgt werden. Die Scheidungs- und Selbstmordraten sind alarmierend hoch.

Wo ist da der Unterschied zur Großstadt? Ist hier Chemiesmog, was da Elektrosmog ist? Man erwarte von mir keine Beweise. Vielmehr beweise man mir das Gegenteil. Schaltet die Sender aus und wartet auf das Ergebnis! Es könnte sein, daß es überraschend wird.

auf Mallorca...

Auf dem höchsten Berg von Mallorca, dem Puig Major (1455 m), befindet sich Europas größte AWACS-Radar-Überwachungsanlage, sie gehört dem US-Militär. Von hier aus werden ganz Südeuropa, Nordafrika und der Nahe Osten mit Mikrowellen überwacht. Entsprechend stark ist der Elektrosmog durch gepulste Mikrowellen auf großen Teilen der Insel, besonders jenen, die nur schlecht durch Berge vor den Radarstrahlen geschützt sind. Ferienorte wie z.b. Cala d´Or und Puerto Andratx liegen günstiger im Funkschatten.

Auf der Ferieninsel sei mit Feldstärken zu rechnen, so die 'Bild-Zeitung' am 23. Juni 1997, die beim zehntausendfachen des Frankfurter Flughafen lägen. Inzwischen wurden auf Mallorca Bürgerinitiativen gegründet. Deutsche und Spanier schirmten ihre Ferienhäuser mit Drahtnetzen und Fensterfolien ab, denn: "Wir kamen nach Mallorca, um hier unsere Ruhe zu haben. Was wir dagegen bekommen sind Herzkrämpfe und Schlafstörungen."

Dr. Klaus Beckmann, Arzt in Portals Nous: "Die Herz- und Kreislaufsterblichkeit ist auf Mallorca doppelt so hoch wie auf dem Festland." Der Elektrosmog der Radaranlage betreffe aber mehr die Menschen, die dauerhaft auf Mallorca leben, weniger die kurzzeitigen Urlauber.

im Wohnzimmer...

Als Heizung der Zukunft handeln amerikanische Wissenschaftler die Mikrowelle. Mit diesem neuen elektromagnetischen Heizsystem werden hochfrequente Strahlen in Wohn- und Arbeitszimmer gesendet, derart stark, daß sich der Mensch erwärmt: Die Strahlungsdichte von 10 bis 30 mW/cm² schafft das spielend. Das ist 10- bis 30mal so hoch wie der Grenzwert der Elektrosmogverordnung, die hier nicht einmal greifen würde, weil ein Wohnzimmer keine öffentliche Anlage ist.

Ein ganzer Wohnraum wird zum riesigen Mikrowellenherd. Eine Wand strahlt die elektromagnetischen Wellen ab, die anderen Wände reflektieren sie. Nachteil: Metallgegenstände im Raum werden heiß. Noch ein Nachteil sei, so die Erfinder des Heizsystems, die Wissenschaftler der Universität in Marlborough (US-Bundesstaat New Hampshire) in der Fachzeitschrift 'New Scientist', "dem Verbraucher die Angst zu nehmen, er würde mit der neuen Mikrowellenheizung gebraten."

auf der Skipiste...

Skifahren macht kalte Füße. Dagegen gibt es Mikrowellen, zu finden in Apparaten, die an Skipisten und in Seilbahnstationen stehen. In diese Kästen stellt man seine Eisfüße samt Skischuhen hinein. Nach einer Minute werden die Treter wohlig warm und einem Elektrosensiblen schrecklich schlecht. Starke Mikrowellen erhitzen in dem Gerät nach Mikrowellenherdmanier das menschliche Fußfleisch mit Strahlungsintensitäten, die jeden Grenzwert und jede Verordnung haushoch übertreffen, aber vor der keine Verordnung schützt.

Nehmen Sie beim nächstenmal eine lange Leuchtstoffröhre mit, betreten Sie den fußwärmenden Mikrowellenkasten mutig und auf Ihre soliden Widerstandskräfte vertrauend, und erschrecken Sie bitte nicht: Die Röhre leuchtet hell in Ihrer Hand.

Das erinnert mich daran, daß mir als Kind bei Deichmann im Schuhgeschäft immer die Füße mit Röntgenstrahlen durchleuchtet wurden, damit Mutter sehen konnte, ob sie passen...

...und in Alaska

Noch viel mehr 'Wilden Westen' im Äther gibt es nach sieben Jahren harter Entwicklungsarbeit ab 1995 im sonst so unberührten Alaska. Hier wird mit gigantischem Aufwand ein Wahnsinnsprojekt betrieben: **HAARP** (High Frequency Aktive Auroral Research Projekt). Aus über 36 riesigen Sendeantennen werden unvorstellbare Energiemengen -über 10 Milliarden Watt (!)- in die Atmosphäre gejagt.

Diese elektromagnetische Kraft entspricht dem atomaren Potential eines ganzen Kernkraftwerkes. Zum Jahrtausendwechsel soll es noch zehnmal soviel werden. Die amerikanische Regierung spricht von einer "rein wissenschaftlichen Einrichtung", Insider berichten, daß es um ein "rein militärisches Projekt" geht. In der Tat wird HAARP von der US-Navy und der Air Force geleitet und vom Pentagon finanziert.

Diese Anlage detektiert Marschflugkörper, dringt tief in die Meere ein und kommuniziert mit U-Booten, reflektiert feindliche Radarwellen, ortet Flugzeuge und Raketen auch weit hinter dem sichtbaren Horizont, durchleuchtet Mutter Erde bis in Kilometertiefe auf der Suche nach Atom- und Chemiewaffenlagern und anderen Verstecken, schießt Löcher in den Himmel, erhitzt wie ein riesiger Mikrowellenherd die Ionosphäre... ein Superradar, von dem Wissenschaftler behaupten, es habe größere Konsequenzen als die Atombombe: "Hiermit entstehen Wunden in der Erde und im Kosmos, die nicht mehr zu heilen sein werden." Dr. Bernhard Eastlund, der Chefentwickler der Anlage: "Wissenschaftler bauen Spielzeuge, und dies ist ein sehr großes Spielzeug."

Wer sich die nervliche Strapaze antun und lesen will, welch unfaßbar destruktive Ideen HAARP-Wissenschaftler entwickeln und welche Gefahren davon ausgehen könnten, z.B. das Bewußtsein von Personen und das Verhalten von Tieren elektromagnetisch zu verändern, das Erbgut ganzer Bevölkerungen zu schädigen, eine Großstadt zum Wahnsinn treiben, punktgenau Erdbeben, Unwetter oder Mißernten herbeizuführen..., dem sei das 380-Seiten-Buch von Jeane Manning und Dr. Nick Begich empfohlen: 'Löcher im Himmel - der geheime Ökokrieg mit dem Ionosphärenheizer HAARP', erschienen im Zweitausendeins-Verlag. HAARP soll nach dem endgültigen Ausbau mit der angestrebten maximalen Leistungsfähigkeit 1998 in Betrieb gehen.

Zur Verantwortung gerufen

Vorschriften und Grenzwerte müssen dringend von verantwortlicher politischer Seite neu überdacht werden. Der im Äther tobende und ständig an Intensität zunehmende Hochfrequenzsmog ist längst keine kleine Umweltsünde mehr, sondern hat die Dimension einer Umweltkatastrophe erreicht. Es geht unaufhörlich weiter, immer mehr Sender, mehr Strahlung. Schuld sind an erster Stelle die Politiker, die Wirtschaftswachstum auf Kosten von Volksgesundheit zulassen. Die Funkintensitäten von Telekom, Mannesmann, E-Plus, Polizeifunk, Radio... liegen ganz weit unter den offiziellen Grenzwerten, kein Zweifel. Die naive oder berechnende Annahme der Richtigkeit unserer Grenzwerte ist der Wegbereiter der zunehmenden Gefahr.

Das Fernsehen hält die Grenzwerte ein, auch kein Zweifel, zeigt aber Vorsicht. Die Justitiarin des **Süddeutschen Rundfunk** schrieb im April 1992 einen Rundbrief an die Programmdirektoren der ARD und des ZDF: "Die Telekom hat uns auf die sich in der Öffentlichkeit abzeichnende verstärkte Diskussion über die Umweltverträglichkeit von elektromagnetischen Strahlen hingewiesen. Die Diskussion wird in den Beiträgen der Sender vermehrt aufgegriffen und schadet bei unsachgemäßer Darstellung dem öffentlich-rechtlichen Rundfunk." Denn: "Die Umweltverträglichkeit elektromagnetischer Strahlung gilt ebenfalls für Radio- und Fernsehsender, auch kleinster Leistung. Ich bitte Sie, Ihre Redaktionen, sofern sie das Thema aufgreifen, aufzufordern, sich bei den technischen Kollegen in Ihren Häusern sachkundig zu machen."

Anstatt zu forschen, werden Milliarden in den Ausbau der Funknetze gesteckt, ohne die geringste Kenntnis der Risiken. Das gilt nicht nur für Mobil- und Datenfunknetze, sondern auch für die leistungsstarken **Radio-** und **Fernsehsender**. Ständig neue Sender. Ständig neue Frequenzen. 1998 kommt bundesweit der **digitale Rundfunk**. Wir haben erste Messungen in Städten Nordrhein-Westfalens gemacht. Die Frequenz des Digitalradios DAB liegt im klassischen Mikrowellenspektrum bei 1,45 GHz. In Düsseldorf, Essen, Duisburg und Ratingen waren die Feldstärken hoch, höher als bei den gewohnten UKW-Sendern. Das **digitale Fernsehen** steht auch schon in den Startlöchern.

Die Furcht vor dem hochfrequenten Elektrosmog nimmt in der Bevölkerung, bei Politikern und sogar in der Börse zu. Als in **Florida** wegen des **Hirntumors** einer Handytelefoniererin der Prozeß gegen den Mobiltelefonhersteller geführt wurde, da fielen die Aktien der Mobilfunkindustrie in den USA innerhalb einer Woche um 20 Prozent. Dabei telefonieren die Amis nicht einmal gepulst wie wir mit D- und E-Netzen, sondern analog. Das Haftungsrisiko in Bezug auf Schäden durch gepulste Strahlung ist denen zu groß, die Versicherungen spielen nicht mit. Dennoch, Versuche mit der neuen gepulsten Technik nach deutschem Vorbild laufen seit Sommer 1997 in New York. Der Rubel rollt.

Letzte Nachrichten zum Thema elektromagnetische Wellen

Dr.-Ing. **Wolfgang Volkrodt** reagiert im Januar 1998 auf den aktuellen Waldschadensbericht 1997 und erinnert daran, daß alle Maßnahmen zur Bekämpfung des zunehmenden Waldsterbens nichts brachten. Es sind die Mikrowellensender, die unserem Wald schaden. Fernab jeder Luftschadstoffbelastung sterben die Bäume durch nahe Sender, auch auf Erholungsinseln wie Zypern oder Kreta, hier durch Radaranlagen.

Werner Hengstenberg, Elektrosmogexperte und Meßgerätehersteller: "Natürliche elektromagnetische Felder stehen in enger Wechselbeziehung mit allen Lebensvorgängen. Ein Verfälschen durch technische Signale hat schwerwiegende Folgen. Die natürliche Reinheit des Äthers ist genauso schützenswert wie die von Wasser, Boden oder Luft."

Prof. Dr.-Ing. **Konstantin Meyl** meint, daß es bei der Bewertung hochfrequenter Strahlung neben Feldstärke, Frequenz und Modulation auch auf die wichtige Frage ankommt, ob es sich um **transversale** oder **longitudinale** Wellen handelt, das heißt Quer- oder Längsschwingungen.

Die Zeitschrift **'Technik für Alle'** schreibt in Heft 7 vom Oktober 1934, also vor über 60 Jahren: "Immer wieder hört man, daß Funkwellen die Gesundheit beeinflussen. Das ist denkbar, denn heilsame Wellenlängen benützen wir ja mit Erfolg in der Elektrotherapie. Man weiß, daß kurzwellige Strahlen Fieber erzeugen und niedrige Organismen töten."

Im Mai 1997 wurde vom Deutschen Bundesrat das **neue Amateurfunkgesetz** verabschiedet. Es löst das von 1949 ab und läßt die Forderung nach einem Mindestalter für die Prüfung zum Erwerb eines Amateurfunkzeugnisses wegfallen. Jeder darf jetzt senden, und das mit Leistungen bis zu 750 Watt (!). Festgelegt wurde, daß der Funkamateur kein administratives Zulassungsverfahren mehr braucht. Der Funker verantwortet seine Aktivitäten und Gerätschaften künftig selbst, auch die Frage nach der elektromagnetischen Verträglichkeit.

Mein Kollege **Joachim Gertenbach** hat 1997 unsere Handy-Messungen bestätigt. Er untersuchte und berechnete mit dem Ergebnis, daß **D- und E-Netz-Handys** mit der Antenne am Kopf bei voller Sendeleistung von 2 bzw. 1 Watt sämtliche Grenzwerte von Elektrosmogverordnung, IRPA, DIN/VDE... sprengen, und zwar um das Vielfache. Das sollte man wissen, auch wenn ein Handy keine ortsfeste öffentliche Anlage ist.

Die Zeitschrift **'Funkschau'** beschreibt im August 1997 auf zwei Seiten das erste direkt im Kopf hinter dem Ohr **implantierte Handy**. Zahnfüllungen fungieren als Antennen. Das Trommelfell ist zum Hören der digitalen Nachrichten direkt angekoppelt. Chirurgen in Rußland gelang das Meisterstück. Die Krankenkassen sollen den operativen Eingriff erstatten. Erst im Nachsatz wird klar: eine Glosse! Köstlich, lesenswert.

Vergleichsmessungen der Baubiologie Maes
Ungepulste elektromagnetische Wellen

Antennenspannung

Durchschnitt an den meisten Schlafplätzen		0,5-2 mV
Durchschnitt in den meisten Wohngegenden, im Freien		2-5 mV
RTL-Sender Luxemburg (Radio, Fernsehen)	100 m	18.000 mV
	10 km	8000 mV
Sender Langenberg, NRW (Radio, Fernsehen)	100 m	30.000 mV
	10 km	100 mV
Sender Feldberg, Hessen (UKW, Fernsehen)	50 m	9500 mV
	2 km	900 mV
Sender Mainflingen, Hessen (Langewelle)	500 m	5500 mV
	2,5 km	2700 mV
Sender Rodgau, Hessen (Mittelwelle)	200 m	10.500 mV
	1 km	8700 mV
Post-Sendeanlage	auf Hochhausdach	9000 mV
	Wohnung darunter	50 mV
C-Netz-Mobilfunktelefon	Kopfnähe	8000 mV
Schnurloses CT-1-Telefon	Kopfnähe	1000 mV
Walkie-Talkie 6 W	Kopfnähe	25.000 mV
	50 cm	2200 mV
	1 m	500 mV
Walkie-Talkie 10 mW	Kopfnähe	600 mV
Kopfhörer, funkgesteuert	Kopfnähe	7000 mV
Mobiler Babysitter mit Funksteuerung	5 cm	3000 mV
	1 m	50 mV
Leuchtstoffröhre mit 50-Hz-Vorschaltgerät	10 cm	500 mV
	50 cm	130 mV
	1 m	15 mV
dto. mit elektronischem 40-kHz-Vorschaltgerät	10 cm	8000 mV
	50 cm	2500 mV
	1 m	300 mV
	2 m	50 mV
Energiesparlampen (30-60 kHz)	10 cm	6500 mV
	50 cm	500 mV
	1 m	50 mV
	2 m	4 mV
Verschiedene Computerbildschirme	50 cm	100-1000 mV
Verschiedene Farbfernsehapparate	50 cm	200-2000 mV
Mikrowellenherd, neu	5 cm	500 mV
	50 cm	60 mV
dto. gebraucht, mit Leckstrahlung	5 cm	10.500 mV
	50 cm	1200 mV
Glühbirne, Halogenbirne	1 cm	< 1 mV

Meßgeräte:
HF-Meßantenne Typ T (10 kHz - 5 GHz), Merkel Meßtechnik / BRD
RF Electronic Millivoltmeter TF 2603 (50 kHz - 1,5 GHz), Markoni / UK

Elektromagnetische Wellen: Vergleichsmessungen

Vergleichsmessungen der Baubiologie Maes
Gepulste elektromagnetische Wellen

Strahlungsdichte

Durchschnitt an den meisten Schlafplätzen		0,001-0,1 nW/cm²
Durchschnitt in den meisten Wohngegenden, außen		0,002-0,5 nW/cm²
Militärische Radaranlage	1 km	1.000.000 nW/cm²
Verkehrsradar	5 m	5000 nW/cm²
Flugüberwachungsradar	in Flughafennähe	100-2000 nW/cm²
	im Hochhaus 8. Etage, 2 km entfernt	500 nW/cm²
Richtfunkstrecke im Richtstrahl	100 m	30.000 nW/cm²
Mikrowellenherd neu	5 cm	450.000 nW/cm²
	5 m	100 nW/cm²
gebraucht	5 cm	1.750.000 nW/cm²
	15 m	100 nW/cm²
D-Netz-Portable 8 W	30 cm	9.500.000 nW/cm²
	1 m	850.000 nW/cm²
	5 m	34.000 nW/cm²
	10 m	9000 nW/cm²
	30 m	950 nW/cm²
	50 m	340 nW/cm²
	90 m	100 nW/cm²
D-Netz-Handy 2 W	30 cm	1.700.000 nW/cm²
	1 m	150.000 nW/cm²
	5 m	6000 nW/cm²
	10 m	1500 nW/cm²
	30 m	170 nW/cm²
	50 m	60 nW/cm²
	90 m	20 nW/cm²
Schnurloses DECT-Telefon 250 mW	30 cm	44.000 nW/cm²
	1 m	4000 nW/cm²
	5 m	160 nW/cm²
	10 m	40 nW/cm²
	50 m	1 nW/cm²
D-Netz-Basisstation 100 m	im Dachgeschoß	10-100 nW/cm²
	im Souterrain	0,01 nW/cm²
	Fenster mit Sichtkontakt	50 nW/cm²
	Fenster abgewandt	0,5 nW/cm²
E-Netz-Basisstation 5-10 m	im Freien	2000 nW/cm²
	im Haus am Fenster	1000 nW/cm²
	im Haus hinter Wand	15 nW/cm²
Funkruf-Basisstation 5-10 m	im Freien	3500 nW/cm²
	im Haus am Fenster	2000 nW/cm²
	im Haus hinter Wand	300 nW/cm²

Meßgeräte:
Spektrumanalyser Advantest 4131 C, Rohde&Schwarz / BRD
Log.-per.-Antenne UKLP 9140 (300 MHz - 3,5 GHz), Schwarzbeck / BRD
Log.-per.-Antenne HL 025 (1 - 18 GHz), Rohde&Schwarz / BRD

Bedenken Sie auch bei diesen Vergleichen, daß die Meßwerte je nach Situation sehr stark schwanken können. Um sicher zu gehen, hilft nur die gezielte Hochfrequenzmessung direkt am Objekt vor Ort.

Eindrucksvoll, daß Mobilfunk-Portables und kleine Handys am Ohr die stärkste hochfrequente Strahlung in unserem Alltag verursachen. Wir haben in 30 cm Entfernung gemessen, um standardgemäß im Fernfeld zu bleiben. Hätten wir in der praxisrelevanten Nähe von wenigen Zentimetern untersucht, dann gäbe es noch viel dramatischere Werte.

Zahlen, Grenzwerte, biologische Effekte

Das Spiel mit den zwölf Nullen, so können Sie einfach umrechnen:

Tera	T	Billion	1.000.000.000.000	=	10^{12}
Giga	G	Milliarde	1.000.000.000	=	10^{9}
Mega	M	Million	1.000.000	=	10^{6}
Kilo	k	Tausend	1000	=	10^{3}
Milli	m	Tausendstel	0,001	=	10^{-3}
Mikro	µ	Millionstel	0,000.001	=	10^{-6}
Nano	n	Milliardstel	0,000.000.001	=	10^{-9}
Pico	p	Billionstel	0,000.000.000.001	=	10^{-12}

1 V sind also 1000 mV oder 1.000.000 µV. 10 µW/cm² sind 10.000 nW/cm² oder 10.000.000 pW/cm². Und 5 MHz sind 5000 kHz.

Laut Dr. Volkrodt, Dr. Varga, Dr. Neitzke und anderen liegen natürliche Mikrowellen im Bereich weniger **billionstel** Watt. Radar, Richt- und Mobilfunk, Radio und Fernsehen strahlen das tausend- bis **millionenfache**. Ein Mobilfunkhandy schafft das **milliardenfache** in Kopfnähe.

Die Werte der **Elektrosmogverordnung** (nur für ortsfeste Funkanlagen) liegen beim milliardenfachen des natürlichen Hintergrundes: je nach Frequenz von **200 bis 1000 µW/cm²**, die der **DIN/VDE 0848** für beruflich Exponierte von **1000 bis 5000 µW/cm²**, bei Kurzzeiteinflüssen noch höher. Das, Mogelpackung nimm Deinen Lauf, über 6 Minuten gemittelt und bezogen auf Effektivwerte ohne Rücksicht auf die biologisch besonders verdächtigen Spitzenwerte bei gepulsten Feldern.

Berechnungsgrundlage für offizielle Verordnungen und Empfehlungen ist immer die spezifische Absorptionsrate (SAR), also die Erwärmung des Körpers im Feld, in Watt pro Kilogramm Körpermasse; der Ganzkörper-SAR-Wert ist laut Elektrosmogverordnung **0,08 W/kg**, der für einzelne Körperteile **2 W/kg**, immer bezogen auf 6-Minuten-Intervalle.

Bei der **IRPA** (International Radiation Protection Agency) und der **WHO** (Weltgesundheitsorganisation) gelten die gleichen Werte wie die der Elektrosmogverordnung und der Strahlenschutzkommission.

Im **Ostblock** (UdSSR 1984, CSSR 1970) liegen die Grenzwerte fünfhundertfach niedriger. In **Australien** gibt es auch niedrigere Werte.

Empfehlung der **Katalyse** Köln: **100 µW/cm²** für die Dauerexposition der Bevölkerung im ganzen Hochfrequenzbereich. Empfehlung **Ecolog** Hannover: **10 µW/cm²**. Beides in Bezug auf ungepulste Felder.

Die **baubiologischen** Richtwerte bezogen auf Schlafbereiche für *ungepulste* Strahlung: keine Anomalie **unter 2 nW/cm²**, schwache Anomalie **2 bis 50 nW/cm²**, starke Anomalie **50 bis 1000 nW/cm²** und extreme Anomalie über **1000 nW/cm²**.

Die **baubiologischen** Richtwerte für niederfrequent *gepulste* Strahlung: keine Anomalie **unter 0,02 nW/cm²**, schwache Anomalie **0,02 bis 0,5 nW/cm²**, starke Anomalie **0,5 bis 10 nW/cm²**, extreme Anomalie über **10 nW/cm²**, ebenfalls bezogen auf Schlafbereiche.

Der **BUND** schließt sich 1997 in etwa den Empfehlungen der Baubiologie an und fordert: "Will man einen gewissen Schutz und auch Vorsorge erreichen, dann müssen die Grenzwerte der 26. BImSchV in Bezug auf die hochfrequente Strahlungsdichte um den **Faktor 10.000** gesenkt werden." Das heißt, der BUND will als Vorsorgewert, je nach Frequenz, **20 bis 100 nW/cm²**; er macht dabei keinen Unterschied zwischen gepulsten und ungepulsten Feldern. Der Abstand zu Sendeanlagen sollte um den Faktor 30 vergrößert werden.

In gut durchblutetem Gewebe erhöht sich die **Körpertemperatur** um im Schnitt **1 bis 2 Grad** bei 10.000 µW/cm², bei schlecht durchblutetem Gewebe viel eher. Unsere **Augen** sind besonders schlecht durchblutet, deshalb ist hier mit Schädigungen schon ab **10-50 µW/cm²** zu rechnen. Im **Tierversuch** stieg die Körpertemperatur bei Mikrowelleneinfluß von 100 µW/cm² um **6 Grad** innerhalb weniger Minuten.

Bei 100-1000 µW/cm² gibt es gesteigerte **Enzymaktivitäten**, Veränderungen des **Kalziumionen-Transportes** in der Zelle, Hemmung der **T-Lymphozyten** und Veränderung des **Fluchtverhaltens** bei Tieren.

Ab etwa **2500 µW/cm²** setzt der Mensch seine **Thermoregulation** ein. Ab **50.000 µW/cm²** ist mit **Mißbildungen** und anderen genetischen Defekten zu rechnen, **200.000 µW/cm²** sind **tödlich**.

Neurologische Störungen sind ab **1000 nW/cm²** nachweisbar, **EEG-Veränderungen** bei gepulster Strahlung ab **100 nW/cm²**. Die Beeinflussung des Wachstums von **Hefezellen** ist ab **1 nW/cm²** feststellbar.

Die hochfrequente Wärmestrahlung der **Erdoberfläche** liegt bei **0,06 bis 0,08 µW/cm²**, die **Sonneneinstrahlung** bei **0,00001 µW/cm²** und die des Menschen bei **0,08 µW/cm²** (nach Prof. Leitgeb, Graz).

Elektromagnetische Wellen: Erinnern wir uns

Elektromagnetische Wellen, kurz **Hochfrequenz** (HF) genannt, sind, wie die niederfrequenten elektrischen und magnetischen Felder, allgegenwärtig. Sie sind die Folge von **Sendern** (Funk, Fernsehen, Radio, Satelliten, Militär, Radar...) und speziellen **Geräten** (Mikrowellenherd, Bildschirme, Handys, schnurlose Telefone, Babyphone...).

Hochfrequenz beginnt im Bereich von 30.000 Schwingungen pro Sekunde -**30 Kilohertz**- und endet bei 300 Milliarden Schwingungen pro Sekunde -**300 Gigahertz**-, den **Mikrowellen**.

Es gibt in Deutschland über **10.000** Rundfunk- und Fernsehsender, **zigtausende** Mobil- und Richtfunksender, einige **hunderttausend** Sender und Funkdienste privater Art, über **sechs millionen** Handys (1998) und **einige Millionen** schnurlose Telefone, dazu Militär und Radar, Amateurfunker und unzählige hochfrequenzverursachende Geräte.

Bei baubiologischen Untersuchungen ist es Standard, entweder die hochfrequente **Strahlungsdichte** in **Nanowatt pro Quadratzentimeter** (nW/cm^2), die **Feldstärke** in **Volt pro Meter** (V/m) oder die **Antennenspannung** in **Millivolt** (mV) zu messen. Es kann von einer Maßeinheit auf die andere umgerechnet werden.

Neben der **Feldintensität** wird die **Frequenz** und die Art und Stärke der **Modulation** (Pulse, Signale) bestimmt.

Hochfrequenz wirkt auf Mensch, Fauna und Flora entweder durch **thermische Effekte**, d.h. durch die Erwärmung des Körpers oder durch **nichtthermische Effekte** in Form von z.B. Information, Resonanz, Nerven- und Hormonstörung oder Mißbildungen. Thermische Effekte sind nur bei Arbeiten direkt an Sendeanlagen zu erwarten, sie treten im Alltag kaum auf. Nichtthermische Effekte sind im Alltag häufig zu beobachten, deren wissenschaftliche Beweisführung steckt bisher noch in den Ansätzen. Es gibt viele Hinweise auf nichtthermische Risiken.

Rechtlich verbindliche **Grenzwerte**, wie die 26. BImSchV (Elektrosmogverordnung) oder die DIN/DE, sind zur umfassenden Bewertung eines biologischen Risikos **nicht geeignet**, da sie ausschließlich den thermischen Effekt zur Grundlage haben.

Niederfrequent **periodisch gepulste** Hochfrequenzstrahlung provoziert biologische Effekte schneller und nachhaltiger als ungepulste.

Sanierungsmaßnahmen sind z.B. **Abstand** zum Feldverursacher, **Vermeidung** hochfrequenzstarker Geräte oder **Abschirmung**. Zur Erkennung und Vermeidung von biologischen Risiken des Menschen und der Natur bedarf es dringend gezielter **Forschung** und **Aufklärung**.

Elektromagnetische Wellen: Tips zur Reduzierung

\# Halten Sie Abstand zu Sendern und Funktürmen, auch zu Hochspannungsleitungen. Wieviel, das sollte vor Ort gemessen werden. Vermeiden Sie vorsichtshalber direkten Sichtkontakt zu Sendern.

\# Bauen Sie in HF-belasteten Gegenden massiv (Stein) und richten Sie den Schlafbereich hier in der Parterre oder im Souterrain ein.

\# Schirmen Sie die von außen eindringende Hochfrequenz ab.

\# Weichen Sie erhöhten HF-Konzentrationen im Raum aus, halten Sie 50 cm Mindestabstand zu verdächtigen Geräten oder Leitungen.

\# Verzichten Sie auf Auto- und Funktelefone, Walkie-Talkies und Handfunkgeräte. Halten Sie Abstand zu den Sendeantennen.

\# Wenn unumgänglich, dann bevorzugen Sie vorsichtshalber Handys, die nicht gepulst (digital), sondern ungepulst (analog) senden. Fragen Sie nach strahlenärmeren Geräte, es gibt große Unterschiede.

\# Das gilt auch für schnurlose Haustelefone. Vermeiden Sie unnötige Dauersender (DECT-Standard), telefonieren Sie immer nur kurz.

\# Verzichten Sie auf mit Funk funktionierende 'mobile Babysitter' und Kopfhörer oder ähnliche Geräte zumindest im Schlafbereich.

\# Verzichten Sie auf Mikrowellenherde. Halten Sie beim Garen Abstand, verlassen Sie die Küche. Kontrollieren Sie die Leckstrahlung.

\# Kaufen Sie nur strahlungsarme Computerbildschirme nach TCO.

\# Halten Sie drei bis vier Meter Mindestabstand zu Fernsehgeräten. Fordern Sie strahlungsarme Fernsehapparate.

\# Verzichten Sie auf Leuchtstoffröhren und Energiesparlampen in der Wohnung oder halten Sie zwei Meter Mindestabstand.

\# Vermeiden Sie Metalle in Matratze, Bett und Schlafumfeld.

\# Vermeiden Sie große reflektierende Flächen (Spiegel) im Schlafbereich. Halten Sie zu Wänden vorsichtshalber 50 cm Abstand.

\# Informieren Sie sich und andere, auch anhand der Literaturtips im Anhang und helfen Sie, diese Problematik bewußt zu machen.

\# Wenden Sie sich an erfahrene ausgebildete Baubiologen, die nach dem aktuellen 'Standard der baubiologischen Meßtechnik' arbeiten.

Elektrosmog-Verordnung: Schutz und Schummel

Sie ist rechtsgültig, die '26. Verordnung zur Durchführung des Bundesimmissionsschutzgesetzes' (26. BImSchV). Sie gilt für die in Kapitel 1 und 2 beschriebenen niederfrequenten elektrischen und magnetischen Wechselfelder und für die hochfrequenten elektromagnetischen Wellen in Kapitel 3. Für Wohnung+Gesundheit (Heft 82/1997) habe ich dieses neue Regelwerk kommentiert, hier einige Auszüge:

Bundesumweltministerin Dr. Angela Merkel hat sie vorgeschlagen, die Verordnung über elektromagnetische Felder. Die Bundesregierung hat sie am 22. Mai 1996 akzeptiert und an den Bundesrat weitergeleitet. Dieser willigte trotz scharfer Proteste von Wissenschaftlern, Umweltverbänden und Parteien ein. Seit dem 1. Januar 1997 ist sie rechtskräftig, die sogenannte Elektrosmogverordnung.

Die Verordnung soll laut Angela Merkel "mit festgelegten Grenzwerten für Rechtssicherheit sorgen". Ziel sei "Schutz- und Vorsorgemaßnahmen sicherzustellen und zur Verfahrensvereinfachung und Investitionssicherheit im Bereich der Sendeanlagen und Stromversorgungen beizutragen, speziell beim Mobilfunk und Bahnstrom, bei Transformatoren und Hochspannungsleitungen."

Schutz für die Industrie

Die Verordnung ist Schutz für die Industrie und Schummel für Mensch und Umwelt. Die festgelegten Grenzwerte sind von der Industrie spielend einzuhalten und liegen beim tausendfachen der Werte, von denen bekannt ist, daß sie biologische Effekte verursachen, die Gesundheit schädigen und Krebs begünstigen.

Die Sachverständigen der Baubiologie Maes haben in 14 Jahren über 5000 Messungen elektromagnetischer Felder in Wohnräumen und an Arbeitsplätzen durchgeführt und ausgewertet. Das Ergebnis: Diese Grenzwerte der Verordnung werden im Alltag nie und nirgendwo erreicht, selbst nicht unter den größten Hochspannungsleitungen oder direkt neben Trafostationen, auch nicht im Intercity oder Auge in Auge mit dem Mobilfunksendemast. Darüber freut sich die Industrie und genießt die von Merkel zugesagte Rechts- und Investitionssicherheit.

Die Umweltministerin beruhigt die Industrie schon lange vor Inkrafttreten der fragwürdigen Verordnung und schreibt: "Im Bereich der Hochfrequenzanlagen wird mit zusätzlichen Kosten nicht gerechnet, da die Anforderungen in der Regel jetzt schon eingehalten werden oder ohne größeren Aufwand eingehalten werden können. Im Bereich der Niederfrequenzanlagen rechnet die Stromwirtschaft mit Kosten, die einen zweistelligen Millionenbetrag allenfalls geringfügig überschreiten. Unter Berücksichtigung der Gesamtkosten der Stromerzeu-

Elektrosmogverordnung

gung und Stromverteilung ist jedoch kein meßbarer Einfluß auf das Preisniveau zu erwarten."

Der Bund für Umwelt und Naturschutz Deutschland (BUND) bringt es auf den Punkt: "Die Verordnung ist löchriger als ein Schweizer Käse."

Auch Axel Böttger, Experte für Elektrosmog in Angela Merkels Umweltministerium, gibt zu: "Es gibt noch viele Lücken."

Die Verordnung gilt ausschließlich für ortsfeste Nieder- und Hochfrequenzanlagen wie Bahnlinien, Freileitungen, Transformatorenstationen und Funktürme, nicht für private Geräte wie Fernseher, Computer, Elektroherde oder Handys. Obwohl private Geräte wie z.B. Handys höhere Feldstärken verursachen als nach Verordnung an ortsfesten Anlagen erlaubt ist. Die Verordnung gilt nur für gewerbliche Anlagen. Sie berücksichtigt nicht die Wirkung auf Implantate.

Schummel für den Menschen

Der durch Elektrosmog im Alltag gefährdete Mensch bleibt alleingelassen auf der Strecke. Einige hundert Untersuchungen von Wissenschaftlern der ganzen Welt bestätigen, was praktizierende Baubiologen aus Erfahrung schon lange feststellen: Elektromagnetische Feldstärken weit unter der Größenordnung der Verordnung sind ein Risiko für die Gesundheit. Fallbeispiele von kranken Menschen, die nach Reduzierung der meist unnötigen Langzeitfeldeinflüsse am Arbeitsplatz oder im häuslichen Alltag, besonders im Schlafbereich, provozierende gesundheitliche Erfolge erlebten, zeigen, daß wir es hier mit einem mehr als ernstzunehmenden Risikofaktor zu tun haben.

Dieser Risikofaktor wird durch eine amtliche Verordnung maß- und verantwortungslos heruntergespielt. Computerarbeitsplatznormen, international von Industrie, Anwendern, Behörden und Berufsgenossenschaften akzeptiert, setzen seit Jahren die Grenze auf 10 Volt pro Meter für elektrische und 200 Nanotesla für magnetische Felder fest (TCO), um Computerbediener vor gesundheitlichem Schaden zu schützen. Dagegen hält die Verordnung 5000 V/m und 100.000 nT für unschädlich, das Fünfhundertfache der PC-Normen.

"Als Grenzwert müssen 10 V/m und 200 nT angestrebt werden." Zu diesem Ergebnis kommt auch eine groß angelegte wissenschaftliche Studie, die 1996 für den "Nationalen Rat für Strahlenschutz NCRP", ein Beratergremium der US-Regierung, erstellt wurde. Für diese Untersuchung sammelten elf führende Strahlenschutzexperten neun Jahre lang tausende Daten. Herausgekommen ist, so ein Sprecher der US-Umweltbehörde EPA, die "umfassendste Untersuchung über die gesundheitlichen Auswirkungen elektromagnetischer Strahlung auf den Menschen". Der 800-Seiten-Bericht liefere eindeutige Hinweise, daß auch schwache alltägliche elektromagnetische Felder die Gesundheit schädigen, wenn sie nur langfristig einwirken.

Wissenschaftler verschiedener Länder, speziell aus den USA, Kanada, Australien, Großbritannien und aus Schweden, bestätigen mit Blick auf ihre Forschungsergebnisse diese Forderung nach 10 V/m und 200 nT. Baubiologen empfehlen nach jahrelangen Beobachtungen und aufgrund immer wiederkehrender Sanierungserfolge für die Regenerationszeit, also für den Schlafplatz, und aus Vorsorge 1 V/m bzw. 20 nT einzuhalten, die Computernormen also um ein Zehntel zu unterschreiten. Der BUND fordert 0,5 V/m und 10 nT für Ruhebereiche.

Fragen über Fragen

Warum gelten die Verordnungsgrenzwerte nur für ortsfeste Strom- und Sendeanlagen, warum nicht für Geräte des Wohnungs- oder Büroalltags? In der Nähe einiger Haushalts- oder Bürogeräte gibt es höhere Feldstärken als unter Hochspannungsleitungen oder neben Trafostationen. Mit der Handyantenne direkt am Ohr ist man stärkeren (grenzwertüberschreitenden!) Strahlen ausgesetzt als neben dem Funkturm. Nerven werden von den Feldern des Heizkissens ebenso angegriffen wie von denen ortsfester Stromanlagen.

Warum gelten die Werte nur für gewerbliche Funk- und Stromanlagen? Felder aus privaten Anlagen können genauso schädigen.

Warum sind elektrisch betriebene Körperimplantate ausgeschlossen? Ein durch Elektrosmog gestörter und außer Funktion gesetzter Herzschrittmacher kann lebensgefährlich werden.

Warum werden niederfrequente elektrische Wechselfelder potentialfrei gemessen? Die potentialfreie Untersuchung wünscht das 'reine Feld' in Abwesenheit des Menschen. Die Grenzwerte der Verordnung beziehen sich aber auf den gesundheitlichen Schutz des im Feld anwesenden Menschen. Nun lenkt eine Person aber die elektrischen Feldlinien auf sich, und dabei entstehen viel höhere Feldstärken, die es zu erkennen gilt. Diese viel höheren und der Praxis entsprechenden Feldstärken werden bei der geforderten potentialfreien Messung übersehen. Das Resultat: die Unterbewertung der biologischen Gefahr.

Warum gilt als Bewertungsgrundlage für die niederfrequenten Grenzwerte das praxisfremde Körperstromdichtemodell? Die Elektrosmogverordnung geht theoretisch davon aus, daß eine Körperstromdichte von $2\ mA/m^2$ auf Dauer biologisch unriskant ist. Die offizielle Wissenschaft, DIN/VDE, SEMKO, ÖVE und andere halten Körperstromdichten ab $100\ mA/m^2$ für spontan gesundheitsgefährlich, für nervenreizend, ja sogar für lebensgefährlich, da Herzkammerflimmern ausgelöst werden kann. Zwischen wissenschaftlich anerkannter akuter Gesundheits-

Elektrosmogverordnung 265

bzw. Lebensgefahr und der nach Verordnung angeblich unbedenklichen Langzeiteinwirkung liegt nur ein Faktor von 50!

Warum setzt man Grenzwerte für Dauerbelastungen auf 5000 V/m und 100.000 nT für die Allgemeinbevölkerung (also auch für Kinder, auch für Kranke, auch für die empfindliche Schlafphase) fest, wenn weltweit von der Industrie und den Behörden an Computerarbeitsplätzen 10 V/m und 200 nT eingehalten werden?

Behördliche kalifornische Empfehlungen für Neubaugebiete an Hochspannungsleitungen liegen bei 200 nT, und behördliche schwedische Empfehlungen für Kindergärten und Schulen an Hochspannungsleitungen liegen ebenfalls bei 200 nT. Eine Vielzahl von epidemiologischen Studien fanden ab 200 nT Gesundheitsrisiken wie Krebs, Hirntumore, Schlafstörungen, Immunveränderungen oder Hormonprobleme. Wie vereinbart sich das mit den Verordnungsgrenzwerten?

Die Verordnung orientiert sich an den Maßstäben der Weltgesundheitsorganisation. Die WHO kündigte am 16.1.98 in Genf an, ab 1998 Forschungen in Sachen Elektrosmog voranzutreiben, da es noch viele Unklarheiten gäbe. Speziell das Krebsrisiko und Wirkungen auf das Zentralnervensystem sollen bis zum Jahr 2020 erforscht werden. Es gibt, so die WHO, "reichlich Gründe für eine baldige intensive Forschung". Denn "einige Untersuchungen deuten darauf hin, daß Kinder, die in der Nähe von Hochspannungsleitungen wohnen, einem 50 Prozent höheren Leukämierisiko ausgesetzt sind". Und "es gibt Hinweise, daß elektromagnetische Felder Hormone verändern, Melatonin unterdrücken und Brustkrebs begünstigen". Die Verordnung gilt seit 1997. Warum diese Eile? Warum nicht bis 2020 warten? Wie kann man auf der Basis von Unklarheiten Grenzwerte festsetzen?

Die Verordnung basiert auch auf den behördlichen Grundlagen der deutschen Strahlenschutzkommission. Die Strahlenschutzkommission fordert in ihren Veröffentlichungen: "Auf den Neubau von Wohnungen, Krankenhäusern, Kindergärten, Schulen und ähnlichen Einrichtungen direkt unter Hochspannungsleitungen ist zu verzichten." Warum? Direkt unter der größten 380-kV-Hochspannungsleitung messe ich magnetische Flußdichten um 5000 Nanotesla, die Verordnung macht aber 100.000 Nanotesla zum angeblich sorgenfreien Grenzwert. Wie kann eine behördliche Kommission heute so und morgen so argumentieren?

Die Hamburger Umweltbehörde fordert seit 1988: "Wohngebäude sollten so weit von elektromagnetischen Feldverursachern entfernt sein, daß die durchschnittlichen Feldstärken städtischer Wohngebiete nicht überschritten werden." Die durchschnittlichen Feldstärken in städtischen Wohngebieten liegen nach unserer Erfahrung und Auswertung von einigen tausend Daten bei 20 bis 50 nT. Wie läßt sich der Hamburger Anspruch mit den 100.000 nT der Verordnung relativieren?

Das nordrhein-westfälische Ministerium für Arbeit, Gesundheit und Soziales informiert in einem telefonischen Ansagedienst am 28. Februar 1998: "Das Bundesministerium hat in einer Verordnung spezielle Regelungen zum Schutz vor elektromagnetischer Strahlung getroffen. Unabhängig davon sollte jeder in seinem Umfeld für eine strahlungsarme Umgebung sorgen." Warum? Die Werte der Verordnung schützen uns doch, oder doch nicht? Das NRW-Ministerium gibt Tips per Telefon: "Ein Babyphon sollte keinesfalls ins Kinderbett gelegt werden. Schalten Sie eine Heizdecke unbedingt vor dem Einschlafen aus. Schalten Sie Fernseher und Radio immer ganz aus, wenn Sie diese nicht mehr benutzen. Trennen Sie Geräte generell vom Netz, wenn sie nicht mehr benötigt werden. Sorgen Sie bei Neuinstallationen dafür, daß Sicherungskästen nicht im Schlaf- oder Kinderzimmer installiert werden. Sparen Sie beim Kauf eines Computers nicht am Monitor, dieser sollte strahlungsarm sein." Mit diesen amtlichen Ratschlägen will das Ministerium offensichtlich vor den Elektrosmogrisiken warnen, die nicht aus ortsfesten Anlagen kommen, sondern im Privatbereich zu finden sind. Das ist lobenswert. Obwohl die hiervon zu erwartenden Feldstärken weit unter den Werten der Verordnung liegen.

Warum gilt die Verordnung nur für Anlagen ab 1000 Volt Spannung? Was ist mit Anlagen unter 1000 Volt? Für die Magnetfeldstärke ist nur der Strom verantwortlich und nicht die Spannung; dieser Strom kann auch unter 1000 Volt stark und grenzwertüberschreitend sein.

Warum gelten die Grenzwerte nicht für öffentlich-rechtliche Sender? Gerade die öffentlich-rechtlichen Fernseh- und Rundfunksender (an erster Stelle die Lang-, Mittel- und Kurzwellensender) strahlen mit ungewöhnlich und unnötig starken Leistungen ins Land, die noch aus der Zeit des kalten Krieges stammen. Kein Lebewesen, keine Zelle, kein Nerv, kein Muskel, kein Hormonsystem... kann differenzieren zwischen öffentlich-rechtlichem oder privat-gewerblichem Elektrostreß.

Warum werden die starken Überwachungs-, Funk- und Radaranlagen des Militärs nicht berücksichtigt? Bundeswehr, Bundesgrenzschutz, Behörden und Polizei haben ohne jede Auflage freie Bahn in der Art und Intensität der von ihnen verursachten elektromagnetischen Strahlung. Militärische Radarstützpunkte gehören mit zu den schärfsten Strahlenverursachern überhaupt. Wer schützt uns vor diesen?

Warum gelten die Grenzwerte nur für bestimmte Frequenzen? Über 50 Hz besteht eine Grauzone über den gesamten Kilohertzbereich bis 10 Megahertz, und gerade in diesem breiten Frequenzspektrum tummeln sich Feldverursacher wie Radiosender (Langwelle, Mittelwelle, Kurzwelle), verschiedene Funkdienste, Amateurfunk, Induktionsfunk, Zeitzeichen, Sicherungsanlagen (z.B. in Kaufhäusern), elektronische Steuerungen und Schaltungen, Pulsfrequenzen der Handys und Mobilfunkbasisstationen, Oberwellen von 50-Hz-Feldern... Ich messe an einigen

Elektrosmogverordnung

Transformatorenstationen stärkere 150-Hz-Felder und schwächere 50-Hz-Felder, diese Frequenz ist in der Verordnung aber nicht bedacht. Die Mittelwellensender gehören zu den feldintensivsten Funkanlagen in Deutschland, auch diese sind in der Verordnung nicht zu finden.

Warum werden Verordnungsmeßwerte als Effektivwerte und nicht als Spitzenwerte gefordert? Effektivwerte neigen fast immer zum drastischen Untertreiben einer vorliegenden Gefahr, besonders bei den gepulsten Strahlungen, z.B. beim Mobilfunk. Die praktisch gemessenen Spitzenwerte der D- und E-Netze liegen achtmal höher als der theoretisch berechnete Effektivwert, die der DECT-Schnurlostelefone 25mal höher, die einiger Radaranlagen mehrtausendmal höher!

Warum sollen die HF-Feldstärken über 6 Minuten gemittelt werden? Mittelwerte sind praxisfremde Mogelpackungen und führen neben der untertreibenden Effektivwertberechnung nochmals zusätzlich zu drastischen Unterbewertungen. Die für biologische Rückschlüsse wichtigen Spitzenbelastungen werden überhaupt nicht beachtet. Wenn man Angela Merkels Hand jede Minute für nur zehn Sekunden in kochendes Wasser hielte und daraus einen über 6 Minuten gemittelten Wert aus echter Belastung (kochendes Wasser) und den dazwischen eingelegten Pausen bilden würde, dann dürfte nichts passiert sein, denn dann wäre das Wasser nach Berechnung à la Verordnung nur lauwarm. Warum also die Ministerin mit Blaulicht ins Krankenhaus fahren? Wenn man mit dem Maschinengewehr wild um sich schießen und einen rechnerischen Mittelwert aus der echten Gefahr (Kugeleinschlag) und den zwischen den Schüssen vorhandenen Pausen basteln würde, dann wären die mörderischen Instrumente harmlos, dann hätten die Kugeln nur noch die Kraft schlapp aufklatschender Tomaten.

Was soll die unglaubliche Randanmerkung, daß der Spitzenwert gepulster Felder bis zum 32fachen der elektrischen und magnetischen Feldstärken betragen darf? Das entspricht, kaum zu glauben aber wahr, dem 1024fachen der Strahlungsdichte! Gerade diese niederfrequent gepulsten Felder gelten aber als biologisch besonders riskant!

Warum wird diese spezielle Gefahr der gepulsten Strahlung (Radar, Richtfunk, Datenfunk, Funkrufdienste, D-, E- und DECT-Mobilfunknetze...) nicht entsprechend berücksichtigt? Hier laufen weltweite Forschungen auf Hochtouren. Die bisher vorliegenden Ergebnisse der letzten 20 Jahre sind alarmierend. Trotzdem wird weiter nonstop aufgerüstet, begünstigt durch die neue Elektrosmogverordnung.

Warum fehlen die elektrischen und magnetischen Gleichfelder, die Elektrostatik und Magnetostatik? Sie sind ein unverzichtbarer Teil des Gesamtkomplexes Elektrosmog. Straßenbahnen fahren in Deutschland mit Gleichstrom und verursachen teilweise starke magnetische Felder. Sie sind nicht in der Elektrosmogverordnung berücksichtigt.

Warum wurden kritische Wissenschaftler, Politiker, Parteien und die Erkenntnisse der Baubiologie im Vorfeld der Grenzwertauseinandersetzungen nicht ernst genommen? Die Baubiologie kann viele Fallbeispiele liefern, die jene Grenzwerte sehr fragwürdig erscheinen lassen. Was die Baubiologie nach langen Jahren praktischer Erfahrung beizutragen fähig wäre, das hat einen hohen Stellenwert in Anbetracht der wenigen vorliegenden wissenschaftlichen Erkenntnisse. Warum wurden die konstruktiven Vorschläge des BUND nicht umgesetzt?

Wenn man die hochgesteckten Verordnungs-Grenzwerte im Alltag nirgendwo findet, warum haben wir sie dann?

Verschiedene Länder haben sehr viel geringere Werte gefordert, z.B. Baden-Württemberg, Niedersachsen, Nordrhein-Westfalen, Hamburg... Warum wurden diese Länder nicht ernst genommen? Die Grünen und die SPD wollten ebenfalls niedrigere Werte und wurden nicht gehört.

Warum werden Summationen verschiedener Felder und Strahlen nicht beachtet? Warum nicht Wechselwirkungen mit Umweltrisiken klimatischer, toxischer oder anderer Art? Warum werden besonders schutzbedürftige Risikogruppen nicht bedacht? Warum nicht Alte, Sensible, Kranke, Kinder, Schwangere, Ungeborene? Warum bleiben Langzeiteinwirkungen unberücksichtigt? Wo ist der Vorsorgeaspekt?

Wer kann eine vernünftige Erklärung dafür abgeben, daß mit technischen Störungen an Computern und medizinischen Geräten schon ab 100 µV/m zu rechnen ist, der Personenschutz nach Verordnung aber je nach Frequenz bei einigen zehn bis einigen 1000 V/m liegt? Das bedeutet, der Personenschutzgrenzwert liegt zehntausend- bis millionenmal höher als die Schwelle für technische Störungen! Ist ein Hirn weniger empfindlich oder weniger wert als eine Maschine?

Was bedeutet Elektrosmog für unsere Umwelt? Wie werden Bäume, Seen, das Wetter, die Atmosphäre geschützt? Dr. Volkrodt, Dr. Varga, Dr. Neitzke und anderen geben zu bedenken, daß natürliche Mikrowellen Feldstärken im Bereich weniger billionstel Watt aufweisen. Radar, Richt- und Mobilfunk, Radio und Fernsehen strahlen das tausend- bis millionenfache dessen durch den Äther und auf die Erde. Ein Mobilfunkhandy schafft das milliardenfache in Kopfnähe.

Wenn Sie diese Verordnung aufmerksam lesen, dann werden Sie noch mehr Mogelpackungen und einige weitere "Warum?" finden.

Es wird warm

Grundlage der Elektrosmogverordnung sind die Empfehlungen der deutschen Strahlenschutzkommission SSK, der internationalen Strahlenschutzvereinigung IRPA, der WHO und der internationalen Kom-

Elektrosmogverordnung

mission zum Schutz vor nichtionisierenden Strahlen ICNIRP.

Bei der Bewertung der biologischen Wirkung elektrischer, magnetischer und elektromagnetischer Felder beschränkt man sich auf zwei theoretische und simple Konzepte:

1. Bei der Niederfrequenz wird angenommen, daß sich als Folge starker Feldeinflüsse von außen im Körper künstliche Reizströme bilden.

2. Bei der Hochfrequenz geht man davon aus, daß sich ein Körper in den Feldern erwärmt, ähnlich wie es im Mikrowellenherd der Fall ist, hält also nur den thermischen Effekt für relevant.

Andere Wirkungen werden ignoriert, obwohl es sie gibt und die Wissenschaft immer wieder Nachweise erbringt: Störungen der Zellkommunikation, der Hormonabläufe, der Gehirnströme, des Stoffwechsels, des Immun- und Nervensystems, Beschleunigung des Zell- und Tumorwachstums, Leukämie und andere Krebsarten, Hirntumore, Herz- und Kreislaufbeschwerden, Migräne und andere Schmerzen, Suizidtendenz, Depressivität, Aggressivität, Nervosität, Hyperaktivität, chronische Müdigkeit, Allergien, Schlafstörungen, Tinnitus, Alzheimer...

Der ICNIRP-Vorsitzende Prof. Dr. Jürgen Bernhardt hat die Grenzwerte mitentwickelt und gesteht in den Medien ein: "Zweifelsfrei verstanden und auch nachgewiesen haben wir lediglich die thermischen Wirkungen, und nur auf dieser Basis können wir derzeit Grenzwerte festlegen." An anderer Stelle berichtet er: "Einige Hochfrequenzfelder können die biochemische Informationsverarbeitung an der Zellmembran beeinflussen. Wie sich das auf die Gesundheit auswirkt, ist noch unklar. Es gibt auch Hinweise auf krebsfördernde Wirkungen."

Prof. Jürgen Bernhardt im Fernsehen auf die Frage, warum Werte festgelegt werden ohne ausreichendes Wissen um die biologische Gefährlichkeit, und warum man diese nicht vorsichtshalber beim geringsten Anzeichen einer Gefahr senkt: "Dann wird der Standort Deutschland gefährdet. Wenn man jeder Hypothese nachgehen würde und Grenzwerte reduziert, dann macht man die Wirtschaft kaputt."

Prof. Dr. Albert Popp von der Universität Saarbrücken fordert: "Wenn wir uns nicht von der konventionellen Vorstellung einiger Wissenschaftler lösen, daß elektromagnetische Felder nur thermische Sensationen bewirken sollen, dann stecken wir in einer Sackgasse. Mit diesem einseitigen Konzept der konservativen Schule kommen wir nicht weiter, um die wirklich vorhandenen biologischen Probleme durch elektromagnetische Felder niedriger Stärken zu erklären."

Vergessen wir bei der Auseinandersetzung mit der Elektrosmogverordnung oder mit Behörden und der Industrie nie, daß es immer nur um die allzu naive Vorstellung von der Erwärmung des Menschen im Feld geht. Wenn Sie das nächste Amt, den TÜV, DIN, VDE, die Forschungsgemeinschaft Funk oder die Telekom fragen: "Gibt es im Einfluß dieses Sendemastes neben meinem Haus irgendwelche Gesundheitsrisiken?", dann denken Sie wahrscheinlich an Kopfschmerzen, Depressivität, Schlafstörungen, Allergien oder Krebs. Sie bekommen aber die Antwort auf der Basis von Merkels Meisterstück, das nur thermische Effekte kennt: "Nein, keine Gefahr, alles in Ordnung, alles unterhalb der Grenzwerte." Richtiger wäre die Antwort: "Nein, Sie werden nicht warm." Denn alle anderen Risiken neben der Erwärmung werden nicht berücksichtigt, und Ihre Frage ist gar nicht beantwortet worden.

Deshalb ist es für Ihren persönlichen Schutz in Sachen Elektrosmog auch nicht ausreichend, wenn ein Gerät vom TÜV geprüft wurde und das entsprechende Siegel aufweist. Gleiches gilt für das CE-Zeichen. Auch die ärgsten Feldverursacher haben den Segen von TÜV und CE. Es muß hier nicht einmal die Verordnung eingehalten werden, da es bei Geräten im Haus nicht um ortsfeste Anlagen geht.

Die Bauordnung fordert: "Bauliche Anlagen sind so zu errichten, daß sie das Leben oder die Gesundheit des Menschen und die natürliche Lebensgrundlage nicht gefährden." Die Elektrosmogverordnung legalisiert durch das Beharren auf veralteten und nicht haltbaren thermischen Konzepten, daß die Gesundheit des Menschen und die Lebensgrundlage namens Natur mehr als gefährdet wird.

Telekom, Mannesmann, E-Plus, RWE, Badenwerk, Stadtwerke, Bundesbahn... sind die falschen Ansprechpartner für Vorwürfe und Bürgerproteste. Die Industrie tut nichts Illegales, sie agiert im Rahmen der Möglichkeiten und Gesetze. Der richtige Ansprechpartner sind der Gesetzgeber, die Regierung, die Politiker. Sie decken und fördern die Industrie durch absurd hochgesteckte Grenzwerte.

Grenzwerte viel zu hoch

Prof. Wolfgang Löscher von der Tierärztlichen Hochschule Hannover: "Ich halte die Grenzwerte für zu hoch. Unsere Untersuchungen an Ratten haben eindeutig gezeigt, daß elektromagnetische Felder in dieser Größenordnung zu Brustkrebs führen können."

Für zu hoch halten internationale Wissenschaftler die Grenzwerte, so die Experten des Karolinska-Institutes in Stockholm: "Biologische Probleme durch niederfrequente Magnetfelder fanden wir nach jahrelanger Forschung ab 200 nT. Ein Grenzwert von 100.000 nT ist viel zu hoch." 200 nT erhöhen das Kinderleukämierisiko, das zeigen 50 epidemiologische Studien unabhängig voneinander.

Der britische Wissenschaftler Dr. Roger Coghill resümierte nach jahre-

Elektrosmogverordnung

langen Messungen in Kinderzimmern, daß elektrische Felder nicht nur das Leukämie- und Krebsrisiko bedenklich erhöhen, sondern auch für Kopfschmerz, Vitalitätsverlust, Depression und den plötzlichen Kindstod mitverantwortlich sind. Dabei ging es um Feldstärken von 10 bis 20 V/m. Das Leukämierisiko stieg um 186 %, wenn das Kind täglich länger als 12 Stunden 10 V/m ausgesetzt war und um 369 % bei 20 V/m. Die Verordnung hält dagegen 5000 V/m für unbedenklich.

Der australische WHO-Wissenschaftler Dr. Michael Repacholi fand, daß die Strahlung von Mobiltelefonen die Tumorrate bei Mäusen mehr als verdoppelt. Dabei lagen die Feldstärken unter den Grenzwerten.

Der deutsche Wissenschaftler Dr. Andras Varga vom Hygiene-Institut der Universität Heidelberg hat Hühnereier mit elektromagnetischen Feldern weit unterhalb der Verordnungsstärke bestrahlt. Alle Embryos waren entweder verkrüppelt oder tot.

Der Medizinphysiker Dr. Lebrecht von Klitzing von der Medizinischen Universität Lübeck fand, daß gepulste Hochfrequenzfelder bei einer Strahlungsdichte von 0,1 $\mu W/cm^2$ die menschlichen Gehirnströme verändern. Andere internationale Wissenschaftler bestätigen diese EEG-Effekte. Die Verordnung hält dagegen bei der D-Netz-Frequenz 450 $\mu W/cm^2$ und bei der E-Netz-Frequenz 900 $\mu W/cm^2$ für unriskant. Da es bei diesen beiden Mobilfunknetzen aber um gepulste Felder geht und die Verordnung bei gepulsten Feldern Spitzenwerte akzeptiert, die das 32fache der Feldstärkegrenzwerte und somit das 1024fache der Strahlungsdichtegrenzwerte betragen, sind demnach über 450.000 $\mu W/cm^2$ beim D-Netz und über 900.000 $\mu W/cm^2$ beim E-Netz erlaubt. Dr. von Klitzing: "Die Grenzwerte? Viel zu hoch!"

Forschungsbedarf

Bundestagsabgeordneter Dr. Manuel Kiper von den Grünen sorgt sich: "Mit dieser Verordnung wird es zwar mehr Rechtssicherheit in unserem Land geben, dafür aber kein bißchen mehr Vorsorge."

Der Abgeordnete Rolf Köhne von der SPD: "Die Bundesregierung vertritt offenbar die Auffassung, daß sich die Menschen gefälligst den Risiken anzupassen haben. Wir fordern dringend, den verantwortungslosen Grenzwert von 100 Mikrotesla auf wenigstens 10 Mikrotesla zu senken und das Minimierungsgebot aufzunehmen."

SPD-Abgeordneter Klaus Lennartz: "Wollen wir es wirklich zulassen, daß sich Millionen Menschen Tag für Tag, Anruf für Anruf Einflüssen aussetzen, deren Auswirkung auf den Körper absolut unstrittig ist?"

Der deutsche Anwaltverein und die Bundesrechtsanwaltskammer geben zu bedenken: "Die Grenzwerte dienen der akuten Gefahrenabwehr.

Sie legen die Gefahrenschwelle abstrakt fest. Angesichts der unsicheren wissenschaftlichen Grundlage stellt sich die Frage, ob überhaupt eine ausreichende Basis für Grenzwertfestlegungen besteht."

Das nordrhein-westfälische Umweltministerium reagierte auf die Anfrage eines besorgten Düsseldorfer Bürgers zur Elektrosmogverordnung: "Neben den gut abgesicherten Wirkungen, die Grundlage dieser Verordnungsgrenzwerte sind, gibt es eine große Anzahl von Hinweisen auf Langzeitwirkungen und Gesundheitsschäden, z.B. die Entstehung von Kinderleukämie, Gehirntumoren und Brustkrebs, und das auch unterhalb dieser Grenzwerte."

Trotzdem pochen erste Gerichtsentscheidungen auf die neue Verordnung, z.B. das Verwaltungsgericht Schleswig am 22.8.97 (Aktenzeichen 12 A 77/93): "Mit der Einhaltung der in der 26. BImSchV festgelegten Grenzwerte kann eine Gesundheitsgefahr elektromagnetischer Felder nach dem Stand der gegenwärtigen wissenschaftlichen Erkenntnisse ausgeschlossen werden."

Angela Merkels Bundesumweltministerium und die CDU verteidigen ihre Verordnung und verstecken sich ebenfalls hinter dem Standardsatz: "Die Grenzwerte sind die Folge des aktuellen Wissensstandes." Was nicht ausschließt, daß dieser Wissensstand miserabel ist und es mehr Forschungsbedarf als Forschungsergebnisse gibt.

Die Grenzwerte der 26. BImSchV (Elektrosmogverordnung)

Niederfrequente elektrische und magnetische Wechselfelder

Elektrische Feldstärke in Volt pro Meter		Magnetische Flußdichte in Mikrotesla	
50 Hz	5.000 V/m	50 Hz	100 µT
16,7 Hz	10.000 V/m	16,7 Hz	300 µT

Potentialfreie Messung des elektrischen Wechselfeldes.
Grundlage ist die Körperstromdichte von 2 mA/m².

Hochfrequente elektromagnetische Wellen

Elektrische Feldstärke in Volt pro Meter		Magnetische Feldstärke in Ampere pro Meter	
10 - 400 MHz	7,5 V/m	10 - 400 MHz	0,073 A/m
400 - 2000 MHz	1,375 $\sqrt{f}$ V/m	400 - 2000 MHz	0,0037 $\sqrt{f}$ A/m
2 - 300 GHz	61 V/m	2 - 300 GHz	0,16 A/m

f = Frequenz in MHz
Effektivwerte quadratisch gemittelt über Sechs-Minuten-Intervalle.
Grundlage ist die spezifische Absorptionsrate von 0,08 W/kg.

Elektrische Gleichfelder

4.. Streß durch ELEKTRISCHE GLEICHFELDER (Elektrostatik)

Elektrische Gleichfelder entstehen durch elektrische **Gleichspannungen** an Kunststoffoberflächen und Synthetikfasern, z.B. Teppiche, Gardinen, Tapeten, beschichtete Möbel, Lacke, Schaumgummi... oder an Bildschirmen, z.B. Fernseher, Computer, Datensichtgeräte. Es wird hier auch von elektrostatischen Ladungen oder kurz von **Elektrostatik** gesprochen.

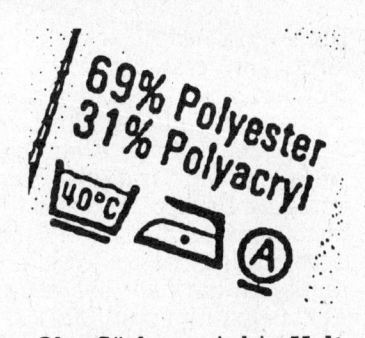

Die Spannung der elektrostatisch geladenen Oberflächen wird in **Volt** (V) angegeben. Die daraus resultierende **Feldstärke** der Gleichfelder im Raum, auch **Luftelektrizität** genannt, ist **Volt pro Meter** (V/m).

Die Feldstärke nimmt zu oder ab durch z.B.:

- die Höhe der Oberflächenspannung des aufgeladenen Materials
- die Beschaffenheit der Umgebung
- die Leitfähigkeit von Baumasse (Böden, Wände) und Luft (Feuchte)
- die Leitfähigkeit und Art der Materialien
- die Anzahl der Luftionen
- Reibung und Luftbewegung
- Abstand zur Feldquelle

Im Organismus werden dank Elektrostatik künstliche Ladungsumverteilungen, elektrische Ströme und Spannungsabfälle provoziert. Der Körper wird unter elektrische Spannung gesetzt und entlädt sich dann an geerdeten Teilen schockartig, teilweise mit schmerzhaft spürbaren elektrischen Schlägen oder sichtbaren Blitzen. Dabei stehen einem die Haare regelrecht zu Berge. Das gesamte **Raumklima** wird durch Elektrostatik deutlich verschlechtert, **Staub** angezogen und verwirbelt, die **Luftionisation** massiv gestört. Kaum ein Faktor hat derart nachteilige Auswirkungen auf das Raumklima wie Elektrostatik.

Die größte und bekannteste Auswirkung statischer Elektrizität ist der **Blitz**. Auf der Welt gibt es ständig und gleichzeitig über **1000 Gewitter**. Deren Blitze entladen die ganze Atmosphäre. Sie setzen unsere Welt unter elektrische Gleichspannung, laden sie auf. Bis zu 300 Millionen Volt Spannung sind bei Gewittern und Blitzen im Spiel und bis zu 100.000 Ampere Strom. In der Natur gibt es deshalb überall eine **Luftelektrizität**, die, je nach Wetter und Umgebung, zwischen einigen zehn und einigen hundert Volt pro Meter beträgt. Unsere Umgebungsluft ist elektrisch geladen und unser Körper ständigen Gleichspannungen ausgesetzt. Elektrizität und Spannung sind in der richtigen (sprich natürlich-ausgewogenen) Dosis lebenserhaltende Phänomene.

Es knallt erst ab ein paar tausend Volt

Sie kennen alle das Gefühl, wenn Sie bei Berührung von Türklinken, Geländern oder Telefonen einen elektrischen Schlag empfinden. Viele meinen, sie hätten sich elektrisiert. Das Gegenteil ist meist der Fall: Sie haben sich **entladen**. Die Türklinke hat sich an Ihnen 'elektrisiert'. **Sie waren voll** des spannenden und verspannenden Übels. Sie waren **geladen**. Die Türklinke, das Geländer oder -beim Küßchengeben- der geliebte Partner hat Ihnen das Potential abgenommen, ähnlich einer Erdung überschüssiger Energie. Und dieses im Körper aufgestaute Potential ist riesig: **mehrere tausend Volt**. Weniger würden Sie beim Entladen gar nicht als elektrischen Schlag empfinden. Was hat so viel Gleichspannung an Ihrem Organismus zu suchen?

Elektrostatik gibt's im Alltag auf Schritt und Tritt. Sie ist an Synthetikteppichen zu finden, kunststoffbeschichteten Oberflächen und Schränken, Plastikfolien und -tüten, Schaumstoffen, in modernen Küchen, Autos, an Bildschirmen, sogar an Kleidungsstücken. Sie wird **stärker** durch **trockene Luft** und **Reibung**.

Elektrostatik gibt es an natürlichen Oberflächen manchmal auch: Reine Wolle (besonders Mohair, Angora und Kaschmir) und Katzenhaare laden sich zum Beispiel elektrostatisch auf. Jedoch sind die natürlichen Potentiale meist **schwächer** als die künstlichen. Sie entladen sich **schneller**, dagegen entlädt sich Kunststoff viel langsamer oder gar nicht. Und, was besonders wichtig ist: Die **natürlichen** Materialien sind, wenn überhaupt, fast immer **positiv** geladen, die **künstlichen** sind dagegen zusätzlich zu den unnatürlich hohen Potentialen meistens (nicht immer) **negativ** geladen. Das hat es, solange unsere Welt sich dreht, nicht gegeben. Das ist die Folge der Kunststoffindustrie, der synthetischen Stoffe und der Bildschirmtechnik.

Dieser Streß ist erst in den letzten Jahrzehnten in unsere Lebensräume geraten. Synthetikkleidung bringt Haut und Haar zum Knistern, Blitze schlagen aus Pullovern in Köpfe. Beim Gehen auf Synthetikteppichen oder mit Plastiksohlen bauen wir durch Reibung starke unnatürliche elektrische Kräfte an unseren Körpern auf. Aus Fingerspitzen schießen zentimeterlange Funken. Die Bildschirmspannung vor dem Gesicht zerstört zuträgliche Ionen und fördert abträglichen Feinstaub.

Schon sanfte **Bewegungen** der **trockenen Raumluft** durch z.B. Zentral- und Nachtstromspeicher- bzw. Fußbodenheizungen reichen, um elektrostatische Ladungen an Synthetikteppichen und -gardinen, -flächen und -tapeten zu provozieren. Kommt dann hinzu, daß der Körper durch modernes **Schuhwerk** elektrisch **vom Boden isoliert** ist und sich somit nicht erden kann, was er natürlicherweise auf Schritt und Tritt von seinen Füßen per Erdkontakt in den Boden tun sollte, dann kommen schnell jene oben erwähnten elektrischen Schläge zustande.

Ruiniertes Raumklima

Zu den direkten Einwirkungen elektrostatischer Ladungen auf Körper fallen **raumklimatische Veränderungen** auf, was aus baubiologischer Sicht das noch größere Risiko sein dürfte. Die **Luftelektrizität** steigt, die ganze Raumluft lädt sich auf. Die **Luftionisation** wird reduziert und in ihrer natürlichen Harmonie verändert oder komplett zerstört. Es entsteht eine künstliche Gewitteratmosphäre im Zimmer: Reizklima, dicke Luft, Elektro-'Smog', verspannende Spannung.

Messe ich draußen in der **Natur** ein luftelektrisches Gleichgewicht von im Schnitt **10 bis 200 Volt pro Meter** (V/m), so ist in Innenräumen mit vielen Synthetikmaterialien durchaus eine Erhöhung auf 2000, 5000 oder gar 20.000 V/m zu finden. Luftelektrische Potentiale dieser Stärke gibt es sonst nur wenige Stunden pro Jahr: wenn es nach langer drückender Schwüle endlich blitzt und donnert. Wetterfühlige können ein Lied davon singen, wie elend sie sich dann fühlen. Auch andere extreme Wetterlagen werden von erhöhter Luftelektrizität begleitet, z.B. Föhn oder Hochdruck. Wieder gibt es Gesundheitsbeschwerden. Bei Föhn in München messe ich statt normaler 100 V/m bis zu 5000 V/m. In unangenehmen Hochdruckwetterlagen gibt es über 1000 V/m. Synthetikteppiche und Kunststoffflächen schaffen im Wohnraum und am Arbeitsplatz mehr als die Größenordnung von Föhn und Gewitter.

Eine der Natur entsprechende **schwache** und ausgeglichene **Luftelektrizität** und eine **hohe** harmonische **Luftionisation** machen ein gesundes Erholungsklima aus. Nicht umsonst fahren wir in die Berge und ans Meer. Hier gibt es optimale Bedingungen. Nicht umsonst sehnen wir uns nach einem klaren und blauen Himmel, nach Sonne und frischer Luft. Hier stimmt es, und der Mensch blüht auf. Hier stimmt es, weil die Luftelektrizität und Luftionisation wie im Luftkurort sind: gemäßigte luftelektrische Feldstärken von unter 100 V/m und eine günstig hohe Luftionenzahl von über 1000 pro Kubikzentimeter, natürlich aufgeteilt in etwa 500 plus- und 500 minusgeladene Ionen.

Künstliche elektrostatische Ladungen zerstören das natürliche **Raumklima**. Wir atmen kaputte Luft, setzen uns und den Raum unter Hochspannung und freuen uns auf den nächsten Urlaub. Da nutzt der beste Luftkurort nichts mehr, wenn Synthetik im Haus dominiert, und das bei verschlossenen Fenstern. In den schönsten Kurorten Deutschlands messe ich in synthetikverseuchten Stuben eine Luftqualität, schlimmer als im Ruhrpott: 'reizende' 5000 V/m und mangelhafte 100 Ionen, die noch unnatürlich aufgeteilt in 80 Plus- und nur 20 Minus-Ionen. Von dem Krankmachenden zuviel, dem Gesunderhaltenden zuwenig.

Lüften nützt, aber zuwenig, Synthetik bleibt Sieger. Synthetikgardinen vor den Fenstern zerstören die frische Luft schon beim Eintritt von draußen. Was reinkommt ist nur noch Wind, von natürlicher und physikalisch reiner ionisierter Luft kann keine Rede mehr sein.

Von derartiger Veränderung des Raumklimas durch Elektrostatik werden besonders **Allergiker** und **Asthmatiker** betroffen. Allergene und Staub vervielfachen sich durch die Verladung und Depolarisation der Luft und traktieren die, die es am wenigsten brauchen können. Elektrostatik ist ein guter Gastgeber für Feinstaub und Smog. Der natürliche Reinigungseffekt der Luft funktioniert nicht mehr.

Die Konzentration und Polarität der **Luftionen** steht nach meiner Erfahrung in direkter Wechselwirkung mit elektrischen Gleichfeldern: Je gestörter das Raumklima, je stärker die Elektrostatik und je höher die Luftelektrizität, desto krasser die Abnahme und ungleichgewichtiger die Plus-Minus-Harmonie lebenswichtiger Luftionen.

Ionen sind elektrisch positiv oder negativ geladene Teilchen der Luft. Spricht man von Luftionen, dann sind immer die sogenannten **Kleinionen** gemeint; Luft- und Kleinionen bedeuten das gleiche. Sie machen ein gesundes Raumklima aus. Je **mehr** Kleinionen in der Luft, um so **besser**. Jede Reduzierung heißt: schlechtere Luft. Es gibt auch **Großionen**, die sich umgekehrt verhalten: Je **mehr** Großionen in der Atemluft, um so mehr Staub und Smog, um so **schlechter** das Klima.

In elektrostatikfreien Räumen und im Freien ist mit Luftionenzahlen von **600 bis 1200 Ionen pro Kubikzentimeter** Luft zu rechnen. Dabei ist der Ausgleich an plus- und minusgeladenen Ionen etwa **50 zu 50**. Tauschen wir den Baumwollteppich gegen einen Synthetikteppich, die Leinengardine gegen eine aus Polyester und die Rauhfaser gegen Vinyltapeten, dann gibt es meist nur noch **200 Ionen**, manchmal nur noch 100. Das raumklimatische Drama wird perfekt durch die Tatsache, daß zusätzlich der natürliche Polaritätsausgleich gestört wird und die **gesundheitsabträglichen Plusionen** überhandnehmen, dafür die **gesundheitsfördernden Minusionen** verschwinden. Mehr über Luftionen im Kapitel 'Luft, Ionen, Raumklima'.

Ich demonstriere auf meinen Ausbildungsseminaren immer gern, daß in gesunden Räumen mit Stein-, Holz- oder Korkfußböden, geputzten Wänden und Naturmöbeln die **Luftelektrizität unter 100 V/m** und die **Luftionenzahl über 1000/m³** liegt. Wenn jetzt ein Seminarteilnehmer nur eine einzige elektrostatisch geladene Plastikeinkaufstüte im Raum bewegt oder ein anderer sich den Synthetikpulli auszieht, dann kann ich in fünf Metern Entfernung den Anstieg der Luftelektrizität und den Abschied der Luftionen messen. Kleine Ursache, große Wirkung.

Eine Seminargruppe verblüffte folgendes Experiment: In dem **synthetikfreien Tagungsraum** waren nur meine Meßgeräte und ich. Die 40 Teilnehmer warteten vor der Tür. In vier Metern Entfernung von der Tür beobachtete ich die Anzeigen der Geräte. Die Tür ging auf und die

Elektrische Gleichfelder: Ruiniertes Raumklima 277

Teilnehmer traten einzeln in den Raum. Jedesmal, wenn Feldmühlen und Ionometer beim Eintreten der Leute eine deutliche Störung von Luftelektrizität und Luftionisation zeigten, habe ich diese verursachende Person gebeten, zur Seite zu treten. Die anderen durften auf ihre Plätze. 23 saßen auf ihren Stühlen, 17 standen am Rand. Die 17 hatten alle jene populären Gesundheitsschuhe an, die man eher 'Ungesundheitsschuhe' nennen müßte. Durch die Reibung beim Gehen provozierten deren isolierende und elektrostatische Plastiksohlen derart starke Felder, daß im ganzen Raum die Luftionen und das luftelektrische Gleichgewicht deutlich meßbar ins Wanken kamen. Kein Wunder, daß man auf Schritt und Tritt, viele Stunden täglich, den Körper unter unnötige elektrische Gleichspannung setzt, weil man den elektrostatisch hochgeladenen 'Synthetikteppich' in Form von mangelhaft leitfähigen Schuhsohlen immer unter den eigenen Füßen hat.

Es ist uns zivilisierten Menschen wenig bewußt, unter welchen raumklimatischen Bedingungen wir den Anspruch auf Gesundheit erheben: ein Raum mit Synthetikteppichen, Styropordecke, Vinyltapeten, Nylongardinen, Polyestervorhängen, Polyamidzudecken und kunststoffbeschichteten Möbelflächen; alle Fenster fugendicht verschlossen und die Zentralheizung auf Hochtouren; die Luft knochentrocken, den unverzichtbaren Fernseher an und ein Zigarettchen zum Abgewöhnen. Können Sie sich vorstellen, was in diesem Raum passiert? Das ist schleichender Selbstmord und eine Versündigung an der Schöpfung.

Von **guter Luft** sind Gesundheit, Vitalität und seelisches Wohlbefinden abhängig. In einem gestörten Raumklima, in dicker Luft, wird Krankheit, Passivität, Depressivität und Nervosität kultiviert. In **schlechter Luft** halten Bakterien und Pilze Einzug, Allergene und Hausstaub verzigfachen sich, Sauerstoff verabschiedet sich. Die Gewinner: Smog, Staub, Wohngifte, Keime, Radon, Kohlendioxid. Zivilisation und Fortschritt haben Nebenwirkungen. Tabletten und Spritzen zur sinnlosen Symptombekämpfung von Wohnkrankheiten auch.

Mein Maßstab ist auch hier die Natur. Stimmt's im Raum annähernd mit den natürlichen Gegebenheiten überein, prima, so soll es sein. Gibt es große Unterschiede, dann empfehle ich nach Erkennung der Übeltäter vorsorglich die Sanierung.

Übrigens: Es wird oft behauptet, die natürliche Luftelektrizität sei im Betonhaus schlechter als im Ziegel- oder Holzhaus. Man untermauert das mit Geschichten vom 'Faradayschen Käfig' und vom fehlenden luftelektrischen Gleichgewicht. Das stimmt so nicht. Denn jeder Raum, auch ein Baumhaus oder ein Pappkarton, schirmt die natürliche Luftelektrizität ab und ist hierauf bezogen schon fast so etwas wie ein 'Faradayscher Käfig'. Ich messe in Betonhäusern ähnliche luftelektrische Gegebenheiten und Luftionenzahlen wie in Lehm- oder Blockhäusern. Entscheidender als Baustoffe sind Lüftung, keine Elektrostatik, wenig

Staub, natürliche Einrichtungen und der Verzicht auf überflüssige Dampfbremsen in Wänden und Dächern. Laßt Häuser atmen.

Computer streiken, der Mensch nicht?

Der Mensch soll Elektrostatik aushalten, empfindliche Instrumente tun es aber nicht: Computerräume, Aufnahmestudios, EDV-Anlagen, EKG-, EEG- und EAP-Meßplätze oder andere medizinische Diagnose- und Therapiebereiche müssen diesbezüglich unbelastet sein. Geräte streiken in den Feldern, spinnen, liefern falsche Ergebnisse. Das kann gefährlich, sogar lebensgefährlich werden.

Wäre der Platz für eine Entladung des elektrostatisch unter Hochspannung stehenden Menschen nicht die Türklinke oder das Treppengeländer, sondern der **Computer** oder die **EDV-Anlage**, so würde es keinen Techniker überraschen, wenn als Folge der PC abstürzt und ganze PC-Programme zusammenbrechen. Computerfachleute haben vor nichts mehr Manschetten als vor elektrostatischen Ladungen aus der synthetischen Umwelt. Wäre es das **EKG** oder **EEG**, so würde es den Arzt nicht wundern, wenn es auf seinen Schreibern wirre Zacken gäbe, die dem elektrostatisch auffälligen Synthetikteppich zugeordnet werden müßten und nicht dem Patientenherzen oder -hirn. Der gleiche Techniker und der gleiche Arzt lächeln aber unwissend darüber, daß das auch im Biocomputer Mensch etwas anrichten könnte.

Schauen Sie sich einen Computerraum, den Operationssaal oder die Fertigungsstätten empfindlicher technischer Elektronik einmal genauer an: Die Luftfeuchtigkeit muß perfekt sein, kein elektromagnetisches Feld darf stören, die Lufttemperatur nicht zu warm und nicht zu kalt, elektrostatisch bitte alles bestens. Die Japanerin darf beim Zusammensetzen ihrer Canon-Kamera nicht einmal eine Synthetikbluse oder Schuhe mit Kunststoffsohlen anhaben. Sie wird vorsichtshalber immer mit einem Kettchen vom Kupferarmband am Handgelenk zum nächsten Heizkörper hin geerdet. Arbeit an langer Leine. Hauptsache, die vielen sensiblen Chips und Module kriegen die gefürchtete Elektrostatik nicht ab, die in unseren Körpern wirbelt.

All das sind Voraussetzungen, die für die empfindliche Technik selbstverständlich sind. Es gibt einen Riesenmarkt mit Millionenumsätzen zur Vermeidung von Elektrostatik in der Technik und Medizin. Es gibt ableitende Tisch- und Fußbodenbeläge, leitfähige Schuhsohlen, Spezialfolien und Spezialverpackungen für elektronische Bauteile, Handgelenksarmbänder zur Erdung unserer Körper, leitfähige Möbel und Regale, abschirmende Anstriche, Putze, Vliese, Fliesen, Folien, Gardinen und Stoffe, ganze vor Elektrostatik schützende Arbeitsplatzeinrichtungen. Noch einmal die Frage: Warum nicht im Wohn- und Schlafbereich? Hier lebt der mit Abstand empfindlichste und schutzbedürftigste Computer der Welt, und der heißt Mensch.

Plastik kontra Natur

Tun Sie das einzig Vernünftige: Schmeißen Sie kritische Synthetiks, die mit Poly... anfangen oder PVC, PE oder ähnlich klingen, dahin, wo sie hingehören, zum Sperrgut oder zum Sondermüll. Kaufen Sie verdächtige Kunststoffe nicht mehr. Es wird immer nur produziert, was konsumiert wird. Ihre Gesundheit wird es Ihnen danken und die Umwelt auch. Die Produktion einiger Synthetiks ist umweltbelastend, die Entsorgung noch umweltbelastender, einige Kunststoffe verrotten nie.

Wenn in tausend Jahren in unsere Epoche zurückgegraben wird, dann werden sich die Nachfahren wundern, wie gut sich Plastik hält. Sie finden bergeweise Zeichen unserer zivilisierten Zeit. Und wenn es bei Ihnen zu Hause mal brennt (ich wünsche Ihnen und der Umwelt, daß das niemals passiert), dann verseuchen manche schmorenden Kunststoffe die Welt nachhaltiger, als in der Sondermüllverbrennung erlaubt wäre. Die Menschen, die 1996 beim Brand im Düsseldorfer Flughafen das Leben ließen, starben nicht durch das Feuer, sondern durch den giftigen Qualm verbrannter Plastikbauteile.

Lassen Sie die Natur ins Haus oder seien Sie sich sicher, daß Kunststoffe elektrostatisch und toxisch neutral sind. Das gilt ganz besonders fürs Schlafzimmer. Es reicht, wenn Kunststoffe am Arbeitsplatz nicht zu ändern sein sollen.

Ins **gesunde Heim** gehören natürliche Tapeten: Papier, Textil, Rauhfaser, Kork..., natürliche und unbehandelte Bodenbeläge: Holz, Kork, Stein, Linoleum, Baumwolle, Schurwolle, Sisal, Kokos, Filz, Ziegenhaar..., natürliche Stoffe vor die Fenster: Baumwolle, Leinen, Schurwoll-/ Baumwollgemische, Viskose, Glasfaser, Rohseide..., natürliche Oberflächen an Möbel und natürliche Kleidung an Körper: Baumwolle, Leinen, Schurwolle, Viskose, Leder... Der Markt ist voll von Naturmaterialien. Sie müssen aufpassen, umdenken, fordern, sich durchsetzen.

Der **glatte Fußboden** ist dem textilen stets vorzuziehen, besonders auch aus hygienischen Gründen. Holz, Stein, Kork oder Linoleum sind bau- und elektrobiologisch ideale Produkte.

Vorsicht ist bei **Schurwollteppichen** geboten. Liegen diese nämlich elektrisch isoliert im Raum (z.B. auf Kunststoffklebern, Holz, Spanplatten) oder sind in einem isolierenden Schaumrücken eingelassen, dann kann es auch hier starke elektrostatische Ladungen geben. Hat der Schurwollteppich einen Juterücken, und liegt er auf einem elektrisch ausreichend leitfähigen Boden (Beton, Stein, Estrich, leitfähige Kleber), dann gibt es kein elektrostatisches Problem.

Bei Teppichen ist prinzipiell darauf zu achten, daß sie **keine Schaumrücken** haben. Auch Naturschäume (Latex) isolieren, was wiederum

Elektrostatik zur Folge hat. Ein leitfähiger Kleber unter einem isolierenden Schaumrücken nutzt nichts. Bei glatten Flächen ist darauf zu achten, daß sie nicht mit Kunststoffen **oberflächenbehandelt** wurden.

Leitfähige Materialien können sich nicht aufladen und garantieren guten Erdkontakt. Nur **isolierende** Materialien können sich elektrostatisch aufladen und unterbinden den wichtigen Kontakt zur Erde. Leitfähig sind viele Naturprodukte, nicht leitfähig sind viele Kunststoffprodukte. Ausnahmen bestätigen die Regel. So gibt es isolierende Naturmaterialien (Gummi, Latex) und leitfähige Synthetikmaterialien.

Als noch ausreichend leitfähig gilt in der Baubiologie nach meiner Erfahrung das Material mit einem Ableitwiderstand von unter **1 GOhm** (1 Gigaohm ist eine Milliarde Ohm). Ab 10 GOhm wird es schlecht. 100 GOhm sind kaum noch und 1000 GOhm (1 TeraOhm) gar nicht mehr leitfähig, sondern nur noch isolierend und somit heftige elektrostatische Ladungen von einigen tausend bis zehntausend Volt aufbauend.

Vorsicht: Teppiche und andere Bodenbeläge dürfen das Prädikat **antistatisch** führen, wenn keine Entladungen mehr **spürbar** sind. Das heißt noch lange nicht, daß sie nicht mehr meßbar und deshalb wahrhaft antistatisch wären. Ein Mensch spürt Entladungen seines Körpers (und sieht sie als Blitze) erst ab **2000 bis 3000 Volt**. Das Ausbleiben von spürbaren Schlägen und sichtbaren Blitzen aus Finger- und Nasenspitzen ist **kein** Gradmesser für die elektrostatische Qualität des Fußbodens. Schläge und Blitze sind nur die Spitze des Eisbergs.

Maximal **100 Volt** Oberflächenspannung sind ideal, nicht ein paar tausend. Ab 100 V werden schon sensible Elektronikbausteine zerstört. Bitte schauen Sie beim nächsten Einkauf mal auf die rückseitigen Beschreibungen des Teppichs oder in das technische Merkblatt. Beim Polyamid-Teppich 'Mira X Comfort' steht, er sei "permanent antistatisch". Beim näheren Hinsehen finden Sie jedoch den Hinweis "elektrostatisches Verhalten 1500 Volt, Ableitwiderstand 10 Gigaohm". Wie kann ein Material mit einer Oberflächenspannung von 1500 V und einem Ableitwiderstand von 10 GOhm permanent antistatisch sein? Das wäre ja ein physikalisches Wunder. Dennoch, er wird so gehandelt, weil es die praxisfremden DIN-Normen so fordern.

CE-Zeichen sind kein Garant für geringe Elektrostatik. Selbst Schmusetiere haben inzwischen nicht nur den Knopf sondern auch das CE-Zeichen im Ohr. Dennoch strahlen die Synthetikviecher mit fünf- bis zehntausend Volt Oberflächenspannung in die neurodermitisgeschundenen Kindergesichter. Achten Sie auch hier auf Naturmaterialien.

Um Elektrostatik mit allen raumklimatischen Folgen sicher zu vermeiden, sollte ein Material also möglichst leitfähig sein, möglichst natürlich sein und auf möglichst leitfähigem Untergrund verlegt werden.

Bildschirme

Einige **Bildschirme** brauchen Stunden, manchmal einige Tage, um sich nach dem Ausschalten zu entladen. Deshalb knistert das Staubtuch auf dem Schirm so bedrohlich, die Haare stehen zu Berge, und Schmutz lagert sich auf der Oberfläche ab. Solche Bildschirme, weder Computer noch Fernseher, gehören nicht in einen gesunden Schlafraum, nicht einmal ausgeschaltet.

Bildschirme zeigen verschiedene Polaritäten im ein- und ausgeschalteten Zustand. Wie schon bei den niederfrequenten Feldern beschrieben, lohnt sich die Anschaffung eines **Computermonitors** nach Schwedennormen **TCO** oder **MPR**. Diese beiden weltweit akzeptierten Normen begrenzen die Oberflächenspannungen, also die Elektrostatik der Bildschirmfläche, auf erträgliche **500 Volt**. Sonst muß in Ausnahmefällen mit Gleichspannungen auf Fernseh- und Computermonitormattscheiben bis zu 20.000 Volt gerechnet werden.

Man hört oft, ein **Fernseher** gehöre nicht in ein gesundes Schlafzimmer. Das liegt eben daran, daß einige Geräte (längst nicht alle, bitte nachmessen lassen!) auch nach dem Ausschalten noch knackige und raumklimaverändernde elektrostatische Ladungen machen. So könnte ein Fernseher aber dennoch im Schlafraum verbleiben, wenn 1. zwei Meter Abstand zum Gerät eingehalten werden, 2. die Bereitschaftsschaltung gelöscht oder -besser noch- der Stecker gezogen wird (falls nicht schon ein Netzfreischalter eingebaut wurde) und 3. dieser Bildschirm **abgeschirmt** wird. Wie? Pinseln Sie einen Karton von Innen mit leitfähiger Farbe oder bekleben Sie ihn mit leitfähiger Folie. Ein Kabel verbindet den leitfähigen Innenraum des Kartons mit einem Erdpotential. Karton über den TV stülpen, fertig. Oder legen Sie ein elektrisch leitfähiges und geerdetes Tuch übers TV. Oder machen Sie es, wie es meine Eltern getan haben: die Glotze in einen Schrank und die Türen zu. Durch Holztüren kann Elektrostatik nicht durch. Wer es perfekt will, der mache den Schrank von innen leitfähig und erde ihn.

Für **Computerbildschirme** gibt es zur Eliminierung elektrischer Felder sogenannte Screens, durchsichtige Abschirmfolien, -netze und -gläser, die vor die Mattscheibe montiert werden und keine Elektrostatik durchlassen. Jeder Bildschirm, der nicht strahlungsarm nach Schwedennorm ist, sollte damit versehen werden. Sie bekommen die Bildschirmfilter in Computerzubehörgeschäften. Bedenken Sie, daß die Filter geerdet werden müssen und nur gegen elektrische, nicht gegen magnetische Felder wirken können.

Ich bin gespannt, wann es den ersten strahlungsarmen Fernseher geben wird. Was bei Computerbildschirmen möglich ist, das sollte bei Fernsehbildschirmen auch möglich sein. Liebe Hersteller, verschlaft die Zeichen der Zeit nicht, die Käufer stehen in den Startlöchern.

Fallbeispiele

Die konsequente Eliminierung elektrischer Gleichfelder hat zu vielen gesundheitlichen Erfolgen und zu Dankbarkeit bei meinen Kunden geführt. Die meisten waren sich nach den vollzogenen Sanierungen sicher, daß sich die Maßnahmen gelohnt haben. Hier nur ein paar markante Fallbeispiele zum Thema Elektrostatik aus meiner Praxis:

Heu und Hafer, Hausstaub und Haare

Thomas, ein 22jähriger Student aus Düsseldorf, war chronischer Allergiker und litt unter bedrohlichen Asthmaanfällen. Besonders Hausstaub, Katzen- und Pferdehaare machten ihm zu schaffen. Pech, daß seine Freundin leidenschaftliche Reiterin war, mehrere Pferde in den Boxen neben ihrem Haus hielt und täglich mit ihnen im Stall oder auf der Koppel beschäftigt war. Bei jedem Besuch verschlimmerten sich seine Symptome. Mehrfache Behandlungen, Cortisongaben und Desensibilisierungen zeigten kaum oder nur kurzfristigen Effekt.

Erst als nach der vom Arzt angeordneten baubiologischen Untersuchung der extrem elektrostatisch geladene Synthetikteppich mit **3000 Volt** Oberflächenspannung auf dem Müll landete und Korrekturen an der Elektrifizierung des Schlafplatzes vorgenommen wurden, verbesserte sich der Gesundheitszustand. Heute, zwei Jahre danach, hilft er fleißig mit im Pferdestall, schleppt Heu und Hafer und ist symptomfrei. Die Medikamente stehen ungenutzt in den Schränken.

Ein Beispiel dafür, wie ständige Reize von außen den Körper mürbe machen und die Widerstandskräfte reduzieren. Symptome sind ein sinnvolles Alarmsignal des Körpers und die Aufforderung, uns zu kümmern und uns auf die Suche nach Gründen zu begeben. Normalerweise sind wir gesund, Körper und Seele haben ein unbändiges Drängen nach Gesundheit und Selbstheilung. Erst wenn die Selbstheilungskräfte chronisch gestört werden, kommen Symptome, die verstanden werden wollen. Alles Basteln an Symptomen ist unsinnig, solange die Gründe angeschlagener Widerstandskräfte nicht erkannt und beseitigt worden sind. In dem Fallbeispiel sind die Gründe nicht Staub und Pferdehaar, sondern Streßfaktoren elektrischer Art, die auf den Organismus lange Zeit schädigend eingewirkt und ihn sensibel für andere Reize gemacht haben.

Erholung ohne Alptraum

Gabriele, die 20 Jahre junge Studentin aus Köln, verließ instinktiv ihr neues Jugendzimmer, weil sie sich hier nicht konzentrieren konnte, nach kurzer Zeit Kopfschmerzen bekam und über Schwindel, diffuse Beschwerden und schlechte Luft klagte. Nach Entfernung des Synthetikteppichs (4000 V Oberflächenspannung), der Kunststoffgardinen

(8000 V), der Plastiktapeten (800 V) und großflächig beschichteten Billigmöbel (1500 V) kehrte die Konzentrationsfähigkeit zurück, die Leistungen wurden besser, und der Schlaf wurde zur Erholung ohne Alptraum. In dem Raum gab es einst eine Luftelektrizität von **6000 V/m**, eine richtige Gewitterzone, heute, nach der Sanierung, sind es nur noch **50 V/m**, reines Entspannungsklima. Einst lag die Luftionenzahl **unter 80 Ionen/cm³**, heute sind es wieder **über 700 Ionen/cm³** Luft, und das im Zentrum einer Industriegroßstadt.

Da sie in Zukunft Medizin studieren wollte, interessierte sie sich besonders für das, was ihr selbst widerfahren war, besorgte sich Fachliteratur und erfuhr, daß ihre Beschwerden damit in Zusammenhang zu bringen waren. Erschrocken las sie in einer Studie der **Universität München**, daß bei luftelektrischen Belastungen von **6000 V/m** -ihrem Wert- bestimmte Gehirnwellen geschädigt werden oder gar ganz ausfallen (Bergersche Wellen). Weiter erfuhr sie von Hautausschlägen und Neurodermitis, von Herzschrittmacherstörungen und Herzinfarkt, aber auch von Allergieverstärkung und Atemwegsdefekten.

Der Kopf ist frei

Das junge Ehepaar aus dem Kurort Bad Homburg, bekannt für gute Luft, war gestreßt, verspannt, aggressiv und mißmutig. Im Haus lag der Synthetikteppich, der **5000 Volt** Oberflächenspannung auf die Anzeige brachte. Innerhalb von Minuten brach hier das Raumklima zusammen, besonders dann, wenn nicht gelüftet wurde, um Heizkosten zu sparen. Nach Entfernung des Übels kam wenige Monate später der Anruf: Statt Frust gibt es jetzt wieder positive Aktivität im Haus, die miese Laune ist nicht mehr Alltag, sondern Ausnahme. Die Raumluft riecht frisch. Die ewig verstopfte Nase ist frei, der Druck im Kopf weg.

Flucht in den Wald

Am Rande eines Naturschutzgebietes, zehn Meilen von Flagstaff in Arizona entfernt, traf ich Nancy und Bruce. Das nette ältere Ehepaar lebte in einem Blockhaus, vor der Türe Wald und Berge so weit das Auge reicht. Die Luft war kristallklar, die Ionisation perfekt: **über 2000 Ionen/cm³**, Kurklima. Im gemütlichen Holzhaus knisterte der offene Kamin, zwei Kerzenleuchter tauchten den Wohnraum in romantisches Licht. Trotzdem: Drinnen maß ich nur **300 Ionen/cm³**. Ich bat darum, Feuer und Kerzen auszumachen. Nach einer halben Stunde: **100 Ionen/cm³**. Der Grund war ein zentimeterdicker flauschiger Synthetikteppich auf dem ganzen Grundriß des sonst so gesunden Hauses.

Nancy und Bruce neigten zu Depressivität und hatten immer verstopfte Stirn- und Kieferhöhlen. Keine Minute, ohne daß sie die Nasen hochzogen, schnupften, zum Taschentuch griffen. Beide fühlten sich im Haus nicht wohl und suchten in jeder freien Minute Erholung im nahen Wald, obwohl sie lieber daheim geblieben wären.

Nach Entfernung des Synthetikteppichs kam ein natürlicher Korkfußboden ins Blockhaus. Der Effekt war überzeugend: In einem halben Jahr verbesserten sich alle Symptome um 50 Prozent, obwohl die beiden viel seltener ihr Haus verließen, weil sie sich ab sofort zu Hause wohlfühlten. Besucher rühmten die spürbare raumklimatische Verbesserung, ohne daß sie darauf angesprochen wurden.

Elektrostatische Ladungen habe ich in den USA häufiger als bei uns angetroffen. Die gesunden US-Holzhäuser werden krank durch Synthetik. Die Fußböden zieren kuschelig-künstliche Plüschteppiche. Gesunde Holzdielen liegen darunter. Auch drüben zeigen sich zaghafte Veränderungen: Fachgeschäfte, die Naturmaterialien für Bett und Wohnung anbieten, sind im Kommen, aber rar. Auf manchen Ebenen ist unser großer Bruder auf der anderen Seite der Erde doch etwas langsamer und rückschrittlicher als wir: Nach meinen Recherchen gibt es nur ein baubiologisches Institut (in Europa sind es zahlreiche in verschiedenen Ländern), keine Fachzeitschriften und kaum Fachhändler. Selbst ein Netzfreischalter ist in den USA noch nicht zu bekommen.

Synthetikperücke

Die 50jährige Architektin aus Borken hatte Krebs. Regelmäßig mußte sie zur Chemotherapie. In wenigen Wochen hatte sie alle Haare verloren. Sie bekam eine Perücke, die ihr Sicherheit in der Öffentlichkeit gab. Kopfschmerzen, Schweißausbrüche und Schwindelanfälle führte sie auf die Chemotherapie zurück, wunderte sich aber schon bald darüber, daß diese Attacken immer dann auftraten, wenn sie außer Haus war. Zu Hause und nachts beim Schlafen hatte sie kaum Beschwerden. Auch Wochen nach der Chemo immer noch sägende Kopfschmerzen, der gleiche Schwindel, kalter Schweiß auf der Stirn.

Bei der Hausuntersuchung war kaum etwas zu finden, was ihre Symptome erklären könnte. Die Architektin sprach mit mir. Auf dem Kopf hatte sie eine Wollmütze. Sie äußerte noch einmal, daß die Probleme schleichend und unerbittlich anfingen, wenn sie das Haus verließe, aber auch, wenn es zu Hause Besuch gäbe. Sie fand aber keine Zusammenhänge hiermit. Auch ich hatte Fragezeichen im Gesicht und bemerkte vorsichtig, daß hier wohl etwas vorliegen müsse, was mit Baubiologie nicht mehr viel zu tun haben könne.

Trotzdem bat ich sie um ein Experiment und forderte sie auf, so zu tun, als würde sie das Haus verlassen. Sie spielte mit. Sie wusch sich die Hände, nahm die Mütze ab, setzte die Perücke auf und fuhr mit der Bürste durchs Haar. Die Perücke stand ihr gut. Keiner konnte sehen, daß es nicht die richtigen Haare waren. "Gehen wir?", fragte sie. "Die Perücke", schoß es mir durch den Kopf.

Elektrische Gleichfelder: Fallbeispiele 'Schmusetier' und 'Kinder'

Die Messung am verblüffend echt aussehenden Kunsthaar ergab knisternde **6000 Volt** Spannung. Klar, sie zog ihre Perücke nur dann an, wenn sie das Haus verließ oder Besuch kam. Zu Hause hatte sie die synthetischen Haare kaum an, nachts nie.

Das war's. Die Architektin hat die Perücke nie mehr aufgesetzt, ihre Beschwerden sind nie mehr aufgetreten. Sie ist selbstbewußt ohne Haare in die Öffentlichkeit gegangen. Bald wuchsen die eigenen Haare nach. Sie sagte: "Die Schmerzen waren unerträglich. Stärkste Medikamente halfen nicht. Ich wäre nie auf den Zusammenhang mit den synthetischen Haaren gekommen."

Schmusetier und Asthma

Steffi ist gerade mal acht Jahre alt und hat Atemwegsallergien und Asthma. Sie lebt mit ihren Eltern in einem baubiologisch guten Haus bei Bonn. Ihr Zimmer war synthetikfrei, ein Netzfreischalter im Sicherungskasten, toxisch und raumklimatisch alles im Lot. Trotzdem mußte Steffi oft zur Notbehandlung ins nahe Krankenhaus. Die Asthmaanfälle wurden lebensbedrohlich. Die Allergien machten das Leben zur Qual. Cortison und andere harte Medikamente sorgten für Besserung.

Rund um Steffis Kinderbett herum waren 41 (!) verschiedene Schmusetiere postiert. Alf und Pussy, Teddy und Bello, der reinste Zoo. Ein Zoo mit Nebenwirkungen: Die Synthetikviecher schafften zwischen **500** und **16.000 Volt**. Der Favorit unter ihnen war Rakoony, ein amerikanischer Synthetik-Waschbär made in Taiwan. Er durfte auf dem Kopfkissen direkt neben Steffi liegen. Rakoony war der 16.000-Volt-Kracher. Zur Erinnerung: Elektrostatik auf der Computermattscheibe darf nach Schwedennormen bei maximal 500 Volt liegen.

Rakoony war aber unverzichtbar, und allein der Gedanke an die Entfernung ließ Kindertränen kullern. Deshalb bekam Rakoony einen von Muttern handgeschneiderten Overall aus Jeansstoff und mußte nachts zusätzlich in einen eigenen kleinen Baumwollschlafsack. Die anderen Tiere kamen in einen drei Meter entfernten Schrank mit Glastüren. Von hier aus konnten sie Steffi beim Schlafen zuschauen. Vier durften im Bett bleiben, sie waren aus Omas Zeiten, aus Baumwolle oder Wolle, mit Stroh gefüllt. Die Häufigkeit der Allergieschübe und Asthmaanfälle reduzierte sich in vier Wochen auf weniger als die Hälfte.

Kinder sind besonders arm dran

Fallbeispiele in Bezug auf Kinder und Elektrostatik, besonders wenn es um Atemwegserkrankungen geht, könnten Seiten füllen. Kleine Menschen kriegen besonders viel ab. Sie sind nah an der Strahlungsquelle. Sie krabbeln auf dem knisternd geladenen Teppich herum, liegen im Plastikkinderwagen oder unter einem Synthetikhimmel, haben ständigen Körperkontakt, sind mit der Nase in nächster Nähe zur ruinierten Atemluft und kuscheln mit geladenen Synthetiktieren.

Von der allerersten Lebenswoche an lernen sie, wo es im modernen Leben langgeht: Kunststoff überall. Auf dem Wickeltisch, auf Böden, an Tapeten, im Kunststoffbett, bei Synthetikkleidung, mit Plastikkinderspielzeug. Das erste Gefühl im Mund: der Kunststoffschnuller, das synthetische Nuckeltuch, später der Plastiklöffel. Das erste Gefühl in der Babyhand: die Flasche aus Kunststoff, das Räppelchen aus buntem Korea-Plastik. Das erste Gefühl unter den Füßchen: Plastiksohlen.

Im Kinderzimmer das erste eigene Häuschen aus Plastik (können Sie sich vorstellen wie die Luftelektrizität und die Luftionen in einem solchen Kunststoff-Kinderhaus ausfallen?). Die Rutsche aus Plastik, sssst, beim Rutschen schlagen die Funken. Würfel zum Bauen, Bälle zum Hüpfen, Matten zum Wickeln... alles aus Plastik. Gardinen vor den Fenstern, Moskitonetze über Babybetten... alles aus Synthetik.

Ich messe in manchen Kinderzimmern (und nicht nur da) zehntausende Volt Oberflächenspannung an Synthetikmaterialien und Kunststoffoberflächen und deshalb tausende von Volt pro Metern Elektrizität in der Raumluft. Drehe ich mich um und messe durchs offene Fenster in die Landschaft, sind es nur noch 100 bis 200 Volt pro Meter Luftelektrizität. Im Raum könnte das Klima auch natürlich und entspannt sein. Gibt es denn keine Naturstoffe mehr für Wände, Böden, Möbel, Körper? Keine Naturmaterialien mehr zum Spielen, Bauen, Erfühlen, Erfahren? Einige Schmusetierhersteller haben es endlich kapiert und ihre Produktion umgestellt. Es gibt wieder Teddys und Pussys aus Baumwolle, Leinen oder Schurwolle.

Bildschirm kontra PVC

Die nette 25jährige Sekretärin aus Osnabrück war schwanger. Sie arbeitete jeden Tag stundenlang am Computer. Ihre Idee, den Computer messen zu lassen, war vernünftig. Wissenschaftliche Forschungen der letzten 20 Jahre zeigen deutliche Zusammenhänge zwischen feldintensiven Bildschirmen und Fehlgeburten. Deshalb sollten Schwangere nicht an Bildschirmen arbeiten, um Risiken für das Ungeborene zu vermeiden. Von den Risiken der Mutter ganz zu schweigen.

Der Computerbildschirm der Sekretärin war im elektromagnetischen Bereich strahlungsarm. Die elektrostatischen Ladungen des Monitors konnte ich vor Ort gar nicht messen, da die Oberfläche des PVC-Fußbodens **5000 Volt** verursachte und den verdächtigten Bildschirm weit in den Schatten stellte. Dieser zeigte, im elektrostatisch sauberen Flur auf Steinfliesen gemessen, nur **250 Volt**. Der Plastikboden, so feldintensiv wie 20 Bildschirme, wurde mit einem Baumwollteppich überdeckt und elektrisch leitfähig verklebt.

Streß durch Ehemänner

Ich kenne einen Kunden, der sich eher von seiner Ehefrau als von seinem Synthetikteppich und den Polyestergardinen trennen würde. Nach meinem Besuch gab es Krach. Die Frau hatte kranke Bronchien und kämpfte mit dem Atem, reagierte auf Hausstaub und lebte mit **4000 V** Elektrostatik in einer zerstörten Luftionisation nebst Mengen an Reizpartikeln und Hausstaub. Synthetik läßt grüßen. Wann immer sie außerhalb der Wohnung war, ging es ihr besser. Gran Canaria war für sie das Paradies. Hier bekam sie Luft ohne Zwischenfälle.

Ich hatte in der Wohnung das Gefühl, mit dem Kopf in einer Plastiktüte zu stecken. Der Ehemann spürte angeblich nichts, sah keinerlei Zusammenhang mit seiner chronischen Migräne, den ewigen Verspannungen, der Schlaflosigkeit, seiner Aggressivität und verlangte klare wissenschaftliche Beweise. Dieser Wunsch war freilich nicht zu erfüllen. Der Wunsch seiner Frau nach einem gesunden Naturboden auch nicht. Ich habe die beiden noch außerhalb des Hauses schreien hören. Sie könne ja schließlich ausziehen, wenn ihr der Teppich und die Gardinen nicht passen würden. Außerdem, so was hätte ja jeder, das gehöre zum Leben. Und überhaupt, er sei ja der Geldverdiener.

Es geschieht bei Hausuntersuchungen und Gesprächen mit Kunden übrigens häufiger, daß meine männlichen Geschlechtsgenossen nicht soviel wissen wollen 'von dem Quatsch'. Frauen sind häufig offener, wißbegieriger, experimentierfreudiger und bereiter für Veränderung und Aufklärung, offensichtlich auch empfindlicher. Es passiert eher, daß eine Frau darum bittet, dann zur baubiologischen Messung zu kommen, wenn der Mann nicht da ist, als daß ein Mann darum bittet zu kommen, wenn seine Frau nicht da ist. Ausnahmen bestätigen auch hier die Regel.

Wenn meine Frau ans Meer will und ich in die Berge, dann fordere ich keine wissenschaftlichen Beweise für die angeblich bessere Seeluft. Ich fahre mit ihr, im Frühjahr. Im Herbst fährt sie mit mir in die Berge.

Lebensqualität

Die Fallbeipiele zeugen von den Zusammenhängen zwischen Wohnumwelt und Krankheit. Vielen Menschen wurde durch baubiologische Beratungen geholfen. Für viele Ärzte, Heilpraktiker und Therapeuten ist die Baubiologie ein unverzichtbarer Teil der ganzheitlichen Therapie, Prophylaxe und Ursachenfindung geworden.

Meine Fallbeispiele sind die Rosinen im Kuchen der über 5000 baubiologischen Untersuchungen. Sie sind nicht der Durchschnitt. Nicht immer sind die Erfolge derart signifikant. Einige Effekte zeigen sich subtiler, nicht gleich durch das Verschwinden von Beschwerden, sondern eher durch eine spürbare Steigerung der Lebensqualität.

Es passiert regelmäßig, daß mittelmäßige und unkonzentrierte Schüler nach baubiologischer Streßreduzierung bessere Leistung und Noten bringen; daß Kinder nachts plötzlich nicht mehr ins elterliche Bett gekrabbelt kommen oder während des Schlafs auf ihr gewohntes Licht verzichten können; daß schwere Träume und Nachtschweiß die Ausnahme und nicht mehr die Regel sind; daß Hyperaktivität sich bessert, wenn auch nicht gleich ganz verschwindet; daß Kinder und Erwachsene ausgeglichener und liebenswerter, aber auch vitaler und kreativer werden. Ehefrauen berichten, daß ihre Männer nach der Eliminierung von Elektrosmog sofort mit dem lästig-lauten Schnarchen aufhörten. Ärzte berichten, daß die chronische Therapieresistenz von Patienten sich auflöste und Medikamente wieder Erfolg zeigten. Viele sind einfach nur entspannter, schlafen kürzer und trotzdem effektiver, stehen morgens erholter auf. Es gibt, solange ich mich zurückerinnere, kaum einen Kunden, der baubiologische Sanierungen nicht in irgendeiner Form als wohltuend und konstruktiv erlebt hätte.

Das spricht sich rum, und so werden wir heute nicht nur von Ärzten, sondern auch von Gesundheits- und Umweltämtern, Verbraucherberatungsstellen und -initiativen empfohlen. Architekten und Bauherren suchen Rat, lassen Grundstücke untersuchen und Baumaterialien prüfen, um jedes Risiko im Keim zu ersticken. Selbsthilfegruppen wollen Information. Krankenkassen wittern, daß man mit der gesunden Wohnumwelt nicht nur Menschen helfen, sondern auch Kosten sparen kann.

Kultur ist kein Ersatz für Natur. Künstlich kein Ersatz für natürlich. Technologisch kein Ersatz für biologisch. Fortschritt keine Rechtfertigung für Zerstörung. Mode kein Freibrief für Maßlosigkeit. Und Geld kein Garant für Glück.

Wir investieren Stunden, Tage und Wochen, bevor wir uns ein neues Auto kaufen. Es werden Vor- und Nachteile abgewogen, Kosten, Risiken, Nutzen und Verbrauch verglichen. Es werden Prospekte gewälzt. Wir investieren Stunden, Tage und Wochen, bevor wir uns den neuen Computer kaufen, lassen uns beraten, bemühen uns, die komplizierte Technik zu verstehen. Wir studieren Tag und Nacht die Anleitungen von Hard- und Software und üben, bis wir es im Griff haben.

Wenn wir nur einen kleinen Teil dieser Zeit in unsere eigene Lebens-Gebrauchsanleitung stecken würden, dann sähe einiges besser aus. Dann wüßten wir, welcher Sprit der richtige ist für unser menschliches Biosystem. Dann wüßten wir, was uns schadet und was uns aktiv und funktionstüchtig erhält. Wüßten, womit wir uns umgeben sollten, was wir zulassen und meiden können, was sinnvoll und sinnlos ist. Hätten einen faszinierenden Einblick in den Biocomputer Mensch und seine wunderbare Lebensgrundlage namens Natur.

Elektrische Gleichfelder: Amalgam

Amalgam

Der Zahnarzt hat das Problem der Bewertung des Risikos künstlicher Gleichspannungen und -ströme durch **Metalle** in der Mundhöhle des Patienten. Verschiedene Metalle oder Metallegierungen können unnatürliche Spannungen aufbauen und für Stromfluß sorgen. Das ist besonders oft an **Amalgamfüllungen** zu messen. Deren Potentiale erreichen die Werte kräftiger Batterien. Die Bedenklichkeitsgrenze wird von Ärzten auf **100 mV** für Spannung und **3 bis 5 µA** für Stromfluß festgelegt (nach Türk, Schimmel, Kramer, Gasser, Voll). Alles, was über diesen Werten liegt, führt zur Empfehlung einer Zahnsanierung.

Amalgamfüllungen, das sei am Rande bemerkt, überraschen nicht nur mit erhöhten elektrischen Potentialen, sondern sind auch **toxische Zeitbomben.** Durch Spannung, Strom und Abrieb gelangen gefährliche Mengen giftiger Substanzen (z.B. Quecksilber) in den Organismus. Zahnärzte müssen Amalgamfüllungen auf dem Sondermüll entsorgen. Einmal herausgebohrt, sind sie draußen **Sondermüll.** Und drinnen? Je mehr Amalgam im Gebiß, um so mehr **Quecksilber** im Gehirn, in der Leber und den Nieren. Die Weltgesundheitsorganisation läßt maximal **1 Mikrogramm** Quecksilber im **Trinkwasser** zu. Im Speichel von amalgamversorgten Mündern finden sich im Schnitt 4,9 µg Quecksilber. Laut WHO dürfte der eigene Speichel nicht mehr geschluckt werden. Beim Zähneputzen werden 62 µg frei, beim Kaugummikauen 50 bis 400 µg und beim Trinken heißer Flüssigkeiten 45 µg.

Der Münchener Toxikologe Dr.med. **Max Daunderer** geht von einer Wechselwirkung zwischen Amalgam und Elektrosmog aus. Elektrosensible seien durch Amalgam elektrosensibel geworden. Es kommt hinzu, daß künstliche elektrische Spannungen im Mund die **Bakterienflora** der Schleimhäute verändern, somit zur Übersäuerung beitragen und das Pilzwachstum begünstigen.

Das **Bundesgesundheitsamt** empfiehlt bei nierenschwachen Kindern bis zum 6. Lebensjahr und bei Schwangeren den Skandalstoff nicht mehr einzusetzen. Und bei nierenschwachen Siebenjährigen? Und bei Menschen, die nicht schwanger sind? Die Staatsanwaltschaft des **Landgerichts Frankfurt** bestätigte 1997, daß "von Amalgam eine nicht unerhebliche Gefahr für die Gesundheit ausgeht." Die **Schweden** sind konsequent, sie haben Amalgam zum 1. Januar 1997 verboten.

Wenn das RWE bei **15 bis 20 Millivolt** Wechselspannung Nervenreizung bescheinigt, wenn der Zahnarzt bei **100 Millivolt** Gleichspannung das Gebiß saniert, was passiert, wenn ich in Schlafgemächern an Körpern tausend oder gar **zehntausend Millivolt** Wechselspannung messe und an synthetischen Gardinen, Moskitonetzen oder Schmusetieren **einige tausend Volt** Gleichspannung? Tausend Fragen sind noch nicht beantwortet. Viel mehr Fragen nicht einmal gestellt.

Brillengläser

Eine dieser Fragen ist: Was bedeutet es, wenn ich an einigen Brillengläsern mehr Elektrostatik messe als nach Computernorm Bildschirmarbeitsplätzen zulässig ist? Die Norm setzt, wie Sie wissen, die Grenze auf 500 Volt Oberflächenspannung fest. Manche Brillengläser aus Kunststoff oder kunststoffbeschichtetem Glas sind spielend auf **über 5000 Volt** aufladbar. Vor einigen Wochen habe ich eine Brille gemessen, deren Gläser auf **15.000 Volt** kamen, dreißigmal mehr als am PC erlaubt. Das ist ein Skandal mit unberechenbaren biologischen Folgen.

Brillengläser sitzen direkt vor den empfindlichen Augen, während zum Bildschirm immerhin etwa 50 cm Abstand eingehalten wird. Brillengläser sitzen hier überdurchschnittlich lange, 15 Stunden pro Tag. Stellen Sie sich vor, 15 Stunden 15.000 Volt 2 cm vor den Augen! Verantwortlich für die ungewöhnlichen Spannungspotentiale auf Brillengläsern sind meist Kunststoffbeschichtungen zur Reflexminderung.

Und prompt kommen die Beschwerden: trockene Augen, ständiges Brennen und Jucken, Rötung, Entzündung, Kopfschmerzen, Schwindel, Verspannung, Konzentrationsschwäche, Sehstörungen, zunehmende Sehschwäche, Lichtempfindlichkeit. Eigentlich sollten Brillen die Sehfähigkeit verbessern, nicht verschlechtern. Ich möchte nicht wissen, wieviele Menschen nonstop Augenprobleme und damit verbundene gesundheitliche Beschwerden haben, ohne zu wissen, daß hier die Ursache zu finden ist. Erstaunlich, daß nach Entfernung der elektrostatisch auffälligen Brillen gegen elektrostatisch neutrale die Beschwerden verschwinden. Außerdem kann das ständige Putzen der Brillen um mindestens 90 % reduziert werden. Elektrostatik zieht eine Menge Staub an. Der zumeist mit Schadstoffen und Keimen besiedelte Feinstaub legt sich nicht nur auf die Brillengläser, sondern auch auf die nahe Augenschleimhaut. Je häufiger Sie Ihre Brille putzen müssen, desto größer der Verdacht auf Elektrostatik.

Schuhe

Gute Schuhe hören nicht beim gesunden Fußbett auf, sondern sollten **leitfähig** sein. Wir brauchen **Erdkontakt**. Wir sollten ständig im Fluß mit unserer Lebensgrundlage Erde sein. Jeder künstliche und natürliche Überschuß, jede Verspannung, wird sofort an die Erde **abgeleitet**.

In Therapiegruppen üben wir, gut geerdet zu sein, stehen im feuchten Gras mit lockeren Knien und atmen tief durch. Warum nicht im Alltag? Hier isolieren wir uns vom Boden durch elektrisch nicht leitfähige Schuhsohlen, durch Gehen und Arbeiten auf Synthetik. Der natürliche Fluß ist unterbrochen. Wir stauen ungesunde Energien auf, werden voll und voller, bis wir uns schockartig entladen und Blitze auf dem Umweg über die Fingerspitzen schlagen. Die Erdung über die Füße ist harmonisch, kontinuierlich, natürlich. Erdung will gelernt sein. Die Plastiksohlen- und Turnschuhgesellschaft macht es einem nicht leicht.

Ich habe für das Umweltmagazin Öko-Test (Heft 9/1992) 20 Gesundheitsschuhe geprüft und festgestellt: 10 dieser Öko-Treter waren 'ungesund'. Deren Plastiksohlen waren stark elektrostatisch aufladbar, manche bis zu einigen tausend Volt, und sie isolierten perfekt, Erdkontakt ade. Das macht doppelten Effekt: Einerseits lade ich meinen Körper auf Schritt und Tritt durch Reibung auf, stundenlang, jahrelang, immer wieder; andererseits kann ich nicht entladen, weil die miesen Sohlen zur Erde isolieren. Deshalb schlagen zentimeterlange schmerzhafte Funken aus Fingerspitzen, denn der natürliche Entladungsweg direkt am Entstehungsort, nämlich über die Füße, ist dank isolierender Schuhsohlen blockiert. Wegen dieser Blockade muß die verspannende Spannung durch den ganzen Körper, um irgendwo anders einen Entladungspunkt zur Erde zu finden, sei es die Finger- oder Nasenspitze oder beim Kuß die Lippe des besser geerdeten Partners.

Ich habe Gesundheitsschuhsohlen gemessen, die **10.000 Volt** auf die Anzeige der Meßgeräte brachten. Mit Ledersohlen und anderen leitfähigen Materialien passiert das nicht, da kann man reiben, soviel man will, die Schuhe bleiben neutral, und der Mensch entspannt im ungestörten Fluß mit der Erde (siehe auch ab Seite 276).

Von zehn modischen Damenschuhen waren sechs extrem elektrostatisch aufladbar (Öko-Test-Heft 10/1994). Von 40 Alltags- und Kinderschuhen waren 18 auffällig (Öko-Test-Heft 11/1996), sie zeigten viel Elektrostatik und hohe Ableitwiderstände.

Diese Tests haben einige Gesundheitsschuhhersteller provoziert. Sie fingen 1996 an, mit leitfähigen Sohlen zu experimentieren, mit Erfolg. Schuhe garantiert ohne Elektrostatik wurden mir zur Prüfung vorgestellt, sie sollen jetzt auf den Markt kommen.

Für einige Berufe ist es wichtig, **isolierende** Schuhe zu tragen, z.B. für Elektriker. Denn würde ich den 'heißen Pol' einer Steckdose anfassen und dabei gut geerdet sein, dann würden hohe Spannungen und Ströme durch den Körper zur Erde fließen und lebensgefährliches Unheil anrichten. Es kann im Umgang mit elektrischem Strom also angezeigt sein, isolierende Schuhe zu tragen. Beruf ist nicht Alltag. Natürlich ist im Alltag der leitfähige Schuh.

Fordern Sie leitfähige Sohlen oder wechseln Sie beim Schuster isolierendes Plastik gegen leitfähiges oder gegen Leder. Einige Hersteller machen auf Druck der empfindlichen Elektronikindustrie ihre Sohlen nachträglich leitfähig, denn: "Der elektrostatisch geladene Mensch ist die größte Gefahr für elektrostatisch empfindliche Elektronikbauteile." Andere Hersteller werben mit der 'besonderen Leitfähigkeit' ihrer 'Antistatik-Schuhe', so z.B. Birkenstock, die neben der überall angebotenen Standard-Palette isolierender (und somit elektrostatisch aufladbarer) Schuhe auch leitfähige Spezialtreter anbietet: "Wenn Sie öfter mal geladen sind... dann Birkenstock-Antistatik! Nutzen Sie die Vorteile für Ihre Sicherheit!" Warum werden die nicht serienmäßig angeboten?

Infekte

Mit zunehmender **Lufttrockenheit** nimmt auch Elektrostatik zu. Wenn der Arzt in seiner Praxis ein Luftfeuchtemeßgerät hätte, dann wüßte er bald, daß unter 30 % relativer Feuchte der Sturm der Erkältungskranken einsetzt. Normal sind etwa 50 bis 60 % Feuchte. Im Winter, wenn es draußen kalt ist und deshalb drinnen die Zentral- und Fußbodenheizungen für Wärme sorgen, messe ich nur noch 15 bis 30 %. Das fördert Elektrostatik. Die fördert wiederum das Aufkommen und die Verteilung des Feinstaubes. Mit dem Staub kommen die Reizpartikel, Schimmelpilze, Bakterien, Gifte, Schadstoffe. Die Holzschutzmittel, Pestizide, Insektizide, Schwermetalle, Allergene, Radon... alles 'klebt' mit Vorliebe am Staub und wird auf diesem Wege eingeatmet, lagert sich an den Schleimhäuten ab. Die Schleimhäute trocknen aus, können sich nicht mehr wehren und werden genau für diese Schadstoffe gesteigert empfänglich. Der natürliche körperliche Selbstreinigungsmechanismus und die Immunabwehr werden gestört. Ein Teufelskreislauf.

Durch zuviel Elektrostatik und zuviel Staub bricht auch die gesunderhaltende Luftionisation zusammen. Innerhalb von wenigen Tagen sind Millionen Atemwegskranke geboren. Die Infektanfälligkeit nimmt drastisch zu. Unsere Widerstandskräfte werden überfordert. Und die Ansteckungsgefahr steigt. Was ist die Konsequenz? Keine Elektrostatik im Raum und die Luft normalfeucht halten.

Elektrostatik: Evolution rückwärts

Überraschende Pflanzen- und Tierversuche machte der Schweizer Chemie-Riese **Ciba-Geigy** in den Jahren 1990-1992. Pflanzen und Fische setzte man Elektrostatik aus, und das in Größenordnungen, die man auch über Synthetikteppichen, an Polyester-Gardinen oder an Fernsehbildschirmen findet. Das Ergebnis, so der wissenschaftliche Ciba-Geigy-Mitarbeiter Dr. **Heinz Schürich**: "Was wir hier machen, ist ein Salto rückwärts in der Evolution." Die Effekte, die als Folge der elektrostatischen Einwirkung auftraten, erinnerten eher an Gentechnik als an elektrophysikalische Einflüsse. Was war geschehen?

Weizen- und Maiskörner wurden in den ersten drei Tagen ihrer Keimung elektrostatischen Ladungen ausgesetzt. Danach wuchsen sie normal im Gewächshaus weiter. Schürich: "Pflanzen scheinen im elektrostatischen Feld eine Information zu erhalten, die sie veranlaßt, sich zurück zu einer ursprünglichen Form zu entwickeln. Der Weizen zum

Beispiel 'erinnert sich daran', daß er einmal eine Grasart war. In Südamerika gibt es heute noch Urformen unseres heute hochgezüchteten Weizens. Der bei uns zwischen zwei Plattenelektroden unter elektrostatischer Einwirkung gekeimte Weizen wächst wie diese ursprüngliche Grasform, ohne Elektrostatik entwickelt er sich normal, so wie wir Weizen kennen. Dazu wächst der Elektrostatik-Weizen viel schneller und entwickelt andere Eiweißformen. Er ist etwas kleiner, hat aber dafür mehr Ähren pro Pflanze. Man könnte diesen Weizen sehr gut in Gegenden mit kurzem Frühjahr und Sommer anbauen und auf übliche Pestizide verzichten. Er ist weniger krankheitsanfällig und viel keimfreudiger. Im 'Gedächtnis' der Natur sind die Wildtypen unserer Kulturpflanzen gespeichert, es scheint möglich zu sein, sie wieder zum Leben zu erwecken, mit Elektrostatik."

Vergleichbare Experimente machte Ciba-Geigy auch mit verschiedenen Farnen und Pilzen. Elektrostatik machte in wenigen Wochen aus einem Kulturfarn einen Urfarn. Die Wissenschaftler kannten Farnabdrücke aus uralten Steinkohleablagerungen. Die Abdrücke entsprachen denen des Elektrostatik-Farns. Auch Pilze wurden elektrostatisch provoziert, und sie entwickelten Fäden, Sporen und andere Eigenschaften, die Rückschlüsse auf Urformen zuließen. Ciba-Geigy ließ sich das Verfahren der elektrostatischen Behandlung patentieren.

"Wir wollten unser Verfahren nicht nur bei Pflanzen, sondern auch bei Tieren ausprobieren. Deshalb wurden die Eier von Regenbogenforellen von der Befruchtung an vier Wochen im elektrostatischen Feld gehalten. Dann setzten wir die Brut in andere Behälter und zogen sie normal groß. Schauen Sie sich an, was daraus geworden ist." Dr. Schürich zeigt Fotos von Fischen, die man kaum als Forelle erkennt. Kopf und Körper sind kräftiger, sie haben mehr Zähne und eine andere Farbe. Bei männlichen Exemplaren ist der Unterkiefer wie bei Wildlachsen zu einem mächtigen Haken ausgeprägt. Die Elektrostatik-Forellen sind wilder und aggressiver, sie springen höher als normale Forellen, das Fleisch ist fester und schmeckt besser. "Wir hatten den Eindruck, hier Minihaie gezüchtet zu haben." Die Fischuntersuchungsstelle der Eidgenossenschaft in Bern identifizierte die Ciba-Geigy-Fische als eine Forellen-Urform, die bereits vor 150 Jahren ausgestorben ist. Es gab noch alte Zeichnungen, auf denen diese Art abgebildet war.

Was sich wie ein Horrorkabinett anhört, ist Realität. Wie weit kann man solche Experimente treiben? Wie wirken die elektrostatischen Felder? Welchen Informationsgehalt haben sie? Was ist das ordnende Prinzip, das dahinter steht? "Auf diese Fragen haben wir noch keine Antwort gefunden", sagte der Ciba-Geigy-Wissenschaftler.

Auf die Frage, welche Nebenwirkungen Elektrostatik in Wohnräumen, an Arbeitsplätzen und in Autos haben könnte, darauf gibt es auch keine Antwort. Was uns nicht davon abhält, elektrostatisch geladene

Teppiche, Gardinen, Flächen... quadratkilometerweise in unseren Lebensräumen einzusetzen oder per Brillenglas vors Gesicht zu holen, per Sohle unter die Füße und per Schmusetier ins Kinderzimmer.

Prof. Dr. **Albert Popp** von der Universität Saarbrücken: "Fische reagieren auf geringste elektrische Reize im Bereich weniger Mikro- bis Nanovolt pro Meter, das ist vergleichbar mit dem Feld einer Taschenlampenbatterie in vielen Kilometern Entfernung."

Prof. Dr. **Steven Kaali** vom New Yorker Womens Medical Hospital entwickelte 1990 ein winziges elektronisches Gerät, das in den Gebärmutterhals eingesetzt wird und mit der Gleichspannung von nur 2,8 Volt und dem Gleichstrom von nur 50 Mikroampere Spermien bewegungsunfähig macht. Perfekte elektronische Verhütung.

Sanierung elektrischer Gleichfelder

Für amtliche Strahlenschützer ist Elektrostatik höchstens ein Kavaliersdelikt, aber keine Gefahr. In der Verordnung ist Elektrostatik nicht zu finden. Auch wenn die empfindliche Elektronik in Computerfertigungen oder EDV-Anlagen schon ab 100 Volt gestört wird, so darf der Mensch doch ein paar zehntausend Volt aushalten.

Elektrostatik und Luftelektrizität liegen in unserer Hand. Funktürme und Hochspannungsleitungen lassen sich nicht absägen. Aber hier haben wir es im Griff. Elektrostatische Sanierungen sind meist simpel.

Sie wissen schon: Kunststoff und Synthetik raus aus einem gesunden Raum, konsequent nur **Naturmaterialien** rein. Die Natur kann es immer noch besser als die chemische Industrie. Es sei denn, die Kunstprodukte sind elektrostatisch, raumklimatisch und toxisch einwandfrei. Die gibt es, aber woher wissen ohne vorherige Analyse? Deshalb, prinzipiell und vorsichtshalber, siehe oben. Jeder Naturstoff ist erlaubt, es sei denn, es liegen spezifische Allergien vor. Schurwolle bitte nur mit Juterücken und nur auf leitfähige oder leitfähig gemachte Böden. Alle anderen Teppiche auch und stets ohne jede Schaumrücken und chemische Ausrüstung. Weitere Anregungen siehe ab Seite 279.

Glatte Flächen aus **Kunststoff**, z.B. beschichtete Schränke, könnten mit natürlichen Materialien behandelt werden: beklebt, überstrichen, furniert, bespannt... mit Korkdekor, Holzfurnier, Tapeten, Stoffen, Biofarben. Das reicht, um Elektrostatik drastisch zu reduzieren oder sogar zu eliminieren, denn es geht hier um Oberflächenspannungen, die zusammenbrechen und keine Wirkung mehr entfalten, wenn man neutrale Produkte aufbringt, und sie somit großflächig abdeckt.

Wenn Sie atmungsinaktive **Kunststofftapeten** mit natürlichen Wandfarben überstreichen, dann bedenken Sie, daß die elektrostatischen

Elektrische Gleichfelder: Sanierung 295

Ladungen jetzt zwar reduziert oder ganz verschwunden sind, aber ein gewisses 'Plastiktütenklima' bleibt, da die wichtige und raumklimatisch ausgleichende **Diffusionsfähigkeit**, sprich Atmungsfähigkeit der Wände nach wie vor behindert wird. Gleiches gilt für elektrostatische **Synthetikteppiche**: Legen Sie einen raumdominierend großen Naturteppich darüber, dann ist die riskante Ladung weg, aber der unerwünschte Aspekt isolierenden Kunststoffes bleibt dennoch, der Erdkontakt ist unterbunden. Besser ist die ursächliche Sanierung, das Entfernen von Stoffen oder das Abtragen von Flächen.

Es ist eine gute Idee, isolierende Flächen **leitfähig** zu machen. So könnte ein Boden mit leitfähiger Farbe oder leitfähigem Kleber bestrichen und geerdet werden, bevor Teppich, Holz oder Kork aufgebracht werden. In Arztpraxen und Computerräumen ist das Standard, um die leidigen elektrischen Felder zu vermeiden.

Achten Sie bei **Oberflächenversiegelungen** für z.B. Holz- und Korkparkett oder Laminatböden auf möglichst leitfähige Materialien. Wasserlösliche Lacke sind meist ausreichend leitfähig, Öle und Wachse auch.

Für das Magazin Öko-Test (Sonderheft 'Bauen und Wohnen', 1996) habe ich 34 **Fertigparkettböden** gemessen, 26 waren elektrostatisch mit Oberflächenspannungen bis zu 5000 Volt auffällig. Für das Öko-Test-Heft Nr. 2 vom Februar 1998 habe ich 33 weitere Fertigparkette überprüft. Diesmal waren 16 in Ordnung und 17 unnötig stark elektrostatisch, eines ging sogar bis über 10.000 Volt Oberflächenspannung. Da zischen einem schon zentimeterlange Funken aus den Fingerspitzen und das Raumklima verabschiedet sich. 1995 waren von 41 Parkettproben 22 in Ordnung, 19 nicht. Vergleichbare Meßergebnisse stellte ich auch an Laminaten fest. Viele waren mit unter 50 V Oberflächenspannung unauffällig, einige mit über 1000 V mehr als auffällig. Auch hier hilft nur die gezielte Überprüfung des Materials, da die Industrie ihre Produkte und die Art der Oberflächenbehandlung ständig ändert.

Verzichten Sie im Zweifel auf alle **Kunststoffbeschichtungen**, z.B. an Schränken. Vollholz ist die bessere Alternative.

Vorsicht, es wird oft behauptet, daß man einen elektrostatisch aktiven Synthetikteppich oder eine Kunststoffgardine nur zu erden bräuchte, indem man einen Draht vom Teppich oder der Gardine zum nächsten Heizungsrohr führt. Das geht leider nicht, da Teppich und Gardine selbst nicht leitfähig sind. Wären sie leitfähig, bräuchte man nicht zu sanieren, denn dann wären sie nicht elektrostatisch. Je weniger leitfähig ein Material, um so größer ist die Möglichkeit der Aufladung.

Kindertränen müssen nicht sein. Nach der Erkenntnis, daß Ninas **Schmusetier** zu stark elektrostatisch ist, empfahl ich, dieses für die Nachtstunden in einen festen Baumwollbeutel zu stecken. Nina verstand gut, daß ihr Liebling diesen Schlafsack braucht, um nicht zu frieren. Nina muß nicht alleine im Bett sein. Sie darf das in Naturstoff komplett eingepackte Synthetiktier weiter im Bett haben. Was sie ohne Schlafsack vorher an sich drückte, das hatte die elektrische Feldintensität von drei Computerbildschirmen.

Das **Besprühen** von Fasern und Flächen mit **antistatischen** Mitteln ist mir zu heikel, denn 1. ist der Effekt immer nur kurzfristig, und 2. holt man sich auf diese Weise unter Umständen wieder toxische Mittel ins Haus. Regelmäßiges Besprühen der Teppiche und Stoffe mit Wasser oder Seifenlaugen hilft gut, genauso wie das Ölen oder Wachsen von Kunststoffoberflächen, aber leider nur relativ kurz, vielleicht ein paar Tage, vielleicht einige Wochen.

Da ist kontinuierliches **Luftbefeuchten** auf 50 % relative Feuchte der bessere Weg. Hier ist darauf zu achten, daß mikrobiologische Probleme durch Bakterien oder Pilze vermieden werden. Diese Keime verstecken sich gern in Luftbefeuchtern, speziell bei schlechter Wartung.

Fußbodenheizungen unter Teppichen verstärken elektrostatische Effekte sowohl bei Synthetik als auch bei Schurwolle. **Zentralheizungen** erhöhen die Ladungen an Gardinen, weil die trockene, warme Luft der Heizkörper direkt an den elektrisch isoliert aufgehängten Synthetikgardinenfasern vorbeistreicht.

Denken Sie daran, wie bei den elektrischen Wechselfeldern beschrieben, daß sich **Computermonitore** mit Bildschirmfiltern, den sogenannten Screens, elektrostatisch gut abschirmen lassen.

Die leitfähigen 'Schwänzchen', die an **Autokarosserien** befestigt werden und auf dem Asphalt herumtanzen, machen Sinn. Sie geben Elektrostatik an die Erde, sprich Straße, ab. Im Innenraum des Autos sollten Schaffelle über Synthetiksitze gelegt werden, ein Sisalteppich auf den Boden. Man lädt sich im Auto nicht nur deshalb stark auf, weil es oft (nicht immer!) vor Synthetik strotzt, sondern auch, weil der **Fahrtwind** durch Reibung an der Außenfläche für Elektrostatik sorgt, bei Metalliclackierungen übrigens deutlicher als bei Normallackierungen. Kommt im Winter die trockene Heizungsluft dazu und provoziert die Plastikverkleidungen und Synthetikhimmel, dann können Sie sich vorstellen, wie es im Autoinnenraum knistert.

Steigen Sie jetzt elektrostatisch hochgeladen aus und haben noch isolierendes Schuhwerk mit Kunststoffsohlen an (eine Erdung über die Füße ist also nicht möglich), dann gibt es einen funkenden Schlagaustausch zwischen Karosse und Mensch. In diesem Fall weiß man nicht, warum es kracht: weil ich mich am Wagen entladen habe (wegen der zur Erde isolierenden Schuhe) oder weil der geladene Wagen sich durch mich zur Erde entladen hat (wegen der leitfähigen Schuhe).

Elektrische Gleichfelder: Messung

So werden elektrische Gleichfelder gemessen

Elektrische Gleichfelder werden bei baubiologischen Untersuchungen **am Material** und **im Raum** gemessen. Empfindliche Gleichspannungsmeßgeräte, sog. Elektrofeldmeter, Elektrostatiksensoren oder Feldmühlen, erfassen einerseits die **Oberflächenspannung** des verdächtigen Materials und andererseits die **Feldstärke** im Raum, die **Luftelektrizität**. Beide Werte sollten angegeben werden.

Die Maßeinheit für die **elektrostatische Ladung**, also für

| die **Oberflächenspannung** ist **Volt** (V).

Die Maßeinheit für die **elektrische Feldstärke**, also für

| die **Luftelektrizität** ist **Volt pro Meter** (V/m).

Beträgt die Feldstärke in 1 m Entfernung vom elektrostatisch geladenen Objekt 1000 V/m, dann entspricht das der Oberflächenspannung von 1000 V. Die Umrechnung ist einfach:

Oberflächenspannung (V) = Feldstärke (V/m) x Abstand (m)

Es ist immer anzugeben, in **welchem Abstand** zum Material gemessen worden ist. Ohne Abstandsangabe kann man davon ausgehen, daß die Feldstärke in unmittelbarer Körpernähe ermittelt wurde (z.B. am Bett oder Computerarbeitsplatz).

Entscheidend ist eine leichte **Provokation** des Materials kurz vor der Messung. Es hat sich als praktisch erwiesen, mit dem Handrücken über den zu untersuchenden Stoff (Gardine, Teppich, Tapete, Oberfläche) zu streichen. So wird Elektrostatik aktiviert, provoziert, und das auch nur dann, wenn der Stoff aufladbar ist.

Dabei sollten das Meßgerät und die Meßperson **geerdet** sein.

Es ist zu beobachten, wie schnell sich ein Objekt **nach Auflading** wieder **entlädt**. Baubiologisch empfehlenswerte Stoffe sind **kaum aufladbar** und wenn, so **entladen** sie sich in **Sekundenschnelle**. Abzulehnende Stoffe sind durch Reibung in Sekundenschnelle **extrem aufladbar** und entladen sich, wenn überhaupt, nur **sehr langsam**. Also: je **weniger aufladbar** und je **schneller** die Entladezeit, um so besser.

Dazu soll die vom Meßgerät angezeigte **Polarität** der Ladung angegeben werden. Ein unnatürliches **Minusfeld** ist noch kritischer zu bewerten als ein Plusfeld, welches auch in der Natur vorkommen kann.

Die Messungen von Material und Luft sind, das muß man wissen, im

Alltag nicht immer optimal reproduzierbar, weil in den Räumen die verschiedensten elektrostatisch geladenen Oberflächen zusammenkommen und alle Einrichtungen sowie die Meßperson selbst das Meßergebnis beeinflussen. Dazu kommt, daß Luftfeuchte und Luftbewegung, Lüftungsrate und Temperatur, Reibung am Material und Leitfähigkeit der Umgebung die Resultate ebenfalls verändern. Die Meßergebnisse gelten immer nur für den Moment in dieser Situation und sind auf andere Bedingungen kaum übertragbar.

Dennoch, in der Hand erfahrener Baubiologen sind die vergleichenden Messungen aussagekräftig und unverzichtbar. Deshalb sind sie Standard jeder baubiologischen Untersuchung.

Hier die **'Baubiologischen Richtwerte'**, bezogen wie immer auf Schlafbereiche und somit auf die Regenerationszeit:

Im Idealfall sollte **keine** elektrostatische Ladung und **keine** unnatürlich erhöhte luftelektrische Feldstärke vorliegen.

| | 100 V Oberflächenspannung dürfte noch **unriskant** sein,
| | 100 - 500 V sind **schwache**,
| | 500 - 2000 V **starke** und
| | über 2000 V **extreme** Anomalien.

| | 100 V/m Luftelektrizität dürfte noch **unriskant** sein,
| | 100 - 500 V/m sind **schwache**,
| | 500 - 2000 V/m **starke** und
| | über 2000 V/m **extreme** Anomalien.

| | Im Idealfall sollte die **Entladezeit** unter **5 Sekunden** liegen.
| | Bis **10 s** ist noch zu akzeptieren,
| | bis **30 s** gilt als **stark** auffällig und
| | über **30 s** als **extrem**.

Die Oberflächenspannung elektrostatisch geladener Materialien sollte in ein bis fünf Zentimeter Abstand gemessen werden, die Luftelektrizität in der nahen Umgebung des betroffenen Menschen.

Denken Sie daran, daß das zu prüfende Material kurz vor der Messung durch eine alltagstypische **Reibung** provoziert und somit aufgeladen wird. Der Zeitabstand zwischen Provokation und Messung sollte dabei höchstens **eine Sekunde** betragen.

Für einigermaßen reproduzierbare Elektrostatikergebnisse sollte die **relative Luftfeuchte** zwischen **40 und 50 %** liegen.

Über 60 % gibt es deutlich niedrigere Werte, ab 70 % sind Messungen schwierig, über 80 % kaum noch möglich, über 90 % ganz unmöglich.

Elektrische Gleichfelder: Messung 299

Unter 40 % werden die Meßergebnisse deutlicher, unter 30 % muß mit zigfachem, unter 20 % mit hundertfachem Anstieg gerechnet werden.

Rechnen Sie damit, daß die im feuchten Sommer gemessenen und deshalb harmlos anmutenden Materialien im trockenen Winter zu überdeutlichen Feldverursachern werden. Wir nehmen deshalb an feuchten Tagen ein Muster des zu messenden Objektes (z.B. Teppich, Gardine, Schmusetier) mit und legen es einige Zeit in die trockenere Luft unserer heizbaren Klimakammer. Oder wir wiederholen die Untersuchungen vor Ort unter günstigeren Bedingungen. Manchmal leistet auch ein Haarfön gute Dienste: ein paar Minuten auf das verdächtige Material gepustet und es wird zunehmend trockener.

Je **trockener** also die Luft, um so **dramatischer** die Meßergebnisse, je **feuchter**, um so **schwächer**. Deshalb sind schwüle Sommertage für Messungen schlecht geeignet. Deshalb sind die Beschwerden elektrostatisch geplagter Menschen im Winter bei trockener Heizungsluft besonders groß. Die **relative Luftfeuchte** sollte stets mit den Elektrostatikmeßergebnissen angegeben werden. Die zusätzliche Angabe der effektiven Materialfeuchte ist in einigen Fällen ebenfalls angezeigt.

Da die **Meßperson** selbst die Messung verfälschen kann, muß bei den meisten Meßgeräten deshalb für saubere **Erdung** der Person und des **Gerätes** gesorgt werden. Die neutrale Erde gilt hier als Bezugspunkt. Wenn Person oder Gerät nicht geerdet sind, kann davon ausgegangen werden, daß die meisten Meßergebnisse nur Meßfehler sind.

Ein **Bildschirm** sollte erst einige Minuten eingeschaltet sein, bevor die Spannung seiner Oberfläche gemessen wird, damit die Bildröhre ihre **volle Ladung** aufbaut. Die Elektrostatik verändert sich auch durch die Helligkeit des Bildes. Nach dem Ausschalten des Schirms ist die Entladezeit zu beobachten. Auch hier gilt: je weniger er auflädt und je schneller er entlädt, um so besser. Einige Bildschirme brauchen viele Stunden, manchmal einige Tage, um sich ganz zu entladen. Bildschirme zeigen verschiedene Polaritäten im ein- oder ausgeschalteten Zustand. Sie können meterweit in den Raum strahlen.

Wer Lust hat auf eine weitere Meßmöglichkeit: Mit sehr hochohmigen Voltmetern (Eingangswiderstand > 1 TOhm) kann die **Körperspannung** des Menschen, der sich in elektrischen **Gleichfeldern** befindet, gegen Erde gemessen werden. Dabei liegt der Proband elektrisch isoliert im Bett oder sitzt elektrisch isoliert vor dem Computer und man geht vor wie im Kapitel 'Elektrische Wechselfelder' beschrieben.

Vorsicht: Elektrostatik **über 3000 Volt** führt zu Funkenbildungen und kann in gefährdeten Räumen, z.B. in der chemischen Industrie, in Tanks, beim Verarbeiten von Lösemitteln (Parkettversiegelung) oder in medizinischen Bereichen (Sauerstofftherapie), zur Explosion führen!

Grenzwerte, Zahlen

Wie schon erwähnt, können Sie nach rechtlich relevanten Grenzwerten lange suchen, die Verordnung beachtet Elektrostatik gar nicht.

Die DIN/VDE 0848 läßt **40.000 V/m** Feldstärke am **Arbeitsplatz** zu. Die schwedischen Computernormen TCO und MPR setzen den Grenzwert für Bildschirmoberflächenspannungen nach 20 Minuten Betriebsdauer auf **500 Volt** fest. Das entspricht einer Feldstärke von **1000 V/m** in 50 cm Distanz zum Monitor. An deutschen Arbeitsplätzen ist also im Vergleich zu den international befolgten Computerarbeitsplatzrichtwerten **40mal** soviel Elektrostatik akzeptiert.

Die gleiche DIN/VDE-Norm meint, der **Allgemeinbevölkerung** seien bei dauernder Einwirkzeit **10.000 V/m** zuzumuten, immer noch zehnmal mehr als nach TCO und MPR auf dem Bildschirm zulässig ist. Die DIN/VDE-Werte werden manchmal von Fernsehern, Gardinen, Schuhsohlen, Einkaufstüten, Schmusetieren oder Brillen erreicht.

Für **Schlafbereiche** wollen Baubiologen unter **100 V Oberflächenspannung** und unter **100 V/m Feldstärke** im Raum. Schwach gestört sind 100 bis 500 V bzw. V/m, stark gestört 500 bis 2000 V bzw. V/m und extrem gestört über 2000 V bzw. V/m. Die **Materialentladezeit** sollte unter **5 Sekunden** liegen. Bis 10 Sekunden ist leicht, bis 30 Sekunden stark und über 30 Sekunden extrem auffällig.

Elektrostatik und **Ableitwiderstand** hängen eng zusammen. Je höher der Ableitwiderstand eines Materials, um so höher seine Aufladbarkeit. Die Messung des Ableitwiderstandes von Teppich, Parkett, Kork, Gardine, Tapete, Baumaterial... ist baubiologisch aussagestark, leider wird sie selten durchgeführt. Der leitfähige Raum ist dem isolierenden vorzuziehen. Je leitfähiger die Oberflächen eines Raumes und seiner Einrichtungen, um so besser das Raumklima und die Luftionen. Idealwerte liegen unter **100 MOhm**, gute unter **1 GOhm**. Akzeptable Werte liegen bei 10 GOhm, schlechtere über 100 GOhm und ganz schlechte über 1 TOhm. DIN 4843 fordert für Schuhe 100 kOhm bis 100 MOhm.

Was Menschen zugemutet wird, einige tausend Volt Spannung und einige zehntausend Volt pro Meter Luftelektrizität, das hält kein ungeschützter Computerbaustein aus. Der geht schon bei **100 Volt** kaputt. Schäden durch Elektrostatik kosten die High-Tech-Industrie jährlich Millionen. Produkte gegen Elektrostatik am Arbeitsplatz füllen dicke Kataloge. Warum nicht Schutz auch am Schlafplatz? Was ist ein Elektronikbauteil gegen einen Menschen?

Wir sehen an den folgenden Vergleichsmessungen, daß es in einigen Räumen aussieht wie in einer Plastiktüte und in manchen Schlafbereichen wie vor der Mattscheibe eines sehr schlechten Computers.

Elektrische Gleichfelder: Meßwertvergleich

Vergleichsmessungen der Baubiologie Maes Elektrische Gleichfelder (Elektrostatik)	Oberflächen- spannung
Versch. PC-Bildschirme nach Schwedennorm	± 10-500 V
Versch. PC-Bildschirme ohne Schwedennorm	± 200-20.000 V
Versch. Fernsehbildschirme	± 500-50.000 V
Fernsehbildschirm 1 Minute nach Ausschalten	− 8000 V
3 Stunden nach Ausschalten	− 2500 V
24 Stunden nach Ausschalten	− 1000 V
Schurwollteppich mit Juterücken auf Estrich	< + 200 V
mit Schaumrücken auf Holz	> + 2000 V
Baumwoll-, Sisal-, Kokos-, Maisstrohteppich	< + 20 V
Versch. Synthetikteppiche, im Schnitt	± 500-5000 V
Holz- und Korkfußboden unbehandelt	< + 10 V
gewachst	< + 100 V
lackversiegelt	> − 500 V
Holzfußbodenimitation (Laminat)	± 20-10.000 V
PVC-Fußboden	> − 3000 V
Kunststoffbeschichtete Spanplatten	+ 100-200 V
Leder bei 70 % Luftfeuchte	+ 50 V
bei 20 % Luftfeuchte	− 2000 V
Polystyrol (Styropor)	> − 30.000 V
Latexschaum	> − 20.000 V
Tastatur meines Computer-Notebooks	− 1800 V
Kunststoff-Duschvorhang	− 8500 V
Baumwoll-, Glasfaser-, Viskosegardinen	< + 20 V
Polyester-Gardine Sommer 70 % Luftfeuchte	> − 500 V
Winter 30 % Luftfeuchte	> − 8000 V
Synthetiktagesdecke fürs Bett	− 2500 V
Synthetikmoskitonetz	± 11.000 V
Damart Gesundheitsunterwäsche	> − 15.000 V
Versch. Gesundheitsschuhe mit Plastiksohlen	± 5.000 V
mit Ledersohlen	+ 5-10 V
Versch. Brillengläser	± 10-15.000 V
Moderne Babywindeln	± 500-2500 V
Schmusetiere aus Synthetikfasern	± 10.000 V
aus Naturfasern	< + 100 V
Plastikeinkaufstüten	− 5000 V
Autobezüge, -polster, -himmel, -böden	± 100-10.000 V
Wasseradern-'Abschirmdecke'	− 2000 V
Bernstein	− 1000 V
Katze nicht schnurrend	< + 100 V
schnurrend	> + 1000 V
Durch Elektrostatik aufgeladener Mensch	± 500-20.000 V

Meßgeräte:
Elektrofeldmeter EFM 022, Prof. Kleinwächter / BRD
Static Control Sensor Typ 709, 3 M / USA

Vergleichsmessungen der Baubiologie Maes
Elektrische Gleichfelder (Luftelektrizität)

		Elektrische Feldstärke
Natürliche Luftelektrizität	im Freien	+ 100 V/m
	im Wald	< + 10 V/m
	im Tal	< + 50 V/m
	auf dem Berg	> + 200 V/m
	bei Hochdruck	+ 1000 V/m
	bei Föhn in den Alpen	+ 5000 V/m
	bei Gewittern	± 10.000 V/m
	bei Blitzen	± 20.000 V/m
Wohnraum mit Synthetikmaterialien	80 % r.F.	− 250 V/m
	50 % r.F.	− 7000 V/m
	20 % r.F.	− 30.000 V/m
Wohnraum mit Naturmaterialien	80 % r.F.	< + 20 V/m
	50 % r.F.	< + 50 V/m
	20 % r.F.	> + 500 V/m
Arbeitsplatz	Plexiglastisch	+ 25.000 V/m
	Holztisch	+ 20 V/m
In einigen Autoinnenräumen	Sommer 70 % r.F.	± 6000 V/m
	Winter 20 % r.F.	± 50.000 V/m
In einigen Wohnwagen		± 15.000 V/m
In einigen Kunststoffzelten		− 30.000 V/m
In einigen Kaufhäusern		− 20.000 V/m
In einem Plastikbeutel		− 50.000 V/m
Großflächige Verglasung		± 500-1000 V/m
Bett	unter Synthetikmoskitonetz	− 60.000 V/m
	unter Baumwollmoskitonetz	+ 50 V/m
Mensch geht durch Raum	mit Plastiksohlen	− 5000 V/m
	mit Ledersohlen	+ 100 V/m
	mit Plastiksohlen auf Synthetikteppich	− 15.000 V/m
Mensch zieht Pullover aus	aus Synthetik	− 80.000 V/m
	aus Kaschmirwolle	+ 30.000 V/m
	aus Baumwolle	+ 200 V/m
Seide	unbehandelt	+ 50 V/m
	behandelt und chemisch gefärbt	− 7000 V/m
Kind schmust mit Teddybär	aus Kunstfasern	− 45.000 V/m
	aus Naturfasern	+ 150 V/m
Babywickeltisch mit Kunststoffabdeckung		− 12.000 V/m
Im Babykinderwagen mit Kunststoffverkleidungen		± 10.000 V/m

Gemessen wurde immer da, wo die Feldstärken den Menschen im Alltag erreichen (z.B. am Kopf, Körper, im Atembereich).

Meßgeräte:
Field Meter EFM-200, Combinova / Schweden
Elektrofeldmeter EFM 251, Prof. Kleinwächter / BRD
Elektrofeldmeter EFM 120, Prof. Kleinwächter / BRD

Elektrische Gleichfelder: Meßwertvergleich

Vergleichsmessungen der Baubiologie Maes Ableitwiderstand von Materialien	Widerstand in Ohm
Mensch	< 50 kOhm
Wasser	< 50 kOhm
Aluminiumfolie	< 50 kOhm
Leitfähige Kunststoffe oder Schaumgummis	< 50 kOhm
Abschirmfarbe	< 50 kOhm
Eine Seite dieses Buches	10 MOhm
Rauhfasertapete	50 MOhm
Baumwolle, Leinen	100 MOhm
Antistatische Synthetikteppiche	> 100 MOhm
Beton, Kalksandstein	> 200 MOhm
Wolle	> 10 GOhm
Holz, Kork, Linoleum	> 50 GOhm
Glas	> 100 GOhm
Spanplatte, Gipskarton	> 100 GOhm
Normale Kunststoffe oder Schaumgummis	> 1 TOhm
Normale Synthetikteppiche	> 1 TOhm
PVC-Folien oder Böden	> 1 TOhm
Vinylschaumtapete	> 10 TOhm
Plexiglas	> 10 TOhm
Plastiktüten	> 10 TOhm
Styropor, Latex, Gummi	> 10 TOhm
Gesundheitsschuhe Geo mit leitfähigen Sohlen	0,2 GOhm
Linn mit Ledersohlen	0,3 GOhm
Linn mit Kautschuksohlen	> 1000 GOhm
Bama mit Ledersohlen	0,5 GOhm
Terra mit Kunststoffsohlen	0,5 GOhm
Ganter mit Kunststoffsohlen	2 GOhm
Earth Shoe mit Kunststoffsohlen	5 GOhm
Birkenstock mit Kunststoffsohlen	> 500 GOhm
Birkenstock mit Antistatiksohlen	< 0,1 GOhm
Berkemann mit Kunststoffsohlen	> 1000 GOhm
Espandrillos mit Kordelsohle	0,006 GOhm
20 Turnschuhe mit Kunststoffsohle	10-10.000 GOhm
50 Modeschuhe mit Kunststoffsohle	2-2000 GOhm
20 Modeschuhe mit Ledersohle	0,1-1 GOhm

1 kOhm = 1000 Ohm / 1 MOhm = 1000 kOhm
1 GOhm = 1000 MOhm / 1 TOhm = 1000 GOhm

Meßgeräte:
Tera-Ohm-Meter TOM 374, Prof. Kleinwächter / BRD
Tera-Ohm-Meßadapter für EFM 251, Prof. Kleinwächter / BRD
Giga-Ohm Insulation Tester Beha 93406, Euzola / BRD

Elektrische Gleichfelder: Erinnern wir uns

Elektrische Gleichfelder entstehen an **elektrostatisch geladenen Synthetikmaterialien, Kunststoffoberflächen** und **Bildschirmen**, auch an einigen Naturfasern wie z.B. Schurwolle, Katzenhaar, Bernstein oder trockenem Leder. Man spricht hier auch von **Elektrostatik**. Diese Felder sind frequenzlos, also statisch.

Elektrische Gleichfelder setzen Körper **'unter Spannung'**, und die Entladung eines Körpers ist ab etwa **2000-3000 Volt** durch sichtbare **Blitze** und schmerzhafte **Schläge** aus Fingerspitzen zu sehen und spüren. Sie provozieren, soweit man bis heute weiß, im Organismus künstliche Ladungsumverteilungen, Ströme und Spannungsabfälle.

Natürliche Ladungen zeigen, wenn überhaupt, meist **Plus**potentiale und entladen sich **schnell**. **Künstliche** Ladungen zeigen meist **Minus**potentiale und entladen sich nur **langsam** oder **nie**.

Elektrische Gleichfelder laden die Raumluft auf, verursachen eine erhöhte **Luftelektrizität**, zerstören die **Luftionisation** und sorgen für ein schlechtes **Raumklima** mit viel Staubbewegung. Die lebenswichtigen **Luftionen** nehmen Schaden durch die Einwirkungen elektrischer Felder: Die Anzahl der Luftionen im Raum nimmt ab, der Ausgleich positiv und negativ geladener Ionen wird empfindlich gestört.

Die **Feldstärke** der elektrischen Gleichfelder ist **Volt pro Meter** (V/m). Sie wird verursacht durch die **Oberflächenspannung** des aufladbaren Materials, welche in **Volt** (V) gemessen wird.

Elektrostatik und **Ableitwiderstand** hängen eng zusammen. Je höher der Ableitwiderstand um so stärker die Elektrostatik.

Bei baubiologischen Untersuchungen ist es Standard, die elektrische **Feldstärke** (Luftelektrizität), die **Oberflächenspannung** (elektrostatische Ladung), die **Polarität** der Spannung bzw. des Feldes und die **Entladezeit** des Materials oder Bildschirmes zu messen.

Rechtlich verbindliche Grenzwerte gibt es nicht. Nach DIN/VDE ist die Grenze am Arbeitsplatz **40.000 V/m** und für die Allgemeinbevölkerung **10.000 V/m**. Nach Computernormen MPR und TCO soll die **Oberflächenspannung 500 V** nicht überschreiten. Die Baubiologie fordert für Schlafbereiche **100 V** Oberflächenspannung bzw. **100 V/m** Feldstärke.

Computerbausteine werden ab ca. **100 V** geschädigt oder zerstört, der **Mensch** kann sich durch Synthetik bis zu **20.000 V** und mehr aufladen.

Sanierungsmaßnahmen sind an erster Stelle die **Entfernung** der Verursacher, deren Abdeckung und Abschirmung.

Elektrische Gleichfelder: Tips zur Reduzierung

Vermeiden Sie Kunststoff und Synthetik, wo immer es geht.

Verzichten Sie vorsichtshalber auf alle Synthetikteppiche. Denken Sie daran, daß die Bewertung 'antistatisch' nicht reicht. Ein Stoff sollte nicht über 100 Volt aufladbar sein, der Ableitwiderstand eines Materials unter 1 GOhm liegen.

Synthetische Gardinen sind sehr oft sehr starke Feldverursacher, besonders in Kombination mit Zentralheizungen.

Machen Sie isolierende Untergründe und Materialien leitfähig mit speziellen Farben, Klebern, Vliesen, Folien, Stoffen, Bodenbelägen...

Legen Sie Schurwollteppiche nur auf leitfähige Untergründe.

Vermeiden Sie die Kombination Fußbodenheizung und Teppich.

Erhöhen Sie die Luftfeuchtigkeit auf mindestens 50 %. Kontrollieren Sie die relative Luftfeuchte mit einem Hygrometer.

Wachsen, überstreichen oder überkleben Sie alle auffälligen kunststoffbeschichteten Möbel mit Naturprodukten. Überdecken Sie Synthetikfasern (Teppich, Couch, Sessel) mit Naturstoffen.

Wichtig ist Lüften. Sorgen Sie mindestens für einen zweimaligen Luftaustausch pro Stunde über die Fenster oder Ventilation.

Schirmen Sie Geräte, wie Computer oder Fernseher mit leitfähigen Stoffen ab. Decken Sie Synthetikkuscheltiere mit Naturstoffen ab.

Sorgen Sie für Naturschuhwerk mit leitfähigen Sohlen oder lassen Sie die Schuhsohlen nachträglich leitfähig machen.

Achten Sie auf natürliche Kleidung aus Baumwolle, Wolle, Viskose, Leinen, reiner unbehandelter Seide, Leder, Fellen...

Achten Sie auf elektrostatisch neutrale Brillengläser.

Tragen Sie ohne vorherige Prüfung keine Synthetikperücken.

Kunststoffe sind nicht immer elektrostatisch, prüfen Sie das nach.

Informieren Sie sich anhand der Literaturtips im Anhang.

Wenden Sie sich an erfahrene ausgebildete Baubiologen, die nach dem aktuellen 'Standard der baubiologischen Meßtechnik' arbeiten.

5. Streß durch **MAGNETISCHE GLEICHFELDER** (Magnetostatik)

Fließender Strom verursacht magnetische Felder. **Wechselstrom** hat **Wechselfelder** zur Folge (siehe Kapitel 2), und **Gleichstrom** hat **Gleichfelder** zur Folge. Der bekannteste magnetische Gleichfeldverursacher ist die **Erde**. Künstliche magnetische Gleichfelder entstehen auch durch magnetisierte **Metalle** wie Stahl. Künstliche Magnetfelder verzerren und überlagern das natürliche Erdmagnetfeld.

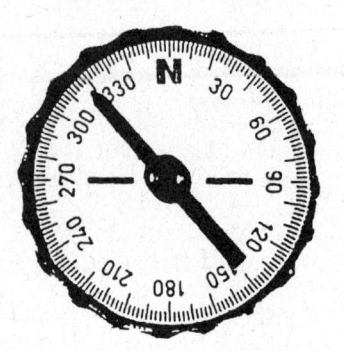

Da die Felder frequenzlos sind, spricht man auch von **Magnetostatik**.

Die **Feldstärke** der magnetischen Gleichfelder ist **Ampere pro Meter** (A/m), die Flußdichte ist **Tesla** (T); in der Baubiologie wird bevorzugt die Maßeinheit Mikrotesla (µT) angegeben. Da man starke magnetische Gleichfelder auch mit dem Kompaß nachweisen kann, gilt zusätzlich die Maßeinheit der Kompaßabweichung in **Grad** (°).

Die Feldstärke bzw. Flußdichte nimmt zu oder ab durch z.B.:

- die Stärke des Gleichstromes in Leitungen oder Geräten
- die Stärke des Magnetfeldes an magnetisierten Metallen
- die der Art und Verarbeitung magnetisierbarer Metalle
- Abstand zur Feldquelle

Magnetische Gleichfelder durchströmen Körper ungehindert. Sie wirken depolarisierend auf Zellen. Es werden im Organismus elektrische Spannungen erzeugt. Das Erdmagnetfeld und unser natürlicher Eigenmagnetismus und die Orientierungsfähigkeit werden gestört.

Zur einfachen Demonstration von magnetischen Gleichfeldern reicht oft der **Kompaß**. Die Kompaßnadel richtet sich im **Erdmagnetfeld** aus und weist normalerweise überall auf der Welt nach **Norden**. Lasse ich **Gleichstrom** durch ein Kabel fließen und halte dieses an den Kompaß, dann weicht die Nadel vom natürlichen Bezugspunkt Norden ab und richtet sich in den Feldlinien des **künstlichen** stromflußproduzierten Magnetfeldes aus. Das passiert schon, wenn ich eine Taschenlampenbatterie mit einem Kabel kurzschließe.

Genauso weicht die Kompaßnadel von Norden ab und beweist das Vorhandensein künstlicher Magnetfelder, wenn ein Stück magnetisierter **Stahl** in der Nähe ist. Sobald ein künstliches Magnetfeld deutlich **stärker** ist -sei es durch Gleichstrom oder durch Stahl- als das natürliche Erdmagnetfeld, gibt es Irritationen der Kompaßnadel.

Magnetische Gleichfelder

Das Erdmagnetfeld ist der Maßstab, die richtige, weil natürliche, Dosis. Jede Störung, auch die kleinste, kann biologische Konsequenzen, speziell bei Langzeiteinwirkung, verursachen.

Das **ungestörte** Magnetfeld unserer Erde ist ein wichtiger Ordnungs- und Orientierungsfaktor für alles Leben. Zugvögel, Wale und viele andere Tiere lassen sich vom Erdmagnetfeld lenken. Der Mensch lebt seit Jahrmillionen in dieser natürlichen Kraft, ohne sie direkt empfinden zu können. Jeder biologische Vorgang, jede Zelle, orientiert und ordnet sich im Magnetfeld dieser Erde.

Die Stärke des Erdmagnetfeldes liegt in unseren europäischen Breitengraden bei der **magnetischen Flußdichte** von etwa **45 bis 50 Mikrotesla**. Zum Äquator wird sie geringer (bis 31 µT) und zu den Polen hin wird sie stärker (bis 62 µT).

Es gibt im Laufe der Zeit leichte natürliche **Schwankungen** der Erdmagnetfeldintensität, die im Schnitt aber nur **10 bis 100 Nanotesla** (nT, 1000 nT sind 1 µT) betragen. Diese minimalen Größenordnungen lassen sich noch nicht mit dem Kompaß sichtbar machen. Die Kompaßnadelirritation läge **unter einem Grad** und bliebe dem Auge verborgen.

Stärkere Schwankungen sind die seltene Ausnahme und die Folge magnetischer Stürme durch Sonneneruptionen. Sie können über 1 µT betragen, und jetzt bewegt sich die Kompaßnadel schon dezent sichtbar. Es gibt auch örtlich bedingte natürliche Schwankungen der Erdmagnetfeldintensität durch unterschiedliche geologische Strukturen (siehe übernächstes Kapitel 'Erdstrahlung und Erdmagnetfeld'), auf die eine Kompaßnadel, da zu unsensibel, nicht reagieren kann.

Jede deutlich sichtbare Kompaßnadelabweichung ist ein deutlicher Hinweis auf das Vorliegen künstlicher Magnetfelder. Zur genaueren wissenschaftlichen Bestimmung magnetischer Schwankungen bedarf es geeigneter elektronischer **Magnetometer**.

Im 16. Jahrhundert wurde bekannt, daß ein magnetisches Feld von der Erde ausgeht. Heute weiß man, daß unvorstellbar starke elektrische **Ströme im Erdinnern** und **magnethaltige Gesteine** das Erdmagnetfeld verursachen. Heute weiß man auch, daß jedes Lebewesen und jedes biologische Organ auf Magnetfelder reagiert und winzige magnetische **Felder aussendet**, die man in der Medizin mit hochempfindlichen Squid-Magnetometern seit einigen Jahren messen kann.

Es ist zur Gewährleistung natürlicher Harmonie und zur Vermeidung biologischer Risiken wichtig, daß das natürliche Erdmagnetfeld **nicht gestört** wird und seine positive Wirkung auf lebende Organismen unverändert entfalten kann. Das gilt wieder besonders für die empfindliche Zeit der Regeneration während des nächtlichen Schlafes.

Vorsicht: Stahl und Gleichstrom

Ich möchte warnen vor **magnetischen Stahlteilen** im, am, unter oder in der Nähe des Bettes. Jene geben künstliche Magnetfelder ab, die ungehindert den dort schlafenden Körper erreichen und auf ihn einwirken. Zur relativ einfachen Darstellung dieser kritischen künstlichen Magnetfelder brauchen wir nicht einmal teure elektronische Magnetfeldmeßgeräte. Ein simpler 50-Mark-Kompaß reicht. Legen Sie ihn auf Ihre Matratze und fahren Sie mit ihm die Liegefläche vom Kopf- bis zum Fußende langsam und ruhig ab. Beobachten Sie dabei die Kompaßnadel. Sie werden sich vielleicht wundern, daß die Nadel am Kopfende nach Norden zeigt, in der Mitte des Bettes nach Süden, am Fußende nach Nord-Osten oder Süd-Westen. Irgendwo dreht sich die Kompaßnadel womöglich sogar einmal um die eigene Achse.

So sieht ein verzerrtes und völlig gestörtes Erdmagnetfeld aus. Das bedeutet, das natürliche magnetische Gleichgewicht der Erde ist durch künstliche Magnetfelder derart stark überlagert, daß ein Kompaß seinen Bezugspunkt (Norden) nicht mehr finden kann. Ursache für dieses leicht zu demonstrierende und biologisch riskante Spektakel ist, wie gesagt, ausschließlich Stahl, sofern er magnetisiert ist. Jeder Kunde ist sofort überzeugt, daß hier etwas nicht stimmt, wenn er die Kompaßnadel in seinem Bett 'tanzen' sieht. Endlich einmal ein preiswertes und überzeugendes 'Meßgerät', welches jeder versteht.

Gleichstrom scheidet im Alltag als Feldverursacher meist aus, da wir im Haus und an Arbeitsplätzen kaum Gleichstromversorgungen haben. Hätten wir sie, was von 'Bio-Leuten' oft angestrebt wird, dann müßten wir hierdurch mit starken magnetischen Feldern rechnen. Sie bekommen einen Geschmack davon, wenn Sie mit dem Kompaß unter der Oberleitung der **Straßenbahn** stehen. Straßenbahnen fahren in Deutschland mit Gleichstrom. Jedesmal wenn Strom gezogen wird, weil eine Bahn anfährt und viel Kraft braucht, um die nächste Steigung zu schaffen, gibt es eine Abweichung der Kompaßnadel.

So kann es in direkter Wohnnähe zu Straßenbahnen, etwa in Innenstadtstraßenzügen, wo die Oberleitungen der Bahnen an den Häusern befestigt sind, passieren, daß magnetische Gleichfelder in unseren Lebensraum eindringen. Die Gleichströme von Straßenbahnen fließen leider auch als vagabundierende Ströme über leitfähiges Erdreich oder sanitäre Rohre in den Straßen ab und verursachen im Umfeld der Bahnen unerwartet starke Felder in den dort befindlichen Häusern.

Magnetische **Wechsel**felder scheiden als Verursacher der Kompaßnadelirritation aus, da Wechselströme wegen ihrer **Frequenz** die Kompaßnadel nicht bewegen können, sie ist für 50 oder gar mehr Schwingungen pro Sekunde zu **träge**. Sie müßte sekündlich fünfzigmal hin- und herschlagen, das kann sie nicht. Bleiben also nur Gleichfelder.

Das magnetische Bett

Magnetfelder sind oft an **Federkernmatratzen** zu finden, die mit ihren Stahlspiralen für das bedenkliche Ungleichgewicht sorgen, aber auch an Stahlbetten und Sprungfederrahmen oder Scharnieren zur Verstellung des Kopfteiles. Oder an Fitneßgeräten, Werkzeugkästen, Nähmaschinen, Staubsaugern, Heimorgeln, Modelleisenbahnen, Geldkassetten, Lautsprecherboxen, Therapiedecken der letzten Kaffeefahrt... im Stauraum des Bettes oder unter der Matratze. Die meisten Federkernmatratzen zeigen eine starke magnetische Unordnung. Die Kompaßnadel weist alle paar Zentimeter in eine andere Richtung, dreht sich von Nord nach Süd, wackelt hin und her, veranstaltet Pirouetten. Jeder Federkern ist unterschiedlich magnetisiert, was in Bezug auf biologische Wirkungen ein besonderes Risiko sein dürfte, da auf der Liegefläche (und im Körper) ein total ungleichmäßiges Feldmuster entsteht.

Im Frühjahr 1998 habe ich für das Magazin Öko-Test 19 Federkernmatratzen bekannter Hersteller gemessen. **Alle** waren magnetisch auffällig, acht zeigten Kompaßabweichungen von schwachen **unter 10 Grad**, acht andere extreme **über 100 Grad** und drei lagen dazwischen.

Es kommt darauf an, ob und wie die Stahlfedern der Matratze magnetisiert wurden. Manche werden magnetisch gekauft, weil es der Hersteller nicht für nötig hält, darauf zu achten und seine Produkte z.B. durch **Elektroschweißen** magnetisiert. Beim Schweißen entstehen extreme Magnetfelder, und diese nimmt das Metall auf. Andere werden neutral erworben, lassen sich aber im Einfluß alltäglicher Magnetfeldverursacher **nachträglich** magnetisieren, z.B. durch Kontakt mit Lautsprecherboxen oder Motoren. Nichts ist pauschalisierbar. Ist es passiert, dann bleiben die Magnetfelder Jahrzehnte. Einst unmagnetischer Stahl wird zum Magneten durch Kontakt zu anderen Magneten.

Ein Beispiel: Sie kaufen eine Federkernmatratze. Sie achten darauf, daß sie **unmagnetisch** ist, scheren sich nicht darum, was Verkäufer denken, und fahren im Geschäft zur Kontrolle mit dem Kompaß über die Liegefläche. Perfekt, die Nadel weicht nicht aus, das Möbel ist unbedenklich. Die Matratze kommt in Ihr Bett. Drei Monate später machen Sie Hausputz. Die beiden großen **Lautsprecherboxen** legen Sie fünf Minuten aufs Bett, weil Sie an dieser Stelle staubsaugen wollen. Zack, die Matratze ist **magnetisiert**, die Kompaßnadel dreht sich. Warum? Lautsprecherboxen sind Magnetfeldverursacher durch die starken Permanentmagnete, die Teil eines jeden einzelnen Lautsprechers sind. Das reicht, um die Matratze für Jahre magnetisch werden zu lassen. Und das ist nur eine von vielen alltäglichen Möglichkeiten.

Die meisten Federkernmatratzen sind jedoch schon **beim Kauf** magnetisch, weil sie unachtsam produziert worden sind. Heute geht alles übers Fließband, es wird mit Maschinen gearbeitet, die diese Felder verursachen, oder es wird elektrogeschweißt. Früher, zu Omas Zeiten, als die Federkernmatratzen noch dreiteilig waren, da gab es keine Magnetfelder, denn früher gab es Handarbeit, und die Federkerne wurden miteinander verklammert oder vernäht. Wird heute noch nach alter Tradition hergestellt, so sinkt die Wahrscheinlichkeit, daß die Matratzen magnetisiert wurden. Teurere Endlos- oder Taschenfederkernmatratzen sind oft weniger magnetisiert als viele Billigprodukte.

Bei einem Hirntumorpatienten fand ich bei der vom Arzt angeordneten Schlafplatzuntersuchung nichts, außer der auffälligen Verzerrung des Erdmagnetfeldes im Kopfbereich. Die Kompaßnadel schlug hier **150 Grad** aus, weg vom natürlichen Nordpol. Der schon dreimal operierte Kunde machte ein verdutztes Gesicht. Erst nach gutem Zureden war es mir erlaubt, einen Blick unter die federkernfreie Schaumstoffmatratze zu werfen. Hier stand, kaum 10 Zentimeter vom Kopfkissen entfernt, eine schwere Geldkassette. Nach Entfernung des Schatzes, der dort über 15 Jahre deponiert war, blieb die Kompaßnadel ungerührt über die gesamte Liegefläche auf Norden stehen. So sieht ein streß- und störfreies natürliches Erdmagnetfeld aus.

Bei einem Kunden in Köln wackelte die Kompaßnadel wie auf einer Federkernmatratze. Es war aber ein metallfreies japanisches Baumwollfuton. Der Grund: Im Bettkasten direkt unter der Matratze fand ich 112 dieser billigen **Metallkleiderbügel**, wie man sie in chemischen Reinigungen mitbekommt. Der Junggeselle hatte sie hier praktischerweise verschwinden lassen, und sie verursachten den magnetischen Wirbel. Ab sofort landeten die Kleiderbügel im Müll. Es kann aber auch sein, daß es bald gar keine Stahlkleiderbügel mehr gibt, weil der Kunde nach der Perchlorethylen-Messung in seinem Kleiderschrank einsehen mußte, daß zu Hause waschen und bügeln meist toxisch unriskanter ist als chemisch reinigen zu lassen.

Es ist darauf zu achten, daß das nahe Umfeld des Bettes keine künstlichen Magnetfelder aufweist. **Abstand** lautet auch hier die Devise. **Ein bis zwei Meter** sind fast immer genug, um magnetisch aktiven Stahlelementen auszuweichen. Das gilt für die zitierten Lautsprecherboxen genauso wie für Stahlträger in der Baumasse oder für Stahlheizkörper.

Betonarmierungen aus Baustahl verursachen üblicherweise im Abstand von **20 bis 60 Zentimetern** Magnetfelder, und man könnte durch eine angepaßte Liegehöhe auf Distanz gehen. Auch deshalb ist es zu vermeiden, mit der Matratze auf dem stahlarmierten Betonboden zu schlafen. Sind aus statischen Gründen überdurchschnittliche **Mehrfacharmierungen** notwendig, dann vergrößert sich auch die Wahrscheinlichkeit riskanter Magnetfelder. Es gibt Räume, wo man mit dem Kompaß in Bauchhöhe über dem ganzen Grundriß keinen Nordpol findet. Deshalb sollte mit Baustahl in Wohnhäusern nicht geklotzt, sondern eher gekleckert, also möglichst sparsam gearbeitet werden.

Messungen in der **Schweiz** zeigten regelmäßig stärkere Magnetfeldanomalien als in Deutschland oder in den USA. Die aus Sicherheitsgründen vorgeschriebenen und überdimensionierten Armierungen und die im Haus integrierten **Schutzbunker** sind dafür verantwortlich.

Stahlrohre in Möbeln und Bauteilen sowie **Stahltürzargen, Maschinen, Heizkörper** und **Geräte** verursachen meist Felder von einigen zehn Zentimetern bis zu einem Meter. Das letzte klärende Wort muß auch hier die fachliche baubiologische Messung vor Ort sprechen. Magnetfelder sind in ihrer Größenausdehnung nicht berechenbar.

Viele Magnetostatik-Probleme wären so leicht zu lösen. Denn es gibt **nichtmagnetisierbare Stahlarten**, z.B. Edelstahl. Leider werden diese fast nie in Neubauten für Stahlträger, Armierungen oder Matratzen, Betten oder andere Einrichtungen eingesetzt. Wir haben nichtmagnetisierbare Stahlträger für Wohnhäuser anfertigen lassen mit dem erfreulichen Ergebnis: viel Stahl im Haus und keinerlei Felder. In einem dreigeschossigen Mehrfamilienhaus in Essen sind wir auf **Aluminiumträger** ausgewichen. In Wohnhäusern könnten auch Betonbewehrungen aus **glasfaserverstärktem Kunststoff** eingebaut werden, die z.B. im Brückenbau zum Einsatz kommen. Diese Kunststoffarmierungen haben eine Menge Vorteile: Sie magnetisieren nicht, induzieren nicht, leiten nicht... eine gute, leider auch teurere Alternative.

Durch Wände

Magnetfelder sind praktisch **kaum abzuschirmen** und gehen ungehindert durch Stein, Holz, menschliche Körper, alles. Wie schon bei den magnetischen Wechselfeldern besprochen, könnten spezielle Metallegierungen wie MU-Metall zur Teilabschirmung statischer Magnetfelder herangezogen werden, z.B. zur Ummantelung des Motorblocks elektrisch verstellbarer Betten. Dabei sollte bedacht werden, daß das magnetfeldverursachende Objekt von diesem abschirmenden Material komplett umgeben sein muß und die Dicke des Materials von Fall zu Fall neuer Berechnungen bedarf, um hohe Effektivität zu erreichen.

Es gibt physikalische Möglichkeiten der **Entmagnetisierung** mit äußerst starken Wechselströmen. Die sind im Alltag jedoch selten einzusetzen und schaffen oft nur Teilreduzierungen. An die Gefahr erneuter Magnetisierung muß gedacht werden, denn prinzipiell läßt sich nur das Material entmagnetisieren, das auch magnetisierbar ist.

Liegen künstliche Magnetfelder vor, dann hilft meist nur das **Entfernen störender Metallteile** oder -falls nicht möglich- das **Ausweichen** auf einen magnetisch ungestörten Platz. Nur durch allzu nahen Körperkontakt entsteht ein fast immer vermeidbares Risiko. Magnetfelder gehen durch dicke **Wände**. Vorsicht ist geboten, wenn das Bett im Wirkungsbereich der Nachbarheizung aus magnetischen Stahl steht, weil es in nur 40 Zentimeter Abstand davon -auf der anderen Seite der trennenden Wand- plaziert wurde.

Gleiches gilt für Schlafräume über **Garagen**. Die darin geparkten Autos geben dank Stahlblech Magnetfelder ab. Beobachtet man im Schlafraum die Kompaßnadel, während ein Auto in die Garage fährt, dann kann man manchmal (nicht immer) erleben, daß die Nadel mehr und mehr abweicht, je näher der Wagen kommt. Steht man am Rand einer Straße, den Kompaß vor dem Bauch, dann sieht man, wie unterschiedlich Autos magnetisiert sind. Ein Pkw kommt vorbei, und die Kompaßnadel weicht 40 Grad ab. Ein Sportcoupe, die Nadel geht 80 Grad zur Seite. Ein Omnibus, nur 15 Grad. Dann ein Lkw: 180 Grad. Zu guter Letzt ein Fahrrad: immerhin noch 10 Grad. Von Fahrzeug zu Fahrzeug völlig unterschiedliche Intensitäten.

Der **Stahltank** fürs Heizöl gehört nicht direkt unter den Schlafbereich. Abstand heißt die Devise. Ein bis drei Meter reichen oft. Das gilt auch für **Stahlträger** in Decken, Fußböden und Wänden und für **Stahltürzargen**. Das Bett muß nicht auf oder neben einem der wenigen Stahlträger und Türzargen des Hauses stehen. **Stahlbadewannen** und Küchengeräte wie **Kühlschränke** und Tiefkühltruhen wirken mit ihren Magnetfeldern ebenso durch Wände, deshalb bitte Abstand mit dem Bett auf der anderen Seite der Bad- oder Küchenwand halten.

Magnetfelder im Alltag

In Kinderbetten finde ich diese kleinen tragbaren **Kassettenrekorder**, die kurz vor dem Schlafen noch Geschichten von Benjamin Blümchen und Bibi Blocksberg erzählen, nach dem Einschlafen aber nicht entfernt werden und eine Nacht lang dreifaches Unwesen treiben: Die ungeerdeten Zuleitungskabel verursachen große elektrische Wechselfelder; die in den Geräten eingebauten Trafos machen magnetische Wechselfelder à la Hochspannungsleitung und verbrauchen auch ausgeschaltet weiter Strom; die Lautsprecher machen zusätzlich magnetische Gleichfelder in ihrer nahen Umgebung durch die in den Boxen befindlichen Permanentmagnete. Wenn so ein Ding stundenlang in zwanzig Zentimetern Entfernung vom Kopf steht, dann würde ich mich über handfeste Reaktionen des Kindes nicht wundern. Wieder kleine Ursachen mit großen Wirkungen. Wieder Streßfaktoren, die mit einem Handstreich beseitigt werden können.

Am Arbeitsplatz zeigen die allerorten vorhandenen **Bürostühle** mit ihren vielseitigen Verstellmechanismen mehr oder minder große magnetische Felder. Mediziner vermuten hier einen Zusammenhang mit den häufiger auftretenden Krankheiten an Gebärmutter, Blase, Eierstock und Prostata, also Körperregionen, die intensiv und dauerhaft von diesen künstlichen Magnetfeldern erreicht werden. Der Kompaß zeigt Ihnen auf der Sitzfläche der Stühle ein deutliches Ergebnis.

Ich erinnere mich an einen Prokuristen, der lange Herzrhythmusstörungen hatte und keine Hilfe fand. Erst als er seinen **Lieblingskugelschreiber** aus Stahl aus der linken Innentasche seiner Anzugjacke verschwinden ließ, gehörten die beängstigenden Erscheinungen der Vergangenheit an. Das starke Magnetfeld des kleinen Stiftes im Jackett schaffte eine Kompaßnadeldrehung und konnte mit Magnetometern noch hinter dem linken Schulterblatt nachgewiesen werden.

Was die vielen rezeptfreien **Pflaster**, in die kleine und starke Magnete eingebettet sind, bewirken, wenn sie ohne ärztlichen Rat einfach so auf irgendeine Körperstelle aufgebracht werden, weil Tante Olga in der Boulevardzeitung Heilerfolge verspricht, kann ich vergleichend mit den oben erwähnten Erfahrungen nur ahnen. Mit den auf Kaffeefahrten angepriesenen **Magnetdecken** für und gegen alles und nichts strapazieren Sie nicht nur den Geldbeutel, sondern auch Ihre Gesundheit.

An **Industriearbeitsplätzen** muß teilweise mit extremen Feldern gerechnet werden: bei der Aluminiumelektrolyse, an Lichtbogen- und Plasmaschmelzöfen, an Gleichstrommotoren (z.B. in Walzwerken) und beim Arbeiten mit Permanentmagneten oder bei Schweißarbeiten. Die hier zur Wirkung kommenden Felder liegen mit bis zu 100 mT (Millitesla) beim 2000fachen des Erdmagnetfeldes.

In **Magnetschwebebahnen** kriegen wir tausendmal mehr als das irdische Magnetfeld ab. Die Gleichstromversorgung z.B. der Wuppertaler Schwebebahn ist ebenfalls feldintensiv. Das gilt auch für einige **U-Bahnen**. In einem Haus nahe der Kölner U-Bahn in der Zeughausstraße gab es in 40 Meter Entfernung auf der zweiten Etage immer noch **20 µT**. Die Fahrt mit der U-Bahn in Los Angeles: 90 µT, in Boston 30 µT, in San Franzisko: 150 µT.

Eine **Straßenbahn** brachte es dank Gleichstrom in der Aachener Straße in Köln auf **100 µT** in einer zwanzig Meter entfernten Souterrainwohnung. Hier standen als Folge der Magnetfelder die Fernsehbilder schief und der grüne Fußballrasen verfärbte sich auf der Mattscheibe rosa, davon später mehr, siehe unter Fallbeispiele.

Brillen: Magnetfelder auf der Nase

Selbst die Metallteile von **Brillengestellen** können derart stark 'strahlen', daß man deren Magnetfelder noch in zehn Zentimetern Abstand vor und neben dem Kopf per Kompaßnadelausschlag darstellen kann. Ein kritischer technischer Einfluß auf einen empfindlichen Körperteil.

Ein international bekannter Brillenhersteller wurde nach meinen Messungen bei mehreren Kunden auf das Phänomen aufmerksam gemacht. Sie klagten mit Brillengestell auf der Nase über Kopfschmerzen, Schwindel, Konzentrationsschwäche und andere Symptome, ohne nicht. Die Kontrolle der Brillen ergab, daß immer nur dann Beschwerden auftraten, wenn die Sehhilfe wahrhaft magnetisch war. Wurde auf Ersatzbrillen ausgewichen, blieben die Beschwerden aus und siehe da, diese waren magnetisch neutral.

Die Münchner Werksleitung bat mich darzustellen, was und wie ich gemessen hatte. Ein Schriftwechsel folgte. Der Hersteller konnte verwundert meine Aussagen bestätigen und beauftragte die Forschungsabteilung mit den notwendigen Recherchen zur Bewältigung des bisher nicht bewußt gewordenen, aber jetzt akzeptierten Problems.

Es gelang den Brillenfachleuten herauszufinden, warum ihre Brillengestelle künstliche Magnetfelder aufbauten und die der zahlreichen Konkurrenzhersteller nicht. Ich wurde vom Hersteller schriftlich vom Lauf der Dinge in Kenntnis gehalten. Einer Einladung des Werkes folgend, informierte ich mich vor Ort über den Stand der Forschungen.

Das Problem wurde gelöst, neue unmagnetische Metallegierungen gefunden. Seit acht Jahren produziert die Fabrik Brillen ohne Magnetfelder. Die zufällige baubiologische Entdeckung und die Bereitschaft des Konzerns, das Problem anzunehmen, führten zu dieser positiven Entwicklung. Nicht immer wird auf solch saubere Weise von Herstellern und Verantwortlichen reagiert. Heute dürfte es dank dieser Zusammenarbeit keine magnetischen Brillen mehr zu kaufen geben.

Telefone: Magnetfelder am Ohr

Erstaunlich kräftige Magnetfelder erzeugen auch **Telefon- und Kopfhörer**. Wer stundenlang telefoniert oder Musik per Kopfhörer konsumiert, kriegt eine Menge ab. Wenn ich manch einen Telefonhörer ans rechte Ohr halte, dann weise ich am linken Ohr per Kompaß immer noch Nadelabweichungen und per Magnetometer immer noch Vollausschläge nach. Magnetischer Wirbel im sensiblen Hirn.

Dabei gibt es doch **magnetfeldfreie Telefone** und Kopfhörer. Wir haben bei uns zu Hause und im Büro fünf verschiedene Telefone und alle ohne Feld. Gehen Sie, wie wir, in den nächsten Telefonladen und prüfen Sie das mit einem Kompaß nach: Wenn die Kompaßnadel in ein bis zwei Zentimeter Entfernung von der Hörermuschel ungerührt auf Norden stehen bleibt und nicht abweicht, na bitte, dann haben Sie es, das feldfreie Telefon. In den kleinen Lautsprechern der feldfreien Telefone gibt es keine Permanentmagnete. Diese arbeiten magnetfrei über z.B. elektrostatische Entladung. Der zweite Vorteil liegt auf der Hand: Die elektromagnetischen Felder, die sich durch die verschiedenen Tonfrequenzen zusätzlich beim Sprechen (oder bei der Musik) bilden, verschwinden mit der Magnetostatik. Zwei Fliegen mit einer Klappe.

Vorsicht: Unser erstes posteigenes **Signo-Telefon** war frei von kritischen Magnetfeldern. Deshalb kauften wir ungeprüft zwei weitere. Die machten zu unserer großen Verblüffung Felder, die noch in 30 cm Abstand mit dem Kompaß nachweisbar waren. Was war passiert, warum das eine, und das andere nicht? Recherchen ergaben, daß zwei verschiedene Hersteller das gleiche Gehäuse bestückten, einmal mit und einmal ohne Magnet. Man muß aufpassen und immer gezielt nachprüfen. Unsere Dallas-Telefone sind frei von Magnetostatik, das Strega und Digitel auch, das Siemens Typ 810 ebenso.

Magnetfelder in der Medizin

In der **Medizin** wird mit Magnetfeldern therapiert, ein Beweis dafür, wie biologisch wirksam diese Felder sind. Die Dosis macht das Gift. Was einmal wöchentlich fünf Minuten in einer ganz bestimmten Stärke bei einer ganz bestimmten Krankheit therapeutischen Erfolg bringt, das sollte nicht siebenmal wöchentlich acht Stunden in zufälligen Dosen und ohne ärztliche Anordnung verabreicht werden.

Der stärkste Magnetfeldverursacher ist ein **Kernspintomograph**. Er liefert in der medizinischen Diagnostik hervorragende Bilder vom Innenleben eines Menschen, besser, als es das beste Röntgenbild könnte. Deshalb ist dieses Diagnoseverfahren unverzichtbar geworden. Hier wie auch bei spektroskopischen Untersuchungen wird der Körper in der Röhre mit Feldern der Größenordnung von **2 Tesla** belastet. Man kann damit rechnen, daß sich eine Kompaßnadel beim Betrieb des Gerätes noch in über zehn Metern Entfernung um die eigene Achse drehen würde. Das Bedienungspersonal ist hohen Magnetfeldern ausgesetzt. Ich habe bei einem Röntgenlabor in Düsseldorf angerufen und um eine Aufklärung in Sachen Nebenwirkungen und Risiken bei Kernspindiagnosen gebeten. Immerhin sind die zwei Tesla des Kernspins billionenfach stärker als die biologischen Magnetfelder von Hirn und Herz, die es auf wenige Picotesla bringen, und vierzigtausendfach stärker als das Erdmagnetfeld, das etwa 50 Mikrotesla schafft. Nein, war die Antwort der radiologischen Fachärzte, alles ist ganz ungefährlich und nebenwirkungsfrei. Ein anderer Facharzt aus Essen erzählte mir vertraulich, daß mindestens zwei Stunden nach einer Kernspintomografie nur noch wenige und chaotische EEG-Signale vom Gehirn empfangen werden können, wenn überhaupt.

Inzwischen ist es Wissenschaftlern gelungen, auf eine ganz andere und garantiert nebenwirkungsfreie Weise Magnetfelder für Diagnosen zu nutzen: Sie empfangen die winzigen biologischen Magnetfeldintensitäten des Körpers. **Squid-Magnetometer** heißt das einige Million Mark teure Wundergerät. Es steht bereits in deutschen Universitätskliniken und ortet berührungslos die ultraschwachen biomagnetischen Signale des Auges (0,1 Picotesla), des Hirns (0,01 pT), des Herzens (50 pT) oder anderer Körperteile. 19 Meßsonden, die auf minus 269 Grad Celsius gekühlt sind, horchen passiv und völlig unbelastend in den

Körper hinein und empfangen die Magnetfelder der körpereigenen Ströme, die **milliardenfach schwächer** (!) als die des Erdmagnetfeldes sind. Krankhafte Veränderungen werden durch entsprechende Magnetfeldanomalien im Organismus sicher festgestellt. Tonnenschwere Abschirmungen des Meßplatzes garantieren, daß die Felder des Aufzuges, der Betonarmierung, der Umgebung oder eines Gerätes nicht in die Messung eingehen und sie stören.

Der Körper sendet **sekündlich milliardenfache** biomagnetische Signale aus. Nur wer in der unerklärbaren Mannigfaltigkeit der natürlichen magnetischen Ordnung funktioniert, ist gesund. Die körpereigenen Magnetfelder sind so unvorstellbar winzig, daß nur ein symbolischer Vergleich helfen kann: Eine Federkernmatratze mit ihren typischen technischen Magnetfeldern wäre in der Größenordnung menschlicher Hirnströme in Deutschland immer noch meßbar, wenn sie in weiter Entfernung in einem italienischen Bett läge!

Der Medizin-Physiker Dr. **Lebrecht von Klitzing** von der Uni in Lübeck sagte: "Magnetfelder sind biologisch wirksam, sie durchdringen den Körper. Magnetfelder, die sich zeitlich nicht verändern, also statische Magnetfelder, verändern die Hirnströme des Menschen. Bisher war man immer davon ausgegangen, daß biologische Einflüsse durch Magnetfelder nur über eine Induktion erfolgen können. Induktionen sind aber nur bei Wechselfeldern möglich. Bei Gleichfeldern gibt es aber auch nachweisbare biologische Effekte. Hier muß also eine Korrektur dahingehend erfolgen, daß mindestens eine andersartige Schnittstelle, ein andersartiger Wirkmechanismus vorliegt."

Mediziner und Forscher sehen einen engen Zusammenhang zwischen einem **lokal auftretenden künstlichen Magnetfeld**, welches von außen langzeitig und regelmäßig in den Körper einwirkt, und entsprechend **lokal entstehenden Gesundheitsbeschwerden**. Genau das entspricht auch meiner Erfahrung. Dauermagnetische Wirkungen sind da kritisch, wo der Körper lange und am empfindlichsten ist: Während der Erholungsphase in den zwei Quadratmetern Bett. Halten Sie Ihr Bett und die nahe Umgebung metall- und magnetfeldfrei. Es ist möglich. Packen wir's an. Jede Streßreduzierung ist konstruktiv.

Aus Wissenschaft und Forschung

Wissenschaftler mahnen vor **Langzeitbelastungen** durch künstliche magnetische Gleichfelder und scheuen den symbolischen Vergleich mit radioaktiven Belastungen nicht.

Je mehr bekannt wird, mit welchen magnetischen Mikrogrößenordnungen das Wunder des Lebens abläuft, um so drängender werden die Fragen nach den biologischen Risiken der **millionenfach stärker** von außen in den Körper einwirkenden technischen Felder.

Das Magnetfeld der Erde ist für Zugvögel die wichtige **Orientierungshilfe**, so auch für Aale, Lachse, Bienen und Delphine. Es wurden inzwischen mikroskopisch kleine Kristalle des magnetischen **Eisenoxids Magnetit** im **Gehirn** der Tiere gefunden. Sie haben also ihre 'eingebauten Kompaßnadeln'. Eine Gruppe von Wissenschaftlern des California Institute of Technology hat 1994 die gleichen Magnetitkristalle in **menschlichen Gehirnen** nachgewiesen. Sie sind 0,1 bis 0,2 Mikrometer klein und bilden Aggregate von 50 bis 100 Partikeln. Ein Gramm Gehirn enthält im Schnitt vier Nanogramm Magnetit; Die höchste Konzentration fand man in der Hirnhaut: 70 Nanogramm.

Die Orientierungsforscher der Uni Frankfurt am Main fanden, daß der **australische Brillenvogel** sich bei seinen Wanderungen am Erdmagnetfeld orientiert. Dabei ist die Wahrnehmung des Erdmagnetfeldes lichtabhängig. Bei weißem, blauem und grünem Licht flogen sie in die artgerechte Zugrichtung. Bei rotem Licht mit der Wellenlänge von 633 Nanometern konnten sie dagegen mit dem Magnetfeld nichts mehr anfangen. US-Forscher zeigten, daß auch bei Fruchtfliegen und Molchen der Magnetsinn durch unterschiedliche Lichtarten steuerbar ist.

Die Zeitschrift 'Bild der Wissenschaft' berichtete schon 1980, daß eine Gruppe von Studenten mit **verbundenen Augen** kilometerweit ins Land gefahren wurde. Am Ziel konnten sie, immer noch mit verbundenen Augen, die Himmelsrichtung angeben. Befestigte man einen **kleinen Magneten** am Kopf, konnten sie das nicht mehr. Unter magnetischer Belastung verliert also auch ein Mensch die Orientierung.

Ähnliches machte man mit **Brieftauben**. Einer Gruppe wurde ein **millimeterkleiner Magnet** am Kopf befestigt, der anderen ein gleich großes Stück **unmagnetisches Messing**. Die magnetisch belastete Gruppe zeigte Orientierungsstörungen, die unbelastete fand ihr Ziel ohne Probleme. In einem anderen Experiment befestigte man ebenfalls Magnete (50 µT) am Kopf der Tauben. Die derart präparierten Vögel flogen in alle Richtungen und irrten umher. Sie fanden zielstrebig zu ihrem Schlag zurück, nachdem die Magnete entfernt wurden.

Einen magnetischen Sinn schreibt man **Indianern** zu, die wochenlange Märsche zu benachbarten Stämmen durch die Wüsten und Wälder ohne Hilfsmittel zielgenau absolvierten. Eingeborene aus Tahiti bewältigten in 31 Tagen ohne nautische Kenntnisse oder Kompasse in einem Holzboot die 6600 Kilometer nach Hawaii und zurück.

Bei **Raumfahrten** muß in den Kapseln der Astronauten ein der Erde entsprechendes künstliches Magnetfeld hergestellt werden, da das Erdmagnetfeld von der Rakete verlassen wird und die Raumfahrer ohne dieses nicht optimal funktionsfähig sind.

Man hat herausgefunden, daß ein menschlicher Körper im Magnetfeld künstliche **elektrische Spannungen** erzeugt. Je mehr und je schneller er sich bewegt und je stärker das Feld, um so größer die Spannungen. Das Phänomen kennen wir von den Meßspulen zur Erfassung magnetischer Wechselfelder. Im Erdmagnetfeld induzieren die Spulen durch Bewegung elektrische Spannungen. Je heftiger die Bewegungen, um so höher diese Spannungspotentiale. Was hier als Meßfehler gilt, regt zum Nachdenken an. Wissenschaftler gehen davon aus, daß Menschen in magnetisch stark gestörten Betten allein durch die leichten körperlichen Bewegungen, z.b. beim Atmen, künstliche Spannungen verursachen. Das Herz sei besonders gefährdet, denn es bewegt sich bei jedem Schlag schnell und kräftig, was maximale elektrische Spannungen zur Folge hat.

Prof. Dr.-Ing. **Heinz Weiß** schreibt in seinem Buch 'Umwelt und Magnetismus': "Das Magnetfeld der Erde ist ein informationsreiches physikalisches Kraftfeld für Organismen." Er bedauert, daß es wenig Forschung in Bezug auf die Wirkung schwacher künstlicher Felder gibt.

An der **Universitäts-Augenklinik** in Münster wurde 1984 nachgewiesen, daß die Dämmerungssehschärfe selbst bei schwachen künstlichen Magnetfeldern deutlich abnimmt.

An der technischen **Hochschule in Aachen** fand man heraus, daß bei starken Magnetfeldern Augenflimmern auftritt.

Am Institut der Kernforschungsanlage Jülich entdeckten die Wissenschaftler Prof. **Ludwig Feinendegen** und Prof. **Bernd Mühlensiepen**, daß starke statische Magnetfelder ähnliche Wirkungen auf Enzyme und Moleküle ausüben wie schwache Gammastrahlung.

Dr. **S.R.C. Malin** und Dr. **B.I. Srivata** vom Institut für Geologie in Edinburgh wiesen auf einen merkwürdigen Zusammenhang zwischen Veränderungen des Erdmagnetfeldes und Herzanfällen hin. Sie verglichen sechs Jahre lang (1966-1972) die Veränderungen im Magnetfeld der Erde mit der Anzahl von Herzanfällen, die in indischen Krankenhäusern in dieser Zeit behandelt wurden. Das interessante Ergebnis: Sie stellten in 62 von 72 Fällen Korrelationen fest.

In den **USA** wurde 1982 -in **Kanada** 1981- in klinischen Untersuchungen gefunden, daß ein Zusammenhang zwischen ortsabhängigen Anomalien des Erdmagnetfeldes und vermehrt registrierten Krebserkrankungen, Mißbildungen und Säuglingssterblichkeitsraten vorliegt.

Einige Wissenschaftler erinnern daran, daß der Mensch **Eisen im Blut** habe und deshalb stör- und 'magnetisierbar' sein könnte. Die Eisenpartikel sollen sich im Körper wie Millionen kleine Kompaßnadeln ausrichten. Jedes unnatürliche Magnetfeld würde diese Ausrichtung verändern und könnte somit der Anlaß für Fehlfunktionen sein.

Aschoff: Ordnung, Spin, Polarität

Der Wuppertaler Arzt Dr. **Dieter Aschoff** mahnte in seinem Vortrag am 4. Mai 1991 über 'Magnetismus in Natur, Biologie und Medizin' auf dem Symposium der Internationalen Ärztegesellschaft für biokybernetische Medizin: "Es erübrigt sich eine Diskussion darüber, in welchen Größenordnungen Magnetfeld-Störungen wirksam werden. Man sollte grundsätzlich davon ausgehen, daß jede Störung des Erdmagnetfeldes auf Dauer biologisch wirksam werden kann, weil unser menschliches Magnetfeld 100 Millionen mal schwächer ist als das der Erde."

Aschoff erklärte: "Der gesamte Magnetismus ist in erster Linie von der Drehung der Elektronen, Protonen und Neutronen und ihrer Drehrichtung abhängig. Diese Drehbewegungen der Elementarteilchen werden wissenschaftlich als Spin bezeichnet. Jede Drehung erzeugt ein elektromagnetisches Feld und läßt Mikroströme im atomaren und molekularen Bereich entstehen. Folge ist eine Frequenz (Drehung pro Sekunde) und eine Wellenlänge. Dadurch entsteht ein für die betreffende Materie derart charakteristisches elektromagnetisches Spektrum, daß man hiermit jede Substanz, gleich einem Fingerabdruck, identifizieren kann. Grundlage für allen Magnetismus ist die Ausrichtung dieser Spinsysteme. Die Ausrichtung bedingt aber auch eine Polarisation, die offenbar durch verschiedene äußere Einwirkungen, wie Strahlungen oder Magnetfelder, verändert oder völlig aufgehoben werden kann."

Auch die Erde dreht sich in einer definierten Frequenz um ihre eigene Achse und besitzt deshalb Magnetismus und Polarisation. Mikrokosmos gleich Makrokosmos?

Nach Aschoff ist der Erdmagnetismus derart wirksam, daß organische und anorganische irdische Materie mehr oder weniger eine gewisse magnetische **Ordnung** und **Polarität** mitbekommt.

Interessant ist in diesem Zusammenhang, daß die wegen Kriegsschäden im **Dom** zu **Münster** 1946 **neu** eingebauten Steine heute wieder **verwittert** sind, obwohl die **uralten** Steine, die aus demselben Steinbruch stammen, nur **geringfügig** verändert sind. Dombaumeister und Steinbruchbesitzer erklärten übereinstimmend: Die alten Baumeister verarbeiteten die Steine grundsätzlich so, wie sie im Naturfels gewachsen waren, d.h. die im Fels vorliegende Ausrichtung wurde beim Bau mitberücksichtigt, die Steine also in ihrer ursprünglichen Nord-Süd-Richtung belassen. 1946 wurden die Steine jedoch ohne Berücksichtigung der ursprünglichen Lage eingebaut. Das führte nach Auffassung der Baumeister zu der erhöhten Korrosionsanfälligkeit.

Könnte ein Stein, so wie jeder Organismus, durch Verlust der magnetischen Ausrichtung seine Stabilität verlieren? Im geologischen Institut der **Uni Münster** werden laufend magnetometrische Messungen an Gesteinen vorgenommen und siehe da: Steine haben eine Polarität.

Dr. Aschoff hat schon 1953 in seiner medizinischen Praxis die magnetische Eigenschaft des menschlichen Blutes nachgewiesen und erkannt, daß **'magnetisches Blut'** (der Spin ist gleichmäßig ausgerichtet) ein Zeichen für **Gesundheit** und biologische Harmonie ist. Künstliche Magnetfelder und Strahlungen stören die gleichmäßige Ausrichtung und die wünschenswerten magnetischen Eigenschaften des Blutes. Das Blut wird, wie Aschoff es nennt, "elektrisch". 1954 veröffentlichte er, daß 'elektrisches' Blut in direkter Beziehung zu Krankheit, hier besonders Krebs, steht und erntete allgemeine Ablehnung.

1966 wurde im 'Medical Tribune' von Wissenschaftlern bestätigt, daß sich Krebs- und Leukämiezellen von gesunden Normalzellen durch ihr auffälliges **Verhalten im Magnetfeld** unterscheiden. 1970 wurde von Dr. **Cone**, dem Leiter der amerikanischen Krebsgesellschaft, die **Depolarisation der Zelle** als wichtiger Faktor des Tumorwachstums bezeichnet. Prof. **E. Zeidler** vom radiologischen Zentrum am Klinikum Nürnberg berichtete 1981, daß sich Tumorgewebe von gesundem Gewebe durch seinen **Spin** unterscheidet. Der deutsche Physiker **F.A. Popp** erkannte, daß die magnetischen Funktionen im Organismus ohne Energieaufwand vonstatten gehen und magnetisch ausgerichtete Körperzellen **kleinste Lichtsignale** abgeben.

Aschoff: "Der ausgerichtete Spin ist nicht nur Voraussetzung für Gesundheit, sondern des Lebens an sich, denn mit dem Tod tritt völlige Depolarisation, d.h. Verlust der magnetischen Ordnung ein." Er gibt zu bedenken, daß der Mensch zur Gewährleistung seiner magnetischen Ordnung keine langfristigen umweltbedingten Störungen haben und auf natürliche, industriell unbehandelte Nahrung achten sollte.

Was gibt es da zu debattieren?

Es gibt in Wissenschaft und Forschung viele Hinweise, noch viel zu wenig Beweise. Es stehen Tür und Tor offen für Spekulation und Vermutung. Eines steht mit Sicherheit fest: Jeder Körper braucht das natürliche Erdmagnetfeld. Es darf niemals gestört werden. Wichtige biologische Funktionen hängen davon ab. Seien wir vorsichtig, und orientieren wir uns an der Natur. Künstliche Magnetfelder haben im Körper nichts verloren. Es sei denn, man will einen gezielten und kontrollierten therapeutischen Effekt damit erreichen.

Stellen Sie sich vor, wir würden jetzt alle gemeinsam über die Welt wandern. Kreuz und quer durch alle Kontinente. Ins klirrend kalte Grönland und durch die brüllend heiße Sahara. Per Schiff über die Meere und im Flugzeug durch die Wolken. Wir stünden auf den höchsten Häusern Amerikas und in den tiefsten Höhlen Asiens. **Überall** würde unser Kompaß in die gleiche Richtung zeigen, nach **Norden**.

Magnetische Gleichfelder: Fallbeispiel 'Luftmatratze'

Überall, nur auf Ihrem Bett nicht. Hier zeigt der Kompaß nach Süden, Westen oder Osten. Hier wird das Unmögliche möglich: Ein Feldmuster, das es nirgendwo auf der Erde gibt, niemals gegeben hat, niemals geben wird. Und das alles nur wegen einer Federkernmatratze, die es nicht sein lassen kann, Magnetfelder zu produzieren. Was gibt es da noch wissenschaftlich zu debattieren? Unnatürlicher geht es wirklich nicht. Deshalb: raus damit. Besser ist besser.

Meine nächste Umwelt kann ich ändern. Hier fehlt oft ein Handgriff. Ein wenig mehr Bewußtheit. Ein paar Ideen und Experimentierfreude. Ein bißchen mehr Mut zum eigenen Weg, der sich durchaus von den eingefahrenen und abgetretenen Mustern der Mitmenschen und den Vorstellungen geschulter Werbepsychologen unterscheiden darf.

Johann Wolfgang von Goethe sagte: "Der Magnetismus ist eine allgemein wirkende Kraft und seine Wirkungen erstrecken sich auf alles und alle Fälle. Sie erstrecken sich auf Mensch, Tier und Pflanze." Und Carl Friedrich von Weizsäcker: "Das physikalische Weltbild hat nicht unrecht mit dem, was es behauptet, sondern mit dem, was es verschweigt." Sokrates wendet sich an die Heiler: "Wenn jemand Gesundheit sucht, frage ihn erst, ob er bereit ist, künftig die Ursachen der Krankheit zu meiden. Erst dann darfst Du ihm helfen."

Fallbeispiele

Nach meiner bisherigen Erfahrung habe ich den Eindruck, daß **spontane** Effekte nach Sanierung **magnetischer** Gleichfelder seltener als bei **elektrischen** Gleich- und Wechselfeldern sind. Es gibt zwar Menschen, die auf magnetische Gleichfelder reagieren und entsprechende Veränderungen mit unmittelbaren körperlichen Reaktionen beantworten, aber sie sind die Ausnahme und nicht -wie bei den elektrischen Feldern- die Regel. Handelt es sich hier eher um ein **Langzeitrisiko**? Machen auch hier Dosis und Wechselwirkung mit anderen Streßfaktoren das Gift? Können Magnetfelder bei Langzeiteinwirkung schleichende Veränderungen bewirken, so wie Radioaktivität, Radon, Mikrowellen oder Asbest? Einige Forschungen weisen darauf hin. Hier sechs meiner spannendsten Fallbeispiele der letzten Jahre:

Glücklich auf Luftmatratze

Karsten, der junge Student aus Münster, hatte in seiner Studentenbude immer heftige Rückenschmerzen und konnte deshalb nachts kaum schlafen. Schlief er zu Hause bei den Eltern in Essen, waren die Beschwerden wie weggeblasen. Die baubiologische Untersuchung verlief gut, nur eine **Federkernmatratze** mit **150 Grad Kompaßnadelabweichung** fiel auf. Da Karsten nicht nur Schmerzpatient, sondern auch chronisch pleite war, legte er sich kein neues teures Bett zu. Er holte sich dafür die alte Campingluftmatratze aus dem Keller. Im Nu waren, wie zu Hause, die Beschwerden weg. Karsten, immer noch pleite, schläft inzwischen seit drei Jahren auf der Luftmatratze. Er meckert, weil ihm ab und zu nachts die Luft rausgeht und er, statt zu schlafen, pusten muß. Dennoch, er möchte mit seiner alten Matratze nicht mehr tauschen. Er meint: "Besser pusten als leiden". Ideen muß man haben.

Orthopäde mit Rückenschmerzen

Fünf der Ärzte, für die ich seit Jahren arbeite, sind Orthopäden. Sie stellten fest, daß mit der Reduzierung von magnetischen Feldern auch orthopädische Probleme bei den Patienten verbessert wurden und sich Verspannungen auflösten.

Einer dieser Orthopäden praktiziert in meiner Nähe. Er selbst war jahrelang, wie er sagt "sein bester Kunde", hatte elende Verspannungen und Rückenschmerzen und kam mit den ständig schmerzhaft geschwollenen Kniegelenken und den dumpfen Kopfschmerzen seiner Frau nicht klar. Erst als die stark magnetisierten **Federkernmatratzen** entfernt und die Betten um 20 Zentimeter höher gesetzt wurden, weil ein **Stahlträger** in der Zimmerdecke zusätzlichen Wirbel machte, dazu die große **200-Watt-Lautsprecherbox** aus dem Bettkasten unter der Matratze verschwand ("Die Bässe vibrierten immer so schön!"), wurden alle Beschwerden besser.

Geht es bei den Patienten der Orthopäden um Therapieresistenz, obwohl kein offensichtlicher Grund, z.B. Verschleiß und Altersschwäche, dafür spricht, dann denken sie inzwischen regelmäßig daran, Baubiologen zu empfehlen. Denn, so einer der Fachärzte: "Was nutzen mir und dem Patienten Spritzen, Massagen und **Ent**spannungsübungen, wenn der Körper jede Nacht acht Stunden **ver**spannt?"

Magnetfelder immer dabei

Der 59jährige Personalchef aus dem kalifornischen Mill Valley hatte arge Schmerzen an der linken Hüfte. Er dachte, die Zeit sei reif fürs künstliche Hüftgelenk. Alle medizinischen Untersuchungen sprachen dagegen. Seine chronischen Beschwerden lösten sich auf, als er sein kleines und außergewöhnlich magnetisches **Diktiergerät** aus der linken Jackentasche entfernte. Er hatte es seit acht Jahren immer dabei.

Zufall?

Die kleine Deborah aus Düsseldorf, neun Jahre jung, litt seit vier Jahren unter Krämpfen und Magenbluten. Alle paar Wochen kam ein neuer Anfall. Die Kompaßnadel drehte sich bei ihr einmal um die eigene Achse: **Lautsprecherbox** auf der anderen Seite der Wand, ein paar ungenutzte Kassettenrekorder und Radios unter dem Bett, ein **Kassettenrekorder** mit zwei eingebauten Boxen direkt neben dem Körper und die **Garage** unterm Schlafraum. Der Schlafplatzwechsel nebst Entfernung der Geräte ist jetzt gut ein Jahr her. Die Mutter bestätigte mir, daß die Krämpfe zu 80 % nachgelassen und die Blutungen aufgehört haben. Zufall? Vielleicht. Vielleicht auch nicht.

Magnetisiertes Solarium

Ein 26jähriges Fotomodell aus Düsseldorf hatte morgens oft schlimmes Kopfweh und mußte Termine absagen, da sie so nicht vor die Kamera konnte. Das Bett selbst war unmagnetisch, aber im Kopfbereich drehte sich die Kompaßnadel um **180 Grad**. Der Grund: Auf der anderen Seite der Wand, in einem Fitneßraum, stand 30 cm Luftlinie vom Kopf entfernt ein großes und stark magnetisiertes **Solarium**.

Während das Mannequin die Kompaßnadel im Schlafraum beobachtete, schob ich im Nachbarraum das Solarium langsam von der Wand weg. Mit lautem "Hallo" und "Juchu" wurde von nebenan bestätigt, daß die Kompaßnadel immer mehr zum natürlichen Bezugspunkt Norden zurückwanderte, je mehr ich schob. Knapp ein Meter reichte, und das künstliche Feld war nicht mehr nachweisbar. Das Solarium kam im Nebenraum an die gegenüberliegende Wand.

Das hübsche Modell bekam ab sofort keine Kopfschmerzen mehr und konnte sich morgens nach dem Aufstehen wieder im Spiegel sehen, ohne zu erschrecken. "Vorher mußte ich die Blässe und Falten meines Gesichtes dick zuschminken, um überhaupt vor die Kameras treten zu können. Heute reicht nur ganz wenig Kosmetik. Schlimm waren die Kopfschmerzen. Toll, die sind jetzt weg."

Eine kranke Frau und ein defekter Fernseher

Unter diesem Titel beschrieb ich in Wohnung+Gesundheit (Heft 73/ 1994) das Fallbeispiel Edith Escher aus Köln. Die Rentnerin lebt seit 14 Jahren in einer Kölner Souterrainwohnung an der Aachener Straße und hatte keine besonderen gesundheitlichen Beschwerden. Vor zwei Jahren arbeiteten die Kölner Verkehrsbetriebe an der **Straßenbahnhaltestelle**, modernisierten die Bahnstrecke und verlegten neue Leitungen. Danach ging es los: Edith Escher bekam Magen- und Kopfschmerzen, Übelkeit und Atemnot. Keiner ahnte warum.

Die Symptome wurden schnell schlimmer. Aus Magenschmerzen wurden Krämpfe, aus Kopfschmerzen Migräne, aus Übelkeit Erbrechen und aus Atemnot Erstickungsanfälle. Ein gutes Dutzend Ärzte waren ratlos. Die Befunde, Blutbilder, das EEG und EKG... alles in Ordnung, keine Allergien, kein Asthma.

Es kam noch schlimmer: Frau Escher spuckte Blut, die Atemnot wurde lebensgefährlich. Mehrmals ab ins Krankenhaus. Da ging es ihr regelmäßig ohne Behandlung besser, zu Hause wieder schlechter.

Frau Escher fiel auf, daß immer dann, wenn es ihr besonders dreckig ging, zeitgleich ihr Fernsehbild schräg stand, flackerte und sich der grüne Fußballrasen rosa verfärbte. Ein Fernsehtechniker wies darauf hin, daß von außen einwirkende Magnetfelder so etwas verursachen könnten. Sie beobachtete das lange Wochen. Es stimmte, je schlechter es ihr ging, um so stärker wurden die Bildstörungen. Kontakt wurde zum Hersteller aufgenommen, zum Kundendienst, zur Telekom. Sie wurde mitleidig belächelt. Dann ging sie in ihrer Verzweiflung zum RTL-Sender, der auf ihrer Straße war. Hier fand sie offene Ohren.

Das RTL kontaktierte mich. Der Fall schien interessant. Ein Fernsehteam und ich inspizierten die Wohnung. Die Magnetometer waren an Schreiber angeschlossen, der Kompaß lag auf dem Wohnzimmertisch. Die Kameraleute trauten ihren Augen nicht: Die Magnetometer kritzelten wilde Kurven und die Kompaßnadel drehte sich in unregelmäßigen Intervallen mehrmals um die eigene Achse. Der RTL-Teamchef: "Ist hier irgendwo Uri Geller in der Nähe?".

Der Grund: Die nahe Straßenbahn erreichte mit ihren starken Gleichströmen die Wohnung und verursachte Spitzen bis **100 µT**! Wenn das Magnetometer über 50 µT anzeigte und die Kompaßnadel ihre 'magische' Runde drehte, dann faßte sich auch die Rentnerin schmerzgekrümmt an den Magen und das Fernsehbild stand schief.

Edith Escher nahm Kontakt zu den Verkehrsbetrieben auf: "Die meinten, ich solle froh über die Felder sein, denn manch einer würde viel Geld für magnetische Armbänder oder Schuheinlagen bezahlen, und ich bekäme das ja immerhin frei Haus."

Sohn Hans wohnt mit im Haus. Seine Beschwerden nehmen auch zu. Die Nachbarn Johannes (34) und Elke (24) Liedgens klagen über Schlaflosigkeit, Schmerzen und Atemnot. Deren Katzen drehen durch und rasen durch die Wohnung, besonders dann, wenn das Fernsehbild spinnt. Einige Topfpflanzen blühen statt einmal fünfmal im Jahr.

Frau Escher: "Ausziehen kann ich nicht, denn ich bekomme nur 700 Mark Rente und kann mir keine andere Wohnung, geschweige denn einen Umzug, leisten. Eigentlich bin ich eine richtige rheinische Frohnatur. Jetzt denke ich manchmal an Selbstmord. Aber es siegt dann immer wieder der Glaube an das Gute und die Hoffnung auf irgendeine baldige Besserung."

Nach der Ausstrahlung des RTL-Streifens riefen viele betroffene Zuschauer an und wollten helfen. Nur wie? Die Verantwortlichen, die helfen könnten, haben sich bis heute nicht eingeschaltet. Frau Escher ist derweil so oft außer Haus und bei Freunden, wie es nur eben geht.

So werden magnetische Gleichfelder gemessen

Magnetostatik kann bei baubiologischen Untersuchungen mit einem **flüssigkeitsgedämpften Präzisionskompaß** dargestellt werden. Der Kompaß ist ausreichend genau, um Risiken zu erkennen, wenn nur jede Kompaßnadelirritation, auch die kleinste, ernst genommen wird.

Eine Kompaßnadel richtet sich in den **horizontalen Feldlinien** des Erdmagnetfeldes aus. Um zu verhindern, daß Ungenauigkeiten durch Wackeln entstehen, sollte der Kompaß **langsam** und **ruhig** geführt werden. Bewährt hat sich dabei als Hilfsmittel eine gehobelte Holzlatte oder Aluminiumschiene von ungefähr zwei Metern Länge. Diese wird auf das Bett gelegt, und nun kann der Kompaß verwackelungsfrei an den Rändern entlang geführt werden. Die Enden von Schiene oder Latte können auf zwei Holzstühle oder -böcke gelegt werden, um Kontrollmessungen im Raum durchzuführen. In jedem Fall sollte der Kompaß immer da eingesetzt werden, wo mit Langzeitaufenthalt und Körpernähe zum Feldverursacher zu rechnen ist. In einem Schlafraum ist es zum Beispiel zu vermeiden, den Kompaß über den stahlarmierten Boden zu führen und Nadelabweichungen als schlechten Platz zu interpretieren, weil das Bild schon in zehn Zentimetern Abstand vom Boden völlig anders aussehen wird. Die Kompaßmessung wird also immer da durchgeführt, wo der Körper jetzt oder in Zukunft liegt oder sitzt: in 30 bis 60 cm Abstand vom Boden oder direkt auf der Matratze.

Von Bettplätzen oder ganzen Räumen kann ein **Grundrißraster** gezeichnet werden, in welches die einzelnen und zumeist verschiedenen Kompaßnadelabweichungen eingetragen werden, damit so ein zweidimensionaler Überblick der magnetischen Situation entsteht. Es sollten mindestens drei Meßwege über eine Matratzenfläche durchgeführt werden: 1. parallel zum **linken Längsrand**, 2. in der **Mitte** und 3. parallel zum **rechten Rand**. Auf jedem Weg von oben nach unten, vom Kopf- zum Fußende, sollten mindestens **zehn Meßpunkte** im Abstand von etwa 20 Zentimetern erfaßt und in die vorbereitete Rasterzeichnung eingetragen werden. So erhalten wir, systematisch aufgeteilt über die zwei Quadratmeter einer Liegefläche, mindestens drei parallel verlaufende Meßstrecken zu je zehn Meßpunkten.

Anhand der sich dadurch ergebenden Zeichnung kann man eindrucksvoll nachweisen, ob **magnetische Störungen** vorliegen und wenn ja, wo die stärksten und schwächsten Anomalien waren und ob die Kompaßnadel Minus- oder Plusabweichungen zeigte. So ist auf einigen Federkernmatratzen damit zu rechnen, daß oben links -60° Kompaßnadelabweichung, unten links +120°, in der Mitte +10° oder -80° und am rechten Matratzenrand entlang oben -50° und unten +20° aufgezeichnet werden können. Ist das Bett selbst nicht magnetisch, steht aber mit dem oberen Teil in direkter Nähe zu einem Stahlheizkörper oder neben einer Stahltürzarge, wird dann die Kompaßnadel im unteren Drittel des Bettes immer brav auf Norden verharren, und wir würden in der Zeichnung 0° eintragen. Im oberen Teil weicht die Nadel um so mehr von 0°, sprich Norden ab, je näher wir den Kompaß ins Magnetfeld schieben. Haben wir im Kopf- und Fußbereich 0° und nur in der Bettmitte 20°, dann gibt es den Verdacht, daß in der Baumasse unter dem Bett ein Stahlträger verläuft oder im Stauraum eine Hantel liegt. Haben wir im obersten Kopfbereich deutliche Kompaßnadelirritationen und sonst nirgendwo, dann kann es sein, daß auf der anderen Seite der Wand, nebenan beim Nachbarn, eine Lautsprecherbox steht.

Jedes Grad Kompaßnadelabweichung ist **ein Grad zuviel**. Die Liegefläche eines Bettes sollte im natürlichen magnetischen Gleichgewicht sein und keinerlei Kompaßabweichungen zeigen.

Die Ermittlung mit dem **Kompaß** gehört zum **Standard** jeder ganzheitlichen baubiologischen Untersuchung. Sie ist einfach, präzise, praktisch und verständlich. Jeder kann die Ergebnisse reproduzieren. Jeder Kunde begreift bei Nadelabweichungen, daß hier etwas Wesentliches passiert und unnatürliche Einflüsse vorhanden sein müssen.

Statt des normalen Präzisionskompasses kann auch ein elektronischer **Fluxgate-Kompaß** eingesetzt werden. Jener bietet anstelle der Nadel eine digitale Zahlenanzeige der Abweichungen in plus oder minus Grad und praktische Details, z.B. die Speicherfähigkeit der Meßwerte. Fluxgate-Kompasse werden unter anderem beim Segeln benutzt.

Der empfindlichere, aber auch kompliziertere und teure 'elektronische Kompaß' namens **Magnetometer** ersetzt bei baubiologischen Untersuchungen den normalen Kompaß nicht, er ergänzt ihn. Ein **Magnetfeld-Indikator**, der kleinere Bruder des Magnetometers, ist ein preiswertes und handliches elektronisches Gerät, welches Magnetfeldstörungen zuverlässig und einfach mit farbigen Leuchtdioden und akustischem Schnarren anzeigt und sicht- wie hörbar vor kritischen Werten warnt.

Ein Magnetometer mißt, je nach Meßsonde, die horizontalen oder die vertikalen Feldlinien oder als 3D-Gerät alle Vektoren gleichzeitig. Er bringt Verzerrungen des Erdmagnetfeldes auf analoge oder digitale Anzeigen, meist begleitet von akustischen Signalen. Er läßt sich an Schreiber oder Computer anschließen und erlaubt zwei- oder dreidimensionale Darstellungen von Magnetfeldschwankungen. Magnetometer sind auf verschiedene Empfindlichkeitsbereiche einstellbar. Die bekannten deutschen Geräte messen Magnetfeldschwankungen bis 100 nT. Meine amerikanischen Magnetometer hören 'die Flöhe husten' und gehen unter 1 nT. Empfindlichkeiten dieser Art werden nur für wissenschaftliche und geologische Experimente benötigt, sie sind in der alltäglichen Baubiologie ohne wesentlichen Nutzen.

Je **empfindlicher** der Magnetometer, um so **schwieriger** seine Bedienung und die Interpretation der Meßwertanzeigen. Geringe Bewegungen der Meßsonde führen zu Fehlergebnissen. Kleinste Biegungen im zuleitenden Sondenkabel verschieben die Meßachse so ungünstig, daß allein deshalb mit falschen Werten gerechnet werden muß. Selbst mit ruhiger Hand ist man nicht vor Schwankungen gefeit, die nichts mit dem Erdmagnetfeld, sondern mit den unmerklichen Bewegungen des messenden Menschen zu tun haben. Um das zu vermeiden, gibt es Meßaufbauten zur sicheren Führung der Magnetometersonden.

Bei **dreidimensional** aufzeichnenden **Meßsonden** ist die Genauigkeit besser und die Fehleranfälligkeit geringer. Man kann in empfindlichen Meßbereichen arbeiten, ohne durch Verwackelung das Ergebnis zu gefährden. Außerdem zeichnen die 3D-Sonden alle vertikalen und horizontalen Feldlinien in einem Meßgang auf, was zur Sicherheit beiträgt und speziell bei geologischen Untersuchungen geschätzt wird.

Ich habe unter verschiedensten Bedingungen **Kompaßabweichungen** (mit Nadel-Kompaß und Fluxgate-Kompaß) mit **Magnetometeranomalien** verglichen: in der Nähe von Lautsprecherboxen, auf Federkernmatratzen, über Betonarmierungen, in starken und in schwachen Feldern. Dabei lag der unempfindlichere Kompaß recht gut im Rennen: Die baubiologisch relevanten Magnetfelder zeigte er noch sichtbar an.

Die Maßeinheit für

- die **Kompaßabweichung** ist **Grad** (°)
- die **Magnetometerabweichung** von der natürlichen Flußdichte (Erdmagnetfeld) ist **Tesla** (T), bzw. der millionste Teil **Mikrotesla** (µT)

Hier die 'Baubiologischen Richtwerte' für die Überprüfung magnetischer Gleichfelder mittels **Kompaß** und die Messung der Erdmagnetfeldstörung mit einem **Magnetometer**:

Im Idealfall sollte auf der Liegefläche des Bettes **0 Grad** vorliegen, also gar keine **Kompaßnadelabweichung** sichtbar sein.

- 2 ° dürfte noch **zu akzeptieren** sein,
- 2 - 10 ° sind **schwache**,
- 10 - 100 ° **starke** und
- über 100 ° **extreme** Anomalien.

Im Idealfall sollte die mit dem Magnetometer gemessene **Erdmagnetfeldstörung** natürlichen Maßstäben entsprechend unter **0,5 µT** liegen.

- 1 µT dürfte noch **zu akzeptieren** sein,
- 1 - 2 µT sind **schwache**,
- 2 - 10 µT **starke** und
- über 10 µT **extreme** Anomalien.

Beliebt ist zur Darstellung magnetischer Gleichfelder neben der Überprüfung mit einem Präzisionskompaß die dreidimensionale Computeraufzeichnung der Erdmagnetfeldstörung über elektronische Magnetometer. Sie zeigt auf dem Papier eindrucksvolle Zacken und Kurven mit Zahlen und physikalischen Kürzeln. Gibt es starke Magnetfeldstörungen, dann entsteht ein bizarrer Eindruck, gibt es keine oder kaum Störungen, dann ist auch die Aufzeichnung entsprechend ausgeglichen. Vorteil solcher 3D-Bilder, richtige Handhabung der Magnetometer vorausgesetzt, ist eine wissenschaftlich exakte und grafisch attraktive Darstellung. Der Nachteil ist, neben Preis und Zeitaufwand, daß nur wenige Normalkunden fähig sind, die Bilder zu verstehen und zu bewerten. Außerdem, warum um jeden Preis derart viel technischer Aufwand, wenn die magnetische Gefahr auch schon mit einem simplen Kompaß dargestellt werden kann?

Offizielle Grenzwerte

Kaum zu glauben, aber wahr: Es gab in Deutschland einmal einen Grenzwert für magnetische Gleichfelder. Der DIN/VDE-Entwurf aus dem Jahr 1990 wurde im April des folgenden Jahres 1991 wieder zurückgezogen. Dann kam er in Form eines Vorschlages 1995 wieder zurück. Demnach liegt die Grenze am Arbeitsplatz bei **67,9 mT**, das sind **67.000 µT** (in Worten: siebenundsechzig Tausend Mikrotesla), für die Allgemeinbevölkerung bei **21,2 mT**.

Diese DIN/VDE-Werte sind absurd genug, was die Strahlenschützer nicht davon abhielt, eine weitere Steigerung zu bieten: "Gefährdungen im Sinne des Wohlbefindens, der Arbeitsfähigkeit oder Lebenserwartung sind zur Zeit bis **5 Tesla** nicht bekannt." 5 Tesla, das sind **5 Millionen Mikrotesla**, das **hunderttausendfache** des Erdmagnetfeldes, das **billiardenfache** unserer **körpereigenen** Magnetfelder.

In anderen Ländern, so auch in Österreich und den Vereinigten Staaten, werden Richtwerte zwischen **5** und **200 Millitesla** (5 bis 200 Tausend Mikrotesla, 100- bis 4000mal stärker als das Erdmagnetfeld und 5 bis 200 Milliarden mal stärker als die Magnetfelder des Gehirns) vorgeschlagen. Wer in den internationalen Normenkommissionen das Sagen hat und sich solche Werte ausdenkt, das können Sie sich inzwischen sicherlich ausmalen. Warum den Mitgliedern dieser Normungskommissionen nicht einen 200-Millitesla-Magneten unter die Matratze legen und abwarten, wie lange sie es aushalten?

Gut, daß es **baubiologische Richtwerte** für Schlafbereiche mit Rücksicht auf Sensible und mit Anspruch auf Vorsorge gibt: In einem gesunden Schlafbereich hat die Kompaßnadel nicht zu wackeln! Überall auf der Welt, überall in der Natur zeigt sie nach Norden, in Ihrem Bett sollte sie das auch tun. Bis 10 ° Kompaßabweichung sind schwach, bis 100 ° stark und darüber extrem auffällig.

Vorsicht

Vorsicht ist angezeigt und möglich. Die Alternative zu magnetisch gestörten Betten sind **stahlfreie** Betten. Kaufen Sie Matratzen nur aus Naturlatex oder anderen schadstoffreien und atmungsaktiven Schaumstoffen, aus Roßhaar, Kokos oder Baumwolle und nur reine Holzlattenroste. Es gibt verstellbare Lattenroste ohne jedes Metall. Es gibt die Möglichkeit des **Ausweichens** und Abstandhaltens. Wenn es in 30 cm vom Fußboden dank magnetischer Armierung nicht klappt, warum das Bett nicht auf 60 cm erhöhen? Warum nicht mit einem Blumenstrauß in der Hand den Nachbarn bitten, seine Lautsprecherbox einen Meter nach rechts zu schieben? Warum Stahltreppen und Stahlfenstergitter? Es gibt doch Holz und Alu. Holz und Aluminium bauen keine Magnetfelder auf, Messing auch nicht. Es gibt Heizkörper aus Aluminium. Wenn Stahl, dann bitte **nicht magnetisierbare** Stahlarten oder **Edelstahl**. Federkerne und Verstellmechanismen in Lattenrosten könnten prinzipiell aus nicht magnetisierbarem Metall gebaut werden.

Müssen **Kinderwagen** wirklich derart stark magnetisiert sein, daß sich in ihnen, da wo's empfindliche Baby in seinen empfindlichsten Jahren liegt, die Kompaßnadel um die eigene Achse dreht? 15 Kinderwagen habe ich überprüft, 9 waren extrem magnetisiert, 3 stark, 3 gar nicht.

Denken Sie daran, daß Stahl nicht nur magnetisch sein kann, sondern auch **leitfähig** ist. Alle Metalle ziehen **elektrische Felder** und **hochfrequente Wellen** ungünstig an, leiten und verbreiten sie. So nimmt ein Streckmetall in der Wand oder die oft kritisierte Federkernmatratze Spannungen der Elektroinstallation auf und vergrößert so das elektrische Risiko. Federkerne und andere Metallelemente können sich ungünstig auswirken, weil sie hochfrequente Strahlen wie eine Antenne anziehen. Metalle, auch wenn sie nicht magnetisch sind, können also durch die vorhandenen Umweltgegebenheiten kritisch werden. Deshalb, ohne Kenntnis der elektrischen und elektromagnetischen Umgebungsbedingungen am besten gar keine Metalle in der Bettnähe.

Mit Batteriestrom betriebene **Armbanduhren** oder **Wecker** zeigen manchmal, wie schon erwähnt, in nächster Nähe starke magnetische Impulse als Folge ihrer elektronisch gesteuerten Taktgeber. Ich messe an jeder zweiten Armbanduhr, besonders an den poppig-modernen Jugenduhren, sekündliche Impulse von **1 bis 15 µT**. Sitzt die Uhr am Handgelenk, dann sind die Felder noch auf der anderen Seite des Armes nachweisbar. Kritische periodische Impulse am Puls?

Die Baubiologie-Kollegen **Rosmarie** und Dr. **Herbert Tobischek** berichteten von einem Fallbeispiel, wo Beschwerden nachließen nur durch Vergrößerung des Kopfabstandes zu einer batteriebetriebenen Küchenuhr mit Sekundentaktgeber. Ich halte ihre Empfehlung, zu batteriebetriebenen Uhren **30 cm** Abstand zu halten, für richtig.

Im Gleichgewicht mit dem Erdmagnetfeld

Bauernregeln sagen, man solle mit dem **Kopf** möglichst nach **Norden** schlafen. Östliche Religionen und Weisheitslehren meinen, die gute Schlafrichtung sei mit dem Kopf nach **Osten**. Indische Ayurveda-Ärzte empfehlen die Kopfrichtung nach **Süden**. Indianer schwören auf den nach **Westen** plazierten Körper. Wer liegt richtig? Ich weiß es nicht.

Inzwischen gibt es wissenschaftliche Beweise, daß die Empfehlung der Kopfrichtung nach **Norden** ihre Richtigkeit hat. Mehrere Forscher, so auch das Max-Planck-Institut für Biochemie in München, sehen Zusammenhänge mit **Schlafrichtung** und **Schlafqualität**. Offensichtlich ist es gut, wenn der Mikromagnet Mensch in Harmonie mit dem Makromagneten Erde liegt. Denn der Mensch hat, wie die Erde, magnetische Pole. Besser, man ist im Fluß miteinander. So haben die Münchener Wissenschaftler im Schlaflabor herausgefunden: Bei der Kopflage nach Norden verlängerte sich die erholsame erste Tiefschlafphase und die Testpersonen waren erholter.

Ich habe bisher noch kein offensichtliches Fallbeispiel registrieren können, wo nach einer Korrektur des Schlafplatzes mit dem Kopf zum Norden hin Beschwerden verschwunden wären. Trotzdem denke ich bei meinen Hausuntersuchungen an diese Möglichkeit einer zusätzlichen Schlafplatzoptimierung, ziehe aber in jedem Fall die Sanierung künstlicher Einflüsse vor. So müssen bei baubiologischen Dienstleistungen Prioritäten gesetzt werden. Ich würde einen Menschen, der mit dem Kopf am feldstarken Sicherungskasten oder direkt neben der magnetisierten Stahltürzarge schläft nicht so liegen lassen, nur weil sein Kopf günstig nach Norden zeigt; ich würde ihn an erster Stelle aus dem künstlichen magnetischen Spektakel herausholen.

Das natürliche Erdmagnetfeld beeinflußt die Natur mit allen Lebewesen, auch uns Menschen. Ornithologen der Frankfurter Universität bestätigen das eindrucksvoll durch ihre Experimente mit Gartengrasmücken, einer Singvogelart, die in Deutschland brütet und zum Überwintern nach Zentralafrika fliegt. Die Forscher **Peter Weindler** und **Wolfgang Wiltschko** zogen Gartengrasmücken im Labor auf. Es ist bekannt, daß diese Vögel zuerst nach Südwesten über Frankreich und Spanien bis Marokko fliegen und hier plötzlich ihre Richtung nach Südosten ändern, um über die Sahara nach Zentralafrika zu gelangen. Eine Gruppe der Vögel wurde unter natürlichen Bedingen großgezogen, sie konnten sich die Gestirne und das Erdmagnetfeld einprägen. Die anderen Nestlinge konnten zwar auch die Gestirne sehen, wurden aber während ihres Wachstums vom Erdmagnetfeld abgeschirmt. Als die Zugzeit kam, wurde beide Gruppen freigelassen. Die erste Gruppe flog zielsicher nach Südwesten. Die zweite Gruppe, die während der Entwicklung vom Erdmagnetfeld abgeschirmt war, steuerte in die völlig falsche Richtung, ihr magnetischer Sinn war verlorengegangen.

Magnetische Gleichfelder: Meßwertvergleich

Vergleichsmessungen der Baubiologie Maes Magnetische Gleichfelder (Magnetostatik)		Kompaßnadel- abweichung
Erdmagnetfeld		0 °
50 Preiswert-Federkernmatratzen (auf der Liegefläche)		10-180 °
20 Taschenfederkernmatratzen (auf der Liegefläche)		5-30 °
Verstellbare Bürostühle (auf der Sitzfläche)		20-180 °
Heizkörper auf der anderen Seite der Wand	50 cm	10-90 °
Stahlträger in der Zimmerdecke unter dem Bett	50 cm	5-60 °
Betonarmierungen	5 cm	50-150 °
	30 cm	5-30 °
	60 cm	1-5 °
Body-Building-Geräte unter dem Bett	50 cm	5-20 °
Auto in Garage unter Schlafraum	2 m	10-50 °
'Gesundheits'-Magnetdecke fürs Bett		100-180 °
Lautsprecherbox 100 Watt	30 cm	20-80 °
Tragbarer Kassettenrekorder	10 cm	50-180 °
1,5-Volt-Batteriestrom	1 cm	20-30 °
Fahrt in der Straßenbahn		20-180 °
Felder der Straßenbahn in Wohnung	20 m	10-180 °

Vergleichsmessungen der Baubiologie Maes Magnetische Gleichfelder (Magnetostatik)		Magnetometer- abweichung
Nachweisgrenze von Magnetfeldern		0,000.000.01 µT
Erdmagnetfeld in unseren Breitengraden		45-50 µT
Zeitliche Schwankungen im Erdmagnetfeld		0,01-0,1 µT
dto. bei Sonneneruptionen u. Magnetstürmen		> 1 µT
Örtliche Schwankungen im Erdmagnetfeld		< 1 µT
In der Umgebung von Sedona	Arizona	> 2 µT
Magnetit-Eisenstein in der Natur	Frankreich	> 3 µT
Stahlrost unter der Matratze		> 5 µT
Sekundenimpuls Armbanduhr / Wecker	1 cm	15 µT
Einige Federkernmatratzen		> 50 µT
Einige Bürostühle		> 70 µT
Einige Kinderwagen		> 90 µT
U-Bahn 40 m entfernt	Köln	20 µT
U-Bahn-Fahrt	San Franzisko	150 µT
Straßenbahn 40 m entfernt	Köln	100 µT
	Düsseldorf	15 µT
Kopfhörer, Telefonhörer	1 cm	500 µT
Kernspintomographie, Bedienerpersonal		10.000 µT
Kernspintomographie, Patient		> 2.000.000 µT

Meßgeräte:
Präzisionskompaß, Merkel-Meßtechnik / BRD
Emco DC-Magnetometer Model 6701, Emco / USA
Fluxgate-Magnetometer Meda µ-MAG, Meda Macintyre / USA

Magnetische Gleichfelder: Erinnern wir uns

Magnetische Gleichfelder, auch **Magnetostatik** oder **statische Magnetfelder** genannt, sind die Folge des natürlichen **Erdmagnetfeldes**, von künstlich magnetisiertem **Stahl** oder von **Gleichstrom**.

Magnetische Gleichfelder bewirken im Menschen **elektrische Spannungen**. Sie beeinflussen die **Orientierungsfähigkeit**. Sie wirken **depolarisierend** auf Zellen. Der **Eigenmagnetismus** (Spinausrichtung) wird gestört. Raumklimatische Folgen, wie sie bei den elektrischen Feldern auftreten, sind nicht bekannt.

Die **Flußdichte** wird in **Tesla** (T) bzw. **Mikrotesla** (µT, millionstel Tesla) angegeben, die **Kompaßabweichung** in **Grad** (°).

Die Kompaßnadel richtet sich in den horizontalen Feldlinien aus. Magnetometer messen, je nach Sensor, die horizontalen oder vertikalen Komponenten bzw. alle Richtungen gleichzeitig (3D).

Die Erde hat ähnliche Feldlinien wie ein Stabmagnet. Die Flußdichte des Erdmagnetfeldes liegt bei uns in Mitteleuropa zwischen **45** und **50 µT**. Sie nimmt zum Nord- und Südpol hin zu (62 µT) und zum Äquator hin ab (31 µT). Schwankungen des Erdmagnetfeldes hängen u.a. mit der Sonnenaktivität zusammen.

Es gibt praktisch **keine Abschirmung** gegen statische Magnetfelder. Ausnahme: spezielle Metall-Legierungen, z.B. MU-Metall, die in Computern und HiFi-Geräten (Tonköpfe) eingesetzt werden. Sie sind teuer, und das abzuschirmende oder zu schützende Objekt müßte völlig davon umgeben sein, was im praktischen Alltag selten möglich ist.

Bei baubiologischen Untersuchungen ist es Standard, die Magnetostatik im Raum bzw. im Bettbereich mit einem **flüssigkeitsgedämpften Präzisionskompaß** oder mit einem elektronischen Fluxgate-Kompaß zu überprüfen und Messungen mit **Magnetometern** durchzuführen.

Technische Magnetfelder können **milliardenfach** stärker sein als unsere biologischen körpereigenen Magnetfelder.

Rechtlich verbindliche Grenzwerte gibt es nicht. Es gibt nur unbrauchbare offizielle Grenzwertvorschläge nach DIN/VDE 0848: am Arbeitsplatz **67,9 mT**, sonst **21,2 mT**. Die baubiologischen Empfehlungen für Schlafbereiche: **1-2 µT** sind schwache, **2-10 µT** starke und darüber extreme Anomalien. Bildschirme und andere Geräte reagieren mit technischen Störungen ab etwa 50 µT.

Sanierungsmaßnahmen sind an erster Stelle die **Entfernung** der Verursacher, oder, falls nicht möglich, das **Abstandhalten**.

Magnetische Gleichfelder: Tips zur Reduzierung

Vermeiden Sie Metalle, besonders magnetischen Stahl, wo es geht.

Achten Sie besonders auf ein metallfreies Bett. Verzichten Sie auf Stahlfederkernmatratzen und Stahlroste unter der Matratze sowie Lattenroste mit Stahlumrahmungen und -verstellmechanismen.

In den Bettkasten gehören keine Metallgegenstände.

Vermeiden Sie Autos in Garagen oder Stahlheizungstanks direkt unter oder neben Schlafräumen.

Halten Sie Abstand: Lautsprecherboxen, Stahlträger, Türzargen, Heizkörper, Boiler, Badewannen, Fenstergitter, Küchenzeilen..., ein bis zwei Meter sind meistens genug.

Halten Sie Abstand zu Betonarmierungen, Stahlbauteilen in Wänden wie Stahlblechen und Streckmetallen, zu Rohrleitungen in den Wänden..., 50 cm sind meist genug.

Verzichten Sie auf Tische, Stühle und andere Möbel aus Stahlrohrelementen oder halten Sie auch hier etwa 50 cm Abstand.

Bevorzugen Sie Edelstahl, Aluminium, Messing, Kupfer... Es gibt sogar Betonbewehrungen aus Kunststoff.

Kaufen Sie keine Kinderwagen mit starken Magnetfeldern.

Halten Sie möglichst 50 m Mindestabstand zu Straßenbahnen und U-Bahnen sowie Magnetschwebebahnen.

Lassen Sie ohne ärztliche Anweisung und Kontrolle keine Magnetpflaster an und Magnetdecken unter Ihren Körper.

Halten Sie 50 cm Abstand zu batteriebetriebenen Uhren.

Achten Sie auf magnetisch intensive Gegenstände in direktem Körperkontakt wie Stahlkugelschreiber und Diktiergeräte.

Knapper telefonieren reduziert Magnetfelder im Kopf. Nutzen Sie die Freispracheinrichtung. Fordern Sie Telefone ohne Magnetfelder (nachkontrollieren). Benutzen Sie magnetische Kopfhörer eher kurz.

Informieren Sie sich anhand der Literaturtips im Anhang.

Wenden Sie sich an erfahrene ausgebildete Baubiologen, die nach dem aktuellen 'Standard der baubiologischen Meßtechnik' arbeiten.

6. Streß durch RADIOAKTIVITÄT

Ähnlich wie bei den Magnetfeldern ist **Radioaktivität** ein natürliches Phänomen und hier ist es wieder die **Erde**, die relativ starke radioaktive Strahlung verursacht. Radioaktivität kommt auch aus dem Kosmos, aus Luft, Wasser und Nahrung, aus medizinischer Anwendung und der Industrie, aus Geräten und den verschiedensten Baustoffen. Letztere stehen bei baubiologischen Arbeiten im Mittelpunkt.

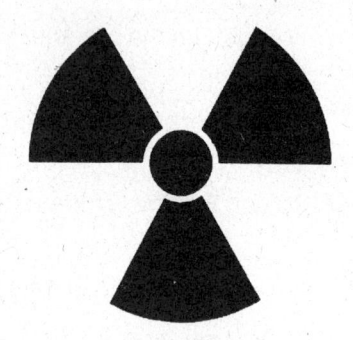

Radioaktivität wird bei baubiologischen Untersuchungen in der Maßeinheit der Äquivalentdosisleistung **Nanosievert pro Stunde** ermittelt.

Radioaktive Strahlen sind unser unspürbarer Lebensbegleiter, so wie die Luftelektrizität oder das Erdmagnetfeld auch. Die natürliche Dosis sollte langfristig nicht überschritten werden. Die Natur ist hier wie auch sonst Maßstab für baubiologische Bewertungen.

Man spricht von **ionisierender Strahlung**, weil Radioaktivität so energiereich ist, daß sie Ionisation bewirken kann, das heißt, daß kleinste Strahlungsmengen schlimmste Schäden wie Krebs und Mutationen auslösen können. Elektrische und magnetische Felder gehören dagegen zu den **nichtionisierenden Strahlen**.

Hier gilt es noch mehr als bei den vorher besprochenen Streßfaktoren: Die Dosis macht das Gift. **Jede erhöhte radioaktive Dosis**, jede, auch die kleinste, könnte das entscheidende zellschädigende Zünglein an der Waage sein. Deshalb sollte die Jahressumme aller radioaktiven Belastungen so gering wie nur eben möglich gehalten werden.

Je mehr Strahlung wir im Laufe eines Zeitabschnittes vermeiden, um so besser. Je weniger Langzeiteinflüsse zu Hause und am Arbeitsplatz, um so größer die Pufferzone für eventuell notwendige und unvermeidbare Strahlenbelastung durch Umweltkatastrophen oder medizinische Anwendungen. Biologische Risiken entstehen durch **Summation** über eine **lange Zeit**. Es ist bekannt, daß kurze, aber hohe Strahlenintensitäten vom Körper besser kompensiert werden können als langfristige, dafür schwache Strahlenintensitäten.

Gottlob sind kritisch erhöhte radioaktive Strahlendosen in der Baubiologie nicht die Regel, sondern die Ausnahme. Elektrische und magnetische Felder oder hochfrequente Strahlen finde ich bei jeder dritten Haus- und Arbeitsplatzuntersuchung in unerfreulich und unnötig hoher Intensität. Radioaktivität in relativ schwacher Form nur bei jeder

Radioaktivität: Hilfe, ich habe italienische Fliesen 335

zwanzigsten baubiologischen Messung, in stärkerer Form vielleicht nur bei jeder fünfzigsten.

Deshalb werde ich mich mit der Beschreibung radioaktiver Risiken kürzer fassen, auch deshalb, weil der theoretische Teil kompliziert ist und ich Ihnen dafür Fachbücher empfehlen muß. Oder sollte ich (was ich nicht mal könnte) jetzt loslegen und Ihnen auseinanderklamüsern, was Gray, Sievert, Millirem, Mikrocurie, Rad, Becquerel und Coulomb pro Kilogramm ist? Wie wäre es mit Photonen, Neutronen, Neutrinos, Positronen? Mit Alpha, Beta, Gamma oder Röntgen? Mit Dosis, Dosisleistung, Äquivalentdosis, Ionendosis, Energiedosis, Aktivität? Oder Atomkernen, Kernladungszahlen, Isotop, Radionuklid, Halbwertszeit, Ladungsmenge und Elektronenvolt? Oder Primär- und Sekundärstrahlung, Thorium, Kalium, Strontium, Polonium, Helium, Radiolyse, Submersion, Absorption, Ingestion, Inhalation, Inkorporation, Transferfaktor? Mit Geigerzähler, Dosimeter, Kontaminationsmonitor, Szintillationszähler, Halbleiterdetektor, Neutronensonde, Dosisleistungsmeßgerät, Gasionisations- und Großflächenproportionaldetektor?

Ich kenne Fachleute, die es geschafft haben, die komplizierte Theorie in Bezug auf Radioaktivität in Ihren Büchern und Broschüren einfach, gut, spannend und manchmal sogar humorvoll rüberzubringen:

1. Dr. Rupprecht Maushart:
   "Man nehme einen Geigerzähler"
   GIT-Verlag, Darmstadt
2. Dipl.-Ing. Heinz Kirsch:
   "Das Dosis-Konzept" und
   "Das Umwelt-Konzept"
   RWE Essen, Abteilung Öffentlichkeitsarbeit und Information
3. "Strahlung und Strahlenschutz", eine Information des Bundesamtes für Strahlenschutz, Salzgitter
4. "Radioaktivität" aus der Schriftenreihe 'Gesundes Wohnen' des IBN, die gleiche Schriftenreihe, bei der auch dieses Buch erscheint.

Wenden wir uns dem praktischen baubiologischen Teil zu.

Hilfe, ich habe italienische Fliesen

Fast täglich ist irgendein Hilfesuchender am Telefon mit dem gleichen Problem: "Ich habe Fliesen bei mir zu Hause!". Wenn mir dann nicht gleich vor Schreck der Hörer aus der Hand fällt, kommt die drohende Zugabe: "Italienische!". Die Presse hat wieder zugeschlagen. Fliesen haben radioaktiv zu sein und besonders italienische. Irgendwann vor einigen Jahrzehnten gab es ein ernstzunehmendes Problem. Da haben die feurigen Südländer in die Glasuren ihrer Fliesen wahrhaft Uran hineingemischt, damit's farbenfroher wird. Die bedenkliche Folge war radioaktive Strahlung der Größenordnung nach Tschernobyl. Heute passiert das noch so oft wie ein Fünfer im Lotto. Ich habe es nach 5000 Hausuntersuchungen erst viermal erlebt, daß ein solcher Kracher dabei war. Trotzdem wird mit Radioaktivität in den Medien mehr Panik verbreitet als sie im Alltag wahrhaft vorkommt.

Der Fernsehapparat soll strahlen wie ein Röntgengerät, ich habe in zehn Jahren nur einen einzigen erwischt. Und überhaupt: Beton! Der soll gefährlich radioaktiv sein. Stimmt nicht, ich habe die verschiedensten Betonarten und -mischungen gemessen, 95 % machten weniger Strahlung als normale Ziegel- oder Porotonsteine. Auch Gipsplatten stehen in der Käuferangst ganz oben auf der Hitliste. Nach meiner Erfahrung machen höchstens zwei von hundert Gipsplatten radioaktive Erhöhungen und das auch nur dann, wenn sie nicht aus reinem Naturgips, sondern aus Chemie- bzw. Industriegips (nicht REA-Gips) bestehen. Darauf kann man beim Kauf achten.

Auch Angst kann krank machen. Die 30jährige brustkrebskranke Mutter aus meinem näheren Freundeskreis rief an. Sie weinte. Ob sie die Fliesen aus dem Bad wieder rausreißen sollte. Sie wäre dort immerhin 15 Minuten täglich und ein guter Freund hätte ihr gesagt, von der Strahlung dieser italienischen Fliesen hätte sie bestimmt ihren Krebs. Die Messung vor Ort ergab nach einigen Minuten: keine erhöhte Radioaktivität und eine entspannt seufzende Mutter.

Das nicht zur Verharmlosung, sondern zur Relativierung eines in der schlecht informierten Öffentlichkeit meist übertriebenen baubiologischen Problems. Radioaktive Strahlung ist schlimm, und jedem Verdacht sollte nachgegangen werden, auch dem kleinsten. Um jede Spekulation zu vermeiden, hilft nur qualifiziertes Messen. Die Treffer sind recht selten. Dennoch ist ein stark radioaktiv strahlender Baustoff einer zuviel und ein schwach strahlender ebenfalls. Sprechen wir über die seltenen starken Treffer und danach über die etwas häufigeren schwächeren Strahler des Alltags.

Starke Strahlung: Glasuren, Leuchtziffern, Antiquitäten

Die schlimmsten radioaktiven Strahler meiner bisherigen Praxis: der **Uranstein**, ein Souvenir aus Mexiko, im Setzkasten eines Mineraliensammlers; vier **Wecker** aus alten Zeiten mit radioaktiv strahlenden Leuchtziffern; eine Reihe von uralten und heftig strahlenden Armbanduhren; eine hübsche mattgrüne **Jugendstillampe** mit radioaktiver Glasur; zwei knallrot glasierte **Aschenbecher** aus der Zeit der Jahrhundertwende; drei alte **Kacheln** und ein grün glasiertes **Ikonenrelief**. Diese Produkte machten alle zigmal **mehr Strahlung** als die Dosis, die in Deutschland direkt nach dem Super-Gau von Tschernobyl zu messen war. Sie war derart stark, daß in einem Kernkraftwerk Alarm ausgelöst worden wäre. Da half nur die rigorose Entfernung der gefährlichen radioaktiven Strahler.

Die beiden radioaktiven Aschenbecher fand ich in 15 bis 20 cm Entfernung vom Kopf einer 29 Jahre jungen **Hirntumorpatientin** im kalifornischen Sausalito. Ich weiß nicht, ob die hohe radioaktive Dauerdosis über Jahre den Hirntumor verursacht hat, aber ich weiß, daß es in Anbetracht eines Hirntumors Irrsinn ist, diese unnötige Mammutbelastung in Kopfnähe zu ertragen. Besonders wenn man, wie meine Kundin, Nichtraucherin ist und die Aschenbecher nur Zierde waren.

Auch die Uraltwecker mit ihren strahlenden Ziffern standen jahrelang direkt am Kopf der Schläfer. Der Setzkasten mit dem Uranstein, die Jugendstillampe, das Relief, alles war in unmittelbarer Nähe der Betten plaziert. Die radioaktive Dosis, die den Kopf erreichte, war nach Aussage eines Radiologen durchaus mit **mehr als einer Röntgenaufnahme** pro Nacht zu vergleichen.

Einige Ziffern von **Armbanduhren** leuchten durch ihr radioaktives Tritium. Die österreichische Behörde für Strahlenschutz und das Institut für Medizinphysik der Universität Innsbruck untersuchten 108 Personen, die solche Uhren tragen. Man fand im Urin erschreckend hohe Konzentrationen dieses Tritiums. Die meisten Armbanduhren oder Wecker leuchten jedoch nicht mit radioaktiven Substanzen, sondern mit ungefährlichen phosphoreszierenden Stoffen.

Radioaktive Leuchtziffern bei Armbanduhren gehören der Vergangenheit an und sind nur noch bei Antiquitäten und Sammlern zu finden. Sollte man meinen. Die Citizen 'Pro Master', eine moderne Taucheruhr für 800 Mark, kann es heute noch: **500 nSv/h** am Handgelenk.

Starke Strahlung: Atomkraft

Eine weitere starke Strahlenbelastung in der Zeit meiner Erfahrung als Baubiologe war der **Reaktorunfall** in **Tschernobyl**. Ich wurde rund um die Uhr zum Messen eingesetzt, weil Feuerwehren und Verwaltungen teilweise keine, und wenn, zu wenige Meßgeräte hatten. Wir hatten im Rheinland noch Glück, die Dosis war in Düsseldorf, Köln, Bonn, Krefeld, Aachen und Münster relativ gering, wenn auch nicht ungefährlich. In den Medien wurde nachhaltig gewarnt. Vier Wochen nach dem Super-Gau war ich im Tessin. Auf Wiesen und Dächern, auf den Straßen und am Ufer des Lago Maggiore, auf den Felsen der Berge, den Steinen der Maggia und den Weinreben in den Gärten: Die Geigerzähler zeigten zwanzigmal höhere Werte als im Rheinland, ein strahlendes Land. Dafür wurde in der Schweiz zwanzigmal weniger aufgeklärt als bei uns. Ich habe in der Schweiz pausenlos Radio gehört und ferngesehen. Es gab ganz wenige Nachrichten, kaum Warnungen oder Verhaltenstips. Aus dem benachbarten Frankreich kam noch weniger.

Unsere Politiker versprachen vor dem Unfall von Tschernobyl, ein solcher Super-Gau könnte selbst bei kritischster Betrachtungsweise nur alle **2,5 Millionen Jahre** geschehen. Also Entwarnung. Was Tschernobyl angeht, waren diese 2,5 Millionen Jahre schnell vorbei. Solch ein Super-Gau hat weltweit verheerende Folgen. Mehr oder minder große Unfälle passieren in Kernkraftwerken inzwischen alle Nase lang. Die Konsequenzen sind uneinschätzbar. Dennoch wird Atomkraft weiter propagiert. USA und Frankreich stehen an erster Stelle.

Die Wahnsinnigen dieser Welt haben inzwischen mit über **2000 Atomtests** die Erde erschüttert. Seit Kriegsende ist alle **neun Tage** eine Atombombe explodiert. Die stärkste hatte die Zerstörungskraft von **3000 Hiroshima-Bomben** und stellte das Potential aller Waffen des 2. Weltkrieges in den Schatten. In den 70er Jahren warfen die Amerikaner radioaktives Material über Wohngebieten in New Mexico und Utah ab, um die Wirkung auf die hier lebenden Menschen zu beobachten. Tausende Soldaten 'durften' ungeschützt an den ersten US-Atomtests teilnehmen, deren jahrelanges Dahinsiechen bis zum bitteren Tod wurde akribisch wissenschaftlich mitverfolgt. Tausende Inselureinwohner und deren Kinder wurden nach US-Atomtests zu Krüppeln oder starben. Stalin schickte 45.000 Soldaten nach der Zündung einer Atombombe in das verseuchte Gebiet im Ural, ungeschützt. Man schätzt, daß ein Fünftel der ehemaligen UdSSR mehr oder minder radioaktiv belastet ist. Die Behörden der Ukraine zählten nach dem Tschernobyl-Unfall 430.000 Strahlenkranke und 125.000 Strahlentote.

Die Franzosen verachten die Schöpfung auf ihre Weise, zeigen Großmacht-Allüren in Mururoa und zünden 1996 mehrere **Atombomben**. Die Amerikaner veranstalten im Oktober 1997 ein gefährliches Feuerwerk für sechs Milliarden Mark: Die Raumsonde Cassini wird von Cape Canaveral ins All mit Ziel Saturn gejagt. An Bord: 33 Kilo **Plutonium**! Sollte die Rakete verunglücken, das berichten die Nachrichten, so wird mit dem Strahlentod von mindestens 10 Millionen Menschen gerechnet und große Teile der Welt radioaktiv verseucht. Cassini soll im Sommer 1999 noch einmal ganz nah an der Erde vorbeifliegen, um drei Jahre später den Saturn zu erreichen. Der Mensch hat für den ersten Besuch auf diesem Planeten ein Gastgeschenk mit Dauerwirkung dabei: Atommüll. Plutonium hat eine Halbwertszeit von 24.000 Jahren.

Die Erkenntnisse über gesundheitliche Risiken nehmen zu. Erstmals wurde 1996 von Prof. **Dimitrios Trichopoulos**, Wissenschaftler des Harvard-Zentrums für Krebsvorsorge an der Universität in Boston, eine Mammutstudie mit 1,3 Millionen Kindern ausgewertet. Er und sein Team stellten fest, daß griechische Kinder, deren Mütter im Frühstadium ihrer Schwangerschaft dem radioaktiven Niederschlag von Tschernobyl ausgesetzt waren, mehr als doppelt so häufig an Leukämie erkranken wie andere. Studien aus England bestätigen das Leukämierisiko für Arbeiter in Kernkraftwerken und Anwohner in der Nähe dieser Anlagen. Das britische **Gesundheitsministerium** veröffentlichte im August 1997: "Spuren radioaktiver Verschmutzung aus der Wiederaufbereitungsanlage in Sellafield sind in den Zähnen von 3300 Kindern nachgewiesen. Die Konzentration des gefährlichen Plutoniums in den Kinderzähnen stieg mit der Wohnnähe zur Atomanlage.

Starke Strahlung: Medizin

Mit starker Radioaktivität muß bei **medizinischen Diagnosen** (Röntgen) oder **Therapien** (Bestrahlungen) gerechnet werden. Es ist Unsinn, wenn der Radiologe bagatellisiert, daß seine Röntgenaufnahme nicht belastender sei als ein Urlaub in den Bergen. Reduzieren Sie das Röntgen auf ein unvermeidbares Minimum. Auch **Szintigramme** sind mit heftigen Strahlenbelastungen verbunden. Dem Patienten wird Radioaktivität gespritzt, das sich im Blut, Gewebe oder in Organen anreichert und für diagnostische Rückschlüsse wichtig ist. Die Nebenwirkung: Der Mensch selbst wird zum radioaktiven Strahler.

Bei einem 30jährigen Hodenkrebspatienten aus Köln wurde ein **Knochenszintigramm** durchgeführt. Ich konnte noch nach Tagen in mehreren Metern Entfernung die Strahlung messen, die er als Folge der Behandlung abgab. Am Untersuchungstag, acht Stunden nach Verabreichung der radioaktiven Substanz, waren es **60.000 nSv/h** am Körper des Patienten, wahrhaft ein Super-Gau. Am nächsten Tag waren immer noch mehr als 10.000 nSv/h meßbar, hundertmal stärker als der natürliche Hintergrund. Ein Tag danach waren es 2000 nSv/h, soviel wie beim Fliegen in elf Kilometern Höhe und am folgenden 4. Tag 400 nSv/h. Erst am 6. Tag war keine Strahlung mehr nachweisbar. Bei einer 24jährigen Sekretärin aus Düsseldorf wurde ein **Schilddrüsenszintigramm** gemacht. Sie wurde nicht über Strahlenbelastungen und Nebenwirkungen aufgeklärt, auch nicht über Gefahren, die sie als Strahlenverursacher für andere sein könnte, z.B. für ihren kleinen Sohn. Sechs Stunden nach dem Szintigramm habe ich in Schilddrüsennähe extreme **40.000 nSv/h** und in einem Meter Abstand 4000 nSv/h gemessen. Nach 24 Stunden waren es am Körper 5000 nSv/h. Nach einer Woche zeigten meine Strahlenmeßgeräte endlich nichts mehr an.

Ich frage mich, ob es nicht wichtig wäre, solchen Patienten zu raten, sie sollten in den ersten Tagen nach derartigen Eingriffen Abstand zu Familienmitgliedern halten, um unnötige Strahlenbelastungen anderer zu vermeiden. Der Kölner Familienvater nahm in den ersten Nächten sein Baby mit ins Elternbett und schlief nah neben dem Töchterchen. Für die Kleine bedeutete das: zigfach mehr Strahlung als die Dosis, die wir nach Tschernobyl abbekamen. Die Düsseldorfer Mutter trug ihr Kind nach der Radioaktivitätsspritze stundenlang auf dem Arm herum. Noch vor gut 20 Jahren wurden derart nuklearmedizinisch behandelte Patienten einige Tage in Quarantäne gehalten, in bleiabgeschirmten Räumen, bis die Dosis auf ein erträgliches Maß zurückging.

Bei radioaktiven **Implantaten** im Körper sieht das ähnlich aus. Der **Hirntumorpatient** aus Bonn bekam ein kastaniengroßes Implantat aus radioaktiven Substanzen zur Zerstörung der Krebszellen im Kopf. In drei Metern Entfernung von seinem Kopf waren es über **5000 nSv/h**. Auch er spielte ausgiebig, ohne darüber nachzudenken und von den Mediziner nicht aufgeklärt, mit seinen beiden Kleinkindern.

Starke Strahlung: Fliegen

Eine besonders starke Strahlenbelastung ist: **Fliegen**. Was ich in luftigen elf Kilometern Höhe im Jumbo an Radioaktivität messe, davon kann die schlimmste Kachel nur träumen, das übertrifft die Tschernobyl-Messungen im Tessin. In Heft 54/1990 von Wohnung+Gesundheit habe ich über die ungewöhnliche Arbeitsplatzuntersuchung im Cockpit eines Boeing-Düsenjets berichtet: 'Radioaktiv strahlend nach Mallorca und zurück'. Danach ging es wie ein Lauffeuer durch die Medien, Gewerkschaften schalteten sich ein und Kontrollmessungen von Universitäten und Behörden wurden durchgeführt. Ja, es stimmt wirklich, Fliegen ist ein ernstzunehmendes Strahlenrisiko. Die natürliche **Höhenstrahlung** ist dafür verantwortlich.

Im Flugzeug gibt es hoch oben weit mehr Strahlung als im Kernkraftwerk erlaubt wäre. Wissenschaftler sprechen vom Gau über den Wolken. Findet man am Boden im Schnitt die Dosis von **100 Nanosievert pro Stunde**, so waren es bei meinen Messungen auf dem Flug nach Mallorca hoch oben in der Luft über **2000 nSv/h** und auf dem Flug in die USA über **7000 nSv/h**. Das hat meine Einstellung zum Fliegen verändert. Von anderen biologischen Risiken (dicke Luft, extreme Lufttrockenheit, hohe Kohlendioxidwerte, chemische Substanzen, Begasung mit Bioziden...) und ökologischen Konsequenzen ganz zu schweigen. Wäre meine Frau schwanger, sie würde garantiert nicht fliegen.

Der fliegerärztliche Dienst der **Lufthansa** wies im Juli 1994 auf diese Gefahr: "Schwangere sollten in den ersten drei Monaten auf das Fliegen verzichten. In dieser Zeit besteht eine besonders hohe Gefahr, daß sich bei Ungeborenen durch die zu große Strahlenbelastung das Erbgut verändert." Das Risiko steige, so die Lufthansa, mit zunehmender Flughöhe und mit der Annäherung an die Pole, z.B. bei USA-Flügen.

Die 'Welt am Sonntag' schreibt am 28. Juli 1996: "Bei einem Flug über den Atlantik ist der Passagier einer Strahlungsbelastung ausgesetzt, die mindestens einer Röntgenaufnahme der Brust entspricht." Der Erschöpfungszustand nach Langstreckenflügen sei weniger eine Folge der Zeitverschiebung, des sogenannten Jetlags, sondern eher der Versuch des Körpers, mit den Strahlenschäden fertig zu werden. "In großen Höhen sind die Passagiere einem Trommelfeuer von radioaktiven Teilchen ausgesetzt. Gegen die energiereiche kosmische Strahlung aus Protonen, Heliumkernen, schnellen Atomkernen, Neutronen und Röntgenstrahlen bietet die Aluminiumhaut des Flugzeuges keinen Schutz. Auf der Erde kommt nur ein Bruchteil dieser Höhenstrahlung an, weil die Atmosphäre und das Erdmagnetfeld sie wie ein Schirm abhält."

Finnische Wissenschaftler entdeckten, daß Stewardessen doppelt so häufig an Brustkrebs erkranken als andere Frauen gleichen Alters. Das Risiko, Knochenkrebs zu bekommen, liegt sogar 15mal höher. Forscher der Universität Münster errechneten, daß Flugbedienstete fünfmal höher bestrahlt sind als Mitarbeiter in Kernkraftwerken. Italienische Wissenschaftler diagnostizierten beim Flugpersonal eine doppelt so hohe Schädigung des Erbgutes. Aus den USA, Kanada und Großbritannien kommen Studienergebnisse, die beim häufigen Verweilen über den Wolken überdurchschnittlich oft Hautkrebs und Hirntumore fanden.

Schwache Strahler

Wir haben es bei baubiologischen Untersuchungen mit einer Reihe von schwach radioaktiv strahlenden und zumeist großflächig eingesetzten **Baustoffen** zu tun, die, wann immer es geht, vermieden werden sollten, um Langzeiteinflüsse und unerwünschte Wechselwirkungen mit anderen unvermeidbaren zivilisatorischen Streßfaktoren auszuschließen. Längst geht es bei der Vielzahl unterschiedlicher Einwirkungen nicht mehr um Addition von gesundheits- und lebensgefährdenden Risiken, sondern um unüberschaubare **Multiplikation**. Bei Baustoffen sollte es gewährleistet sein, daß sie strahlungsarm sind und im Wohnbereich keinerlei Risiko verursachen. Denn gerade Baustoffe zu Hause und speziell im Schlafbereich sorgen für den Anstieg der Dosis, da wir uns hier besonders lange aufhalten und somit im Jahresmittel besonders viel Strahlung aufnehmen.

Wissenschaftler der ganzen Welt sind sich einig (endlich einmal), daß es bei Radioaktivität **keine ungefährliche Minimaldosis** gibt, das Risiko fängt immer bei **Null** an.

Wenn wir über Radioaktivität von Baustoffen sprechen, ist es schwer, Pauschalaussagen zu machen, da es große und unberechenbare materialbedingte Unterschiede gibt. Deshalb gilt hier noch mehr als bei den anderen Einflüssen: messen. Nur die fachliche Kontrolle der Baustoffe durch gezielte Messung schließt Risiken aus oder stellt sie fest.

Es geht hauptsächlich um Bausteine, Fliesen, Putze, Gipsplatten und andere Rohstoffe, manchmal um Einrichtungsgegenstände. Es geht auch um die unterschiedlich strahlende Erde, den geologischen Untergrund, davon mehr im nächsten Kapitel: 'Streß durch Erdstrahlung'.

Sand, Kies und Kalk sind **ideale** unbedenkliche Baustoffe. Kalksandstein, Naturgips, reiner Zement und Beton, Gasbeton, Holz und die meisten Putzmaterialien auch.

Ziegelsteine, Ziegelprodukte und andere Natursteine, aber auch Klinker und Fliesen können in Ausnahmefällen **schwach** auffällig sein und sollten vorsichtshalber kontrolliert werden.

Bims-, Hütten- und Schlackensteine, Chemiegips, Basalt, viele Industrieendprodukte (sprich: Industrieabfälle), Aschen, Schüttungen und bestimmte Tuffmaterialien sind **prinzipiell** zu **prüfen**, da die Wahrscheinlichkeit **deutlich** erhöhter radioaktiver Strahlung gegeben ist.

Nimmt man die Umgebungsstrahlung der Natur zum Maßstab, so gibt es nach meinen Messungen in Häusern folgende prozentual erhöhte radioaktive Belastungen (oder sogar leichte Abschirmungen):

Holz, Kalk	– 50 % bis	+ 5 %
Sand, Kies, Kalksandstein, Naturgips	– 30 % bis	+ 5 %
Beton, Gasbeton, Zement, Putze	– 20 % bis	+ 10 %
Ziegelsteine, -decken, -dachpfannen	+ 10 % bis	+ 50 %
Klinker, Fliesen	+ 10 % bis	+ 100 %
Chemiegips	+ 30 % bis	+ 200 %
Granit, Schiefer (nicht alle Arten)	+ 30 % bis	+ 250 %
Bimssteine, Schlackensteine, Hüttensteine	+ 50 % bis	+ 300 %
Basalt, Tuff (Lithoid)	+ 50 % bis	+ 400 %
Industrieabfälle, Aschen, Schlacken	+ 100 % bis	+ 500 %
alte Glasuren, Leuchtziffern, Antiquitäten	+ 500 % bis	+ 50.000 %

Ausnahmen bestätigen auch hier die Regel. Holz ist normalerweise ein guter Baustoff, da er überhaupt nicht strahlt, im Gegenteil, er schirmt sogar -wie Kalk, Gips und Beton- die Umgebungsstrahlung eher leicht ab. In einem biologischen Holzblockhaus habe ich jedoch einmal bedenklich erhöhte radioaktive Werte gemessen. Der Grund: Die Bäume, nordische Kiefern, sind in den Tagen nach Tschernobyl in Finnland gefällt worden. Sie waren durch die radioaktiven Regenfälle nach dem Super-Gau kontaminiert. Im Haus war **dreimal** soviel Strahlung wie in der natürlichen Umgebung zu messen.

In Solingen gab es einen großzügigen **Neubau**. Der Hausherr bat mich vor dem Einzug zu bestimmen, ob geologische Störungen durch Wasseradern oder Verwerfungen vorliegen, weil man sich mit der Schlafplatzwahl danach richten wollte. Im Haus habe ich **viermal** soviel radioaktive Strahlung gemessen wie draußen im Freien. Sie kam aus den Wänden. Aber die sahen aus wie Kalksandstein. Der Polier und seine Männer waren dabei, die Garage zu mauern, einige Paletten voller Steine lagen vor dem Haus. Hier die gleiche radioaktive Belastung. Was war der Grund? Der Polier klärte mich auf: "Das ist kein Kalksandstein. Das sind **Hüttensteine**." Stimmt, bei genauerem Hinsehen waren sie nicht typisch kalksandsteinweiß, sondern etwas grauer. Wo ist der Vorteil? Der Polier: "Die sind 15 % billiger." Wissen Sie nicht, daß die radioaktiv strahlen? Der Polier: "Doch, aber das kann doch nicht so schlimm sein, sonst wären sie ja schließlich verboten." Daß ich in dem Neubau nach Wasseradern und Verwerfungen suchen sollte, das fand der Polier toll: "Man hört ja soviel davon." Nicht so toll fand er dagegen, daß man Wasseradern und Verwerfungen im Haus gar nicht mehr messen konnte, da der Bau selbst wegen der Hüttensteine viel stärker strahlte als es die schlimmste Verwerfung jemals könnte.

Ein Baubiologie-Kollege aus dem Allgäu fand vier- bis fünfmal so hohe radioaktive Werte im **Pfarrhaus** von Oberhausen, einem kleinen Ort zwischen Augsburg und Garmisch. Der Grund: **Industrieschlacken** aus der Nachkriegszeit als Isolation in allen **Holzbalkendecken**. Die Meßwerte waren drinnen im Raum doppelt so hoch wie draußen, direkt an den Schlacken sogar viermal so hoch. Das Umweltlabor der Stadt Augsburg bestätigte die baubiologischen Ergebnisse. Der neue Pfarrer wußte, daß seine beiden Vorgänger in relativ jungen Jahren an Lungenkrebs gestorben waren und veranlaßte die Generalsanierung, die von der Diözese mit 30.000 Mark bezahlt wurde. Der Leiter des Augsburger Bauordnungsamtes, Gerhard Witte: "Die Verwendung von Schlacken ist früher durchaus üblich gewesen. Damals wurden sie aber nicht auf Radioaktivität überprüft." Der Leiter des Augsburger Umweltlabors, Thomas Gratze: "Durch die großflächige Radioaktivität gelangte Radongas in die Pfarrhausluft. Radon kann die Lungen belasten und Krebs verursachen." Der Leiter des Augsburger Gesundheitsamtes, Prof. Johannes Gosomczyk: "Es besteht kein Grund zur Panik. Es sollte jedoch prinzipiell jede zusätzliche und unnötige Strahlenbelastung vermieden werden." Der Medizinphysiker und Radioaktivitätsexperte vom Augsburger Klinikum, Dr. Jürgen Kopp: "Es ist sinnvoll, wenn das Pfarrhaus saniert wird." Siehe auch mein Bericht 'Radioaktivität im Pfarrhaus' in Wohnung+Gesundheit, Heft 68/1993.

Naturgips ist o.k., **Chemiegips** dagegen mit größter Vorsicht zu genießen, er zeigt teilweise bedenklich erhöhte Radioaktivitätsmeßwerte. An **REA-Gips**, der bei Rauchgasentschwefelungsanlagen abfällt, habe ich nie auffällige radioaktive Werte gemessen.

Die allermeisten Sand-, Beton-, Gasbeton- und Zementbaustoffe sind erfreulich **strahlungsarm**. Man sollte aber darauf achten, daß keine künstlichen Industrieprodukte, -abfälle und -zuschläge untergemischt wurden, um Strahlungserhöhungen zu vermeiden.

Mineraliensammler, Sammler **alter Uhren** und alter glasierter **Keramikgegenstände** sollten mit ihrem Hobby vorsichtig umgehen und die Strahlung prüfen lassen oder zumindest ausreichenden Abstand halten. Sie wissen, einige könnten radioaktiv sein, und das dann oft sehr stark. Ein Bio-Bäcker aus Düsseldorf läßt seine glasierten Keramikbackformen auf Radioaktivität und Blei messen (Glasuren können auch Blei enthalten), bevor er sie im beruflichen Bäckerei-Alltag einsetzt. Das nenne ich Vorsorge zum Schutz der Kunden.

Strahlung ist nicht Strahlung

Radioaktivität ist Bestandteil unseres natürlichen Lebens. Sie wurde 1896 von dem französischen Physiker **Becquerel** entdeckt. Radioaktivität ist überall anzutreffen. Wann und ob die Strahlung gefährlich wird, das kommt auf die **Art**, die **Menge** und die **Einwirkzeit** an.

An eine **ausgeglichene** natürliche Strahlung von Erde, Kosmos, Luft und Nahrung dürften sich der Mensch, das Tier und alles Leben während der Entwicklung über Millionen Jahre gewöhnt haben. Durch natürliche Strahlung konnten bisher kaum Schäden nachgewiesen werden, weder an Menschen noch durch Veränderungen des Erbgutes in der Folge vieler Generationen. Das gilt für die relativ **niedrigen** Werte der **Bundesrepublik** genauso wie für die viel höheren Werte, die man z.B. im dichtbesiedelten indischen **Kerala** oder in Teilen der südamerikanischen **Anden** messen kann. In den europäischen Alpen, wie z.B. oberhalb von Badgastein, habe ich relativ hohe natürliche Strahlenintensitäten gemessen, und Flora wie Fauna zeigen hier keine offensichtliche strahlenbedingte Veränderung.

Wissenschaftliche Forschungen halten den Zusammenhang von überdurchschnittlich erhöhter natürlicher Strahlung und Mongolismus zumindest für möglich. Der britische Medizinstatistiker **Stuart Neilson** von der Londoner Brunel-Universität verglich bei Bewohnern englischer Grafschaften mit hoher und niedriger radioaktiver Hintergrundstrahlung die Lebensdauer und die Häufigkeit bestimmter Krankheiten. In den Gegenden mit stärkerer natürlicher Radioaktivität war die Lebenserwartung niedriger, und Anämie, Lungen- und Nervenerkrankungen traten häufiger auf. Der Wissenschaftler meint, daß pro Jahr 19.000 Briten an relativ hoher natürlicher Strahlung sterben.

Es gibt **Schwankungen** von Landschaft zu Landschaft. In der Lüneburger Heide oder in der Umgebung des Bodensees messe ich nur ein Viertel der durchschnittsdeutschen Umgebungsstrahlung. Über den Meeren, beim Rudern auf Seen und im Hausboot messe ich kaum noch was. Wasser schirmt ab. In den Bergen messe ich oft höhenabhängig steigende radioaktive Werte, oft, aber nicht immer: In 2600 Metern Höhe gibt es in den kalkhaltigen Dolomiten erstaunlicherweise 50 % weniger Strahlung als im Tal. Kalk schirmt auch ab.

Natürliche Radioaktivität kommt zum größten Teil aus den Gesteinsschichten des **geologischen Untergrundes**, zum kleineren Teil aus dem Kosmos und aus Nahrung, Wasser und Luft.

Natürliche Radioaktivität setzt sich zusammen aus vielen verschiedenen Elementen wie Radium, Kalium, Uran und Thorium, aber auch aus verschiedenen Strahlenarten wie Alpha-, Beta-, Gamma- und Neutronenstrahlung. Die Vielfalt natürlicher Strahlenarten machen ein **har-**

monisches Ganzes, ein Mosaikbild aus vielen einzelnen Steinchen, ein Orchester mit zig Instrumenten. Alles zusammengenommen macht die natürliche Strahlendosis, die mit Meßgeräten erfaßt wird.

Den **künstlichen** und biologisch **riskanten Strahlungen** fehlt diese natürliche **Harmonie**, auch wenn die Dosis die gleiche ist. Nach Tschernobyl regierten Jod und Caesium die Welt in völlig unnatürlicher Form. Beim Fliegen gibt es einen extremen Mix aus schnellen Neutronen, Protonen und Gammastrahlen, den es in dieser Art und Größenordnung nirgendwo auf der Erde gibt. Durch radioaktiv belastete Baustoffe erhöht man nicht nur die Dosis, sondern verändert auch die Strahlungsqualität durch Veränderung der natürlichen Zusammensetzung. Strahlung ist nicht gleich Strahlung, Dosis ist nicht gleich Dosis.

Der Biokybernetiker **Frederic Vester** sagte einmal: "Für Meßgeräte ist Strahlung gleich Strahlung, aber nicht für Lebewesen." Er informierte in verschiedenen Veröffentlichungen: "Die natürliche Strahlung, an die sich unser biologischer Reparaturmechanismus angepaßt hat, besteht hauptsächlich aus immaterieller Strahlung, die von außen auf den Körper trifft, zum Teil gar nicht erst durch die Haut dringt. Unser Organismus kommt mit der Strahlenquelle selber nie in Berührung. Aus Kernkraftwerken entwichene Radioaktivität, auch wenn sie nur ganz wenig über dem natürlichen Strahlenpegel liegt, hat auf den Menschen prinzipiell andere Wirkungen, denn sie ist nicht immateriell, sie besteht aus radioaktiven Atomen, der strahlenden Materie selber. Für die üblichen Meßgeräte ist es jedoch dasselbe, ob die Strahlung von einer Quelle aus dem Kosmos oder der Erde kommt oder ob sich diese Quelle in Form radioaktiver Atome unmittelbar vor dem Meßfenster befindet. Für Lebewesen ist das anders. Die natürliche Strahlung kann sich, von geringfügigen Ausnahmen abgesehen, nicht im Körper festsetzen, noch in den Knochen, in Weichteilen oder in der Schilddrüse anreichern. Strahlende Materie kann dagegen vom Organismus aufgenommen werden, womit die Strahlenquelle dann selber im Körper sitzt und dort weiter strahlt, auch wenn sie von außen nicht mehr meßbar ist. Die Strahlung kann sich allmählich auf einen mehrtausendfachen Wert anreichern, falls diese radioaktive Verseuchung der Welt anhält."

Jede ionisierende Strahlung ist lebensfeindlich

Laut offizieller wissenschaftlicher Lehrmeinung sind **alle** ionisierenden Strahlen schädlich, natürliche **und** künstliche. Das gilt für **Radioaktivität** genauso wie für das ebenfalls ionisierende **UV-Licht**. Es wird jedoch für möglich gehalten, daß geringe Strahlung die Lebensvorgänge auch positiv beeinflussen könnte, was mich persönlich tröstet, weil ich mir meine knapp bemessenen Sonnenbäder zur Vitalisierung von Körper und Seele trotz UV-Strahlen und Ozonloch nicht nehmen lasse.

Es ist bei baubiologischen Untersuchungen wichtig und richtig, jede

künstliche wie **natürliche** Strahlungserhöhung vorsichtshalber zu reduzieren, auch die geringste, wann und wo es immer es geht. Der beste Platz in einem Raum ist stets der **strahlungsärmste**. Maßstab ist niemals ein Richtwert oder eine Verordnung, sondern immer das **niedrigste Meßergebnis**. Die natürliche radioaktive Umgebungsstrahlung ist dabei die Bewertungsgrundlage. Jede Veränderung natürlicher Gegebenheiten kann sich kritisch auswirken, besonders wenn es um ionisierende Strahlung geht.

Grenzwerte haben es an sich, rasant in den Keller zu purzeln. Die amtliche Röntgenverordnung hielt Anfang des Jahrhunderts **2,5 Millionen Millirem pro Jahr** noch für unbedenklich. Nach dem 2. Weltkrieg waren es nur noch **25.000 mrem/a** und Anfang der 60er Jahre noch **5000 mrem/a**. Heute sind es **unter 200 mrem/a**. Welch ein Abstieg von **2.500.000** nach **200** in 80 Jahren.

Das ehemalige Bundesgesundheitsamt empfahl der **Allgemeinbevölkerung**, die Äquivalentdosis für Ganzkörperbelastungen von **1,67 Millisievert pro Jahr** nicht zu überschreiten. Gehe ich davon aus, daß ein Mensch zu 70 % im Haus ist, dann wäre das Leben in vielen Hütten- und Bimssteinhäusern schon eine Überschreitung dieser Empfehlung. Die aktuelle **Strahlenschutzverordnung** fordert für die **Bevölkerung**, daß neben der natürlichen Umgebungsstrahlung die zivilisatorische Zusatzbelastung höchstens **1,5 mSv/a** ausmachen darf. Für den **Arbeitsplatz** sind es nach Verordnung **15 mSv/a** bzw. **50 mSv/a**, wenn der durch radioaktive Strahlung belastete Mensch jährlich einmal medizinisch untersucht wird. Die Grenzwertfestlegungen der Bundesrepublik sagen darüber hinaus, daß **alle** radioaktiven Strahlen unabhängig von den Grenzwerten so **niedrig** wie möglich zu halten sind.

Das bedenkliche **Jahresmaximum** von **1,67 mSv** ist **schnell** erreicht, Tropfen für Tropfen: Im günstigsten Fall eines gesunden Biohauses schlägt Erdstrahlung schon mit etwa **0,4 bis 1,0 mSv** und kosmische Strahlung mit **0,3 bis 0,5 mSv** zu Buche, die innere Strahlung durch Atmung, Speisen und Getränke gar nicht mitgerechnet. Macht eine Zwischensumme von unausweichlichen **0,7 bis 1,5 mSv**. Zweimal im Jahr in Urlaub fliegen? Noch mal **0,1** oben drauf. Bestrahlung und Röntgen beim Doktor? Noch mal **0,2**. Eine Prise Tschernobylnachwehen, Kastortransporte und Kernwaffenversuche? Macht **0,1**. Die nächste Zwischensumme: **1,1 bis 1,9 mSv**. Das Faß ist schnell voll.

Ahnen Sie jetzt, wie wichtig es ist, die zusätzlichen **0,5** durch miese **Baustoffe**, weitere **0,3** wegen strahlender **Geräte** oder Gegenstände, vermeidbare **0,08 mSv** wegen **geologisch** gestörter Schlafplätze (mehr davon im nächsten Kapitel) und zusätzliche Belastungen durch die Nahrung zu meiden? Schaffen wir uns eine solide Pufferzone für die Eventualitäten des Lebens. Je mehr Dauerstreß wir reduzieren, um so vitaler sind wir im Alltag und um so belastbarer in Krisensituationen.

Radioaktivität: Messung 347

So wird Radioaktivität gemessen

In der Baubiologie haben wir es hauptsächlich mit den Begriffen **Alpha-**, **Beta-** und **Gammastrahlung** zu tun, mit **Impulsen pro Sekunde** und der Äquivalentdosisleistung **Nanosievert pro Stunde**.

Radioaktive Strahlung entsteht bei der Umwandlung (Zerfall) von Atomkernen. Die wichtigsten ionisierenden Strahlen:

1. **Alpha-Strahlen** sind positiv geladene Heliumkerne, die beim radioaktiven Zerfall mit 15.000 km pro Sekunde ausgesandt werden.

   Alpha-Strahlung ist schon mit einem Blatt Papier abschirmbar und deshalb meist nur dann ein Gesundheitsrisiko, wenn sie mit der Nahrung aufgenommen und über Staub eingeatmet wird.

   Alpha-Strahlung hat eine Reichweite von nur wenigen Zentimetern und dringt nur Bruchteile von Millimetern in Haut und Gewebe ein.

2. **Beta-Strahlen** sind negativ geladene Elektronen, die fast mit Lichtgeschwindigkeit aus zerfallenden Atomkernen austreten.

   Beta-Strahlung ist, je nach Energie, mit Plexiglas oder Blechen von 1 mm bis 1 cm Dicke gut abschirmbar.

   Beta-Strahlung hat eine Reichweite von bis zu 3 Metern und dringt in Gewebe bis zu 5 mm tief ein.

3. **Gamma-Strahlen** sind elektromagnetische Strahlen, wie z.B. Licht, aber mit viel kürzeren energiereichen Wellenlängen.

   Gamma-Strahlung ist, je nach Energie, nur mit milli- bis zentimeterdickem Blei und meterdicken Betonwänden abschirmbar.

   Gamma-Strahlung hat eine Reichweite von einigen hundert Metern und dringt in Gewebe bis zu 25 cm tief ein.

Fast alle Strahlenmeßgeräte erfassen ionisierende Strahlung, indem sie die **radioaktiven Zerfälle** in einer **bestimmten Zeit**, zumeist in einer Sekunde, in einer oder zehn Minuten (je nach Geräteempfindlichkeit) **zählen**. Das Meßergebnis, z.B. 25 Impulse pro Sekunde oder 95 Impulse pro Minute, kann vom Gerät automatisch oder von der Meßperson nachträglich in die **Äquivalentdosis** oder andere Einheiten umgerechnet werden. Die Äquivalentdosis ist das Maß für die **Wirkung** radioaktiver Strahlung **auf Lebewesen**. Die Maßeinheit ist **Sievert** (Sv), in der Baubiologie bevorzugt **Nanosievert** (nSv). Die alte Maßeinheit war Rem, hier besonders Millirem. Die Umrechnung ist einfach: 1 Sv sind 100 Rem. Bezieht man diese Dosis auf eine bestimmte Zeiteinheit, so sprechen wir von der **Äquivalentdosisleistung**. Die Maßeinheit heißt dann **Nanosievert pro Stunde (nSv/h)**.

Da in der Baubiologie hauptsächlich **vergleichende Messungen** durchgeführt werden, können wir es uns einfach machen: Wir stellen die **Relation** zwischen der natürlichen radioaktiven Umgebungsstrahlung und der Strahlung im Haus fest und drücken dies in **Prozenten** aus.

Beispiel: Das Strahlenmeßgerät empfängt in der Natur an **verschiedenen Meßpunkten** im Schnitt **25 Impulse pro Sekunde**, kurz ausgedrückt mit **ips** oder **ipm** bei Impulsen pro Minute. Das wäre die normale Hintergrundstrahlung dieser Umgebung. Werden jetzt im Schlafbereich des Kunden **40 ips** gemessen, dann gibt es drinnen in Relation zum natürlichen Maßstab eben **60 %** mehr Strahlung.

Diese **Prozentzahl** sollte mit dem natürlichen **Bezugswert** und der Bezeichnung des eingesetzten **Meßgerätes** im Protokoll an den Kunden angegeben werden. Es steht offen, bei Bedarf und zum besseren Vergleich mit offiziellen Richtwerten, die errechnete Äquivalentdosisleistung zusätzlich anzugeben. Je nach Meßgerät gibt es hierfür unterschiedliche Umrechnungsfaktoren, die der Hersteller mitliefert.

Das könnte z.B. so aussehen:

Messung der natürlichen Umgebungsstrahlung	**25 ips**
entspricht der Äquivalentdosisleistung	100 nSv/h
Messung am Schlafplatz (Kopfende)	**40 ips**
entspricht der Äquivalentdosisleistung	160 nSv/h
Prozentuale Strahlungserhöhung	**60 %**

Jetzt müssen noch die **Ursache** der erhöhten Strahlung, z.B. **Bimssteinwand**, und eine **Sanierungsempfehlung**, z.B. **80 cm Bettabstand** zur Kopfwand einhalten, angegeben werden.

Zur Ermittlung des **Bezugswertes** empfiehlt es sich, **mehrere** Messungen an verschiedenen Punkten im Freien durchzuführen und dabei Straßenbeläge, Bürgersteigplatten, Wände und Mauern großzügig zu umgehen, damit die davon eventuell ausgehende Strahlung nicht aus Versehen mitgemessen wird. Man könnte im näheren Umfeld des Hauses durchaus auch spazierengehen und somit in Bewegung bleiben, um standortbedingte Strahlungserhöhungen auszuschließen; dabei wird die Anzeige des Meßgerätes regelmäßig beobachtet. Im eigenen lokalen Umfeld weiß ich dann nach einiger Erfahrung, mit welchen Werten ich normalerweise rechnen muß. Nach Tschernobyl gab es für Baubiologen Probleme, die Umgebungsstrahlung war zu hoch.

Geht es um **Baustoffanalysen**, dann würde ich den **strahlungsärmsten** Platz im Haus oder Garten als Meßplatz auswählen. Besser wäre

Radioaktivität: Messung 349

ein feststehender Meßplatz, der mit **Blei** gegen die Umgebungsstrahlung weitgehend **abgeschirmt** wird.

Je weniger Impulse ein Meßgerät pro Zeiteinheit schafft, um so **länger** sollte die **Meßdauer** sein. Nach meiner Erfahrung ist es für vergleichende Messungen ausreichend genau, wenn als Summe an einem Meßpunkt etwa **1000 Impulse** gezählt werden. Das heißt, es ist in Bezug auf die Meßgenauigkeit egal, ob man mit einem hochempfindlichen Szintillationszähler diese 1000 Zerfälle in zwei Sekunden schafft, oder ob man für die gleiche Impulszahl mit einem unempfindlicheren Geigerzähler 20 Minuten braucht. Ich würde, um Meßungenauigkeiten niedrig zu halten, dies 1000-Impuls-Minimum **nicht** unterschreiten.

Im Haus oder an verdächtigen Baustoffen wird **Gammastrahlung** gemessen, eventuell Betastrahlung. Die Messung von Alphastrahlung ist in speziellen Fällen interessant, z.B. an Nahrungsmitteln und Stäuben, für den baubiologischen Alltag jedoch nicht unbedingt erforderlich.

Zur Messung von Radioaktivität gibt es z.B. Geigerzähler mit verschieden empfindlichen Geiger-Müller-Zählrohren, Kontaminationsmonitore oder Dosisleistungsmeßgeräte. Jedes Gerät empfängt nur ein **definiertes Spektrum** radioaktiver Strahlung, bestimmte **Energiebereiche** (angegeben in eV = Elektronenvolt) und reagiert bevorzugt auf spezielle **Nuklide** (Atomarten, z.B. Caesium-137, Jod-131 oder Plutonium-239, es gibt 2600 Nuklide). **Ein** einziges Meßgerät kann niemals **alles**. Deshalb halte ich es für wichtig, die Geräteinformationen aufmerksam zu studieren und zu vergleichen, um herauszufinden, was das Gerät leistet und -das ist genauso wichtig- was nicht.

Für Messungen in Flüssigkeiten und Lebensmitteln sind wasserdichte Zählrohre auf dem Markt. Diese können auch in Baustoffe wie Sand oder Gips eingeführt oder im Innern von Ziegel- oder Bimssteinen eingesetzt werden, nachdem ein entsprechendes Loch gebohrt wurde.

Es gibt **viele Meßgeräte** mit großen **Preisunterschieden**. Es gilt hier wie bei den anderen Meßmethoden, daß es in erster Linie darauf ankommt, wie gewissenhaft ein Baubiologe mit den Geräten und Meßergebnissen umgeht, welche Erfahrung und Fachkenntnis er mitbringt. Zweitrangig ist, wieviel die Geräte kosten. Die höheren Preisklassen sind im Endergebnis nicht unbedingt genauer, sie bieten aber mehr Komfort und Empfindlichkeit, was Zeit spart, und interessante technische Details nebst Computeranschlüssen und anderen wissenschaftlich anspruchsvollen Meßmöglichkeiten.

Es gehört zum Standard einer baubiologischen Untersuchung, die radioaktive Situation im Haus oder auf dem Grundstück zu erfassen und zumindest **Gammastrahlung** zu messen. Hier die aktuellen '**Baubiologischen Richtwerte**' für Schlafbereiche:

Im Idealfall sollte die radioaktive Strahlung im Haus **nicht höher** als die der **natürlichen Umgebung** sein. Eine **Strahlungserhöhung**

| | bis 30 % dürfte noch **unriskant** sein,
| | 30 - 50 % sind **schwache**,
| | 50 - 100 % **starke** und
| | über 100 % sind **extreme** Anomalien.

Es ist bei Haus- und Schlafplatzuntersuchungen, wie bei allen anderen baubiologischen Analysen, stets dort zu messen, wo sich der Mensch **regelmäßig aufhält**. Es ist nicht so interessant, wie stark eine Wand strahlt, wenn die Strahlen den Körper des im Bett liegenden Menschen nicht erreichen; genauso wenig interessant wie die Kompaßnadel, die auf dem armierten Boden ausschlägt, aber eben nicht mehr im Bett.

Neben der Zählung von **Impulsen** pro Sekunde oder Impulsen pro Minute und der Umrechnung auf die für biologische Wirkungen zuständige **Äquivalentdosisleistung** in Nanosievert pro Stunde, erlauben fast alle Strahlenmeßgeräte weitere Berechnungen, z.B. die der **Aktivität** in **Becquerel** (Bq). Die Aktivität wird direkt am oder im strahlenden Material gemessen. Aktivität ist das, was ein Strahler, sagen wir ein Hüttenstein, an Strahlung **abgibt**. **Dosis** ist das, was an einem Objekt, sagen wir am **Menschen**, an Strahlung **ankommt**, also wie stark er bestrahlt wird. Die Aktivitätsmessung berücksichtigt Alpha-, Beta- und Gammastrahlung, die Dosismessung nur Gammastrahlung.

Von **Kontamination** spricht man, wenn ein Objekt durch Radioaktivität **verunreinigt** und somit selbst wieder zum Strahler wird. Das passiert besonders oft bei Staub. Nach Tschernobyl war es an erster Stelle der Staub, der radioaktiv kontaminiert war und durch Regenfälle auf die Erde geschwemmt wurde. Deshalb war eine schnelle Reinigung der belasteten Flächen durch Abwaschen oder Abspritzen sinnvoll und nicht nur der berühmte Tropfen auf den heißen Stein.

Bedenken Sie bitte, daß beim Röntgen der Mensch **bestrahlt** wird und **nicht kontaminiert**. Das gleiche gilt für die Lebensmittelbestrahlung oder die Überwachung der Gepäckstücke am Flughafen. Der geröntgte Mensch, das bestrahlte Obst oder die per Strahlung überwachte Handtasche strahlen hinterher nicht. Was nicht heißen soll, daß durch die starke Strahlung kein Schaden entstanden sein könnte.

Radongas kann sich als Folge von radioaktiver Strahlung bilden. Radon ist ein radioaktives Edelgas, breitet sich in der Luft aus, wird eingeatmet und verursacht Lungenkrebs. Viele Wissenschaftler sehen im Radon das noch größere Risiko als in der Strahlung selbst. Das Bundesamt für Strahlenschutz: "Über 50 Prozent der natürlichen Strahlenbelastung der Deutschen wird vom Edelgas Radon und seinen Zerfallsprodukten verursacht." Mehr über Radon und seine Folgen später.

Radioaktivität: Meßwertvergleich 351

Vergleichsmessungen der Baubiologie Maes **Äquivalent-**
Radioaktivität (Gammastrahlung) **dosisleistung**

Umgebungsstrahlung	Sylt	30-40 nSv/h
	Lüneburger Heide	40-50 nSv/h
	Rheinland	60-80 nSv/h
	Eifel	80-100 nSv/h
	Saarland	100-120 nSv/h
	Fichtelgebirge	120-200 nSv/h
	San Franzisko	40-50 nSv/h
	Hawaii	200-400 nSv/h
Nach Tschernobyl	Davos	250 nSv/h
	Rheinland	250-400 nSv/h
	Bayern	600-1000 nSv/h
	Kärnten	1000-1200 nSv/h
	Tessin	1500-2500 nSv/h
In den Bergen	Dolomiten 2400 m (Kalk)	40-50 nSv/h
	Karawanken 2000 m	280-350 nSv/h
	Hochplateau Badgastein	1800-2400 nSv/h
Im Flugzeug	Flughöhe 1 km	80-100 nSv/h
	3 km	250-350 nSv/h
	5 km	400-500 nSv/h
	8 km	1000-2000 nSv/h
	12 km	5000-8000 nSv/h
	15 km	12.000-15.000 nSv/h
Blockhaus		80 nSv/h
Kalksandstein-, Betonhaus		90 nSv/h
Ziegelsteinhaus		100-200 nSv/h
Bimssteinhaus		150-300 nSv/h
Hüttensteinhaus		300-600 nSv/h
	abgeschirmt mit 1 mm Blei	< 100 nSv/h
Grundstücksmessung	Sauerland vor Regen	100-125 nSv/h
	nach Regen	165-200 nSv/h
20 Badezimmerfliesen	1 cm	100-250 nSv/h
Uranglasierte Fliesen	1 cm	> 10.000 nSv/h
	30 cm	> 1000 nSv/h
Uranglasierter Aschenbecher	1 cm	> 50.000 nSv/h
	30 cm	> 5000 nSv/h
Leuchtziffern alter Uhren	1 cm	> 100.000 nSv/h
	abgeschirmt mit 5 mm Blei	> 1000 nSv/h
Finnische Birkenasche, Naturheilmittel		> 1200 nSv/h
Schiffahrt auf dem Rhein		< 50 nSv/h
Ruderpartie auf dem Starnberger See		< 20 nSv/h

Meßgeräte:
MicroCont Typ HXE 260, Herfurth Physik / BRD
Radiameter FH 40 G, Eberline / USA
Geiger Counter TBM 3, Technical Associates / USA

Radioaktivität: Erinnern wir uns

Radioaktivität gibt es überall in der Natur. Die Erde verursacht den größten Teil dieser **ionisierenden Strahlung**. Dazu kommen Kosmos, Luft, Wasser, Nahrung, Medizin, Industrie, Kernkraftwerksemissionen und -unfälle, Fliegen in großen Höhen, Baustoffe und Geräte.

Jede radioaktive Strahlung ist nach wissenschaftlicher Lehrmeinung **lebensfeindlich**, egal ob es sich um natürliche oder zivilisatorische Einflüsse handelt. Deshalb ist jede unnötige Strahlungserhöhung wo und wann immer es geht zu vermeiden, besonders wenn es um Langzeiteinflüsse geht, z.B. im Schlafbereich.

Radioaktivität wirkt **krebserregend**, **erbgutverändernd** und **zellschädigend**. Die Strahlen sind äußerst energiereich (ionisierend).

Radioaktive Risiken sind in der Baubiologie eher die Ausnahme und wenn, dann hauptsächlich durch **Baustoffe** bedingt. Fliesen, Steine, Chemiegips, Bims-, Schlacken- und Hüttenprodukte, Industrieabfälle und Aschen, aber auch Basalt, Granit, Schiefer und Tuff sowie Einrichtungsgegenstände und Antiquitäten können erhöhte Werte zeigen.

In der Baubiologie werden bevorzugt die radioaktiven **Zerfälle pro Zeiteinheit**, z.B. **Impulse pro Sekunde** (ips) und **Impulse pro Minute** (ipm) oder die **Äquivalentdosisleistung** in **Nanosievert pro Stunde** (nSv/h) gemessen. Die **Aktivität** eines radioaktiven Strahlers wird in **Becquerel** (Bq) angegeben, die **Dosis** in **Sievert** (Sv).

Zum Nachweis von radioaktiver Alpha-, Beta- oder Gammastrahlung sind empfindliche **Strahlenmeßgeräte**, wie z.B. Geigerzähler, Dosisleistungsmeßgeräte oder Kontaminationsmonitore geeignet.

Der offizielle **Grenzwert** für die **Allgemeinbevölkerung** (Äquivalentdosisleistung für Ganzkörperbelastungen) liegt bei **1,67 Millisievert pro Jahr** (mSv/a), das entspricht 190 Nanosievert pro Stunde (nSv/h), und für den **Arbeitsplatz** bei **50 mSv/a**, das entspricht 5700 nSv/h.

Nach **baubiologischen Empfehlungen** sollten im Schlafbereich Strahlungserhöhungen im Vergleich zur natürlichen Umgebungsstrahlung **30 %** nicht übersteigen, bis 50 % sind schwache, bis 100 % starke und darüber extreme Anomalien. Gemessen wird immer da, wo die Strahlung den Menschen erreicht, nicht am strahlenden Objekt selbst.

Der **strahlenärmste** Platz im Raum ist stets der beste.

Radongas ist ein radioaktives Edelgas, es bildet sich mit erhöhter radioaktiver Strahlung aus Bodengrund oder Baustoffen. Radongas und seine Zerfallsprodukte verursachen Lungenkrebs.

Radioaktivität: Tips zur Reduzierung

\# Vermeiden Sie radioaktive Belastungen, auch die geringsten. Mediziner, Wissenschaftler und Ämter sind sich einig: Jede radioaktive Dosis, egal ob natürlich oder künstlich, kann schädigen.

\# Das gilt ganz besonders für radioaktive Dauerbelastungen im Schlaf- und Wohnbereich oder am Arbeitsplatz.

\# Prüfen Sie die Radioaktivität von Baustoffen (Fliesen, Steine, Putze, Schlacken, Aschen, Glasuren...) und die von verdächtigen Gegenständen und Geräten durch gezielte Messungen.

\# Bevorzugen Sie immer nur die strahlungsärmsten Baustoffe und Einrichtungsgegenstände sowie Geräte.

\# Sand, Kies, Kalk, Holz, Naturgips, Beton ohne Zuschläge, Gasbeton, Zement... sind fast immer radioaktiv unauffällig.

\# Bimsstein, Hütten- oder Schlackensteine, Aschen, Basalt, Tuff, Chemiegips, Porphyr... sind sehr oft radioaktiv auffällig.

\# Bauen Sie nicht auf radioaktiv belastetem Grund oder in radioaktiv belasteter Umwelt (z.B. in der Nähe von Kernkraftwerken).

\# Seien Sie vorsichtig mit alten Uhren mit Leuchtziffern, Antiquitäten und Mineralien, besonders wenn sie glasiert sind. Neue Uhren mit Leuchtziffern sind meist unriskant.

\# Halten Sie im Zweifel Abstand von radioaktiv verdächtigen Stoffen. Radioaktivität, wie auch andere Felder und Strahlen, verliert sich mit zunehmendem Abstand sehr schnell.

\# Reduzieren Sie medizinische Röntgenaufnahmen und Szintigramme auf ein unvermeidbares Maß. Führen Sie Buch über Ihre Röntgenuntersuchungen (Röntgenpaß) und legen Sie dies dem Arzt vor.

\# Reduzieren Sie Langstreckenflüge in großen Höhen auf ein notwendiges Mindestmaß. Falls Sie schwanger sein sollten, dann fliegen Sie bitte gar nicht.

\# Informieren Sie sich anhand der Literaturtips im Anhang.

\# Wenden Sie sich im Zweifel an ausgebildete und erfahrene Baubiologen, die nach dem 'Standard der baubiologischen Meßtechnik' arbeiten oder an entsprechende Universitäten bzw. Institute. Das letzte Wort spricht hier, wie auch sonst, immer die gezielte Prüfung der Situation vor Ort oder von verdächtigen Materialien.

Ergänzung zu den Standardpunkten
5 Magnetische Gleichfelder und
6 Radioaktivität

Streß durch **ERDSTRAHLUNG** (Geologische Störungen)

Erdstrahlung ist überall. Es gibt auf der Erde keinen Quadratmeter ohne **radioaktive Strahlung** aus dem Bodengrund. Überall zeugt eine einfache Kompaßnadel von der **magnetischen Kraft** unserer Erde. Weitere physikalische Einflüsse gehen direkt von der Erde aus. Erdstrahlung ist also eine flächendeckende und allerorten physikalisch meßbare Realität.

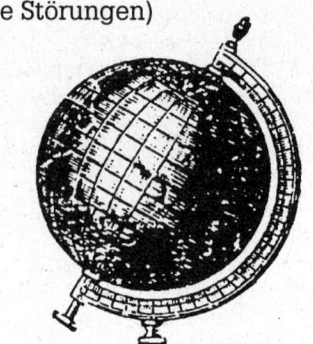

Irdische Strahlung ist in der richtigen Dosis natürlich, wichtig und lebenserhaltend. Genau wie Sonnenstrahlung. Hier wie da ist ein Zuviel oder ein Zuwenig zu vermeiden.

Sogenannte **geologische Störungen** sind Zonen veränderter Erdstrahlung. Hier sind im Vergleich zum Durchschnitt auffällige Anomalien meßbar: Die radioaktive **Erdstrahlung** ist **verändert** und die Flußdichte des **Erdmagnetfeldes** nimmt unharmonisch **zu** oder **ab**.

Geologische Störungen sind die Folge von unterirdisch fließendem Wasser, sogenannte **Wasseradern**, oder anderen geologischen Auffälligkeiten wie **Verwerfungen**, Spalten und Brüchen.

Spätestens dann, wenn es um die strahlende Erde und um geologische Störungen durch Wasseradern und Verwerfungen geht, denkt der uninformierte Laie an mysteriösen Hokuspokus. Da denkt man an rauschebärtige Rutengänger und ein Lächeln will zeigen: Ich glaube nicht daran. Schuld daran sind nicht nur Vorurteile, sondern auch die Tatsache, daß auf kaum einer anderen Ebene soviel Scharlatanerie betrieben wird und soviel Ungereimtes geschieht wie hier. Da ermitteln zehn angeblich qualifizierte Rutengänger in der gleichen Wohnung zehn verschiedene Ergebnisse, da werden teure Entstörgeräte feilgeboten, von denen lediglich der Hersteller profitiert, da werden biologische Wirkungen haarsträubend unterschiedlich interpretiert, und da entwerfen selbst Wissenschaftler und Ärzte täglich neue Theorien.

Rutengehen hat eine Jahrhunderte alte Tradition. Meßtechnische Versuche, das Subjektive mit Geräten zu objektivieren, sind dagegen jung. Es gibt Holzschnitte aus dem 15. Jahrhundert, die Rutengänger bei der Arbeit zeigen, und es gibt 2000 Jahre alte Hinweise auf Rutengängeraktivitäten in China. In vielen Kulturen ist Rutengehen geübt und gepflegt worden. Viele Menschen haben sich dabei bekannte Namen gemacht und bewiesen, daß mit der Rute Aussagen in Bezug auf Standortstörungen, Bodenschätze, Wasser, verlorengegangene Gegenstände oder -in Kriegszeiten- feindliche Gräben prinzipiell möglich sind. Ohne die Vorarbeit von qualifizierten Rutengängern gäbe es heute keine Wissenschaftler, Ärzte und Baubiologen, die unermüdlich forschen, um Rutenausschläge mit Zeigerausschlägen zu vergleichen und um wissenschaftliches Licht ins mysteriöse Dunkel zu bringen. Daß beim Rutengehen so viel Widersprüchliches und Unreproduzierbares an den Tag kommt, sollte nicht dazu führen, das Rutenphänomen an sich zu bezweifeln oder zu verdammen, sondern klarmachen, daß es heute nur auserwählt wenige Menschen gibt, die makellos und zuverlässig fühlig sind und deren Aussagen stimmen.

Seit Anfang dieses Jahrhunderts gibt es verschiedene **meßtechnische** Belege für geologische Störungen. Mit technischen Mitteln experimentierte man auf vielen physikalischen Ebenen. Schon 1933 gelangen meßtechnische Beweise. In den fünfziger und sechziger Jahren waren über zehn physikalische Ursachen für geologische Anomalien bekannt.

Die Erde strahlt unterschiedlich

Baubiologen sind keine Radiästheten (wie man Rutengänger zeitgemäßer nennt), Baubiologen sind **Meßtechniker** und arbeiten **objektiv**. Uns interessieren die physikalischen Meßmöglichkeiten (und Grenzen), wenn es um Erdstrahlung geht.

Wir wissen, daß alles Leben strahlt. Da gibt es Licht, Wärme, luft- und bodenelektrische Felder, Mikrowellen, Magnetfelder, Radioaktivität und mehr. In diese vielfältigen Phänomene sind wir seit Urzeiten hineingeboren. Ein besonders starker Strahler ist die Erde.

Auf der Erde gibt es neben der überall vorhandenen und physikalisch darstellbaren Strahlung aber auch auffällige **Zonen** mit **Strahlungsintensitäten**, die sich vom Durchschnitt abheben. Messe ich auf einer längeren Strecke immer gleichbleibende Werte, dann verändern sich diese plötzlich in einer eng begrenzten Zone, und es werden stärkere oder schwächere Meßwerte angezeigt. Diese Zonen sind **mehrere Dezimeter** bis **einige Meter breit**. Dann läßt die auffällige Strahlungsanomalie wieder nach, und es werden normale Werte empfangen. Bis sich das Spiel irgendwann und irgendwo wiederholt. Manchmal sind diese Zonen **häufig** und **alle paar Meter** zu entdecken. Oft findet man diese nur nach längerem Suchen und in **großen Abständen**. Manchmal auf weiten Strecken gar nicht. Das fällt lokal sehr unterschiedlich aus.

Ich warne davor, jeden Rutenausschlag eines sensitiv mutenden Menschen oder jeden Zeigerausschlag eines objektiv messenden Gerätes voreilig als Wasserader oder als Verwerfung zu interpretieren. Schließlich haben wir alle zu selten in der Tiefe des Bodens gegraben, um zu finden, was wir über der Erde so sicher vermuteten. Die bisherigen aus der Praxis gewonnenen Erkenntnisse sind zahlreich, es gibt eine Menge interessanter **Hinweise**, aber nur wenige **Beweise**. Es gilt, sehr kritisch weiter zu forschen und Daten zu sammeln.

Mir reicht erst einmal die **praktische Erfahrung**, daß es meßbare Erdstrahlungsauffälligkeiten gibt, die sich von natürlichen Bezugspunkten der Umgebung abheben. Es besteht kein Zweifel, daß dies ein Teil der irdischen Realität ist. Was wird mit elektronischen Geräten **physikalisch gemessen**, wenn es um Erdstrahlung und geologische Störungen geht? Ich beziehe mich ausschließlich auf eigene Erfahrung mit den Meßmethoden und erhebe keinen Anspruch auf Vollständigkeit.

1. Erdmagnetfeldverzerrungen

Über geologischen Störungen ist eine leichte **Verzerrung des Erdmagnetfeldes** festzustellen. Diese Magnetfeldanomalie ist ähnlich wie bei magnetischem Stahl, nur sehr viel geringer.

Der **Kompaß** ist **nicht** das richtige Gerät, da die Nadelabweichungen so gering wären, daß man sie noch nicht als Bewegung beobachten könnte. Die Magnetfeldanomalien der Erde liegen **unter 2 Grad** Kompaßnadelabweichung. Alles was über 2 Grad Abweichung liegt und somit schon sichtbar wird, ist, von seltenen Ausnahmen abgesehen, die Nadelreaktion auf künstlich **magnetisiertes Metall**.

Mit einem empfindlichen **Magnetometer** wird die Verzerrung des Erdmagnetfeld über geologisch gestörtem Grund sichtbar. Dieser 'elektronische Kompaß' reagiert per Zeigerausschlag oder Digitalanzeige auf einige (nicht alle) geologische Anomalien. Deshalb gehört die Messung mit Magnetometern zum baubiologischen Standard. Man geht bei Magnetometermessungen nach bisheriger Erfahrung davon aus, daß bei unterirdisch **fließendem Wasser** eine Meßwert**absenkung** zu erwarten ist und bei geologischen **Verwerfungen**, Spalten und Brüchen eine Meßwert**erhöhung**.

Erinnern wir uns daran, daß das **Magnetfeld der Erde** in unseren Breitengraden eine Flußdichte von etwa **45.000 Nanotesla** zeigt. Auf diese durchschnittliche Magnetfeldintensität wird der Magnetometer bei baubiologischen Messungen vor Ort eingestellt, sprich **genullt**. Diese natürliche Umgebungssituation ist der Maßstab. Jede hiervon abweichende **Flußdichte** nach oben oder unten wird **auf einer definierten Meßstrecke**, z.B. zwei Meter über einem Bett, zehn Meter in einem Raum oder fünfzig Meter auf einem Grundstück, registriert.

Hier die '**Baubiologischen Richtwerte**' für **Magnetometermessungen** in Bezug auf geologische Störungen in Schlafbereichen:

Erdstrahlung: Erdmagnetfeldverzerrungen

Mit Schwankungen **bis 200 nT** ist immer zu rechnen.

| | 200 - 500 nT sind **schwache**,
| | 500 - 1000 nT **starke** und
| | über 1000 nT sind **extreme** geologisch bedingte Anomalien.

Magnetometer-Abweichungen als Folge geologischer Störungen spielen sich hauptsächlich im Bereich **weniger hundert Nanotesla** ab. Abweichungen durch künstliche Magnetfelder (Stahl) sind oft viel stärker und schaffen Werte von einigen **1000 bis 100.000 nT**. Federkernmatratzen, Stahlträger, Türzargen, Lautsprecherboxen, Stahlbadewannen... zeigen Anomalien von typischen **5000 bis 50.000 nT**. Wären über der Wasserader wirklich 5000 nT oder mehr zu messen, wie es einige Magnetometerhersteller beschreiben, dann würde sich das Magnetometer erübrigen, denn dann würde schon eine Kompaßnadel über geologischen Störungen ausschlagen. Das tut sie aber nicht. Ich kenne Gegenden, z.B. in Frankreich oder in Arizona, wo natürliche Meßwertschwankungen bis **2000 nT** vorkommen. Der Grund sind eisenhaltige Gesteine. Einige Gebirge in Arizona sind derart stark eisenhaltig, daß sie ziegelrot wurden, verrostet durch Luftfeuchte und Niederschlag.

Für **Haus-** und **Schlafplatzuntersuchungen** ist dieses Magnetometer-Meßverfahren meist **verwirrend**, da die künstlichen Verzerrungen des Erdmagnetfeldes durch Stahl in Baumasse und Einrichtungsgegenständen sowie des Bettes selbst um ein zig- bis tausendfaches stärker zu Buche schlagen und deshalb geobiologische Rückschlüsse erschweren oder unmöglich machen. Dazu kommt, daß **kleinste geometrische Veränderungen** der Meßsonde zu Fehlergebnissen führen. Rutengänger bedienen sich gern dieser Magnetometermethode in der Hoffnung, ihre Rutenausschläge oder Pendelmutungen bestätigen zu können. Diese Hoffnung erfüllt sich meist nicht. Fehlinterpretationen sind an der Tagesordnung. Betonarmierungen, Sprungfederrahmen, Heizkörper und andere Metallgegenstände müssen regelmäßig für die voreilige Deutung der erwünsch(el)ten Wasserader herhalten.

Ich habe erlebt, daß der Präsident eines internationalen Rutengängerarbeitskreises, ein Ingenieur mit Professortitel, bei todkranken Kunden die Federkernmatratzen nach der Magnetometermessung als Wasserader fehldeutete und deshalb den Wohnungswechsel dringend nahelegte. Wissenschaftlich anmutende dreidimensionale Aufzeichnungen, keinem Normalkunden verständlich, täuschten über die Fehlbewertungen hinweg. Die Matratzen bewirkten nach meiner Kontrolle eine Kompaßnadelabweichung von 180 Grad, die Nadel drehte sich fast um die eigene Achse (siehe mein Bericht in Wohnung+Gesundheit, Heft 62/1992: 'Eine Wasserader wird zur Federkernmatratze').

In einem anderen Fall in Wuppertal war es der **Stahlträger** im Balkonfußboden, der die Magnetometeranzeige bewirkte und **über 20.000 nT** auf mehrere dreidimensionale Computeraufzeichnungen übertrug. Der Gerätehersteller persönlich fehlinterpretierte mit Wasserader und sah sich in dieser Vermutung bestätigt durch einen Riß im Betonfußboden, genau da, wo der zur Wasserader gemachte Stahlträger verlief. Nicht nur seitdem gelten Risse in der Baumasse als Zeichen für Wasseradern. Die Kompaßprüfung ergab über dem Träger eine Nadeldrehung.

Jede Magnetometermessung sollte auf **verschiedenen Höhen** durchgeführt werden. Gibt es in 10 cm Abstand vom Boden an einigen Stellen Meßwertanomalien, aber in 80 cm Abstand vom Boden nicht mehr, dann kann es keine geologische, sondern nur eine künstliche Störung durch Stahl sein. Denn künstliche Felder verlieren sich schnell mit dem Abstand zur Ursache, die geologischen Felder bleiben über große Höhenunterschiede konstant. Es empfiehlt sich bei Meßauffälligkeiten, die Sonde nach oben und unten zu führen oder auf verschiedenen Etagen des Hauses zu prüfen, um Fehldeutungen zu vermeiden. Von der richtigen Deutung hängt es ab, die **richtige Sanierungsempfehlung** geben zu können. Es ist ein Unterschied, ob man einen Schlafraum für geologisch gestört erklärt und bei vielen Kunden für Unruhe sorgt oder die Betonarmierung des Fußbodens als Grund für die Störung erkennt und das Bett einfach 20 cm höher legt, den Feldern dadurch ausweicht und somit den gesunden Schlafplatz präsentiert.

Leichte **Erdmagnetfeldverzerrungen** der Größenordnung, wie sie von Magnetometern über geologisch gestörtem Grund geortet werden, interpretieren einige Wissenschaftler als **biologisch wirksam**. Es gibt Forschungen aus den USA, die Zusammenhänge zwischen natürlichen magnetischen Standortstörungen und Krankheit nachweisen. Was ist im Vergleich hierzu mit den starken künstlichen Magnetfeldern von Federkernmatratzen und Stahlelementen in Bett oder Baumasse? Sie entsprächen hundert Wasseradern und Verwerfungen.

Wenn Magnetometer, dann bitte möglichst mit **dreidimensionaler Meßsonde**, denn diese zeichnet alle Feldlinien gleichzeitig auf und ist damit sicherer als die eindimensionalen Vertreter. 3D-Magnetometer werden in der geologischen Wissenschaft weltweit schon lange für Bodenuntersuchungen und für die Ortung von Mineralien oder unterirdischen Schätzen, antiken Städten und Ruinen eingesetzt. Es gibt Spezialausführungen für Schiffe, die auf den Weltmeeren Magnetometersonden an langen Kabeln hinter sich herziehen und so aufgrund der Meßschwankungen Erdölvorkommen und andere geologische Besonderheiten auf dem Meeresgrund erkennen.

Fazit: Es sind magnetometrisch zwar Auffälligkeiten über einigen geologischen Störungen zu messen, die Anwendung im Wohnraum ist jedoch durch künstliche Magnetfelder der Baumasse selten sicher und die Bedeutung der biologischen Wirkung in dieser geologischen Größenordnung umstritten.

2. Luftionen

Eine zweite Meßmöglichkeit, wenn es um Erdstrahlung geht: Das **Luftionenmilieu** ist **verändert**. Mit speziellen **Ionometern** (das sind elektronische Geräte zur Messung der Kleinionenanzahl in der Luft) zeigen sich über geologischen Störungen **leichte Meßwertveränderungen**, besonders im Bereich der **positiven** Luftionen.

Daraus ließe sich schließen, daß die aus dem Boden austretende veränderte Erdstrahlung die Luft **anders ionisiert** als es an vergleichsweise ungestörten Orten der Fall ist, und daß sich die Plus-/Minus-Harmonie der geladenen Luftionen leicht verändert.

Auch diese Messung ist im Raum schwierig, da **viele Einflüsse** in unseren Häusern die Luftionen **noch gründlicher** durcheinanderbringen als es Erdstrahlung jemals könnte. Dazu gehören besonders **elektrische Felder**. Im Einfluß einer elektrisch strahlenden Wand oder einer elektrostatisch geladenen Gardine ist diese Messung unmöglich. Wir müssen damit rechnen, daß eine Synthetikbluse in fünf Metern Entfernung das Luftionenmilieu nachhaltiger verändert als eine geologische Störung. Ein Schuh mit elektrostatischer Plastiksohle verursacht beim Gehen eine Luftionenveränderung, die selbst ein Dutzend Wasseradern nicht schaffen. Von Bildschirmen, ungeerdeten Lampen oder anderen Elektrogeräten ganz zu schweigen. Um zu einigermaßen aussagestarken Ergebnissen zu kommen, muß der zu prüfende Raum **völlig** synthetik- und somit elektrostatikfrei sein und darf auch sonst **keine** elektrischen Wechselfelder zeigen.

Die geringste **Staubbewegung** schlägt als Meßfehler zu Buche. Ich habe während der Luftionenmessungen stets den Raum verlassen und die Ergebnisse auf den im Nebenraum per Verlängerungskabel angeschlossenen Schreibern beobachtet, um unnötige Staubaufwirbelungen zu vermeiden. Teilweise mußten Räume völlig leergeräumt werden, um verfälschungsfreie Ergebnisse zu bekommen.

Radioaktive Einflüsse von **Baustoffen**, geringste Spuren von **Radongas** und UV-Licht sind ebenfalls zu meiden, da sie das Ergebnis durch Meßwerterhöhung verfälschen.

Fazit: Es sind über geologischen Störungen leichte Luftionenverschiebungen zu messen. Die praktische Arbeit im Wohnraum wird jedoch maßgeblich durch elektrische Gleich- und Wechselfelder behindert oder durch Staub, Luftbewegung, Radioaktivität, Radon, UV-Licht und womöglich noch anderen Faktoren verfälscht. Unter Laborbedingungen könnten Studien jedoch interessant sein.

Einige Geologen sprechen übrigens auch von schwach erhöhten **Kohlendioxid**-Konzentrationen über geologischen Störungen.

3. Die UKW-Feldstärke

UKW-Feldstärke-Messungen zeigen über geologischen Störungen **Veränderungen** in der **Meßkurve**. Einige Baubiologen und Rutengänger bedienen sich dieser Methode. Sie empfangen die UKW-Funksignale alltäglicher Radiosender und vergleichen die Stärke der ankommenden hochfrequenten Pegel auf definierten Meßstrecken.

Auch hier sind die Messungen im umbauten Raum verfänglich und die Interpretationen schwierig, da **Feldstärkeanomalien** durch Baumasse und Einrichtungsgegenstände, durch Pflanzen, Wände, Regale und Tische, durch reflektierende Flächen, Spiegel und Metalle, aber auch durch die Meßperson selbst **auf Schritt und Tritt** anzutreffen sind. Man muß sehr kritisch sein und aufpassen, um nicht auf voreilige Fehlinterpretationen hereinzufallen.

Die Meßmethode ist dazu zeitaufwendig und bedarf Erfahrung. In einigen Veröffentlichungen wird beschrieben, daß die Ortung geologischer Störungen durch UKW-Feldstärke-Messungen ein Kinderspiel sei. Das Ergebnis dieser unqualifizierten Aussagen sind gutgläubige Laien, die mit einem 50-Mark-**Kofferradio** durchs Schlafzimmer ziehen und immer da, wo Südwestfunk oder WDR Störungen im Empfang zeigen oder die Musik von Elvis und den Beatles zu rauschen anfängt, auf Wasseradern, Brüche und sonstige Erdstrahlungsphänomene tippen. Wahrhaft schön, wenn das so einfach ginge.

Daß es gehen kann, hat der Wuppertaler Arzt Dr. **Dieter Aschoff** 1966 veröffentlicht. Er hat 130 Patientenbetten nach kompletter Räumung der Schlafzimmer auf verschiedenen Frequenzen ausgemessen und Zusammenhänge zwischen UKW-Störungen, geologischen Anomalien und Krankheit aufgedeckt. Schon 1934 arbeitete der Marburger Arzt Dr. **Victor Rambeau** nach dieser UKW-Methode. Er setzte einen tragbaren Sender und Empfänger ein, war also von UKW-Sendern der Umgebung unabhängig, was zu genaueren und reproduzierbareren Ergebnissen führte. Auch er sah, wie Aschoff, Zusammenhänge zwischen geologischen Störungen und UKW-Feldstärke-Anomalien.

Ich habe im Laufe der Jahre immer mal wieder mit dieser UKW-Messung experimentiert, habe Vergleichsmessungen mit anderen Methoden durchgeführt und zu verschiedenen Tages- und Jahreszeiten kontrolliert. Ich habe wenig Reproduzierbarkeit der Meßergebnisse untereinander und im Vergleich zu den anderen Meßmethoden feststellen können. Manchmal gab es Hinweise auf Zusammenhänge, meist nicht.

Fazit: Die Messung der UKW-Feldstärke bringt unter idealen Bedingungen mögliche Zusammenhänge zwischen Meßwertauffälligkeiten und geologischen Störungen, ist im praktischen Alltag bei Hausuntersuchungen aber selten reproduzierbar und mit Vorsicht zu genießen.

4. Hautwiderstand

Über geologischen Störungen soll sich der **Hautwiderstand** des Menschen verändern. Die Messungen sind als **Georhythmogramm** oder als **Elektrogeobioskopie** bekannt. Beim Georhythmogramm wird der Hautwiderstand von Hand zu Hand mit Handelektroden und einem Ohm-Meter gemessen. Die Elektrogeobioskopie mißt zwischen einer Hand und den Akupunkturpunkten der anderen. Mit speziellen Elektroden und Geräten, die auch aus der Elektroakupunktur bekannt sind, wird hier gearbeitet. Ich experimentierte mit den in der Medizin bewährten Geräten elektrogeobioskopisch nach Aschoff, Voll und Vega.

Liegt der Hautwiderstand eines Menschen normalerweise bei etwa **40 Kiloohm** (nach Aschoff), dann verändern sich die Werte über geologischen Störungen eventuell auf **100, 200** und mehr. Das hört sich einfach an, ist es in der Praxis aber nicht. Selbst der routinierte Fachmann hat mit einer Vielzahl von Schwierigkeiten zu rechnen.

Die Messungen erfordern reichlich Übung und sind **von vielen Faktoren** abhängig, um reproduzierbar zu sein: von der Hautbeschaffenheit des Probanden, der Hautfeuchtigkeit, vom Druck der Meßelektroden auf die Haut, vom korrekten und sicheren Auffinden der Akupunkturpunkte, von der Qualität der Geräte, vom Grad der Traumatisierung der Meßpunkte an den Händen, von der Gesamtverfassung, von der Umgebungssituation, von der Tages- oder Jahreszeit, vom Luftdruck...

Sind alle Voraussetzungen bekannt und erfüllt, bleiben dennoch Probleme: **Jeder** Reiz auf den Probanden geht mit in die Messung ein. Jeder, sei es sein Synthetikhemd, strahlende Baustoffe, Abgeschlagenheit, ein elektromagnetisches Feld, vor dem Test schweres Essen oder die Zigarette, der düstere Gedanke an die Schwiegermutter, ein schrillendes Telefon, der magnetisierte Stahlträger im Meßraum, Nackenverspannungen, Luftschadstoffe, Gerüche, Ängste, Wünsche... **jeder**.

Das heißt: Der Mensch reagiert auf **alle Reize**. Und diese mannigfaltig möglichen Reaktionen werden deutlich durch eine meßbare **Veränderung des Hautwiderstandes**. Nach dem gleichen Prinzip arbeitet ein Lügendetektor. Der Kopf will die Unwahrheit sagen, aber der Körper rebelliert meßbar dagegen. Der Körper lügt nicht.

Nur mit Erfahrung und kritischer Einstellung kann man die Hautwiderstandsanomalien auf geologische Reize beziehen und sicher ausschließen, daß sie eben nicht vom Radiowecker, von der Federkernmatratze, vom Synthetikteppich, vom aktuellen Ärger mit dem Chef, von der Zigarette, dem Stückchen Zucker oder von der kürzlich heiß und fettig verspeisten Schweinehaxe verursacht worden sind.

Zu bedenken ist zusätzlich, daß **jede** Reaktion des Menschen auf Reize seiner Umwelt **nur für diesen Menschen** typisch ist und **nicht auf andere Menschen** übertragen werden kann. Körperwiderstandsmessungen sind individuell und lassen nur typenspezifische Rückschlüsse zu.

Einige Baubiologen und Rutengänger investieren viel Geld in Körperwiderstandsmeßgeräte und laufen damit akupunkturpunktdrückenderweise durch Häuser und über Grundstücke. Andere investieren weniger als hundert Mark für simple Ohmmeter und rücken sich handelektrodendrückenderweise auf Stühlen durch Räume, von Platz zu Platz. Wieder andere bemühen komplizierte Computer mit speziellen Meßprogrammen. Jeder auffällige Zeigerausschlag muß dann zu oft und zu voreilig für die Interpretation Wasserader herhalten.

Fazit: Die Messung des Hautwiderstandes ist unter günstigen Bedingungen interessant und geeignet, Reaktionen bestimmter Menschen auf geologische Störungen zu erfassen, ist aber bei Hausuntersuchungen äußerst fehleranfällig und registriert neben geologisch bedingten Störungen auch alle anderen streßartigen (Umwelt-)Reize.

5. Radioaktivität

Es gibt über geologischen Störungen **Veränderungen** der **natürlichen Radioaktivität**. Das heißt: Empfange ich mit empfindlichen Strahlenmeßgeräten die allerorten vorhandene radioaktive Erdstrahlung, dann gibt es über geologischen Störungen, den Stör- oder Reizzonen, im Schnitt **20 bis 50 % höhere** oder **niedrigere** Meßwerte. In einigen Fällen sind die Meßwertauffälligkeiten noch deutlicher.

Die allgemeine Grundradioaktivität der Erde unterliegt zwar lokalen Schwankungen, sie ist, wie Sie inzwischen wissen, z.B. in der Lüneburger Heide niedriger als im Saarland, und sie fällt auch klima- und höhenabhängig leicht unterschiedlich aus, aber die Relativität der auffälligen Veränderung über Störzonen bleibt. Diese veränderte Dosis ist recht gering. Aber keiner kann bei Langzeiteinwirkung am Schlafplatz, jede Nacht acht Stunden bei gleicher Körperlage und das über Jahre, ausschließen, daß ein Risiko besteht. Besonders in Anbetracht der Tatsache, daß es hier um harte **Gammastrahlung** geht, und einige Fachleute meinen, daß auch **Neutronenstrahlung** mit im Spiel sein muß. Diese beiden radioaktiven Strahlungsarten gelten als die biologisch bedenklichsten aller bekannten Strahlungsarten.

Ich halte es für hemmungslos überspitzt von geopathogenen Zonen oder gar Krebszonen zu sprechen und Panik zu verbreiten, wenn es um Erdstrahlung und die diesbezüglichen Auffälligkeiten über geologischen Störungen geht. Ich halte es aber auch für voreilig und ignorant, so zu tun, als wäre da gar nichts. Die radioaktive Anomalie über geologischen Störungen ist eine meßtechnisch sichere Sache und das einzig mir bekannte **biologisch bewertbare** Kriterium, gerade durch

Erdstrahlung: Radioaktivität 363

die regelmäßige Langzeiteinwirkung am Schlafplatz. Noch einmal gilt: Die Dosis macht das Gift. Jede Art Strahlung kann gesund oder riskant sein. Das gilt für die Erde genauso wie für die Sonne. Zuviel oder zuwenig Sonne ist kritisch. Zuviel oder zuwenig Erde auch?

Die Radioaktivitätsmessung über geologischen Störungen ist meine Lieblingsmessung. Sie läßt sich nicht durch andere Felder ablenken. Sie kümmert sich nicht um Federkern und Betonarmierung, um Hochspannung und Synthetikteppiche, um Hautfeuchte und düstere Gedanken an Schwiegermütter, um Wunsch und Wille. Sie reflektiert Tatsachen unverfänglich, unabhängig davon, was wir von ihnen halten.

Diese Erdstrahlung geht durch Eisen, Kunststoff, Glas, ganze Häuser... **alles**. Während einer Tagung habe ich im nordwest-amerikanischen Seattle diese Phänomene in einem **22geschossigen Hotel** auf sechs verschiedenen Ebenen präsentiert: unten in der Tiefgarage, darüber im Erdgeschoß nahe der Rezeption, in den Konferenzräumen der 1. Etage, in den Zimmern der 8. und 19. Etage und oben auf dem Dach über der 22. Etage. Überall genau die gleichen auffälligen Werte. Oben wie unten. An den gleichen Stellen. Die gleiche Erfahrung mache ich auch bei meinen Hausuntersuchungen: Die meßbare Strahlungsauffälligkeit über geologisch bedingten Störzonen ist auf **alle Etagen** zu übertragen. Zahlreiche Versuche und immer das gleiche Ergebnis: im Keller die gleichen Veränderungen an den gleichen Stellen wie oben auf dem Dach. Ist dem nicht so, dann handelt es sich eben nicht um geologische bedingte Störungen.

Mit kritischer Aufmerksamkeit und geeigneten Meßgeräten kann man die **natürliche Erdstrahlung** von der **künstlichen Radioaktivität** durch Baustoffe und Einrichtungsgegenstände gut unterscheiden und Interpretationsfehler ausschließen. In manchen Fällen kann es schon Schwierigkeiten bei der Differenzierung zwischen Baumasse und geologischem Untergrund geben. Dann ist es vonnöten, auf **verschiedenen Etagen** des Hauses oder **draußen** im Freien Kontrollmessungen durchzuführen, um sicherzugehen. Sollte es einmal nicht möglich sein, das eine vom anderen unterscheiden zu können, dann sage ich das meinen Kunden. Wichtig ist mir das **Vermeiden** einer Störung und weniger die Interpretation der Ursache um jeden Preis.

Nach meiner bisherigen Erfahrung ist über **Wasser** mit einer meßbaren Strahlen**reduzierung** zu rechnen. **Verwerfungen** haben dagegen eine Strahlen**erhöhung** zur Folge. **Verwerfungen**, Brüche und Spalten, die Wasser führen, zeigen beides: die Strahlen**erhöhung** zumeist an den **Rändern** einer Störzone, die Strahlen**reduzierung** im **zentralen Bereich** einer Störung, von Aschoff auch 'Einbruch im Gipfel' genannt.

Hier die **'Baubiologischen Richtwerte'** für Radioaktivitätsmessungen in Bezug auf **geologisch** bedingten Störungen in Schlafbereichen:

Mit Meßwertschwankungen **bis zu 10 %** ist immer zu rechnen.

| | **10 - 20 %** Schwankung ist eine **schwache**,
| | **20 - 50 %** eine **starke** und
| | über **50 %** eine **extreme** geologische Anomalie.

Diese Empfehlungen beziehen sich ausschließlich auf den Einsatz von **Szintillationszählern** mit **geeigneten Kristallen** (z.B. Natrium-Jodid) und **Moderatoren**, bei einer **Impulsausbeute** pro Meßpunkt von mindestens 5000, davon mehr im folgenden Abschnitt.

Der Szintillationszähler

Die Messung ionisierender Strahlung über geologischen Störungen bedarf empfindlicher und kostspieliger Geräte und einer entsprechenden Ausbildung und viel Erfahrung im Umgang mit diesen. Mit einem 500-Mark-Volksgeigerzähler geht es nicht.

Ich setze für meine Erdstrahlungsmessungen Szintillationszähler ein. Szintillationszähler sind Meßgeräte für Radioaktivität. Sie werden für anspruchsvolle Strahlenmessungen gebraucht, z.B. in der Kernphysik und in der Medizin. Szintillationszähler sind auch in der geologischen Wissenschaft und beim Untertagebau bevorzugte Geräte. Ein Szintillationszähler für geologische Messungen empfängt über einen Kristall (Szintillator) Gammastrahlen, die in Lichtblitze umgewandelt werden, als elektrische Impulse über einen Photomultiplier verstärkt und von einer Elektronik gezählt und angezeigt werden. Der Szintillationszähler hat neben der hohen Meßgenauigkeit den Vorteil außergewöhnlicher **Gammastrahlenempfindlichkeit**, und er ist das Strahlenmeßsystem mit einer ausgeprägten **Neutronensensibilität**. Die besonders hohe Gamma- und Neutronensensibilität scheint mitentscheidend zu sein, speziell für Messungen geologischer Störungen.

Der Szintillationszähler sollte gegen **kosmische Umgebungsstrahlung** weitgehend **abgeschirmt** sein. Die aus der Erde einfallende Strahlung sollte einen **Moderator** passieren, bevor sie vom Kristall empfangen wird. Die Kristalle meiner Geräte bestehen aus thalliumverstärktem Natrium-Jodid und haben einen Durchmesser von 75 mm bei einer Dicke von 30 mm. Meine vorgeschalteten Moderatoren bestehen aus **neutronenbremsenden** und **neutronenmultiplizierenden** Stoffen wie u.a. Paraffin, Bor, Graphit, Zinn, Cadmium, Gadolinium, Blei, Lithium, Kochsalzlösung, Mineralien, teilweise in Mischung miteinander; zu bevorzugen sind Materialien mit hohem Wasserstoffatomgehalt. Um optimale Moderatoren für die verschiedenen Szintillationszähler und Meßaufgaben zu finden, bedarf es eingehender Experimente.

Meine Erfahrungen im Umgang mit Radioaktivitätsmessungen führten dazu, ein **speziell** für **bau- und geobiologisches** Arbeiten besonders gut geeignetes Meßgerät nach eigenen Plänen anfertigen zu lassen. Dieser tragbare Prototyp überzeugte mit höchster Empfindlichkeit und geobiologischer Tauglichkeit. Ich habe in Wohnung+Gesundheit über meine Szintillationsmessungen berichtet ('Radioaktivität über Wasseradern', Heft 55/1990 und 56/1990 und 'Der Szintillationszähler', Heft 63/1992) und so für die Renaissance dieser Meßmethode gesorgt. Bald gab es Hersteller, die Kleinserien geeigneter Szintillationszähler fertigten, und Ärzte, die sich mit den biologischen Wirkungen der Erkenntnisse beschäftigten. Heute gibt es mehrere Szintillationszähler verschiedener Hersteller, die für geologische Messungen tauglich sind.

Der Physiker Dr. **Joseph Wüst** berichtete schon 1956 von Gammastrahlenmessungen über 'geopathischen Zonen'. Die Wissenschaftler, Physiker und Ärzte Williams, Weber, Cody, Hartmann, Lorenz und Bickel experimentierten ähnlich erfolgreich.

Mit Sicherheit Wasser: Jakob Stängle

Das Bild wurde komplett, als ich **Jakob Stängle** kennenlernte. Er hat in Deutschland wie kein zweiter bewiesen, daß es den Zusammenhang zwischen unterirdischen Quellführungen, Wasseradern und Verwerfungen und der radioaktiven Erdstrahlung gibt. **Hunderte** von **gelungenen Bohrungen** sind die Folge seiner Szintillationsmessungen. Er hat Thermalquellen in Kurorten erschlossen. Einige namhafte Mineralwässer gibt es, weil er deren Ursprung im tiefen Boden gefunden hat. Gemeinden und Industriebetriebe hat er mit kostbarem Wasser versorgt. Er zeigte mit seinem empfindlichen Meßgerät überirdisch an, was mit Sicherheit unterirdisch zu finden war: Wasser.

35 Jahre Erfahrung machten es möglich: Stängle bestimmte die Tiefe, die Ergiebigkeit bis auf den Liter, die Mineralisation und die Temperatur des mit Szintillationszählern lokalisierten Wassers. Jakob Stängle war Wassersucher, nicht Baubiologe. Sein Anliegen war weniger der ungestörte Schlafplatz oder das Definieren biologischer Risiken, sondern das zuverlässige Zutagebringen von lebenswichtigen Wasservorkommen für die Industrie, Geologie, Medizin und Wissenschaft. Er bediente sich eines nach seinen Ideen von Prof. Berthold gebauten Szintillationszählers, der so groß und schwer war, daß dieser nur auf einem Wagen durchs Gelände geschoben werden konnte. Für Hausuntersuchungen war das Gerät kaum einsatzfähig, weil man es nur schwer eine Treppe hochbekam.

Daimler-Benz hatte fünf kostspielige Fehlbohrungen hinter sich, als Jakob Stängle mit seinem Szintillationszähler gerufen wurde. Die sechste Bohrung war die letzte. Das ans Tageslicht geholte Wasser hatte die prophezeiten 17 Härtegrade und floß in Strömen. Bei **IBM** war es ähnlich. Bei anderen Großunternehmen, die zur Kühlung ihrer Maschinen riesige Mengen Wasser brauchten, auch.

Vor 35 Jahren wurde **Bad Zurzach** zum Kurort. Alle Glocken läuteten, als der Bohrer in 429,6 Meter Tiefe die Granitspalte angeschnitten hatte, aus der das Heilwasser nach oben sprudelte. Jakob Stängle versprach 420 bis 440 Meter. Er und sein Meßgerät sollten recht behalten. Die Zukunft dieses Schweizer Städtchens war gesichert.

Vor über 60 Jahren mutete **Freiherr von Pohl** im bayerischen Vilsbiburg mit der Rute alle unterirdischen Wasserläufe und trug sie unter amtlicher Aufsicht in die Karte der Stadt ein. 1972 zog Jakob Stängle mit seinem Szintillationszähler durch Vilsbiburg und bestätigte die Arbeit seines sensitiven Vorgängers auf meßtechnische Weise.

Der Ingenieur Stängle erfüllte den Traum vieler Rutengänger, nämlich ein Gerät, mit dem unterirdische Wasserquellen nachgewiesen werden konnten. Er sagte: "Die Zuverlässigkeit der Szintillationszähler ist durch hunderte von Brunnenbohrungen bestätigt worden. Man wird in Zukunft unterirdische Wasseradern exakt bestimmen können."

Im Dschungel und in der Wüste: Dr. Armin Bickel

Im kalifornischen Lompoc traf ich Dr. **Armin Bickel**. Er arbeitete bei der NASA, war an der Entwicklung der V-2-Rakete beteiligt und entwickelte Szintillationszähler für Wasser-, Mineralien-, Erdöl- und Bodenschatzsuche, für geologische Untersuchungen der Bodenstrukturen bei Hoch- und Straßenbaugroßprojekten oder zur Erfassung geologischer Anomalien und Verwerfungen.

Bickel war mit seinen Szintillationszählern im Dschungel des Amazonas, in den Wäldern Kanadas, im ewigen Schnee Alaskas und in den Wüsten Mexikos unterwegs. Er erzählt: "Hunderte von Wasser- und Ölquellen habe ich erschlossen. In den Wüsten ist Wasser kostbarer als Öl, hier gibt es genug Wüsten. Ich überfliege sie mit einem Sportflugzeug, und die Szintillationszähler zeichnen die Erdstrahlungsanomalien auf. Bei Auffälligkeiten werfe ich kalkgefüllte Tüten ab, die auf dem Boden zerplatzen. Später fahre ich mit dem Jeep an diese Stellen und messe nach. Dann wird gebohrt. Der Erfolg ist neunzigprozentig."

Mitten in der Wüste war **California City** geplant, aber es gab nach 20 Probebohrungen immer noch kein Wasser. Bickel löste das Problem mit seinen Szintillationszählern und wurde fündig. Heute gibt es in der jungen Wüstenstadt soviel Wasser, daß noch zusätzlich ein See angelegt werden konnte. Eine riesige **mexikanische Orangenplantage** hatte alle Brunnen trocken und stand vor dem Ruin. Bickel fand mit seinen Geräten das kostbare Naß und hat deren Existenz gesichert.

Ich habe mit Dr. Bickel in Kalifornien Erfahrungen ausgetauscht. Er sagte: "Keiner weiß bis heute genau, was die veränderte ionisierende Strahlung biologisch bewirken kann. Menschen reagieren sehr unterschiedlich. Vorsichtshalber sollte eine geologische Zone kein Daueraufenthaltsplatz sein." (Siehe mein Bericht in Wohnung+Gesundheit, Heft 60/1991 über Dr. Armin Bickel: 'Baubiologie in Amerika'.)

Wie konnten diese beiden Fachleute mit Szintillationszählern die Tiefe und Schüttung des Wassers im Bodengrund oder die Art der Ölvorkommen und Bodenschätze bestimmen? Stängle machte von seinen Messungen **meterlange Schreiberaufzeichnungen. Meßwerterhöhungen** konnte man über **Verwerfungen** feststellen. Bei **unterirdischen Quellführungen** kam noch ein **zweites** Phänomen hinzu: Im Bereich der Meßwerterhöhung -im sogenannten **Meßgipfel**- gab es wieder **Meßwertabsenkungen.** Die nur über Wasseradern auftretenden Einbrüche **im Gipfel** lassen Rückschlüsse auf die Wassermenge zu, die Steilheit des Kurvenanstiegs gibt Aufschluß über die Tiefe. Stängle hat Störungen bis zu **1200 Metern Tiefe** bestimmt, und seine Voraussagungen wurden durch Bohrungen bestätigt. Der Zusammenhang von unterirdischen Wasserläufen und Radioaktivität ist durch seine Arbeiten gesichert worden. Bickel hat mit verschiedenen **Moderatoren** und **Szintillatoren** Wasser von Erdöl und Bodenschätze von Mineralien so sicher unterscheiden können, daß auch er in hunderten von Fällen durch Bohrungen und Grabungen bestätigt wurde.

Amtlich kartografiert und bestätigt

Ein Architekt beabsichtigte den Kauf und Umbau einer großen Villa am Baldeneysee in Essen. Meine Radioaktivitätsmessung per Szintillationszähler zeigte eine **zehn Meter breite Störung**, die im ganzen Haus auf fast voller Fläche und auch außerhalb des Hauses in der weiteren Umgebung nachweisbar war. Der Skeptiker ging zum **Geologischen Landesamt** nach Krefeld und bekam die Bestätigung der Wissenschaftler. Genau unter dem Haus verläuft eine **wasserführende Verwerfung**, die in **geologische Karten** aus den Jahren 1911 und 1980 eingetragen war. Damit habe selbst ich nicht gerechnet. Die Leiterin einer Musikdirektion wurde vom Arzt zur Hausuntersuchung an mich empfohlen. Sie wohnte im Süden des Baldeneysees. Hier gab es das gleiche seltene Ergebnis: Anomalien auf der **gesamten Grundfläche** des Hauses. Auch sie nahm Einblick in die geologischen Karten und siehe da: die zweite Störung, fünf Kilometer weiter, die im Krefelder Landesamt kartografiert war.

Nach diesen Ereignissen habe ich mir geologische Karten von Nordrhein-Westfalen besorgt und **zehn eingetragene geologische Störungen** in der Umgebung von Essen, in Velbert, Duisburg, Moers und in Mülheim an der Ruhr mit meinen Meßgeräten überprüft. Bei allen zeigten die Szintillationszähler überdurchschnittlich auffällige Werte.

Lassen Sie mich beiläufig anmerken, daß der Begriff **'geologische Störung'** ein in der geologischen Wissenschaft gebräuchlicher, anerkannter und definierter ist. Ich mag es persönlich nicht, wenn hinter dem 'Geo...' direkt ein '...pathie' oder gar ein '...pathogen' kommt. Das deutet mir allzu reißerisch auf Gesundheitsgefahr hin, die es nach Ansicht einiger Ärzte und Wissenschaftler durchaus geben mag, die man aber nicht zum Prinzip hochstilisieren sollte. Ich kenne zu viele Patienten, die seit Jahrzehnten in geologisch gestörten Betten nächtigen und nichts anderes beklagen, als daß sie das Kleingedruckte in der Zeitung nicht mehr lesen können. Ich kenne auch einige, denen es nach Schlafplatzkorrekturen in geologisch ungestörte Zonen gesundheitlich besser ging. Es wird oft behauptet, daß Krebskranke stets und prinzipiell über 'geopathisch' gestörtem Grund schlafen. Ich habe mehrere hundert Schlafplätze von Krebspatienten vermessen und festgestellt, daß einige geologisch gestört lagen, genauso viele andere aber auch nicht.

'Geologische Störung' ist wissenschaftlich definiert als: "Zone im Dezimeter- bis Meterbereich, in der die normalen Gegebenheiten des geologischen Untergrundes durch aufeinanderstoßende Gesteinsschichten aufgehoben werden; durch z.B. Dehnung, Pressung und Zerreibung des Gesteins entstehen hier Spalten, Hohlräume, Verwerfungen und Schwächezonen, die für die Zirkulation von Wässern und Gasen prädestiniert sind." Soweit die Geologen. Es wäre sinnvoll, wenn die Baubiologie sich an der Wissenschaft orientieren und den akzeptierten, wertfreien und dennoch vielsagenden Begriff 'geologische Störung' in ihr Repertoire aufnehmen würde.

Krank durch Gammastrahlung und Neutronen?

Der Wuppertaler Arzt **Dieter Aschoff**, seit Jahrzehnten aktiv in Sachen Erdstrahlung und darauf zurückzuführende Krankheitsgeschehen, bescheinigt, daß die **Szintillationsmessung** den **Primärfaktor** für die **krankmachende Wirkung** von **geologischen Störungen** aufdeckt: **Radioaktivität**. Er sieht Zusammenhänge zwischen den Messungen und der im Boden durch Wasser **gebremsten Neutronenstrahlung**. Die soll es sein, die der Kristall im Meßgerät empfängt. Das würde vieles erklären, z.B. warum die Störung auch unvermindert auf der letzten Etage eines Hochhauses meßbar ist. Denn Neutronen gehen durch alle **Baustoffe** fast **ungehindert** hindurch, meterweit, kilometerweit. Nur Wasser und andere spezifische Stoffe **bremsen** sie ab. Durch die Abbremsung wird die Strahlung aber erst meßbar, weil sie eben nicht **unregistriert** durch Materie und Meßgerät hindurchgeht, sondern **früher als normal** im Meßkopf **zerfällt** und so den Impuls auslöst. Diese ionisierende Strahlung zerfällt aber nicht nur im Meßkopf des Gerätes, sondern auch im **Körper**. Dr. Aschoff weiß, wie alle Mediziner, daß Neutronenstrahlung Mutationen auslösen kann, und daß sie in der Bewertung aller radioaktiven Risiken an erster Stelle stehen.

Der Wissenschaftler und Baubiologe Prof. Dr. **Anton Schneider** vom Institut für Baubiologie und Oekologie Neubeuern schenkt den Neutronen ebenfalls besondere Beachtung. Der Pionier, Motor und Maßstab der weltweit wachsenden baubiologischen Bewegung schreibt in der Schriftenreihe 'Gesundes Wohnen' über natürliche Radioaktivität und Gesundheit: "Die biologische Wirkung der Neutronen auf Lebewesen ist viel größer als die energetisch gleiche Gammastrahlung. Neutronen sind ungeladene Kernteilchen, die aus Erde und Kosmos in unseren Lebensraum einstrahlen. Sie reagieren relativ leicht mit den Atomkernen der Materie. Dabei entstehen durch Streuung, Reflexion und Moderierung gebremste Neutronen und Gammastrahlen. Neutronenstrahlung ist mit Gammastrahlung verbunden. Wasser und feuchter Erdboden sind gute Moderatoren. Daß die natürliche radioaktive Strahlung und hierbei besonders die terrestrische Gammastrahlung zu genetischen Krankheiten führt, bestätigen Forschung und Erfahrung."

Schneider warnt vor erhöhter natürlicher Radioaktivität und den biologischen **Langzeitwirkungen**. Diese seien stärker als früher, weil der Zivilisationsmensch vorbelastet ist durch **tausende Schadstoffe** in Nahrungsmitteln, Luft, Wasser und Baustoffen, durch die Elektroverseuchung der Umwelt und durch Lärm. Alle diese Effekte multiplizieren sich in ihren lebensgefährdenden Auswirkungen.

Dazu paßt der Bericht 'Negative Einflüsse durch Strahlen' aus '**Der Naturarzt**', Heft 5/85: "Wenn unsere Wohngebiete nicht über jedes Maß hinaus mit elektromagnetischem Smog von Rundfunk- und Fernsehwellen, Hochspannungen und Trafos so sehr belastet worden wären, dann wäre der Großteil der sogenannten geopathischen Reizstreifen und -zonen harmlos wie vorher geblieben."

Der Arzt Dr. **Ernst Hartmann**, unermüdlicher Erdstrahlenforscher und Vorsitzender des Forschungskreises für Geobiologie, hält im 'Naturarzt' in Heft 10/85 fest, daß unterirdische Wasserläufe in Dörfern jahrzehntelang beobachtet und hier keine Krebsfälle festgestellt worden sind. Erst mit der Errichtung von **Starkstromleitungen** in deren Nähe traten plötzlich Krebserkrankungen über den Wasserzonen auf. Hartmann hat in den fünfziger Jahren, wie auch **Wüst** und **Petschke**, lange Zeit Gammastrahlenmessungen über und neben Störzonen durchgeführt und gefunden, daß es hier veränderte Werte gibt.

Eine Untersuchung des **US-Staates New York**, die sich auf 1.243.000 Geburten der Jahrgänge 1949 bis 1955 bezog, brachte folgendes Ergebnis: Je **höher** die Bodenstrahlung, desto **größer** die Häufigkeit von Mißbildungen; sie lag in den Gebieten der höheren Strahlenbelastung bis zu 50 % über dem Durchschnitt. Einige **Radiologen** meinen, daß den Umgebungsstrahlen wegen ihrer andauernden Einwirkung eine nicht zu vernachlässigende Rolle zuzuschreiben sei. Mutationshäufigkeit, Lebensverkürzung, Krebssterblichkeit werden davon abgeleitet. In neun verschiedenen **Forschungsinstituten** wurde bei Tierversuchen gefunden, daß kleinste Mengen Radioaktivität, über eine längere

Dauer zugeführt, für die Zerstörung der Zellmembran des Körpers gefährlicher sind als größere Mengen bei kurzer Belastungszeit. Nach Prof. **Sternglass** führt gerade die Dauerberieselung zu den verheerenden Folgen wie Krebs, Leukämie und Kindersterblichkeit. Ähnlich sieht es Prof. **Hug**: "Sehr niedrige Strahlendosen können Strahlenkrebs hervorrufen oder zu einer Verstärkung der Krebsbildung führen."

Wissenschaftler, wie Dr. **Rupprecht Maushart**, geben zu bedenken, daß aus der Erde gar keine Neutronenstrahlung austreten würde. Auch andere Strahlenexperten sind dieser Ansicht. Dagegen hat **Jean Perrin**, Nobelpreisträger für Physik, schon 1920 die Existenz von Neutronen auf Prozesse im Innern der Erde zurückgeführt. 1955 war es **J. Eugster**, der Neutronenstrahlen sowohl an der Erdoberfläche als auch im Simplon-Tunnel gemessen hat.

In dem vom Direktor des Max-Planck-Institutes, Prof. Dr.med. **B. Rajewski**, 1954 herausgegebenen Buch 'Zählrohre und Szintillationszähler' schreiben Dr. **Ewald Fünfer** von der TH München und Prof. Dr. **Hugo Neuert** vom physikalischen Staatsinstitut Hamburg: "Natrium-Jodid-Kristalle mit Thalliumzusatz haben besonders günstige Szintillationseigenschaften, sie fangen mit beträchtlicher Wahrscheinlichkeit Neutronen ein." Sie weisen darauf hin, daß Szintillationszähler Gammastrahlung mit weit größerer Ausbeute als normale Strahlenmeßgeräte erfassen und man auch "eine verhältnismäßig empfindliche und zuverlässige Nachweismethode für Neutronen" hat.

Der Szintillationszähler-Hersteller Dipl.-Ing. **Robert Mayr** erklärt: "Der Erdball ist im Innern flüssig. Das flüssige Magma besteht aus Metallen und radioaktiven Stoffen. Es gibt hier auch Lagerstätten, die spaltbares Uran enthalten. Hier finden, ähnlich einem Kernreaktor, Kettenreaktionen statt, wobei Neutronen freigesetzt werden. Die Neutronen passieren den Weg zur Erdoberfläche fast ungehindert. Unterirdische Wasserläufe und geologische Schichten können auf schnelle Neutronen bremsend wirken. Deshalb wird Wasser in Kernkraftwerken zur Moderierung des Neutronenflusses eingesetzt. An der Erdoberfläche kann man mit empfindlichen Detektoren auf Neutronensuche gehen. Abgebremste, sogenannte thermische Neutronen, lagern sich an andere Atome an und machen sie radioaktiv, was dann gemessen werden kann. Neutronenmodifizierende Stoffe, wie Natrium-Jodid-Kristall oder Moderatoren im Szintillationszähler, verbessern die Trefferquote."

Im Februar 1994 war in den größten Tageszeitungen und wissenschaftlichen Fachzeitschriften zu lesen, daß man in Japan mit Hilfe von Neutronenmessungen **Erdbeben** frühzeitig erkennen könne. Der Geophysiker Prof. **Riken Denshi** aus Kawasaki hat Geräte zur Serienreife entwickelt. Er sagt: "Es ist ein geophysikalisches Gesetz, daß im Erdinnern ständig radioaktive Zerfallsprozesse ablaufen, wobei Neutronen freigesetzt werden. Da sich in der Erdkruste schon vor den Beben feinste Spalten und Brüche bilden, die einen meßbaren Einfluß auf den Neutronenfluß haben, kann man entsprechend früh messen und somit auch warnen." Das System sei in erdbebengefährdeten Gebieten Japans erfolgreich getestet worden. Leider hat es offensichtlich bei dem verheerenden japanischen Beben im Januar 1995 versagt, denn hier kamen tausende Menschen zu Tode und ganze Städte wurden verwüstet, ohne Vorwarnung.

Bis heute gilt es als **nicht wissenschaftlich** gesichert, daß es sich bei Erdstrahlungsmessungen um Neutronen handelt. Vieles weist darauf hin. Neutronen hin, Neutronen her. Tatsache ist, daß über geologischen Störungen veränderte radioaktive Strahlungen mit geeigneten Szintillationszählern zu messen sind, und daß zusätzliche neutronenmodifizierende Moderatoren die Meßergebnisse verdeutlichen.

Störungen im Körper: Bluttests

Man soll Strahlungseinflüsse nicht nur vor Ort messen, sondern auch am **Blut** des geologisch oder elektromagnetisch belasteten Menschen nachweisen können, wie schon im Kapitel über magnetische Gleichfelder angedeutet. Vor über 35 Jahren stellte der Wuppertaler Arzt Dr. **Dieter Aschoff** den nach ihm benannten **elektromagnetischen Bluttest** der medizinischen Fachwelt vor. Er und weitere von ihm angelernte Ärzte weisen in ihrer täglichen Praxisarbeit anhand einer Blutprobe nach, ob der Patient diesbezüglich belastet ist.

Gefunden wird im Blut, was dem Patienten in seinen Daueraufenthaltsbereichen wie z.B. Schlafplätzen, zu schaffen macht: Strahlung als Folge von geologischen Störzonen oder technischen Feldern. Über 25.000 Tests wurden allein in der Aschoff-Praxis durchgeführt. Das Blut verliere, so Dr. Aschoff, als Folge von physikalischem Umweltstreß seine einst natürliche **magnetische Grundordnung** und werde 'elektrisch', es 'kippt um', es depolarisiert ins Gegenteil. Andere Mediziner und Heilpraktiker bedienen sich der Bicom- oder Mora-Verfahren, der bioelektronischen Funktionsdiagnostik (BFD), der Elektroakupunktur nach Voll (EAV) oder praktizieren den Vegatest, um die **Reaktion auf Streßfaktoren** am Patienten aufzudecken.

Bei **350 Patienten**, die einen auffälligen Bluttest zeigten, war auch der **Schlafplatz** entsprechend gestört. Nach den baubiologischen Sanierungen veränderte sich der Befund, und nach etwa vier bis acht Wochen lag wieder die biologische Ordnung, das unauffällige Blutergebnis vor, und das mit einer Signifikanz von knapp **70 Prozent**. Es liegt hauptsächlich an **Schlafplatzbelastungen**, wenn ein Bluttest auffällig ist. Seltener ist es ein überdurchschnittlich stark belasteter **Arbeitsplatz**. So erinnere ich mich an einen Arbeiter im Stellwerk der Bundesbahn, der trotz des guten Schlafplatzes 'elektrisch' war; in greifbarer Nähe des Arbeitsplatzes waren die Hochspannungsleitungen der

Bundesbahn. In einem anderen Fall war es eine Röntgenassistentin. Piloten oder Stewardessen müssen durch die hohe Radioaktivität beim Fliegen auch mit 'elektrischen' Ergebnissen rechnen.

Der unauffällige Bluttest weist darauf hin, daß entweder **keine umweltbedingte Gefahr** besteht oder der Körper auf **vorhandene Risiken** (noch!) **nicht** reagiert. Das auffällige Testergebnis signalisiert, daß der Mensch auf **physikalische Dauerstreßfaktoren** reagiert, die von Baubiologen vor Ort erkannt und reduziert werden sollten. Diese Testaussagen 'elektrisch' oder 'magnetisch' (was 'linksdrehend' oder 'rechtsdrehend' entspricht) beziehen sich **nur** auf **physikalische** und nicht auf toxische, raumklimatische oder mikrobiologische Einflüsse.

Der **Meßplatz** für Blut- und Drehungstests nach Aschoff, Bicom, Mora, Vega, EAV... und für alle **Elektroakupunktur**verfahren muß in bestem baubiologischen Gleichgewicht sein. Jeder Umweltreiz, jedes elektromagnetische Feld, jeder Synthetikteppich, jede geologische Störung... kann ungünstig in die Diagnose einfließen und die Ergebnisse verfälschen. Der Federkern im Patientenstuhl, ein Polyesterpullover, eine Synthetikgardine, elektromagnetische Felder der Leuchtstoffröhre, ein naher Sicherungskasten... stören. Was für einen EEG- oder EDV-Raum gilt, das gilt für diese feinenergetischen Diagnosemethoden um so mehr. Viele Ärzte und Heilpraktiker, da bin ich mir sicher, verlieren die Lust an der Elektroakupunktur, den Blut- und Drehungstests nur deshalb, weil ihre mangelhaften Erfolge und rätselhaften Fehlergebnisse am gestörten Meßplatz liegen, was sie nicht wissen und worauf sie zu wenig von den Herstellern aufmerksam gemacht werden. Jeder Meßplatz sollte baubiologisch überprüft werden, um diese Probleme erkennen und ausschalten zu können. Mehr zu diesem interessanten Thema in meinem überarbeiteten Artikel 'Wie sich die Bilder gleichen' in Wohnung+Gesundheit, Heft 44 vom Februar 1988.

Fallbeispiele

Es gibt viel von gesundheitlichen Reaktionen auf **Standortumstellungen** zu berichten. Menschen verlieren Symptome nur durch Bettverstellungen. Die Schlafqualität wird besser durch den Wechsel eines Raumes. Trotzdem bin ich mit Rückschlüssen auf **ausschließliche** Zusammenhänge mit geologischen Auffälligkeiten vorsichtig. In den seltensten Fällen findet man das ausschließlich geologisch belastete Bett. Fast immer sind **mehrere Faktoren** am gestörten Schlafplatz beteiligt, sehr oft elektrische und magnetische Felder oder Luftschadstoffe. Es ist mir nach einigen tausend Schlafplatzuntersuchungen nur viermal gelungen, den Sanierungseffekt mit ziemlicher Sicherheit auf geologische Reize zu beziehen. Denn es war in diesen Fällen ausgeschlossen, daß elektrische Felder in der Wand, Magnetostatik durch den Bettaufbau, hochfrequente Strahlung durch ungünstig einfallende Sender, magnetische Wechselfelder durch Stromverbraucher, Elektrostatik von synthetischen Flächen oder Formaldehyd durch Spanplatten vorlagen. Mit **jeder Platzveränderung** verändert man eine Vielzahl verschiedenster standortabhängiger Umwelteinflüsse durch Felder, Wellen, Strahlen, Gase, Schadstoffe und Störungen. Es wäre zu einfach, den Erfolg des Schlafplatzwechsels auf Wasseradern zu beziehen, wenn die vielen anderen Umwelteinflüsse **nicht exakt erfaßt** worden sind.

Darmbluten und kein Ende

Eine 55jährige Witwe aus Düsseldorf magerte in zwei Jahren von 70 auf 44 Kilo ab. Die Durchfälle wurden immer schlimmer. Medikamente und Diäten halfen nicht. In den letzten Wochen war regelmäßig Blut im Stuhl. Sie konnte sich kaum noch auf den Beinen halten. Bei der baubiologischen Untersuchung war nichts auffällig, außer einer geologischen Störung. Die Schlafplatzkorrektur um zwei Meter war simpel und wurde noch während meines Besuches vorgenommen. Ich glaubte nicht an einen nennenswerten Effekt, wurde aber eines Besseren belehrt: Nach einer Woche verschwanden die Darmblutungen, nach vier Wochen die Schmerzen, nach drei Monaten die Medikamente. Innerhalb eines Jahres hat die Kundin 12 Kilo zugenommen.

Alpträume

Sarah, das Töchterchen eines Naturheilarztes aus dem Ruhrgebiet, schlief unruhig, wurde ständig wach, hatte Alpträume. Die Messungen ergaben starke elektrische Wechselfelder im Schlafraum mit einer Körperspannung von über einem Volt und eine auffällige geologische Störung. Das Bett wurde nur um einen guten Meter verstellt. Sarah schlief ab der ersten Nacht ruhig und alptraumfrei durch, obwohl die stressigen elektrischen Felder erst Wochen später saniert wurden.

Arbeitssüchtig?

Der 40jährige Unternehmer aus Duisburg lief mit seinen bedrohlichen Herz-Kreislaufbeschwerden von Arzt zu Arzt. Einer ordnete die Schlafraumuntersuchung an. Das Ergebnis: eine geologische Störung und ein elektrostatischer Synthetikteppich. Das Bett wurde auf einen geologisch ungestörten Platz gestellt, der Synthetikteppich blieb erst einmal. Die Herzkrämpfe, Kreislaufstörungen und Ängste verschwanden innerhalb von zwei Wochen. Bisher wurde die Arbeit für seine Krankheit verantwortlich gemacht. Jeden Tag 14 Stunden bis in die Nacht und das auch noch am Wochenende, das mußte ja schief gehen. Alle Beteuerungen, daß der Unternehmer gerne arbeitet, nutzten nichts. Workaholic bleibt Workaholic. Nach dem Schlafplatzwechsel fiel dem Unternehmer auf, daß er zuvor nie gern ins Bett gegangen ist, nachts immer fit war, nicht einschlafen konnte und unbewußt die Zeit zum Schlafengehen hinauszögerte; jetzt freut er sich auf sein Bett, ist abends müde und dafür morgens fit.

Erholung zu Hause

Mehrmals im Jahr ging die Fahrt eines jungen Ehepaares aus Aachen ins Ferienhaus an die französische Küste. Die ersehnte Erholung blieb aus, das Gegenteil trat ein: schlechter Schlaf, Kopfschmerzen, Zerschlagenheit. Zu Hause wurde sich vom Urlaub erholt. Der offensichtliche Grund: Die Betten standen im sonst baubiologisch unauffälligen Ferienhaus auf der einzigen geologischen Störung. Der Raum wurde gewechselt. Seitdem ist Erholung auch im Urlaub möglich.

Rutengänger

Einen guten Rutengänger zu finden ist Glücksache. Sicher gibt es Könner. Die sind selten. Ich kenne zwei Rutengänger, die es mit Zuverlässigkeit schaffen, Erdstrahlungsphänomene zu finden. Ich habe im Laufe der Jahre etwa 700 Rutengänger und Pendler direkt oder indirekt über meine Kunden und Ärzte kennengelernt, einige auch getestet, und erfahren müssen, daß sie meist nicht zuverlässig sind und ihre Ergebnisse sich gründlich widersprechen. Darunter waren bestimmt eine Menge Scharlatane, die von der Unwissenheit und Not anderer profitieren wollten. Die meisten schienen jedoch aufrichtig bemüht, gute Arbeit zu tun und gaben ihr Bestes.

In Amerika, Australien, Schweden und Deutschland sind in den letzten Jahren einige **tausend Profi-Rutengänger** in verschiedenen Versuchen wissenschaftlich auf Herz und Nieren getestet worden. Können sie es nun oder können sie es nicht? 98 Prozent konnten es nicht. **Zwanzig** der besten radiästhetischen **Profis Australiens**, von sich selbst überzeugt in 100 Prozent aller Fälle bei der Wassersuche erfolgreich zu sein, wurden 1980 getestet. Die Testbedingungen wurden von den Fühligen kontrolliert, akzeptiert und als fair bezeichnet. Als Anreiz wurden Preise im Wert von 40.000 Dollar für die erfolgreichsten Rutengänger ausgesetzt. Das Ergebnis versank im Zufall, weniger als 5 % der Aussagen schienen real. Die wissenschaftlichen Tester und kontrollierenden Amtspersonen: "Erraten ist signifikanter."

Für Wohnung+Gesundheit (Heft 58, Frühjahr 1991) habe ich sechs Radiästheten, die mir von **vier Rutengängerverbänden** als Spitzenleute empfohlen wurden, an sechs Tagen einzeln und ohne voneinander zu wissen, in die gleiche Wohnung gebeten. Die Ergebnisse fielen grundunterschiedlich aus: einmal vier Wasseradern, dann nur eine Verwerfung, einmal gar nichts, dann alles voll Reizzonen, einmal die Störung links im Raum und dann rechts im Raum. Es gab unseriöse Entstörangebote, gepfefferte Preise. Mein Bericht löste in Fachkreisen einen Sturm der Entrüstung aus, und einige Rutengänger, darunter Akademiker und Ärzte, hielten sich für zuverlässiger als die überprüften Kollegen und forderten einen **weiteren Test**, um zu beweisen, daß es doch geht. So reisten im Juni 1991 acht weitere bekannte und von sich überzeugte deutsche Rutengänger an und ruteten, muteten und pendelten den gleichen Raum aus. Das Resultat: Acht weitere grundunterschiedliche Ergebnisse, vier neue Entstörgeräte (siehe Wohnung+ Gesundheit, Heft 60, Herbst 1991).

Die Zeitschrift **'Chancen'** testete im Juni 1989 fünf Profi-Rutengänger auf einem Grundstück. Die Bewertungen fielen auch hier von "Ein völlig ungestörtes Grundstück, herzlichen Glückwunsch!" bis zu "Um Gottes Willen, das ist ja total gestört, bloß nicht kaufen!" aus. Kein Ergebnis deckte sich auch nur annähernd mit den anderen.

Einen ähnlichen Test machte die Zeitschrift **'Kraut&Rüben'** (Heft 3/96). Fünf Rutengänger untersuchten das gleiche 600 m² große Grundstück 30 km östlich von München. Der schnellste Radiästhet schaffte die Arbeit in einer Stunde, der langsamste in drei Stunden. Die Stundenlöhne lagen zwischen 115 und 360 Mark. Kraut&Rüben: "Ein Blick auf die von den Wünschelrutengängern erstellten Karten zeigt nicht nur ein breites Spektrum zeichnerischer Talente vom amateurhaften Strichbild bis zum professionellen Plan, sondern auch erschreckende Unterschiede in der Bewertung der Situation. Die Aussagen schwanken von zwei bis 16 Wasseradern mit einer bis 60 Kreuzungspunkten. Der Verlauf der Wasseradern ist unterschiedlich wie Tag und Nacht." Von "guter Bauplatz" bis "schleunigst verkaufen" war alles drin.

Die beiden Physiker Prof. Dr. **H.-D. Betz**, Prof. Dr. **H.L. König** und 18 weitere Wissenschaftler testeten 500 Rutengänger in dem vom Bundeswissenschaftsministerium mit 500.000 Mark unterstützten Großversuch. 10.000 Einzelexperimente auf 50 Versuchsstrecken an insgesamt 160 Tagen wurden durchgeführt. Das Ergebnis: "Rutengänger überschätzen ihr Können meist erheblich. Die Treffsicherheit war in den durchgeführten Testreihen schlecht und in den meisten Fällen kaum oder gar nicht vom Zufall zu unterscheiden." Von den 500 geprüften Radiästheten zeigten sich fünf "mit hoher Wahrscheinlichkeit sicher". 99 % waren es nicht. Dennoch, bezogen auf dieses eine Prozent: "Einige Rutengänger wiesen eine außerordentlich hohe Treffsicherheit auf, welche kaum oder nicht durch den Zufall erklärt werden kann." König, der im Forschungskreis für Geobiologie aktiv mitarbeitete und hier Rutengänger fortgebildet hat, fordert: "Es ist unbedingt erstrebenswert, vom Rutenausschlag und somit von subjektiver Selbsteinschätzung loszukommen. Es sollte direkt meßtechnisch und somit objektiv erfaßt und bewertet werden."

Einige Tips zu Ihrer Sicherheit: Wenn Sie mit Rutengängern arbeiten wollen, dann bestellen Sie wenigstens **drei** und **vergleichen** Sie die Ergebnisse. Bevorzugen Sie Rutengänger, die neben den geologischen Störungen auch die in diesem Buch beschriebenen künstlichen Streßfaktoren **meßtechnisch** erfassen; seien Sie vorsichtig mit Rutengängern, die in Boulevardblättern Anzeigen aufgeben und Demonstrationsveranstaltungen durchführen. Die Tatsache, daß ein Rutengänger einem Verband angehört ist kein Qualitätsurteil, es gibt neben guten genug schlitzohrige Verbände; bedenken Sie, daß Rutengänger subjektiv reagieren und deren Reaktion noch lange nicht Ihr Problem sein muß; meiden Sie Rutengänger, die Entstörgeräte verkaufen.

Entstörgeräte

Ich habe im Laufe der Zeit über **150 verschiedene Entstörgeräte** in Kundenbetten und -schlafzimmern gefunden. 30 davon habe ich zu Hause, ein kleines Entstörgerätemuseum. **Keines** der Produkte hält, was es verspricht. Wie auch? Wie will man ein gestörtes Erdmagnetfeld oder die veränderte Radioaktivität der Erde entstören? Megatonnen Stahlbeton, Glas, Baumasse und Einrichtungsgegenstände schaffen nicht, was ein buntbedrucktes Baumwolltuch oder ein Antennchen im Keller schaffen will? Rutengänger und Baubiologen, die geologische Störungen entstören wollen, disqualifizieren sich selbst und bewegen sich auf Kaffeefahrtenniveau. Die einzig sichere Entstörung ist das **Ausweichen** auf **neutrale** Plätze.

Entstör- und Abschirmmaßnahmen können auch zu **rechtlichen Konsequenzen** führen. Ich werde von Gerichten als Sachverständiger bestellt und mit den verrücktesten Produkten konfrontiert. Am 3. August 1992 war es das **Amtsgericht** in Ratingen, das für den Verkauf einer Abschirmdecke gegen Wasseradern den Rutengänger Utz V. wegen Betruges zu einem **halben Jahr Freiheitsstrafe** verurteilte. Utz V. gibt sich als Geobiologe, ausgebildeter und geprüfter Rutengänger und wissenschaftlicher Leiter der Sektion Erdstrahlung der Deutschen Gesellschaft zur Förderung von Naturheiltherapien e.V. DGFN aus. Er hielt in einer Ratinger Gaststätte einen Vortrag über die strahlende Erde und sammelte dabei Kunden für seine 130 Mark kostende radiästhetische Dienstleistung. Die krebskranke Rentnerin Elisabeth K. und der Ehemann der ebenfalls krebskranken Luise W. buchten den Rutengänger. Der fand gefährliche Wasseradern und verkaufte für 656 Mark Sonderpreis eine **Abschirmdecke**. Diese wurde geöffnet und offenbarte ihren Inhalt: ein billiges Stück **Schaumgummi**, zwei Meter handelsübliches **Antennenkabel**, **Sägespäne** und ein Fetzen **Sackleinen**. Auf der Matte klebte das Prüfsiegel einer **Rutengängervereinigung**. Richter und Staatsanwalt: "Der Angeklagte hat schamlos betrogen. Er hat mit der Krankheit von Menschen gespielt. Sechs Monate Freiheitsentzug sind angemessen." Aktenzeichen: 22Ds/910Js1400/91. Mein Beitrag in Wohnung+Gesundheit: Heft 67, Sommer 1993.

Einem **Göttinger Bettenfachgeschäft** wurde gerichtlich untersagt, ein Unterbett als "wirksamen Schutz gegen Erdstrahlen" anzupreisen. Rutentests an Körpern und das Entstören von Menschen durch Handauflegen werden als **Bruch des Heilpraktikergesetzes** bewertet und **bestraft**. Das **Landgericht** in **Stuttgart** hat die Werbung, daß Strahlen-

Erdstrahlung: Entstörgeräte

schutzdecken gegen krankmachende Erdstrahlung schützen könnten, ebenfalls **verboten**. Heilpraktikergesetz hin oder her, es wird minütlich gebrochen, so auch in einem **Bettenfachgeschäft** in Düsseldorf. Der pfiffige Besitzer 'diagnostiziert' seine Kunden ungebeten per Rute und Pendel, 'stellt fest' ob sie 'gestört' sind oder nicht und verkauft dann die 'richtigen' Matratzen oder Abschirmdecken. Seine Meisterleistung: Einer Düsseldorfer Richterin verkaufte er eine kräftig magnetisierte Federkernmatratze. Als die Kompaßnadel auf dieser Matratze bedrohliche Runden drehte, beschwerte sich die Richterin. Ihr wurde daraufhin eine Abschirmdecke gegen Magnetfelder angeboten. Die Decke war teurer als die Matratze, dafür ohne Effekt.

Das Repertoire der abschirm- und entstörwütigen Geschäftemacher ist endlos. Man findet bei Hausuntersuchungen Kästchen, Matten, Platten, Decken, Drähte, Hufeisen, Kupferschlingen, -stangen und -netze; kiesgefüllte Blumentöpfe, systematisch verlegte Münzen und Steine, futuristisch anmutende Antennensysteme, geheimnisvolle Interferenzsender und Pyramidenkonstruktionen; weihwassergefüllte Bierpullen im Kleiderschrank, salatölgefüllte Coladosen unter der Schlafstatt und verbuddelte Weinflaschen mit undefinierbarem Inhalt im Garten; Kork als Platten, Matten und Tapeten unter, neben und über dem Bett; bunte Zeichnungen mit den tollsten Symbolen aller Kulturen und Religionen; an die Wand genagelte Ampullen mit eigenartig riechenden Flüssigkeiten; verklebte Dosen, Büchsen und Röhren mit fragwürdigen Innereien; billige Glasmurmeln und überteure Kristallgläser; alle möglichen und unmöglichen bioplasmatischen Produkte aus der Außenseiterforschung; Torf- und Strohballen oder -decken; Resonatoren, Kompensatoren, Neutralisatoren, Emitter und Absorber; elektronische Magnetwellenspender, Stabmagnete und Magnetdecken; Kohletabletten unter Matratzen, IT-Stecker nach dem Umkehrprinzip der Systeminformation und Duplex-Lichtnetzentstörer in den Steckdosen; Aluminiumfolien in allen Versionen unter dem Lattenrost und als Streifchen auf Fußleisten oder in Zimmernischen; Stromlinienelektroden und Spiegel in allen Ausführungen; Photoneneinlagen für Bett, Stuhl, Autositz, Schuhe, Viehställe und als Blumentopfuntersetzer; diverse Schwingkreise und große Lautsprecherboxen mit unhörbaren Sphärenklängen; Nuklear-Rezeptoren, Zellglasplatten, Plasmaausleiter, Feldharmonisierer, Energieglocken und die Abschirmspezialfolien für Autos, "wenn man mal auf einer Wasserader parkt".

Interessant auch der Hochschulprofessor der Uni Bochum, der ganze Häuser durch Handauflegen mental entstört und jene Apotheker, die Pillen, Tropfen und Salben gegen Erdstrahlung und Elektrosmog verkaufen. Ein Baubiologe aus dem Rheinland empfiehlt die Verlegung von Speckschwarten zur Eliminierung von geopathischem Streß und ein Rutengänger aus der Lüneburger Heide hämmert kraftvoll gegen die von ihm in den Boden getriebenen Brechstangen. Eine Fachzeitschrift verkauft das mit Goldkreuzen bedruckte Baumwollbettuch und ein anderer Verlag die mit duftenden Kräutermischungen gefüllten Wollsäckchen und -kissen. In Süddeutschland wird teures MU-Metall gegen Geopathie feilgeboten und in Norddeutschland Mantras und Meditationstechniken gegen die Erde einstudiert. Positives Denken kontra negative Strahlung ist genauso beliebt wie gezielte Gebete. Ein bekannter Matratzenhersteller verspricht Abschirmung mit Latexmatratzen, eine Wolldeckenfabrik mit Wolldecken. Einfache Adreßaufkleber aus dem Schreibwarengeschäft werden als Bio-Aktiv-Plättchen gegen Strahlung angeboten. Mit der Kirlian-Fotografie will man die Wirkung von Magnet-Decken gegen nahezu alles und gar nichts nachgewiesen haben. Mit teurem Bergkristall-Granulat, eingegossen in Plastikröhren, sollen nicht nur Erdstrahlen vertrieben, sondern auch armen verstrahlten Tschernobyl-Opfern geholfen werden. Eine Feng-Shui-Meisterin verkauft bunte Plastikaufkleber gegen böse Strahlen.

Ein Erdstrahlenschützer aus der Pfalz verkauft spezielle Keile und Trapeze aus Blech. Er hat, so ist in seinen beiden Büchern zu lesen, "am Sonntag zwischen 12 und 14 Uhr alle Erdstrahlen 200 Kilometer weit verdrängt und auch noch 60 km tief ins Erdinnere weggeschossen." Tiefer ging es leider nicht, denn "sonst hätte es vielleicht ein Erdbeben gegeben." Er verkauft Abschirmdrähte für Tennisschläger, denn: "Hierdurch werden die durch den Schlagimpuls angezogenen Erdstrahlen über die Drahtenden an die Gestirne abgeführt, so daß eine schmerzhafte Auflading des Ellenbogens und des Unterarms vermieden wird."

Ein Radiästhet aus dem Rheinland bietet für 10.000 Mark die spezielle Gartengestaltung an, die "alle Strahlen im Haus wegnimmt". Vorsicht mit den sogenannten Fachleuten, die Angst machen weil "das Erdmagnetfeld immer mehr verloren geht", und zum Ausgleich Decken anbieten, die mit starken Magnetfeldern den nicht nachzuweisenden Verlust wettmachen wollen. Die angebliche Baubiologin aus Wiesbaden will in einer anthroprosophischen Düsseldorfer Schule die Elektrostatik der Synthetikteppiche mit Edelsteinen eliminieren. Wenn das nicht reicht, dann bitte "drei Glöckchen oder eine Triangel anschlagen"; je länger man anschlägt, desto länger die antistatische Wirkung. Eine Waage im Raum schaffe schädigende Gitternetzpunkte, und sie solle deshalb entfernt werden. Außerdem muß eine Trägerfrequenzsperre (was immer das ist) gegen die von draußen einwirkenden Mikrowellen eingebaut werden, obwohl: "Die richtigen Pflanzen auf dem Fensterbrett entstören diese Wellen auch". Das Verdunsten von Pflanzenölen ist "für alles gut, schädliche Strahlung geht davon weg".

Einige Fühlige kommen gar nicht erst in Ihr Haus. Sie pendeln über Grundrissen. Fernmutung nennt man das unter Gleichgesinnten. Auch sie haben die Entstörung parat. Ein Fernmuter aus Düsseldorf verschickt handgekritzelte Bleistiftzeichnungen, die unter das Bett gelegt, "alles abschirmen". Die Erklärung: "Meine heilenden und entstörenden Kräfte sind beim Zeichnen über den Bleistift aufs Papier über-

Erdstrahlung: Gitternetze 379

tragen worden." Eine Fernmuterin aus Dreieich weiß per Telefon, was beim 500 Kilometer entfernten Anrufer vorliegt. Sie schickt die Fotokopie einer Zeichnung des ägyptischen ANKH-Henkelkreuzes, die alles entstöre, von der Wasserader bis zum Fernsehapparat.

Da sind Environtologen, die glauben, elektrische Felder würden "kreisförmig stehende Magnetwellen mit einem zirkularen Durchmesser von bis zu neun Metern erzeugen", die wiederum durch eine Armbanduhr, nämlich die Tesla-Uhr, mit "nichthertzschen Skalarwellen über einen Tesla-Chip, der wie ein Schild wirkt" und "sich wie eine flachgedrückte Möbius-Schleife verhält" und "den Körper mit einer Art Blase, Kokon oder Polster umgibt" neutralisiert werden könnten. Eine gute Neutralisierung sei auch vom Erdresonanz-Generator zu erwarten, der "durch seine hohe Ausgangsleistung alle Signale aus der Umgebung übertönt". Oder die Radionik-Maschine, die als Energiequelle die Sinne, den Geist und die Seele anzapfe und so "psychobiophysikalisch wirkt".

Die Entstörwirkungen sind, wenn man physikalisch nachprüft, in **keinem** Fall gegeben. Dafür gibt es **Nebenwirkungen**: Folien ziehen elektrische Felder an, Magnetwellensender verursachen tausende Nanotesla Elektrosmog, einige Geräte strahlen mit Hochfrequenz, einige Matten und Decken verursachen stärkere künstliche Magnetfelder im Körper als unter zehn Hochspannungsleitungen zu messen wäre.

Gitternetze

Baubiologen sind Meßtechniker. Es soll neben den physikalisch meßbaren geologischen Einflüssen auch noch sogenannte **kosmische Gitternetzstrukturen** geben, die sich rasterförmig über die Erde spannen und alle paar Meter für zentimeterbreite Streifen und Kreuzungspunkte sorgen. Sie entziehen sich hartnäckig allen Meßmethoden. Kein einziges Gerät erwischt sie. Der Baubiologe ist also hilflos, will er nicht zu Rute oder Pendel greifen. Einige Ärzte sind davon überzeugt, daß besonders die Kreuzungspunkte dieser Gitternetz-Energiephänomene aufladende oder abladende biologische Wirkungen entfalten können.

Nun gibt es so viele Gitternetze, wie es Rutengängerschulen gibt. Und jeder ist überzeugt, daß **sein** Netz das biologisch riskanteste ist. Ich erlaube mir als Nichtfachmann und Uneingeweihter keine Meinung, gebe aber Verunsicherung zu. Denn würde ich **alle** bekannten und befürchteten Gitternetzstrukturen ernst nehmen, dann gäbe es heute auf der Erde allein durch diese vielen verschiedenen kosmischen Strukturen wahrhaft **keinen einzigen Quadratmeter** mehr, der ungestört wäre. Soweit ich kapiert habe, soll es bisher die folgenden Gitternetz- und Kosmosphänomene geben (Ende offen):

Globale und diagonale Netz- und Gitterzonen, Strahlenpyramiden, atomare Kubensysteme, Grob- und Doppelzonen, ubiquitäre polare Reizfeldsysteme, tellurische und Quantenstrahlen, Kohlenstoffgitter, kosmische Energieschatten und horizontale PWL-Strahlen, Reflexionsgitter. Dazu Fein- und Grobgitter mit A- und B-Kreuzung, Schichten- und Flächenstrahlung, Wachstumslaser und Tachyonenfelder. Ein Duisburger Heilpraktiker fürchtet Schumann-Felder und magnetische Sonnenwinde, Sonnenflecken-, Himmelskörper- und Höhenspannungsstrahlen. Eine Heilpraktikerin aus Dinslaken warnt vor Multi-Wellen-Zonen. Einige Gitter werden dazu differenziert in Yin und Yang und in ein bis vier standorttreue oder unberechenbar wandernde Rangordnungen.

Ständig kommen neue Gitternetz- oder Erdstrahlungsphänomene hinzu. 1997 war es unter anderem der Schacht, eine laut Bericht in 'Wetter, Boden, Mensch' (Heft 4/97) "sehr wichtige Störzone, die von Rutengängern meist übersehen wird". Die Schächte seien "kreisrunde Störzonen von hoher Intensität, so stark biologisch wirksam, daß sie alle Reizstreifen weit übertreffen." Tröstlich: "Schächte sind nur in Häusern oder in ihrer unmittelbaren Nähe zu finden. Wenn die Sicherung abgeschaltet wird, ist kein Schacht mehr zu muten. Nach dem Einschalten baut er sich in 2 bis 3 Minuten von innen her wieder auf." Schade: "Einen naturwissenschaftlichen Beweis wird es so bald nicht geben."

Die Entdecker bzw. Erfinder dieser Phänomene, die den Globus von Nord nach Süd und von Ost nach West meter- und scheibchenweise in Gut und Böse aufteilen, heißen z.B. Curry, Hartmann, Benker, Wittmann, Schneider, Behnfeld, Berschneider, Mettler, Hürlimann, Peyre, Schweitzer und Oberbach; ich kenne noch weitere aus den USA.

Die bekanntesten kosmischen Netze dürften das **Globalgitternetz**, auch **Hartmann-Gitter** genannt, und das **Curry-Netz** sein. Aber auch bei denen gibt es Ungereimtheiten, denn einmal heißt es, die Störstreifen wären stabil und **standorttreu**, woanders heißt es, sie würden je Mondstellung **wandern**; einige Experten behaupten, sie würden in Räumen ihre **Lage** beträchtlich **verändern**, andere können das nicht bestätigen; einmal wird versichert, die Abstände von zwei Metern wären **überall gleich**, und dann hört man, nein, die Abstände **variieren** von Platz zu Platz, von Land zu Land, von Breitengrad zu Breitengrad, von Berg zu Tal, von Sonne zu Regen, von Hoch- zu Tiefdruck.

Die Hauszeitschrift des Hartmannschen Forschungskreises für Geobiologie **'Wetter, Boden, Mensch'** schreibt in Heft 2/1990: "In Innenräumen finden sich nach Stromabschaltungen keine pathogenen Gitternetze mehr." Damit wären Gitternetze für Baubiologen vom Tisch, weil Baubiologen prinzipiell für strom- und spannungsfreie Räume sorgen.

Kosmische Gitternetze bleiben, solange sie nicht meßbar sind, bei Baubiologen auf der Strecke. Einmal sei die **meßtechnische Beweisführung** gelungen. In einem Hotel in Oberursel wurden während einer Tagung des Internationalen Arbeitskreises für Geobiologie im April

1985 die von Rutengängern **gemuteten Gitternetze** mit **Magnetometern** überprüft. Man fand Übereinstimmungen, die Geschichte wurde in mehreren Fachzeitschriften veröffentlicht. Dabei handelte es sich um Meßfehler und voreilige Interpretation. Ich habe in dem Hotel die Messungen im Mai 1992 wiederholt. Die Magnetometer zeigten **2000 bis 20.000 nT** Abweichung, was auf tonnenweise künstlich magnetisierten **Stahl** in Baumasse und Einrichtung zurückzuführen war: mehrere Stahlträger in Böden und Wänden, Stahlheizkörper und die Rohrelemente von Tischen und Stühlen. Die Kompaßnadel drehte sich **20 bis 180 Grad** vom Bezugspunkt Norden weg. Unter diesen Bedingungen sind Gitternetz-Tests gar nicht möglich und die Ergebnisse Wunschdenken. Gitternetze, sofern vorhanden, bleiben vorerst nicht meßbar.

Gitternetze mögen ein Risiko sein. Ich weiß es nicht. Ich erinnere mich an nur einen **Fall aus Düsseldorf**, der mich provozierte: Eine Dame mittleren Alters war krank, sie bekam die vom Arzt empfohlene Schlafplatzuntersuchung. Es wurde alles saniert, was auffiel. Ihr ging es danach besser, aber noch nicht gut. Das Bett wurde nochmals auf Verdacht um 50 cm verschoben, und danach ging es mit der Patientin schlagartig aufwärts. Gitternetze? Zufall? Wer weiß.

Geologisch ungestört

Wir sehen, es gibt Widersprüche und Ungereimtheiten. Einige Forschungen sind noch nicht abgeschlossen, andere noch gar nicht angefangen. Es gibt so viele Theorien, wie es Leute gibt, die sich damit beschäftigen. Ich werde skeptisch, wenn ich von einem selbsternannten Fachmann höre, daß er den Überblick hat. Den gibt es noch nicht. Dafür gibt es neben den gelösten immer noch eine Menge ungelöster Rätsel, auch und besonders wenn es um Erdstrahlung geht.

Ich beschränke mich, die **meßbaren** Auffälligkeiten darzustellen. Auf weitere **Vermutung** in Bezug auf die Existenz und biologische Wirkung geologischer oder sonstiger Störungen reagiere ich mit Vorsicht.

Ich erkläre einen **Raum** oder ein **Grundstück** dann für **geologisch ungestört**, wenn zwei Meßparameter im absoluten Gleichgewicht sind:

a) die per **Szintillationszähler** erfaßte **radioaktive Erdstrahlung**,
b) das per **Magnetometer** gemessene **Erdmagnetfeld**.

Gibt es deutliche Hinweise auf geologische Störungen, dann empfehle ich **stets** und **vorsichtshalber** den **Schlafplatzwechsel** in diesbezüglich bessere Zonen.

Jede Entstörung oder Abschirmung halte ich für nicht möglich, was physikalische Messungen von Erdstrahlung und Erdmagnetfeld, aber auch medizinische Tests bestätigen.

Erdstrahlung: Erinnern wir uns

Erdstrahlung ist flächendeckend überall. Es gibt z.B. Radioaktivität aus der Erde und das Erdmagnetfeld. **Geologische Störungen** entstehen durch z.B. Wasseradern oder Verwerfungen im Bodengrund. Diese sind als veränderte Erdstrahlung und als verändertes Erdmagnetfeld oberirdisch meßbar: Die Radioaktivität und das magnetische Feld sind in lokal begrenzten Zonen reduziert (meist bei Wasserläufen) oder erhöht (meist bei Verwerfungen, Spalten oder Brüchen).

Geologische Störungen werden mit **Szintillationszählern** (für die veränderte Radioaktivität) und mit **Magnetometern** (für das veränderte Erdmagnetfeld) gemessen. Messungen von Luftionisation, UKW-Feldstärke und Hautwiderstand könnten zusätzlich für Experimente und wissenschaftliche Forschung eingesetzt werden, sind bei Hausuntersuchungen jedoch meist zu ungenau und fehleranfällig. Weitere physikalische Einflüsse sollen mit im Spiel sein, z.B. Mikrowellen.

Die durch geologische Störungen veränderte Radioaktivität sollte nach bisherigen baubiologischen Erfahrungen ab etwa **10 %** Meßwertanomalie beachtet werden, die Erdmagnetfeldstörung ab **200 nT**. Schwache Anomalien dürften bei 10-20 % veränderter Radioaktivität liegen, starke bei 20-50 %, extreme über 50 %.

Ein Szintillationszähler besteht aus einem **Szintillator** (z.B. Natrium-Jodid-Kristall), der die Strahlung empfängt, einem **Moderator** (neutronenmodifizierende Materialien), der die Strahlung bremst und einer **Elektronik**, die einfallende radioaktive Zerfälle in Form von Lichtblitzen registriert, verstärkt, zählt und anzeigt. Der Szintillator sollte gegen kosmische Umgebungsstrahlung abgeschirmt werden.

Entstörgeräte können keine Gamma- und Neutronenstrahlung abhalten oder Erdmagnetfeldanomalien beseitigen. Deshalb ist die **Abschirmung** geologischer Störungen **nicht** angezeigt und das Aufsuchen ungestörter Plätze die einzige sichere Maßnahme.

Biologische **Risiken** sind wissenschaftlich nicht akzeptiert, empirisch jedoch feststellbar. Man weiß noch viel zu wenig über **Wechselwirkungen** mit anderen **künstlichen** Streßfaktoren.

Standortbedingte Störungen sind, das ist wissenschaftlich gesichert, auch sensitiv durch **Rutenausschläge** anzeigbar. Die Zuverlässigkeit und Reproduzierbarkeit von Pendlern und Rutengängern dürfte jedoch nur bei **ein bis zwei Prozent** liegen.

Kosmische **Gitternetze** sind physikalisch nicht meßbar. Nach Eliminierung technischer elektromagnetischer Felder sollen sie jedoch in Räumen radiästhetisch nicht mehr nachweisbar sein.

Erdstrahlung: Tips zur Reduzierung

- # Meiden Sie geologisch verursachte Störungen vorsichtshalber und besonders dann, wenn es sich um Langzeiteinwirkungen, an erster Stelle um Schlafplätze, handelt.
- # Bauen Sie möglichst nicht auf geologisch gestörtem Grund.
- # Planen Sie die Raumaufteilung Ihres Hauses entsprechend.
- # Informieren Sie sich bei einem Geologischen Landesamt, ob es kartografierte Störungen in Ihrem Lebensraum gibt.
- # Lassen Sie bei Bedarf einen medizinischen Blut- oder Drehungstest bei einem erfahrenen und diesbezüglich ausgebildeten Arzt oder Heilpraktiker durchführen (Aschoff-Test, EAV, EAP, Mora, Bicom).
- # Führen Sie gesundheitliche Beschwerden nicht voreilig nur auf geologische Störungen zurück, wenn Sie noch nichts über die baubiologische Gesamtsituation wissen. Recherchieren Sie immer ganzheitlich, reduzieren Sie alle Streßfaktoren elektrischer, magnetischer, raumklimatischer, toxischer und mikrobiologischer Art.
- # Wagen Sie das Experiment prophylaktischer Schlafplatzwechsel und achten Sie darauf, wie Sie sich fühlen. Nehmen Sie sich Zeit, denn eine Reaktion auf Ortswechsel kann einige Wochen dauern.
- # Fragen Sie zu Ihrer Sicherheit Ihren Hausuntersucher, mit welchen Meßgeräten er arbeitet, und lassen Sie sich prinzipiell alles, besonders die Meßresultate, schriftlich aufzeigen.
- # Wenn Sie mit Rutengängern arbeiten wollen, dann bestellen Sie wenigstens drei, und vergleichen Sie die Ergebnisse. Bevorzugen Sie Radiästheten, die auch physikalische Messungen der in diesem Buch beschriebenen Streßfaktoren machen.
- # Schirmen Sie geologische Störungen nie ab, weichen Sie aus. Der Markt ist voll von unseriösen Abschirm- und Entstörgeräten. Die einzig sichere Sanierung ist der ungestörte Platz.
- # Bedenken Sie, daß sich die Lage geologischer Störungen, speziell Wasserläufe, durch Veränderungen der Landschaft, bauliche Eingriffe, Erdbeben, Regenfälle, Hochwasser... verändern kann.
- # Informieren Sie sich anhand der Literaturtips im Anhang.
- # Wenden Sie sich an erfahrene ausgebildete Baubiologen, die nach dem aktuellen 'Standard der baubiologischen Meßtechnik' arbeiten.

Noch nicht am Ende

Eigentlich ist das zentrale Thema des Buches 'Streß durch Strom und Strahlung' an dieser Stelle beendet. Es wurden elektrische und magnetische Gleich- und Wechselfelder besprochen, hochfrequente elektromagnetische Wellen, Radioaktivität und Erdstrahlung, alles physikalische Einflüsse. Zum baubiologischen Standard gehören aber auch z.B. das Raumklima, Luftschadstoffe, Partikel, Pilze oder Schall und Vibration. Ohne diese ist eine Hausuntersuchung nicht komplett, ohne sie wäre der baubiologische Anspruch auf Ganzheitlichkeit nicht erfüllt.

Deshalb stelle ich Ihnen auf den folgenden Seiten die ebenso wichtigen Punkte 7 bis 10 des baubiologischen Standards mit dem Anhang 'Sonstiges' möglichst leicht verständlich und in Kürze vor (deren ausführliche Beschreibung könnte ein weiteres Buch ausfüllen):

7. **Luft** und **Ionen** (Raumklima)
8. **Gifte** und **Gase** (Luftschadstoffe)
9. **Fasern**, **Partikel** und **Allergene** (Partikel)
10. **Bakterien**, **Schimmel-** und **Hefepilze** (Mikrobiologie)
    Sonstiges, z.B. **Schwermetalle**, **Schall**, **Vibration** und **Licht**

Ganz zum Schluß kommen der 'Standard der baubiologischen Meßtechnik', die 'Baubiologischen Richtwerte für Schlafbereiche', Literaturtips sowie ein Personen- und Stichwortregister.

Die umfassende Begutachtung eines Raumes ist wichtig, weil sich die Risikofaktoren nicht summieren sondern potenzieren und keiner wissen kann, welcher Tropfen das Faß endgültig zum Überlaufen bringt. Dr. med. **Gottfried Cornelissen** schreibt in der 'Erfahrungsheilkunde', Heft 5/1997: "Das wesentliche Gesundheitsrisiko besteht vor allem darin, daß ein kumulativer Synergismus von toxischer Chemie und Elektrizität besteht. Die Chemisierung unserer Welt nimmt in einem erschreckenden Ausmaß zu, ebenso die Belastungen durch elektromagnetische Felder. Auf den zivilisierten Menschen wirken täglich über 50.000 chemische Kunstprodukte ein, und sie sind einer millionenfach stärkeren Belastung durch elektromagnetische Felder ausgesetzt als noch vor hundert Jahren. Das ist um so folgenreicher, weil es sich in der Regel um chronische Einwirkungen handelt."

"Ein Viertel aller Erkrankungen wird durch **schlechte Umweltbedingungen** verursacht." Das veröffentlichte die Weltgesundheitsorganisation im Juni 1997. "Jedes fünfte Kind geht mit **Allergien** zum Kinderarzt." So der Bundesverband der Betriebskrankenkassen im Juli 1997. Der Grund: die Umwelt. "Nur noch 27 % der Männer verfügen über eine normale Spermienzahl. Die **Fruchtbarkeit** nimmt rapide ab." So Forscher aus Finnland und den USA im März 1997. Die Ursache? Umweltbelastungen. Umwelt fängt zu Hause an.

7. Streß durch LUFT und IONEN (Raumklima)

Die Messungen der **Raumluftqualität** in Bezug auf z.B. Sauerstoff, Kohlendioxid, Feuchte, Temperatur, Luftdruck und Luftbewegung gehören zum Standard der baubiologischen Meßtechnik, wie auch die Bewertung der Anzahl und Verteilung von **Kleinionen** in der Raumluft. Gute, saubere, kohlendioxidarme und ionenreiche Atemluft ist lebenswichtig.

$$CO_2 \quad °C$$
$$mbar \quad O_2$$
$$Ionen \quad \pm \%$$

Gesunde Raumluft ist von vielen sich wechselseitig beeinflussenden Faktoren abhängig. Liegen Belastungen z.B. elektrischer, elektrostatischer oder radioaktiver Art vor oder gibt es Wohngifte, Feinstäube oder Feuchte, dann ist die Verschlechterung der Atemluftqualität die zwangsläufige Folge. Von guter Luft sind Gesundheit, Vitalität und seelisches Wohlbefinden abhängig. In einem gestörten Raumklima wird Krankheit, Passivität, Depressivität und Nervosität kultiviert.

Heute findet man Synthetik überall, auf dem Fußboden, an Wänden, vor Fenstern, am Körper. Unbewußte Überelektrifizierungen und zu viele chemische Stoffe mit unberechenbaren (Wechsel-) Wirkungen sind zu Hause Dauergast. Dampfdicht eingepackt in Beton und Doppelverglasung schwindet der letzte Funken Hoffnung auf klimatische Abwechslung. Jetzt noch kräftig rauchen, so selten wie möglich lüften und alles per Zentral- oder Fußbodenheizung in Bewegung halten. Das Ergebnis: dicke Luft, das zusammengebrochene Raumklima. Die Gewinner: Smog, Staub, Krankheitskeime, Pilzsporen, Kohlendioxid, Radongas... Zivilisation und Fortschritt haben Nebenwirkungen. Kein Wunder, daß selbst relativ harmlose natürliche Einflüsse wie Vollmond oder Wetterwechsel zu schaffen machen. Kein Wunder, daß eigentlich harmlose Angreifer in Form von Blütenpollen und Katzenhaaren die ruinierten Widerstandskräfte in die Knie zwingen.

Hören Sie bitte zu, die Damen und Herren vom Gesundheitsministerium: Hier fängt Vorsorge und Kostendämpfung an. Ein Mensch braucht pro Stunde mindestens **50 m³ frische Luft**, **40-60% Luftfeuchtigkeit**, unter **500 ppm Kohlendioxid** und über **20% Sauerstoff**.

Garant für bestmögliche Raumluftqualität ist neben den Sanierungen der vorher beschriebenen Streßfaktoren die regelmäßige **Lüftung**. Ein **einmaliger kompletter Luftaustausch pro Stunde** ist die Mindestanforderung. In modernen Wohnungen und renovierten, einst gesunden Altbauten, erlebe ich schon nach wenigen ungelüfteten Stunden den Zusammenbruch der Luftqualität. Der Grund: Perfekte Fensterdämmung, dampfdichte Baustoffe und Oberflächenbehandlungen, unsinnige Dampfsperren, eine lebensfeindliche Wärmeschutzverordnung und an erster Stelle schlechte Lüftungsgewohnheiten. Wozu ein Haus voller Fenster, wenn ich sie nie öffne? Nach meiner Erfahrung wird zu wenig gelüftet. Die falsche Angst vor den Schadstoffen der Umwelt und übertriebenes Energiesparen sind fehl am Platze. Draußen ist es fast immer besser als drinnen, die schlechte Luft muß raus, die bessere rein. Energiesparen an der falschen Stelle ist gesundheitsschädlich!

Schadstoffverursacher Mensch: Kohlendioxid

Kohlendioxid (CO_2) entsteht hauptsächlich durch Ausatmung. Wir atmen Sauerstoff ein und Kohlendioxid aus. CO_2 ist ein Schadstoff. Deshalb sollten wir trotzdem kräftig durchatmen, nur, irgendwo muß er hin, der Schadstoff, damit er nicht wieder und wieder eingeatmet und lebenswichtiger Sauerstoff verdrängt wird. Lüften ist die Devise. CO_2 gehört nach draußen, drinnen sollte CO_2 tabu sein.

Die Messung von Kohlendioxid ist eine gute Möglichkeit zur Bewertung der Luftqualität. In der Natur messe ich etwa **350-400 ppm** (parts per million). In einem natürlich eingerichteten, gut gelüfteten Raum ebenfalls. Je mehr Atmung, je weniger Luftaustausch, je dampfdichter das Haus, je künstlicher die Einrichtung, desto schneller geht der Wert in die bedenkliche Höhe. Offizielle Standards in den USA schreiben am Arbeitsplatz **1000 ppm** als Grenzwert vor, sonst gibt es Müdigkeit und Kopfschmerz, Konzentrationsschwäche und andere Beschwerden. In den meist schlecht gelüfteten und unnatürlich eingerichteten Durchschnittsschlafzimmern messe ich nach acht Stunden Nachtruhe über **2000 ppm**. Kein Wunder, daß morgens der Schädel brummt.

Ich habe die Schlafräume von **zehn Ehepaaren** überprüft. Früh am Morgen, kurz vor dem Aufstehen und ersten Lüften, gab es ausnahmslos **über 1500**, einmal sogar **5000 ppm Kohlendioxid**, nur weil das Fenster die ganze Nacht zu war und der Schlafraum eingepackt in atmungsinaktive Bau- und Kunststoffe. Ähnliches habe ich vor dem Wecken in zehn ungelüfteten Dreibettzimmern eines **Krankenhauses** erlebt. Die Meßwerte, schlimm wie oben: **1000 bis 3200 ppm**.

Dennoch ist für die meisten Mitmenschen die baubiologische Forderung nach mehr Luftaustausch ein kaum zu bewältigendes Anliegen. Im miesesten Klima meinen die Leute -an ihre hausbackene Katastrophe schon gewöhnt, wie Raucher ans Rauchen- es sei alles in Ordnung. Immerhin lüfte man ja morgens zehn Minuten. Es gibt tausend Argumente dagegen: Mit offenem Fenster zieht es, frische Brisen werden für gefährlichen Durchzug gehalten, die Heizkosten sind zu teuer, dem Wellensittich ist nicht zu trauen, die Einbrecher werden auch immer dreister, vom einfallenden UV-Licht verbleichen die Teppiche... Wenn ich einem Schwerkranken bescheinige, er läge auf einer Wasserader, dann wird das meist dankbar entgegengenommen, man sieht

Zusammenhänge mit der Krankheit, das Bett wird verstellt, keine Kosten und Mühen gescheut. Demonstriere ich mit aller Überzeugungskraft, man solle mehr lüften, dann ist man pikiert, fast schon beleidigt, und überhaupt, das kann doch nicht so schlimm sein. Sei's drum, die Luken bleiben dicht, die 'Fenster-und-Türen-zu-Sucht' bleibt Sieger.

Luft wird zum Feindbild: die Autoabgase und Schadstoffe draußen. Dabei sagen Statistiken (und meine Erfahrung), daß es in den meisten Zimmern drinnen schlimmer aussieht als draußen auf der Hauptverkehrskreuzung. Die Luft ist auch im Ruhrpott draußen meist besser als drinnen. Ich möchte nicht wissen, wieviele Menschen morgens zerschlagen, unausgeschlafen, verspannt, verkatert... aufwachen, und alles mögliche für diesen Zustand verantwortlich machen, Formaldehyd, Strahlung, Sorgen..., nur nicht das einzig Richtige: verbrauchte Luft. Machen Sie in einer überheizten, schwitzigen, verrauchten Kneipe einmal kurz ein Fenster auf. Ich gebe Ihnen fünf Sekunden, dann kommen die ersten Proteste, so als würde einen frische Luft umbringen.

Ich möchte nicht wissen, wieviele Schulkinder sich deshalb nicht konzentrieren können und ständig gähnen, weil die Luft im Klassenraum keine Luft mehr ist. In nicht gelüfteten Klassen- oder Seminarräumen, in denen **30 Menschen** nur **10 Minuten** atmen, messe ich **über 1000 ppm** Kohlendioxid. Nach **einer Stunde** sind es **3000 ppm**, dreimal soviel wie der US-Arbeitsplatzgrenzwert. In einem mies gelüfteten und vollbesetzten Kino fand ich **7000 ppm** nur durch die Ausatmung der Besucher. Die Leute torkelten kreidebleich aus dem Theater.

Ideale **Außenluftwerte** liegen um **350 ppm**, in Innenstädten teilweise 500 ppm. In normal gelüfteten **Innenräumen** ist mit **400-600 ppm** zu rechnen, **1000 ppm** sollten niemals überschritten werden. Deutschland zeigt sich mit seinem offiziellen **MAK-Wert** für Arbeitsplätze im internationalen mal wieder besonders großzügig: **5000 ppm**. Früher vor gut 100 Jahren, vor der Industrialisierung, ohne rauchende Schornsteine und Autoabgase, waren es **natürliche 250 ppm**. Jährlich wird es zur Zeit etwa 1 ppm mehr durch stetig zunehmenden Energieverbrauch, Straßenverkehr, Verbrennungsvorgänge, Waldbrände und Waldrodungen, immer weniger Natur, immer mehr Menschen.

Es gehört zum Standard einer ganzheitlichen baubiologischen Untersuchung, **Kohlendioxid** zu ermitteln. Hier die aktuellen '**Baubiologischen Richtwerte**' für Schlafbereiche:

Bis **500 ppm** CO_2 im Schnitt ist für Schlafräume in Ordnung, kurzfristige Überschreitungen sollten nicht kritisch bewertet werden.

| | 500 - 700 ppm sind auf Dauer **schwach**,
| | 700 - 1000 ppm **stark** und
| | über **1000 ppm extrem** auffällig.

Wenn die Kohlendioxidkonzentration steigt, dann geht die Sauerstoffkonzentration in den Keller. Kohlendioxid steht für Krankheit und Degeneration, Sauerstoff für Gesundheit und Regeneration.

Falls ein offenes Fenster zum Problem wird, bitte, es gibt eine große Auswahl verschiedener Lüftungsanlagen. Zwei simple Ventilatoren im Haus, einer der die verbrauchte Luft langsam aber sicher nach außen abzieht und einer der frische Luft zuführt, reichen oft.

Neben der Ausatmung verursachen offene Flammen in schlecht gelüfteten Innenräumen viel CO_2: Gasherd, Kamin, Kerzen, Rauchen. In einem 15-m^2-Raum brannten sechs Teelichter. In einer Stunde kletterte der Wert auf 2000 ppm, nach zwei Minuten lüften waren es 500 ppm.

Pusten statt Pille: Die **Verhütung** der Zukunft funktioniert über Kohlendioxid. Mediziner der Universität Erlangen stellten im Februar 1998 ein Pusteröhrchen vor, mit dem täglich der Atem der Frau gemessen werden kann. Der CO_2-Gehalt zeigt an, wann der Eisprung bevorsteht.

Klein- und Großionen

Kleinionen sind auf natürliche Weise **elektrische geladene Moleküle** in der Atemluft. Sie werden gebildet durch ionisierende Strahlung wie z.B. **Radioaktivität** (Erdstrahlung, Baustoffe) und **UV-Licht** (Sonnenstrahlung), **Gasentladungen** (Blitz) und **glühende Körper** (Öfen), **offene Flammen** (Kamin, Kerzen) und **feinste Wassertröpfchen** (Wasserfall, Sprühnebel, Meeresbrandung). Eine der Natur entsprechende **hohe** Zahl an Kleinionen, harmonisch aufgeteilt in etwa **50 % Plus-** und **50 % Minusionen**, machen ein gutes Raumklima aus. Die biologisch besonders wichtigen Kleinionen nennt man auch **Luftionen**, und sie sind von den biologisch belastenden Großionen zu unterscheiden.

Großionen sind **elektrische geladene Staubteilchen** in der Luft. Sie entstehen z.B. durch **staubhaltige Luftbewegungen**. Hier verhält es sich umgekehrt: Eine **geringe** Zahl an Großionen ist anzustreben. Je **mehr** Großionen, um so **schlechter** das Raumklima.

Die unbelastete Natur ist reich an **Klein**ionen: Im Schnitt finde ich über **1000 Luftionen** pro Kubikzentimeter Luft. **Groß**ionen kommen in der unbelasteten Natur so gut wie nicht vor, sie sind die Folge der Zivilisation und Industrialisierung. Abgase, rauchende Schlote, Staub, Smog... produzieren **einige Millionen** ungesunder Großionen. Sie belasten die Atmung, und der elektrisch geladene Staub transportiert Reiz- und Schadstoffe bis in die Bronchien und Lungen.

Alles Leben ist von der Ionisation abhängig. Jeder Organismus steht durch Atmung in ständigem Austausch mit den positiven und negativen Luftionen unserer Atmosphäre. Schlechte Luftionenwerte verringern unsere Widerstandskräfte, lösen Kopfschmerz, Migräne, Schwindel, Nervosität und Angst aus, begünstigen Allergien und Asthma, verursachen Herzbeschwerden und pH-Wert-Änderungen, vermindern den Sauerstoffaustausch der Lunge und beeinflussen bestimmte Hormontätigkeiten (z.B. Serotonin) und somit viele Nerven-, Drüsen- und Zellabläufe. Gute Ionenwerte kultivieren Wohlbefinden, Leistungsstärke und Lebensfreude, sie begünstigen die Reinhaltung der Luft, reduzieren Elektrostatik, bauen das Immunsystem auf, halten die Flimmerepithelien der Atemwege aktiv.

Je mehr **Elektrostatik**, um so schlechter die Luftionisation. Elektrostatische Ladungen durch Kunststoffoberflächen oder Synthetikfasern und **Hausstaub** sind die schlimmsten Luftionenräuber. Danach kommen die elektrischen Wechselfelder der Installationen und Elektrogeräte sowie mangelhafte Lüftung (siehe auch im Kapitel Elektrostatik).

Es sollte nicht Sache von Baubiologen sein, gegen ein schlechtes Luftionenmilieu Geräte zu verkaufen, die perfektes Davos-Klima im heimischen Wohnzimmer versprechen. Es sollte eher unsere Sache sein, **Ursachen** zu erkennen und sie mit den Wurzeln auszureißen. Ich habe 20 solcher meist teuren ionenspuckenden Geräte namens **Ionisatoren** getestet, und keines hielt nur annähernd, was die Hersteller versprachen. Zumindest nicht in einem Raum mit großflächigen Synthetikteppichen und Kunststoffgardinen oder anderen elektrostatisch geladen Materialien. Die Synthetiks müssen raus, sonst bleiben sie garantierte Sieger, und der künstliche Ionenspucker kann sich anstrengen, wie er will, er bleibt hilf- und effektlos auf der Strecke.

Die beste Art und Weise, das Ionenklima optimal zu pflegen, ist also Synthetik und Staub zu verbannen. Wollen Sie es noch besser? Bitte: **Lüften** Sie reichlich, denn selbst im Industriegebiet ist die Luftionisation im Freien besser als in den allermeisten Wohnungen, es sei denn, es gab Smogalarm. Brennen im Raum ein paar **Kerzen**, knistert der offene **Kamin**, plätschert irgendwo ein **Springbrunnen** oder wird die Luft mit feinstem **Sprühnebel** befeuchtet, dann haben wir genau das, wovon ionenproduzierende Geräte träumen, das gute Raumklima. Unabhängig davon, daß die meisten dieser Geräte mit kritischen Nebenwirkungen aufwarten: viel Elektrosmog und noch mehr Ozon.

Luftbefeuchter, die über Ultraschall feinste Wassernebel sprühen, sind hervorragende Ionenproduzenten (ein Meter Abstand halten, da reichlich Elektrosmog). Sie wissen jetzt, warum Sie sich morgens unter der Dusche so wohl fühlen: Das Ionenklima ist optimal und Sie sind perfekt geerdet, können jeden energetischen Überschuß ableiten und eine vitalisierende Ionendusche nehmen.

Die Anzahl der Luftionen wird im Freien wie in Innenräumen von hauptsächlich vier Faktoren bestimmt: durch die Luftelektrizität, die

Luftleitfähigkeit, den Grad der Luftverschmutzung und die Höhe der ionisierenden Strahlung. Je **höher** die **Radioaktivität** der Umgebung, desto **höher** die **Luftionenzahlen**. Deshalb sind Meßgeräte für Luftionen, sogenannte Ionometer, prinzipiell geeignet, **Radioaktivität** und **Radongas** im Raum zu erkennen oder auszuschließen. Liegen bei der baubiologischen Untersuchung drinnen die Luftionenwerte deutlicher höher als draußen, und es gibt keinen sichtbaren Grund dafür (z.B. ein brennendes Kaminfeuer), dann ist ein Verdacht auf radioaktive Belastungen durch Baustoffe oder andere Strahler gegeben, und es muß mit geeigneten Strahlenmeßgeräten die Ursache der auffälligen Erhöhung gefunden und mit Radongas gerechnet werden.

Es wird in der Baubiologie eine naturnahe Luftionenzahl angestrebt. Die **Minusionen** sind die gesundheitlich **zuträglicheren** (mit ihnen wird in der Medizin erfolgreich therapiert), die **Plusionen** die gesundheitlich **abträglichen**. Es ist dafür Sorge zu tragen, daß besonders die Minusionen nicht in Verlust geraten, sie sind biologisch besonders günstig. Durch Elektrostatik und Staub passiert es oft, daß neben der Reduzierung der Gesamtionenzahl auch die Plus-Minus-Harmonie gestört wird und so die Plusionen unerwünscht überhandnehmen.

In einem gesunden Raum gibt es etwa **500 bis 1000 Kleinionen** pro Kubikzentimeter Luft, wobei die Plus- und Minusionen im Ausgleich zueinander stehen, etwa 1 zu 1. Ein anderer Raum mit alltagstypischer Elektrostatik durch Teppiche, Gardinen, Kunststofftapeten, Fernsehbildschirme und dem entsprechenden Staubaufkommen: kaum noch **100 Ionen/cm³**, unausgeglichen mit **20** zuträglichen **Minus-** und **80** abträglichen **Plusionen**. Dafür massenweise belastende Großionen. Gesundes Raumklima ade. Wo bleibt der Smogalarm fürs Schlafzimmer?

Ein fataler Luftionenkiller ist **Rauchen**. Der Qualm einer einzigen Zigarette reicht aus, um die Luftionenkonzentration im Raum zu 80 bis 90 Prozent zu vernichten. Und die sensiblen Luftionen brauchen lange, um wieder zu regenerieren. Rauchen produziert neben Schadstoffen viel Feinstaub. Ähnlich sieht es bei **Räucherstäbchen** aus: Spätestens nach einer halben Stunde ist die Ionenkonzentration im Keller.

Es ist baubiologischer Standard, die **Luftionen** zu beachten. Hier die '**Baubiologischen Richtwerte**' für Schlafbereiche:

Im Idealfall sollte die **Kleinionenzahl pro Kubikzentimeter Luft** im Raum der natürlichen Umgebungssituation draußen entsprechen. **1000 Luftionen/cm³** oder mehr im Innenraum sind perfekt.

| | **600 - 800 Ionen/cm³** sind noch gut,
| | **300 - 600 Ionen/cm³** sind **schwache**,
| | **100 - 300 Ionen/cm³** **starke** und
| | unter **100 Ionen/cm³ extrem** auffällig.

Streß durch das Raumklima: Luftfeuchte, Luftbewegung, Luftdruck

Jede prozentuale Verschlechterung der Plus-/Minus-Harmonie ist zusätzlich kritisch, besonders, wenn es zu Lasten der negativen Ionen geht. Im Normalfall gibt es etwa so viele negative wie positive Luftionen in der Atmosphäre. Langzeitaufzeichnungen sind angezeigt, da es zu zeitlichen Schwankungen der Ionenzahl kommen kann.

Es gibt eine Reihe **wissenschaftlicher Studien** über biologische Wirkungen von Luftionen und über gesundheitliche Effekte bei Ionentherapien. Sie zeigen, daß sich das Leistungsvermögen des Menschen mit der Zunahme von Luftionen steigert. Der Sauerstoffgehalt des Blutes steigt oder fällt mit der eingeatmeten Ionenzahl. Die Häufigkeit von Atemwegserkrankungen bei Kleinkindern steht in direktem Verhältnis zum Luftionenmilieu im Kinderzimmer. Zu wenige Luftionen im Raum begünstigen das Wachstum von Mikroorganismen. Luftionen wirken günstig auf Hormonabläufe, auf Stoffwechsel- und Blutdruckprobleme sowie Bronchialasthma und Atemwegsallergien. Sie fördern das Pflanzenwachstum und reduzierten im Tierversuch das Krebswachstum.

Weitere Anmerkungen zum Thema Luftionen finden Sie auf den Seiten 273 bis 275 im Kapitel über elektrische Gleichfelder (Elektrostatik).

Luftfeuchte, Luftbewegung, Luftdruck

Da die **Luftfeuchte** ein weiterer wesentlicher Raumklimaparameter ist und entscheidend mit zur Erhöhung oder Reduzierung von Ionen, Staub und Elektrostatik beiträgt, aber auch mit Hefe- und Schimmelpilzwachstum sowie Bakterienhäufigkeit zusammenhängt, gehört diese Messung zum Standard jeder baubiologischen Untersuchung. Von der relativen Luftfeuchte hängt auch das Wohlbefinden und Wärmeempfinden des Menschen ab. Die zu feuchte Luft (meist an schwülen Sommertagen und bei schlechter Lüftung) ist genauso schlecht wie die zu trockene (meist an kalten Wintertagen durch die Heizung im Raum). Hier wie sonst geht es wieder um die richtige Dosis.

Ideal sind auf Dauer 40-60 % **relative Feuchte**.

| | < 40 % r.F. und > 60 % r.F. sind **schwache**,
| | < 30 % r.F. und > 70 % r.F. sind **starke**,
| | < 20 % r.F. und > 80 % r.F. sind **extreme** Anomalien.

Mit der Kenntnis von relativer Luftfeuchte, Luft- und Oberflächentemperatur lassen sich weitere Raumklimawerte errechnen: absolute Luftfeuchte, Taupunkt, k-Wert und Dampfdruck.

Die relative Luftfeuchte entsteht durch den **Wasserdampf** in der Luft und die **Lufttemperatur**. Je wärmer die Luft, um so mehr Feuchte kann sie aufnehmen, je kälter um so weniger. Kalte Luft von außen trocknet die wärmere Raumluft ab (Winter), und warme Luft von außen macht die kühlere Raumluft feuchter (Sommer). Wasserdampf kondensiert immer an kühleren Flächen (deshalb die beschlagenen Badezimmerspiegel oder Fensterscheiben nach dem Duschen). Sorgen Sie dafür, daß überdurchschnittlicher Wasserdampf beim Baden, Waschen, Wäschetrocknen, Kochen und durch freie Wasseroberflächen (Schwimmbad, Aquarien) gut ablüften kann. Auch Menschen verursachen durch Atmung und Schwitzen recht viel Wasserdampf.

Überprüfen Sie selbst mit einem handelsüblichen elektronischen Thermo-**Hygrometer** (Fachhandel, Optiker, Versand) die Temperatur und relative Feuchte in Ihren Räumen. Sie werden schnell ein gutes Gefühl dafür bekommen, wann der Sturm der Erkältungskranken einsetzt: bei Lufttrockenheit unter 30 %. Denn jetzt trocknen die Schleimhäute ab und Krankheitskeime haben freie Bahn. Dazu bildet sich bei trockener Luft viel mehr Elektrostatik und Feinstaub, der eingeatmet wird und zusätzlich für strapazierte Schleimhäute sorgt.

Kältebrücken durch schlechte Isolierungen, die meist an Außenwänden zu finden sind, müssen vermieden werden, sonst gibt es hier feuchte Flächen mit kritischem Pilzbefall. Es ist darauf zu achten, daß die **Temperatur** der **Oberflächen** und Wände eines Raumes etwa der Raumlufttemperatur entspricht. Kältere Oberflächen und Wände machen ein schlechteres Raumklima und neigen zu Kondensation.

Die **Raumtemperatur** ist Geschmacks- und Gewohnheitssache. Bedenken Sie, daß Ihr Temperaturempfinden stark durch die Luftqualität beeinflußt wird. Wenn die Luftionisation schlecht, die Sauerstoffkonzentration niedrig, die Kohlendioxid- und Staubkonzentration relativ hoch und die Luft knochentrocken ist, dann heizen Sie und heizen Sie, und fühlen sich nie angenehm warm. Wenn die Luft frisch und ausgeglichen feucht ist, dann reichen schon 20 Grad für eine wohliges Wärmegefühl. Die normale Raumlufttemperatur beträgt im Schlafraum um 17 °C, im Wohnzimmer um 20 °C und im Bad bis 22 °C.

Sie sehen, auch in der kalten Jahreszeit ist **vernünftige Lüftung** wichtig und keine Energieverschwendung, denn mit dicker Luft verschiebt sich Ihr Wärmeempfinden. Erinnern Sie sich daran: Wir benötigen stündlich 50 Kubikmeter Frischluft, ein kompletter Raumluftwechsel pro Stunde ist anzustreben. Wie soll das dank dampfdichter moderner Bauweise und dank Wärmeschutzverordnung geschehen? Hier hilft nur der Luftwechsel über Lüftungsanlagen oder über die Fenster. Das geschieht am besten durch Stoßlüftung für ein paar Minuten pro Stunde. Auch ein Fenster auf Kippe sorgt für Frischluftnachschub, aber nur, wenn woanders ein zweites Fenster geöffnet ist, damit ein ständiger Luftaustausch möglich wird. Fensterkippmotoren sind praktisch, da sie zu bestimmten Zeiten die Fenster automatisch öffnen.

Die **Luftbewegung** im Raum ist ein baubiologisches Kriterium. Dabei geht es nicht nur um Zugluft, sondern besonders um die vielen unbemerkten und ungünstigen Luftbewegungen, die z.B. von Heizungen ausgehen oder auch von Kältebrücken, und die die gesamte thermische Situation eines Raumes beeinflussen. Dadurch wird zum einen Feinstaub aufgewirbelt, zum anderen sorgen zu kühle Luftströme für Unwohlsein und Verspannung. Ich weiß, daß einige Menschen immer wieder morgens mit Kopfschmerzen und Verspannungen aufwachen, nur weil eine kaum wahrnehmbare kühle Luftbewegung jede Nacht stundenlang am ungeschützten (und meist leicht verschwitzten) Kopf und Nacken entlangstreicht, da das Bett an einer thermisch ungünstigen und zu kühlen Außenwand steht.

Die Messung der Luftbewegung mit **Strömungssonden** ist in einigen Fällen angezeigt, und das Abstellen des erkannten Übels führt oft zur Verbesserung chronischer Schmerzen, Muskelverspannungen oder Erkältungen. Die Strömungssonden sollten so empfindlich sein, daß sie leichte Luftbewegungen noch unter 0,1 m/s (Meter pro Sekunde) registrieren. Wir messen zusätzlich mit speziellen **Behaglichkeitssonden** nach DIN und berührungslosen Laserthermometern das raumklimatische Zusammenspiel von Lufttemperatur, Luftfeuchte, Luftbewegung, Oberflächentemperatur, Taupunkt und Oberflächenfeuchte.

Gut zur ersten Einschätzung der Luftbewegung im Raum sind auch **Strömungsprüfröhrchen**. Diese geben einen nebelähnlichen Rauch ab, ähnlich wie beim Zigarettenqualm, der sich in der Luft wie eine kleine Wolke der Thermik entsprechend bewegt. So ist einfach und gut zu beobachten, wie sich die Luft verhält und wohin sie zieht. Dieses Verfahren wird gern zur Beobachtung der Effektivität von Lüftungs- und Klimaanlagen eingesetzt (bitte nicht einatmen, Schwefelsäure).

Jetzt kommt noch der **Luftdruck**. Hier gibt es kaum etwas zu ändern, da man im Haus zumeist die gleichen Luftdruckbedingungen vorfindet wie im Freien. Die Messung des Luftdruckes ist trotzdem wichtig, da sie ein Kriterium bei der Bewertung anderer baubiologischer Einflüsse ist, z.B. bei der Messung von Luftschadstoffen, und die Kenntnis des Luftdruckes Rückschlüsse auf hierfür typische Beschwerden zuläßt. Einige Menschen reagieren mit Unwohlsein, Schwindel und Schmerzen auf zu niedrigen, andere auf zu hohen Luftdruck. Normal ist im Schnitt 1000-1020 Millibar, klimatische Extrembedingungen lassen den Druck bis auf 930 mbar sinken oder bis auf 1070 mbar steigen. Je höher im Gebirge, um so niedriger der Luftdruck.

Eine Kundin rief an und klagte, daß sie seit Jahren zu bestimmten Zeiten immer heftige Kopfschmerzen bekäme. Sie suchte nach Gründen und verdächtigte den Nachbarn, daß er zu diesen Zeiten irgendwelche starken Strahlen mit Geräten verursache. Eine Langzeitmessung des Luftdruckes löste das Rätsel: Es war nicht der Nachbar, die Schmerzen kamen regelmäßig, wenn der Luftdruck über 1040 mbar stieg.

8. Streß durch **GIFTE** und **GASE** (Luftschadstoffe)

Bei Giften und Gasen in unserer Atemluft geht es hauptsächlich um **leichtflüchtige** und **schwerflüchtige** Schadstoffe und um **Radongas**. Es vergeht kein Tag, wo nicht ein besorgter Bürger anruft und fordert: "Bei uns riecht's, wir kriegen Kopfschmerzen. Messen Sie bitte, was das ist."

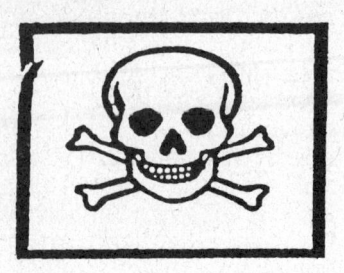

Viele erwarten ein Meßgerät, das in die Raumluft gehalten wird, und sofern etwas Schädliches vorliegt, dann piepst es, eine rote Lampe geht an, und das Universalgerät sagt, welche Gefahr vorliegt. Schön wäre es, aber so einfach geht es nicht. Es können zu Hause und am Arbeitsplatz viele **tausend verschiedene Schadstoffe**, die unsere Luft belasten, vorkommen. Die Industrie ist erfinderisch.

Es gibt über **100.000 verschiedene chemische Einzelstoffe** und mehr als **12 Millionen** publizierte chemische Verbindungen und Mischungen. Davon sind erst **4000 arbeitsmedizinisch** untersucht, und für nur **420** sind **Grenzwerte für den Arbeitsplatz** festgelegt worden. Für den häuslichen Bereich gibt es gar keine offiziellen Grenzwerte oder anderweitige Empfehlungen, von wenigen Ausnahmen abgesehen. Über Wechselwirkungen verschiedener Stoffe ist nahezu nichts bekannt.

In der Baubiologie teilen wir die verschiedenen Gifte und Gase unserer Wohnumwelt grob in drei Hauptgruppen ein:

a) **leichtflüchtige** Schadstoffe
b) **schwerflüchtige** Schadstoffe
c) **Radongas**

Die **leichtflüchtigen** Schadstoffe, das sind an erster Stelle die vielen verschiedenen **Lösemittel**. Benzol gehört dazu und Toluol oder Xylol, alle Alkohole, Amine, Benzine, Ether, Ester, Glykole, Ketone, Terpene... alle aliphatischen, aromatischen und chlorierten Kohlenwasserstoffe. Auch Aldehyde, vorneweg das bekannte **Formaldehyd**, und Isocyanate gehören noch zu den leichtflüchtigen Stoffen. Sie gasen aus Spanplatten, Kunststoffen, Teppichen, Tapeten, Farben, Lacken, Klebern, Möbeln und Einrichtungen. Sie sind mehr oder minder leichtflüchtig, das bedeutet, sie verbinden sich mehr oder minder schnell mit der Luft und verschwinden deshalb, wenn reichlich gelüftet wird, relativ schnell. Bei einigen lösemittelhaltigen Lacken sind in der Atemluft schon wenige Tage nach der Verarbeitung keine schädlichen Konzentrationen mehr nachweisbar. Bei Spanplatten kann Formaldehyd noch nach Jahren oder Jahrzehnten nachgewiesen werden, es kommt darauf an, wie schnell das Gift aus den Platten entweicht und abflüftet.

Die **schwerflüchtigen** Stoffe, das sind an erster Stelle die vielen verschiedenen **Biozide** (Pestizide, Insektizide, Fungizide, Herbizide), die bevorzugt als **Holzschutzmittel** eingesetzt werden, z.B. PCP, Lindan oder Dichlofluanid. Aber auch in Teppichen, Matratzen und Lederartikeln findet man hochgiftige Biozide wie z.B. Permethrin. Oder wenn der Kammerjäger mit Kanonen auf Mücken schießt. Zu den schwerflüchtigen Schadstoffen gehört auch **PCB**, die Gruppe der polychlorierten Biphenyle, die sich z.B. in Dichtungsmassen oder Maschinenölen verstecken können, und die vielen **Weichmacher**, die z.B. in Kunststoffen oder Schäumen zu finden sind. Hinzu kommen **Flammschutzmittel**. Alle sind mehr oder minder schwerflüchtig, das heißt, sie vermischen sich schlecht oder gar nicht mit der Luft, gasen deshalb nur langsam aus, lagern sich dafür aber an anderen Stoffen an, kontaminieren diese, besonders Staub und Textilien. Biozide und Co. sind noch nach Jahren und Jahrzehnten im Raum, am behandelten Material oder im Hausstaub in gefährlichen Konzentrationen nachweisbar.

Radon ist ein natürliches radioaktives Edelgas. Es reichert sich in der Raumluft durch Radioaktivität aus der Erde oder von radioaktiv auffälligen Baustoffen und Einrichtungsgegenständen an. Das leichtflüchtige Radon verursacht durch Einatmung Lungenkrebs. Gefährlich sind auch die Radonfolgeprodukte, z.B. kontaminierter Staub.

Die leichtflüchtigen Stoffe und auch Radongas sind an erster Stelle ein **Atemluftrisiko**. Schwerflüchtige Stoffe werden zusätzlich auch von der **Haut** oder beim Einatmen und Verschlucken des kontaminierten Staubes von der **Schleimhaut** aufgenommen.

Wir Baubiologen müßten bei Schadstoffuntersuchungen eigentlich zuerst wissen, welchen Stoff wir messen wollen, um das hierfür geeignete Analyseverfahren auswählen zu können. Wenn wir nicht wissen, was gesucht wird, was oft der Fall ist, dann geht das Fischen im Trüben los. Man umkreist das Problem und nähert sich von allen Seiten. Erst nach langjähriger Erfahrung gelingt es, gezielt zu bestimmen, welches der richtige erste Analyseschritt ist. Jeder Schritt kostet Geld, und wir wollen unsere Kunden nicht unnötig mit Kosten belasten.

Verschiedene Schadstoffe erfordern verschiedene **Meßverfahren**. Einige Gase lassen sich einfach durch **Prüfröhrchen** anzeigen, ähnlich wie es beim Alkoholtest der Polizei der Fall ist: Luft wird mit speziellen Pumpen durch ein mit Spezialsubstraten gefülltes Röhrchen gezogen, und falls ein bestimmtes Gas in der Wohnraumluft vorliegt, zeigt das Prüfröhrchen durch eine entsprechende **Verfärbung** den Meßwert an.

Andere Gase lassen sich erst nach aufwendigeren **Luftprobenahmen** vor Ort nachträglich im **Fachlabor** analysieren. Zu Hause und am Arbeitsplatz wird eine definierte Menge Raumluft mit **Spezialpumpen** durch Wasser, Aktivkohle oder andere Substanzen hindurchgezogen und anschließend bestimmt, wodurch sie belastet ist und wie stark. Meist gilt eine Messung nur für ein Gas. Manchmal werden mit einer Messung mehrere Gase gleichzeitig erfaßt. Einige Schadstoffe lassen sich nur auf bestimmten **Filtern** sammeln, andere mit elektronischen und direkt anzeigenden **Monitoren**. Einige Schadstoffe reichern sich gern an **Staub** an. Es ist deshalb zu empfehlen, den Staub zu analysieren. Andere lassen sich per Luftprobe kaum erwischen, und eine Analyse des problematischen **Materials** ist angezeigt.

Es liegt am Geschick Ihres Baubiologen, im richtigen Moment das geeignete **Prüfverfahren** einzusetzen. Sicher wird er auf **Formaldehyd** tippen, wenn Spanplatten in Möbeln und Baumasse zu finden sind. Auf **Holzschutzmittel**, wenn Holzbalken und -verkleidungen oder aufbereite antike Möbel im Spiel sind. Auf **Lösemittel**, wenn aktuell und reichlich mit Chemie geklebt und gepinselt worden ist. Auf **Weichmacher**, wenn Schaumtapeten und PVC-Produkte vorhanden sind. Bei vielen Teppichen weiß man gar nicht, wo man anfangen soll: Sowohl Teppichfasern als auch Schaumrücken und Kleber zeigen einen Cocktail verschiedenster toxischer Belastungen. Über der chemischen Reinigung wäre u.a. mit **Perchlorethylen** zu rechnen, an der Ampelkreuzung und neben der Tankstelle mit **Benzol**, am Ledersofa leider immer noch mit **PCP**, am Wollteppich leider immer noch mit **Pyrethroiden**.

Durch **jeden** Luftschadstoff (auch in geringster Konzentration) können Krankheiten ausgelöst oder begünstigt werden. Dabei liegt die schädliche Konzentration oft unter der wahrnehmbaren **Geruchsschwelle**. Andererseits können Gerüche, die nicht als Schadstoffe identifizierbar sind, biologisch wirksam sein. Geruchsbelastungen sind immer zu vermeiden, auch wenn es sich um ungiftige Substanzen handelt.

Kaum zu glauben: Für **Wohnräume** gibt es **keine** rechtlich verbindlichen **Grenzwerte**. Deshalb müssen bei der Bewertung von Wohngiften die bisherigen Erkenntnisse aus anderen Lebensbereichen, z.B. von Arbeitsplatz und Außenluft, herangezogen werden. Bei der Vielfalt von Empfehlungen und Richtlinien ist es selbst für den Fachmann schwer, sich zurechtzufinden. Dazu beziehen sich die Richtlinien nur auf einen **einzigen** Schadstoff und berücksichtigen nie das alltägliche Zusammenspiel mehrerer Gifte. Außerdem werden **Risikogruppen** wie Ungeborene, Schwangere, Kinder, Alte, Kranke, Sensible oder Allergiker, bei den Richtwertfestlegungen nicht berücksichtigt.

Bei den offiziellen Grenzwerten für Arbeitsplätze geht man davon aus, daß der Mensch nach seiner belastenden Arbeit in einer Umgebung regenerieren kann, die garantiert **frei** ist von **Schadstoffen**. Das ist selten der Fall. Die Richtlinien der Luftqualität von Wohnräumen müßten dazu für empfindliche Bevölkerungsgruppen konzipiert sein, was sie leider nicht sind. Die niedrigste Schädigungsschwelle sollte unter Einbeziehung eines zusätzlichen Schutzfaktors der Maßstab sein.

Eine Übersicht der wichtigsten **Richtlinien** für Luftschadstoffe und der Institutionen, die sie herausgegeben haben:

MAK   Maximale Arbeitsplatz-Konzentration (für den Arbeitsplatz)
      Deutsche Forschungsgemeinschaft DFG

MIK   Maximale Immissions-Konzentration (für die Außenluft)
      Verein Deutscher Ingenieure VDI

MRK   Maximale Raumluft-Konzentration (für die Innenluft)
      Bundesgesundheitsamt BGA

MIQ   Mindestanforderung Innenraumluftqualität (für die Innenluft)
      Hamburger Umweltbehörde

LQL   Luftqualitätsleitlinien (für die Außen- und Innenluft)
      Weltgesundheitsorganisation WHO

Ein Richtwertvergleich am Beispiel des Lösemittels **Toluol** (in $\mu g/m^3$):
| MAK: 380.000 | MIK: 20.000 | MRK: keine | MIQ: 400 | LQL: 500 |

Auf dem mühsamen Weg, eine verantwortungsvolle Orientierungshilfe im Dschungel der Richtwerte zu finden, scheinen die MIQ-Werte der Hamburger Umweltbehörde und die LQL-Werte der Weltgesundheitsorganisation baubiologischen Vorsorgeanforderungen für Wohn- und Schlafbereiche zumindest nahe zu kommen. Für die Risikobewertung von Wohngiften sind alle MAK- und viele MIK-Werte unbrauchbar, es sei denn, man dividiert sie durch den Faktor 100 bis 1000.

Streß durch leichtflüchtige Schadstoffe: Lösemittel

Lösemittel unterschiedlicher Art und Zusammensetzung werden in Klebern, Farben, Lacken, Verdünnern, Reinigern, Schäumen, Dämm- und Kunststoffen sowie in Tapeten und Teppichen eingesetzt. In modernen Wohnräumen findet man Lösemittel mit üblichen Konzentrationen bis zu etwa **10 $\mu g/m^3$** (Mikrogramm pro Kubikmeter Raumluft).

Lösemittel schädigen das Nervensystem, einige haben krebserregende und fruchtschädigende Wirkungen, andere schädigen Leber, Nieren und Blut oder führen zu Allergien, Früh- und Fehlgeburten sowie Sterilität. Erste Symptome sind z.B. Kopfschmerzen, Sehstörungen, Atemwegs- und Schleimhautreizungen, Gliederschmerzen, Schwäche und Schwindel. Beschwerden sind oft durch **Kombinationswirkungen** unterschiedlicher Luftschadstoffe verursacht und hängen von der psychischen und physischen Verfassung des Menschen, von der Konzentration der Schadstoffe und der Dauer der Schadstoffeinwirkung ab. Diese leichtflüchtigen Gifte werden über die **Atemluft** aufgenommen, seltener und ausnahmsweise auch über die Haut.

Wie stark sich die giftigen Substanzen in der Atemluft anreichern, das hängt nicht nur von den Schadstoffquellen ab, sondern auch von den **Lüftungsgewohnheiten**, der **Luftfeuchte** und **Temperatur**. Die Innenluft ist fast immer schlechter als die Außenluft. Die erforderliche Luftwechselrate von einmal pro Stunde wird meist unterschritten; in modernen Bauten findet man oft nur noch eine Luftwechselrate von 0,1: nur 10% frische Luft in der Stunde, und manchmal nicht mal das.

Erwachsene halten sich im Schnitt **11 Stunden**, **Kinder** bis zu **19 Stunden**, und **Kranke** bis zu **24 Stunden** täglich in Wohn- und Schlafräumen auf. Das Bundesgesundheitsamt gibt zu bedenken, daß Schadstoffbelastungen in normalen ungelüfteten Wohnräumen nach **1 Stunde** höher seien als auf Hauptstraßenkreuzungen in Großstädten.

Vermeiden Sie Lösemittel, wo immer Sie können. Kaufen Sie **schadstoffreie** oder zumindest **schadstoffarme** Produkte. Lassen Sie sich schriftlich bestätigen: "Dieses Produkt ... ist frei von Schadstoffen und biologisch unbedenklich". Bevorzugen Sie natürliche und verzichten Sie im Zweifel auf künstliche, chemische oder synthetische Materialien. Giftige Lösemittel sind kompromißlos zu meiden und, sofern in riskanten Größenordnungen nachweisbar, gründlich zu sanieren.

Lassen Sie sich von den Herstellern oder Händlern die produktbezogenen **technischen Merkblätter** oder **DIN-Sicherheitsdatenblätter** zeigen. Viele haben Zertifikate von einem baubiologischen Institut. Der **'Blaue Umweltengel'** ist kein Garant für unriskante Qualität.

Gehen Sie mit **allen** Farben, Lacken, Klebern, Oberflächenversiegelungen... sparsam um, auch mit **biologischen**, bei denen oft natürliche oder naturnahe Terpene und ätherische Öle in relativ hohen Konzentrationen als Lösemittel eingesetzt werden. Auf allzuviel 'Bio' reagieren gerade Allergiker heftig: "Nur die Dosis macht das Gift", mahnte Paracelsus. Alles kann nützlich oder schädlich sein, krankmachend oder heilsam, gut oder schlecht. Es ist immer die Frage der Dosis.

Ganz wichtig: **Lüften** Sie **viel** und **reichlich**, besonders während und in den ersten Tagen und Wochen nach Verlegung des Teppichs, Versiegelung des Parketts, Lasierung der Möbel oder dem Tapezieren und Streichen von Wänden und Türen. Lüften heißt nicht: ein Fenster auf Kippe. Lüften heißt: alle Fenster und Türen weit auf. Lassen Sie Ihr Haus atmen und verzichten Sie auf Dampfbremsen in den Wand-, Boden-, Dach- und Deckenaufbauten. Frische Luft ist lebenswichtig.

Fallbeispiel: Vergiftet durch Lösemittel
(veröffentlicht in Wohnung+Gesundheit, Heft 68 im Herbst 1993)

"Sie haben eindeutig Vergiftungssymptome!" So die Aussage der Ärzte der Notfallambulanz des Dominikus-Krankenhauses in Düsseldorf-Heerdt. Was war passiert? Verena Reichelt, die 35jährige Stewardess

aus Düsseldorf, zog am 1. April in ihre neue Wohnung. Eine Woche vorher wurde vom Vermieter ein neuer Teppich verlegt. Der alte Nadelfilz sollte drin bleiben, "um die Kosten fürs Herausreißen zu sparen". Der neue sollte drübergeklebt werden. Die Fußbodenleger brauchten für 90 m² Fläche 75 Kilo Kleber. Der konnte wegen des stark saugenden Untergrundes nicht normal aufgetragen werden, sondern mußte mit Maurerkellen auf den Nadelfilz gespachtelt werden.

Der Vermieter veranlaßte den Hausmeister zwei Tage vor Verena Reichelts Einzug mit der Endreinigung der Wohnung. Der Hausmeister: "Ich war nur ganz kurz in den Räumen, und mir wurde speiübel. Ich kollabierte fast und lief raus." Er bekam spontan Gesichtsschwellungen, "wie bei Mumps", sein Augenweiß verfärbte sich blutrot, Flecken bildeten sich auf seiner Haut. Der alarmierte Vermieter untersagte dem Hausmeister das weitere Betreten der Wohnung.

Verena Reichelt durfte zwei Tage später rein. Sie wußte von nichts. "Es roch in der Wohnung zwar intensiv, aber nicht unangenehm. Der Geruch signalisierte bei mir keine Gefahr. Deshalb habe ich die Möbel reingepackt, in der Wohnung gearbeitet und hier auch direkt geschlafen. Am nächsten Morgen der ersten Nacht brannten die Augen, die Bronchien taten weh, die Gelenke schmerzten. Klar, dachte ich, das kommt von der Anstrengung des Umzuges."

Am 2. Tag tat die kleinste Fingerbewegung weh, den Arm konnte sie kaum noch bewegen. Das Atmen fiel schwer, alle Schleimhäute waren gereizt. Frau Reichelt bekam Angst und rief das Gesundheitsamt Düsseldorf an. Das reagierte spontan: "Alle Fenster auf! Sofort Messungen durch Sachverständige durchführen! Meiden Sie die Wohnung, wann immer es geht! Halten Sie sich viel im Freien auf!" Und: "Können Sie eine Schwangerschaft ausschließen?"

Verena Reichelt bekam meine Adresse. Derweil nahmen die Schmerzen zu, der Körper spielte verrückt: "Darm, Magen, Kreislauf, alles schien im Chaos zu sein." Mein telefonischer Rat deckte sich mit dem der Notarztzentrale Düsseldorf: "Raus aus der Wohnung, ab ins Hotel!" Die Stewardess konnte sich kaum noch auf den Beinen halten, als sie das Hotel erreichte. Der Hotelier erinnert sich: "Frau Reichelt war grün im Gesicht und völlig fertig. Ich habe sofort den Notarzt gerufen."

Meine Analysen vor Ort ergaben: **15.800 µg/m³ Toluol**, ein giftiges Lösemittel, bevorzugt in Klebern verarbeitet. Die Weltgesundheitsorganisation setzt den Grenzwert für Dauerbelastungen durch Toluol in Innenräumen auf **8.000 µg/m³** fest, die Hamburger Umweltbehörde läßt nur **400 µg/m³** zu und der Außenluftrichtwert liegt bei **500 µg/m³**.

In den Wohnräumen verfärbten sich sogar die Vortest-Prüfröhrchen der Gasmeßtechnikfirmen Dräger, Auer und Kitagawa. Diese sind für akute Gefahren in der chemischen Industrie und für Feuerwehrleute zur Warnung vor dem Betreten von verdächtigen Räumen oder Tankanlagen gedacht. In den Infos der Hersteller wird bei Verfärbung gewarnt: "Achtung! Akute Vergiftungsgefahr!"

Auch die Notärzte des Krankenhauses diagnostizierten: "Vergiftung!". Frau Reichelt blieb 8 Tage am Tropf, dann ging es ihr etwas besser. Heute, sechs Monate danach, hat sie immer noch Schmerzen in den Gelenken. "Ich kann kaum einen Brief schreiben, das Halten des Füllers tut weh. Beim Gangschalten im Auto muß ich auf die Zähne beißen. Wäsche aufhängen und Geschirr abtrocknen ist kaum möglich. Der Arzt sagte, das könne noch dauern, Toluol sei ein hochwirksames Nervengift." Behandelnde Ärzte, Neurologen und das Gesundheitsamt haben dringend vor der Rückkehr in die vergifteten Räume gewarnt.

Frau Reichelt hat ihre Wohnung nicht mehr betreten, sofort gekündigt, die Mietzahlungen eingestellt und eine neue Wohnung angemietet. Die Hotel- und Analysekosten liegen bei einigen tausend Mark. Der Vermieter besteht auf Gegengutachten und nimmt sich Zeit. Er weist jede Schuld von sich, erinnert die in der Wohnung krank gewordene Mieterin an ihre tägliche Lüftungspflicht und will seine Miete haben. Er prozessiert gegen Frau Reichelt. Die prozessiert gegen ihn und gegen den Teppichverleger. Der gegen den Klebstoffhersteller. Und die Krankenkasse will vom Hausbesitzer die Arztkosten erstattet haben.

Ein neuer Mieter zog in die Wohnung ein. Die Entfernung von Teppich und Kleber war nicht geplant. Denn, so der Hausbesitzer: "Der neue Mieter muß ja nicht so empfindlich sein wie Frau Reichelt."

Meßverfahren für Lösemittel:

1. **Direktanzeigende Vorteströhrchen**: Mit Probenahmepumpen wird die verdächtige Luft durch Röhrchen gezogen, die mit Substraten bzw. Reagenzien gefüllt sind. Die Röhrchen zeigen bei kritischen Luftbelastungen durch Verfärbungen **qualitativ** Schadstoffe bestimmter Stoffgruppen an, ohne die Einzelstoffe näher zu bezeichnen. Verschiedene Röhrchen für bestimmte Zwecke und Schadstoffkombinationen erfassen ein weites Spektrum von Gasen. Ein praktisches und preiswertes, jedoch recht grobes Verfahren zur ersten Einschätzung einer Gefahr.

2. **Direktanzeigende Prüfröhrchen**: Mit speziellen Pumpen wird Luft durch Prüfröhrchen gezogen. Jedes Röhrchen zeigt nur **ein** bestimmtes Gas direkt **quantitativ** durch Verfärbung an. Dieses Meßverfahren reicht für erste Hinweise, hat aber für Baubiologen oft (nicht immer) unbefriedigende Nachweisgrenzen. Praktisch, daß direkt vor Ort eine Aussage gemacht und nach Ursachen geforscht werden kann. Zig verschiedene Einzelgase werden erfaßt: von Acrylnitril und Epichlorhydrin über Ethylbenzol und Styrol bis Trichlorethylen und Xylol.

3. **Aktivkohleröhrchen**: Hier wird mit Pumpen eine definierte Menge Raumluft durch Aktivkohleröhrchen gezogen. Danach wird im Fachlabor gaschromatografisch oder massenspektrometrisch analysiert, welches Gas oder welche Gase vorlagen. Dieses Meßverfahren ist genau, und es können mit einer einzigen Probenahme über 100 verschiedene Lösemittel, Schad- und Riechstoffe analysiert werden. Die Nachweisgrenzen liegen bei den meisten Stoffen erfreulich niedrig.

4. **ORSA-Röhrchen**: Es gibt Mini-Aktivkohleröhrchen (z.B. ORSA von Dräger), die der Kunde zwei Wochen lang im verdächtigen Raum aufhängen und dann zur Analyse an ein Labor schicken kann. Die Laboranalyse gibt die in der Raumluft gefundenen Gase mit der gleichen Empfindlichkeit und Vielseitigkeit preis, wie die unter Punkt 2 genannten Aktivkohleröhrchen. Ein guter erster Langzeittest ohne komplizierten Meßgeräteaufwand, für jeden durchführbar.

5. **Waschflaschen**: Auch hier wird mit Pumpen eine definierte Menge Raumluft gezogen, diesmal durch eine Flüssigkeit, z.B. Wasser. Diese Flüssigkeit wird im Fachlabor auf Schadstoffe analysiert. Dieses Meßverfahren ist genau und eignet sich für viele Luftschadstoffe.

6. **Meßgeräte**: Es gibt auch direkt anzeigende Meßgeräte für einige Wohngifte, z.B. Ozon und Lösemittel. Sie zeigen digital oder per Computer die schädigende Konzentration an. Manche warnen akustisch vor Gaslecks oder Gifteinflüssen. Andere reagieren auf eine Palette verschiedener Gifte und sind gut für den ersten Allgemeineindruck. Wie gesagt, das Meßgerät für den Rundumschlag aller im Wohnraum vorkommenden Gifte gibt es leider noch nicht.

7. **Materialproben**: Das verdächtige Material, z.B. ein Stück Teppich, Tapete, Stoff, Matratze, Polster, Kleber, Lack oder Farbe kommt ins Labor und wird hier direkt auf kritische Inhaltsstoffe analysiert.

Es ist **vor** der Raumluftanalyse auf Lösemittel und andere leichtflüchtige Schadstoffe wichtig, die Fenster und Türen **12 bis 24 Stunden** zu schließen und zu heizen. Temperaturen von 20° bis 24° C sind günstig.

Lösemittel werden auch **FOV** (flüchtige organische Verbindungen) und **VOC** (volatile organic compounds) genannt.

Die aktuellen **'Baubiologischen Richtwerte'** für Schlafbereiche:

Die **Summe aller leichtflüchtigen Schadstoffe** (bzw. FOV/VOC) in der Raumluft sollte auf Dauer unter **50 µg/m³** liegen.

| | 50 - 100 µg/m³ ist **schwach**,
| | 100 - 500 µg/m³ **stark** und
| | über **500 µg/m³ extrem** auffällig.

Lösemittelfrei?

Bedenken Sie, daß der Hinweis **'lösemittelfrei'** auf z.B. Klebern, Farben oder Lacken **kein** Garant für Unbedenklichkeit ist. Weil die bekannten Lösemittel wie Toluol, Xylol, Ethylbenzol, Testbenzin oder sonstige Kohlenwasserstoffe ins Gerede gekommen sind, weichen die Hersteller zunehmend auf **Glykole** aus. Besonders die **wasserlöslichen** Lacke und Teppichkleber haben hohe Glykolanteile, auch die mit dem 'Blauen Umweltengel'. Glykolverbindungen dürfen als lösemittelfrei gehandelt werden, obwohl sie viel langsamer verdunsten und die Raumluft monatelang belasten können. Auch andere Lösemittelersatzstoffe wie Siloxan werden mehr und mehr eingesetzt. Bei Biofarben sind es oft natürliche Lösemittel wie Caren, Limonen oder Pinen.

Bio oder Chemie, noch einmal der Hinweis: **Lüften** Sie bei und nach der Verarbeitung von lösemittelhaltigen Produkten reichlich (Durchzug!), wenigstens ein paar Tage. Sie wissen, Lösemittel sind meist kein großes Langzeitproblem, und Sie haben es mit konsequenter Lüftung in der Hand: viel oder wenig Schadstoff, lange oder kurze Zeit? Verarbeiten Sie die Stoffe, wenn überhaupt, möglichst im Frühjahr oder Sommer, in diesen Monaten wird sowieso mehr gelüftet als im Winter.

Lassen Sie sich, wie schon erwähnt, vom Hersteller ein **DIN-Sicherheitsdatenblatt** zu dem Produkt aushändigen, das Sie kaufen oder bei sich verarbeiten wollen. In den Datenblättern stehen oft (nicht immer) die wichtigsten (nicht alle) Inhaltsstoffe und aufschlußreiche Hinweise. Lesen Sie es aufmerksam, und falls der Text anmutet wie der Beipackzettel eines gefährlichen Medikamentes, dann seien Sie vorsichtig. Mit einem konventionellen, überall käuflichen Farblack wurde vor drei Monaten ein Schlafraumschrank gestrichen; er stinkt heute noch. Hier ein Auszug aus dem Sicherheitsdatenblatt dieses Lackes:

Gefährliche Inhaltsstoffe: 49 % Butylacetat, 7 % Xylol, 3 % Ethylbenzol.

Erste-Hilfe-Maßnahmen: Nach Einatmen für Frischluft sorgen. Bei unregelmäßiger Atmung oder Atemstillstand künstliche Beatmung einleiten. Bei Bewußtlosigkeit Seitenlage anwenden und Arzt holen.

Maßnahmen zur Brandbekämpfung: Spezielle Gefährdung durch Verbrennungsprodukte und Gase. Es entsteht dichter schwarzer Rauch. Durch Einatmung können ernste Gesundheitsschäden entstehen.

Maßnahmen bei Freisetzung: Entzündlich. Zündquellen fernhalten. Für Lüftung sorgen. Dämpfe nicht einatmen! Einschlägige Schutzvorschriften beachten. Nicht in die Kanalisation gelangen lassen.

Handhabung: Das Material kann sich elektrostatisch aufladen. Funken und offenes Licht vermeiden. Funkensicheres Werkzeug verwenden.

Antistatische Kleidung inklusiv Schuhwerk werden empfohlen. Explosionsgefahr. Kontakt mit Augen und Haut vermeiden. Dämpfe nicht einatmen. Bei der Verarbeitung nicht essen, trinken oder rauchen.

Persönliche Schutzausrüstung: Lösemittelfeste Handschuhe, Schutzcreme für die Haut, Schutzbrille, antistatische Kleidung.

Angaben zur Toxikologie: Oberhalb des MAK-Wertes kann es zur Reizung der Schleimhäute und Atmungsorgane, zu Nieren- und Leberschäden und zur Beeinträchtigung des zentralen Nervensystems kommen. Anzeichen und Symptome sind Kopfschmerzen, Schwindel, Müdigkeit, Muskelschwäche, betäubende Wirkung, Bewußtlosigkeit.

Angabe zur Ökologie: Nicht in die Kanalisation gelangen lassen. Nicht in den Hausmüll. Entsorgung restlos leerer Behälter nach Vorschrift.

Was hat ein Stoff, der nicht einmal in den Müll oder die Kanalisation darf, an den Wänden oder Möbeln in meinem Haus zu suchen?

Neben den Lösemitteln oder anderen Schadstoffen sind es manchmal ungiftige **Geruchsbelästigungen**, die einen Raum unangenehm bis unbewohnbar machen. Gerüche sind meist schwer bis gar nicht umweltanalytisch zuzuordnen. Ein Raum hat geruchsneutral zu sein oder zumindest nicht unangenehm zu riechen. Was brauchen wir Meßgeräte, wenn Ihre Nase schon Alarm schlägt? Vertrauen Sie Ihrem Geruchssinn, und wenn etwas stört, beseitigen Sie es. Besondere Stinker sind nach meiner Erfahrung manche (nicht alle!) Teppiche. Wenn sie riechen, dann oft Monate und Jahre. Sie können lüften und lüften..., nach wenigen Minuten ist er wieder da, der Teppichmief. Bevor Sie einen Teppich kaufen, lassen Sie sich ein postkartengroßes Muster geben. Das kommt für 24 Stunden in ein verschlossenes Glas (Weckglas, Bonbonglas). Jetzt die Riechprobe: neutral, angenehm oder unangenehm?

Formaldehyd

Formaldehyd, ein ebenfalls leichtflüchtiger Schadstoff, wird seit 100 Jahren produziert. Es ist eines der häufigsten Gifte in der Innenraumluft. Seit den siebziger Jahren ist bekannt, daß Formaldehyd krank machen kann, Atemwege und Schleimhäute reizt, Bronchialprobleme und Kopfschmerzen verursacht sowie Allergien und Krebs auslöst. Formaldehyd findet sich nahezu überall: in Spanplatten und anderen Holzwerkstoffen, in Klebern, Farben, Lacken, Kosmetika und Dämmstoffen, in Reinigungs-, Desinfektions-, Konservierungs- und Putzmitteln, in T-Shirts und Hemden, Autoabgasen und im Zigarettenrauch.

In den achtziger Jahren wurden pro Jahr etwa **500.000 Tonnen** Formaldehyd von z.B. BASF, Bayer und Degussa produziert, davon gingen allein fast **200.000 Tonnen** in die **Spanplattenherstellung**. Nahezu 10

Millionen Kubikmeter Spanplatten wurden und werden in der BRD jährlich verkauft und verbaut. Ein hoher Prozentsatz steckt davon vornehmlich in **Fertighäusern**, besonders in jenen älterer Bauart.

1992 war es Ikea, die ihre Billy-Regale vom Markt nahmen, weil sie erhöhte Formaldehydwerte zeigten. Über 200.000 dieser Spanplattenregale wurden in nur einem Monat verkauft. Andere Möbelhersteller und Händler müßten ihre formaldehydhaltigen Spanprodukte eigentlich auch vom Markt nehmen, tun es aber leider nicht.

Auch heute sind die meisten Spanplatten **nicht** formaldehyd**frei**, wie oft angenommen und von Möbelhäusern oder Schreinern versprochen wird. Die allerorten verkaufte und offiziell als harmlos geltende E-1-Qualität ist lediglich relativ formaldehyd**arm**, das heißt, in der mit Spanplatten bestückten amtlichen Prüfkammer darf eine Luftkonzentration von **0,1 ppm** (parts per million) nicht überschritten werden.

Formaldehyd in der Prüfkammer

Stellen Sie sich vor: Die luftdichte Prüfkammer hat ein Raumvolumen von einem Kubikmeter, in diesen Kubikmeter kommt ein Quadratmeter Spanplattenoberfläche (das entspricht der Plattengröße von etwa 70 x 70 cm), und nach einer Stunde soll der Meßwert **0,1 ppm** nicht überschreiten. Achtung: Die Prüfkammerluft wird **einmal pro Stunde** komplett gegen formaldehydfreie **Frischluft** ausgetauscht. Unterbietet das Spanholz bei diesen Bedingungen den Richtwert, so darf sie sich E-1- oder V-100-Qualität nennen und wird als **formaldehydarm** angeboten.

Übertragen Sie das auf den Alltag. Wer tauscht schon seine Raumluft einmal stündlich komplett gegen Frischluft aus? Und was sind 70 Quadratzentimeter Fläche in einem Kubikmeter Luft? Ein Kleider- oder Einbauschrank nebst flächendeckenden Spanplatten als Fußbodengrundlage oder an der Zimmerdecke übertreffen diese Relation allemal. Von Spanplattenfertighäusern ganz zu schweigen.

So findet man nach meiner Erfahrung auch heute noch in mäßig gelüfteten Innenräumen recht oft Formaldehydkonzentrationen, die wegen praxisfremder Prüfkammerbedingungen und im Haus großflächig eingebauter Spanplatten über den großzügigen Grenzwerten liegen.

Bei formaldehydhaltigen Spanplatten sind es übrigens an erster Stelle die offenen **Kanten**, die das giftige Gas emittieren, weniger die Oberflächen. Deshalb sollten diese Kanten immer dampfdicht furniert oder lackiert sein. Dichten Sie Ihre offenen Spanplattenkanten in Schränken und Regalen nachträglich ab, und pfeifen Sie eins auf Standards, vorsichtshalber. Manchmal sind es die kleinen **Löcherchen** zur Verstellung der Einlegeböden. Wofür brauche ich 300 Löcher in einem einzigen Schrank? Dichten Sie auch diese ab. Hierfür geeignete Materialien

(Furniere, Plastikkappen, Spachtelmassen, Lacke) gibt's im Baumarkt.

In einem **Neubau** fanden wir **0,14 ppm** Formaldehyd in der Luft mehrerer Räume. Die Ursache: zahlreiche **Einbaumöbel** aus Spanplatten. Die Flächen waren beschichtet und somit dicht, an den Kanten waren sie aber offen. Der Kunde wollte gegen den Innenausbauer klagen und schickte einige Platten zu einem Institut, um sie hier nach offiziellem Standard in der Prüfkammer kontrollieren zu lassen. Das überraschende Ergebnis: kein Formaldehyd. Mit diesem Resultat war die Raumluftbelastung nicht zu erklären. Wir wiederholten unsere Messungen und fanden die gleichen kritischen Formaldehydwerte in der Luft wie zuvor. Wie kommt es? Wir fanden heraus, daß bei der Prüfkammeruntersuchung die offenen Spanplattenkanten mit Alufolie nachträglich abgedichtet wurden! Warum? Weil es der Standard so will. Deshalb die unbedenklichen Werte, die nichts mit der Praxis zu tun haben, die der Auftragstellung nicht entsprachen und die dem Kunden nicht weiterhalfen. Offizielle Standards haben mit dem Alltag nicht viel gemein.

Der beste Rat: Nehmen Sie gar **keine Spanplatten** oder nur wirklich formaldehyd**freie**. Besser sind Vollholz, stabverleimtes Holz und Tischlerplatten. Die meisten MDF-Platten sind schadstoffärmer als Spanholz.

Spanplatten können bis 30 % aus formaldehydhaltigen **Leimen** bestehen. Bei schicht- oder stabverleimtem Vollholz ist der Leimanteil nur 3 bis 5 % und besteht meist nicht aus Formaldehyd sondern aus Phenolharzen. Lackierte oder mit **Melamin** beschichte Platten sind weitgehend dicht und gasen nicht aus (Vorsicht offene Kanten!). Furnierte Platten sind oft porös und gasen deshalb jahrelang. Fünf Grad mehr **Temperatur** im Raum bedeuten eine doppelt so hohe Formaldehydfreisetzung. Das Alltagsgift wurde nach Tierversuchen als "Stoff mit begründetem Verdacht auf krebserregendes Potential" eingestuft.

Obwohl Formaldehyd ein leichtflüchtiger Stoff ist und relativ schnell ausgasen müßte, was z.B. für Lacke und Kleber auch zutrifft, emittieren Spanplatten den krankmachenden Schadstoff Jahre und Jahrzehnte. In der Luft eines mit Spanholz ausgebauten Dachgeschosses fand ich über **0,1 ppm**. Die Platten wurden hier vor 32 Jahren eingebaut.

0,1 ppm sind für die Innenraumluft seit Oktober 1986 laut Gefahrstoffverordnung **amtlich**. Das Bundesgesundheitsamt und die Bundesanstalt für Arbeitsschutz empfahlen 1984: "Die Luftkonzentration von 0,1 ppm ist auch unter ungünstigen Bedingungen nicht zu überschreiten." Seit 1987 ist der **MAK-Grenzwert** für Arbeitsplätze **0,5 ppm**. Empfindliche Personen reagieren ab etwa **0,03 ppm**. Der **MIK**-Wert des VDI liegt bei **0,02 ppm**, der **LQL**-Wert der WHO bei **0,05 ppm**.

In der Baubiologie gelten folgende **Richtwerte** für Formaldehyd, wie immer bezogen auf den Schlafraum:

Der niedrigste Wert ist der beste. Bis **0,02 ppm** dürfte **unriskant** sein.

| | **0,02 - 0,04 ppm** ist **schwach**,
| | **0,04 - 0,1 ppm stark** und
| | über **0,1 extrem** auffällig.

Auch für Formaldehyd gilt, was in Bezug auf Kombinationswirkungen, Luftfeuchte, Temperatur und Luftwechselrate gesagt wurde. Vermeiden Sie giftiges Formaldehyd, wo immer Sie können. Lassen Sie sich beim Einkauf schriftlich bestätigen, daß die Ware formaldehyd**frei** ist.

Fallbeispiele Formaldehyd

Ich erinnere mich an den 12jährigen Jungen aus Wuppertal, dem innerhalb von zwei Wochen **sämtliche Haare** ausfielen, sogar Augenbrauen und Wimpern. Er bekam zum Geburtstag ein **Jugendzimmer** aus formaldehydhaltigen Spanplatten. Danach begann das Drama. Der neunte Arzt hatte die richtige Idee und ordnete die baubiologische Untersuchung an. Die giftigen Möbel gingen nach meiner Messung zurück zum Händler, und dem Jungen wuchsen alle Haare nach.

Bernd, ein 10jähriger Schüler aus Geldern, hatte fünf Jahre lang die **Schleimhäute geschwollen** und die Nase zu. Kein Tag ohne Salben und Nasentropfen. Zweimal wurde er operiert. Sein Vater brachte im Kinderzimmer formaldehydhaltige **Deckenpaneelen** an. Die Messung: **0,11 ppm**. Das Spanholz wurde entfernt, und danach wurde Bernds Nase innerhalb von drei Monaten wieder frei.

Die unter starkem Asthma leidende 36jährige Anwältin hatte erhöhte Formaldehydwerte wegen eines **Teppichs** nebst **Kleber**. Der Boden wurde entfernt, die Asthmaanfälle gingen auf die Hälfte zurück.

Da war der Kunde aus Düsseldorf, der am Telefon erzählte, daß er gestern die neue **formaldehyd-** und **lösemittelhaltige Parkettversiegelung** bekommen hätte, und heute wären 80 % der **Fische im Aquarium tot**. Die Kundin aus Rheinbach zitterte am Hörer: Ihr **Wellensittich** war nach der Parkettversiegelung **hechelnd von der Stange** gefallen.

Formaldehydrisiken gehen auch vom **Rauchen** und Passivrauchen aus. Ich messe in einem Zigarettenzug **mehr Formaldehyd** als an der miesesten Spanplatte (siehe mein Bericht in Wohnung+Gesundheit, Heft 38/1986: 'Weihnachten einmal anders'). Das Bundesgesundheitsministerium erklärt: "Passivraucher erkranken bis zu 100mal mehr an Krebs als die Menschen, die mit Asbest in Berührung kommen." Ich habe meine lieben Probleme mit Leuten, die von mir eine Formaldehydanalyse ihres Spanplattenregales im Arbeitsraum haben wollen, und ich in diesem Raum einen zum Überlaufen vollen Aschenbecher mit zwanzig Kippen finde. Es sei am Rande bemerkt, daß es in den USA täglich

1200 Tabaktote gibt, daß in Deutschland jährlich mehr als 100.000 Menschen durch das Rauchen sterben (eine ganze Großstadt jährlich oder ein vollbesetzter Jumbo-Jet täglich). Unser Staat warnt zwar auf jeder Packung vor dem Rauchen, bereichert sich aber an den Tabakkranken und -toten und nimmt sekündlich 700 Mark Tabaksteuer ein.

Meßverfahren für Formaldehyd:

1. **Bio-Check-F.** In der Apotheke bekommen Sie den Bio-Check-F von Dräger. Der kleine Indikator wird nach Gebrauchsanleitung im Raum (oder im verdächtigen Kleiderschrank, Bettkasten...) aufgestellt. Nach kurzer Zeit verfärbt sich unter Einfluß von Formaldehyd ein Anzeigefensterchen rosa. Der Grad der Verfärbung zeigt den Grad der Formaldehydbelastung an. Beiliegende Farbkarten erleichtern die Einschätzung der Schadstoffkonzentration. Bisher gibt es Bio-Checks nur für Formaldehyd und Ozon. Gute erste Eindrücke einer Gefahr für wenig Geld bei einer soliden Nachweisempfindlichkeit von etwa 0,02 ppm.

2. **Direktanzeigende Prüfröhrchen.** Mit Pumpen wird Raumluft durch Formaldehyd-Prüfröhrchen gezogen. Bei Vorliegen des Gases verfärbt sich der Inhalt des Dräger-Röhrchens rosa. Die Nachweisgrenze liegt bei 0,04 ppm mit einem Fehler bis zu 30 %. Nur gut für den ersten groben Eindruck und für Messungen direkt an der Formaldehydquelle.

3. **Silicagel-Röhrchen.** Luft wird durch Silicagel oder andere Substrate gezogen. Die anschließende Laboranalyse schafft eine Nachweisempfindlichkeit von 0,02 ppm, ein recht genaues Verfahren.

4. **Waschflaschen.** Hier wird mit Pumpen eine definierte Menge Luft durch Flüssigkeiten gezogen. Das Fachlabor analysiert die Gaskonzentration. Ein genaues Meßverfahren mit der Nachweisgrenze 0,01 ppm.

5. **Monitore.** Verschiedene Firmen aus Deutschland und den USA stellen präparierte Plaketten oder kleine Behälter her, die man im Raum aufstellen, aufhängen oder über eine Arbeitsschicht am Jackett befestigen kann, z.B. den 3M-Monitor. Das Labor informiert nach einer im Kaufpreis enthaltenen Analyse über die Luftkonzentration. Diese nach dem Diffusionsprinzip funktionierenden, recht preiswerten Methoden sind ebenfalls gut für erste Eindrücke mit einer Nachweisempfindlichkeit von etwa 0,02 ppm (beim 3M-Monitor und beim Formaldehyd-Monitor PF-1 aus den USA) bis etwa 0,1 ppm (bei den meisten anderen Produkten). 3M-Monitore gibt es auch zum Nachweis einer Reihe anderer leichtflüchtiger Luftschadstoffe wie Toluol, Xylol oder Benzol.

6. **Meßgeräte.** Es gibt direktanzeigende Meßgeräte auch für Formaldehyd, die zwar praktisch, aber auch teuer sind. Deren Empfindlichkeit reicht für baubiologische Ansprüche nach meiner bisherigen Erfahrung nicht aus, eher zur Messung von MAK-Werten an Arbeitsplätzen.

7. **Materialproben.** Ein verdächtiges Material, z.B. ein Stück Spanplatte, Holz oder Stoff, geht ins Labor und wird hier geprüft. Vorsicht bei sogenannten offiziellen Laboren die stur nach Standard arbeiten und ungebeten die Spanplattenkanten abdichten (siehe Seite 404-405).

Vor jeder Luftanalyse: acht Stunden Fenster und Türen zu und heizen.

Für fast alle Prüfverfahren gibt es Normen und Vorschriften. Manchmal ist es wünschenswert, von den offiziellen Empfehlungen abzuweichen und Experimente durchzuführen. So stelle ich meine elektronische Pumpe mit dem eingesetzten Formaldehyd-Prüfröhrchen oder den Bio-Check-F gern in den verdächtigen Spanplattenschrank und ziehe im Innern des Möbelstücks die dicke Luft. Die Ergebnisse werden so deutlicher. Das ist nicht die feine DIN- oder VDI-Manier, aber aussagestark. Keine Angst: die Gesundheitsämter der Städte und Gemeinden machen es auch so. Ich bohre gern ein Loch ins Holz, und führe Prüfröhrchen ein, um auf diese gemeine Weise herauszufinden, ob überhaupt Formaldehyd oder etwas anderes verarbeitet worden ist. Gute und schnelle Ergebnisse bekomme ich, wenn ich das zu testende Material, sagen wir ein Stück Synthetikteppich oder Spanplatte, für ein paar Stunden in einen luftdichten Glasbehälter gebe, diesen leicht erwärme (giftige Gase werden bei höheren Temperaturen verstärkt frei) und die Luft im Behälter prüfe. Dabei sollte neben den Meßverfahren immer mal wieder die Nase eingesetzt werden. Auch nicht amtlich, aber praktisch und effektiv. So sind neben MAK, TÜV und VDI der Kreativität zum Nachweis von Wohngiften keine Grenzen gesetzt. Vorsicht: Richter haben selten Verständnis für Experimente, die wollen es streng professionell, weshalb die Kenntnis der Normen wichtig ist.

Streß durch schwerflüchtige Schadstoffe: Biozide

Biozide werden an erster Stelle zum Holzschutz eingesetzt. Deshalb sind sie als **Holzschutzmittel** bekannt. Man findet kritische Konzentrationen auch in **Teppichen**, vornehmlich in Schurwollteppichen zum Schutz vor Mottenfraß, in einigen **Ledermöbeln** und anderen Naturstoffen wie Sisal oder Kokos, besonders jenen aus tropischen Ländern. Biozide strömen aus **Elektroverdampfern, Mottenkugeln** und **Insektensprays**. Die insektizide Giftkeule kommt auch mit dem **Kammerjäger** ins Haus. In der **Landwirtschaft** wurden und werden sie auf Feldern versprüht, in **Gärtnereien** zum Pflanzenschutz eingesetzt. Durch die Hintertür gelangen Biozide in **Spanplatten**, recycelt aus kontaminiertem Abfallholz. In seltenen Fällen gibt es die Gifte sogar in Lederschuhen und in **Matratzen**, wobei selbst vor Babybetten nicht haltgemacht wird. Eigentlich dürften die berühmt-berüchtigten Wirkstoffe in **keinem** Haus vorkommen. Ich weise sie aber in jedem zwanzigsten Wohnraum in riskanten Größenordnungen nach.

Biozide sind **hochgiftig**. Einige sind krebserregend, erbgut- und fruchtschädigend. Andere werden für Unfruchtbarkeit verantwortlich gemacht. Biozide in Kinderbettmatratzen sollen den plötzlichen Kindstod bewirkt haben. Die schwerflüchtigen Stoffe greifen das Nervensystem an, schädigen Leber und Nieren, werden mit Allergien, Neuralgien, verschiedenartigen Schmerzen, Verhaltensstörungen, Entzündungen und Herzbeschwerden in Zusammenhang gebracht. Diese Pestizide, Insektizide, Herbizide, Fungizide... werden an erster Stelle über die **Haut** (Körperkontakt zum biozidbehandelten Material) und über den eingeatmeten und verschluckten biozidkontaminierten **Staub** aufgenommen, um sich so in den Atemwegen und auf Schleimhäuten anzureichern. Lüften ist gut, aber bei dieser Schadstoffgruppe nicht so effektiv wie bei den Lösemitteln oder bei Formaldehyd.

Biozide, das sind schwerflüchtige **halogenierte Kohlenwasserstoffe**. Sie vernichten Leben, um Materialien wie z.B. Holz, Leder und Teppiche vor unerwünschten Gästen zu schützen. Biozide vernichten z.B. Insekten, Milben, Bakterien, Schimmel- und Hefepilze, pflanzlichen Bewuchs, Moos und Unkraut; sie verzögern Entflammbarkeit und Fäulnis von Möbeln, Bodenbelägen, Vorhängen, Matratzen und anderen Materialien. Werden Hölzer mit den Bioziden gestrichen, so ziehen diese wenige Millimeter tief in die Holzoberfläche ein.

Biozide bleiben leider nicht im Holz, im Leder, im Teppich... Sie gasen aus, verteilen sich im Raum, strömen in die Atemluft, legen sich auf Einrichtungsgegenstände, kontaminieren Staub, Oberflächen, Polster, Tapeten, Vorhänge... Sie sind viele Jahre und Jahrzehnte als giftige Stoffe in unseren Lebensräumen nachweisbar.

Biozide sollten **unschädlich** sein für Menschen und Haustiere. Sie sind es nicht. Wie können Biozide wissen, was Schädling ist oder was Nützling, was Motte oder was Mensch, was Insekt oder was Haustier, was Schimmel oder was Nahrung, was Zierpflanze oder was Unkraut?

Die Diskussion um die Gefährdung durch Biozide entzündete sich an der Chemikalie **Pentachlorphenol** (PCP). PCP war bis 1977 in 93 % aller Holzschutzmittel enthalten. Man erkannte PCP als krankmachendes Langzeitgift mit erbgutschädigender und krebserzeugender Wirkung. PCP ist gefährlich, besonders wegen seiner technischen Verunreinigungen in Form von hochgiftigen **Dioxinen** und **Furanen**. Deshalb wurde 1978 die Anwendung im Innenraum und 1989 die Herstellung in Deutschland (nicht überall!) verboten.

Andere Holz-, Leder- und Teppichschutzmittel, wie z.B. die Insektenkiller **Lindan** oder **Permethrin**, sind noch erlaubt. Lindan kann Krebs auslösen, ist in unserem Organismus nur sehr schwer abbaubar und reichert sich besonders im Fettgewebe an. Permethrin wurde von der U.S.-Umweltbehörde EPA als krebserregend eingestuft. Das biologische Risiko der PCP- und Lindan-Nachfolger, z.B. Chlorothalonil, Dichlofluanid, Endosulfan, Heptachlor oder Deltamethrin, ist bisher zu wenig oder noch gar nicht erforscht worden.

Die besondere Gefahr dieser chlorhaltigen Gifte ist die schleichende **Anreicherung im Organismus**. Für das Gesundheitsrisiko ist neben der Höhe der Konzentration besonders die Zeitdauer der Exposition entscheidend. Die Konzentration in der Luft oder am Staub hängt vom Verhältnis der hiermit behandelten Oberflächen zum Raumvolumen, vom Staubaufkommen sowie den Lüftungs- und Reinigungsgewohnheiten ab. Bedenken Sie, daß Biozide noch nach Jahrzehnten in kritischen Konzentrationen in der Luft, im Staub und im Material nachgewiesen werden. Sekundärkontaminationen an Staub, Polstern, Teppichen, Stoffen... könnten sich im Laufe der Zeit sogar verstärken.

Biozide sind zur Oberflächenbehandlung von Hölzern fast immer unnötig. Seltene Ausnahmen sind nach DIN 68800 nur statisch wichtige, unkontrollierbare und nicht allseitig umschlossene Bauteile, die im Hausbau praktisch kaum vorkommen. Vermeiden Sie unkontrollierbare Bauteile, wenn es geht, und verwenden Sie, falls überhaupt nötig, nur Borsalze oder geeignete biologische Produkte.

Eine **Biozid-Sanierung** fällt je nach Situation und Konzentration anders aus. Es sollten biozidbehandelte Materialien prinzipiell **entfernt** werden, wann immer es geht. Holz könnte zwei bis drei Millimeter **abgehobelt**, freiliegende Balken mit dampfdichten **Folien** umkleidet werden. Bitte **nie schleifen**, um kritische Staubbelastungen zu vermeiden. Manchmal hilft das Überstreichen mit schnelltrocknenden und garantiert dampfdichten Lacken, über die dauerhafte Zuverlässigkeit liegen bisher jedoch noch wenige Erfahrungen vor. Durch Biozide **sekundärkontaminierte Stoffe** sollten, wenn möglich, entfernt werden. Oft nutzt das gründliche Abwaschen (Möbel, Böden und alle glatten Flächen) oder die Reinigung (Teppiche, Wäsche, Vorhänge, Bezüge...).

Meßverfahren für Biozide:

1. **Hausstaubanalyse**: Sie zeigt, ob im Raum Biozide verarbeitet wurden oder ob nicht. Im Hausstaub reichern sich die Schadstoffe bevorzugt an und sind hier besonders gut nachweisbar. Die Probenahme des zu untersuchenden Hausstaubes können Sie selbst durchführen. Saugen Sie den verdächtigen Raum etwa ein bis zwei Wochen nicht. Dann lassen Sie Ihren Staubsauger ohne eingelegten Staubsaugerbeutel ein paar Minuten im Freien laufen. Legen Sie danach einen unbenutzten Staubsaugerbeutel ein. Saugen Sie Ihren verdächtigen Raum gründlich mindestens 15 Minuten. Saugen Sie nicht nur den Boden, sondern auch Stoffoberflächen wie Polster, Kissen, Matratzen, Schmusetiere, Vorhänge, Gardinen, Wandteppiche... Bitte möglichst nicht direkt auf biozidbehandelten Oberflächen saugen. Entnehmen Sie den Beutel und packen ihn in Alufolie luftdicht ein. Schicken Sie die Staub-

probe an Ihren Baubiologen. Machen Sie auf einem Begleitzettel bitte folgende Angaben: a) Name und Adresse, b) Probenahmedatum, c) Probenahmeraum (z.B. Wohnzimmer, Schlafzimmer), d) Zeitraum zwischen letztem Saugen und Probenahme. Etwa ein bis zwei Wochen nach Einsendung informiert Sie Ihr Baubiologe schriftlich über das Ergebnis. Er gibt Ihnen, falls nötig, weitere Information und Hilfestellung, wenn weitere Probenahmen erforderlich werden (z.B. von Holzoberflächen) oder Sanierungen anstehen. Bedenken Sie, daß die Staubuntersuchung keine konkrete Aussage zur Ursache der Belastung machen kann. Dafür eignen sich Analysen der verdächtigen Materialien.

2. **Materialanalyse**: Diese zeigt, ob Materialien mit Bioziden direkt behandelt oder indirekt kontaminiert wurden oder auch nicht. Dafür eignet sich die Probenahme der verdächtigen Materialoberfläche (Holz) oder ein Materialmuster (Leder, Teppich...) und die anschließende Untersuchung im Fachlabor. Wir brauchen für die Analyse ein Stückchen der verdächtigen Holzoberfläche, etwa so groß wie eine Streichholzschachtel, etwa ein bis zwei Millimeter dick. Diese können Sie selbst vom Material (z.B. Balken, Fensterrahmen, Holzverkleidung, Bauernschrank...) abhobeln, abraspeln oder mit einem scharfen Messer bzw. Stemmeisen abschälen. Bitte berühren Sie die Oberfläche nicht oder nur mit frisch gewaschenen Händen. Es ist günstig, mehrere Proben von verschiedenen Stellen zu nehmen, z.B. vom Anfang, vom Ende und der Mitte eines Balkens. Bei Stoff- oder Lederproben reicht ein briefmarkengroßes Stück. Bei Wollteppichproben ist es sinnvoll, ein Schnapsglas voll mit Flusen von der Teppichoberfläche abzuzupfen, um das Material nicht zu zerstören. Packen Sie die Proben dampfdicht in Alufolie ein und schicken diese an Ihren Baubiologen. Machen Sie auf einem Begleitzettel entsprechende Angaben (Adresse, Datum) mit Bezeichnung der Probenahmestelle (z.B. Balken, Holzwand, Regal).

3. **Raumluftanalyse**: Sie zeigt, ob Biozide in der Atemluft nachweisbar sind oder ob nicht. Hier wird mit Spezialpumpen eine definierte Menge Raumluft durch Sammelmedien (z.B. Silicagel oder Polyurethanschaum) gezogen und anschließend im Fachlabor untersucht. Raumluftmessungen können, je nach Situation, relativ ungenau ausfallen.

4. **Klebeprobe**: Der Bio-Check-PCP der Firma Dräger wird für 24 Stunden ähnlich wie ein Pflaster auf eine verdächtige Holzoberfläche geklebt. Etwa zwei Wochen nach der Einsendung gibt das Fachlabor Auskunft über die Konzentration. Vorteil: eine zerstörungsfreie Probenahme. Nachteil: nur PCP-Nachweis, keine anderen Biozide.

5. Die **medizinische Analytik** zeigt, ob Biozide in Körperflüssigkeiten, z.B. Blut, Urin und Muttermilch, zu finden sind. Fragen Sie Ihren Arzt, und bedenken Sie, daß einige Biozide, z.B. PCP und Lindan, nur kurzfristig im Blut nachweisbar sind, manchmal nur einige Tage oder Wochen, und sich dann im Fettgewebe des Körpers auf Dauer einlagern.

Achten Sie unbedingt darauf, daß bei den Analysen von Staub-, Holz- und Luftproben möglichst **viele Biozide** erfaßt werden und nicht nur ein oder zwei wie z.b. PCP oder Lindan, nur weil diese ganz besonders oft in den Medien erscheinen. Auch wenn die Forschung hinterherhinkt, muß damit gerechnet werden, daß alle Biozide mehr oder weniger kritisch wirken. Dazu gehören neben PCP und Lindan auch so bekannte (und gefürchtete) Namen wie z.b. Aldrin, Bromophos, Chloranil, Chlordan, Chlorothalonil, Chlorpyrifos, Cypermethrin, DDT, Deltamethrin, Dichlofluanid, Dichlorphos, Dieldrin, E 605, Endosulfan, Endrin, Ethylparathion, Furmecyclox, HCH, Heptachlor, Hexachlorbenzol, Methylparathion, Mirex, Permethrin, Tetrachlorphenol. Weitere Schadstoffe sollten möglichst mit erfaßt werden, z.B. Flammschutzmittel wie TCEP, Weichmacher wie DEHP, die verschiedenen PCB (polychlorierte Biphenyle), PAK (polycyclische aromatische Kohlenwasserstoffe) sowie Phosphor- und Schwefelsäureester.

Die **Nachweisgrenzen** für Biozide und andere schwerflüchtige Schadstoffe liegen je nach Labor und Substanz zwischen 0,05 mg/kg und 0,1 mg/kg bei Staub und Material und unter 10 ng/m^3 bei der Raumluft.

Durch den unkontrollierten und hemmungslosen Einsatz von PCP, DDT und anderen Bioziden ist es möglich, die Giftstoffe selbst im Atlantik, im Sahara-Wüstensand und im ewigen Schnee der Arktis zu finden.

Richtwerte für Biozide

Außenluftwerte für PCP liegen im Durchschnitt bei weniger als 1 ng/m^3, im **Hochgebirge** unter 0,5 ng/m^3. Die Empfehlung des ehemaligen Bundesgesundheitsamtes (MRK-Wert): **1000 ng/m^3**.

Der PCP-Wert im **Blut** sollte unter **10 µg/l** liegen, besonders bei Kindern. Ab 20 µg/l liegen auch bei Erwachsenen eindeutige Belastungen vor. Gleiches gilt für **Urin**. Mit Blutwerten bis zu 5 µg/l PCP und 0,1 µg/l Lindan ist bei nahezu allen Menschen zu rechnen, auch wenn sie in unbelasteten Räumen leben (z.B. allein durch die Nahrung).

Laut **PCP-Verbotsordnung** ist das Inverkehrbringen von Erzeugnissen (z.B. Holz oder Teppiche), die über **5 mg/kg** PCP aufweisen, verboten.

Die **baubiologische Empfehlung** für **Hausstaub** am Beispiel PCP:

| | Tolerierbar dürfte bis **0,5 mg/kg** sein.
| | **0,5 - 1 mg/kg** ist **schwach**,
| | **1 - 5 mg/kg stark**,
| | über **5 mg/kg extrem** auffällig.

Schwache Werte lassen den Verdacht auf Emittenten mit kleiner Fläche (z.B. Fensterrahmen) im Innenraum zu, starke sind ein klarer Hinweis auf großflächigere Innenraumverursacher (z.B. Balken oder Holzverkleidungen), und extreme weisen auf sehr großflächig und sehr heftig belastete Verursacher hin.

Für **Lindan** gilt als grobe Faustregel: 50 % der PCP-Werte.

Die **baubiologische Empfehlung** für **Holz** am Beispiel PCP:

| | Tolerierbar dürfte bis **2 mg/kg** sein.
| | **2 - 20 mg/kg** ist **schwach**,
| | **20 - 100 mg/kg stark** und
| | über **100 mg/kg extrem** auffällig.

Für andere Biozide wie Lindan, Dichlofluanid, Endosulfan und Permethrin sollten die Richtwerte niedriger angesetzt werden.

Achtung: Die Empfehlungen gelten nicht für direkten Haut- oder Schleimhautkontakt mit dem belasteten Holz, sondern nur zur Vermeidung einer Gefahr durch sekundärkontaminierte Einrichtungen und Stäube oder von Atemluftrisiken.

Die **baubiologische Empfehlung** für die **Luft** am Beispiel PCP:

| | Tolerierbar: bis zu **10 ng/m³**.
| | **10 - 100 ng/m³** ist **schwach**,
| | **100 - 500 ng/m³ stark**,
| | über **500 ng/m³ extrem** auffällig.

Es ist dringend geboten, die Richtwerte einzuhalten oder möglichst noch zu unterschreiten. Biozide sind bei Langzeiteinwirkung auch in Minimaldosen gefährliche Gifte. Leider fühlt sich kaum einer zuständig. Das ehemalige **Bundesgesundheitsamt** verkündete im Fernsehen ('Wohngifte' im ZDF-Studio, 1. Februar 1992): "Die Abwehr von Gesundheitsgefahren gegen chemische Produkte ist nicht Sache des BGA. Wir können keine Warnungen vor bestimmten Produkten aussprechen." Wer sonst? Dafür stand das BGA im Verdacht des **Bundeskriminalamtes** auf mögliche **Interessenverquickung** mit der **chemischen Industrie**. Das BGA empfahl für Urinuntersuchungen auf PCP sogar das Labor jener **Holzschutzmittelfirma**, die mit ihren Produkten die halbe Welt verseucht hat und in Frankfurt beim Holzschutzmittelprozeß vor Gericht stand. Interessant auch, daß das **Bundesamt für Materialprüfung** an einem Ledersofa kein Gift fand und Unbedenklichkeit bescheinigte, während ein unabhängiges Umweltinstitut **kritische 34 mg/kg PCP** am gleichen Möbel feststellte.

Das Fürther Umweltlabor **'AnBUS'** untersuchte 1997 den Hausstaub von 272 Wohnungen. DDT und PCP waren immer noch in zahlreichen Wohnungen vertreten, obwohl das Insektenschutzmittel DDT schon

1972 und das Holzschutzmittel PCP 1989 verboten wurde. DDT konnte in 22 % und PCP in 67 % aller Wohnungen nachgewiesen werden. Wir können das nach Auswertung unserer Laborergebnisse der letzten Jahre bestätigen: Längst verbotene Biozide wie DDT und PCP finden wir in jeder zweiten bis dritten Wohnung, wenn auch in recht geringen Konzentrationen. In bedenklichen Größenordnungen sind wir bisher in etwa jeder 20. Wohnung fündig geworden.

Es wird mit **Totenkopfsymbolen** davor gewarnt, PCP-haltige Holzschutzmittel, DDT-haltige Insektizide oder formaldehydhaltige Spanplatten und Farben in Bienenstöcken, Taubenschlägen oder Kuhställen zu verarbeiten. Was in Taubenschlägen und Kuhställen möglich ist, das sollte auch in Schlaf- und Kinderzimmern durchführbar sein.

Leider werden immer noch gefährliche Biozide als Insektenkiller und Flammschutzmittel in **Kindermatratzen** eingesetzt. Englische Forscher wiesen, wie schon kurz erwähnt, den Zusammenhang zum **plötzlichen Kindstod** nach ('Stern-TV', Januar 1995). Deutsche Forscher fanden im Kokos der Matratzen mehr PCP als vom Gesetzgeber erlaubt wird. In den bunt bedruckten Bezügen wurden Lindan und Weichmacher gefunden. Damit haben selbst Ärzte und Ämter nicht gerechnet.

Fallbeispiele Biozide

Evi Berger, eine vitale Fabrikbesitzerin aus Mönchengladbach, wurde plötzlich krank: Übelkeit, Schwindel, Nachtschweiß, Kribbeln in allen Gliedmaßen, auffällige Leberwerte bei der medizinischen Diagnose. Der Grund: ein aus Malaysia kürzlich als Souvenir mitgebrachter **Teppich**. Der kam ins Schlafzimmer und strotzte vor **PCP** und **Lindan**. Im Hausstaub des Schlafraumes fanden wir 11 mg/kg PCP und 4 mg/kg Lindan, im Teppich 650 mg/kg PCP und 120 mg/kg Lindan. Zur Erinnerung die PCP-Verordnung: 5 mg/kg. Der Teppich flog raus, ab auf den Sondermüll. Der Geschäftsfrau ging es schlagartig besser.

Ein älteres Ehepaar aus Kaarst erfüllte sich den Traum einer **Ledergarnitur** fürs Wohnzimmer. Sofort ging es los: Augentränen, Kratzen im Hals, asthmaartige Reizhustenanfälle, Kopfschmerzen, Nervenstörungen, Erinnerungslücken, Hautjucken. Es bestand dringender Verdacht auf biozide Lederschutzmittel. Wochenlanges Telefonieren mit dem Hersteller, Verleumdungen, falsche Versprechungen, Ärger, Kosten. Die Kunden der teuren Möbelstücke wurden gar für hysterisch gehalten. Derweil nahmen die körperlichen Beschwerden zu. Erst als das Ehepaar nachhaltig drohte, mit Hilfe von Baubiologen die Ledermöbel gründlich auf biozide Wirkstoffe überprüfen zu lassen, ging es hopplahopp: Am nächsten Morgen stand -ohne Anmeldung!- der Lkw des Werkes vor der Tür. Die Garnitur wurde abgeholt, der volle Kaufpreis von 12.000 Mark per Scheck erstattet (siehe 'Die stinkende Ledercouch' in Wohnung+Gesundheit, Heft 66/1993).

Christel Brem aus Ottobrunn war Besitzerin eines **Trachtenfachgeschäftes**. Sie wurde im Laufe der Jahre krank und kränker, ist inzwischen auf Dauer arbeitsunfähig. Die Blutuntersuchung zeigte außergewöhnlich hohe Lindanwerte. Das insektenvernichtende Gift wurde in ihrem Geschäft gefunden. Christel Brem verklagte zwei Ärzte, die diese Giftgefahr übersahen bzw. falsch einschätzten, auf unterlassene Hilfeleistung, fahrlässige Körperverletzung und Schadenersatz. Einer mußte auf richterliche Anordnung zahlen.

Aus Furcht vor Pilzen und Würmern pinselte eine damals 24jährige Hausfrau ihre **Holzdecke** mit einem PCP- und lindanhaltigen Anstrich. Seitdem ist die heute 42jährige Allergikerin gegen viele und ständig wechselnde Stoffe, ihr Immun- und Nervensystem ist geschädigt.

Ein 34jähriger Rechtsanwalt aus Düren wunderte sich, daß seit Jahren auffällig viele Fliegen, Wespen, Mücken und Motten auf seiner **Fensterbank** verendeten. Zweimal pro Woche mußte er die Insektenleichen wegfegen. Er wunderte sich auch über zunehmende gesundheitliche Probleme bei ihm selbst: Kopfschmerzen, dauernde Müdigkeit, ein Leistungsknick nach dem nächsten. Der Grund: Fenster, Fensterbänke und Wandverkleidungen waren mit giftigen Bioziden gestrichen. Die Holzoberfläche im Fensterbereich wurde abgehobelt und zusätzlich dampfdicht überlackiert, die Nut- und Federbretter an den Wänden entfernt. Seitdem zappelt kein Insekt mehr auf der Fensterbank, und mit der Leistungsfähigkeit des Anwaltes geht es bergauf.

Im Haus des Klinikchefs aus Jülich fanden wir 17 mg/kg PCP im **Staub** und 880 mg/kg PCP im Holz der **Deckenbalken**. Das sind hohe Werte, höher als nach Verordnung erlaubt. Der Arzt wollte von seinen Kollegen im Gesundheitsamt wissen, ob er sanieren müsse. Die Antwort der amtlichen Gesundheitshüter: "Das ist doch nun 20 Jahre alt. Das kann nicht mehr gefährlich sein. Da ist bestimmt schon Patina drauf. Am besten gar nichts tun. Sonst macht man alles noch schlimmer."

Permethrin: Teppiche, Mottenkugeln, Sprays, Kammerjäger...

In vielen Teppichen finden wir Biozide, z.B. Permethrin, das Gift aus der Gruppe der **Pyrethroide**. Die 'Gemeinschaft umweltfreundlicher Teppichboden' (GuT), ein Zusammenschluß verschiedener Teppichhersteller, sagt dazu: "Permethrin ist bei sachgemäßer Anwendung für den Menschen ungefährlich. Der Wirkstoff ist fest an die Teppichfaser gebunden." Wenn der Wirkstoff fest an die Teppichfaser gebunden ist, warum messe ich ihn dann in der Luft jener Räume, die mit permethrinbehandeltem Teppich ausgelegt wurden? Warum messe ich ihn im Staubsaugerbeutel, nach dem Saugen des Teppichs? Warum warnen Wissenschaftler vor Vergiftungen? Warum werden so viele Menschen krank, sogar berufsunfähig, durch das Nervengift Permethrin und nach seiner Entfernung wieder gesund?

Nochmals: Seien Sie vorsichtig mit Entwarnungen interessenabhängiger Forschungsgemeinschaften. Die 'Gemeinschaft umweltfreundlicher Teppichboden' besteht aus Vertretern der Teppichindustrie, die 'Forschungsgemeinschaft Funk' aus Vertretern der Funkindustrie. Hier unabhängige Information zu erwarten hieße, Peter Stuyvesant zum Risiko des Rauchens zu befragen. Die GuT klebt Gütesiegel "Teppichboden schadstoffgeprüft" auf die Rückseiten der Teppiche ihrer Mitglieder. Offensichtlich ist das giftige Permethrin für die GuT kein Schadstoff. Das Gütezeichen 'Woll-Siegel' garantiert nicht nur gute Wollqualität, sondern auch Permethrin im Teppich. Vergessen Sie nicht: Schadstoffgeprüft heißt nicht schadstoffrei. Lassen Sie sich schriftlich bestätigen, daß Ihr Teppich unbehandelt ist, wenn Sie insektizidfrei leben wollen, daß er frei ist von Permethrin oder anderen Pyrethroiden mit Bezeichnungen wie Eulan, Mitin, Mystox, Perigan oder Pythrin.

Die **Verbraucherinitiative** warnt vor permethrinbehandelten Wollteppichen: "Durch Anreicherung im Hausstaub können Konzentrationen entstehen, die unsere Gesundheit schädigen." Das **Bremer Umweltinstitut** mahnt vor einer Verharmlosung des Nervengiftes Permethrin, speziell bei Empfindlichen, Allergikern, Kranken und Kindern. Prof. Dr. **Helmuth Müller-Mohnssen** von der Universität München: "Es wird die massenweise Vergiftung von Menschen in Kauf genommen."

"Mücke tot - Mensch vergiftet", warnt die Verbraucherinitiative vor Permethrin in **Elektroverdampfern**, **Mottenkugeln** oder **Insektensprays**. Der Toxikologe Prof. Müller-Mohnssen: "Pyrethroid-Mückenkiller wirken wie Kampfgase und müssen verboten werden. Infektionen, Gedächtnisschwäche, Nerven und Bewegungsstörungen sind erste Symptome. Im schlimmsten Fall gibt es Lähmungserscheinungen. Manchmal setzt die Wirkung erst nach Tagen oder Wochen ein."

Eine 54jährige Hausfrau aus Dormagen fand **Flöhe** in ihrem Bett. Sie ekelte sich und kaufte mehrere Flaschen Insektenspray im Drogeriemarkt und in der Apotheke. Sie fragte nach gesundheitlichen Auswirkungen: "Nicht gefährlich bei bestimmungsgemäßem Gebrauch." Unbedarft und übertrieben sprühte sie ihre Matratzen mehrmals ein, Kopfkissen, Bettwäsche, den Bettkasten nebst hier abgelegten Wolldecken, Nachttische, Schlafanzüge, Kleidungsstücke, Gardinen und Teppiche. Ein paar Wochen später stand der Notarztwagen vor der Tür. Die Frau zitterte am ganzen Leib, übergab sich nonstop, konnte kaum noch sprechen. Sie lag ein halbes Jahr in der Klinik. Als sie entlassen wurde, saß sie im Rollstuhl, ein neurologischer Pflegefall. Als ich ihre Wohnung untersuchte und den Bettkasten aufklappte, stank es nach einem Jahr immer noch intensiv nach Insektenvernichtungsmitteln. Die Untersuchung ergab: extreme Konzentrationen Permethrin, Deltamethrin und andere Pyrethroide.

"Vollkommen ungefährlich" soll laut Herstellerangabe das von Tierärzten empfohlene Insektizid 'vet-kem' sein. Dazu der **'Spiegel'** (Heft 20/ 1997): "Gudrun Plank hatte Katzenflöhe in der Wohnung. Die Malerin aus Worpswede bekam drei Liter 'vet-kem', versprühte es nach Anweisung gewissenhaft in Ecken, Ritzen und Nischen und lüftete gründlich. Nach 14 Tagen Giftkrieg waren die Flöhe tot. Gudrun Plank ging es dreckig: rasende Kopfschmerzen, Übelkeit, Müdigkeit, Taubheit in Armen und Beinen. Sie hatte das Nervengift Permethrin abbekommen. Der Hausarzt empfahl den sofortigen Auszug. Im Urin wurden große Mengen des Giftes nachgewiesen. Die Ärzte bescheinigten Gleichgewichtsstörungen, Nerven- und Muskelschäden." Der Wirkstoff in 'vet-kem' ist Permethrin. Frau Plank verklagte Ende Januar 1997 die Tierärzte, die ihr das Gift verkauften, und die Herstellerfirma.

Beliebt sind diese Mittel auch bei **Kammerjägern**. Ein Ehepaar aus München zog in die neue Wohnung und fand lästige Mitbewohner: Speck- und Schimmelkäfer. Sie wußten, daß käufliche Sprays gefährlich werden können und bestellten deshalb einen Fachmann, einen Schädlingsbekämpfer. Er versprach, ein ungefährliches Mittel einzusetzen, das sich schon nach Stunden wieder abbaue. Trotzdem verreiste die Familie vorsichtshalber für drei Tage. Danach wurde die Wohnung gelüftet und gesaugt. Da die Käfer nicht verschwanden, kam der Kammerjäger viermal. Und viermal verreiste die vorsichtige Familie. Nach einigen Wochen traten beim Ehemann Muskelkrämpfe und Nervenschmerzen auf. Die Ehefrau bekam Migräne und Sehstörungen. Hinzu kamen bei beiden tagelange Durchfälle. Beim vierten Krankenhausaufenthalt tippte ein Arzt auf Vergiftung. Bei der Messung zu Hause kamen hohe Konzentrationen an Permethrin und Deltamethrin zum Vorschein, zwei synthetische Pyrethroide, die von Kammerjägern eingesetzt werden. Sie verursachten bei dem Ehepaar eine Polyneuropathie, eine für Pyrethroidvergiftungen typische Nervenkrankheit.

Kammerjäger versprühen ihre Gifte in Wohnungen, Schulen, Kindergärten, Krankenhäusern, Gastwirtschaften, Großküchen, Kaufhäusern und Asylantenwohnheimen. Bis 1995 reichte ein Gewerbeschein, seit 1996 ist ein Sachkundenachweis erforderlich, eine Berufsausbildung wie in der ehemaligen DDR oder anderen Ländern gibt es nicht. Neben Permethrin, Cypermethrin oder Deltamethrin wird von ihnen auch heute noch Lindan eingesetzt, das sogar mit behördlicher Akzeptanz.

Das synthetische Permethrin, Cypermethrin oder Deltamethrin ist ein **Langzeitgift** aus der Familie der Pyrethroide, das über lange Jahre in bedenklichen Konzentrationen in Wohnungen nachgewiesen werden kann. Dagegen wird das natürliche **Pyrethrum** von wilden **Chrysanthemenblüten** gewonnen. Es ist ebenfalls insektizid wirksam, zerfällt aber in Stunden bis Tagen und gilt deshalb nicht als Langzeitgift. Besonders unter Einwirkung von UV-Licht wird es recht schnell unwirksam. Fortschrittliche Kammerjäger bevorzugen Pyrethrum oder, noch besser, mechanische bzw. giftfreie Methoden.

Prof. Müller-Mohnssen wurde schon 1984 vom Bundesgesundheitsamt beauftragt, die Wirkung von Pyrethroiden zu erforschen. Über das Ergebnis spricht er mit dem Umwelt-Magazin **'Natürlich'** im März 1996: "Pyrethroide wirken auf Nerven. Trotzdem dürfen Hersteller die Stoffe auf den Markt bringen, was heißt, man experimentiert mit Menschen. Es gibt kein Vorsorgeprinzip. Der Bürger meint, es müsse jemand verantwortlich sein. Das ist eine Illusion. Der Bürger kann den Gefahren nur entgegenwirken, indem er sich weigert, diese Mittel einzusetzen. Durch kritische Berichte in den Medien ist es gelungen, den Umsatz von pyrethroidbehandelten Teppichen um 50 Prozent zu senken. Nur schlecht ausgebildete Kammerjäger kommen nicht ohne Gift aus."

Permethrin und Co. kommen auch in **Flugzeugen** zum Einsatz. Seit 1969 werden auf Interkontinental-Flügen routinemäßig Insektizide versprüht. Luft, Oberflächen und Polster sind in einigen Langstrecken-Jets permethrinverseucht. Die Frankfurter Staatsanwaltschaft fand bei Stichproben in einer Maschine 690 mg/kg (!) im Staub. Die Proteste gegen solche gefährlichen Aktionen nehmen zu. In den USA sind alle Pyrethroide in Flugzeugen verboten. In Deutschland versprüht die Lufthansa zumindestens bei Inlandsflügen Pyrethroide nicht mehr.

Flammschutzmittel

In PU-Schäumen, Montageschäumen, Matratzen, Möbeln, Elektrogeräten, Teppichrücken, Tapeten, Gardinen, Farben, Lacken, Versiegelungen und anderen Produkten findet man Flammschutzmittel aus der chemischen Familie der **chlorierten Phosphorsäureester**. Im Staub vieler Wohn- und Arbeitsbereiche sind sie zu finden. Das biologische Risiko ist noch relativ unerforscht. Erste Studien weisen auf neurotoxische Effekte, Tumore und Nierenerkrankungen hin, es besteht Krebsverdacht. Bekanntester und häufigster Vertreter ist **TCEP**, das Tris(2-chlorethyl)phosphat. Typische Konzentrationen liegen im Hausstaub bei 1-5 mg/kg. TCEP und andere Flammschutzmittel wie TBEP, TCPP, TDPP oder TEHP werden ähnlich oft gefunden wie PCP oder Permethrin. Dennoch stehen bisher keine ausreichenden toxikologischen Daten zur Verfügung. Vorsichtshalber sollten für die Summe aller Flammschutzmittel die PCP-Richtwerte gelten: bis 0,5 mg/kg ist im Staub o.k., bis 1 mg/kg schwach, bis 5 mg/kg stark und darüber extrem auffällig.

Ein 5jähriges Mädchen erkrankte im August 1994 an einer **Lähmung** der Arme und Schultern. Es konnte keine Wasserflasche mehr heben und kein Glas mehr zum Mund führen. Dieses Fallbeispiel schilderten der Arzt Dr. Richard Ingerowski und die Umweltanalytikerin Dr. Gisela Ingerowski. Alle medizinischen Laboruntersuchungen waren unauffällig. Im Kinderzimmer fand man eine TCEP-haltige lasierte Holzvertäfelung. Die Analyse ergab 600 mg/kg. Die kontaminierten Bretter wurden entfernt. Danach verbesserte sich der Zustand des Mädchens, und es traten keine weiteren Lähmungsschübe mehr auf.

Weichmacher

Weichmacher sind chemische Zusätze, die die **Plastizität** bzw. Dehnbarkeit von **Kunststoffen** und Kautschukmaterialien erhöhen, diese also elastisch machen. Man findet sie in PVC-Produkten (Böden, Beläge, Folien, Elektrokabel, Schläuche, Profile, Geräte), Möbeln (besonders Gartenmöbeln), Teppichen (besonders in den Schaumrücken), Tapeten (aufgeschäumte Struktur- und Vinyltapeten), Holzimitationen (Spanplatten- und Oberflächenbeschichtungen), Lacken, Klebern, Schäumen, Duschvorhängen, Autos, der Kosmetikindustrie, Medizin...

Weichmacher kommen aus der Familie der Phthalate. Der bekannteste und häufigste Vertreter ist **DEHP** (Diethylhexylphthalat), gefolgt von BBP (Benzylbutylphthalat), DEP (Diethylphthalat), DBP (Dibutylphthalat), DMP (Dimethylphthalat) und DNP (Dinonylphthalat). Sie werden seit 40 Jahren eingesetzt. Weltweit liegt die jährliche Weichmacherproduktion bei einigen Millionen Tonnen. 80% gehen in die PVC-Fertigung. Der Weichmacheranteil von Produkten kann bis 70% betragen.

Weichmacher bleiben nicht im PVC-Boden, im Teppichschaumrücken, in der Strukturtapete, im Duschvorhang... Sie diffundieren aus, verteilen sich im Raum, gelangen in die Atemluft, legen sich auf Einrichtungen, kontaminieren den Staub. Typische Werte im **Hausstaub**, die man als Summe aller Weichmacher findet, liegen nach unserer Erfahrung bei 50-200 Milligramm pro Kilogramm. Wir fanden Spitzenwerte bis 2000 mg/kg. Bis 100 mg/kg Staub kann man in modernen Innenräumen schon von einer Hintergrundbelastung sprechen. Vorsichtshalber sollten als Summe aller Weichmacher folgende Richtwerte beachtet werden: bis 100 mg/kg dürfte im Staub tolerierbar sein, bis 200 mg/kg ist schwach, bis 300 mg/kg stark und darüber extrem auffällig.

Konzentrationen in der **Außenluft** liegen bei 1-10 Nanogramm pro Kubikmeter. Das Berliner Umweltlabor **B.A.U.CH.** fand in Innenstädten Spitzenwerte von 50 ng/m³ DBP und 70 ng/m³ DEHP, in der Nähe von Müllverbrennungsanlagen 700 ng/m³ DBP und 300 ng/m³ DEHP. In **Innenräumen** mit PVC-Böden oder Vinyltapeten waren es Spitzenwerte von 300.000 ng/m³, in Autos bis 1.000.000 ng/m³. Der Durchschnitt in 24 Berliner Wohnungen war 3500 ng/m³ bezogen auf DBP und DEHP.

Das **Gesundheitsrisiko** durch Weichmacher ist kaum erforscht. Obwohl sie massenhaft eingesetzt werden, nahezu überall in Innenräumen zu finden sind und erste wissenschaftliche Untersuchungen auf verschiedene biologische Gefahren bis zum Krebsrisiko hinweisen, gibt es bisher keine verbindlichen Grenzwerte. Phthalate verteilen sich über Atemwege, Verdauungstrakt und Blut im Körper. Hohe Konzentrationen gibt es in Leber, Nieren und Fettgewebe. Die Blut-Hirn- und die Plazenta-Schranke werden überschritten. Über Urin und Stuhl werden die Abbauprodukte ausgeschieden. Besondere Risikogruppen sind Allergiker, Empfindliche, Kinder, Ungeborene und Schwangere.

Im **Tierversuch** gab es Frucht- und Leberschädigungen, Nerven- und Immunstörungen, Haut- und Augenreizungen, Allergien und Schleimhauteffekte, Gewichtsreduzierung und erhöhte Sterblichkeit, Blutbild- und Keimdrüsenveränderungen. Das Krebspotential von DEHP gilt nach Tierversuchen als gesichert. Die US-Umweltbehörde EPA stuft es als kanzerogen ein. Für andere Weichmacher besteht Krebsverdacht.

Vermeiden Sie **Kunststoffe** mit Weichmachern. Verzichten Sie auf **PVC-Böden**, Teppiche mit **Schaumrücken**, Vinyl- und **Schaumtapeten**. Fragen Sie beim Einkauf nach dem Weichmacheranteil eines Produktes.

Baubiologisch untersucht werden die Weichmacher und Flammschutzmittel über **Staubproben**, wie wir sie bei den Bioziden besprochen haben, oder über die direkte Materialanalytik. Solide Labore erfassen die chemischen Gruppen der Biozide, Flammschutzmittel, Weichmacher und PCB in einem analytischen Arbeitsgang. Sie bekommen also mit einer einzigen Auswertung Ihres Staubes einen umfassenden Überblick über die Gesamtsituation der schwerflüchtigen Schadstoffe.

PCB

Zu den schwerflüchtigen Schadstoffen gehören auch die **polychlorierten Biphenyle** (PCB). Es gibt 209 Substanzen. Die Giftigkeit von PCB wurde durch die aus defekten **Leuchtstoffröhren-Kondensatoren** austretenden Flüssigkeiten bekannt. **Schmier-** und **Hydrauliköle** waren einst PCB-haltig. Tonnenweise wurde PCB im Hausbau eingesetzt: als dauerelastische **Dichtungsmasse** zwischen Betonfertigteilen, Türen, Fenstern und im sanitären Bereich. **Farben**, Lacke, Harze und **Kunststoffe** waren in der Zeit von etwa 1960 bis 1975 manchmal mit PCB versetzt. Alle PCB ist äußerst stabil, äußerst gefährlich und äußerst schlecht im ökologischen Kreislauf abbaubar. Deshalb wurde der Stoff 1978 in offenen Systemen, z.B. im Wohnungsbau, und 1989 in geschlossenen Systemen, z.B. in Maschinen, verboten. Nach Chemikalienverordnung müssen Produkte mit einem PCB-Gehalt über 50 mg/kg bis Ende 1999 vorschriftsmäßig entsorgt sein.

PCB wird im menschlichen **Fettgewebe**, Hirn, Knochen- und Rückenmark gespeichert. Bekannte Risiken sind Vergiftungserscheinungen, Leber- und Nierenschäden, Störung des Immunsystems, Gewichtsverlust, Ödeme, Drüsenschwellung, Chlorakne und vielfältige Schmerzen. Erinnern Sie sich an die **Seehunde**, die 1988 zu hunderten an den Nordseeküsten angeschwemmt wurden, qualvoll verendet ohne ersichtlichen Grund? Die Ursache: PCB. Der tödliche Stoff wurde von der Industrie mit Zustimmung des Umweltministers in die Nordsee verklappt.

Das Bundesgesundheitsamt versuchte jahrelang die Gefahr von PCB,

Streß durch Luftschadstoffe: Aufgepaßt 421

einem Stoff der Gefährlichkeit des Seveso-Giftes Dioxin, zu vertuschen. Als in den siebziger Jahren PCB weltweit verboten wurde, weigerte sich Deutschland und ignorierte hartnäckig die bestehende Problematik. Derweil wuchs Bayer in Leverkusen zum weltweit größten PCB-Hersteller heran. Erst als der Chemiegigant freiwillig die PCB-Produktion einstellte, erließ auch die Bundesregierung das Verbot.

Man schätzt, daß allein 3000 Gebäude der **Bundespost** und mehrere tausend weitere **öffentliche** und **private** Gebäude PCB-belastet sind. Über 1000 **Kindergärten** und **Schulen** sind in Deutschland untersucht worden mit dem Ergebnis: PCB. Einige tausend **Wohnblöcke**, besonders die der großen Trabantenstädte, dürften belastet sein. Viele Gebäude sind inzwischen saniert, einige sogar abgerissen worden, z.B. im Jahr 1998 die Realschule in Neutraubling (Kreis Regensburg). Hier waren sechs Lehrer an Krebs erkrankt und vier weitere gestorben.

1983 meldete das Bundesgesundheitsamt, daß **300 Nanogramm** PCB in der Luft gefährlich seien. 1990 wurden aus 300 Nanogramm plötzlich **3000 Nanogramm**. In Schulen und Kindergärten wurden bis zu 10.000 Nanogramm gefunden, Grund genug für das BGA, den Grenzwert 1992 auf **10.000 Nanogramm** zu erhöhen und zu beteuern: "Es gibt keinen Handlungsbedarf." Neueste Messungen ergaben bis zu 20.000 Nanogramm. Das BGA kann die Grenzwerte nicht noch einmal erhöhen, denn es wurde 1993 samt seiner 3000 Mitarbeiter aufgelöst.

Aufgepaßt

Die Zeitschrift 'Medizinische Welt' berichtete, daß jährlich **5000 neue chemische Stoffe** und Verbindungen auf den Markt kämen, über deren Gesundheitsrisiken so gut wie nichts bekannt ist. Mal wieder: Experimentierkaninchen Mensch. Die Produktion von Giften galoppiert und das Bewußtsein über Gefahren kriecht im Schneckentempo hinterher.

Die Deutsche Gesellschaft für Umwelt- und Humantoxikologie **DGUHT** berichtete Ende 1994 auf einer Expertagung in Würzburg, daß **jeder vierte Deutsche** ein **angegriffenes Immunsystem** habe und unter Allergien leide. Die zunehmende Zahl dieser Zivilisationserkrankungen sei Ausdruck der steigenden Ansammlung von Schadstoffen im Körper. Immer mehr Menschen erkrankten am MCS-Syndrom (Multiple Chemical Sensitivity), einer Empfindlichkeit gegen Chemikalien. Die Weltgesundheitsorganisation **WHO** veröffentlichte, wie erwähnt: "Ein Viertel aller vermeidbaren Erkrankungen werden direkt durch schlechte Umweltbedingungen verursacht." Dabei seien vor allem Infektionen der Atemwege auf Umweltverschmutzungen zurückzuführen.

Dagegen verkündet die nordrhein-westfälische Innungskrankenkasse **IKK** im Juli 1996, Wohnraumgifte würden als Krankheitsauslöser überbewertet. Es seien 2080 Fälle überprüft, und nur bei zwei Prozent der

Betroffenen Zusammenhänge entdeckt worden. Dafür litten 30 Prozent der sich umweltkrank fühlenden Menschen unter psychischen Störungen. Marion Stange von der IKK: "In diesem Geschäft steckt viel Angst und Hysterie. Es wird auf Teufel komm raus gemessen, saniert und zweifelhaft beraten." Zu diesem fragwürdigen Ergebnis kam die IKK, obwohl in nur 282 Fällen die Wohnungen der Patienten aufgesucht wurden, deren Arbeitsplätze gar nicht. In 1798 Fällen, fast 90 Prozent der Ratsuchenden, gab es lediglich telefonischen Kontakt. Umweltmediziner protestierten gegen die Art der Durchführung des Projektes und gegen die voreiligen IKK-Rückschlüsse. Ich auch.

Wie unsinnig **amtliche Messungen** sein können, das zeigt die Methode der Schadstoffanalytik von **Autoabgasen**, speziell des Krebserregers Benzol. Die vorgeschriebene Ansaughöhe des Meßverfahrens liegt in städtischen Straßen bei **5 Metern** über dem Boden. Nur, da oben atmet ja keiner, wer trägt seine Nase schon 5 Meter hoch? In 1 Meter Bodenabstand, da wo empfindliche **Kindernasen** inhalieren, findet man ein Zigfaches an toxischem Benzol, Stickstoffdioxid, Kohlenmonoxid und vielen anderen Abgasgiften. Und man findet bei Kindern eine zigfach höhere biologische Bereitschaft, Gifte im Körper aufzunehmen. Greenpeace führte Messungen in der Kindernasenhöhe von 1 Meter durch: Die **Benzolkonzentration** war hier **18mal höher** als der Bundesländerausschuß für Immissionsschutz als Grenzwert fordert.

Beim Einkaufen heißt es: aufgepaßt. Vertrauen Sie **Naturprodukten** und meiden Sie **Chemieprodukte**. Achten Sie auf biologisch und ökologisch verträgliche Farben, Kleber und Oberflächenbehandlungen. Kaufen Sie nur gesunde Möbel und Betten, im Idealfall bei Biomöbelherstellern und -händlern. Diese gibt es inzwischen in jeder größeren Stadt. Wenn Sie neu bauen, dann lassen Sie Baustoffe und Einrichtungsmaterialien von Ihrem Baubiologen prüfen. Fordern Sie die Datenblätter der einzelnen Produkte an und prüfen Sie deren Inhaltsstoffe. Falls man Ihnen das Datenblatt verweigert, dann entziehen Sie sich als Kunde und kaufen einfach woanders. Bewußt einkaufen kann Spaß machen, auch wenn es manchmal anstrengend ist.

In einem Baumarkt in Düsseldorf entdeckte ich **Korkparkett**. Dieses wurde als "wohnfertig versiegelt" angepriesen. Ich brauchte 1 Stunde und vier Fachberater, um nach den Sprüchen von "alles ganz unbedenklich" endlich herauszufinden, daß es hier um eine biologisch und ökologisch riskante PVC-Beschichtung ging.

Eine Generation wird vergiftet. Jedes Jahr erkranken in unserem Land **340.000 Menschen an Krebs**, darunter **viele tausend Kinder**. Lungenkrebs steht dabei an erster Stelle. Jeder Dritte ist inzwischen Allergiker. Millionen kratzen sich die Haut, husten, schniefen, haben Schmerzen, sind depressiv. In einigen Kinderknetgummis gibt es mehr giftige Substanzen als der Gesetzgeber im Klärschlamm erlaubt. Alle paar

Tage kommt ein Anruf, daß die Hausfrau mehrmals wöchentlich dutzende von toten Fliegen, Spinnen und Wespen von den Fensterbänken fegt und Pflanzen die Blätter hängen lassen, verendet in modernen 'Lebens'-Räumen des 20. Jahrhunderts. Giftalarm in der guten Stube.

Da laufen erwachsene Menschen wahrhaft mit hochtoxischen Sprays hinter Mücken her. Da muß für zwei Kakerlaken der Kammerjäger eine ganze Wohnung auf Jahre vergiften. Denkt denn kein Mensch mehr darüber nach, daß Stoffe, die Insekten killen, auch anderen Tieren und Menschen schaden? Daß die Herstellung und Entsorgung dieser Produkte eine Umweltbelastung ersten Grades ist? Reicht es denn nicht, daß wir Tomaten essen, die keine Tomaten mehr sind, und Äpfel schälen aus Angst vor Chemie?

Makaber, aber wahr: Der Leiter des **Krematoriums** eines deutschen Großstadtfriedhofes informierte mich, daß die Filter in den Kaminen der Einäscherungsanlagen dringend verbessert werden müßten, um die giftigen und verbotenen Abgase zu verringern. Die bisherigen Filter würden es nicht mehr schaffen, die hohen Werte an Quecksilber durch Amalgamfüllungen, aber auch anderer Schadstoffe als Folge von Umwelt, Wohngiften, Ernährung, Chemotherapien und Medikamenten aus den brennenden menschlichen Körpern zurückzuhalten.

Streß durch Radongas und Radonfolgeprodukte

Radon ist ein natürliches **radioaktives Edelgas**. Es dringt aus dem **Erdreich** in unsere Häuser ein oder entsteht im Haus durch radioaktive **Baustoffe**. Radon und seine radioaktiven Zerfallsprodukte werden vom Menschen eingeatmet und verursachen Lungenkrebs. Es geht keine chemischen Verbindungen ein und ist farb-, geruch- und geschmacklos. Gelangt Radon bzw. dessen Zerfallsprodukte in die Atemluft, dann kann es sich in Bronchien und Lungen ablagern und von innen heraus strahlen. Es ist biologisch noch kritischer zu bewerten als Radioaktivität. Radon gilt in den USA als das **gefährlichste Umweltgift** überhaupt, es wird neben dem Rauchen als der Hauptverursacher von **Lungenkrebs** sowie anderen Atemwegskrebsarten (Bronchien) eingestuft.

Mit der Höhe terrestrischer oder baustoffbedingter Strahlung kann auch Radon in überhöhter Form entstehen. Wichtigste Einflußgröße für Radonkonzentrationen in Innenräumen ist der **Radiumgehalt** des **geologischen Untergrundes** und der im Haus verwendeten **Baustoffe**.

Es gibt starke lokale **Schwankungen** der Radonbelastungen aus dem Erdreich. Sie liegen an den geologischen Gegebenheiten und hängen von der Durchlässigkeit und dem Wassergehalt des Bodens ab. Verwerfungen und Risse geben das Gas frei, gefrorener Boden läßt kein Radon durch, feuchter Boden weniger als trockener, Regen und Schnee waschen es in der Luft aus.

Überdurchschnittliche **Radongasgegenden** finden wir bei uns in Deutschland in den Mittelgebirgen des Schwarzwaldes, der Eifel, des Hunsrücks, in der Umgebung von Koblenz, im Oberpfälzer und Bayerischen Wald sowie im Fichtel- und Erzgebirge. In den Stollen im österreichischen Badgastein, in der Umgebung des Kurortes und auf seinen Hochebenen habe ich die bisher höchsten Radongaswerte gemessen.

Das Edelgas sammelt sich **unter dem Haus** und dringt durch verschiedene **Schwachstellen** ein: Risse in Mauerwerk und Bodenplatte, Kabelkanäle und Rohrführungen, Lüftungs- und Lichtschächte. Vom Keller, wo die Konzentrationen stets am höchsten sind, geht der Weg über Treppenaufgänge, Kamine und Zwischenböden in das Haus. Zusätzlich sammelt und verteilt es sich als Folge radioaktiv auffälliger Baustoffe. Atmungsinaktive Wände, Kunststofftapeten, doppelte und dreifache Isolierverglasungen, übertriebene Dampfsperren und mangelhafte Lüftungsgewohnheiten halten das Gas in den eigenen vier Wänden fest. Im Winter gibt es bei geschlossenen Fenstern höhere Meßwerte als im luftigeren Sommer.

Eingeatmetes Radon wird zum großen Teil wieder ausgeatmet, zum kleineren Teil von etwa 25 % verteilt es sich im Organismus. **Fett** und **Knochenmark** speichern Radon besonders gut. Man geht davon aus, daß es deshalb auch ein Auslöser für **Leukämie** ist. Der gefährliche Kreislauf geht weiter: Bei der Umwandlung des Edelgases Radon entstehen **radioaktive Radonfolgepartikel**, die nicht gasförmig sind. Diese Ministrahler mit Maxiwirkung lagern sich auf Fußböden und an Wänden, besonders am **Staub** an. Der eingeatmete radioaktiv strahlende Staub, der sich in Atemwegen und Lungen anreichert, ist die **größte** von Radon ausgehende **Krebsgefahr**. Besonders kritisch, wie Sie schon wissen: Die krebsauslösenden Effekte von **Radon** und **Rauchen** verstärken sich gegenseitig. Denn Tabakrauch enthält neben unzähligen Giften und Partikeln auch Radioaktivität (Polonium, Radium, Thorium, Kalium). Das macht zehn- bis hundertfach mehr Krebsrisiko.

Ich messe mit **Radongasmonitoren** aus Schweden. Es handelt sich um elektronische Präzisionspumpen, die wie Staubsauger Luft ziehen und den Radongasgehalt sofort vor Ort anzeigen. Das ist praktisch, weil man in kürzester Zeit die Austrittsstellen des gefährlichen Gases ausmachen und Sanierungskonzepte erarbeiten kann. Ein angeschlossener Schreiber zeichnet die Konzentrationen und deren Schwankungen über eine längere Zeit auf und dokumentiert die Ergebnisse.

Eine zweite preiswerte Möglichkeit ist das Aufstellen von **Radongasdosimetern** im verdächtigen Raum. Die mit Aktivkohle gefüllten Metalldosen werden nach Gebrauchsanleitung einige Tage offen im Zimmer aufgestellt und danach in ein Fachlabor zur gammaspektrometrischen Analyse geschickt. Mit solchen Dosimeter-Dosen wird auch der Radongasgehalt auf Grundstücken festgestellt; sie werden nach Anleitung im Boden vergraben und dann im Labor ausgewertet.

Nach dem Kernspur-Meßverfahren werden **Radongas-Detektoren** ausgewertet. Diese kleinen Clips werden einen Monat lang am Körper getragen und dann zur Analyse ins Strahlenlabor geschickt.

Auch eine indirekte Möglichkeit ist **Staub** zu sammeln, z.B. mit einem Staubsauger, und sofort die radioaktive Strahlung des Staubes zu messen. Der radioaktive Staubwert läßt Rückschlüsse auf Radongas zu.

Eine weitere indirekte Einschätzung, ob Radon vorliegt oder ob nicht, ist die schon erwähnte **Luftionenmessung**. Je mehr Radon, desto höher die Luftionenkonzentration; Radioaktivität ionisiert. Mein Mitarbeiter Uwe Münzenberg hat Vergleichsmessungen vorgelegt, die er in radonbelasteten Häusern anfertigte: Die Schreiberkurven von **Radongas** und **Luftionen** deckten sich; jede Schwankung der Radonintensität bewirkte die fast **deckungsgleiche** Schwankung der Luftionenintensität. Als nach Stunden das Fenster geöffnet wurde, da rutschten die hohen Radonwerte in wenigen Minuten nach unten und gleichzeitig reduzierten sich die hohen Ionenzahlen.

Im Freien messe ich im Schnitt Radongaskonzentrationen von maximal **20 Becquerel pro Kubikmeter Luft** (Bq/m^3), oft sind es unter 10 Bq/m^3. **In Wohnungen** messe ich im Schnitt **20 bis 50 Bq/m^3**, seltener um die **100**, ganz selten **1000**, einmal **12.000 Bq/m^3**. Die unschädliche Minimaldosis gibt es auch hier nicht. Die **Strahlenschutzkommission** der Bundesregierung empfiehlt Gegenmaßnahmen ab **250 Bq/m^3**. In den USA und Schweden ist man wie immer vorsichtiger: Die amerikanische Umweltbehörde EPA fordert **150 Bq/m^3** nicht zu überschreiten, schwedische Behörden verlangen **200 Bq/m^3**.

Hier die **'Baubiologischen Richtwerte'** für Radongas:

Idealwerte liegen unter **10 Bq/m^3**. Bis **20 Bq/m^3** wäre noch in Ordnung.

| | **20 - 50 Bq/m^3** sind auf Dauer **schwache**,
| | **50 - 200 Bq/m^3 starke** und
| | über **200 Bq/m^3 extreme** Anomalien.

Erst durch menschliches Eingreifen in natürliche Abläufe wird Radon zur Gefahr. Jeder ist selbst dafür verantwortlich, wieviel Radon er einatmen will. Wenig? Dann lassen Sie Ihr Haus atmen. Wählen Sie radioaktiv unbedenkliche und atmungsaktive Baustoffe. Verzichten Sie, wo immer es geht, auf Dampfbremsen. Rauchen Sie nicht. Öffnen Sie die Fenster. Vermeiden Sie Staub. Verlangen Sie beim Kauf eines Hauses den Radongasnachweis vom Verkäufer und sichern Sie sich ab.

Die effektivste Radongasreduzierung ist **Lüften**. Ich habe in Häusern mit Konzentrationen von 250 Bq/m³ den Idealwert von 10 Bq/m³ schon nach 10 Minuten Lüftung erreicht. Gifte, Gase, schlechte Ionenwerte, Staub, Kohlendioxid, Pilzsporen, Radon... verschwinden mit dem Öffnen von Fenstern oder dem Einbau von Be- und Entlüftungen in Form von Ventilatoren, Lüftungsschlitzen oder anderen Belüftungsmaßnahmen. Denken Sie daran, daß die Atemluft in den eigenen vier Wänden nach meiner Erfahrung fast immer schlechter ist als die im Freien.

Ich kenne Leute, die öffnen ihre Fenster fast nie, nur weil in hundert Metern Entfernung die chemische Reinigung, der Industrieschornstein oder die Hauptverkehrsstraße ist. Dabei messe ich zehn Meter von der Reinigung, dem Schornstein oder der Straße entfernt bessere Werte als in den schlecht gelüfteten deutschen Durchschnittsstuben.

Steht Ihr Haus in **radongasreichen Gegenden**, dann hilft der Einbau von Ventilatoren im Kellergeschoß. US-Forscher haben herausgefunden, daß Radon selbst poröse Hohlblocksteine mit Leichtigkeit durchdringt. Nur **Beton** hält Radon sicher ab. Deshalb sollte die Bodenplatte eines Hauses in einer radongasbelasteten Umwelt aus Beton sein.

Kostspielige Spezialsanierungen durch Drainagen, Rohrverlegungen im Erdreich, Absaugvorrichtungen im oder unter dem Kellerboden und nachträgliches Abdichten der Baumasse ist seltener notwendig und weniger effektiv als einfaches Lüften.

Baustoffe verdienen, wie schon angedeutet, Beachtung. Ich habe in Häusern, die einen hohen Anteil an Naturgips hatten, Radongaswerte von **10-20 Bq/m³** gemessen und in anderen Häusern, die statt mit Naturgips mit Chemiegips verarbeitet wurden, über **200 Bq/m³**.

Alle Baustoffe, die als **radioaktiv kritisch** abgehandelt wurden, sind in gleichem Maße ein **Radongasrisiko**, speziell wenn es sich um radiumhaltige Baustoffe handelt. Das gilt auch für natürliche Steine wie Bims, Granit oder den baubiologisch so beliebten Lehm. In Ausnahmefällen, je nach Abbaugebiet, kann Lehm wie Bims erhöhte Radioaktivität zeigen. Vor dem Einsatz ist also die radioaktive Prüfung wünschenswert. Beton kann ein indirektes Radongasrisiko sein, nicht weil er strahlt, sondern weil er zu den wenig atmungsaktiven Baustoffen gehört und deshalb zur Kompensation viel Lüftung erfordert.

Wissenschaftler und Ämter schätzen, daß in Deutschland jährlich **3000 bis 10000 Menschen** an Lungenkrebs durch Radongas und seine Folgeprodukte sterben. Das muß nicht sein, denn ein hoher Prozentsatz könnte gerettet werden durch Information und richtiges Verhalten. Die meisten Radonbelastungen entstehen nicht nur durch die Existenz des radioaktiven Gases, sondern besonders durch unbewußt falsches Verhalten bei Vorliegen der Gefahr. Über 90 % aller Radonprobleme könnten relativ leicht gelöst werden.

Streß durch Luftschadstoffe: Radongas 427

Ganz selten gibt es nur schlecht oder nur teilweise sanierbare **Extremkonzentrationen** wie sie z.B. in Döttlingen/Eifel (bis 2000 Bq/m³), Neunburg/Oberpfalz (bis 4000 Bq/m³), Ellweiler/Hunsrück (bis 8000 Bq/m³), Umhausen/Tirol und Freital/Sachsen (bis 10.000 Bq/m³) oder Schneeberg/Erzgebirge (80.000 Bq/m³) vorliegen.

Je 100 Becquerel Radon, so der Infodienst 'Strahlentelex', erhöht sich das Krebsrisiko um etwa 17 Prozent. Medizinprofessor **Edmund Lengfelder** von der Uni Münster: "Radon muß in der Raumluft um jeden Preis reduziert werden, wann immer es geht. Wer täglich zwei Zigaretten raucht, verdoppelt das von Radon ausgehende Karzinomrisiko." Einige Wissenschaftler vermuten, daß das größte Lungenkrebsrisiko weniger die Zigarette selbst ist, vielmehr die inhalierte Radioaktivität.

Das Bonner Umweltministerium schätzt, daß in Deutschland mehr als **200.000 Wohnungen** über dem Grenzwert liegen, das sind 1-2 %. Hier fände man typische Radonmeßwerte zwischen 250 und 500 Bq/m³.

Die Deutschen gelten als umweltbewußt. Das trifft erstaunlicherweise für das krebserregende Radongas und seine strahlenden Zerfallsprodukte nicht zu. Radon ist hier noch weitgehend unbekannt. In den USA ist es Alltag, daß Makler bei Grundstücks- und Hausverkäufen ein Radongaszeugnis mit Meßwerten zum Projekt vorlegen.

Besonders kurios: Zigtausende pilgern jedes Jahr in Heilbäder wie Bad Kreuznach oder Badgastein, um dort in die **Radongasstollen** zu kriechen und auf Linderung ihrer Beschwerden zu hoffen. Hier sind **100.000 Bq/m³** des radioaktiven Gases und mehr meßbar.

Es sei am Rande bemerkt, daß Radon durch zu umweltbewußtes **Energiesparen** verschärft werden kann. Ich kenne das Null-Energie-Haus ohne Radon-, Wohngift-, Pilz oder sonstige Raumklimarisiken noch nicht. Mit der Einhaltung der Wärmeschutzverordnung wird sicherlich Heizenergie gespart und ökologischer Nutzen bewirkt. Die Innenraumluft wird jedoch, je mehr wärmegedämmt wird, immer schlechter.

Es gibt Studien, die darauf hinweisen, daß mit höheren Radonfolgen auch an unter Spannung stehenden Kabeln, Geräten und **Hochspannungsleitungen** zu rechen ist. Warum? Weil elektrische Felder nach Erkenntnissen britischer Forscher der Universität Bristol radioaktive Alpha-Teilchen und Radonzerfallsprodukte anziehen. Prof. **Denis Henshaw**: "Radonzerfallsprodukte sind an Aerosole gebunden, die wir mit der Luft einatmen. Aerosole werden von der Elektrizität der Umgebung polarisiert, elektrisch aufgeladen und angezogen, ähnlich wie Elektrostatik Staub anzieht. Die geladenen Teilchen gelangen über die Atmung in unsere Körper. Vielleicht ist das eine mögliche Erklärung dafür, daß elektrische Felder fähig sind, Krebs zu verursachen. Eine andere Erklärung gibt es bisher ja noch nicht."

9. Streß durch FASERN, PARTIKEL und ALLERGENE

Fasern (z.B. lungengängige Asbest- oder künstliche Mineralfasern), **Feinstaub** und andere **Partikel** oder **Aerosole** sowie die vielen verschiedenen **Allergene** (z.B. Blütenpollen, Gräser und Hausstaubmilben nebst deren Exkrementen) sollten bei baubiologischen Hausuntersuchungen nicht übersehen werden. Sie können unsere Atemwege schädigen, Allergien auslösen oder forcieren, krank machen und sogar Krebs verursachen.

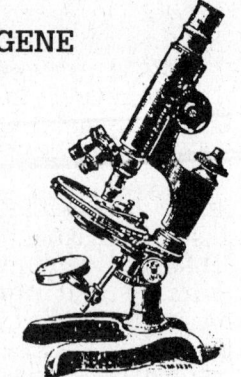

30 Millionen Deutsche niesen, reiben die Augen, keuchen, husten, ringen nach Luft, kratzen, ziehen die Nase hoch, greifen nonstop zum Taschentuch, sprayen oder pudern und cremen die Haut. Allergien, vor wenigen Jahrzehnten noch Ausnahme, sind heute zum Massenphänomen geworden. Heuschnupfen, Bronchitis, Asthma, Neurodermitis, Nesselsucht, Schuppenflechte, Pickel, Juckreiz, Durchfall, Lebensmittelunverträglichkeiten... einer Seuche gleich breiten sich die bedrohlichen Erscheinungen der Hypersensibilität aus.

Jedes Jahrzehnt ist seit 1970 die Zahl der gegen Reizstoffe aller Art Empfindlichen um 30 Prozent gestiegen. Jeder Dritte in Deutschland ist Allergiker. Jeder fünfte Säugling quält sich mit Allergien, eine Million Schulkinder haben Asthma. Kein Kinobesuch mehr ohne ein schniefendes Publikum. Keine Busfahrt mehr ohne hustende Fahrgäste. Kein Unihörsaal ohne Geschneuze. Allergiker kosten die Volkswirtschaft jährlich über 15 Milliarden Mark.

Inzwischen können an die **200.000 künstliche** oder **natürliche Reizstoffe** in Umwelt, Wohnräumen oder Nahrungsmitteln das Abwehrsystem in helle Aufruhr versetzen. Dabei schießt der Körper allzu oft maßlos über: Das Immunsystem reagiert auf eigentlich harmlose Stoffe, als ginge es um wer weiß was für gefährliche Angreifer.

Als Folge der übertriebenen und offensichtlich fehlgesteuerten Generalmobilmachung des Körpers gegen relativ unbedeutende Umweltreize bilden sich massenweise Antikörper, die wiederum allergische Reaktionen auslösen. Ein Teufelskreislauf. Irgendwas läuft im Organismus schief. Irgendwo scheint im Biocomputer Mensch ein Softwarefehler vorzuliegen. Irgendwie ist der Homo sapiens überfordert. Warum flippt die Abwehr des modernen, gesättigten, saubergewaschenen Wohlstandsmenschen so schnell aus? Warum werden alltägliche Wegbegleiter wie Hausstaub, Katzenhaare, Blütenpollen oder Milcheiweiß als pathologisches Feindbild derart überbewertet und fehlinterpretiert? Das versuchen Mediziner schon lange herauszufinden. Es gibt viele Vermutungen, aber noch keine allgemeingültige Erklärung.

Immunsystem, Psyche und Umwelt

Die einen vermuten, dem **Immunsystem** sei es zu langweilig geworden. Der Kampf mit echten Feindbildern gehöre der Vergangenheit an, denn Cholera und Pest, Parasiten und Bakterien gibt es im zivilisierten Alltag der grauen Anzüge, gefeilten Fingernägel und Marmorbadezimmer kaum noch. Sucht sich unser hiermit einst ausgelastetes Immunsystem nun, weil es Kampf braucht, neue Gegner? Ist das der Preis übertriebener Hygiene und übertrieben vieler Impfungen? Vielleicht ist was dran, denn immerhin gibt es in der sogenannten Dritten Welt, wo Menschen in Unhygiene und Armut leben und selten geimpft werden, kaum Allergien. Hat hier das Immunsystem keine Zeit, sich mit Erdbeeren und Geschmacksverstärkern, ätherischen Ölen und Vogelfedern, Schurwollflusen und Hausstaubmilbenkot zu befassen?

Die anderen vermuten, die **Psyche** sei das Hauptübel. Mit Allergien kann man psychisch Unverdautes kompensieren, sich prima in den Mittelpunkt schummeln, Aufmerksamkeit auf sich lenken und die Mitmenschen tyrannisieren. Wieder andere meinen, der psychische Aspekt werde gefährlich überbewertet und man verwechsle hier Ursache mit Wirkung, weil Allergien der Auslöser psychischer Probleme seien und nicht deren Folge. Außerdem sei es von schulmedizinischer Seite zu bequem, immer nur auf die Psyche abzuwälzen, wenn keine bessere Diagnose in Sicht ist. Diese im ärztlichen Praxisalltag häufig anzutreffende Marotte des "Alles nur Psyche, wie wär's mit Beruhigungsmitteln?" zieht die verständliche seelische Verzweiflung des sowieso schon angeschlagenen Patienten prompt nach sich.

Fernab von Meinung und Vermutung gilt als sicher, daß die unübersehbar vielen künstlichen und krankmachenden **Umwelteinflüsse** das Immunsystem derart beanspruchen, daß es überfordert ist, fehlsteuert, ausflippt und in letzter Konsequenz unter der Last der umweltbedingten Streßfaktoren zusammenbricht. Chaos im Immunsystem durch zuviel Elektrosmog, Radioaktivität, Wohngifte, das zerstörte Raumklima, Radon, Pilze, Lärm, Vibration, falsches Licht... ein kritischer Cocktail mit uneinschätzbaren gesundheitlichen Folgen.

Es gilt in der Baubiologie die **allergisierenden** Auslöser zu erkennen und zu reduzieren. Die wichtigsten Allergene sind **Staub** und **Pilze**. Es gilt darüber hinaus aber auch, **jeden** möglichen **Streßfaktor** bewußt zu machen und auszuschalten, um das Immunsystem davor zu bewahren, unnötige Kraft zu vergeuden und langfristig zu verschleißen. Die kostbaren Widerstandskräfte müssen geschont werden, damit sie, wenn wirkliche gesundheitliche Gefahr droht, voll einsatzfähig sind.

Deshalb wundern sich einige meiner Kunden, daß ich die Feldsonden für Elektrosmog und die Analysegeräte für Wohngifte auspacke, obwohl es ja eigentlich nur um die **Hausstauballergie** geht. Es interessiert mich nicht an erster Stelle, **wogegen** ein Mensch allergisch ist, sondern vielmehr, **daß** er allergisch ist. Denn das ist wiederum sicheres Zeichen eines geschädigten Immunsystems. Der Hausstaub ist nur die Alarmlampe, die Ursache der Empfindlichkeit versteckt sich woanders. Wenn die Alarmlampe im Armaturenbrett des Autos blinkt, dann werden Sie ja nicht das Lämpchen wechseln. Sie werden suchen und nicht lockerlassen, bis sie alle Ursachen dafür gefunden haben.

Messung, Luftfilter und Staubsauger

Bei baubiologischen Messungen von krankmachenden und allergieauslösenden Luftbelastungen geht es hauptsächlich um Aerosole, Partikel und Fasern. Die Besprechung der Fasern folgt ein paar Seiten weiter. **Aerosole** sind feinste Verteilungen fester und flüssiger Stoffe in unserer Atemluft, wie z.B. Rauch und Nebel. **Partikel** sind kleinste Teilchen in der Luft, z.B. Schwebstaub. Es geht um mikroskopisch-winzige Größenordnungen im unsichtbaren Bereich von etwa 0,1 bis 10 Mikrometer (µm). Erst weit über 10 µm werden Partikel als Staub sichtbar.

Bei Analysen von Partikeln und Staub werden verschiedene Meßgeräte und -verfahren eingesetzt. Es kann die **Menge** des Staubes angezeigt werden, seine zeitliche und räumliche **Verteilung** (z.B. mit optischen Feinstaubmeßgeräten). Es kann die **Größe** des Staubes zugeordnet und herausgefunden werden, ob er beim Atmen bis in die Lunge vordringt oder schon in den oberen Atemwegen oder Bronchien sein Unwesen treibt (z.B. mit Partikelzählern).

Es können nach Raumluftprobenahmen (z.B. mit Spezialstaubsaugern, Burkard- oder Allergenco-Samplern) Allergene und andere natürliche Stoffe **mikroskopisch** erkannt und bewertet werden. So wird im Labor am Staub festgestellt, ob dieser mit Blütenpollen, Milbenkot, Asbest, Tierhaaren, Schimmelpilzsporen... kontaminiert ist. Die Palette der Untersuchungsmöglichkeiten ist groß, und welche zum Einsatz kommen soll, das entscheidet der sachverständige Eindruck bei Ihnen vor Ort.

Sie könnten selbst **einfache Tests** auf Hausstaubmilben und deren Exkremente durchführen ('Acarex-Test' aus der Apotheke). Der im Labor analysierte Inhalt Ihres **Staubsaugerbeutels** gibt auch gute Einblicke in die Allergenproblematik Ihres Hauses. Last not least gibt es viele schulmedizinische und naturheilkundliche Diagnosemöglichkeiten.

Liegen Allergen- oder Staubbelastungen vor, dann empfiehlt sich neben der Ursachenerkennung und -beseitigung der Einsatz von **Luftfiltern**. Diese sollten leistungsstark sein und mindestens 200 m³ Luft pro Stunde reinigen, je größer der Raum um so mehr. Sie müssen kleinste Partikel, Feinstäube und Fasern aus der Raumluft herausfiltern. Geeignet sind HEPA-Filter, da sie zuverlässig und nebenwirkungsfrei alle Partikel ab 0,3 µm Größe beseitigen (300mal kleiner als der Durchmesser eines Menschenhaares). HEPA-Filter eliminieren neben Partikeln und Fasern auch Bakterien und Pilzsporen aus der Luft, davon mehr im folgenden Kapitel über Pilze. Ich kenne Atemwegsallergiker, die erst nach Einsatz solcher Luftreiniger wieder durchatmen konnten. Solche Geräte werden seit Jahren in Hygienebereichen wie z.B. in Operationssälen, der Arzneimittelherstellung oder in empfindlichen Elektronikräumen standardmäßig eingesetzt.

Sofern es in Allergikerhaushalten noch Teppiche geben sollte, ist ein **Staubsauger** zu bevorzugen, der feinsten Staub saugt und garantiert nicht wieder abgibt. Die meisten Billigstaubsauger saugen zwar vorne Büroklammern auf, blasen hinten aber reichlich viele lungengängige Partikel wieder raus. Vorne hui, hinten pfui. Achten Sie beim Staubsaugerkauf auf leistungsstarke Geräte (über 1500 Watt Motorleistung, über 300 Watt Saugleistung) und auf zuverlässige **Mikrofilter** (nach HEPA- oder S-Klasse-Standard). Diese Mikrofilter halten Partikel bis zu 0,3 µm zurück, eine Wohltat fürs Raumklima. Es gibt Spezialstaubsauger, die Luft durch Wasser ziehen und dabei reinigen, ohne Feinstaub abzugeben. Ein gutes Verfahren, aber leider sind diese Geräte teuer.

Denken Sie an die regelmäßige **Wartung** und **Reinigung** von Staubsaugern und Luftfiltern und an den vorgeschriebenen Filter- und Tütenwechsel. Damit wird speziell bei Staubsaugern gern geschlampt. Bei Wasserbadstaubsaugern entfällt der Tütenwechsel, dafür muß hier neben der Reinigung auch an die Desinfektion gedacht werden.

Zahlen, Statistik und Risiko

35 % aller Deutschen sind Allergiker und davon sind

      30 %   Schimmelpilzallergiker
      20 %   Hausstaub- bzw. Milbenallergiker
  je **15** %   Blütenpollen- und Nahrungsmittelallergiker
  je **15** %   Arzneimittel- und Haustierallergiker
etwa **10** %   Medikamentenallergiker und
etwa **10** %   sonstige Allergiker.

Hausstaub ist ein Gemisch aus anorganischen und organischen Partikeln unterschiedlicher Größe. Zuviel Hausstaub trocknet die Schleimhäute ab und führt zu hartnäckigen Atemwegs- und Augenbeschwerden. Vielen Menschen meinen, ihre Probleme seien durch Wohngifte verursacht. Oft sind es aber nicht die Schadstoffe, sondern nur erhöhte Feinstaubwerte, die ihnen zu schaffen machen. Sichtbarer Staub auf Regalen und Fernsehern, der die gute Hausfrau ärgert, ist biologisch relativ unbedeutend, er ist zu groß und schwer, um sich ständig in der Atemluft zu halten und legt sich als Schmutz auf Oberflächen ab.

Der **luftgetragene** und **lungengängige** Staub wird **Fein-** oder **Schweb-**

staub genannt. Partikel der Größe bis etwa **5-10 µm** können bis in die letzten Winkel der Lungen, die **Lungenbläschen** oder Alveolen, vordringen und sich hier ablagern. Sie sind biologisch besonders relevant und müssen bei baubiologischen Messungen an erster Stelle beachtet werden. Partikel **über 10 µm** gehen bis in die **Bronchien**, selten weiter. Noch größere Partikel bleiben meist in der **Nase**, im Rachen oder im Kehlkopf hängen und werden durch z.B. Husten oder Niesen wieder ausgeschieden oder verschluckt. Partikel **über 100 µm** werden in der Regel ohne Störungen zu verursachen wieder ausgeatmet.

Partikelzähler gehören zum Werkzeug eines Baubiologen. Die Geräte funktionieren mit Laser-Technik und differenzieren verschiedene Partikelgrößen: von 0,3 Mikrometer über 0,5 µm, 1 µm, 2 µm, 5 µm bis 10 µm. So lassen sich in wenigen Minuten Rückschlüsse ziehen auf die Luftbelastung und das biologische Risiko. Normalerweise ist die Zahl der luftgetragenen, lungengängigen Partikel und Feinstäube im Haus etwa so hoch wie im Freien. Ist sie es nicht, dann steht Ihr Staubsauger im Verdacht, der Teppich oder die nicht gewartete Klimaanlage.

In einem **Brillenfachgeschäft** in Krefeld klagte die ganze Belegschaft über Augen-, Atemwegs- und Schleimhautprobleme. Man hustete sich durch den Tag, rieb sich die Augen, und verteilte Kopfschmerztabletten. Draußen gab es **60 Partikel** pro Liter Luft der Größe ab 5 µm. Drinnen waren es **12.000/l**, eine außergewöhnlich hohe Konzentration. Die Lüftungsanlage war der Verursacher. Sie wurde nach langer Zeit endlich wieder gereinigt und die Filter gewechselt. Die Probleme der Angestellten waren, im wahrsten Sinne des Wortes, wie weggeblasen.

Ein besonders nachhaltiger Feinstaubverursacher ist **Rauchen**. Eine Zigarette reicht, und die Schwebstaubwerte im Raum steigen sprunghaft an. Zigarettenrauch zeigt Partikelgrößen von unter 0,5 µm.

Der **MAK**-Wert für **ungiftige Stäube** ist (noch) 6 mg/m^3 Luft und der **US-CAA**-Wert 50 µg/m^3. Die **TA-Luft** will 150 µg/m^3 und der **MIK**-Wert des VDI ist 75 µg/m^3. Die EU diskutierte 1997 über den Schwebstaubgrenzwert von 30 µg/m^3. Die **Alarmstufe 1** für die **Außenluft** gilt ab 100 µg/m^3, die **Alarmstufe 2** ab 300 µg/m^3, die **Stufe 3** ab 500 µg/m^3.

Ich messe hoch oben auf der **Zugspitze** 5-10 µg/m^3 Feinstaub, am **Meer** 10-30 µg/m^3, im **Wald** 20-40 µg/m^3, in der Klinik und im **Operationssaal** unter 50 µg/m^3, in ungünstigen Lagen von **Industriegroßstädten** 50-100 µg/m^3, in **Wohnräumen ohne Teppich** unter 100 µg/m^3, in **Wohnräumen mit Teppich** mehr als 500 µg/m^3, beim **Staubsaugen** mit billigen Staubsaugern über 2000 µg/m^3 und während des **Rauchens** in einem Raum bis zu 10.000 µg/m^3.

Für Hausstauballergiker und Asthmatiker lohnt sich der Urlaub in den Bergen oder am Meer. Nach Einsatz von Mikrofilter- und Wasserbadstaubsaugern und einigen Tagen HEPA-Luftfilterung gibt es im Wohnraum ähnlich gute Partikelwerte wie auf der Zugspitze oder auf Sylt.

Schwebstäube bekommen bei Wissenschaftlern, Ärzten und Behörden einen immer größeren gesundheitlichen Stellenwert. Umweltmediziner sehen im lungengängigen Feinstaub inzwischen das gleiche Risikopotential wie in den bekannten und gefürchteten **Wohngiften**. Im Juni 1997 trafen sich Umweltmediziner und Allergologen auf einer Konferenz in San Franzisko. Die Experten sichteten Zehntausende von Krankenakten. Das Ergebnis: In Städten mit erhöhtem Schwebstaubanteil in der Luft stieg die Zahl der Todesfälle um fünf Prozent. Sie wiesen darauf hin, daß Luftverschmutzungen bis hin zum Smogalarm an erster Stelle die Folge der luftgetragenen Stäube seien.

An den Staub binden sich fast immer eine Menge von **Allergenen** und **Schadstoffen**: Bakterien, Pilze, Sporen, Milben, Milbenkot, Pollen, Asbest, künstliche Mineralfasern, Biozide, Pyrethroide, Flammschutzmittel, Weichmacher, Schwermetalle, PAK, PCB... Auch deshalb ist jede Reduzierung von atemwegsrelevanten Stäuben wichtig und richtig. Haus- und Schwebstäube sind kein Kavaliersdelikt.

Ein aktueller Bericht des Vereins Deutscher Ingenieure (VDI) sagt, daß bei **Milbenallergenkonzentrationen** ab **2000 ng/g** (Nanogramm pro Gramm Staub) mit einem erhöhten **Sensibilisierungsrisiko** gerechnet werden muß, **10.000 ng/g** können **Asthmaanfälle** auslösen. In 40 % von 20 untersuchten Kindergärten wurden in Matratzen und Kuschelecken diese Allergenkonzentrationen überschritten.

Es muß also, will man baubiologisch solide arbeiten, der **Allergieauslöser** -das Allergen- erkannt und reduziert und der Feinstaubanteil in der Luft niedrig gehalten werden. Darüber hinaus sollten alle **immunschädigenden** Faktoren saniert werden. Warum Nahrungsmittelallergien verschwinden, wenn man elektrische Felder ausschaltet, warum sich Hausstauballergien mit der Entfernung formaldehydhaltiger Möbel auflösen, warum Asthmaanfälle nach der Korrektur des Schlafplatzes an Häufigkeit und Stärke verlieren, und warum der zum Wahnsinn treibende Juckreiz immer nur im Einfluß der hochfrequenten Strahlung auftritt, das weiß ich nicht. Ich weiß aber, daß es so ist.

Asbest

Asbest unterscheidet sich von anderen Mineralien durch seine Struktur: Er besteht nicht aus kompakten Kristallen, wie fast alle Mineralien, sondern aus winzigen, parallel zueinander liegenden Mikrofasern, den sogenannten **Fibrillen**. Diese Fibrillen sind weniger als ein tausendstel Millimeter dünn (< 1 μm) und bis zu mehrere Zentimeter lang. Büschel von Milliarden Fibrillen bilden Asbestblöcke, die in Bergwerken abgebaut und technisch genutzt werden. Hauptabbaugebiete sind Kanada und die GUS-Staaten, Südafrika und Simbabwe.

Mehrere Millionen Tonnen Asbest wurden jährlich auf der Welt abgebaut, die Produktion ist zur Zeit wegen vieler Verbote rückläufig. Ein großer Teil zog als **Bau-** und **Dämmstoff** in unsere Lebensräume ein. Asbestzement, Spritzasbest, Dachplatten, Dichtungen, Brandschutz- und Filtermatten standen im Vordergrund. Auch in älteren **Nachtstromspeicheröfen** ist Asbest zu finden (nur bis zum Baujahr 1978). In Deutschland dürfte es 300 Millionen Quadratmeter **Außenverkleidungen** an Häusern geben, die pro Jahr zentnerweise Asbest abstoßen.

Asbest erzeugt **Krebs**. Das wurde lange verdrängt, verharmlost und von den Industriegiganten (z.B. Eternit) fahrlässig und unverantwortlich heruntergespielt. Amerikanische Forschungen gehen davon aus, daß 20 % aller Krebserkrankungen auf Asbest zurückzuführen sind. Um **1900** wurde **Asbestose** als Krankheit entdeckt, **1936** als **Berufskrankheit** anerkannt, das heißt man akzeptierte, daß Asbest Lungenkrebs und Bronchialkarzinome auslöste. Seit **1970** wird Asbest als "eindeutig krebserregender Arbeitsstoff" in die MAK-Liste aufgenommen. **1979** wurde **Spritzasbest** in der BRD **verboten**. 1981 wurden aber noch 180.000 Tonnen Asbest allein in Deutschland eingeführt, und es gab zu dieser Zeit noch etwa 3000 Verwendungen für diesen gefährlichen Stoff. **1991** verpflichtete sich die Industrie, kein Asbest mehr in **Hochbauprojekten** einzusetzen. Erst sehr spät, im Jahr **1994**, **verbietet** die deutsche Regierung Asbest endgültig. Fast **hundert** Jahre mußten vergehen und viele tausend Menschen erkranken oder sterben, um von der Erkenntnis einer Krebsgefahr zum Verbot zu kommen.

Bei der Herstellung, Verarbeitung und Abnutzung von Asbestprodukten werden **feine Faserstäube** freigesetzt. Werden die messerscharfen Mikrofasern eingeatmet, dann verletzen sie Körperzellen und Gewebe, dringen in sie ein und verursachen nach etwa 10 bis 40 Jahren Krebs.

Die Weltgesundheitsorganisation **WHO** setzt die Asbestmaximalbelastung auf **200 Fasern** pro Kubikmeter Luft fest. Ich habe außerhalb der Großstadt schon jene 200 Fasern gemessen. Noch mehr sind in Industrieballungsgebieten anzutreffen. Das Bundesgesundheitsamt **BGA** empfahl 1981 den Grenzwert von **1000 Fasern**, korrigierte danach runter auf **500 Fasern**. Die **TRK** (Technische Richtwert Konzentration) lag -kaum zu glauben aber wahr- **1973** bei **3.000.000** (drei Millionen) Fasern, **1979** bei **1.000.000**, **1985** bei **500.000** und **1989** bei **250.000** Fasern Die Europäische Gemeinschaft **EG** fordert maximal **400 Fasern**/m³. Der Grenzwert nach **Sanierungsarbeiten** ist auf **500/m³** festgesetzt.

Bei dem bestehenden Werte-Wirrwarr und der sehr schwierigen Einschätzbarkeit des gesundheitlichen Langzeitrisikos empfehle ich immer dann eine Asbestsanierung durchzuführen, wenn die **Faserbelastung im Raum** diejenige der **Außenluft** übersteigt.

Die **'Baubiologischen Richtwerte'** für Asbestfasern:

Idealerweise sollten überhaupt **keine** Asbestfasern nachweisbar sein.
20 Fasern pro Kubikmeter Luft dürften noch unriskant sein.

| | 20 - 50 Fasern/m^3 sind auf Dauer **schwach**
| | 50 - 200 Fasern/m^3 **stark** und
| | über 200 Fasern/m^3 **extrem** auffällig.

Besteht Verdacht auf Asbestfaserbelastung, dann wird vor Ort mit computergesteuerten Spezialpumpen **Raumluft** entnommen. Die Asbestfasern lagern sich auf einem goldbedampften Filter ab und werden im Fachlabor in einem **Rasterelektronenmikroskop** bei 2000facher Vergrößerung gezählt. Diese Analyse differenziert die Faserzahl, Faserart, Faserdicke und Faserlänge. Mit **Material-** und **Staubanalysen** kann man der Gefahr ebenfalls auf die Spur kommen.

Es gibt verschiedene Asbestarten: **Chrysotilasbest** (dieser wurde zu etwa 90 % eingesetzt), **Krokydolith-**, **Amosit-** und **Tremolitasbest**. Die größte Gefahr von Asbest ist seine Fähigkeit, sich **längs zu spalten**. Die Fibrille bricht also nicht durch und wird deshalb immer kürzer, sie **spaltet sich** und wird deshalb immer **dünner**. Das passiert **nur** bei Asbest und bei keiner anderen Faser, und das macht sie so kritisch. Asbest der Größe von 1 mm^3 (Stecknadelkopf) kann sich in viele Millionen einzelne Fibrillen aufspalten. Außerdem ist die Faser im Körper nur sehr schwer oder gar nicht abbaubar, hält sich also in Lunge, Bronchien, Rippenfell oder Atemwegen über Jahrzehnte.

Die gefährlichen Faserdimensionen liegen **unter 3 µm Dicke** und **über 5 µm Länge**, bei einem Verhältnis von **1 zu 3**. Mit bis zu 20 Fasern muß man selbst in Reinluftgebieten rechnen. Forscher berichten, daß 20 Asbestfasern sogar in der menschenleeren Antarktis gefunden wurden.

Vorbeugen ist besonders bei den feuerfesten und chemikalienresistenten Asbestfasern besser als Heilen. Vermeiden Sie strikt Baustoffe und Produkte, die Asbest enthalten: Dachplatten, Fassadenelemente, Fußbodenbeläge, Wärmeisolierungen, Blumenkästen, Schalldämmungen, Dichtungsmaterialien... Hinter Ihrem Heizkörper: weg mit der Asbestplatte, Kork tut es auch. Der alte Toaster steht unter Verdacht. Ein Uralt-Fön kann Ihnen kritische Fasern ins Gesicht pusten. Bügelbrettunterlagen mit Asbestgeweben haben in Ihrem Haus nichts zu suchen. Vorsicht auch mit älteren Heiz- und Klimaanlagen.

Nachtstromspeicheröfen (Baujahr 1978 und früher) sollten kontrolliert werden. Fragen Sie beim Hersteller nach, ob Asbest im Ofen verarbeitet wurde. Wenn ja, dann kleben Sie als spontane Vorsichtsmaßnahme alle Lüftungsöffnungen zu, und schalten Sie das Gebläse nicht mehr ein. Ich kann nach 50 Untersuchungen asbesthaltiger Öfen sagen, daß in den meisten Fällen keine kritischen Faserbelastungen in der Raumluft gefunden wurden. Das Asbest kommt in der Regel nicht aus dem Gerät heraus. In dem Fall einer Kundin aus Zons gab es jedoch große Probleme: Nach Einschaltung des Gebläses waren in der Zimmerluft **2000 Asbestfasern** pro Kubikmeter zu messen. Der direkt an den Luftschlitzen des Ofens per Staubsauger abgesaugte Schmutz war ebenfalls voll mit Asbest. Die Kundin hat seit zwei Jahren Lungenkrebs.

Es empfiehlt sich, jeden asbesthaltigen Ofen zu entsorgen, auch wenn zum Zeitpunkt der Überprüfung keine Faser in der Luft nachgewiesen wurde. Ein Problem kann jederzeit entstehen. Für den Laien gilt: Hände weg von Asbestöfen! Überlassen Sie die Entfernung Fachleuten. Fragen Sie Ihr lokales Umweltamt, wer für Sanierungen zuständig ist.

Tausende Häuser, besonders Plattenbauten, die nach dem 2. Weltkrieg errichtet wurden, sind dank Asbest Altlasten: Wohnhäuser, Krankenhäuser, öffentliche Gebäude, Schulen, Turnhallen, der Palast der Republik, das Hochhaus der Deutschen Welle... Sanierungen laufen überall auf Hochtouren. Dennoch dürfte das Risiko für die Allgemeinbevölkerung relativ gering sein. Ernste Probleme gibt es an erster Stelle für Mitarbeiter in der Asbestproduktion und -verarbeitung und bei unfachmännisch durchgeführten Sanierungen. Größte Vorsicht ist bei der Bearbeitung von Asbestmaterialien geboten! Beim Bohren, Schleifen oder Sägen in alten Eternit-Blumenkästen, Asbestdächern, Fußböden oder Fassadenverkleidungen setzen Sie unzählige Fasern frei.

Lassen Sie beim geringsten Zweifel die Raumluft, den Hausstaub oder verdächtige Materialien baubiologisch auf Asbestfasern prüfen.

Künstliche Mineralfasern

Ins Gerede gekommen sind auch die künstlichen Mineralfasern, die als **Glas-**, **Stein-** und **Mineralwolle** zur Wärmedämmung und Schallisolierung in z.B. Dächern, Wänden, Böden und Hohlräumen eingebaut werden. In der BRD werden jährlich über 10 Millionen Kubikmeter Mineralfasern verarbeitet, eine gewaltige Menge.

Wissenschaftliche Untersuchungen haben gezeigt, daß diese keramischen Fasern in der bei Asbest beschriebenen kritischen Dicke und Länge (< 3 µm / > 5 µm) im Tierversuch eindeutig **krebserregend** sind. Die drei entscheidenden Unterschiede zu Asbest: 1. Die künstlichen Mineralfasern unseres Wohnalltags zeigen längst nicht alle diese biologisch riskanten Größenordnungen (nur etwa 5 %); 2. Sie können sich (das ist besonders entscheidend) **nicht** wie Asbestfasern **aufspalten** und somit immer dünner werden, sondern nur **durchbrechen** und somit bei gleicher Dicke immer kürzer werden (was das biologische Risiko reduziert); 3. Sie werden im Gegensatz zu Asbest im Organismus wesentlich **schneller abgebaut**. So gesehen ist also ein Vergleich zwischen Asbest- und künstlichen Mineralfasern nicht direkt möglich.

Meine Partner und ich haben zahlreiche Raumluftuntersuchungen auf kritische Mineralfasern durchgeführt und wurden nur ausnahmsweise und vereinzelt fündig, obwohl viel davon im Haus verarbeitet wurde. Falls diese Dämmaterialien richtig und vorschriftsmäßig verbaut werden, ist mit Faserbelastungen im Haus kaum zu rechnen. Richtig und vorschriftsmäßig bedeutet, daß sie mit **Dampfsperren** (Kunststoff- oder Alufolien) abgedeckt sind und sich hinter **rieseldichten Verkleidungen** (Gipsplatten, Holzpaneelen) verstecken. Auch bei Wärmedämmungen an der Außenwand oder im zweischaligen Mauerwerk ist mit erhöhten Konzentrationen im Raum nicht zu rechnen.

Geht es jedoch um **abgehängte Decken**, hinter denen Mineralwollbahnen ohne Dampfsperre und Rieselschutz angebracht sind, wie sie in Bürogebäuden, Industriehallen oder Geschäftsräumen zu finden sind, dann sind erhöhte Faserzahlen wahrscheinlich. Geht es um **Klima- und Lüftungsanlagen** mit Luftkontakt zu offen verlegten Mineralwollen, dann können kritische Fasermengen mit im Spiel sein. Das gilt auch für bautechnische Mängel und **Konstruktionsfehler**.

Das größte Risiko entsteht bei der **Herstellung**, **Verarbeitung**, **Renovierung** und **Sanierung**. Arbeiter, die täglich mit den künstlichen Mineralfasern umgehen, sind gefährdet. Bei der Verarbeitung und Renovierung ist mit größter Vorsicht ans Werk zu gehen. Die Sanierung birgt meist ein viel größeres Mineralfaserrisiko als das Belassen der Dämmstoffe in der Baumasse oder die nachträgliche Abdichtung. Um die richtigen Weichen stellen zu können, bedarf es der baubiologischen Analytik vor Ort, damit herausgefunden werden kann, ob überhaupt eine Gefahr durch Stein- und Glaswolle besteht, was Ausnahme ist und nicht Regel, und wenn ja, wie man sanierend vorgehen sollte.

In **Kalifornien** tragen Mineralfaserdämmstoffe einen Aufdruck, der auf die Gefährlichkeit hinweist. Das **BGA** forderte schon 1981, daß "bei der Verwendung faserbildender Materialien im Innenausbau sichergestellt sein muß, daß keine Fasern in die Raumluft gelangen". Es wurde 1993 vom BGA und dem **Umweltbundesamt** darauf hingewiesen, daß künstliche Mineralfasern krebserregendes Potential haben.

Nach meiner Erfahrung gibt es im **Wohnraum** nur selten Mineralfaserbelastungen, die die durchschnittlichen Zahlen von draußen übertreffen. In Extremfällen habe ich bis zu **2000 Fasern/m³** nachweisen können. Meist liegt das Ergebnis zu Hause wie im Freien unter **100/m³**. Bei der Herstellung und Bearbeitung ist mit **10.000 bis 1.000.000 Mineralfasern** pro Kubikmeter Luft zu rechnen.

Die Industrie hat derweil ihre Produktpalette erweitert und die nicht krebsverdächtige biolösliche Steinwolle auf den Markt gebracht.

Fogging - Plötzliche Staubablagerungen in Innenräumen

Fogging, das bedeutet plötzlich auftretende schwarze Flecken und rußartige Schlieren in den eigenen vier Wänden. Tapeten, Schränke, Gardinen, Fensterrahmen, Bilder, Fliesen oder Einrichtungen werden innerhalb weniger Tage auf unerklärliche Weise grau. Manchmal sieht es so aus, als wäre im Wohnzimmer der Kamin verpufft oder im Schlafzimmer ein Lagerfeuer abgebrannt. Die dunklen Flächen verschmieren wie ein Ölfilm und sind selbst mit scharfen Mitteln schlecht wegzuwischen. Und wenn, dann kommen sie in kurzer Zeit wieder zurück, bis das Problem irgendwann und unberechenbar zum Stillstand kommt, oft schon nach Wochen, manchmal erst nach Monaten. Seltener kommt es im nächsten Winter wieder. Unser bisher schlimmster Fall: Fogging wiederholte sich sieben Mal in fünf Jahren. Die beängstigenden Phänomene häufen sich in den letzten zehn Jahren.

Wir sind mit diesem Problem 1989 erstmalig konfrontiert worden. Die einst schneeweiße Krefelder Wohnung wurde innerhalb von zwei Wochen schwarz wie ein alter Gewölbekeller, täglich mehr, unaufhaltsam. Die Bewohner waren verzweifelt, kamen mit dem Reinigen nicht mehr nach. Die frisch gewaschenen Gardinen und Vorhänge hingen keine drei Tage, schon wurden sie wieder hellgrau, dunkelgrau, dann nahezu schwarz. Sorgen um Gesundheitsrisken kamen auf. Was ist das für ein häßlicher Belag? Wo kommt er her? Woraus besteht er?

Nach diesem ersten Fall wurden es mehr, im Jahr danach zwei, im Jahr danach drei, dann fünf, dann sieben..., erstaunlicherweise immer nur im **Winter** und immer nur nach **Renovierungen** oder in **Neubauten**. Ein detektivisches Suchen nach Ursachen und möglichen biologischen Risiken nahm sein Lauf, dauert immer noch an.

Das Umweltmagazin **Öko-Test** vermutete im Januar 1997, daß Hilfsstoffe aus modernen lösemittelfreien Wand- und Dispersionsfarben für den schwarzen Belag mitverantwortlich sind. Dr. **W. Melzer** vom chemischen Labor Bremen meint nach über 20 Jahren Fogging-Erfahrung, kunststoffhaltige Gegenstände, Tapeten und Teppiche seien beteiligt. Die Experten der **Gesellschaft für Umweltchemie** in München sehen nach zahlreichen Untersuchungen einen Zusammenhang mit schwerflüchtigen Stoffen wie Weichmachern, Gleitmitteln, Fettsäuren, Alkanen, Phenolen und Antioxidantien, können die letztendlich schlüssige Erklärung aber auch noch nicht bieten. Der **TÜV Hannover** gibt zu bedenken, daß noch keine einheitliche Ursache gefunden wurde, die in allen bisher untersuchten Fällen gilt. Das **Umweltbundesamt** geht davon aus, daß unterschiedliche ungünstige Faktoren puzzleartig zusammenkommen müssen, bevor es zum Foggingeffekt kommt. Keiner der mit diesem Problem Beschäftigten hat bisher die umfassende Antwort gefunden. Weder wir, noch Unis, noch Baubiologiekollegen oder Umweltlabore, noch der TÜV, auch nicht die Behörden.

Streß durch Fasern, Partikel, Allergene: Fogging

Folgende Faktoren sind nach unserer bisherigen neunjährigen Erfahrung am Foggingeffekt fast **immer** beteiligt:

- Fogging entsteht im Winter, wenn es draußen sehr kalt ist (Minustemperaturen), drinnen geheizt wird und die Raumluft relativ warm und sehr trocken ist (über 20 °C und unter 30 % relativer Feuchte).

- Fogging entsteht bevorzugt an kalten, leicht feuchten, manchmal schlecht wärmeisolierten Außenwänden.

- Es wurde stets in den Wochen oder Monaten zuvor (zumeist im Sommer bis Herbst) neu gebaut, umgebaut, renoviert, eingerichtet, großflächig tapeziert oder gestrichen.

- Es waren immer raumdominierende Wand- und Deckenanstriche mit im Spiel, manchmal die Verlegung neuer Teppiche, manchmal neue Heizkörper bzw. Nachtstromspeicherheizungen. Die Art und Qualität der Wandfarben scheint eine besondere Rolle zu spielen.

- Es gab bei Um- und Neubauten eine nicht ausreichend abgetrocknete Bausubstanz mit leicht restfeuchten Flächen.

- Es wurde relativ wenig gelüftet, oder die Wohnungen waren nicht regelmäßig bewohnt.

- Feuchtere Oberflächen (Fliesen, Fensterrahmen, Kältebrücken) und die Thermik im Raum (Zentralheizungskörper, andere Wärmequellen, Warmluftbewegung) sind mitentscheidend.

- Elektrostatisch geladene Oberflächen (Bildschirme, Synthetikgardinen und -teppiche, Kunststoffmöbel, -tapeten, -geräte und -gegenstände, Plastikfenster und -bilderrahmen...) forcieren das Problem.

- Es geht um Feinstaub (Schwebstaub) bzw. Partikel der Größe bis etwa 2 µm (Mikrometer), seltener bis 10 µm. Der Feinstaub wird angezogen und durch Oberflächenfeuchte schlierig, ölig, rußig.

- Es waren öfter schwerflüchtige organische Verbindungen im Spiel.

Folgende Faktoren sind nach unserer Erfahrung **nicht** beteiligt:

- Es lagen in keinem Fall Einwirkungen von außen, von Industriebetrieben in der nahen Umgebung, Abgasen, Schornsteinen, von stark befahrenen Straßen, aus der Nachbarschaft... vor.

- Der Verdacht, es könnten Rußablagerungen von Öfen, Lüftungsanlagen, Kaminen, Räucherstäbchen, Kerzen, Öllämpchen, Fackeln, Bränden... sein, hat sich nie bestätigt.

- Der Belag entsteht unabhängig davon, ob im Raum geraucht wird.

- Die Art der Heizung (Zentralheizkörper, Fußbodenheizung, Nachtstromspeicheröfen, Gebläse...) hat keinen entscheidenden Einfluß auf das Foggingproblem. Es tritt bei allen Heizarten auf.

Es handelte sich in allen Fällen um ungewöhnliche Mengen feinster **Staubpartikel**. Man muß damit rechnen, daß diese eingeatmet werden und sich auf Schleimhäute legen und Bronchien wie Lungen belasten. Es waren stets schlechte **Luftionenwerte** in den Räumen feststellbar.

Leider kamen wir mit den Messungen immer zu spät, denn die eigentliche Fogging-'Explosion' war ja schon vorbei und nur noch das Ergebnis zu sehen. Man müßte genau in der Zeit, wenn diese Ablagerungen entstehen, Untersuchungen durchführen. Dennoch waren auch später, zum Zeitpunkt der Messungen, immer noch deutlich höhere Schwebstaubmengen mit Laser-Partikelzählern festzustellen, teilweise lagen sie beim 20fachen der Außenluftwerte, auch in Industriegebieten des Ruhrgebietes und an stark befahrenen Innenstadtstraßen. Einmal waren sie sogar 100mal so hoch wie im Freien. Normalerweise erwartet man drinnen etwas niedrigere Werte als draußen.

Wir haben diesen Feinstaub auf einige hundert **leicht-** und **schwerflüchtige** Schadstoffe (Formaldehyd, Lösemittel, Biozide, Weichmacher...) analysiert. Wir haben **Ruß** und **Schwermetalle** gesucht, nach **Allergenen** und **Pilzen** gefahndet. In den meisten Fällen waren unsere Untersuchungsergebnisse der Innenraumschadstoffe nicht besorgniserregend, deckten sich in etwa mit jenen aus foggingfreien Wohnungen und dürften deshalb aus gesundheitlicher Sicht nicht kritisch sein.

Manchmal waren erhöhte **Weichmacherkonzentrationen** oder andere schwerflüchtige Kohlenwasserstoffe oder Alkohole zu finden, wie sie auch in einigen Tapeten und Wandfarben eingesetzt werden. Skandalöse Substanzen wie z.B. PCP, Lindan, PCB oder Pyrethroide waren nie auffällig. Die für Verbrennungsrückstände oder Ruß typischen PAK (polycyklische aromatische Kohlenwasserstoffe) waren auf keiner Probe nachzuweisen. In einigen Fällen gab es erhöhte **Schimmelpilzzahlen**. Hier wie bei den gefundenen **Schadstoffen** gibt es nicht nur aus optischer, sondern auch aus gesundheitlicher Sicht Handlungsbedarf. Unabhängig davon, ob der Staub im klassischen Sinne toxisch, mikrobiologisch belastet oder sonstwie schädlich ist, reicht allein die Staubmenge, um Schleimhäute zu reizen und gesundheitliche Beschwerden zu provozieren, besonders bei Asthmatikern und Allergikern.

Es ist sinnvoll, **Messungen** vor Ort und **Analysen** im Labor durchzuführen, um ein mögliches biologisches Risiko einschätzen zu können. Zu diesen Untersuchungen gehören: die leicht- und schwerflüchtigen Schadstoffe in Luft, Staub und Material; Bakterien und Pilze; Partikelzahl, -art und -größe; Elektrostatik der Kunststoffoberflächen; Temperatur, Feuchte und Taupunkt von Luft, Oberflächen und Bausubstanz; die Luftionisation und andere raumklimatische Verhältnisse.

Weil bisher noch keiner die genauen Zusammenhänge, die zum Foggingeffekt führen, kennt, ist auch ein Sanierungsvorschlag schwierig zu geben. Der Sachverständige wird nach seinem Eindruck vor Ort individuell beraten. Wir haben mit folgendem gründlichen Sanierungskonzept bisher meist gute Erfahrungen gemacht: Tapeten (und Teppiche?) entfernen. Dann die Räume übertrieben heizen und nonstop lüften. Dann neu tapezieren, und dabei auf dampfdichte Kunststofftapeten verzichten. Nur mit hochwertigen Wandfarben streichen, keine Billigprodukte aus dem Supermarkt. Kältebrücken und Elektrostatik vermeiden. Die Bausubstanz gründlich austrocknen lassen.

Während der Sanierungsarbeiten und danach kräftig und reichlich lüften. Zusätzlich hilfreich ist der Einsatz eines HEPA-Luftreinigers, der in normalen Raumgrößen mindestens 200 m^3 Luft filtern können sollte, und von Allergikerstaubsaugern mit Mikrofiltern (HEPA- oder S-Klasse, siehe auch Seite 430-431). Nach Sanierungen dieser Art sind Rückfälle bei unseren Kunden über Jahre nicht wieder beobachtet worden.

In vier Fällen reichte die gründliche Reinigung der betroffenen Räume und Einrichtungen (Staubsauger und Luftreiniger wie oben beschrieben) und das Überstreichen der vorhandenen Tapeten. In zwei anderen Fällen führte diese abgespeckte Sanierung zum erneuten Auftreten von Fogging im nächsten oder übernächsten Winter.

Achten Sie auf atmungsaktive Innenräume. Vermeiden Sie übertriebene Isolierungen zur Wärmedämmung. Beziehen Sie frisch renovierte Wohnungen erst, wenn sie ausreichend ausgetrocknet und ausgelüftet wurden. Verzichten Sie auf elektrostatisch aufladbare Einrichtungen wie Synthetikteppiche und -gardinen oder Kunststoffmöbel.

Das Umweltbundesamt empfiehlt neben dem reichlichen und regelmäßigen Lüften und Heizen das Entfernen aller foggingverursachenden Quellen, an erster Stelle Kunststoff- und Schaumtapeten, Synthetikteppiche und -oberflächen, aber auch Kerzen und Öllampen.

Hier der Auszug eines Berichtes aus dem **'Achimer Kurier'**, vom 30. November 1996: "Fogging - Als wäre im Haus ein Ölofen explodiert":

Sandra Wehrmann aus Achim traut sich zur Zeit kaum, Besucher in ihre Wohnung zu lassen. An Tapeten, Fenstern, Türen und auf dem Teppich hat sich eine schwarze rußige Schicht abgelagert. Dabei hat die Achimerin erst Anfang November renoviert. Wenige Tage später war wieder alles verschmutzt. Sie ist verzweifelt. Für dieses Phänomen, das Experten bundesweit unter dem Begriff "Fogging" bekannt ist, konnte bisher noch keine eindeutige Ursache gefunden werden.

Wäre es der 1. April, hätte sich jeder geweigert, Sandra Wehrmann auch nur den geringsten Glauben zu schenken. Zu phantastisch sind die Phänomene, über die sie aus ihrer Wohnung berichtet. Doch schon bald nach Betreten der Räume sieht jeder Besucher das Unglaubliche: In den Räumen der Wohnung hat sich, verstärkt über den Heizkörpern und Fenstern, eine schwarze Rußschicht auf den Tapeten abgelagert. Dasselbe Bild auf Tischen, Elektrogeräten und Türen.

Streicht Sandra Wehrmann mit der Hand über die Fensterscheiben, so bleibt ein schwarzer Schmierfilm auf ihren Fingern zurück. Der Ruß staubt ihr sogar entgegen, wenn sie eine CD-Hülle öffnet, Teller oder Socken aus dem Küchen- oder Schlafraumschrank nimmt: "Frischgewaschene weiße Socken kann ich gleich wieder in die Wäsche tun."

Doch als Ruß, so Dr. Wolfgang Melzer vom chemischen Labor in Bremen, sind die Ablagerungen nicht einzustufen. Für den Experten ist die Analyse zur Routine geworden: "Meist sind es Ausgasungen aus kunststoffhaltigen Einrichtungsgegenständen, Teppichen oder Tapeten, die sich mit Hausstaub verbinden." Auch Latex- und andere Wandfarben seien in Verdacht geraten.

Ob es damit allein getan ist, bleibt fraglich. Neben den Staubablagerungen treten bei Sandra Wehrmann auch elektrostatische Phänomene auf. Einem Vertreter der Hausratversicherung erging es genauso wie dem Fotografen des Weser-Kuriers: Sie drückten auf die Auslöser, und dann brach die gesamte Elektronik ihrer Kameras zusammen. Beide weigern sich, die Wohnung noch einmal zu betreten.

Sandra Wehrmann möchte trotzdem nicht ausziehen, weil sie herausfinden will, welche Gesundheitsgefährdung das mysteriöse Phänomen mit sich bringt. Bisher habe sie keine Beschwerden, sagt sie, fühlt sich jedoch unwohl in Anbetracht der schwarzen Flächen und sieht immense Kosten auf sich zukommen. Bereits zum zweiten Mal in einem Monat mußte sie renovieren, die erste Analyse des Bremer Labors kostete 400 Mark, ein Gutachten des TÜV in Hannover hätte sogar 3000 bis 4000 Mark verschlungen. Außerdem wird sie sich mit dem Gedanken anfreunden müssen, Tapeten, Teppiche und bestimmte Einrichtungsgegenstände zu entfernen.

Wolfgang Rosenberger vom TÜV Hannover betont, daß noch keine einheitliche Ursache benannt werden kann: "Das sieht momentan alles nach mächtig viel persönlichem Pech aus."

Auch wenn es noch keine einheitliche Meinung zum Thema Fogging gibt, eines fordern alle mit dem Problem beschäftigten Experten: Vermeintliche Quellen des Übels müssen sofort beseitigt werden.

10. Streß durch BAKTERIEN, SCHIMMEL- und HEFEPILZE

Die **Mikrobiologie** ist die Lehre von den Kleinstlebewesen. Dazu gehören **Viren, Bakterien, Schimmelpilze** und **Hefepilze**. In der Baubiologie haben wir es nahezu nie mit Viren zu tun, manchmal mit Bakterien, oft mit Schimmel- und Hefepilzen. Die meisten Pilze sind nützlich und friedlich, einige äußerst aggressiv und krankmachend, ganz wenige sogar tödlich.

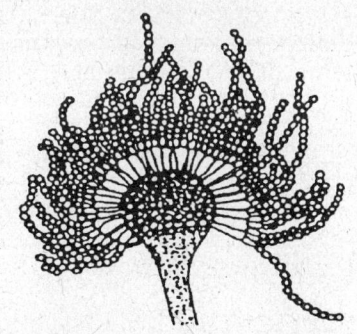

Leiden Sie unter ständiger Müdigkeit? Juckt die Haut? Haben Sie immer wiederkehrende Pickel, Hautunreinheiten, Ekzeme, brüchige Nägel? Oder Bauchschmerzen, Blähungen, Magendruck, Herzbeschwerden, Gelenkschmerzen? Wechseln Durchfälle mit Verstopfung ab? Ist die Zunge belegt? Sind Sie zu oft zerschlagen, antriebsarm, unkonzentriert, schwermütig, reizbar? Nehmen Sie ohne erkennbare Ursache zu? Haben Sie Schmerzen, mal hier, mal da? Ist Ihr Immunsystem gestört? Werden Allergien, Husten, Stirn- und Kieferhöhlenentzündungen immer schlimmer? Gibt es Augenbrennen, Sehstörungen, Ohrennässen? Haben Sie ein Dutzend Ärzte hinter sich und keiner konnte helfen? Trotzen Sie den medizinischen und naturheilkundlichen Therapien? Sind Sie womöglich 'krank ohne Grund', wurden als psychisch angeschlagen abgetan oder zum Hypochonder erklärt? Dann sollten Sie einmal an Pilze denken, die Ihnen das Leben schwer machen.

Pilze werden in drei Gruppen aufgeteilt: **Schimmelpilze** (Fadenpilze), **Hefepilze** (Sproßpilze) und **Hautpilze** (Dermatophyten). Es gibt über 100.000 Pilzarten, zumeist Schimmelpilze. Davon sind die wenigsten wirklich gefährlich für den gesunden Menschen (wahrscheinlich nur um die 100), es sei denn, sie treten in überdurchschnittlichen Mengen auf. Von den mehr als 500 Hefepilzarten gelten gut 20 als krankmachend. Die meisten Pilzarten sind nützlich, sie verarbeiten Verdorbenes, sind wichtiger Teil eines optimal funktionierenden Ökosystems. Ohne hochaktive Pilze gäbe es kein Brot und kein Bier, keinen guten Waldboden, keine gesunden Pflanzen. Viele Käsearten und Milchprodukte reifen durch Pilze (z.B. Kefir durch den Hefepilz Candida kefir).

Es geht in der Baubiologie um die Erkennung und Vermeidung der kleinen Gruppe von **gefährlichen Pilzarten** mit krankmachendem oder sogar tödlichem Potential. Es geht auch um die Erkennung und Vermeidung von überdurchschnittlich **erhöhten Pilzzahlen** der in normalen, sprich natürlichen Konzentrationen als harmlos geltenden Pilze.

Wir haben es zumeist mit **Schimmel-** und **Hefepilzen** zu tun. Sie kommen in der Luft und auf Oberflächen vor, auf Materialien und im Hausstaub, im sanitären Bereich und da, wo es um Feuchte, organisches Material, Abfälle und Lebensmittel geht. Hier wird bei Hausuntersuchungen nach ihnen gefahndet. Die Pilze werden nach den Probenahmen auf Nährböden aufgebracht, im Wärmeschrank bebrütet, gezählt und falls notwendig im mikrobiologischen Labor identifiziert.

Pilze verursachen **Pilzerkrankungen** (sog. Mykosen), geben Riech- bzw. **Schadstoffe** an die Umgebungsluft ab (sog. MVOC) und produzieren gefährliche **Gifte** (sog. Mykotoxine). Alle Pilze können Allergien auslösen. In den letzten Jahren nehmen Pilzinfektionen drastisch zu. Ärzte sprechen schon von einer "neuen Volksseuche".

Pilze sind überall. Kein Kubikmeter Luft, kein Quadratmeter Fläche ohne Pilze. Menschen mit **intaktem Immunsystem** sind fähig, die wenigen mit der Nahrung oder aus der Umwelt aufgenommenen Pilze zu bewältigen. Kritisch wird es, wenn die **Pilzzahlen zunehmen**, die **Pilzarten** zu den **gefährlichen** gehören und das **Immunsystem schwach** ist. Jeder vierte Deutsche gilt, egal ob erwachsen oder Kind, als immungeschädigt. Der Teufelskreislauf: Der immungeschädigte Mensch öffnet den Pilzen Tür und Tor, die Pilze und deren Gifte attackieren wiederum -und das ist ihre größte Gefahr- die Immunabwehr.

Pilze gehören **nicht** zur **normalen Flora** des Menschen, sind im gesunden Körper nicht vorhanden. Das soll nicht heißen, daß jeder Pilznachweis im Blut, Speichel, Urin oder Stuhl gefährlich ist. Der Körper als Wirt kann mit ein paar Pilzen als Gast leben. Nur **hohe Pilzzahlen** und **schlechte Widerstandskräfte** werden zum Risiko. Das bedeutet für Baubiologen: Neben den hohen Pilzzahlen und kritischen Pilzarten auch auf immunschädigende Umweltfaktoren achten.

Die beste Pilztherapie nutzt nicht viel, wenn der Patient weiter durch **Elektrosmog** oder **Wohngifte** geschädigt wird, und wenn die **Pilzherde**, die sich zumeist in den eigenen vier Wänden verstecken, nicht kompromißlos beseitigt werden. Wer im Haus von Pilzkranken nur Pilze sucht, egal ob Baubiologe, Gesundheitsamt oder Umweltambulanz, und elektrische, magnetische, radioaktive, toxische oder raumklimatische Risiken übersieht, der hat etwas Wesentliches nicht verstanden. Jeder Streßfaktor kann das Zünglein an der Waage sein, jeder Reiz der letzte Tropfen, der das Immunsystem in die Knie zwingt. Das überzeugende, einmalige und konkurrenzlose Konzept der Ganzheitlichkeit, das macht eine zeitgemäße und professionelle Baubiologie aus.

Schimmelpilze

Erhöhte Schimmelpilzzahlen gehören in kein gesundes Haus, sie sind Zeichen für ein schlechtes Raumklima. Schimmelpilze gehören auf den Kompost, nicht ins Wohnzimmer. Die **moderne Bauweise** kultiviert Pilze. Dichte Wände, Böden, Decken und Fenster verhindern den wichtigen Luftaustausch und begünstigen die Pilzentwicklung. Neubauten trocknen nicht gründlich aus. Falsche **Isolierungen** fördern auf- oder absteigende Feuchte. **Wasserschäden** werden oft unfachmännisch saniert. **Kältebrücken** sind an der Tagesordnung, die Folge: Kondensation. **Energiesparwahn** mit falschen Lüftungs- und Heizgewohnheiten hat Folgen. Schimmelpilze lieben dicke Luft, besonders Kohlendioxid.

Die meisten Schimmelpilze leben bevorzugt im **Hausstaub**, und ihre besten Freunde sind Hausstaubmilben. Der größte Teil der Hausstauballergiker ist gar nicht gegen den Hausstaub selbst, sondern gegen die mit dem Staub untrennbar verbundenen Schimmelpilze, Pilzsporen, Pilzgifte, Pilzfraktionen, Milben und Milbenexkremente allergisch. Es gilt also dringend, ein Zuviel an Staub zu vermeiden.

Schimmelpilze müssen nicht als **Fleck** oder **Rasen** auf der Wand zu sehen sein, um zu schaden, ein solcher Befall ist immer nur die Spitze des Eisbergs. Nur wenn sich die Pilze auf idealen Nährböden explosiv vermehren und immer größer werden, bekommen wir sie als pilztypisches Gewächs zu Gesicht. Gerade jene Häuser, in denen man keine Pilze sieht und erwartet, zeigen manchmal hohe Zahlen in der Luft, im Hausstaub, auf Oberflächen, in Teppichen, Schmusetieren, Matratzen, hinter Schränken, auf Duschvorhängen, in der Getreidemühle, im Brotkasten, im Lebensmittelschrank, im feuchten Kamin... Sie ziehen unbemerkt in unsere Wohnräume ein (was gottlob Ausnahme und nicht Regel ist), sei es durch einen ehemaligen Feuchteschaden, den wir damals nicht ernst nahmen, durch Haustiere, die zwischen Komposthaufen und Wohnzimmer hin und her laufen, durch kontaminierte Luftbefeuchter und Klimaanlagen... Es ist also trügerisch, davon auszugehen, daß **ohne** sichtbaren Pilzbefall **kein** Handlungsbedarf besteht.

Schimmelpilze können Millionen mikroskopisch kleine **Sporen** pro Minute (!) produzieren und an die Umwelt abgeben. Die Pilze selbst sind empfindlich und mit Oberflächen-, Teppich- und Luftreinigung, Desinfektionsmitteln und Feuchteentzug... relativ einfach zu beseitigen. Deren Nachkommen, die Sporen, überleben jedoch extreme Bedingungen, pH-1 und pH-10, Trockenheit und Nässe, Frost und Hitze... und halten sich Jahre und Jahrzehnte. Es ist deshalb wichtig, nicht nur den Pilzbefall, sondern vielmehr die vielen unsichtbaren Sporen zu beseitigen. Diese fliegen durch die Luft, halten am Staub fest, harren im Teppich oder auf Oberflächen aus, sind geduldig, bis sie einen guten Nährboden finden, auf dem sie wieder wachsen und sich vermehren können.

Diese Nährböden sind **organische Materialien**, Lebensmittel, Abfälle, Fäkalien, Haustiere, Zimmerpflanzen, Staub, Tapeten, Teppiche, Holz, Lehm, Ziegel, Anstriche, sogar Beton, auch einige Kunststoffe. Was Schimmelpilze für Wachstum und Vermehrung brauchen, ist neben organischer Nahrung **Feuchtigkeit**. Der immungeschwächte **Mensch** ist ebenfalls ein guter Nährboden. In der Lunge und den Bronchien, in der

Mundhöhle und im Darm, auf der Haut und Schleimhaut finden Pilze Speise in Fülle und optimale Bedingungen durch Feuchte und Wärme.

Die **Sporenbildung** findet in tageszeitlich, jahreszeitlich und wetterabhängig unterschiedlichen Perioden statt. Günstig für die Entwicklung der Sporen ist feuchtwarmes Klima. Günstig für deren Verbreitung sind Staub, trockene Luft und dauerhafte leichte Luftbewegung.

Die kleinsten Pilze und Sporen sind die schlimmsten. Einige sind winziger als 1 µm. Unter dem Mikroskop sieht man die mannigfaltigen Formen z.B. als Kügelchen oder Fäden (sog. Hyphen) oder in Form von baumähnlich verästelten Netzen und Strukturen (sog. Myzel). Die Fäden der Winzlinge können zentimeter- bis meterlang werden.

Im **Freien** sind die Schimmelpilzzahlen in der Luft im Hochsommer am höchsten, vom späten Herbst bis zum frühen Frühjahr am niedrigsten. Im **Innenraum** ist es umgekehrt, höhere Zahlen messe ich im Winter, niedrigere im Sommer. Ausnahmen bestätigen gerade bei Pilzen die Regel. So habe ich bei Minustemperaturen hohe Pilzkonzentrationen gemessen und an schwülen Sommertagen nahezu keine. Schimmelpilze und deren Sporen fliegen über hunderte Kilometer durch die Luft.

Schimmelpilze: Fallbeispiele

Mein Kollege **Peter H. Sierck** hat im kalifornischen San Diego bei der ständig kranken Familie Kirst hohe Schimmelpilzzahlen in der Raumluft festgestellt. Der Grund war eine einst übergelaufene Toilette als Folge eines blockierten Abflußrohres. Mutter Jodie litt neun Monate unter Unwohlsein, Übelkeit, Infektionen und Allergien. Die Kinder Kelsey und Mark waren dauernd erkältet, husteten nonstop. Die von zwei Fachfirmen durchgeführte Sanierung des Wasserschadens und seiner Folgen ließ zu wünschen übrig. Die Schimmelpilze und deren Sporen verbreiteten sich über die Klimaanlage im ganzen Haus. Nach der endgültigen Beseitigung der Ursachen, gründlicher Reinigung und Desinfektion der Klimaanlage und aller Wohnräume sowie einigen medizinischen Therapien war die ganze Familie wieder fit. Die Richter entschieden: 1 Million Dollar Schadenersatz (siehe Bericht 'Immunstörungen durch Pilze' in Wohnung+Gesundheit, Heft 74, Frühjahr 1995).

In einem Düsseldorfer **Mehrfamilienhaus** fand ich neben elektrischen, magnetischen und radioaktiven Störungen extrem erhöhte Schimmelpilzzahlen. Sie lagen tausendmal höher als normal. Und es ging um besonders gefährliche Vertreter: Aspergillus fumigatus und Aspergillus niger. Schon beim Betreten des Hauses roch es muffig. Der ganze Keller war seit Jahren feucht, die Außenwände nicht isoliert und ebenso kalt wie feucht. Es gab viele Undichtigkeiten mit großflächigen Feuchteschäden an sanitären Rohren, auf dem Dach und an Balkonanschlüssen. Jahrelang suchte man nach Ursachen für die vielen Beschwerden:

Müdigkeit, Infektionen, Migräne, Gelenkschmerzen, Erbrechen, Durchfälle, Schwindel, Husten. In zehn Jahren gab es in dem Acht-Familien-Haus zwei Hirnhautentzündungen, zwei Hirntumore, zwei Herzinfarkte, einmal Kehlkopfkrebs, einmal Magenkrebs, zweimal Lungenkrebs, zweimal Lungenbluten. Es starben in dieser Zeit acht Menschen, die Jüngste war gerade 17. Der ausführliche Bericht 'Ein todkrankes Haus' erschien in Wohnung+Gesundheit, Heft 52 im Herbst 1989.

Eine **Hotelbesitzerin** aus Neuss bekam nach einem Abwasserschaden und der Durchfeuchtung des Schlafzimmerfußbodens schweres Asthma und unerträgliche rheumatische Schmerzen. Ich fand in der Luft, im Staub und auf allen Oberflächen mengenweise Schimmelpilze und Sporen, obwohl mit bloßem Auge nichts zu sehen war. Nach der Sanierung ging es ihr schnell besser, eine Pilzsensibilität ist geblieben.

Ingeburg Müller aus Düsseldorf ist 69 Jahre alt und war bis zum letzten Sommer ein Leben lang gesund. "Ich gehe normalerweise dreimal die Woche zum Eistanz, einmal Turnen, bin ständig auf Achse." Am 4. Juni 1997 bekam sie Schüttelfrost, erbrach, hatte 40,5 Fieber, kam für 14 Tage ins Krankenhaus. Wieder zu Hause, zeigten sich in kurzer Zeit die gleichen Beschwerden. Zwei weitere Krankenhausaufenthalte mit reichlich Kortison und Antibiotika und ein Kuraufenthalt folgten. Man tippte auf Lungenentzündung. Woanders ging es ihr gut, in den eigenen vier Wänden immer wieder schlecht. Der Grund: Schimmelpilze des Typs Aspergillus fumigatus und Aspergillus niger. Ich fand sie bei Ingeburg Müller in der Luft, im Teppich, in Polstern, in der Küche, im Schlafzimmer... überall. Im Juni wurde ein alter Speicher teilweise abgerissen und neu ausgebaut. Von hier kamen die Pilze und Sporen durch offene Fenster und Türen in die Penthousewohnung von Frau Müller. Sie ließ die Wohnung nach meiner Anweisung mit großen Aufwand reinigen und desinfizieren. Kontrollmessungen mußten durchgeführt, einige Perserteppiche viermal mechanisch und chemisch gereinigt werden, bevor die Aspergillen endgültig verschwanden. Nach acht Wochen konnte sie wieder zurück in ihre jetzt pilzfreie Wohnung. Seitdem geht es ihr gut, seit inzwischen einem halben Jahr. "Ich gehe wieder zum Eistanz und zum Turnen, bin wohlauf. In den ersten Wochen habe ich mich nur mit Atemschutzmaske in meine Wohnung getraut. Die Kosten gingen in die Tausende. Egal, ich lebe!"

Ende 1992 starben **elf Menschen** in der Uniklinik Frankfurt durch den Schimmelpilz Aspergillus fumigatus, der nach Reparaturarbeiten in die Zimmer der Schwerkranken gelangte. Von 1993 bis 1996 starben **zwölf Krebspatienten** der Uniklinik Innsbruck durch Aspergillus-Pilze. Mediziner sprachen von katastrophalen hygienischen Zuständen. Bei allen Toten ging es um ein durch Krankheit oder medikamentöse Behandlung (Chemotherapie) geschwächtes oder sogar ganz ausgeschaltetes Immunsystem. Der gleiche Pilz machte 1962 über **100.000 Puten** in England den Garaus. 1922 starben **26 englische Wissenschaftler**, als sie das Grab des ägyptischen Pharaos Tutanchamun öffneten. Sie infizierten sich im Grab mit dem Schimmelpilz Aspergillus fumigatus, der hier seit Jahrhunderten problemlos überlebt hatte. Über dem Eingang zum Grab stand: "Tod dem, der die Ruhe des Pharaos stört."

Im **Alten Testament** (Levitikus 14, 33-35) steht geschrieben: "Stellt der Priester fest, daß sich an den Mauern eines Hauses rötliche, grünlichgelbe oder schwarze Flecken zeigen, so ist der üble Stein herauszureißen, die Wand abzukratzen und alles vor die Stadt an einen unreinen Ort zu werfen. Hat man das Haus neu verputzt und das Übel bricht wieder aus, so ist bösartiger Aussatz an dem Haus. Man soll es niederreißen und Steine, Balken und Mörtel vor die Stadt bringen."

Hefepilze

Hefepilze unterscheiden sich in vielen Eigenschaften von Schimmelpilzen. **Schimmelpilze** wachsen nach Feuchteschäden in Wohnungen, oft sichtbar als schwarze, grüne oder gelbliche Flecken und watteähnliche Rasen auf Wänden oder Oberflächen. **Hefepilze** lieben Feuchte noch mehr als Schimmelpilze, wachsen aber nur selten offen auf Wänden und sind, wenn überhaupt, nur manchmal als dezenter heller oder gräulicher Belag sichtbar. Ihr Idealterrain sind eher Nässebereiche in Küche, Toilette und Bad, in Abflüssen und Rohren, in Kühlschränken und Lebensmittelvorräten, in Wasch- und Spülmaschinen. **Schimmelpilze** bilden Fäden (Hyphen) oder flächendeckende Geflechte (Myzel), deshalb nennt man sie auch Fadenpilze. **Hefepilze** bilden keine Fäden oder Geflechte, sehen nicht watteartig aus, sondern eher wie klitzekleine wabbelige Quallen. **Schimmelpilze** vermehren sich, indem sie Sporen bilden und diese zu Millionen in die Luft abgeben. **Hefepilze** bilden keine Sporen, sie vermehren sich durch Sprossung, teilen sich mehr und mehr auf, ähnlich einer Zellteilung, deshalb nennt man sie auch Sproßpilze. Sie verbreiten sich selten über die Luft, eher über direkten Körperkontakt. **Schimmelpilze** und deren Sporen lieben Staub, **Hefepilze** nicht. **Schimmelpilze** riechen oft (nicht immer) muffig, faulig, erdig. **Hefepilze** riechen, wenn überhaupt, angenehm, wirklich wie Hefe. **Schimmelpilze** sind eher (nicht nur) ein Risiko für die Atemwege, für Bronchien, Lungen, Nebenhöhlen, Nasen. **Hefepilze** treiben ihr Unwesen bevorzugt (nicht nur) im Verdauungstrakt von der Mundhöhle bis zum Dickdarm, besonders im Dünndarm.

Was Schimmel- und Hefepilze gemein haben: Sie lieben Organisches Biologisches, Lebensmittel, Müll, Fäkalien, Verdorbenes..., Hefen noch mehr als Schimmel. Und sie schädigen den Menschen, Hefepilze noch hartnäckiger als Schimmelpilze. Denn Hefen docken fest wie Kletten an Schleimhäute an, sondern Kohlendioxid, Alkohole und aggressive Enzyme ab, dringen in die Tiefe des Gewebes vor, wachsen bevorzugt bei 37 °C Körpertemperatur (viele Schimmelpilze vertragen diese hohe Temperatur nicht mehr), leben gern im nassen Milieu des Darmes (viele Schimmelpilze wollen dezente Feuchtigkeit, nicht Nässe), überleben lange Zeit ohne Probleme sogar in der Magensäure (das schafft kein Schimmelpilz), verdoppeln sich unter guten Bedingungen alle 20 Minuten (aus einem werden pro Nacht 10 Millionen) und wissen sich gegen medizinische Therapien intelligent zu wehren. Hefepilze sind für Ärzte nicht immer leicht zu diagnostizieren, da die vielen Symptome, die sie verursachen, auch andere Gründe haben können, und ein negativer Speichel- oder Stuhlbefund noch keine Entwarnung ist.

Hefepilze, an erster Stelle **Candida**-Arten wie Candida albicans, können einem das Leben zur Hölle machen. Sie sind bei Infizierten besonders im Dünn- und Dickdarm, aber auch im Magen, der Speiseröhre, Mundhöhle, Prostata, Scheide, den Bronchien, Lungen oder im Blut nachweisbar. Ich habe in den Häusern von 200 Candida-Kranken Hefepilzuntersuchungen durchgeführt und wurde immer fündig. Nach Beseitigung der krankmachenden Keime ging es den meisten Patienten, vorher monatelang therapieresistent, in wenigen Wochen besser.

Mich selbst erwischte Candida albicans vor Jahren nach einer Kieferoperation mit folgender **Antibiotikabehandlung**. Zu dieser Zeit wußte ich noch nicht viel über Pilze. Ich wurde von Monat zu Monat kränker. Hatte ich bis dahin muntere 14 Stunden täglich gearbeitet, so überforderten mich jetzt zwei. Mit aufgeblähtem Trommelbauch und wechselnden Verdauungsproblemen ging ich zum Internisten, mit quälendem Hautjucken zum Hautarzt, mit erhöhtem Blutdruck zum Nephrologen, mit Blasenschmerzen zum Urologen, mit Gelenkproblemen zum Orthopäden, mit Herzattacken zum Kardiologen, mit brennenden Augen zum Augenarzt, mit chronischem Husten zum Allergologen, mit dem angegriffenen Immunsystem zum Heilpraktiker, mit Schwermut zu meinem Freund, mit mieser Laune zu meiner Frau ("Verzeihung!", liebe Thesi). Ich bekam bergeweise Medikamente. Kein Tag ohne Pille, keine Woche ohne Therapie. Gegen das Zunehmen verordnete ich mir Diäten, gegen die tägliche Müdigkeit Vitamine, gegen die nächtliche Schlaflosigkeit Baldrian und gegen den Hunger auf Süßes das Büdchen um die Ecke. Nach zwei Jahren stand die Diagnose endlich fest: Candida albicans. Die Pilzmedikamente und die Pilzdiät zeigten nach wenigen Tagen, daß ich auf dem richtigen Weg war. Nach einigen Wochen stand ich wieder stabiler auf den Beinen. Es ging ab da mit einigen Rückschlägen langsam aber sicher immer weiter aufwärts.

Meine Krankenversicherung verweigerte die Zahlung der Pilzmedikamente. Offensichtlich hat es sich bis zur DKV noch nicht herumgesprochen, daß Candida albicans richtig krank machen kann, und sie zahlt statt der Candida-Behebung lieber die Candida-Folgen.

Ich habe meine Wohnung daraufhin mikrobiologisch auf den Kopf gestellt und nach Candida gesucht. Ich fand ihn Hand in Hand mit unzähligen Bakterien in unserem **Leitungswasserfilter** in der Küche und auf vielen **Oberflächen** in der ganzen Wohnung. Vom Wasser dieses Umkehrosmosefilters habe ich täglich ein Liter getrunken, das erste Glas morgens auf nüchternen Magen, zuviel selbst für die besten Widerstandskräfte. Mit dem Wasser wurden Müslis zubereitet, Säfte verdünnt, Salate und Obst gewaschen. Es wanderte auch in meine beiden **Luftbefeuchter**. Die pusteten das keimverseuchte Naß an trockenen Wintertagen nonstop in die Luft des Schlafzimmers und Büros...

Wieviele Menschen mag es geben, die unter Hefepilzen leiden, ohne es zu wissen? Zu viele! Nach Aussage der Universitätshautklinik Düsseldorf hat sich von 1968 bis 1988 die Zahl der Hefepilzerkrankten **verzwanzigfacht**. In amerikanischen Krankenhäusern wurden in der Zeit von 1978 bis 1988 **27mal** mehr Antimykotika (Pilzmedikamente) verabreicht als in den Jahren zuvor. Bei jeder **dritten** Stuhl- oder Speichelprobe lassen sich inzwischen Candidakeime finden, bei jedem **vierten** Scheidenabstrich auch. Ärzte schätzen, daß über **50.000 Menschen** allein in Deutschland jährlich an einer schweren Hefepilzinfektion erkranken, bei der die Schmarotzer das Blut und die Organe besiedeln. Jeder **fünfte** überlebt den Angriff nicht. Wissenschaftler weisen darauf hin, daß es heute mehr Pilztote als Verkehrstote gibt. Experten warnen seit Jahrzehnten vor dieser neuen Bedrohung durch Hefepilze. Vor 50 Jahren waren Hefepilzinfektionen noch eine absolute Rarität.

Einige Ärzte glauben fatalerweise, Hefepilze im Körper seien total normal. Andere kommen erst nach langen leidvollen Jahren auf die rettende Idee, daß die nicht enden wollenden Symptome des Patienten an Hefepilzen liegen könnten. Wenn man sie nicht sucht, kann man sie auch nicht finden! Ein Hefepilzbefall wird doch nicht deshalb normal, nur weil ihn jeder dritte hat. Jeder dritte hat auch Karies, Allergien, Schmerzen oder Krebs. Ist das inzwischen normal?

Dennoch gibt es keinen Grund zur Panik. Viele Hefen bleiben bei guter Abwehrlage jahrelang symptomlos. Der Körper kommt mit ihnen klar. Vorsicht ist besonders bei schlechter Immunlage, z.B. nach Operationen, Chemotherapien, Bestrahlungen, Unfällen, bei Autoimmunerkrankungen, geschädigter Darmschleimhaut, Antibiotika- oder Kortisonbehandlungen, und bei zu starkem Hefepilznachschub von außen geboten. Vorsorge ist sinnvoll. Wenn Pilze im Körper vorliegen, sollten sie immer entfernt werden, auch wenn keine Beschwerden bestehen, damit sie sich in Krisensituationen nicht massiv vermehren.

Schimmel- und Hefepilze in der Wohnung

Ich habe wenigstens 30 Fachbücher über Schimmel- und Hefepilze gelesen. Sie warnen vor deren Gefährlichkeit, berichten über Diagnosemethoden, unterbreiten Therapie- und Diätvorschläge. Nur in keinem ist zu erfahren, wo sich diese Schmarotzer im Alltag verstecken, auf was man achten könnte, um sich vor ihnen zu schützen. Deshalb hier eine Liste mit Beispielen aus meiner Erfahrung nach einigen hundert Pilzuntersuchungen in den Häusern zumeist chronisch infizierter Menschen. Wo findet man Schimmelpilze (S) und Hefepilze (H) bevorzugt?

- Luft (S häufig, H sehr selten)
- Staub, Staubsauger, Staubsaugertüten (S häufig, H sehr selten)
- Feuchteschäden, Pilzrasen, Stockflecken (S häufig, H sehr selten)
- Klimaanlagen, Lüftungsanlagen, Raumklimageräte, Luftfilter (S)
- Luftbefeuchter, Luftwäscher (S+H, oft auch Bakterien)
- Wasserfilter, Vorsätze für Wasserhähne (S+H, oft auch Bakterien)
- Küche, Spüle, Arbeitsfläche, Schwämme, Schneidebretter (S+H)
- Kühlschrank, Tiefkühltruhe (S seltener, H häufig)
- Waschmaschine, Spülmaschine (S seltener, H häufig)
- Lebensmittelbereiche, Vorratsbehälter, Brotkästen (S+H)
- Getreidemühlen (S), Küchenmaschinen, Keimgeräte (S+H)
- Salatschleudern, Obstpressen, Yoghurtbereiter, Müslischalen (H)
- Gemüse, Obst (S+H), Nüsse (S), Milchprodukte (H häufig, S selten)
- Fleisch, Wurst, Käse, Aufschnitt... aus offenen Theken (S+H)
- Abflüsse in Küche, Waschküche, Bad, Toilette, Siphons (S+H)
- Bad, Toilette, Bidet, alle Hygienebereiche (S seltener, H häufig)
- Toilettenwasser, Toilettenspülkästen innen (H)
- Dusche, Duschvorhang, Duschkopf, Badewanne, Silikonfugen (S+H)
- Zahnbürste, Munddusche, Inhaliergeräte, Schnuller, Prothesen (H)
- Babyflaschen, Trinkflaschen, Thermoskannen (H)
- Teppiche, Tapeten, Textilien, Polster, Matratzen, Schmusetiere (S)
- Zimmerpflanzen, Blumenerde, Hydrokultur (S häufig, H selten)
- Haustiere, Ziervögel, Aquarien, Terrarien, Taubenkot (S+H)
- Briefmarkengummierung, Kleberänder an Umschlägen, Geld (S)
- Abfälle, Kompost, Biotonne, gelbe Tonne (S+H, oft auch Bakterien)

Bei den Nahrungsmitteln sind es öfter die biologischen, die schimmel- und hefepilzauffällig sind, und die unverpackten aus offenen Theken. Die Nähe zu Kompostierungsanlagen, Müllhalden oder Recyclingbetrieben ist, je nach Windrichtung, mehr als schimmelpilzverdächtig.

Was können Pilzmedikamente ausrichten, wenn ich täglich per **Zahnbürste** oder **Duschkopf** vollen Nachschub gefährlicher Candidakeime bekomme? Was nutzt die beste Ernährung, wenn der Gast im **Kühlschrank** Hefepilz heißt und sich auf meine Lebensmittel setzt? Wann haben Sie Ihren Kühlschrank das letzte Mal innen gereinigt und desinfiziert? Wann das letzte Mal von hinten gesehen, ich denke da an die dauernd feuchte und warme **Abtauschale**? Hier sitzen sie manchmal, die ungebetenen Schmarotzer, und wenn, dann gleich zu Millionen.

Nehmen Sie die Waschmittelschublade aus Ihrer **Waschmaschine** und leuchten mit der Taschenlampe in die versteckten Höhlen von Lade und Maschine. Was da schmierig hellgrau bis schwarz auf den Innenflächen klebt, ist selten Kaffeesatz, eher Candida. Da richtet auch das

Kochen der Wäsche nichts aus, da die Pilze mit dem letzten Gang auf die frisch gewaschenen Hemden und Handtücher geschickt werden. Ansonsten ist das **Kochen** der Wäsche wichtig. Nur im Kochgang werden Pilze und Sporen gekillt. Wissenschaftler fanden 1997, daß Pilze schon bei 60 °C keine Chance mehr haben und veröffentlichten das in den Medien. Das stimmt. Aber es gilt nur für Pilze, nicht für Sporen. Ich habe mit Aspergillus niger kontaminierte Gardinen dreimal bei 60 Grad gewaschen. Der Pilz war danach immer noch nachweisbar.

Was passiert, wenn Hefepilze in der **Spülmaschine** zu Hause sind? Die haben hier perfekte Lebensbedingungen, besonders wenn nicht bei maximaler Temperatur von 60 °C gespült wird. Teller, Schüsseln, Tassen, Besteck... werden immer wieder neu kontaminiert. Wann haben Sie zuletzt Ihre Spülmaschine innen gereinigt und desinfiziert?

Gehen Sie einmal mit langen Wattestäbchen tief in die Unterwelt der **Ausgüsse**, Abflüsse und Siphons unter den Wasch- und Spülbecken. Falls die Watte schwarz wird, kein Wunder, alle Pilze haben hier ein unendliches Nahrungsangebot, und täglich kommt Nachschub, es ist feucht und dunkel, ein Idealterrain. Lassen Sie jetzt aus dem linken Spülbecken das Wasser ablaufen, dann rechnen Sie damit, daß Ihnen aus dem rechten eine Menge Keime entgegenfliegen. Oder aus dem Überlaufschlitz. Wenn Sie den Stopfen der Badewanne ziehen, kommen sie aus dem Abflußloch der benachbarten Duschtasse.

Die chronisch hefepilzkranke Tochter eines Kollegen wurde gesund durch die Vernichtung einer **Trinkflasche**, die sie seit Jahren, täglich frisch gefüllt mit gesüßtem Früchtetee, mit in die Schule nahm. Viele Monate suchte man nach Gründen für die zunehmenden Beschwerden des Kindes. An den Innenwänden der Aluminiumflasche fand ich Milliarden Keime namens Candida parapsilosis und Candida krusei.

Eine Geschäftsfrau aus Mettmann plagte sich vier Jahre mit Candidainfektionen. Sie hatte sieben Pilztherapien mit Nystatin, Sempera, Autovakzinen, Homöopathie und Grapefruitkernextrakten hinter sich und befolgte die Diätvorschläge. Sie machte ihren Yoghurt selbst. Der elektrische **Yoghurtbereiter** war heftig candidakontaminiert, hier explodierten die Keime dank Milch und idealen 37 Grad Wärme.

Eine 21jährige Studentin klagte über nicht therapierbare Scheidenpilze. Im **Toilettenspülkasten**, hinter Kacheln versteckt, schwammen unzählige Candidakeime. Bei jedem Abziehen flogen sie durch das Bad.

In **Spülschwämmen** finde ich ab und zu Schimmel- und Hefepilze, die beim Saubermachen auf Teller, Küchenflächen und Eßtische gewischt werden. Ein über Nacht eingeweichtes **Vollkornmüsli** kann zum wahren Brutkasten für Mikroorganismen werden. Die Plastik- oder **Tonschalen** zum Keimen von Soja und Kresse sind ein Magnet für Pilze.

Ich habe in Metzgereien verschiedene Wurstarten aus offenen Theken gekauft und Pilzproben von **80 Wurstscheiben** gemacht, **16** waren mit Candida belastet, teilweise mit zig Millionen. Von **25 Schnittkäseproben** waren es **12**, fast die Hälfte. Das ist ein Hygieneskandal! Wo ist das Gesundheitsamt? Von 15 hygienisch verschweißten Wurst- und 12 Käseproben am Stück war dagegen keine einzige auffällig.

Ich habe **20** in Gebrauch befindliche **Zahnbürsten** untersucht, **6** waren voller Candida; täglich Nachschub für den Organismus, und bei Zahnfleischbluten direkt in die Blutbahn. Ich habe **40 Küchenschwämme** aus dem Küchenalltag überprüft, **13** strotzten vor Candidakeimen. Von **200** älteren **Kühlschränken** waren **44** mit Candida und Schimmelpilzen belastet. In 50 normal genutzten **Waschmaschinen** gab es **11**mal Hefepilze und **3**mal Schimmelpilze. Von **50 Spülmaschinen** waren **6**, von **50 Duschköpfen 4** und von **20 Mundduschen 3** candidaauffällig.

Hier die Namen einiger Pilze, die in unserer Umwelt als Luft- oder Oberflächenkeime vorkommen und biologisch riskant werden können:

Schimmelpilze wie z.B. Absidia, Alternaria, Aspergillus (hier besonders A. flavus, A. fumigatus, A. nidulans, A. niger, A. ochraeus, A. oryzae, A. terreus, A. versicolor u.a.), Bipolaris, Cladosporium, Curvularia, Fusarium, Madurella, Mucor, Penicillium, Pseudoallescheria, Rhizopus, Scopula und Stachybotrys (hier besonders S. atra).

Hefepilze wie z.B. Candida (hier besonders C. albicans, C. brumptii, C. curvata, C. famata, C. glabrata, C. guilliermondii, C. humicola, C. krusei, C. lusitaniae, C. parapsilosis, C. pseudotropicalis, C. rugosa, C. stellatoidea, C. tropicalis u.a.), Cryptococcus, Geotrichum, Malassezia, Minuta, Pichia, Rhodotorula (hier besonders R. aurantiaca, R. glutinis und R. rubra), Saccharomyces, Torulopsis und Trichosporon.

Schimmel- und Hefepilze: Sanieren, reinigen, desinfizieren...

Nach schlecht sanierten **Feuchteschäden** messe ich noch nach Jahren Luft- und Oberflächenbelastungen durch Schimmelpilze. Zuerst muß die **Ursache** des Feuchteschadens erkannt, eventuell mit Hilfe von Baubiologen oder Bausachverständigen, und fachmännisch beseitigt werden (undichte Wasserleitungen, Heizungsrohre, Dachabdeckung, Isolationsmängel, Kältebrücken, Kondensation, unzureichende Lüftung...). Hierfür gibt es Meßverfahren, die recht gut differenzieren, ob bauphysikalische Probleme oder Lüftungsmängel vorliegen. Das ist wichtig zu wissen, denn für den Vermieter ist es der zu schlecht lüftende Mieter, der Schuld am Schaden ist, und für den Mieter der Vermieter, der sein Haus nicht gut isoliert oder in Schuß gehalten hat. Danach kann die Baumasse **abtrocknen**, wenn nötig mit Nachhilfe: lüften, heizen, Luft entfeuchten (mit leistungsstarken Luftentfeuchtern, spezielle Entfeuchtung des Estrichs...). Dann muß mit großer Vorsicht (Atemschutz,

Staubschutz, geeignete Sauggeräte und Luftreiniger) der **Pilzbefall** über die sichtbare Grenze hinaus abgetragen und der Raum, die Oberflächen und die Luft gründlich gereinigt werden. Vorsicht: Die ärgsten Schimmelpilzprobleme entstehen oft bei und nach der Sanierung, weil man die Keime und deren Sporen unkontrolliert aufwühlt und es immer wieder verpaßt, neben dem sichtbaren Schimmelpilzbefall auch die gefährlichen unsichtbaren Sporen zu beseitigen. Das ist der Fehler vieler Sachverständigen, Ämter und Handwerker: Es werden die Feuchteursache(n) und Wandflecken beseitigt (das ist die bauphysikalische und kosmetische Seite), aber nicht deren Folgen in Form von milliardenfach herumfliegenden Pilzen, Pilzleichen, Pilzfragmenten und Sporen (das ist die baubiologische und eigentlich gesundheitsrelevante Seite).

Gerade bei und nach Pilzsanierungen zeigen HEPA-**Luftreiniger** ihre Stärke. Wie schon im Kapitel über Partikel erwähnt, sollten HEPA-Luftfilter leistungsstark sein und über 200 m³ Luft pro Stunde schaffen, mit zunehmender Raumgröße noch mehr. Die Geräte beseitigen Pilze und Sporen aus der Raumluft. Der Einsatz eines Luftreinigers ist bei erhöhten Luftkeimzahlen und für Atemwegsallergiker ein Segen. Millionen schädliche Partikel, Pilze, Fasern, Stäube... verschwinden im Filter und nicht in den Bronchien und Lungen. HEPA-Luftfilter sind recht pflegeleicht, ein Filterwechsel steht meist erst nach ein bis zwei Jahren an.

Schlecht gewartete **Staubsauger** (die meisten sind schlecht gewartet) überraschen mit hohen Schimmelpilzzahlen. Auch Staubsauger wollen gereinigt und desinfiziert, die Tüten und Vorfilter häufiger als gewohnt gewechselt werden. Wie schon im vorherigen Kapitel über Partikel besprochen, ist der Kauf des richtigen Staubsaugers wichtig. Sie erinnern sich: vorne hui, hinten pfui. Er sollte leistungsstark sein (mindestens 1500 Watt Motorleistung, über 300 Watt Saugleistung) und allergikergeeignete **Mikrofilter** nach z.B. HEPA- oder S-Klasse haben. So ein Gerät beseitigt nicht nur Dreck, sondern hält auch, das ist entscheidend, lungengängigen Feinstaub, Keime, Sporen, Pilzfragmente, Milben... zurück. Setzen Sie mehr die Fugendüse ein, die ist besonders effektiv. Es gibt Industriestaubsauger, die bei Asbestsanierungen eingesetzt werden, sogenannte K-1-Staubsauger, die sind auch hier gut geeignet.

Optimale Wartung, Reinigung und Desinfektion ist bei **Lüftungs-** und **Klimaanlagen** (auch in Autos!) sowie **Luftbefeuchtern** notwendig. In der Gebrauchsanleitung des im Baumarkt käuflichen Duracraft-Raumbefeuchters wird vorgeschrieben, den Wassertank, Sockelbehälter und Filtereinsatz einmal wöchentlich ausgiebig in Essig zu reinigen und mit Chlor zu desinfizieren. Arbeitsaufwand: eine Stunde. Wer tut das?

Pilze, egal ob Schimmel oder Hefen, wachsen auf Oberflächen. Deshalb steht die ausgiebige **Oberflächenreinigung** oben an. **Schrubben** und **desinfizieren** Sie alle **Feucht-** und **Hygienebereiche** in Küche, Bad und Toilette in regelmäßigen Abständen mit bakterien- **und** pilztötenden

Mitteln. Pilze und deren Sporen sind zäher als alle anderen Lebewesen und kaum ohne Chemie zu beseitigen, was heißt: Mittel auf der Basis von **Wasserstoffperoxid** und **Chlor**. Manchmal reicht hochprozentiger Alkohol oder Essigessenz. Bevorzugen Sie beim Reinigen und Wischen möglichst heiße Temperaturen von über 60 °C. Dabei und danach bitte reichlich lüften und mit klarem Wasser nachspülen. Mit gut gemeinten biologischen Putzmitteln, Obstessig und Teebaumöl klappt es leider selten bis nie. Mehrmaliges Reinigen mit Heißdampf über 100 °C ist ebenfalls effektiv. Noch effektiver: Das Abflämmen befallener Oberflächen. Starke Hitze ist immer gut: Bügeln, Sauna, Backofen, Kochen... Das mechanische Reinigen, egal ob es Saugen, Heißdampfen, Flämmen oder Schrubben ist, steht stets an erster Stelle. Bei den Arbeiten die Haut (Handschuhe) und die Nase (Atemschutz) schonen.

Achten Sie auf das Reinigen und die Desinfektion von Kühlschränken (innen und Abtauschale), Spülmaschine, Waschmaschine, Lebensmittelvorrat, Toilettenspülkasten, Badewanne, Dusche, Munddusche, Inhalator, Trinkflaschen, Arbeitsflächen... Lassen Sie ab und zu Leergänge mit konzentrierten und desinfizierenden Reinigungsmitteln bei maximaler Temperatur in der Wasch- und Spülmaschine laufen. Wechseln Sie monatlich Zahnbürsten, Spülschwämme, Wischtücher. Entfernen Sie Duschvorhänge und Duschköpfe ein- bis zweimal pro Jahr.

Rein mit der Flaschenbürste in alle **Abflüsse**. Mechanisches Reinigen ist auch hier der erste Schritt. Danach literweise kochendes Wasser nachgießen. In ganz hartnäckigen Fällen hilft leider nur Ätznatron oder der Austausch von Abflußrohren und Siphons unter den Becken.

Lassen Sie pilzauffällige **Gardinen**, Vorhänge, Bezüge, Decken, Kleidungsstücke... reinigen oder entfernen Sie diese. **Teppiche** müssen vor der Reinigung gründlich gesaugt oder ausgiebig geklopft werden.

Wenn es um die **Entfeuchtung** von Innenräumen geht, zumeist Kellerräumen, dann achten Sie beim Lüften darauf, daß es draußen deutlich kühler ist als drinnen und drinnen viel geheizt wird.

Topfpflanzen, egal ob Erde oder Hydrokultur, sind immer pilzbelastet, die pilzfreie Zimmerpflanze gibt es nicht. Angeschimmelte **Nahrung** ganz entfernen. **Lebensmittel** gründlich waschen oder schälen. Biologische **Abfälle** gehören in keine Küche, zumindest nicht länger als ein paar Stunden. **Briefmarken** sind nicht zum Lecken da. **Stockflecken** sind Pilze, das Handtuch wegschmeißen ist sicherer als waschen.

Wichtig: **Lüften** Sie Ihre Räume regelmäßig.

Ebenso wichtig: Setzen Sie **nie fungizide Mittel** ein, diese riskanten Gifte sind fast immer verzichtbar. Einige Anstreicher sind mit dem bioziden Gifteinsatz in Form von Lacken und Sprays schnell zur Hand.

Achten Sie im Falle von Pilzinfektionen eine Zeit lang auf **hygienisch verpackte** Lebensmittel. Kochen, grillen, backen oder braten Sie im Zweifel Ihre Nahrung. Schälen und waschen Sie Obst und Gemüse. Verzichten Sie auf Käse und Wurst aus offenen Theken.

Kritische Worte zu **Bio** und **Öko**, wenn es zu einseitig praktiziert wird, sollten auch gesagt werden. Mit biologischen Putzmitteln schieben Sie die Pilze von links nach rechts, aber Sie desinfizieren sie nicht. Mit dem radikalen Verzicht auf härtere Putz- und sanitäre Reinigungsmittel handelt man sich eventuell Nebenwirkungen ein: Pilze. Mit dem Komposthaufen im Garten züchten Sie Pilze. Den vierfach getrennten Biomüll in der Küche sollten Sie täglich leeren, ansonsten: Pilze. Wehe dem, der einen Wasserschaden in einem mit Caseinfarben biologisch gestrichenen Haus hat; Casein finden Sie in Pilznährböden. Biologisch angebaute Getreide, Gemüse und andere Lebensmittel zeigen häufiger Pilze, Rohmilch öfter als ultrahoch erhitzte. Energie sparen und nie lüften? Bei 40 Grad waschen und spülen? Na, Sie wissen schon.

Die **Biotonne** wird bei uns in Neuss nur alle vier Wochen geleert, ein mikrobiologisches Risiko ersten Ranges. In den letzten Jahren ging es durch die Medien: Biotonnen können ernste Gesundheitsschäden verursachen, ausgelöst durch eine Wolke von Pilzen beim Öffnen der Behälter. Das Berliner Robert-Koch-Institut empfiehlt Allergikern, Asthmatikern und Immungeschwächten, Biotonnen nicht einmal anzurühren. Stellen Sie die grüne, braune, gelbe und graue Mülltonnenparade nicht direkt in die Nähe der Wohnraumfenster. Auch Mülltonnen wollen von Zeit zu Zeit gereinigt und desinfiziert werden.

Schwer zu ändern: Der **Treibhauseffekt** fördert Pilzprobleme. Kanadische Forscher fanden, daß Schimmelpilze bei Verdoppelung der Kohlendioxidkonzentration schneller wuchsen und viermal mehr Sporen bildeten. Leicht zu ändern: Die schlimmsten Kohlendioxidkonzentrationen finde ich in schlecht gelüfteten Innenräumen; deshalb... **lüften**.

Wissenschaftler haben bei Hefen eine **Wachstumsbeschleunigung** im Einfluß **elektromagnetischer Felder** festgestellt. Andere berichten von Wechselwirkungen mit **Schwermetallen** (z.B. Amalgam) oder **Giftstoffen** (z.B. Holzschutzmitteln). Deshalb noch einmal: bei baubiologischen Pilzuntersuchungen auch an Elektrosmog und Wohngifte denken.

Schimmel- und Hefepilze im Körper

Wenn Pilze im Körper, auf der Haut oder an Schleimhäuten zu finden sind, dann greifen sie diese an, verdrängen die natürliche **Bakterienflora**, die Abwehr gegen andere schädliche Erreger geht verloren. Im Darm können sie den **Hormonhaushalt**, die 400 verschiedenen, gesunden und überaus fleißigen Bakterienarten sowie alle **Stoffwechselprozesse** und **Enzymabläufe** auf den Kopf stellen. Die Folge: Ein Organismus im Streß, Vitamine und Mineralien aus der Nahrung werden nicht mehr aufgenommen, ein paar Millionen unerwünschte Dauergäste wollen mitversorgt werden. Pilze haben leichtes Spiel, wenn das biologische Gleichgewicht gestört ist, wenn **Antibiotika** die Bakterienflora vernichten, wenn **Kortison** und **Chemotherapien** die Immunabwehr lahmlegen, wenn **Antibabypillen** die Hormone durcheinanderbringen, wenn **Zucker** oder **Alkohol** ideale Nährböden bieten, wenn **Umweltreize** oder psychischer **Streß** die Widerstandskraft schwächen, wenn...

Wohl dem, der ein stabiles Immunsystem hat. Wehe dem, dessen Immunsystem geschädigt oder ganz ausgeschaltet ist. Ein **Krebspatient** soll während der Chemotherapie im Krankenhaus den mit sterilen Kitteln und Mundschutz versehenen Besucher nicht berühren und wird vom Personal nur mit Latexhandschuhen angefaßt. Das muß sein, da sein **Immunsystem gleich null** ist und jeder Keim zur **Lebensgefahr** werden kann. Es wundert mich jedoch, daß der gleiche Patient nach der Chemo nach Hause darf, und nicht aufgeklärt wird, mit welchen Risiken er hier rechnen muß. Sein Immunsystem ist doch immer noch gleich null. Und in der Spülmaschine sitzt vielleicht Candida oder im Blumentopf der Schimmel. Zwei vermeidbare Risiken.

30 % der Bevölkerung zeigen **positive Befunde** in Speichel und Stuhl. **90 %** der an **Schuppenflechte** erkrankten sind pilzauffällig, bei **Neurodermitis** ist der Prozentsatz ähnlich hoch. Der größte Teil aller Allergiker sind **Schimmelpilzallergiker: 35 %**. Die "heimliche Seuche" fordert bei uns mindestens **10.000 Tote** pro Jahr. Davon könnten 9900 leben, wenn sie früh genug diagnostiziert und therapiert worden wären. Der Hamburger Mykologe Prof. Dr. **Hans Rieth**: "Der Leichenbeschauer ist meist der erste Mediziner, der eine Pilzinfektion feststellt." Eine Studie der **Universität Freiburg** sagt, daß 1989 **7000 Menschen** an Endomykosen (in den Körper eingedrungene Pilze) verstorben sind. Die Dunkelziffer dürfte beim Zigfachen liegen, weil Endomykosen selten erkannt werden. Die meisten bösartigen **Tumore** sind pilzbefallen. 70 % der in der **Uniklinik Düsseldorf** obduzierten Toten, bei denen **keine Todesursache** festgestellt werden konnte, waren voller Pilze. Die meisten **Aidskranken** sterben letztendlich an Pilzen. Warum werden Aidspatienten so selten gegen Pilze behandelt?

Eigentlich sind Pilze da, um Abgestorbenes oder Verdorbenes zu verwerten. Die Schmarotzer scheinen manchmal nicht zu merken, daß der Wirt, den sie zu recyclen gedenken, noch ein Weilchen leben möchte.

Ärzte und Wissenschaftler sind sich noch nicht einig, was gefährlicher ist, der **Pilz** oder sein **Gift**. Jeder Pilz gibt ein für ihn typisches Gift ab. Beim Aspergillus flavus ist es das hochgradig krebserregende **Aflatoxin**. Lebensmittel, die mehr als 5 Mikrogramm Aflatoxin pro Kilo enthalten, dürfen seit 1977 nicht mehr verkauft werden. Beim Aspergillus ochraeus ist es das **Ochratoxin**. Hierfür wird es noch in diesem Jahr die Höchstmengenverordnung geben. Bei Schimmelpilzen der Familie Penicillium geht es um **Citrinin, Patulin, Penicillinsäuren** und **Rubratoxin**. Bei Hefepilzen sind es **Alkoholverbindungen**. Jedes der bisher um die 400 bekannten Pilzgifte (Mykotoxine) hat seine spezifische biologische Wirkung. Das Gesundheitsministerium: "Wir messen den Pilzgiften eine mindestens so hohe Bedeutung bei wie den Pestiziden."

Nicht endgültig geklärt ist das Risikopotential der **abgestorbenen Sporen, Pilzfragmente** und **Pilzenzyme**. Die gefährlichen Mykotoxine, die sowohl bei Pilzen als auch bei Pilzsporen vorkommen, bleiben unverändert wirksam, nachdem sie abgestorben sind. Deshalb ist es wichtig, die mit z.B. Desinfektionsmitteln vernichteten Pilze und Sporen gründlich zu beseitigen. Das gilt auch für nicht lebensfähige Pilzfragmente. Aufschluß über eine diesbezügliche Gefahr gibt die Luft- bzw. Staubuntersuchung im Fachlabor. Die chemischen Werkzeuge der Pilze, deren Enzyme, werden industriell genutzt, man findet sie in mannigfaltiger Form: in Nahrungsmitteln wie Backwaren, Süßwaren, Konserven, Käse, Sirup, Fruchtsäften, Wein, Bier, Tee..., in Wasch- und Reinigungsmitteln, in Kosmetika und Zahnputzmitteln, in Medikamenten. Pilzallergiker haben es nicht leicht, sie reagieren auf Pilze, deren Sporen, Gifte, Riechstoffe oder Enzyme gleichermaßen.

Pilze machen **körperliche** und **seelische** Beschwerden, die auch anderen Ursachen zugeordnet werden können. Das macht es dem Arzt nicht leicht. Falls Sie chronisch unter einem oder mehreren der folgenden Symptome leiden, dann sollten sie an die Möglichkeit eines Pilzrisikos denken und Ihren Arzt um gründliche und mehrmalige mikrobiologische Untersuchungen von Blut, Stuhl, Speichel und Urin bitten:

Aggressivität	Fingernägel brüchig	Ohrennässen
Allergien aller Art	Gelenkschmerzen	Ohrenrauschen
Antriebsarmut	Gicht	Prostataschmerzen
Arthritis	Hautjucken	Regelbeschwerden
Aufstoßen	Herzbeschwerden	Roemheldsyndrom
Augenjucken, -brennen	Hitzegefühl	Rosacea
Ausfluß, Blutungen	Hustenanfälle	Schlafstörungen
Bindehautentzündung	Hyperaktivität	Schuppenflechte
Blähungen	Immunschwäche	Schwindel
Bläschen im Mund	Infektanfälligkeit	Sehstörungen
Blasenbeschwerden	Kopfschmerzen	sexuelle Unlust
Bronchialasthma	Konzentrationsschwäche	Sodbrennen
Bronchitis	Leberwerte erhöht	Urticaria
Colitis ulcerosa	Leistungsknick	Vaginalinfekte
Depressionen	Migräne	Verdauungsstörungen
Diabetes	Morbus Crohn	Verstopfung
Druck im Bauch	Müdigkeit, chronisch	Völlegefühl
Durchfälle	Nebenhöhleninfekte	Zahnentzündungen
Ekzeme, Pickel	Neurodermitis	Zunge belegt

Man ist sich noch nicht über den biologischen Stellenwert der von Pilzen abgegebenen **Riech-** bzw. **Schadstoffe** einig. Hier geht es nicht um die oben genannten Toxine, sondern um leichtflüchtige Substanzen, MVOC genannt (Microbial Volatile Organic Compounds). Experten meinen, daß diese lösemittelähnlichen Stoffe mit dem typischen Pilzgeruch schädlich sind und speziell Allergikern zu schaffen machen.

Für den Frischkornbreipapst Dr. **M.O. Bruker** sind Pilzkrankheiten **Modekrankheiten**. Im 'Naturarzt' spricht er im Juli 1997 vom Darmpilzrummel, falschen Traum der Keimfreiheit, von Scheinursachen, Hysterie und Panikmeldungen. Er meint, Pilze seien doch überall und nicht Ursache einer Krankheit, sondern deren Folge. Er zitiert seine Kollegen Fölsch und Nitsche: "Bei der Allerweltsdiagnose Darmpilze unser Rat: Nichts tun. Es ist die ärztliche Aufgabe herauszufinden, welche Grundkrankheit vorliegt." Was brauche ich eine Grundkrankheit, wenn ich jeden Morgen auf nüchternen Magen einige Millionen Candidakeime aus dem Wasserfilter, dem Yoghurtbereiter oder dem über Nacht im hefepilzkontaminierten Kühlschrank aufgeweichten Müsli aufnehme? Ingeburg Müller aus Düsseldorf (siehe Fallbeispiele) brauchte keine Grundkrankheit, um nach 69 gesunden Lebensjahren viermal in die Intensivstationen der Krankenhäuser zu müssen, sie brauchte nur Aspergillus niger und Aspergillus fumigatus. Der Krebspatient braucht Aufklärung, um sich vor Pilzen schützen zu können, keine Sprüche.

Schimmel- und Hefepilze: Zahlen

Hefepilze sind im Schnitt **5-10 µm** klein, **Schimmelpilzsporen 1-100 µm**, der **Hyphendurchmesser** liegt unter **10 µm**, die **Myzellänge** beträgt einige Millimeter bis mehrere hundert Meter.

HEPA-Luftfilter filtern Partikel und Keime ab **0,3 µm**, **Staubsauger** mit Mikrofiltern (HEPA- oder S-Klasse) filtern ebenfalls ab 0,3 µm.

Pilzkonzentrationen in der **Luft** nach meiner bisherigen Erfahrung:

Im Operationssaal oder anderen Hygienebereichen	unter 50/m³
relativ saubere Luft im Innenraum	unter 100/m³
relativ saubere Luft im Freien	unter 200/m³
belastete Luft im Innenraum	über 500/m³
belastete Luft im Freien	über 1000/m³
Innenraumluft nach Feuchte- / Fäkalienschaden	über 2000/m³
neben einem ungepflegten Hasenkäfig	über 5000/m³
neben einer städtischen Kompostierungsanlage	über 10.000/m³
in einer Geflügelfarm	über 20.000/m³
beim Arbeiten mit verschimmeltem Heu	über 1.000.000/m³

85 % der **Hefepilze** gehören zur Art Candida, 80 % davon sind C. albicans, unter 5 % Pichia und Minuta. Die in der Umwelt häufig anzutref-

fenden **Schimmelpilze** verteilen sich im Schnitt wie folgt: etwa 20 % Penicillium, 20 % Cladosporium, 15 % Fusarium, 5 % Aspergillus, 5 % Alternaria, 5 % Mucor, 2 % Curvularia, 2 % Rhizopus, 1 % Bipolaris.

Schimmel- und Hefepilze: Messung

Spätestens wenn Sie nach medizinischen Untersuchungen pilzauffällig sind, im Haus Feuchteprobleme, muffige Gerüche oder sichtbaren Pilzbewuchs feststellen, sollten Sie Ihre Räume von erfahrenen Baubiologen und Umweltanalytikern **mikrobiologisch** untersuchen lassen.

Dabei reicht es **nicht**, nur die **Luft** zu untersuchen, wie es leider von Behörden (wenn sie überhaupt messen) oder anderen Experten immer wieder praktiziert wird. Selbst wenn Sie unzählige Schimmelpilze hinter dem Kleiderschrank, hinter der Gipsverkleidung, unter dem Teppich, unter dem Estrich oder sichtbar als Rasen auf der Wand haben, passiert es oft, daß man die Krankmacher nicht in der Luft nachweisen kann. Pilze und deren Sporen haben unberechenbare Flugzeiten. Nach meiner Erfahrung findet man in mikrobiologisch belasteten Häusern Schimmelpilze nur in etwa 20 % aller Fälle in der Luft, Hefepilze noch seltener bis nie. Dafür findet man sie um so häufiger auf Oberflächen, in Ritzen, Teppichen, Matratzen, im Staub, Vorhang, im Abfluß von Badewanne und Dusche, in der Waschmaschine, in der Getreidemühle...

Wie werden die mikrobiologischen Überlebenskünstler, die Hitze und Frost, pH-1 und pH-10, Trockenheit und Nässe, Jahre und Jahrzehnte überstehen, baubiologisch gemessen? Wir setzen **Luft-**, **Oberflächen-**, **Staub-**, **Material-**, **Lebensmittel-** und **Flüssigkeits**analysen ein:

1. **Impaktionsmethode.** Luftkeimsammelgeräte saugen eine definierte Luftmenge im Raum oder im Freien an (z.B. 50-100 Liter pro Minute) und schleudern die in der Luft befindlichen Pilze und Sporen und den damit kontaminierten Staub auf einen Pilznährboden. Die Sammler von Andersen (USA), Holbach, Loreco-Reckert und Merck (BRD) nehmen Petrischalen auf, der von Biotest (BRD) spezielle Nährbodenfolien, der von SAS (Italien) Rodacplatten und der von Sartorius (BRD) Gelatine-Membranfilter. Die Maßeinheit ist die Keimzahl pro Kubikmeter Luft.

Petrischalen sind flache Kunststoff- oder Glasschalen mit Deckel. Sie haben meist einen Durchmesser von 9 cm und sind 1-1,5 cm hoch. Petrischalen werden mit verschiedenen Nährböden (Agars) für Schimmel- und Hefepilze sowie Bakterien bestückt. Die Nährbodenauswahl ist groß und die Einsetzbarkeit universell. Sie werden für Luft- und Materialproben, Labordiagnostik und medizinische Analytik benutzt.

2. **Sedimentationsmethode.** Eine simple Luftkeimsammelmethode ist das Aufstellen eines ungeschützten Nährbodens (geöffnete Petrischale) im Raum oder im Freien für eine bestimmte Zeit (im Schnitt eine

Stunde). Das Verfahren wird OPD (Open Petri Dish) genannt. Meine Vergleichsuntersuchungen haben gezeigt, daß auch solche Luftprobenahmen recht zuverlässig sind, die Ergebnisse ähneln den technisch aufwendigeren Impaktionsmethoden. Grobe Faustregel: Wird die offene Petrischale 1 Stunde lang der Luft ausgesetzt, dann ist die Keimzahl auf dem Nährboden, je nach Situation, mit 20-50 zu multiplizieren. Das ergibt etwa die Keimzahl pro Kubikmeter Luft.

3. **Abklatschmethode.** Abklatschproben werden von Oberflächen mit hierfür geeigneten Spezialnährböden, sogenannten Rodac-Platten oder Paddeln gemacht. Die Pilznährböden werden auf Oberflächen gedrückt (Teppich, Wand, Regal, Kachel...). Die Keime und Sporen 'kleben' an jenen fest. Die Maßeinheit ist die Pilzzahl pro Quadratdezimeter Fläche.

Rodacplatten sind runde Kunststoffplatten mit Deckel. Der Durchmesser ist meist 5,5 cm. Rodacplatten werden mit verschiedenen Nährböden für Schimmel- oder Hefepilze sowie Bakterien bestückt. Die Nährbodenauswahl ist nicht so groß wie bei den Petrischalen. Rodacplatten werden besonders für die Oberflächenprobenahme, auch Kontaktprobenahme oder Abklatsch genannt, eingesetzt.

4. **Staubprobenahme.** Mit speziellen Pumpen, die wir von Luftschadstoff-, Partikel- und Asbestfasermessungen her kennen, oder mit Allergenco- und Burkard-Samplern werden luftgetragene Stäube und die hiermit verbundenen Pilze und Sporen auf speziellen Filtern und präparierten Gläschen abgelagert. Sie können direkt mit dem Mikroskop betrachtet und ausgewertet oder auf Nährböden übertragen werden.

5. **Saugprobenahme.** Mit leistungsstarken Staubsaugern und speziellen Probenahmevorsätzen (z.B. ALK-Samplern, die bei der Hausstaubmilbensuche zum Einsatz kommen) werden von Teppichen und Polstern, aus Zwischenwänden, Ritzen, Schränken, Matratzen und Schmusetieren, hinter Einbaumöbeln oder Fußleisten, aus in den Estrich gebohrten Löchern... Luft, Staub, Pilze und Sporen direkt angesaugt und auf Papier- oder Zellulosefilter abgelagert. Eine aggressive und effektive Probenahme, manchmal die einzige, mit der man fündig wird. Die Ausbeute wird im Mikroskop betrachtet oder auf Agars aufgebracht.

6. **Tupferprobenahme.** Mit sterilen Wattestäbchen, die z.B. in der Medizin für Abstriche zum Einsatz kommen, werden Probenahmen aus Kühlschränken, Spülmaschinen, Waschmaschinen, Babyflaschen, Toilettenspülkästen, Mundduschen, Lebensmittelvorräten, Getreidemühlen, Abflüssen, Löchern in Wand oder Fußboden, Ritzen und Fugen, von Flecken, Pilzrasen, Staub, Duschköpfen... gemacht. Die Wattestäbchen werden auf Nährböden ausgerollt. Eine weitere Möglichkeit: Mit präparierten Tupfern (Calcium-Alganat-Methode) kann eine definierte Fläche abgewischt werden (z.B. 10 cm^2). Diese Tupfer kommen in eine vorbereitete Lösung und gehen ins mikrobiologische Labor.

7. **Lebensmittelproben.** Wir lassen uns von pilzkranken Kunden 10 bis 20 ihrer Lieblingslebensmittel zusammenstellen, die sie oft verzehren: Käse, Wurst, Milch, Müsli, Nüsse, Getreide, Naschereien... Diese werden auf Nährböden gebracht, und wehe, es wachsen kritische Pilze. So kann vermieden werden, daß über die Nahrungskette ständiger Nachschub kommt. Auf diese Weise haben wir candidakontaminierte Supermarktkäsetheken und schimmelpilzbelastete Bioläden gefunden.

8. **Flüssigkeitsproben.** Es sollten Proben vom öffentlichen Wasserleitungsnetz und Trinkwasserfilter, vom Wasser in Luftbefeuchtern, Hydrokulturen und Toiletten, vom Lieblingsgetränk und Bierzapfhahn... durchgeführt werden. Die Probenahmen werden vor Ort mit Eintauchnährboden, sogenannten Paddeln, HYchecks oder Dip-Slides durchgeführt, oder gehen direkt ins Labor. Die Maßeinheit ist die Pilzzahl pro Milliliter. Die Trinkwasserverordnung: 100 Keime/ml.

Paddel sind Kunststoffhalter, etwa 8 cm lang und 2 cm breit, die doppelseitig mit verschiedenen Nährböden für Schimmel- und Hefepilze oder Bakterien bestückt sind. Sie werden in durchsichtigen Kunststoffröhrchen geliefert und als Eintauchnährböden für Flüssigkeiten, aber auch als Abklatschnährböden für Oberflächen eingesetzt.

Materialproben von pilzbefallenen Oberflächen oder Gegenständen gehen zur Analyse direkt ins Labor. **Staubproben**, z.B. einige Gramm Feinstaub aus Ihrem Staubsaugerbeutel, werden auf Nährboden gebracht oder im Mikroskop untersucht; die Maßeinheit ist die Pilzzahl pro Gramm Staub. Mit **Impingern** wird Raumluft durch Waschflaschen gezogen, die geeignete Nährlösungen enthalten. **Klebestreifen** können wie Tesafilm auf eine Fläche geklebt werden, danach werden sie auf einen Nährboden übertragen oder im Mikroskop ausgewertet. Manchmal muß hinter die Kulissen geschaut werden, in die Zwischenwände, Fußböden, Hohlräume. Hierfür gibt es **Endoskope**.

Es gibt viele **verschiedene Methoden**, um ans Ziel zu kommen, und es liegt an der Erfahrung und am Geschick Ihres Baubiologen, die richtigen Weichen zu stellen und Analysemethoden zu kombinieren.

Bedenken Sie: Auf Nährböden wachsen nur **lebensfähige** Keime. Abgestorbene Pilze, Pilzteile und Sporen, die auch ein biologisches Potential aufweisen, können nur im Lichtmikroskop nachgewiesen werden. Hierfür eignen sich besonders **Fluoreszenzmikroskope**.

Die **Riechstoffe** der Pilze, die **MVOC**, werden, wie chemische Lösemittel, über Raumluftprobenahmen auf Aktivkohle gezogen und im Labor analysiert. Bekannte MVOC gehören zu Stoffgruppen wie Butanol, Dimethylsulfid, Geosmin, Heptanon, Hexanon, Methylbutanol, Methylfuran, Octanon und Octen. Die Nachweisgrenze ist 0,001 µg/m^3. Typische Werte im Freien sind 0,1-10 µg/m^3, in Innenräumen 1-50 µg/m^3.

Unsere Luftkeimsammler differenzieren die **Größe** der Keime, um herauszufinden, welche lungengängig sind, das heißt, welche bis in die Alveolen vordringen können (< 5 µm), welche bis zu den Bronchien (5-10 µm) und welche nur bis in die oberen Atemwege (> 10 µm).

Alle Nährböden werden direkt nach den Probenahmen in einem **Wärmeschrank** (Inkubator) bei 20 °C **und** 37 °C bebrütet. Nach einigen Tagen folgt die Zählung der auf diesen Nährböden herangewachsenen Schimmel- und Hefepilze. Bei Bedarf werden sie zur Pilzidentifizierung an ein mikrobiologisches Fachlabor geschickt. Die verschiedenen Bebrütungstemperaturen lassen eine Unterscheidung zu zwischen Pilzen, die bevorzugt bei Raumtemperatur und jenen, die auch noch bei der relativ hohen Körpertemperatur wachsen. Die meisten Schimmelpilze überleben 37 Grad Körpertemperatur nicht, und die, die's überleben, sind meist besonders gefährlich, z.B. viele Aspergillus-Arten. Alle Hefepilze lieben die 37 Grad des Körpers, haben aber auch nichts gegen Kühlschränke und überleben sogar Tiefkühltruhen. Alle Schimmel- und Hefepilze sind eher gegen Hitze als gegen Kälte empfindlich.

Hier einige wenige Beispiele für die Temperaturabhängigkeit von Pilzen. Alle Angaben in °C. Ergebnisse aus eigener Erfahrung und aus "Giftpilze, Pilzgifte" (Roth, Frank, Kormann), "Microfungi" (Gravesen, Frisvad, Samson), "Schimmelpilze" (Reiß) und nach TRBA 430. **Fett** gedruckt sind jene Arten, die bevorzugt bei Körpertemperatur wachsen:

Pilz	Wachstum von / bis	Optimale Temperatur
Alternaria alternata	−2-35	20-28
Aspergillus flavus	3-50	37
Aspergillus fumigatus	10-57	37-43
Aspergillus niger	5-47	37
Aspergillus terreus	11-48	37
Aspergillus versicolor	3-40	25-30
Candida albicans und andere Candida-Arten	−20-50	37
Cladosporium herbarum	−5-32	18-28
Cryptococcus neoformans	10-40	30-37
Fusarium graminearum	0-35	25-30
Mucor pusillus	20-55	37-45
Mucor racemosus	0-33	20-25
Penicillium chrysogenum	−4-35	23
Penicillium expansum	−3-35	25
Penicillium verrucosum	−5-31	16-24
Rhizopus oryzae	7-49	36-38
Rhizopus stolonifer	10-36	25
Rhodotorula rubra	0-45	30-37
Serpula lacrymans (Hausschwamm)	3-26	18-23
Stachybotrys atra	2-40	23-27

Die für Probenahmen lebensfähiger Keime geeigneten **Nährböden**, sogenannte Agars, bestehen aus z.B. Hefe, Soja, Pepton, Casein, Würze, Malz und anderen Extrakten unter Zusatz von Salz, Glukose, Aminosäuren, Glyzerin, Antibiotika, Einfärbungen, Agar und Wasser. Einige Nährböden sind für fast alle Keime geeignet, also für Bakterien, Schimmel- **und** Hefepilze. Andere Agars lassen selektiv nur Bakterien **oder** nur Pilze wachsen. Wieder andere sind Spezialisten im Erkennen bestimmter Bakterien- oder Pilzarten, z.b. Candida albicans.

Am Rande sei bemerkt, daß mikrobiologische Arbeiten nicht mit dem **Bundesseuchengesetz** kollidieren dürfen. Die reine **Probenahme** von Keimen ist **anzeigepflichtig**, aber in jedem Fall erlaubt. Darüber hinaus ist das weitere **Arbeiten**, Überimpfen, Identifizieren, Selektieren... von Keimen **genehmigungspflichtig** und ausschließlich Mikrobiologen und Ärzten vorbehalten. Die Erlaubnis zum **Bebrüten** und **Zählen** der Keime wird von Land zu Land, je nach Situation und Qualifikation, unterschiedlich vergeben. Wenden Sie sich, falls Sie mikrobiologisch arbeiten wollen, zuerst an Ihr Gesundheitsamt oder an den Regierungspräsidenten. Wichtig ist die korrekte Entsorgung der Proben.

Hier die **'Baubiologischen Richtwerte'** für Pilze:

1. **Pilze** in der **Raumluft**

100 Keime pro Kubikmeter Luft sind tolerierbar.

| | 100 - 200 Keime/m³ sind auf Dauer **schwach**,
| | 200 - 1000 Keime/m³ **stark** und
| | über 1000 Keime/m³ **extrem** auffällig.

2. **Pilze** auf **Oberflächen**

10 Keime pro Quadratdezimeter Fläche sind tolerierbar.

| | 10 - 20 Keime/dm² sind auf Dauer **schwach**,
| | 20 - 100 Keime/dm² **stark** und
| | über 100 Keime/dm² **extrem** auffällig.

Die baubiologischen Richtwerte sind Vorsorge-Empfehlungen und beziehen sich auf umwelttypische Pilze und hier, wie auch sonst, immer auf Schlafbereiche. Die Angaben gelten für die Bebrütung bei 20-24 °C.

Für **Trinkwasser**- und andere Flüssigkeitsuntersuchungen sollte der verbindliche Grenzwert der Trinkwasserverordnung beachtet werden: Gesamtkeimzahl maximal **100 Keime pro Milliliter**.

Prinzipiell gilt für baubiologische Untersuchungen, was Wissenschaftler und Mikrobiologen in den USA und Kanada raten:

Die **Keimzahl** im Raum sollte **deutlich unter** der Keimzahl im Freien liegen. Die **Keimart** im Raum sollte sich **nicht wesentlich** von der im Freien unterscheiden. **Krankmachende Keime**, z.B. Schimmelpilze wie Aspergillus oder Stachybotrys und Hefepilze wie Candida oder Cryptococcus sowie coliforme Bakterien, sollten im Raum **nicht** meßbar sein. Die US-Gesundheitsbehörden und die WHO (1988) fordern: **Pathogene** und **toxigene** Pilze sind in der Innenraumluft **nicht** zu akzeptieren, ab **50/m³ einer** Pilzart ist nach den Quellen zu suchen; **500/m³** sind bei einer Mischung **umwelttypischer** Pilzarten zu vertreten.

Statt Keim, Pilz oder Spore wird in der Wissenschaft auch von **kolonienbildender Einheit** (KBE) gesprochen. KBE heißt: wachstumsfähiger Keim. Also meinen alle Worte das Gleiche. Ein Sonnenblumenkern ist auch eine solche kolonienbildende Einheit. Steckt man ihn in gute Erde, so zeigt er, was in ihm steckt: eine riesige Blume mit vielen weiteren kolonienbildenden Einheiten, sprich Sonnenblumenkernen, in der Blüte. So betrachtet, unterscheidet sich die Sonnenblume nicht wesentlich vom Pilz. Die Baubiologie versucht einfach und verständlich zu sein, wir einigen uns auf Pilz und Spore (dem Samen des Pilzes) oder Keim (als übergeordneter Begriff für alle Bakterien und Pilze).

Bei Pilzmessungen sollten weitere raumklimatische Parameter erfaßt werden: **Lufttemperatur**, relative und absolute **Luftfeuchte**, **Oberflächenfeuchte** und **Taupunkt**. Eine **Bestandsaufnahme** der Geschichte des Hauses, eventueller Wasserschäden der Vergangenheit, sichtbarer Auffälligkeiten, der Krankengeschichte des Kunden... ist nützlich.

Bakterien

Bakterien sind **0,1** bis **5 µm** kleine **Mikroorganismen**. Sie sind fleißige Helfer in unserem Körper. Sie halten uns gesund, sorgen für ein **intaktes Immunsystem**, vertreiben krankmachende **Angreifer**. Eine ausgeglichene Bakterienflora ist lebenswichtig. Allein im Darm dürfte es einige Billarden Bakterien und einige hundert verschiedene Bakterienarten geben, die alle unermüdlich ihren segensreichen Dienst tun.

Bakterien können auch krank machen. Es kommt immer auf die Art an, auf die Zahl, auf den Ort. Escherichia coli ist gesunderhaltend im Darm und krankmachend im Magen. Andere Bakterien gehören auf den Kompost und nicht in unsere Atemwege. Streptokokken, Staphylokokken und Pseudomonas findet man in der Kanalisation, aber bitte nicht in einem Trinkwasserfilter oder Luftbefeuchter. Im Krankenhaus können Bakterieninfektionen schnell lebensbedrohend werden.

Für Bakterien gilt sinngemäß, was über Pilze gesagt wurde. Es gibt viele gute und einige schlechte. Die schlechten können leichte bis verheerende Entzündungen und andere Beschwerden verursachen, sogar töten. Sie sind wahre Überlebenskünstler und bevorzugen destilliertes

Wasser genauso wie Säure und Lauge. Sie vermehren sich so schnell, daß mit einer Verdopplung alle paar Minuten zu rechnen ist. Sie lieben Nässe noch mehr als Schimmel- und Hefepilze und sind in großen Zahlen manchmal in Küchen- und Badbereichen zu finden. Überall da, wo Pilze sich wohl fühlen, ist auch mit hohen Bakterienzahlen zu rechnen, am deutlichsten nach Feuchte- und Fäkalienschäden. Oft sind die muffigen und fauligen Gerüche in Pilzhäusern nicht von den Pilzen verursacht, sondern von den mitbeteiligten Bakterien. Krankmachende Bakterienarten gehören nicht in einen intakten Lebensraum.

Die Feststellung der **Bakterienzahl** in der Luft und auf Oberflächen gehört deshalb zum baubiologischen Standard. Es wird hier ähnlich vorgegangen wie bei den Pilzen: mit speziellen Nährböden und Luftprobenahmegeräten sowie Abklatschagars und anderen Methoden in Zusammenarbeit mit einem mikrobiologischen Fachlabor.

Äußerst kritische Bakterienzahlen und -arten fand ich im Wasser einiger **Trinkwasserfilter** für den Haushalt. Das gilt für Aktivkohle- und Umkehrosmosefilter, Ionentauscher, Wasserenergetisierungssysteme, Wasserhahnvorsätze und andere Verfahren gleichermaßen. Die Trinkwasserverordnung fordert, wie Sie wissen, maximal **100 Keime** pro Milliliter Wasser. Gut ein Fünftel der von mir im praktischen Küchenalltag überprüften, teilweise nicht optimal gewarteten, Umkehrosmosewasserfilter kamen auf **10 Tausend** bis **10 Millionen Keime/ml**.

Im öffentlichen **Wassernetz** habe ich nach einigen hundert Proben nur ausnahmsweise erhöhte Bakterienzahlen festgestellt, es muß aber jederzeit mit kurzfristigen Ausrutschern gerechnet werden, speziell bei und nach Wartungs- und Reparaturarbeiten. In Mineralwässern sind Keime die Ausnahme und wenn, dann eher in jenen ohne Kohlensäure, in Kunststoff-Flaschen und in jenen, die nicht im Kühlschrank und zu lange angebrochen aufbewahrt wurden.

Meine schlimmsten Erfahrungen, die zu schweren Erkrankungen führten: extreme Bakterienzahlen nach einem **Fäkalienschaden** in einem Neusser Restaurant und ebenso extreme Bakterienzahlen in den biologischen **Wandfarben** eines renovierten Einfamilienhauses. Im Restaurant verstopften die Toiletten und Küchenabflüsse und liefen über. Der keimverseuchte Cocktail floß, tagelang unbemerkt, in die darunter liegende Souterrainwohnung. Der Sanierungsaufwand lag bei einigen zehntausend Mark. Die Bewohnerin kam mehrmals ins Krankenhaus, hatte innere Blutungen, Erstickungsanfälle und mußte über ein Jahr mit Antibiotika behandelt werden. Die biologischen Wandfarben wurden wahrscheinlich schon bakterienkontaminiert gekauft und unbewußt im ganzen Haus verstrichen. Im Laufe von wenigen Tagen stank es überall im Haus bestialisch. Die Bewohner mußten sich übergeben, bekamen Atemnot, Schmerzen im Oberkörper und Hautjucken überall. Sie zogen ins Hotel. Auch hier mußte aufwendig saniert werden.

Wir kommen zum letzten baubiologischen Standardpunkt 'Sonstiges'. Es folgt ein jeweils kurzer Eindruck der folgenden Risikofaktoren:

- Schwermetalle
- Lärm, Vibration, Ultra- und Infraschall
- Licht und UV-Strahlung

Streß durch SCHWERMETALLE

Es gibt über 50 verschiedene Schwermetalle. Bekannte Vertreter sind z.B. Arsen, Blei, Cadmium, Chrom, Cobalt, Kupfer, Nickel, Quecksilber, Thallium, Zink oder Zinn. Schwermetalle gelangen in unsere Körper über die Ernährung, über Zahnfüllungen oder über die Umwelt, um nur drei besonders wichtige Pfade zu nennen. Der Einsatz von Schwermetallen ist in den letzten Jahren stark zurückgegangen. Man findet kritische Konzentrationen in der Luft und im Staub von Wohnhäusern nur ausnahmsweise, und wenn, dann eher als Altlast vergangener Zeiten.

Kritische Schwermetalle finden sich manchmal in Kunststoffen (PVC, Elektrokabel), Textilien (Kleidung, Teppich), Holzschutzmitteln (Arsen, Chrom, Kupfer, Zinn), Flammschutzmitteln (Antimon, Zink), Insektenvernichtungsmitteln (Quecksilber, Zink, Zinn), Schüttungen (Schlacken und Aschen als Deckenfüllung), Ledermöbeln (Chrom, Quecksilber), Spiegeln (Blei), Neonröhren (Quecksilber), Wasserleitungen (Bleirohre, Kupferrohre), Farben und Lacke (Rostschutz, Farbpigmente), Batterien, Thermometern, Lampen (Quecksilberdampf), Kristallglas (Blei) und andere optische Gläser, Treibstoffen (Benzin) oder Tabakrauch.

Schwermetalle in erhöhten Konzentrationen sind gefährlich für die Gesundheit, besonders bei Kindern und Schwangeren. Sie verursachen die verschiedensten Krankheitssymptome. Dazu gehören Leber- und Nierenschäden, Nervenleiden, Entzündungen, Allergien, Blutarmut, Knochenveränderungen und Krebs. Die Metalle werden vom Körper **nicht abgebaut**, werden im Organismus **deponiert** und reichern sich z.B. in den Nieren, den Knochen und der Haut an. Besondere Gefahr geht von einer **chronischen** Belastung mit **geringen** Mengen aus.

Die Metalle werden bei baubiologischen Messungen über den **Hausstaub** nachgewiesen. Die Probenahme entspricht der ab Seite 410 in Bezug auf Biozide beschriebenen. Es sollte hier, wie auch bei den Bioziden, Weichmachern, Flammschutzmitteln und PCB, Wert darauf gelegt werden, daß die Staubanalyse möglichst viele Einzelkomponenten erfaßt. Die Nachweisgrenzen liegen bei 0,2-1 mg/kg.

Verbindliche **Grenzwerte** für Innenraumbelastungen gibt es nicht. Als Folge zahlreicher Untersuchungen durch das Institut für Wasser-, Boden- und Lufthygiene (WaBoLu), das Institut für Angewandte Umweltforschung in Oberursel, die Gesellschaft für Umweltanalytik Indikator in Wuppertal, durch uns und andere Umweltlabore können inzwischen Erfahrungs- und Durchschnittswerte angegeben werden.

Es muß bei Schwermetalluntersuchungen in **Innenräumen** mit folgenden Werten im **Hausstaub** gerechnet werden (in mg/kg):

Arsen	0,5-3,5	Chrom	30-150	Quecksilber	0,2-1
Blei	5-150	Kupfer	40-400	Zink	250-1000
Cadmium	0,5-5	Nickel	7-70	Zinn	5-35

Die geringsten Werte beziehen sich auf Konzentrationen, die in etwa 90 % aller Räume zu finden waren, die höchsten Werte wurden in etwa 10 % aller Räume festgestellt. Es ist für Innenraumbewertungen anzustreben, die Meßwerte möglichst **niedrig** zu halten. Die stärksten Konzentrationen findet man bei Zink, die niedrigsten bei Quecksilber.

Typische Hausstaubwerte liegen meist erheblich über den Konzentrationen, die man üblicherweise in **Kulturböden** findet (in mg/kg):

Arsen	2-20	Chrom	2-50	Quecksilber	0,1-1
Blei	0,1-20	Kupfer	1-20	Zink	3-50
Cadmium	0,1-1	Nickel	2-50	Zinn	1-20

Kritische Schwermetallbelastungen können vom **Trinkwasser** ausgehen. Dabei steht die **Hausinstallation** im Verdacht. Vom Wasserwerk fließt das kostbare Naß zumeist in Zement oder Kunststoffrohren zum Verbraucher. Im Haus findet man verschiedene Leitungsmaterialien, und hier beginnt dann auch die Verschlechterung der Wasserqualität. Früher wurden häufig verzinkte Eisen- und Bleirohre verwandt, heute sind es Kupfer-, Kunststoff- und Edelstahlrohre. Hinzu kommen unterschiedliche Metallarten für Heizanlagen, Vorratskessel, Filter, Armaturen und Heißwassergeräte. Ob und wie stark sich Schwermetalle im Trinkwasser anreichern, ist unter anderem von der Härte des Wassers, vom pH-Wert, von der Mineralienzusammensetzung, vom Zustand der Schutzschicht im Rohr, von der Nitrat-, Phosphat- und Sauerstoffkonzentration abhängig. Je saurer und weicher das Wasser und je höher der Nitratwert, um so wahrscheinlicher das Herauslösen von Metallen.

In der BRD sind in über 10 % der Häuser noch alte **Bleirohre** zu finden. Die Wasserwerte sind oft derart erhöht, daß Sanierungen dringend anzuraten sind. Aber auch bei **Kupferrohren** gibt es recht häufig bedenkliche Ergebnisse, speziell wenn die Leitung zu heiß gelötet und dabei die Schutzschicht zerstört wurde. Lassen Sie vor der ersten Benutzung das Wasser eine Minute laufen, denn die ärgsten Werte findet man im Wasser, welches länger als eine Stunde in den Rohren stand. Seien Sie besonders vorsichtig bei der Zubereitung von Babynahrung.

Die zulässigen Wasserwerte sind in der Trinkwasserverordnung **TVO** festgelegt. Die Weltgesundheitsorganisation **WHO** schlägt Leitwerte vor. Hier die Richtwerte für die fünf wichtigsten im Trinkwasser vorkommenden Schwermetalle (in Mikrogramm pro Liter):

	Blei	Cadmium	Kupfer	Quecksilber	Zink
TVO	40 µg/l	5 µg/l	3 µg/l	1 µg/l	5 µg/l
WHO	10 µg/l	3 µg/l	2 µg/l	1 µg/l	3 µg/l

Der Blei-Wert der TVO soll von 40 µg/l auf 10 µg/l gesenkt werden.

Zu einer Schwermetallbelastung ersten Grades können **Zahnfüllungen** werden, speziell wenn es um den Skandalstoff **Amalgam** geht (siehe auch Seite 289). Amalgamfüllungen sind toxische Zeitbomben. Es können gefährliche Mengen giftiger Substanzen (z.B. Quecksilber) in den Organismus gelangen. Zahnärzte müssen Amalgamfüllungen auf dem Sondermüll entsorgen. Sondermüll im Gebiß. Die WHO setzt die Grenze auf 1 µg/l für das Trinkwasser. Im Speichel von amalgamversorgten Mündern befinden sich nach BGA-Aussage (1992) im Schnitt 4,9 µg Quecksilber. Laut WHO darf also der eigene Speichel nicht mehr geschluckt werden. Beim Zähneputzen werden 62 µg frei, beim Kaugummikauen 50 bis 400 µg und beim Trinken heißer Flüssigkeiten 45 µg.

Die Staatsanwaltschaft des **Landgerichts Frankfurt** bestätigte im März 1997, daß "von Amalgam eine nicht unerhebliche Gefahr für die Gesundheit ausgeht." Wissenschaftler der **Universität Tübingen** untersuchten den Speichel von 20.500 Menschen mit Amalgamfüllungen. Projektleiter Professor Peter Krauß im Mai 1996: "Wir fanden bei 40 % der Probanden höhere Quecksilberwerte im Speichel als die Weltgesundheitsorganisation zuläßt. Bei einigen lagen sie 100fach darüber." Besonders gefährdet seien Zähneknirscher und das Personal in Zahnarztpraxen. Der BUND forderte das sofortige Verbot für Amalgam. Bundesgesundheitsminister Horst Seehofer warnte vor allzu "hektischen Schnellschüssen", erkannte aber an, daß die Tübinger Studie "seriös bewertet" werden müsse. Die Kassenzahnärztliche Vereinigung und die Zahnärztekammer wiegelten ab, es gäbe keinen Grund zur Sorge.

Mein schlimmstes Fallbeispiel in Sachen Quecksilber: der schwerkranke **43jährige Notar** aus Frechen. Er hatte Nerven- und Muskelschmerzen, konnte allein nicht mehr gehen oder aufrecht sitzen. Die Kopfschmerzen trieben ihn fast zum Wahnsinn. Seine Konzentration ließ nach, das Kurzzeitgedächtnis war gestört. Die Symptome wurden von Monat zu Monat schlimmer. Zig Klinikaufenthalte, zig Arztbesuche, zig Therapien. Ich fand bei ihm zu Hause dramatische Quecksilberwerte im Hausstaub: 19,8 mg/kg. Der Grund: Er war leidenschaftlicher Sammler alter Thermometer. Im Haus hingen die kostbaren Antiquitäten, 44 an der Zahl, viele mit offenen Quecksilbervorratsbehältern. Seine Blut- und Urinwerte lagen über 90 µg/l, normal sind unter 5.

Streß durch **LÄRM, VIBRATION, ULTRA-** und **INFRASCHALL**

Schall ist normaler Bestandteil unseres Alltags. Er ist zumeist angenehm (z.B. Musik, Vogelgezwitscher) und lebenswichtig (z.B. Sprache, Gefahrenerkennung). **Lärm**, das ist unerwünschter, störender oder gesundheitsschädlicher Schall. Ultra- oder **Infraschall** ist nicht hörbarer Lärm im Bereich oberhalb oder unterhalb der für menschliche Ohren akustisch wahrnehmbaren Frequenzbereiche. Infraschall und mechanische **Schwingungen** können nervzehrende **Vibrationen** bewirken.

Das Bürgerliche Gesetzbuch: "Lärm ist unerwünschter Schall, der stören, gefährden, krank machen, benachteiligen oder belästigen kann." **Lärm** muß nicht **laut** sein, um zu stören: Knarrende Fußböden, Piepsen aus elektrischen Geräten, Klappern beim Nachbarn, der tropfende Wasserhahn können belästigen wie Preßlufthämmer und Kreissägen. Lärm ist subjektiv: Was für den Rockmusiker Wohltat ist, ist für den Klassikfan Qual; Tiefflieger machen das Militär glücklich, die Bevölkerung aggressiv; der kläffende Köter stört den Nachbarn, nicht den Besitzer; tagsüber wird Lärm ganz anders empfunden als nachts.

Lärm wird nicht nur mit den **Ohren** gehört, sondern auch von **Körper** und **Psyche** empfangen und verarbeitet. Nobelpreisträger **Robert Koch** sagte vor 100 Jahren: "Eines Tages wird der Mensch den Lärm ebenso bekämpfen müssen wie die Cholera und die Pest." Heute fühlt sich die Hälfte der Deutschen von Lärm bis in ihre Wohnungen verfolgt.

20 % der Bundesbürger sind lärmkrank. Jeder vierte Fabrikarbeiter leidet nach zehnjähriger Berufstätigkeit an lärmbedingter Schwerhörigkeit. Jedes 10. Gehör zeigt durch Lärmeinwirkung abgestorbene Sinneszellen. Folge des Lärms sind Magen- und Darmgeschwüre, Herz- und Kreislaufkrankheiten, vegetative Dystonie und Nervenstörungen, Schlaf- und Konzentrationsstörungen, Streßsymptome und Bluthochdruck, Ohrenrauschen und Taubheit, Kopfschmerzen und Übelkeit, Depressionen und Verhaltensstörungen, Verengung der Blutgefäße und Verdauungsprobleme, Schlafstörungen und erhöhte Krebsanfälligkeit.

Das Gehör ist ein hochsensibles Sinnesorgan. Es ist für die Wahrnehmung der Umwelt zuständig, für die räumliche Orientierung und das Gleichgewicht. Über das Trommelfell und die feinen Sinneszellen des Innenohres ist das Gehör mit unserem Hörzentrum im Gehirn und dem ganzen Nervensystem verbunden. Das Gehör ist ständig aktiv, auch im Schlaf, im Gegensatz zu den Augen, die wenigstens nachts Erholung haben. Das Gehör schaltet selbst im Koma nicht ab.

Lärmgewöhnung ist ein Trugschluß. Lärm wirkt Tag und Nacht auf das Ohr und den ganzen Menschen und schädigt auch dann, wenn wir meinen, wir würden ihn ganz gut ertragen. "Lärm ist nach dem Rauchen das Herzinfarktrisiko Nr. 2!", so das Umweltbundesamt im

Februar 1998 auf ihrem Symposium in Bonn. "Das Risiko an einem verkehrslärmbedingten Herzinfarkt zu sterben, ist heute inzwischen größer als durch krebserregende Abgase zu Tode zu kommen. Lärmbelastete Arbeiter leiden dreimal häufiger unter Bluthochdruck, und das Herzinfarktrisiko ist viermal höher als bei Menschen die in ruhigerer Umgebung arbeiten." Lärm führt im Körper zur ständigen Ausschüttung der Streßhormone Adrenalin und Cortisol, und diese treiben die Blutfett-, Blutzucker- und Blutdruckwerte hoch.

Ab 55 Dezibel (Maßeinheit für Schall, kurz dB) werden im Schlaf Streßhormone ausgeschüttet, und unser Blutdruck steigt. 55 dB entstehen, wenn ein LKW in 40 Metern Entfernung bei geschlossenem Fenster vorbeifährt. Schon 35 dB reichen, um den Schlaf zu stören und Menschen aufzuwecken. Ein kurzer Eindruck der Schallpegel im Alltag:

0-10 dB	Hörschwelle
10-20 dB	Flüstern, Blätterrascheln, leichte Windbewegung
20-40 dB	leise Unterhaltung, tropfender Wasserhahn, Regen
40-60 dB	laute Unterhaltung, Bürogeräusche, Alltagslärm
60-80 dB	Küchenmaschine, Fabrikgeräusche, sehr laute Stimmen
80-90 dB	lauter Straßen- und Eisenbahnverkehr, Industrielärm
90-100 dB	Preßlufthammer, Bohrmaschine, Kreissäge, Hupe
100-110 dB	Disco, Rockkonzert, Fluglärm, Autorennen, Schüsse
110-130 dB	Tiefflieger, Flugzeuglandebahn, Martinshorn, Explosionen

0 dB ist akustisch nicht mehr wahrnehmbar, ab 60 dB wird Schall als laut empfunden, ab 90 dB als unerträglich, ab 110 dB als schmerzhaft, 130 dB ist ohrenbetäubender Krach. Eine Schallpegelerhöhung von 3 dB wird als Verdopplung der Lautstärke wahrgenommen. Die häufigsten Lärmverursacher sind der Straßenverkehr, die Luftfahrt, die Bahn, Arbeitsplätze in Industrie und Gewerbe, Baustellen, Sportanlagen, laute Musik (Discos), Technik in Garten und Freizeit (Mähen, Häckseln, Sägen), Haustiere und Nachbarn (auch Sie sind ein Nachbar).

Offizielle Regelungen: Bei **Straßenbauarbeiten** dürfen in Wohngebieten 60 dB (tags) und 50 dB (nachts) nicht überschritten werden; **Industrie- und Gewerbelärm** ist in Wohngebieten bis 50 dB (tags) und 35 dB (nachts) erlaubt. Am **Computerarbeitsplatz** sind nach Verordnung maximal 55 dB zugelassen. Kindergeschrei und Rasenmäherkrach sind mittags (13-15 Uhr) und nachts (22-7 Uhr) zu unterlassen. Das OLG Düsseldorf: Nach 22 Uhr darf ein Mieter nur eine halbe Stunde duschen. Das OLG Bayern: Baulärm berechtigt zur Mietminderung. Auch bei Hundegebell kann man die Miete mindern (AG Düren). Lautes Musizieren soll auf zwei Stunden beschränkt werden (OLG Bayern). Das Recht auf eine laute Party pro Monat gibt es nicht (OLG Düsseldorf).

Ein gesunder Mensch hört im Idealfall Frequenzen von etwa **20 Hz** bis **20 kHz**, in fortgeschrittenem Alter eher von 50 Hz bis 10 kHz. Für die mittleren Frequenzen zwischen 1 und 5 kHz sind wir besonders empfindlich. Viele Tiere hören noch höhere oder niedrigere Frequenzen.

Der für uns unhörbare Lärm heißt **Infraschall** (Frequenzen **unterhalb** des Hörbaren) oder **Ultraschall** (Frequenzen **oberhalb** des Hörbaren). Ein Hund hört Ultraschall, der vom Menschen nicht mehr wahrgenommen wird. Deshalb reagiert der Vierbeiner auch auf die Hundepfeife, die nach menschlichem Ermessen gar nichts von sich gibt. Die Katze spitzt ihre Ohren, sie reagiert auf den für sie hörbaren Reiz, der uns verborgen bleibt. Andere Tiere, wie die Fledermaus oder der Delphin, senden und hören Ultraschallfrequenzen, für die unsere Ohren absolut taub sind: Fledermäuse zwischen 50 und 100 kHz, Delphine 200 kHz. Manchmal würde ich gern wissen, was das Ungeborene in Mutters Bauch 'hört', wenn es ständig per Ultraschall untersucht wird, damit Mami und Papi früh genug wissen, ob sie blaue oder rosa Strampelhöschen kaufen sollen. Einige Ärzte und Wissenschaftler warnen, daß zu häufige Ultraschalldiagnosen für das sich im Bauch entwickelnde Menschenkind arge Streßeinflüsse sein müssen.

Ich finde im Alltag Schallpegel der Stärke von Industrielärm, die mit Schallpegelmeßgeräten zwar darstellbar, aber für uns Menschen nicht hörbar sind, weil es um Infra- und Ultraschall geht. Ist es **Infraschall**, dann entsteht dieses gewisse 'Brummen im Bauch', dieses Vibrieren, die Empfindung von 'unter Druck stehen'. Ist es **Ultraschall**, dann zeigen sich die Empfindungen eher in Rauschen, Pfeifen, Zirpsen, was nicht mit dem komplexen Krankheitsbild Tinnitus (innerlich entstehende Ohrgeräusche) verwechselt werden darf. Oft werden diese beängstigenden Einflüsse nur von der einen Person empfunden, die eine besondere Empfindlichkeit und **individuelle Resonanz** zum Schallverursacher hat; unsensiblere Freunde oder der Ehepartner spüren dagegen nichts und zeigen deshalb enttäuschendes Unverständnis.

Nun geht das Suchen der Nadel im Heuhaufen los. Empfindliche Schall- und Vibrationsmeßgeräte nebst Frequenzanalysatoren werden eingesetzt, um der mysteriösen Belastung auf die Spur zu kommen. Meist handelt es sich um Motoren in Kühlgeräten oder Klimaanlagen, Pumpen für Heizungen oder Aquarien, Lüftungen oder Maschinen. Deren Geräusche und Schwingungen werden über **Schallbrücken** in der Baumasse so ungünstig weitergeleitet und versetzen diese derart in Resonanz, daß sie drei Etagen weiter unangenehmer empfunden werden als direkt daneben. Oft helfen Experimente, z.B. das **Schalten** von **Geräten** oder **Sicherungen** im eigenen Haus oder in Nachbarhäusern, solange, bis die Probleme endlich verschwunden sind.

Schallwellen sehr tiefer Frequenzen unter 20 Hz werden vom Bundesgesundheitsamt ernst genommen. Dr. **Hartmut Ising**, BGA-Lärmfachmann: "Eine Lüftungsanlage, die solche 'Töne' produziert, kann einen empfindlichen Menschen noch auf große Entfernung belasten."

Infraschall und **Vibration** hängen eng zusammen, das eine kann das andere zur Folge haben. Vibrationen, das heißt mechanische **Schwingungen**, gehören zu den Nervensägen des zivilisierten Zeitalters. Das kann von Motoren, Maschinen, Fahrzeugen und Fabriken oder von herumlaufenden Nachbarn in zum Schwingen neigenden Häusern ausgehen. Jedes Haus hat sein eigenes Schwingungsmuster, was durch kleine Provokationen, z.B. Türenschlagen, Kinderhüpfen oder das Laufen von Waschmaschinen oder Dunstabzugshauben, angeregt werden kann. Einige Menschen reagieren auf Schwingungen ihrer Umgebung höchst sensibel und werden nervös, ängstlich und krank. Psychische und physische Dauerschäden und Störungen des Nervensystems sind wissenschaftlich bestätigt. Jedem ist bekannt, daß die Fahrt in dem einen Auto zu Übelkeit führen kann, in dem anderen aber nicht. Das liegt unter anderem an den unterschiedlichen Schwingungsmustern.

Seltener kommen die Verursacher von draußen. Ausnahmsweise stehen ganze Häuser unter Schwingung, was als subtile und lästige Erschütterungen und Vibrationen wahrgenommen wird und durch Autobahnen, Eisenbahn- und U-Bahnstrecken, Baustellen, Tagebau und Industrieprozesse verursacht wird. Diese Vibrationen entstehen sogar durch Wind, Meeresbrandungen und Temperaturspannungen der Erdoberfläche. Findet man die Ursache und schaltet sie aus, dann wird das von den Betroffenen als eine große Erleichterung empfunden. Einige Menschen wollten wegen unerklärbarer Vibrationen schon ihr geliebtes Haus verkaufen und waren nervlich nahezu am Ende.

In Düsseldorf-Gerresheim war es die 40jährige Internistin, die krank geworden ist durch Vibrationen in ihrem Schlafbereich. Sie kam schon seit Monaten nicht mehr zur Ruhe. Der Grund: eine alte **Aquarienpumpe** in der Nachbarwohnung. All ihre Beschwerden verschwanden, als diese entfernt und eine neue geräusch- und vibrationsarme installiert wurde, diesmal zusätzlich sicher in dämpfendes Gummi verpackt.

In Bonn war es der Anwalt, der jede Nacht aufgekratzt durch die Räume spazierte, anstatt zu schlafen. Mehrmals wurde er aus dem Schlaf gerissen und wußte nicht warum. Nach längerer Suche stand fest: Ein **Kühltruhenmotor** im Keller verursachte am Schlafplatz im ersten Stock unangenehme Vibrationen. Die Truhe wurde auf Dämmkorkplatten an einen anderen Platz gestellt. Das war es, der Anwalt schlief durch.

Der Anruf einer Kölner Galeristin: "Bei mir zu Hause brummt und vibriert was, das macht mich schier verrückt. Der ganze Raum steht wie unter Druck. Ich gehe regelmäßig ins Hotel, um einmal ausschlafen zu können." Ursache: Eine Mischung aus **U-Bahn** und **Bundesbahn** in der Nähe. Die Schwingungen wurden vom Beton der Schlafraumdecke und zwei Stahlträgern auf ihr Metallbett übertragen. Die Erste-Hilfe-Maßnahme: Gummipuffer unter das Bettgestell. Die Probleme waren danach nicht weg, aber erträglich. Sie brauchte nicht mehr ins Hotel.

In Essen halfen zehn dämpfende Tennisbälle unter dem vibrierenden Kühlschrank, in Aachen vier Tennisbälle unter einer **Lautsprecherbox**. In Münster habe ich einen **Lüftungsmotor** mit seinen Rohren im Keller nachträglich an flexiblen Bändern aufhängen lassen, und die nervzehrenden Vibrationen waren im ganzen Haus wie weggeblasen.

Ein junges Lehrerehepaar aus Mönchengladbach wohnte seit 10 Jahren in einer Eigentumswohnung auf der dritten Etage, ohne Probleme. Dann konnten sie plötzlich nicht mehr schlafen, spürten unangenehmen Druck und unheimliches Brummen in der ganzen Wohnung, monatelang, nahezu jede Nacht, immer wieder. Sie verloren fast die Nerven, waren tagsüber in der Schule zerschlagen, mißmutig und aggressiv. In einigen Winternächten wurden die Probleme so schlimm, daß sie in dicke Mäntel eingepackt in ihrem auf der Straße parkenden Auto schliefen, bei Temperaturen um die null Grad. Ich brauchte drei Anläufe, um herauszufinden, daß die **Transformatoren** einer **Niedervolthalogenbeleuchtung** im Flur der Etage darunter diese Phänomene verursachte. Die Mitbewohner von der zweiten Etage ließen die in einer Zwischendecke untergebrachten Lämpchen nachts meistens an, auf geringe Helligkeit heruntergedimmt. Drei Trafos wurden ausgetauscht und an Gummibändern aufgehängt, die Lämpchen nachts nicht mehr angemacht. Der Erfolg: ein zufrieden schlafendes Lehrerehepaar.

In Essen stand die Journalistin kurz vor dem Auszug. Seit nebenan vor acht Monaten ein neuer Mieter einzog, war es mit der Nachtruhe vorbei: Infraschall und Vibration. Er ließ nachts immer den alten ausgeklapperten **Lüfter** im Bad an. Das Bad grenzte an den Schlafraum der Journalistin. Sie bezahlte den Einbau eines neuen Ventilators. Seitdem gibt es keine Probleme mehr. Das war billiger als Umziehen.

In drei Fällen in Bonn und Düsseldorf konnte die Ursache nicht behoben werden. In einem direkt am Rhein gelegenen Haus waren es die Vibrationen der tuckernden **Schiffe**, die über das Grundwasser auf das Haus übertragen wurden. In einem Haus am Stadtrand war es eine **Brücke**, die durch den Wind ständig Schwingungen verursachte. In dem Haus am Baggersee war es das **Kieswerk** in zwei Kilometer Entfernung, welches beängstigende Vibrationen ins Schlafgemach schickte. In diesen Fällen reichte neben kleinen Verbesserungen im Haus schon die Zuordnung des Problems, um eine psychologische Beruhigung zu bewirken. Die Leute hatten sich im Laufe der Zeit in die nicht zu erklärenden Phänomene derart hineingesteigert, daß Angst aufkam und die Ursachenfindung als große Entspannung erlebt wurde.

Schwingungsmessungen und -sanierungen sind auch für empfindliche **Technologien** wichtig. Die EDV-Anlage und andere High-Tech-Geräte vertragen die Vibrationen der nahen Baustelle überhaupt nicht. Für Mensch und Technik gibt es DIN-, ISO- und andere Normen zur Begrenzung von Lärm, Schwingungen und Vibrationen.

Streß durch **LICHT** und **UV-STRAHLUNG**

Licht spielt eine große Rolle im Leben von Mensch und Natur. Das sichtbare Licht gehört zu den elektromagnetischen Strahlen mit Wellenlängen von etwa 400 (Blau) bis 700 (Rot) Nanometer. Es breitet sich mit der unvorstellbaren Geschwindigkeit von 300 Millionen Metern pro Sekunde aus. Die bekannteste Lichtquelle ist die Sonne.

Die Erforschung der Lichtwirkung auf den Menschen wird erst in den letzten Jahrzehnten von der Naturwissenschaft angegangen. Es steht fest, daß Licht einen entscheidenden Einfluß auf das Wohlergehen und die Gesundheit des Menschen hat. Licht steuert unzählige biologische Funktionen, besonders die Hormonabläufe, den Stoffwechsel, den Vitaminhaushalt, die Stimmung, das Vegetativum, den Schlaf- und Wachrhythmus. Der Mensch lebt seit Jahrmillionen im natürlichen Licht mit seinen tages- und jahreszeitlichen Schwankungen und wechselnden Spektralzusammensetzungen. Die Sonne bietet die harmonische Spektralverteilung eines Regenbogens. Jede Abweichung von natürlichen Gegebenheiten kann auf Dauer gesundheitliche Folgen haben.

Das gilt nicht nur für das sichtbare Licht. Auch unsichtbares **UV-Licht** (unter 400 nm) und **Infrarotlicht** (über 700 nm) wirkt auf alles Leben. UV-Licht ist vitaminbildend, wirkt sich günstig auf die Leukozytenzahl aus, stabilisiert das Immunsystem, stärkt Drüsenfunktionen, ist streßreduzierend, sorgt für Raumhygiene und Keimvernichtung, verbessert das Raumklima und ionisiert nachhaltig die Atemluft.

Etwa 80 % aller Sinneseindrücke sind optischer Natur, laufen also über die Augen. Eine amerikanische Dokumentation besagt, daß 25 % des gesamten menschlichen Energiehaushaltes für den Sehprozeß benötigt werden. Der Mensch ist von Natur aus ein Tageswesen, benötigt im Wachbewußtsein dem Tageslicht entsprechend viel Licht.

Zuwenig Licht ist ungesund, zuviel Licht, besonders UV-Licht, kann Krebs verursachen. Die richtige Dosis Licht, auch UV-Licht, kann wiederum Krebs verhindern. Der Stubenhocker des 20. Jahrhunderts bekommt im Schnitt viel zu wenig natürliches Licht. Ungesunde Blässe ist die Folge, ein schlechtes Immunsystem, verminderte Konzentrationsfähigkeit, Reizbarkeit, Störungen des Biorhythmus und Depression.

Jedem ist die **Winterdepression** bekannt. Sie ist die Folge von zu langem Lichtmangel und kann mit regelmäßiger Lichtzufuhr behoben werden. Trübes Wetter macht trübe Stimmung. Sonne macht sonnig. Lichtmangel verursacht Mißstimmung und Angst, der Hunger auf Süßes und die Lust auf Alkohol steigen, die Sexualität ist reduziert.

Melatonin ist das verantwortliche Hormon. Es wird vom Licht gesteuert. Dieses übergeordnete Hormon regiert andere Hormonabläufe, den

Tag- und Nachtrhythmus, und es ist zuständig für die Krebsabwehr (siehe ab Seite 126). Ist es im Winter zu oft zu dunkel, halten wir uns nur in tageslichtarmen Innenräumen auf, oder ist der Ersatz für die Strahlen der Sonne der strahlende Bildschirm, dann gerät der Melatoninhaushalt durcheinander und mit ihm unser Leben, viele Hormonprozesse, die körpereigenen Abwehrkräfte gegen Krebs, der Kalziumhaushalt, die Sehkraft und die psychische Verfassung. Wer Krebs hat oder Depressionen, der braucht viel unverfälschtes helles Tageslicht.

Selbst der trübste Wintertag ist immer noch heller als ein gut beleuchteter Arbeitsplatz. Hier einige Vergleichswerte in der Maßeinheit Lux:

Sonniger Sommertag	100.000	Ganz trüber Wintertag	3000
Bewölkter Sommertag	20.000	Heller Arbeitsplatz	1000
Sonniger Wintertag	20.000	Helle Straßenbeleuchtung	50
Bewölkter Wintertag	10.000	Vollmondnacht, Kerzenlicht	1

Tageslicht wird schon durch **Fensterglas** verändert, das UV-Licht ist hinter den Scheiben nahezu verschwunden. Es gibt auch UV-durchlässiges Glas, man sollte dies an einigen Stellen im Haus einbauen. Die Augen scheinen besonders wichtige Lichtrezeptoren zu sein, und Sonnenbrillen verfälschen die Lichtqualität besonders gründlich.

Aktuelle Forschungen der Pro-Klima-Gruppe unter der Projektleitung von Dr. **Wolfgang Bischof** kamen im Januar 1998 zu dem Ergebnis: Die meisten Beschäftigten in Büros, die über gesundheitliche Beschwerden wie Kopfschmerzen und Leistungsknick klagen, leiden eher unter schlechten Lichtverhältnissen als unter schlechter Luft oder Lärm.

Kunstlicht verzerrt das natürliche Spektrum, weil bestimmte Spektralbereiche ganz fehlen, andere dafür dominieren. Dazu ist Kunstlicht im Vergleich zu Tageslicht meist viel zu dunkel. Energiesparen hat auch hier seinen Preis. Es gibt nicht das ideale, der Natur entsprechende Kunstlicht. Es gibt nur relativ bessere oder schlechtere Kunstlichtarten. Wer wirklich gesundes Licht will, der verlasse sein Haus und gehe ins Freie. Oder er lasse viel unverändertes Tageslicht in sein Haus. Tageslicht ist durch nichts zu ersetzen. Regelmäßige, behutsam und sinnvoll dosierte Sonnenbäder auch nicht, trotz UV und Ozonloch.

Normale **Glühlampen** spenden relativ gutes Licht mit ausgewogener Spektralverteilung. Der Rotanteil ist dezent überbetont, er gleicht der Abendsonne. Glühlampen machen kaum elektrische oder magnetische Felder, keine hochfrequente Strahlung, keine Flimmerfrequenz. Das ist biologisch vorteilhaft. Sie brauchen jedoch relativ viel Strom, viel Energie wird in Wärme umgewandelt. Das ist ökologisch und ökonomisch nachteilig. Glühbirnen halten nicht so lange, etwa 1000 Stunden.

Halogenlampen schneiden bei der Spektralverteilung genauso gut wie

Glühlampen ab, sie brauchen etwas weniger Strom und halten länger. Halogenlampen sollten nicht als **Niedervoltsysteme** mit **Transformatoren** betrieben werden, weil Lampen, zuführende Kabel (besonders wenn die Kabel voneinander getrennt geführt werden) sowie Trafos starke elektrische und magnetische Felder abstrahlen. Wenn es dann Niedervolt sein muß: Abstand 1 m zu den Trafos, zu- und abführende Kabel verdrillen, sternförmig (nicht ringförmig) verlegen, elektronische Vorschaltgeräte bevorzugen, stets zweipolig und primär schalten. Starke Strahler sind die unter den Zimmerdecken **gespannten Drähte** mit ihren Niedervolthalogenlämpchen. Hier fließen starke Ströme, die Magnetfelder kompensieren sich durch den großen Hin- und Rückleiterabstand kaum noch, deshalb gibt es mehr Elektrosmog als unter Hochspannungsleitungen. Halogenlampen, die **ohne Transformator** direkt mit 220-Volt-Netzspannung betrieben werden, sind genauso gut wie Glühlampen und aus biologischer Sicht empfehlenswert, aus ökologischer Sicht wegen des relativ hohen Stromverbrauchs nicht ideal.

Leuchtstoffröhren haben eine schlechte bis mittelmäßige Spektralverteilung, brauchen dafür recht wenig Strom und halten länger. Einige enthalten giftige Stoffe wie Quecksilber, manche der eingebauten Kondensatoren waren PCB-verdächtig. Leuchtstoffröhren gehören auf den Sondermüll. Die Röhren und deren Vorschaltgeräte strahlen oft starke elektrische und magnetische Wechselfelder sowie hochfrequente Wellen ab. Ihr Oberwellenanteil ist hoch. Die Folge der Frequenz unseres Wechselstromnetzes ist die **Flimmerfrequenz** des Leuchtstoffröhrenlichtes, die von Sehnerv und Vegetativum wahrgenommen wird und die, medizinisch bewiesen, bei Mensch und Tier Streß bedeutet. Das heißt, das Edelgas in der Röhre geht der Frequenz entsprechend an und aus, ein Stroboskopeffekt, ein ständiges, nicht direkt sichtbares Hell und Dunkel. Osram schreibt in einer Information für Tierhalter: "Leuchtstofflampen werden beim Betrieb am normalen Wechselstromnetz 50mal pro Sekunde ein- und ausgeschaltet. Dieser Vorgang kann bei manchen Tierarten Unruhe bis hin zu vegetativen Nervenstörungen auslösen." Bei Glüh- oder Halogenlampen ist der Glühfaden zu träge, deshalb tritt hier das nervende Flimmern nicht auf.

Vollspektrum-Leuchtstoffröhren (Bio-Licht, True-Lite...) kommen dem natürlichen Lichtspektrum etwas näher als normale Röhren (Glüh- und Halogenlampen bleiben trotzdem Sieger), haben aber sonst die gleichen Nachteile. Sie werden oft (nicht immer) mit elektronischen Vorschaltgeräten (EVG) betrieben, die strahlungsarm sein sollen, es aber nicht immer sind. Ein EVG funktioniert mit Frequenzen von 30 bis 60 Kilohertz, es zeigt also diese typische 50-Hz-Flimmerfrequenz der konventionellen Vorschaltgeräte nicht. Wenn's unbedingt Leuchtstoffröhren sein müssen, dann: Elektronische Vorschaltgeräte mit MU-Metall magnetisch abschirmen, Metallgehäuse mit vorgesetzten Metallwaben erden und damit elektrisch abschirmen, trotzdem stets 1 m Mindestabstand einhalten. Glauben Sie den Versprechungen der Tageslichtröhrenhersteller nicht. Sie holen sich mit diesen Systemen nicht "die Sonne ins Haus", lediglich die bessere Röhre.

Energiesparlampen sind Mini-Leuchtstoffröhren mit allen diesbezüglichen Vor- und Nachteilen. Sie wissen: Wenn ich bei Arbeitsplatzuntersuchungen Computermonitore auf Strahlung prüfen soll, dann muß ich erst einmal die Energiesparlampen vom Schreibtisch räumen, um den Schwedennorm-Bildschirm überhaupt messen zu können. Vorteil: kompakt, sparsam und langlebig. Nachteil: elektrisch und magnetisch feldstärker als Glühlampen, Hochfrequenz, Flimmerfrequenz, schlechte Spektralverteilung, in der Praxis längst nicht so hell wie oft angegeben (siehe meine Untersuchungsergebnisse im Öko-Test über Energiesparlampen, Heft 12/92). Wenn überhaupt Energiesparlampen, dann nur mit elektronischem Vorschaltgerät und 1 m Körperabstand.

Ich empfehle für Innenräume altbewährtes **Glühlampenlicht** oder **Halogenlicht** ohne Trafos. Verzichten Sie auf zu viele Leuchtquellen im Raum. Es gibt in der Natur nur eine Sonne und nur einen Schatten. Es ist eine Unsitte, in Zwischendecken von Wohnzimmern, Fluren und Klos und in Einbauschränken oder an durch die Räume gespannten Drähten Dutzende grelle Mini-Halogenlämpchen zu installieren, alle mit scharfen Lichtbündeln und entsprechend scharfen Schattenwirkungen. Das hat nichts mehr mit Lichtharmonie zu tun.

Vergessen Sie nicht: Unverfälschtes, helles **Tageslicht** ist durch nichts zu ersetzen, und die **Sonne** nicht durch ein Solarium.

Zuviel ist zuviel: Auch die Sonne kann schaden, speziell das von ihr abgegebene **UV-Licht**. Etwa 6 % der Sonnenstrahlung besteht aus UV-Anteilen. UV-A-Licht hat eine Wellenlänge von 320 bis 400 nm, UV-B von 280-320 nm und UV-C von 200-280 nm. Beschränken Sie Sonnenbäder und Höhensonnen auf ein vernünftiges Maß. Zuviel energiereiche (ionisierende) UV-Strahlung kann Hautkrebs verursachen (100.000 erkranken in der BRD jährlich an Hautkrebs), speziell gefährliche Melanome. Außerdem altert die Haut schneller. UV-Licht hat auch desinfizierende Eigenschaften, wirkt also gegen Bakterien und Pilze. Deshalb kann eine Prise UV für den Innenraum nicht schaden: Fenster auf oder UV-durchlässiges Glas einsetzen. Die Warnung vor der gefährlichen UV-Dosis an Halogenlämpchen wurde meineserachtens mächtig übertrieben. Ich messe in 30 cm Abstand von einer ungeschützten Halogenbirne weniger UV-Strahlung als an einem trüben Herbsttag.

Am Rande sei bemerkt, daß **Laser** Licht abgeben, extrem gebündeltes Licht. Damit kann man in der Medizin operieren und im Alltag Unheil anrichten. Beim Blick in den Strahl eines Laserpointers kann die Netzhaut irreparabel zerstört werden. Prof. Dr. **Peter Hering**, Leiter des Institutes für Lasermedizin an der Uni Düsseldorf, macht klar, daß solche Geräte nicht auf den Markt gehören, schon gar nicht in Kinderhände.

ZUM SCHLUSS

Bauphysikalische Messungen von z.B.
| Wand-, Decken-, Estrich-, Beton- und Holzfeuchte
| Wärme- und Kältebrücken, Taupunkt und K-Wert
runden den vielseitigen Standard der baubiologischen Meßtechnik ab.

Zum kompletten baubiologischen Untersuchungspaket gehört auch die
| Messung des Ableitwiderstandes von Baustoffen und Einrichtung
| Materialuntersuchung auf Alpha-, Beta- und Gammastrahlung
| Bodenprobe von Grundstücken auf Schadstoffe oder Altlasten
| Begutachtung von Haus- oder Holzschädlingen
| Messung der Trinkwasserqualität auf z.B. pH-Wert, Leitfähigkeit, Härte, Rückstände, Nitrat, Schadstoffe, Schwermetalle oder Keime
| Überprüfung internationaler Standards und Grenzwerte

Baubiologische Sachverständige
| analysieren, prüfen, beraten, klären auf, passen auf
| sind Partner des Arztes und Heilpraktikers
| begleiten Bauherren, Architekten und Planer
| werden von Verbraucherinitiativen und -zentralen empfohlen
| arbeiten mit Gesundheits- und Umweltämtern zusammen
| stehen Krankenkassen, Verbänden und Instituten zur Seite
| sind unabhängig von Industrie, Wirtschaft, Politik und Grenzwerten
| messen nach aktuellem 'Standard der baubiologischen Meßtechnik'

Eine baubiologische Untersuchung in Schlaf- und Wohnräumen, am Arbeitsplatz oder auf Grundstücken, von Baustoffen oder Einrichtungen wird mit dafür geeigneten physikalischen Meßgeräten durchgeführt. Alle Meßergebnisse werden mit Angabe der eingesetzten Geräte und Verfahren fachmännisch ausgewertet, laienverständlich erklärt und schriftlich protokolliert. Gibt es baubiologische Auffälligkeiten, so werden entsprechende Sanierungsempfehlungen erarbeitet.

Eine baubiologische Dienstleistung ist reproduzierbar, transparent und immer am praktischen Alltag orientiert. Erfahrungen aus der Praxis und die Erkenntnisse aus Naturwissenschaft, Biologie, Biophysik und Medizin sind dabei die Grundlage.

Bio und Öko

Bau**bio**logie bedeutet für mich: Schutz des in Häusern lebenden Menschen vor umweltbedingten Gesundheitsgefahren, vor Strahlen, Giften, Partikeln, Keimen... Bau**öko**logie bedeutet für mich: Schutz von Natur und Umwelt beim Bau und Betrieb des Hauses, bei der Herstellung, Verarbeitung und Entsorgung von Baumaterialien.

Im Idealfall sollte beides zusammenkommen. Ein Haus sollte biologisch einwandfrei sein und seine Bewohner nicht durch z.B. Strahlen oder Schadstoffe gefährden. Ein Haus sollte auch ökologisch einwandfrei sein, das fängt bei der Produktion der Baustoffe an, beim Schutz der im Werk arbeitenden Menschen, beim Energieaufwand des Materialtransportes, bei der Frage der Rohstoffgewinnung, und hört bei der Verarbeitung von Baustoffen, beim häuslichen Energieverbrauch, bei der späteren Entsorgung und bei Umweltschäden im Brandfall auf.

So gesehen sind Bio und Öko sind nicht immer optimal zu vereinbaren. Energiesparlampen mögen ökologisch sinnvoll sein, weil sie weniger Strom verbrauchen, biologisch sind sie es nicht, da sie schlechteres Licht und stärkere Felder machen. Mineralwolle kann ein Herstellungs- und Verarbeitungsrisiko werden, eine Gefahr für den Bewohner besteht nach dem fachmännischen Einbau nicht. Einige Schaumplatten und Bauschäume sind bei der Herstellung, Verarbeitung und Entsorgung hochgiftig, Luftschadstoffe nach Einbau und Aushärtung sind nicht mehr nachzuweisen. Aluminium ist bei der Produktion energieaufwendig, als Fensterrahmen kein Problem. Das Bio-Blockhaus ist kritischer als ein Betonhaus, wenn es neben dem Sender steht. Bahnfahren ist ökologisch besser als Autofahren, biologisch dank zigtausend Nanotesla eine Überlegung wert. Ökoputzmittel schonen die Umwelt, leider auch Bakterien und Pilze. Die Biotonne ist wichtig, gehört aber nicht unters Schlafzimmerfenster. Nicht lüften spart Heizenergie und fördert Kohlendioxid, Wohngifte und Pilze.

Ich kenne Öko-Häuser mit Grasdach und Holzdachrinne, die keine Bio-Häuser sind, weil sie dank nicht abgeschirmter Elektrokabel starke Felder verursachen, und weil einem vor lauter Wärmedämmwahn die Puste ausgeht. Ich kenne ganz normale Häuser, in denen man durchaus gesund leben kann, die aber keine Ökohäuser sind. Es geht, wie so oft im Leben, immer um den besten Kompromiß, den gangbaren und biologisch wie ökologisch verantwortungsbewußten Mittelweg. Vorteile und Nachteile, Kosten und Nutzen, Bio und Öko müssen von Fall zu Fall neu und mit Vernunft abgewogen werden.

Zufall?

Es kann nicht Zufall sein, daß die meisten Kunden zufrieden mit der baubiologischen Dienstleistung sind und von gesundheitlichen Verbesserungen oder einer Steigerung ihrer Lebensqualität berichten. Ist es Zufall, daß chronisch **bettnässende Kinder** direkt nach der Beseitigung elektrischer Felder trocken wurden, daß Jugendlichen nach Entfernung von Formaldehydschränken ihre ausgefallenen Haare nachwuchsen? Ist es Zufall, daß in einem elektrosmogverseuchten Mehrfamilienhaus in Köln in drei Jahren **zwei plötzliche Kindstode**, drei Nervenheilanstalt-Einweisungen, ein Schizophreniefall, zwei Herzinfarkte und zwei viel zu junge Krebstote zu registrieren waren?

Zum Schluß: Zufall?

Sollte es Zufall sein, daß ein achtjähriges Mädchen in einem Kaarster Reihenhaus, direkt neben einer riesigen vierfachen Hochspannungsleitungstrasse gelegen, in zwei Jahren **vier Selbstmorde** durch Sprünge vom Balkon versucht hat, immer weint und nervlich völlig überspannt ist? Woanders ist die Kleine psychologisch ausgeglichen, problemlos und liebenswert, so wie sie es auch vor dem Einzug in dies Haus war.

In einem Duisburger Einfamilienhaus, direkt unter einer 380-kV-Hochspannungsleitung gelegen (die Masten stehen mitten im Garten), berichtete mir die inzwischen alleinstehende krebskranke Bewohnerin, daß hier im Laufe von zehn Jahren sowohl ihr **Mann** als auch ihre **drei Kinder** alle **Selbstmord** begangen hätten. Mehrere US-Forschungen bestätigen den Zusammenhang mit elektromagnetischen Feldern unter Hochspannungsleitungen und Suizid. Wieder Zufall?

All meine in diesem Buch geschilderten Fallbeispiele: Zufall? Ich habe mit zwei Ingenieuren des RWE und VDE gesprochen. Sie waren sich sicher: Da die offiziellen DIN/VDE-Empfehlungen und amtlichen Verordnungen eingehalten wurden, jawohl, ganz sicher, alles nur Zufall.

Eine Mutter aus Mülheim an der Ruhr wandte sich im September 1994 an das RWE. Sie war besorgt über zwei 110- und 380-kV-**Hochspannungsleitungen**, die an ihrem Haus vorbei laufen. Dazu kam die elektrische **Fußbodenheizung**. Ihr Töchterchen hatte **Leukämie**. Das RWE rückte an und machte Messungen im Kinderzimmer. Die Fußbodenheizung war im Bettbereich mit **13.000 Nanotesla** deutlich stärker als die Felder der Hochspannungsleitungen mit 150 nT. Internationale Forschungen weisen seit über 20 Jahren übereinstimmend den Zusammenhang mit elektromagnetischen Feldbelastungen ab **200 nT** und **Kinderleukämie** nach. Das RWE bescheinigte im November 1994, ein Zusammenhang mit Leukämie sei ausgeschlossen, bezogen "auf den gegenwärtigen Stand der Forschung". Der Stand der Forschung ließ zu dieser Zeit nach DIN/VDE **400.000 nT** zu. Ich meine, man hätte wenigstens das Ausschalten der Fußbodenheizung im Schlafbereich des Kindes anraten können, nur aus Vorsorge, um sicher zu gehen. Damit hätte man sich nichts vergeben. Ein leukämiekrankes Kind braucht **jede** Streßreduzierung, da sollten Richtwerte in den Hintergrund treten.

Ich erinnere mich an eine Hausfrau, die besorgt beim **E-Werk** von dem Trafohäuschen neben ihrem Haus berichtete und um Aufklärung über eventuelle Felder bat. Die Antwort der Fachleute: "Sie gucken wohl zuviel Fernsehen." Oder die Aussage eines **Arztes** über ein lebensgefährlich pilzkrankes Mädchen (der Pilzherd fand sich in ihrem Kinderzimmer): "Pilze hat doch jeder." Oder die Aufforderung des **Gesundheitsamtes**: "PCP in den Deckenbalken? Alles so lassen, sonst machen Sie es noch schlimmer." Oder die Stellungnahme des **RWE**-Ingenieurs Hans-Ulrich Paul in der 3-Sat-Sendung 'Frontal' über Elektrosmog: "Die Abschaltung einer Hausinstallation ist allenfalls eine Beruhigung für bestimmte Personen, wie sie durch Placebowirkungen in der Medizin bekannt sind." Ich meine, solche Aussagen sind unnötig, unhöflich, unsachlich und sollten für immer der Vergangenheit angehören.

Placebo? Kinder reagieren, Tiere reagieren, skeptische Ehemänner reagieren und werden zu Überzeugungstätern. Zwei dicke Aktenordner voll von rührenden Dankesschreiben. Alles Placebo?

Ich bin vorsichtig mit voreiligen Rückschlüssen. Aber wenn ich an Schlafplätzen 5000 Millivolt Körperspannung wegen ungeerdeter Geräte und Lampen, 500 Nanotesla durch Radiowecker und Niedervolttrafos, 100 Grad Kompaßabweichung dank Federkernbett, Hochspannung wegen des Synthetikteppichs und hirnstromverändernde Dauersignale als Folge eines DECT-Telefons auf dem Nachttisch messe, und wenn zur Abrundung dieses pathologischen Spektakels noch der D-Netz-Mast gegenüber, Lindan aus Nut- und Federbrettern, Permethrin aus der Schurwollbrücke, Amalgamfüllungen im Gebiß und Candida in der Spülmaschine und im Kühlschrank hinzukommen, dann wundere ich mich nicht mehr, daß die meisten der vom Arzt geschickten Patienten chronisch krank, manchmal schwerkrank, zu oft krebskrank sind.

Warten wir nicht, bis Politiker reagieren, bis Wissenschaftler sich einig sind und aufhören, sich gegenseitig die Kompetenz abzusprechen. Jeder hat auf seine Weise recht, weil jeder andere Interessen vertritt. Es kommt darauf an, wen man fragt. DIN/VDE und Verordnung orientieren sich bei der Bewertung biologischer Risiken durch Elektrosmog sehr theoretisch an Körpererwärmungen. Die Baubiologie wartet nicht, bis Körper warm werden, sie orientiert sich sehr praktisch an der alltäglichen Realität, handelt aus Vorsorge und Erfahrung und nimmt sich beim geringsten Zweifel die Natur zum Maßstab, nicht die Regierung, nicht die Industrie, nicht das Elektrizitätswerk, nicht den TÜV, nicht das CE-Zeichen, nicht den blauen Umweltengel, nicht das Teppichforschungsinstitut und nicht die Forschungsgemeinschaft Funk.

Keine zusätzlichen Belastungen mehr!

Umweltbedingte Streßfaktoren sind in Häusern häufiger anzutreffen als draußen. Hier summieren sich die lebensfeindlichen Einflüsse des Zivilisationsalltags. Hier sind sie vermeidbar. Hier tragen nur wir die Verantwortung und haben die Chance zur Korrektur. Wir können nicht alle Risiken beseitigen, weder draußen noch drinnen. Aber wir können unser Haus, und hier wenigstens die zwei wichtigsten Quadratmeter des Lebens, den Schlafbereich, möglichst streßfrei halten.

Macht es Sinn, wenn der Arzt an Krankheitssymptomen erfolglos und nebenwirkungsreich herumdoktert, ohne an Ursachen zu denken? Ich halte es für einen Kunstfehler im Sinne einer ganzheitlichen medizinischen Diagnose und Therapie, den kranken Schlafplatz des Patienten und sein Wohn- und Arbeitsumfeld zu ignorieren. Ich freue mich, daß die Zahl der Ärzte, die sich dessen bewußt sind, ständig steigt.

Das **Grundgesetz** fordert: "Jeder hat das Recht auf Leben und körperliche Unversehrtheit. Jeder hat das Recht auf freie Entfaltung, soweit er nicht die Rechte anderer verletzt." Die **Bauordnung** erwartet: "Bauliche Anlagen sind so zu errichten, daß sie das Leben oder die Gesundheit und die natürliche Lebensgrundlage nicht gefährden."

Wie ernst ist es mit Gesetzen und Ordnungen gemeint? Die "Rechte anderer" werden minütlich verletzt. Das "Recht auf körperliche Unversehrtheit" wird zur Posse. Wo ist die "natürliche Lebensgrundlage" in Kinderwagen, die wegen ihrer unnötig magnetisierten Stahlkonstruktion Kompaßnadeln tanzen lassen und dank Plastik mehr Elektrostatik machen als Computernormen zulassen? Wo ist sie neben Mobilfunksendeantennen, DECT-Telefonen, Babyphonen, unter Hochspannungsleitungen, auf Federkernmatratzen, in der Nähe von Hüttensteinen, im Einfluß von PCP, PCB, DDT, DEHP, PAK und Co.? Unsere natürliche Lebensgrundlage ist mehr als gefährdet, sie steht vor dem Kollaps.

Die Zahl der asthmakranken Kinder hat sich in 20 Jahren verdoppelt. Jedes fünfte Kind kommt allergisch auf die Welt. 30 Millionen Deutsche sind Allergiker. In den USA werden alljährlich 27 Billionen Dollar für Depressionen ausgegeben. Die Deutsche Gesellschaft für Umwelt- und Humantoxikologie (DGUHT) mahnt: "Jeder vierte hat ein geschädigtes Immun-, Hormon- oder Nervensystem. Wir haben den Punkt erreicht, der keine zusätzlichen Belastungen mehr verträgt!"

Vier Millionen Deutsche haben chronische Schmerzen. Die Krankenhausfälle haben sich in nur 30 Jahren verdoppelt, obwohl die medizinischen Fortschritte explodiert sind; die Kosten für ambulante Behandlungen haben sich verfünfzehnfacht, die für stationäre verdreißigfacht und die für Heilmittel vervierzigfacht. Erinnern wir uns an die Feststellung des Gesundheitsministers: "Jeder dritte ist umweltkrank." Die AOK: "30% der Versicherten sind durch Umwelteinflüsse krank geworden." Die WHO: "Ein Viertel aller Erkrankungen werden durch schlechte Umweltbedingungen verursacht." Umwelt fängt zu Hause an.

Wenn ich mir meinem Bekanntenkreis anschaue, dann sehe ich keinen einzigen Gesunden. Hier Nervenschmerzen, da Allergien, hier Fehlgeburten, da Krebs. Ein Kind mit Rheuma, ein Schüler mit Kreislaufstörungen. Der eine Nachbar: Neurodermitis. Der andere: Asthma. Viele ziehen die Nase hoch, husten. Viele klagen über Kopfschmerzen.

Die Latte der Toleranz wird immer höher gehängt. Längst ist es zum Normalzustand geworden, daß man irgendwas hat, daß man alle Nase lang in irgendeinem Wartezimmer sitzt. Ich erinnere mich an meine Kindheit. Mein Vater hörte damals in den Nachrichten, daß jeder fünfte in Deutschland Karies habe. Er regte sich fürchterlich auf und hielt uns eine leidenschaftliche Predigt über den gesundheitlichen Verfall der Bevölkerung, denn schlechte Zähne seien ein sicheres Zeichen für schlechte Gesundheit. Heute regt sich keiner mehr so wie mein Vater darüber auf, daß jeder dritte an Krebs erkrankt. Wenn es irgendwann mal jeder zweite sein sollte, dann ist eben das der Normalzustand.

Es spricht alles dafür und nichts dagegen, daß die finanziell arg strapazierten Krankenkassen viel Geld sparen könnten, wenn im baubiologischen Sinne mehr Aufklärung geleistet würde. Das Erkennen und Vermeiden von krankmachenden Einflüssen in der allernächsten Umwelt ist sinnvoller als Elektrosmoggeschädigte, Holzschutzmittelvergiftete und Pilzbelastete zum Psychiater zu schicken.

Nehmen wir das Schicksal in die eigenen Hände. Halten wir unsere nächste Umwelt, an erster Stelle den Schlafplatz, in bester Ordnung. Das ist oft relativ einfach. Eine gesunde Wohnumwelt, der ungestörte Schlafplatz, sind zwar nur Teile des Ganzen, aber sehr wesentliche.

Alltägliche Risiken reduzieren

Prof. Dr. med. **Volker Zahn**, Chefarzt der gynäkologischen Klinik des Elisabeth Krankenhauses in Straubing und Pionier der Umweltmedizin, berichtet in dem Buch 'Elektrosmog - Wohngifte - Pilze': "Die Zunahme von Allergien, des Hörsturzes, der Neurodermitis, chronischer Bronchialleiden, Schimmel- und Hefepilze... das sind klassische Umweltkrankheiten. Den menschlichen Organismus schädigen die Wohngifte, wenn sie über die Haut aufgenommen, über die Lunge eingeatmet oder über die Schleimhäute und den Magen-Darm-Trakt zugeführt werden bzw. die Strahlen, die auf und in den Körper einwirken. Der Kontakt mit umweltbedingten Risiken muß dabei nicht zu einer Sofortwirkung wie z.B. Vergiftungserscheinungen oder Strahlenschäden führen. Schwere Folgeschäden treten meist erst viel später auf. Zwischen der Belastung und dem Eintreten der Gesundheitsschädigung können Jahre bis Jahrzehnte vergehen. Je älter der Mensch wird, umsomehr Schadstoffe reichern sich in seinem Fettgewebe an. In der Muttermilch findet sich das gesamte Spektrum schwerabbaubarer Gifte wie z.B. chlorierte Kohlenwasserstoffe oder Schwermetalle. Es gibt keinen Experten in Wissenschaft und Politik mehr, der die Belastungen durch Umweltgifte bestreiten würde. Dennoch läßt die Lösung der Probleme auf sich warten, und jeder muß sich, so gut es im eigenen Rahmen geht, selber schützen. Kein Arzt soll sagen, er sei nicht in der Lage, diese Untersuchungen zu machen. Wenn er teure Kernspins, Computertomographien oder Hormonanalysen machen läßt, kann er genausogut Schwermetalle, Chlorverbindungen oder andere Umweltgifte diagnostizieren. Aus meiner Sicht ist es wichtig, die Schadstoffeinflüsse im Umfeld zu mindern, bevor man an teure Medikamente, Infusionen oder Tabletten denkt. Im Vordergrund steht dabei der Schlafraum. Der

Mensch hat im Schlaf einen anderen Stoffwechsel, der Schlaf ist die Zeit der Regeneration, die Zeit, um wieder Kraft zu schöpfen. Deshalb würde ich als Umweltmediziner sagen: An erster Stelle steht der gute Schlafbereich. Hier müssen ganz schnell der Teppichboden, das Heizkissen, der Elektrowecker, die Federkernmatratze, das Bücherregal... entfernt werden, sofern sich diese als schädlich herausstellen (was übrigens längst nicht immer der Fall sein muß). Wenn ein Arzt meint, er kann ohne Wissen über Baubiologie, ohne Wissen von kritischen Giften und elektromagnetischen Einflüssen seinen Umweltkranken helfen, dann täuscht er sich. Es ist Pflicht jeden Arztes, sich auf diesem Gebiet weiterzubilden. Er hat die Grundausbildung dazu."

Der Düsseldorfer Arzt für Naturheilverfahren und Homöopathie, Dr. med. **Christian Petersohn**, berichtete von seiner jahrelangen medizinischen Erfahrung im täglichen Umgang mit umweltkranken Patienten in der WDR-Fernsehsendung 'Telepraxis' im Mai 1994: "Wir werden in unserer Praxis zunehmend mit chronischen Krankheitsbildern konfrontiert, z.B. mit Störungen des Immun-, Hormon- und Nervensystems, Herz-, Kreislauf- und anderen Funktionsstörungen, Schlaflosigkeit, Schmerzen, Allergien, Aggressivität, Depressivität oder mangelnde Konzentrationsfähigkeit. Die häusliche Umgebung des Patienten und der Arbeitsplatz spielen hier eine große Rolle. Dabei geht es um Allergieauslöser wie Pilze, Staub und Milben, Formaldehyd aus Spanplatten und andere gefährliche chemische Substanzen, elektrische und magnetische Felder oder Elektrostatik von Synthetikmaterialien, um nur einige Beispiele zu nennen. Es ist wichtig, sich über die schädigenden Einflüsse der häuslichen Umgebung zu informieren. Hierfür ist die Baubiologie da. Man kann oft, ohne die halbe Wohnung umbauen zu müssen, die alltäglichen Risiken zu 80 bis 90 % reduzieren."

Sein Bruder, der Düsseldorfer Arzt für Naturheilverfahren, Chirotherapie, Sportmedizin und Umweltmedizin, Dr. med. **Hans-Joachim Petersohn** brachte es in der RTL-Sendung 'Hans Meiser' über Elektrosmog auf den Punkt: "Wir erleben es als Ärzte in der Praxis regelmäßig, daß die Bedeutung von Elektrosmog und anderen Umweltrisiken zunimmt. Das gilt besonders für chronisch rezidivierende Erkrankungen, wenn also Symptome der gleichen Art im Laufe der Zeit immer wieder neu auftreten. Oft ist die Sanierung des Schlafplatzes nach baubiologischen Grundlagen der erste gesundheitliche Durchbruch. Ein Beispiel: Eine Patientin, die als Frau eines Klinikchefarztes der Ganzheits- und Umweltmedizin eher skeptisch gegenübersteht, hatte jahrelang Migräne. Mengen an Medikamenten hat sie genommen. Sie galt als schulmedizinisch ausdiagnostiziert und austherapiert. Bei der Schlafplatzuntersuchung stellten Sie fest, daß direkt hinter ihrem Kopf die Steuerzentrale der Alarmanlage war. Das Bett wurde nur einen Meter weggezogen, und ihre Beschwerden waren schlagartig verschwunden. Das gibt einem zu denken. Ich schätze, daß 30 bis 40 % der Patienten mehr oder minder stark umweltbelastet sind und sich eine Umweltanalyse zur Stabilisierung der Gesundheit lohnt. Ein anderes Beispiel: Eine junge Patientin bekam direkt nach der Hochzeit massive Migräneanfälle. Sie wurde schulmedizinisch auf den Kopf gestellt, Neurologen waren tätig, der Psychologe sprach von unbewußter Ablehnung der Ehe. Nach einem Gespräch erfuhr ich, daß sie mit ihrem Mann nach der Hochzeit umgezogen ist. Die Messung in der neuen Wohnung ergab, daß hier baubiologisch vieles falsch gelaufen war. Die Sanierung war einfach, und die Patientin in kurzer Zeit beschwerdefrei. Das sind keine Einzelfälle. Es ist an der Zeit, daß man baubiologische Aspekte mehr in das allgemeinmedizinische Wirken einbezieht."

Voraussetzung für körperliche und seelische Gesundheit

Mit Dr. med. Hans-Joachim Petersohn und seiner Frau Dr. med. **Annemarie Petersohn**, Ärztin für Naturheilverfahren, habe ich im Dezember 1995 und im Mai 1997 Interviews für Wohnung+Gesundheit und für das Buch 'Elektrosmog - Wohngifte - Pilze' gemacht. Die Ärztin spricht über ihre Erfahrungen mit der Baubiologie, hier nur einige Auszüge:

"Für uns ist die Baubiologie eine der Voraussetzungen für körperliche und seelische Gesundheit und für ein menschenwürdiges Leben. Die Bedeutung von Umgebungseinflüssen wurde mir klar, als ich beobachtete, daß einige Patienten über lange Zeit auf keine Therapie zu reagieren schienen, sie waren offensichtlich therapieresistent. Man kann erfolgreicher behandeln, wenn das Umfeld des Patienten mit einbezogen wird. Chronische Umweltreize schädigen das Immunsystem, strapazieren die Widerstandskräfte und hemmen die Selbstheilung.

Was uns in den letzten Jahren immer mehr auffällt, ist ein Zusammenhang mit baubiologischen Risikofaktoren, besonders im Schlafbereich, und Fertilitätsstörungen. Junge Ehepaare bekommen keine Kinder, obwohl beide Partner medizinisch kontrolliert und für funktional erklärt wurden, es müßte also klappen. Es klappt aber nicht. Plötzlich, nach Entfernung baubiologischer Risiken chemischer oder physikalischer Art, wird die Frau schwanger und die Freude ist groß.

Ein Ehepaar versuchte zehn Jahre ihr Glück. Zehn Jahre blieb der Kindersegen aus, das Spermatogramm auffällig, die Samen des Mannes zu träge. Sie hatten so tolle Schlafzimmer, Sie wissen, was ich meine: motorisch verstellbare Betten, alles voll elektrifiziert, mit Heizdecken im Bett. Ich habe empfohlen, von diesen Dingen Abstand zu nehmen, die Stecker zu ziehen oder die Sicherung des Schlafraumes zu schalten. Danach wurden die Spermatogramme erneut gemacht. Siehe da, das Ergebnis war verändert, die Spermien wieder mobil.

Wir hatten in letzter Zeit viele Patienten mit medizinisch kaum zu beherrschendem Ohrenrauschen, dem sogenannten Tinnitus. Ein auffällig hoher Prozentsatz dieser Patienten hat sich vor einiger Zeit Funktelefone zugelegt. Allein die Tatsache, daß diese Funktelefone auf unseren Rat hin weniger benutzt wurden oder der Kopfabstand zur Antenne durch z.B. Freispracheinrichtungen vergrößert wurde, brachte den Erfolg: Viele wurden ihren Tinnitus los. Ich denke bei unseren Kranken immer mit an Umwelteinflüsse, an Streß durch Strom und Strahlung. Und manchmal ist das die Lösung. Fragen Sie die Hals-, Nasen- und Ohrenärzte. Tinnitus nimmt rasant zu. Die Praxen werden immer voller. Warum? Dafür muß es einen Grund geben. Die Schulmedizin sagt, daß Tinnitus streßbedingt sein kann. Ist Elektrosmog kein Streß? Beruflichen oder familiären Streß, Liebeskummer oder Schulden oder Probleme mit dem Selbstbewußtsein, das hatten die Leute auch vorher, und das ohne Tinnitus. Umweltstreß wird maßlos unterschätzt.

Eine Dame aus Düsseldorf klagte über rezidivierende Bronchitiden. Es wäre besonders schlimm, wenn sie sich im Haus aufhalte, sie würde den ganzen Tag nur noch husten, kein Hustenmittel könne ihr helfen. Ich fand eine Belastung der Lunge mit Aspergillus niger, das ist ein Schwarzschimmelpilz. Ich war erschrocken, habe das kulturell in einem Labor sichern lassen, weil ich meiner eigenen Messung nicht traute. Später kam der Sohn der Patientin, weil er Akne hatte. Wieder gab es einen massiven Befall mit Aspergillus niger. Einige Tage später kam der ältere Bruder mit einer Immunschwäche, ein junger, positiv denkender, erfolgreich studierender Junge. Er klagte, er sei frustriert, ständig krank, habe Fieberschübe, könne sich nicht erholen, sich nicht mehr konzentrieren. Als ich bei ihm ebenfalls Aspergillus niger fand, dachte ich: Da muß es doch Gemeinsamkeiten geben. Dann haben Sie in der Wohnung dieser Familie eine mikrobiologische Untersuchung gemacht. Ich habe Ihnen bewußt nicht gesagt, daß in den medizinischen Tests Aspergillus niger gefunden wurde. Sie fanden bei Ihren Messungen von Luft, Staub und Oberflächen nur einen Pilz und den in großer Zahl: Aspergillus niger. Dazu spürten Sie den hiermit verseuchten Brotkasten auf, wo jeden Tag das Vollkornbrot hineinkam und so, vor dem Essen, mit den gefährlichen Pilzen in Kontakt kam. Jetzt ist alles gründlich saniert worden. Oberflächen, Teppiche und Bettwäsche wurden gereinigt und desinfiziert, die Luft mit speziellen HEPA-Filtern gesäubert. Einige Bücher mußten entfernt werden, der bedenklich pilzkontaminierte Brotkasten auch. Die Patienten wurden pilztherapiert. Heute sind die Mutter und ihre Söhne gesund. Der Vater der Familie war beschwerdefrei. Er hatte keine Symptome, es war in Körperabstrichen und im Blut nichts nachweisbar. Der Mensch und seine Umstände scheinen mitzubestimmen, ob man an einer Sache erkrankt oder nicht, das scheint mir ein wichtiger Gedanke zu sein.

Der baubiologische Aspekt ist uns stets gegenwärtig. Ich denke an ein Kind, eher ein Jugendlicher mit 14 Jahren, seit Jahren chronischer Bettnässer. Die Mutter berichtete, daß er im Urlaub oder sonstwo nie einnäßt, zu Hause aber immer. Deshalb blieb mir doch nur die sinnvolle Empfehlung: "Um Himmels willen, nun laßt das Kind doch mal woanders schlafen!", denn das Bett stand seit der Geburt immer an der selben Stelle. Das Bett wurde nur an die andere Seite des gleichen Raumes geschoben und siehe da, der Junge machte nicht einmal mehr ins Bett. Was im Zimmer los war, weiß ich nicht, wir haben das nicht baubiologisch prüfen lassen. Vielleicht war es ein elektrisches Feld aus der Wand, vielleicht ein elektromagnetisches aus dem Bad, vielleicht eine geologische Störung... egal. Der Platzwechsel erwies sich als richtig. Darauf kommt es an. Der arme Kerl hat tausend Anläufe unternommen, um die Bettnässerei in den Griff zu kriegen, Medikamente, Psychotherapie, Klingelhosen, Liebe, Strafe... nichts half.

Baubiologie ist für mich heute Alltag und Teil meiner Medizin. Ich schicke meine Patienten zum Baubiologen, wie ich sie zum Krankengymnasten schicke. Ich lasse eine Wohnung, einen Schlaf- oder Arbeitsplatz so selbstverständlich analysieren, wie ich Blut oder Stuhl im Labor analysieren lasse. Das gehört zum Rüstzeug eines Allgemeinmediziners. Wer das übersieht, der übersieht etwas sehr Wesentliches. Baubiologie ist für mich nicht nur das Analysieren von Umweltstreßfaktoren, sondern ein wichtiger Teil des ganzheitlichen Lebens. Dazu gehören ein optimales Raumklima, gute Luft und strahlenarme Ruhezonen genauso wie der Kontakt zu natürlichen Stoffen, ein inniger Austausch mit den natürlichen Kräften, eine Verbindung zur Schöpfung. Diese wichtigen Kontakte haben Menschen oft auf Jahrzehnte verloren, deren Lebensgrundlage ist deshalb gestört. Eine Besinnung auf natürliche Werte und die wunderbare Ordnung des Lebens hat auch mit "menschlicher Hygiene" zu tun, mit Gesundheit.

Etwa 80 % unserer Patienten sind chronisch krank und wollen ganzheitlich behandelt werden. Ein hoher Prozentsatz dieser Patienten, ich schätze etwa 70 bis 80 %, reagieren auf baubiologische Veränderungen und sind verblüfft, begeistert, dankbar und überzeugt. Nur ein kleiner Teil scheint auf diesbezügliche Umstellungen kaum zu reagieren. Absolute Reaktionslosigkeit ist die seltene Ausnahme.

Ich kenne kaum einen Patienten, der geklagt hätte, die empfohlene baubiologische Dienstleistung sei sinnlos gewesen. Fast jeder hatte irgendwelche kleineren, größeren oder sogar einschneidenden Erfolge zu verbuchen. Nur der Erfolg zählt, nur der Nachweis von Verbesserungen regt an. Das spricht sich explosionsartig herum.

Wir können nicht warten, bis das alles, was wir im Praxisalltag erleben, wissenschaftlich erforscht ist. Wir müssen die Risiken sofort reduzieren. Wir müssen jede mögliche Gefahr erkennen und im Keim ersticken. Außerdem ist Vorsorge immer noch besser als heilen.

Wenn wir dem Körper die Ordnung zurückgeben, die er braucht, die seine Lebensgrundlage ist, nach der er sich sehnt, die er so lange vermißt hat, dann passieren die erstaunlichsten Sachen."

Bau-Bio-Logie

Bau, das ist das Heim, das Nest, die Höhle; **Bios**, das kommt aus dem Griechischen und heißt Leben, die belebte Welt; **Logos**, ebenfalls griechisch, heißt natürliche Ordnung, Harmonie, Sinn, Vernunft, auch Wille Gottes. Diese drei zu Baubiologie zusammengefügten Worte sagen, was uns Baubiologen am Herzen liegt. Ist der Raum in dem wir leben, unser Heim, in natürlicher Ordnung oder nicht? Wenn ja, prima. Wenn nein, was kann getan werden, um diese Ordnung wiederherzustellen?

Baubiologische Messungen und Beratungen sind Hilfen zur **Selbsthilfe**, Information der Wegbereiter für Aktivität. Ein baubiologischer Sachverständiger ist Ihr 'Umwelt-Anwalt', Ihr ganzheitlicher 'Haus-Arzt', Ihr Garant für Wohngesundheit. Uns geht es nicht um die heile Welt, sondern um **Streßreduzierung** im individuell machbaren Rahmen, da wo es möglich und nötig ist. Es geht bei Gesunden um vernünftige **Vorsorge** und bei Kranken um konsequente **Nachsorge**. Es geht um den gesundheitlichen Schutz des Menschen in den eigenen vier Wänden.

Ändern wir, was zu ändern ist; akzeptieren wir, was nicht zu ändern ist. Wir wollen aus einem Betonhaus in der Großstadt kein Blockhaus in Kanadas Wäldern machen, aus einem Grundstück im Ruhrpott keine Blumenwiese in den Dolomiten. Wenn von fünf Streßfaktoren vier zu sanieren sind, bitte, das macht vier weniger, und mit dem einen läßt es sich jetzt besser leben als vorher mit allen. Wo Probleme sind, da ist auch eine Lösung. Wo Erkenntnisse sind, da ist auch ein Weg. Die meisten hausgemachten Risiken sind unnötig und vermeidbar. Nach baubiologisch **auffälligen** Hausuntersuchungen (längst nicht alle Häuser sind auffällig!) waren in 92 % der Fälle einfache Verbesserungen zur Wiederherstellung des Gleichgewichtes gut machbar. 5 % der Sanierungen waren kompliziert, aber die Kunden haben den Aufwand nicht bereut. 2 % wurden sehr kompliziert und teuer. Nur bei 1 % mußte ich in Absprache mit dem behandelnden Arzt den Auszug anraten.

Bestehen Sie bei jeder Begutachtung eines Raumes auf **Ganzheitlichkeit**. Zur Ganzheitlichkeit gehören **alle** physikalischen Felder, **alle** Luftschadstoffe und **alle** raumklimatischen Aspekte, die hier beschrieben wurden. Jeder einzelne dieser 10 Punkte ist biologisch riskant, die Mixtur verschiedener Faktoren noch riskanter. Ihr Baubiologe wird im Vorgespräch mit Ihnen entscheiden, welche Messungen durchgeführt werden sollten. Hier sind fünf Punkte notwendig, um sicherzugehen, da könnten es acht sein. Ihr Baubiologe muß nicht alles selbst messen können, er soll aber den sachverständigen Überblick haben, beraten, weiterempfehlen, mit Fachleuten zusammenarbeiten. Wichtig ist, daß er die Innenraumrisiken erkennt, nichts übersieht und bei Verdacht selbst oder mit Hilfe anderer die richtigen Weichen stellt.

Ich wünsche mir, daß die Kontrolle der **Wohngesundheit** mindestens so ernst genommen wird wie die Sicherheit eines Autos. Zum TÜV müssen Autos alle zwei Jahre. Alle **zwei bis fünf Jahre** sollte auch die baubiologische Qualität unserer nächsten Lebensräume, den Schlaf- und Arbeitsplätzen, inspiziert werden, um sicher zu gehen.

Mosaikstein

Ich habe mich bemüht, für dieses Buch aufmerksam und pragmatisch zu recherchieren, Fakten zusammenzutragen, zu beschreiben, was ich erlebt habe, was passiert ist und jedem passieren kann. Ich bin weder ein 'Öko', noch missionarisch, noch sehe ich schwarz. Ich habe kein Interesse, der Industrie zu schaden, nicht einmal das RWE oder die Telekom zu ärgern. Ich will über bestehende Risiken und deren Vermeidungsmöglichkeiten an der Praxis orientiert und interessenunabhängig informieren, wenn Sie informiert werden wollen. Man hat mir seinerzeit geholfen, als es mir schlecht ging, durch Information. Das vergesse ich nicht, dafür bin ich heute noch sehr dankbar.

Die Bewußtmachung baubiologischer Risiken ist sicher nur einer der vielen Mosaiksteine im großen Bild aller möglichen biologischen Belastungen. Denaturierte Nahrung, schlechtes Wasser, Industriesmog, Autoabgase, Arbeitsstreß, mangelnde Bewegung, kritischer Medikamentenkonsum, eine unglückliche Seele, Geld, Gier, Geiz und die Arroganz zu glauben, die Art wie wir Zivilisation leben, das sei der Maßstab aller Dinge: All das macht krank.

Anstatt die wunderbaren natürlichen Lebensgrundlagen anzunehmen, zu genießen, zu erhalten und verstehen zu lernen, setzen wir alles daran, sie zu verändern und einzugreifen. Wir strahlen, gasen, vergiften, klonen, genmanipulieren... Wir sind weit weg vom Selbstverständnis natürlicher Harmonie. In einer Zeit, wo 50 Prozent der Säugetiere (auch der Mensch ist ein Säugetier!) ausgestorben oder vom Aussterben bedroht sind und wo im Namen von Fortschritt, Wirtschaftswachstum und Wohlstand um jeden Preis unkalkulierbare Risiken eingegangen werden, da sei jeder mögliche und noch so bescheidene Versuch einer Bewußtseinserweiterung erlaubt.

Bitte beachten Sie den folgenden Anhang mit Hinweisen auf weitere Veröffentlichungen, den Standard nebst Richtwerten und Randbedingungen, Literaturtips und das Personen- und Stichwortregister.

Hinweise

Von Wolfgang Maes wurden in den letzten 13 Jahren in Wohnung+ Gesundheit und anderen Zeitschriften viele Berichte über Baubiologie und Umweltanalytik veröffentlicht. Die in diesem Buch 'Streß durch Strom und Strahlung' erwähnten **35 Wohnung+Gesundheit-Artikel** sowie weitere Beiträge und Vorträge sind aktualisiert in der Broschüre

WOHNGESUNDHEIT

zusammengefaßt. Sie bekommen die Broschüre ab Sommer 1998 beim IBN-Verlag, Adresse siehe Impressum. Bitte schicken Sie mit der Bestellung DM 20,- als Scheck oder in Briefmarken.

Die in diesem Buch erwähnten **20 Berichte** aus dem Umweltmagazin **Öko-Test** erhalten Sie als Kopie, ebenfalls aktualisiert, vom Öko-Test-Verlag, Kasseler Str. 1a, 60486 Frankfurt am Main, Telefon 069/977770.

Das A4-Original des **'Standard der baubiologischen Meßtechnik'** und die **'Baubiologischen Richtwerte für Schlafbereiche'** nebst **'Meßtechnischen Randbedingungen'** bekommen Sie beim IBN-Verlag.

Für Mediziner, Heilpraktiker, Therapeuten... sowie alle baubiologisch Interessierten soll Ende 1998 das Buch

ELEKTROSMOG - WOHNGIFTE - PILZE

erscheinen. Die vier Autor(inn)en sind die Ärzte und Umweltmediziner Dr. Annemarie Petersohn, Dr. Hans-Joachim Petersohn und Prof. Dr. Volker Zahn, der Baubiologiepionier Prof. Dr. Anton Schneider, der Medizinphysiker Dr. Lebrecht von Klitzing und der Baubiologe und Journalist Wolfgang Maes. Dies neue Buch wird im Haug-Verlag (Hüthig-Fachverlage), Heidelberg erscheinen, Telefon 06221/4890.

Wesentliche Teile aus 'Streß durch Strom durch Strahlung' sind hier in 'Elektrosmog - Wohngifte - Pilze' eingearbeitet, dazu zahlreiche Berichte und Fallbeispiele von Wolfgang Maes aus Wohnung+Gesundheit und sein Beitrag zum Thema 'Baubiologie und Elektroakupunktur'. Dr. Annemarie Petersohn, Dr. Hans-Joachim Petersohn und Prof. Zahn berichten von ihren umweltmedizinischen Erfahrungen in der ärztlichen Praxis und mit der Baubiologie. Dr. Lebrecht von Klitzing geht auf Elektrosmog, besonders auf Hochfrequenz und die gepulsten elektromagnetischen Strahlen ein, und Prof. Schneider schreibt über Wege zur gesunden Wohnumwelt.

Die 10 Punkte einer ganzheitlichen baubiologischen Untersuchung nach dem
STANDARD DER BAUBIOLOGISCHEN MESSTECHNIK
SBM-98/5

Der Standard wurde von der *BAUBIOLOGIE MAES* und dem IBN entwickelt. Kollegen, Fachärzte, Ingenieure und Wissenschaftler haben mitgeholfen.

Übersicht der Risikofaktoren, die in Schlaf- und Wohnräumen, an Arbeitsplätzen oder auf Grundstücken physikalisch gemessen, sachverständig ausgewertet und schriftlich (mit Angabe aller Meßergebnisse und Meßgeräte) dargestellt werden. Gibt es baubiologische Auffälligkeiten, so werden entsprechende Sanierungsempfehlungen erarbeitet.

1 ELEKTRISCHE WECHSELFELDER (Niederfrequenz)
Messung der niederfrequenten elektrischen **Feldstärke** (V/m), der **Körperspannung** des Menschen im elektrischen Feld (mV) und der dominierenden **Frequenz** (Hz); zusätzlich: Spektrum-, Oberwellen-, Oszilloskopanalysen bzw. akustische Diagnose.

Ursache: Wechselspannung in Kabeln, Installationen, Geräten, Wänden, Bauteilen...

2 MAGNETISCHE WECHSELFELDER (Niederfrequenz)
Messung und Langzeitaufzeichnung der niederfrequenten magnetischen **Flußdichte** (nT), der dominierenden **Frequenz** (Hz) sowie Feststellung des **Feldlinienverlaufes**; zusätzlich: Spektrum-, Oberwellen-, Oszilloskopanalysen bzw. akustische Diagnose.

Ursache: Wechselstrom in Kabeln, Installationen, Geräten, Frei- und Erdleitungen...

3 ELEKTROMAGNETISCHE WELLEN (Hochfrequenz)
Messung und Langzeitaufzeichnung der hochfrequenten elektromagnetischen **Feldstärke** (mV/m, mA/m), **Strahlungsdichte** (nW/cm^2) oder **Antennenspannung** (mV); Bestimmung der niederfrequenten **Modulation**, Information, Signale, Takte, Pulse; zusätzlich Spektrumanalyse, akustische Diagnose, Angabe der Frequenz (bereiche).

Ursache: Sender, Funk, Fernsehen, Militär, Post, Mobiltelefonnetze, Radar, Geräte...

4 ELEKTRISCHE GLEICHFELDER (Elektrostatik)
Messung der **Oberflächenspannung** (V) elektrostatisch aufladbarer Flächen, Stoffe, Materialien oder Geräte und deren **Entladezeit** (s) sowie der **Luftelektrizität** (V/m).

Ursache: Synthetikteppiche, -tapeten, -gardinen, Kunststoffoberflächen, Bildschirme...

5 MAGNETISCHE GLEICHFELDER (Magnetostatik / Erdmagnetfeld)
Messung der **Flußdichte** (µT) magnetostatisch auffälliger Materialien und Geräte; Langzeitaufzeichnung von Gleichströmen; Bestimmung der **Kompaßabweichung** (°).

Ursache: Stahlteile in Betten, Matratzen, Möbeln, Geräten, Baumasse; Straßenbahn...

Messung des natürlichen Erdmagnetfeldes und der **Erdmagnetfeldstörungen** (nT).

Ursache: Ströme im Erdinnern; Anomalien durch Verwerfungen, Brüche, Spalten...

6 RADIOAKTIVITÄT (Gammastrahlung / Geologische Störungen)
Messung der auffälligen Gammastrahlen-**Äquivalentdosisleistung** (nSv/h) im Raum.

Ursache: Baustoffe, Steine, Fliesen, Glasuren, Schlacken, Aschen, Geräte, Altlasten...

Messung der natürlichen Strahlung der Erde und der **geologischen Störungen** (ips).

Ursache: Radioaktivität im Erdinnern; Anomalien durch Brüche, Spalten, Wasser...

Standard der baubiologischen Meßtechnik

7 LUFT und IONEN (Raumklima)

Messung der allgemeinen **Raumluftqualität** auf z.B. **Sauerstoff** (Vol.%), **Kohlenstoffdioxid** (ppm), **Feuchte** (%r.F.), **Druck** (mbar), **Temperatur** (°C) und **Bewegung** (m/s).

Ursache: Baufeuchtigkeit, Luftwechselrate, Wärmedifferenz, Heizung, Einrichtung...

Messung der **Kleinionen** in der Raumluft (Luftionen/cm^3) mit Polaritätsbestimmung.

Ursache: Elektrostatik, ionisierende Strahlung, Feinstaub, 'Smog', Geräte, Umwelt...

8 GIFTE und GASE (Luftschadstoffe)

Leichtflüchtige Schadstoffe: Qualitative Vortests, quantitative Einzelanalysen und Probenahmen auf verschiedene Gase und **Lösemittel** (VOC, Aldehyde, Alkohole, Amine, Ether, Ester, Glykole, Isocyanate, Ketone und Terpene sowie aliphatische, aromatische und chlorierte Kohlenwasserstoffe) wie z.B. Benzol, Formaldehyd, Perchlorethylen, Styrol, Toluol, Trichlorethylen, Vinylchlorid, Xylol oder Kohlenmonoxid.

Ursache: Farben, Kleber, Kunststoffe, Spanplatten, Bauteile, Möbel, Einrichtungen...

Schwerflüchtige Schadstoffe: Qualitative Vortests, quantitative Einzelanalysen und Probenahmen auf verschiedene **Biozide** (Insektizide, Fungizide, Pestizide, Herbizide) bzw. Teppich-, Leder-, Flamm- und Holzschutzmittel wie z.B. Pentachlorphenol (PCP), Lindan, Chlordan, DDT, Dichlofluanid, Dichlorphos, Endosulfan, E 605, Furmecyclox, Heptachlor, Permethrin und andere Pyrethroide, PAK, PCB und Weichmacher.

Ursache: Teppich-, Leder- und Holzschutz, Kunststoffe, Dichtungen, Kammerjäger...

Radongas: Messung der **Radonkonzentration** (Bq/m^3) in der Raumluft und im Staub.

Ursache: Strahlung der Erde, radioaktive Baumaterialien, Geräte, Lüftung, Umwelt...

9 FASERN, PARTIKEL und ALLERGENE

Messung von **Asbest-** und **künstlichen Mineralfasern**, **Partikeln** und **Aerosolen**, **Haus-** und **Feinstaub**, **Hausstaubmilben** und -exkrementen, **Pollen** und **Allergenen**.

Ursache: Baustoffe, Dämmstoffe, Heizung, Klimaanlagen, Einrichtungen, Umwelt...

10 BAKTERIEN, SCHIMMEL- und HEFEPILZE

Mikrobiologische Keim(zahl)bestimmung von **Bakterien**, **Schimmel-** und **Hefepilzen** in der Raumluft, auf Oberflächen, im Feinstaub, in Materialien und von Flüssigkeiten.

Ursache: Bau- / Dämmstoffe, Feuchteschäden, Klimatisierung, Einrichtung, Hygiene...

SONSTIGES

- Messung von **Lärm**, **Schallpegel**, **Ultra-** und **Infraschall** sowie **Vibration** (dB, m/s^2).
- Messung von **Lichtqualität**, **Beleuchtungsstärke** und **UV-Strahlung** (lux, mW/cm^2).
- **Baustoff-**, **Material-** und **Staub**untersuchungen auf **Schwermetalle** wie Blei, Chrom, Kupfer, Nickel, Quecksilber, Zink, Zinn... und andere Elemente oder Schadstoffe.
- **Bauphysikalische** Messungen: Bau- und Holzfeuchte, Wärme- und Kältebrücken, k-Wert, Oberflächen- und Taupunkttemperatur, Leitfähigkeit und Ableitwiderstand.
- Begutachtungen von **Haus-** bzw. **Holzschädlingen** wie Hausbock oder Termiten.
- Messung der **Leitungswasserqualität** auf pH-Wert, Leitfähigkeit, Härte, Rückstände und Analysen von Schadstoffen wie Nitrat, Nitrit, Chlor, Schwermetalle oder Keime.
- Überprüfung von internationalen **Richtlinien** und **Standards** nach DIN / VDE / VDI / MAK / MRK / TLV / TRK / BGA / TVO / MPR / TCO / EMV / WHO / IRPA / EPA...

Der Standard wurde erstmals als SBM-92/5 im Mai 1992 vorgestellt,
die 4. Aktualisierung zum SBM-98/5 erfolgte im Mai 1998.

In Ergänzung zu diesem Standard wurden baubiologische Richtwerte für Schlafbereiche und die dazugehörigen meßtechnischen Randbedingungen entwickelt.

Ergänzung zum Standard der baubiologischen Meßtechnik SBM-98/5

BAUBIOLOGISCHE RICHTWERTE
FÜR SCHLAFBEREICHE

Die Richtwerte wurden von der *BAUBIOLOGIE MAES* entwickelt,
das IBN, Kollegen, Fachärzte, Ingenieure und Wissenschaftler haben mitgeholfen.

		extreme Anomalie	starke Anomalie	schwache Anomalie	keine Anomalie

1 ELEKTRISCHE WECHSELFELDER (Niederfrequenz)

		extreme	starke	schwache	keine
Feldstärke in Volt pro Meter	V/m	> 50	5-50	1-5	< 1
Körperspannung in Millivolt	mV	> 1000	100-1000	10-100	< 10

DIN/VDE 0848: Arbeit 20.000 V/m, Bevölkerung 7000 V/m; WHO und IRPA: 5000 V/m; MPR: 25 V/m, TCO: 10 V/m
26. BImSchV 1997: 5000 V/m (50 Hz) und 10.000 V/m (16,7 Hz); Empfehlung US-Kongreß 1996 (NCRP/EPA): 10 V/m
Natur: 0 V/m / 0 mV; Herzschrittmacher: ~ 1 mV; EKG: ~ 1 mV, EEG: ~ 0,05 mV; Nervenreizung (RWE): ab 15 mV
SBM-Richtwerte für den Bereich um 50 Hz, höhere Frequenzen und starke Oberwellen werden kritischer bewertet.

2 MAGNETISCHE WECHSELFELDER (Niederfrequenz)

		extreme	starke	schwache	keine
Flußdichte in Nanotesla	nT	> 500	100-500	20-100	< 20

DIN/VDE 0848: Arbeit 5.000.000 nT, Bevölkerung 400.000 nT; WHO/IRPA: 100.000 nT; MPR: 250 nT; TCO: 200 nT
26. BImSchV 1997: 100.000 nT (50 Hz) und 300.000 nT (16,7 Hz); Empfehlung US-Kongreß 1996 (NCRP/EPA): 200 nT
Natur: 0 nT; Empfehlung kritischer Wissenschaftler: 100 nT; DIN/VDE 0107 für medizinische Räume (EEG): 200 nT
SBM-Richtwerte für den Bereich um 50 Hz, höhere Frequenzen und starke Oberwellen werden kritischer bewertet.

3 ELEKTROMAGNETISCHE WELLEN (Hochfrequenz)

		extreme	starke	schwache	keine
Feldstärke in Millivolt pro Meter	mV/m	> 2000	500-2000	100-500	< 100
Strahlungsdichte in Nanowatt/cm²	nW/cm²	> 1000	50-1000	2-50	< 2

DIN/VDE 0848: Arbeit 2.500.000-10.000.000 nW/cm², Bevölkerung 200.000-1.000.000 nW/cm² (je nach Frequenz)
26. BImSchV 1997: 27,5 V/m (10-400 MHz), 1,375 √f V/m bzw. 0,0037 √f A/m (400-2000 MHz), 61 V/m (2-300 GHz)
Natur: Sonneneinstrahlung auf die Erde ~ 0,01 nW/cm²; UdSSR: Arbeit 10.000 nW/cm², Bevölkerung 1000 nW/cm²
SBM-Richtwerte gelten für ungepulste (analoge) Strahlung, periodisch gepulste (digitale) wird kritischer bewertet.
Faustregel für die gepulsten D- und E-Mobilfunknetze sowie schnurlosen DECT-Telefone: 1/10 der o.g. Feldstärke.
Medizin-Physiker Dr. L. von Klitzing: Veränderung der Hirnströme (EEG) durch gepulste Strahlung bei 100 nW/cm².

4 ELEKTRISCHE GLEICHFELDER (Elektrostatik)

		extreme	starke	schwache	keine
Oberflächenspannung in Volt	V	> 2000	500-2000	100-500	< 100
Luftelektrizität in Volt pro Meter	V/m	> 2000	500-2000	100-500	< 100

DIN/VDE 0848: Arbeitsplatz 40.000 V/m, Bevölkerung 10.000 V/m; MPR und TCO: 500 V; Elektronikschäden: 100 V
Natur: < 10 V/m (im Wald) bis > 100 V/m (freie Landschaft); Föhnklima: 500-2000 V/m; Gewitter: 2000-10.000 V/m

5 MAGNETISCHE GLEICHFELDER (Magnetostatik / Erdmagnetfeld)

		extreme	starke	schwache	keine
Kompaßabweichung in Grad	°	> 100	10-100	2-10	< 2
Störung durch Stahl in Mikrotesla	µT	> 10	2-10	1-2	< 1
Geologische Störung in Nanotesla	nT	> 1000	500-1000	200-500	< 200

DIN/VDE 0848: Arbeitsplatz 67.900 µT, Bevölkerung 21.200 µT; USA/Österreich: 5.000-200.000 µT; Kernspin ~ 2 T
Natur (Erdmagnetfeld): BRD ~ 40-50 µT ± 0,01-0,5 µT; Magnetfeld Auge 0,0001 nT, Gehirn 0,001 nT, Herz 0,05 nT

6 RADIOAKTIVITÄT (Gammastrahlung / Geologische Störungen)

		extreme	starke	schwache	keine
Störung durch Baustoffe in Prozent	%	> 100	50-100	30-50	< 30
Geologische Störung in Prozent	%	> 50	20-50	10-20	< 10

Werte bezogen auf die mittlere Umgebungsstrahlung: 0,85 mSv/a (100 nSv/h); Empfehlung BGA für Bevölkerung:
1,67 mSv/a; Strahlenschutzverordnung: Bevölkerung 1,5 mSv/a für zusätzliche Belastungen, Arbeitsplatz 15 mSv/a

Baubiologische Richtwerte

7 LUFT und IONEN (Raumklima)

Kohlendioxid in parts per million	ppm	> 1000	700-1000	500-700	< 500

MAK-Grenzwert: 5000 ppm; USA-Grenzwert Arbeitsplatz: 1000 ppm; Natur: Land ~ 350 ppm, Stadt 400-500 ppm

Relative Luftfeuchte in Prozent	% r.F.	< 20 / > 80	< 30 / > 70	< 40 / > 60	40-60
Kleinionen pro Kubikzentimeter Luft	/cm³	< 100	100-300	300-600	> 600-800

Natur: Meer > 3000/cm³, Reinluftgebiet 2000/cm³, Stadt < 1000/cm³, Raum mit Synthetik < 100/cm³, Smog < 50/cm³

8 GIFTE und GASE (Luftschadstoffe)

Formaldehyd in parts per million	ppm	> 0,1	0,04-0,1	0,02-0,04	< 0,02

MAK-Grenzwert: 0,5 ppm; BGA-Empfehlung: 0,1 ppm; WHO: 0,05 ppm; Katalyse: 0,04 ppm; VDI 1992: 0,02 ppm
Natur: 0,002 ppm; Schleimhaut- und Augenreizung: ~ 0,05 ppm; Riechschwelle: 0,05 ppm; Lebensgefahr: 30 ppm

PCP Holz in Milligramm pro Kilo	mg/kg	> 100	20-100	2-20	< 2
Staub in Milligramm pro Kilo	mg/kg	> 5	1-5	0,5-1	< 0,5
Luft in Nanogramm pro m³	ng/m³	> 500	100-500	10-100	< 10

PCP-Verbot im Material: 5 mg/kg; BGA-Empfehlung Luft: 1000 ng/m³; Natur: < 1 ng/m³; Hochgebirge: ~ 0,5 ng/m³
Für Biozide wie Chlorpyrifos, Dichlofluanid, Lindan, Permethrin... und für PCB im Hausstaub müssen niedrigere
Richtwerte angesetzt werden, für Flammschutzmittel im Staub sollten die gleichen Richtwerte wie für PCP gelten.

Summe **Weichmacher** (Staub)	mg/kg	> 300	200-300	100-200	< 100
Summe **leichtflüchtige Stoffe** VOC	µg/m³	> 500	100-500	50-100	< 50
Radon in Becquerel pro Kubikmeter	Bq/m³	> 200	50-200	20-50	< 20

Strahlenschutzkommission SSK: 250 Bq/m³; Empfehlung Schweden: 200 Bq/m³, EPA-Empfehlung (USA): 150 Bq/m³

9 FASERN, PARTIKEL und ALLERGENE

Asbestfasern pro Kubikmeter Luft	/m³	> 200	50-200	20-50	< 20

Bundesgesundheitsamt: 500-1000/m³; Europäische Gemeinschaft: 400/m³; Weltgesundheitsorganisation: 200/m³

10 BAKTERIEN, SCHIMMEL- und HEFEPILZE

Pilze pro Kubikmeter Luft	/m³	> 1000	200-1000	100-200	< 100
pro Quadratdezimeter Fläche	/dm²	> 100	20-100	10-20	< 10

SBM-Richtwerte gelten für umwelttypische Pilze und Inkubation bei 20-24°C. Grundsätzlich gilt: Die **Keimzahl** im Raum sollte **deutlich** unter der Keimzahl im Freien liegen. Die **Keimart** im Raum sollte sich **nicht wesentlich** von der im Freien unterscheiden. **Krankmachende Keime**, z.B. Schimmelpilze wie Aspergillus oder Stachybotrys, Hefepilze wie Candida und coliforme Bakterien, sollten in Innenräumen **nicht** meßbar sein. Die US-Gesundheitsbehörden und die WHO (1988): **Pathogene** und **toxigene** Pilze sind in der Innenraumluft **nicht** zu akzeptieren, ab **50/m³ einer** Pilzart ist nach Quellen zu suchen; **500/m³** sind bei einer Mischung umwelttypischer Pilzarten zu vertreten.

Prinzipiell gilt: Jede machbare Reduzierung ist anzustreben, Maßstab ist stets die Natur.

Die baubiologischen Richtwerte sind **Vorsorgewerte** und beziehen sich auf den **Schlafbereich** und somit auf die empfindliche **Regenerationszeit** des Menschen und das damit verbundene **Langzeitrisiko**. Sie sind die Folge fünfzehnjähriger praktischer Meßerfahrung der *BAUBIOLOGIE MAES* nach 5000 Schlafplatzuntersuchungen unter Kontrolle von Ärzten.

Keine Anomalie entspricht den natürlichen Umweltmaßstäben oder dem oft anzutreffenden und nahezu unausweichlichen Mindestmaß zivilisatorischer Einflüsse.

Schwache Anomalie heißt: Im Sinne einer Vorsorge und mit Rücksicht auf empfindliche und kranke Menschen sollten langfristig Sanierungen stattfinden, wann immer es geht.

Starke Anomalien sind aus baubiologischer Sicht nicht mehr zu akzeptieren. Deshalb besteht Handlungsbedarf, und Sanierungen sollten nach Angabe zügig durchgeführt werden.

Extreme Anomalien bedürfen konsequenter und kurzfristiger Sanierung. Hier werden schon internationale Grenzwerte und Empfehlungen für Arbeitsplätze erreicht oder überschritten.

Bitte beachten Sie neben diesen Richtwerten auch die dazugehörigen meßtechnischen Randbedingungen und den Standard der baubiologischen Meßtechnik.

Meßtechnische Randbedingungen

Zu den baubiologischen Richtwerten wurden eine Reihe von meßtechnischen Randbedingungen festgelegt. Diese Randbedingungen sind wichtig, um zu genauen und reproduzierbaren Ergebnissen zu gelangen. Die Randbedingungen werden ausführlich auf den Meßtechnikseminaren des IBN (Basis-Seminar, Aufbau- und Praxis-Seminare) besprochen. Sie liegen auch in schriftlicher Form vor. Bitte wenden Sie sich bei Interesse an den Verlag (Adresse siehe Impressum). Hier einige kurze Beispiele für die meßtechnischen Randbedingungen:

Es ist z.B. wichtig zu wissen, daß wir in der Baubiologie die Feldstärkemessung von **elektrischen Wechselfeldern** gegen Erde durchführen, also die Situation des Menschen im Feld simulieren. Deshalb sind die Meßergebnisse nicht direkt mit den Grenzwerten nach Verordnung oder DIN/VDE vergleichbar, da die Offiziellen nicht gegen Erde, sondern potentialfrei messen, den Menschen also aus dem Feld verbannen. Die Meßgeräte für die Baubiologie sollten einen gut kompensierten Frequenzgang von 10 Hz bis 100 kHz aufweisen, um alle Felder des Alltags erfassen zu können. Die Meßgeräte zur Erfüllung der Anforderungen nach Verordnung und DIN/VDE hören schon bei 30 kHz auf, obwohl es über 30 kHz reichlich Feldverursacher gibt.

Bei **Körperspannungsmessungen** ist ein Voltmeter mit einem Innenwiderstand von 10 MOhm und einer Kapazität von unter 100 pF einzusetzen. Ändert sich der Widerstand oder die Kapazität, dann können die Meßwerte nicht mehr verglichen werden. Die Kabellänge von der Handelektrode zum Voltmeter sollte maximal 50 cm betragen. Die Geräteeinstellung: Volt Wechselspannung mit zwei Nachkommastellen, keine automatische Bereichsumschaltung. Ebenfalls entscheidend ist, daß der Proband bei der Messung garantiert elektrisch isoliert von der Erde liegt, das Meßgerät dagegen soliden Erdkontakt hat.

Bei **magnetischen Wechselfeldern** gelten die Richtwerte für Messungen mit 3D-Sonden und bei Langzeitaufzeichnungen stark schwankender magnetischer Felder für Spitzenwerte. Zeitlich selten auftretende Spitzen, die nur etwa 2 % der Meßzeit ausmachen, sollten nicht ins Gewicht fallen (das entspricht dem Mittelwert plus zweifacher Standardabweichung, also plus 2 Sigma). Außerdem gelten die Richtwerte nur für Frequenzen um 50 Hertz. Höhere Frequenzen und starke Oberwellen müssen kritischer bewertet werden. Für das Meßgerät ist True-RMS angezeigt. Es gilt, den 16,7-Hz-Bahnstrom und 50-Hz-Netzstrom zu differenzieren. Langzeitaufzeichnung bedeutet: mindestens eine Stunde, beim geringsten Zweifel 24 Stunden oder mehr.

Bei den **hochfrequenten elektromagnetischen Wellen** muß die gepulste und die ungepulste Strahlung unterschieden werden, da gepulste Felder eine höhere biologische Relevanz haben. Die baubiologischen

Richtwerte für gepulste Feldstärken liegen ein Zehntel unter denen für die ungepulsten, das entspricht einem Hundertstel der Strahlungsdichte. Bei den Offiziellen ist es umgekehrt, die gepulsten Felder dürfen noch stärker sein als die ungepulsten. Baubiologische Meßergebnisse sind mit offiziellen nicht vergleichbar, da wir die biologisch relevanten Spitzenfeldstärken ermitteln und nicht nach Verordnung oder DIN/VDE agieren, die lediglich thermische Effekt bewerten wollen und über sechs Minuten gemittelte Ergebnisse wünschen.

Die Werte für **Elektrostatik** beziehen sich auf 40-50 % relative Luftfeuchte. Die Untersuchung der Oberflächenspannung sollte in 1-10 cm Abstand vom Material durchgeführt werden. Vor der Messung ist das Material per Reibung (Handfläche über die Oberfläche) zu provozieren. Eine schnellere Entladung des Materials ist positiver zu bewerten als eine langsamere, naturtypische Plusladungen positiver als unnatürliche Minusladungen. Die Messung der Luftelektrizität findet dort statt, wo sich der Mensch aufhält (Bett), nicht direkt am Material.

Magnetostatik kann per Kompaß und mit Magnetometern untersucht werden. Der Kompaß ist auf mindestens drei Strecken über die gesamte Fläche einer Matratze zu führen, und zwar längs, quer und diagonal. Eine Langzeitaufzeichnung mit Magnetometern wird notwendig, wenn wechselnde Feldstärken durch Gleichstromverbraucher im Spiel sind, z.B. bei Straßenbahnen oder Photovoltaikanlagen. Wird ein Magnetometer für geologische Untersuchungen auf Grundstücken eingesetzt (nie in Häusern, die Störungen durch Metalle sind hier zu groß!), dann sollte von diesem Grundstück ein Raster angefertigt und wenigstens nach jedem Meter ein Meßpunkt eingetragen werden. 3D-Magnetometer, die alle Feldlinien auf einmal erfassen, sind zu bevorzugen.

Geht es bei der **Radioaktivität** um geologische Messungen mit einem Szintillationszähler, dann sollte bei Grundstücksuntersuchungen ähnlich rasterartig vorgegangen werden wie bei der Magnetostatik. Dabei ist wichtig, daß für zuverlässige Ergebnisse pro Meßpunkt eine Ausbeute von 5000 Impulsen nötig ist. Die prozentuale Abweichung von der ungestörten Umgebungsstrahlung wird ermittelt. Geht es bei Innenraummessungen um Baustoffe oder Geräte, so reichen 1000 Impulse Ausbeute pro Meßpunkt. Es wird hier mit Dosisleistungsmeßgeräten die Gammastrahlung im eichfähigen Energiebereich ab etwa 50 keV bis 2 MeV oder höher ermittelt. Die Ergebnisse von Strahlenmeßgeräten, die niedrigere Energiebereiche erfassen, also die weicheren Gamma- und Röntgenstrahlen, sind nicht mit baubiologischen Richtwerten zu vergleichen. Gemessen wird die Dosisleistung, wo sich der Mensch aufhält (Bett), also nicht am strahlenden Material (Wand).

Das Raumklima: **Kohlendioxid** sollte nach einer Stunde im nicht gelüfteten Raum, in dem mindestens ein Mensch atmet, ermittelt werden. Bei der Bewertung der **Luftionen** ist eine ausgewogene, naturgemäße

Plus-Minus-Verteilung der Kleinionenzahlen anzustreben. Kurzfristige Spitzenwerte sind nicht kritisch zu bewerten.

Bei **Asbest** geht es um lungengängige Fasergrößen über 5 µm Länge und unter 3 µm Dicke bei einem Verhältnis von 3:1. Trotz der Richtwerte sollte die Faserzahl im Raum immer unter der im Freien liegen. Bei der Asbest-Probenahme ist die VDI-Richtlinie 3492 zu beachten.

Gifte, Gase, Luftschadstoffe: Bei Holzuntersuchungen auf Biozide sollen ein bis zwei Millimeter Oberfläche abgetragen werden. Bei Staubuntersuchungen auf Biozide, Schwermetalle, Flammschutzmittel, PCB, PAK, Weichmacher... geht es um den 7-Tage-Staub: Eine Woche nicht saugen, damit sich Staub im Raum ansammeln kann, dann saugen und den Hausstaub im Fachlabor analysieren lassen. Beim Vergleich mit baubiologischen Richtwerten kommt es bei Staubanalysen auf das Untersuchungsverfahren an; Staubanalysen sind bisher noch nicht einheitlich standardisiert. Bei Raumluftuntersuchungen auf Formaldehyd acht Stunden nicht lüften, bei Lösemitteln (VOC) 24 Stunden.

Bei Luftprobenahmen von **Schimmelpilzen** und deren Sporen sollte man sich im Raum dem Alltag entsprechend bewegen (herumlaufen, Gardinen auf- und zumachen, auf eine Couch setzen, ein Kissen schütteln...). Bei Untersuchungen von Oberflächen ist darauf zu achten, daß keine auffällig verstaubten Flächen abgeklatscht werden, sondern dem Alltag entsprechend gereinigte. Für Bakterienuntersuchungen hat sich der CASO-Agar bewährt (auch TSA-Agar genannt), für Schimmel- und Hefepilzuntersuchungen der anilinblaue Baubiologie-Agar oder auch YM-, Sabouraud-, Bengalrot-, Malzextrakt- und Würze-Agars. Andere Nährböden können zu anderen Ergebnissen führen.

Sie sehen, wie wichtig es ist, genau zu definieren, wie und womit man gemessen hat, um Mißverständnisse zu vermeiden. Genauere Hinweise finden Sie in den einzelnen Kapiteln dieses Buches, auf baubiologischen Fachseminaren und, wie gesagt, in den Randbedingungen.

Vergessen wir nicht: Die baubiologischen Richtwerte sind aus Erfahrung resultierende **Vorsorgewerte**. Sie gelten für **Schlafbereiche**, also für die empfindliche **Regenerationszeit**, für das **Langzeitrisiko**. Uns Baubiologen liegen besonders schutzbedürftige Menschen, z.B. Sensible, Kranke, Bettlägerige, Immungestörte, Kinder, Alte... am Herzen.

Wichtig erscheint mir, und das beziehe ich auf alle vorgestellten baubiologischen Messungen, daß trotz des Bemühens um verantwortungsbewußte Vorsorge-Richtwerte prinzipiell gilt:

Jede machbare Reduzierung hausinterner Umweltrisiken ist anzustreben. Favorit ist immer der beste Meßwert. Maßstab ist stets die Natur.

Literaturtips

(besonders leichtverständliche Fachbücher sind *kursiv* gedruckt)

Arbeitsgemeinschaft Ökologischer Forschungsinstitute AGÖF:
"**Energie sparen - Schadstoffe vermeiden**"
AGÖF, Am Deister, 31832 Springe/Eldagsen (ISBN 3-930576-00-7)

AnBUS e.V.:
"**Hintergrundbelastung des Hausstaubes mit Bioziden**"
AnBUS, Rudolf-Breitscheid-Str. 49, 90762 Fürth

Artisana / Fonfara / Maes / Schneider / Varga / Wassermann u.a.:
"*Zeitbombe Wohn- und Schlafraum*" - *Wege aus der Krise*
Artisana-Verlag, Bad Ems (ISBN 3-9803512-0-3)

Aschoff, Dr. Dieter:
"**Magnetismus in Natur, Biologie und Medizin**" u.a. Vorträge
Eigenverlag: Katernberger Str. 76, 42115 Wuppertal

BAUCH, Verein für Umweltchemie:
"*Wohngifte, ein Blick hinter die Fassaden*"
"Untersuchung von Dachgeschossen auf Holzschutzmittel"
"Analyse von Raumluft und Hausstaub auf Weichmacher"
"Analyse der in Innenräumen vorkommenden Diisocyanate"
BAUCH, Wilsnacker Str. 15, 10559 Berlin

Becker, Dr. Robert O.:
"*Heilkraft und Gefahren der Elektrizität*"
Scherz-Verlag, Bern/München/Wien (ISBN 3-502-19040-2)

Bieberstein, Dipl.-Ing. Horst:
"*Schimmelpilz in Wohnräumen, was tun?*"
Alpha&Omega-Verlag, Stuttgart (ISBN 3-927656-00-3)

Bremer Umwelt Institut:
"*Gift im Holz*" mit *Extrateil Formaldehyd*
B.U.I., Wielandstr. 25, 28203 Bremen (ISBN 3-9803930-0-3)

Brodeur, Paul:
"**Report Elektrosmog**"
"**Mikrowellen - die verheimlichte Gefahr**"
Augustus-Verlag, Augsburg (ISBN 3-8043-0124-X / 3-8043-2587-4)

Brüggemeyer, Dr. Hauke:
"**Niederfrequente elektrische und magnetische Felder**"
Niedersächsisches Landesamt für Ökologie, 30449 Hannover

Bundesgesundheitsamt:
"Vom Umgang mit Mineralfasern"
BGA (ISBN 3-89254-203-1)

Cernaj, Dr. Ingeborg:
"Umweltgifte, krank ohne Grund?" - Multiple Chemische Sensibilität
Südwest-Verlag, München (ISBN 3-517-01741-8)

Cruse, Dr. Axel:
"Dicke Luft", Ratgeber gegen Gifte
Verbraucher Initiative, Bonn (ISBN 3-927504-00-9)

Daunderer, Dr. Max:
"Gifte im Alltag"
Verlag C.H. Beck, München (ISBN 3-406-39186-9)
"Handbuch der Umweltgifte" - Klinische Umwelttoxikologie
Verlag Ecomed, Landsberg (ISBN 3-609-71120-5)

Daunderer, Dr. Max / Roth, Dr. Lutz:
"Giftliste" - Giftige, krebserregende und gesundheitsschädliche Stoffe
Verlag Ecomed, Landsberg (ISBN 3-609-73120-6)

Deutsche Candida-Hilfe DCH:
"Am schlimmsten war, daß mich alle für einen Spinner hielten"
Medi-Verlag, Hamburg (ISBN 3-9803957-3-1)

Grosser, Dr. Dietger:
"Pflanzliche und tierische Bau- und Werkholzschädlinge"
DRW-Verlag Weinbrenner, Leinfelden (ISBN 3-87181-312-5)

Die Grünen im niedersächsischen Landtag:
"Hearing Elektrosmog" am 28.1.1992
Pressestelle der Grünen, Landtag Hannover

GSF Gesellschaft für Strahlen- und Umweltforschung:
"Strahlung im Alltag"
"Radioaktivität und Strahlenfolgen"
"Dicke Luft in Innenräumen"
"Plutonium"
GSF München, Neuherberg (Magazine "Mensch+Umwelt")

Guzek, Gaby / Lange, Elisabeth:
"Pilze im Körper - krank ohne Grund?"
Südwest-Verlag, München (ISBN 3-517-01503-2)

Gliesmann, Sabine / Hermanns-Sellen, Marieluise:
"Ungeziefer im Haushalt" - Gesundheitsschonende Bekämpfung
Wissenschaftsladen Gießen, Gutenbergstr. 13, 35390

Literaturtips

Hessisches Ministerium für Umwelt und Energie:
"Lärm macht krank"
Referat Öffentlichkeitsarbeit, Wiesbaden (ISBN 3-89274-101-8)

Hingst, Dr. Wolfgang:
"Zeitbombe Radioaktivität"
Orac-Verlag, Wien (ISBN 3-7015-0077-0)

Hotopp, Dipl.-Ing. Rolf:
"Baubiologische Elektroinstallation"
RWE, Essen

Institut für Mikroökologie:
"Hefepilze" - Ein Kompendium hefepilzbedingter Erkrankungen
Institut für Mikroökologie, Kornmarkt 34, 35745 Herborn

Jüdt-Duve, Ursel / Jüdt, Norbert:
"PCP nicht nur in Holzschutzmitteln"
Vorsatz-Verlag, Karlsbad (ISBN 3-929506-10-6)

Katalyse e.V.:
"Elektrosmog", Gesundheitsrisiken, Grenzwerte, Verbraucherschutz
Verlag C.F. Müller (Hüthig Verlage), Heidelberg (ISBN 3-7880-7586-4)

Katalyse-Institut für angewandte Umweltforschung:
"Zimmerluft - Dicke Luft", Schadstoffe in Innenräumen
Verlag Kiepenheuer&Witsch, Köln (ISBN 3-462-02201-6)

Kiefer, Prof. Dr. Hans / Koelzer, Dipl.-Phys. Winfried:
"Strahlen und Strahlenschutz"
Springer-Verlag, Berlin (ISBN 3-540-55525-0)

Kinon, Ulla:
"Mykosen, die (un)heimliche Krankheit"
Oesch-Verlag, Zürich (ISBN3-85833-420-0)

Kirsch, Dipl.-Ing. Heinz:
"Das Dosis-Konzept"
"Das Umwelt-Konzept"
RWE, Essen

Klar, Conrad / Hillebrand, Prof. Dr. Ulrich:
"Asbestfeinstaub"
TUB Technische Universität Berlin, Straße des 17. Juni, 10627 Berlin

König, Prof. Dr. Herbert L. / Folkerts, Ing. Enno:
"Elektrischer Strom als Umweltfaktor"
Pflaum Verlag, München (ISBN 3-7905-0620-6)

König, Dipl.-Ing. Holger:
"Wege zum gesunden Bauen"
Ökobuch-Verlag, Staufen (ISBN 3-922964-16-8)

Kühne, Dipl.-Biol. Andreas:
"Mikrowellen", Hinweise auf Gesundheitsgefahren
Institut für Mensch und Natur, Verden (ISBN 3-927203-00-9)

Kuhlmann, Dr. Dirk:
"Die Pilz-Invasion"
Verlag Bio-Medoc, München (ISBN 3-928486-01-2)

Leitgeb, Prof. Dr. Norbert:
"Strahlen, Wellen, Felder"
DTV Thieme-Verlag, Stuttgart (ISBN 3-13-750601-8)

Leiße, Dipl.-Ing. Bernhard:
"Holzschutzmittel im Einsatz"
Bauverlag, Wiesbaden und Berlin (ISBN 3-7625-2917-5)
"Holz natürlich schützen"
Verlag C.F. Müller, Heidelberg (ISBN 3-7880-9887-2)

Lohs, K. / Elstner, P. / Stephan, U.:
"Fachlexikon Toxikologie"
Ecomed-Verlag, Landsberg (ISBN 3-609-69170-0)

Lüttgens, Dipl.-Ing. Günter / Glor, Dr. Martin:
"Elektrostatische Aufladungen begreifen und beherrschen"
Expert-Verlag, Ehningen (ISBN 3-8169-0254-5)

Maes, Wolfgang / Petersohn, Dr. Annemarie und Dr. Hans-Joachim /
Schneider, Prof. Anton / von Klitzing, Dr. Lebrecht / Zahn, Prof. Volker:
"Elektrosmog - Wohngifte - Pilze"
Haug Verlag (Hüthig Fachverlage), Heidelberg (ISBN 3-7760-1599-3)

Markus, Dr. Harold / Finck, Hans:
"Ich fühle mich krank und weiß nicht warum"
"Warum fühle ich mich ständig krank?"
"Candida - der entfesselte Hefepilz"
Ehrenwirth, München (ISBN 3-431-03077-7 / ...03222-2 / ...03420-9)

Maushard, Dr. Rupprecht:
"Man nehme einen Geigerzähler", Teil 1 bis 3
Git-Verlag, Darmstadt (ISBN 3-921956-45-5 / ..46-3 / ..83-8)

Meyer-Tasch / Malunat / Brüggemeyer / Warnke / Hengstenberg / Käs:
"Strom des Lebens - Strom des Todes"
Fischer Taschenbuch-Verlag, Frankfurt (ISBN 3-596-12483-2)

Moriske, Dr. Heinz Jörn / Turowski, Dr. Elisabeth:
"Handbuch für Bioklima und Lufthygiene"
Ecomed-Verlag, Langsberg (ISBN 3-609-72580-X)

Neitzke, Dr. H.-Peter und Mitautoren:
"Risiko Elektrosmog", Auswirkung elektromagnetischer Felder
Birkhäuser-Verlag, Basel/Boston/Berlin (ISBN 3-7643-5014-8)

Nolting, Prof. Dr. Siegfried / Gutzek, Dr. Bernd / Hauss, Dr. Reinhard:
"Mykosen des Verdauungstraktes"
Medi-Verlag, Hamburg (ISBN 3-9803957-0-7)

Österreichisches Institut für Baubiologie, IBÖ:
"Elektromagnetische Felder, Einflüsse auf Mensch und Umwelt"
Kongreß-Tagungsband Oktober 1990
IBÖ Wien (ISBN 3-900403-13-9)

Ott, John:
"Risikofaktor Kunstlicht"
Knaur-Verlag, München (ISBN 3-426-06006-X)

Oxley, T.A. / Gobert, E.G.:
"Feuchtigkeit in Gebäuden" - Diagnose, Behandlung, Meßgeräte
Verlag Rudolf Müller, Köln (ISBN 3-481-15731-2)

Petersohn, Dr. Liselotte und Dr. Hans:
"Richtig gesund", das Handbuch der ganzheitlichen Medizin
Econ-Verlag, Düsseldorf/Wien (ISBN 3-612-20442-4)

Reiß, Dr. Jürgen:
"Schimmelpilze" - Lebensweise, Nutzen, Schaden, Bekämpfung
Springer-Verlag, Berlin - Heidelberg - New York - Tokio

Riehm, Gerhard:
"Schwermetalle im Innenraum"
Wissenschafts-Verlag, Frankfurt (ISBN3-927548-72-3)

Rose, Wulf-Dietrich:
"Elektrosmog - Elektrostreß", Strahlung in unserem Alltag
Verlag Kiepenheuer&Witsch, Köln (ISBN 3-462-02021-8)

Rosenkranz, Bernhard:
"Der Umwelttester", Schadstoffe im Alltag
Rowohlt-Verlag, Rheinbek (ISBN 3-499-17976-8)

Roth, Dr. Lutz / Frank, Dr. Hanns / Kormann, Dr. Kurt:
"Giftpilze - Pilzgifte" - Schimmelpilze und Mykotoxine
Ecomed-Verlag, Landsberg (ISBN 3-609-64730-2)

Roth, Dr. Lutz:
"**Giftmonographien**" - Sonderdrucke über Schadstoffe wie z.B.:
Alkoholische Lösungsmittel (ISBN 3-609-69150-6)
Aromatische Kohlenwasserstoffe (ISBN 3-609-69110-7)
Asbest und künstliche Mineralfasern (ISBN 3-609-69040-2)
Blei- und Bleiverbindungen (ISBN 3-609-69030-5)
Chlorierte Kohlenwasserstoffe (ISBN 3-609-69060-7)
Formaldehyd (ISBN 3-609-69070-4)
Pyrethroide (ISBN 3-609-69120-4)
Ecomed-Verlag, Landsberg

Schneider, Prof. Dr. Anton,
aus der IBN-Schriftenreihe 'Gesundes Wohnen', z.B.:
"Baubiologie in Frage und Antwort" (ISBN 3-923531-16-8)
"Einführung in die Baubiologie" (ISBN 3-923531-01-X)
"Radioaktivität von Baustoffen" (ISBN 3-923531-02-8)
"Der gesunde Arbeitsraum" (ISBN 3-923531-20-6)
"Schädlinge und Schutz des Holzes" (ISBN 3-926875-04-6)
"Oberflächenbehandlung und Pflege im Haus" (ISBN 3-923531-14-1)
"Die gesunde Heizung" (ISBN 3-923531-05-2)
"Das Haus - Ursache allergischer Erkrankungen" (ISBN 3-923531-12-5)
"Wohnklima, Wärmedämmung..." (ISBN 3-923531-09-5)
"Elektrobiologie" mit Ing. E.W. Fischer (ISBN 3-923531-07-9)
Verlag Institut für Baubiologie und Oekologie Neubeuern IBN

Schneider, Prof. Dr. Anton / Schneider, Arch. Winfried / Zahn, Prof. Dr. Volker / Haumann, Dr. Thomas / Kinze, Bernd / König, Arch. Holger / Blank, Arch. Wolf-Dieter / Wohlfarth, Dipl.-Ing. Brunhilde und andere:
"**Fernlehrgang Baubiologie**"
25 Lehrhefte über Baubiologie, Bauart, Umwelt, Standort, Wohnklima, Baustofflehre, Holzschutz, Pilze, Energiesparkonzepte, Installationen, Bauakustik, Licht, Beleuchtung, Farbe, Möblierung, Wohnpsychologie, Wohnphysiologie, Siedlung und Städtebau, Baurecht und Güteprüfung, Strahlung und Schadstoffe, Freiflächen und andere Themenbereiche
Institut für Baubiologie und Oekologie Neubeuern IBN

Steinig, Heinz:
"Elektrosmog - der unsichtbare Krankmacher"
Verlag Herder, Freiburg (ISBN 3-451-04302-3)

Tobischek, Dr. Herbert:
"Lärm in der Wohnumwelt", Grundlagen, Lärmstreß, Selbsthilfe
Verlag Institut für Baubiologie und Oekologie IBN (ISBN 3-923531-23-0)

Umweltschutzreferat der Landeshauptstadt München:
"Elektrosmog - was steckt dahinter?"
"Wohnen ohne Gifte"
Umweltladen, Rindermarkt 10, 80331 München

Varga, Dr. Dipl.-Ing. Andras:
"Elektrosmog"
"Physikalische Umwelt und Gesundheit der Menschen"
Eigenverlag: Kurt-Schumacher-Str. 11, 69226 Nußloch

Verbraucher-Zentrale:
"Wir reden von Elektrosmog"
"Schadstoffe in der Wohnraumluft"
"Formaldehyd in Haus und Haut"
"Feuchtigkeit und Schimmelbildung in Wohnräumen"
"Ihr Trinkwasser - klares Wasser oder trübe Aussichten?"
Verbraucher-Zentrale NRW, Mintropstr. 27, 40215 Düsseldorf

Warnke, Dr. Ulrich:
"Risiko Wohlstandsleiden"
Popular Akademik Verlag, Saarbrücken (ISBN 3-929929-00-7)

Weiss, Dr. Thomas:
"Alles über Pilzerkrankungen"
Kösel-Verlag, München (ISBN 3-466-34351-8)

Weiß, Prof. Dr. Heinz:
"Umwelt und Magnetismus"
Verlag der Wissenschaften, Berlin (ISBN 3-326-00598-9)

Wichmann, Prof. Dr. H.E. / Schlipköter, Prof. Dr. H.W. / Füllgraf, Dr. G:
"Handbuch der Umweltmedizin"
Ecomed-Verlag, Landsberg (ISBN 3-609-71180-9)

Wilhelm, Prof. Dr. J. und Käs, Prof. Dr. G. u.a.
"Elektromagnetische Verträglichkeit"
Band 41, Kontakt&Studium, Elektrotechnik
Expert-Verlag, Ehningen (ISBN 3-8169-05626-9)

Wissenschaftsladen Hannover (Capelle, Neitzke, Krahn-Zembol u.a.):
"Elektrosmog im Kopf"
IKO-Verlag, Frankfurt (ISBN 3-88939-296-2)

Zahn, Prof. Dr. Volker:
"Umweltmedizin"
Umgeve, Mühlweg 24, 94315 Straubing

Zwiener, Dr. Gerd:
"Handbuch Gebäude-Schadstoffe"
Verlag Rudolf Müller, Köln (ISBN 3-481-01176-8)

Personen- und Stichwortregister

A

Abschirmung
   elektrische Wechselfelder 47
   elektromagnetische Wellen 237
   magnetische Gleichfelder 311
   magnetische Wechselfelder 81
Adey, Prof. Dr. W.R. 113, 180, 192
Aerosole 430
Aflatoxin 457
Agar 464
Ahlbom, Dr. A. 118
Aldehyde 394
Alfredsson, Prof. L. 118
Allergene 428, 429, 433
Allergiker 276, 431
Alphastrahlung 347
Aluminiumfolien 47, 52, 329
Alzheimer 95, 116, 119, 123
Amalgamfüllungen 27, 119, 289, 469
Amateurfunker 165
Amine 394
Amplitudenmodulation 167
AnBUS 413
Anstrich, leitfähig 47
Antennen 167, 172
Antibiotika 449, 457
AOK 135
Äquivalentdosis 347
Armbanduhren 149, 329, 337
Arsen 467
Asbest 433, 434
Aschoff, Dr. D. 319, 360, 368
Aspergillus 446, 448, 463
Asthmatiker 276
Atombomben, Atomkraft 337, 338
Ausgleichsströme ... 72, 73, 125, 133, 143
Australien, Meta-Studie 123
Auto 147, 159, 215, 296
Autotelefone 215, 216

B

Babyphon 56, 78, 91, 239, 240
Badgastein 424
Bahmeier, Dr.-Ing. G. 231
Bahnstrom 74, 75, 141
Bakterien 277, 296, 431, 449, 465, 478
BASF 403
Baubiologie 489
Bauökologie 479
Baustoffe 341, 423
BAYER 403, 421
Becker, Dr. R.O. 115
Beckmann, Dr. K. 252
Benzine, Benzol 394, 396
Bernhardt, Prof. Dr. J.H. 54, 111, 190
Betastrahlung 347
Beton 52, 79, 237, 303, 341, 342
Betonarmierung 310

Beton-Dichtungsmasse 420
Betten, elektrisch verstellbar 67
Betz, Prof. Dr. H.-D. 375
Bickel, Dr. Armin 366
Bildschirm 24, 84, 155, 240, 274, 281
Bimssteine 342, 352, 426
Bio-Blockhaus 52, 480
Bio-Check-F. 407
Bio-Check-PCP 411
Biotonne 456
Biozide 408, 433
Bischof, Dr. W. 476
Blackman, Dr. C. 114
Blei, Bleirohre 467, 468
Blutkörperchen 193
Bluttests 371
B-Netz 174
Boetsch, Wolfgang 13
Boikat, Dr. U. 230
Braun-von Gladiß, Dr. K.-H. 128, 230
Bremer Umweltinstitut 416
Brillengestelle 313
Brillengläser 290
Brinkmann, Prof. Dr. K. 145
Brüggemeier, Dr. H. 230
Brustkrebs 116, 126, 341
BUND 11, 23, 85, 156, 160, 259, 469
Bundesamt für Materialprüfung 413
Bundesamt für Strahlenschutz
   Baumsterben 174
   elektrische Wechselfelder 23
   elektromagnetische Wellen 193
   Hochspannungsleitungen 142
   magnetische Wechselfelder 111
   Radongas 350
Bundesanstalt für Straßenwesen 216
Bundesbahn 73, 125, 199
Bundesgesundheitsamt 108
   Amalgam 289
   Asbest 434
   Effektleuchte 55
   Formaldehyd 405
   Hochspannungsleitungen 75
   Holzschutzmittel 413
   Lärm 472
   PCB 420
   PCP 412
   Pyrethroide 418
   Radioaktivität 346
Bundesgesundheitsministerium 189, 406
Bundespostminister 13
Bundesseuchengesetz 464
Bundeswehruniversität Neubiberg .. 232
Bürostühle 312

C

Cadmium 467
Candida 36, 449, 453, 463
Casein, Caseinfarben 456

Chemiegips	342
Chlor	455
Chlorakne	420
Chlorothalonil	409, 412
Chrom	467
Citrinin	458
Cityruf	199
Cladosporium	453
C-Netz	174, 175, 200
Cobalt	467
Coghill, Dr. Roger	20
Computerbildschirme	24, 134, 240, 281
Cornelissen, Dr. G.	384
Cryptococcus	463
Curry-Netz	380
Cypermethrin	412

D

Dämmstoffe	403
Datenfunk	199
Daunderer, Dr. M.	250, 289
David, Prof. Dr. E.	107, 232
Davidson, Dr. A.	193
DCS-Standard	174
DDT	412, 414
Deckenbalken	415
Deckenpaneelen	406
DECT-Telefone	217, 218, 224, 242, 251
Degussa	403
DEHP	412, 419
Deltamethrin	410, 412
Demers, Dr. P.	116
Dezibel	471
Dichlofluanid	410
Diethylhexylphthalat	419
Dimmer	27, 68, 79
Dimpfel, Dr. W.	179
DIN/VDE 0107 und 0848	85, 162
Dioxine	409, 421
Dispersionsfarben, lösemittelfrei	438
D-Netz	174, 180, 195, 205, 208, 213
Dolk, Dr. H.	231
Duftlampen	155
Duschkopf	451

E

E 605	412
Ecolog-Institut	86, 162
EEG	21, 44, 146, 176, 278
Effektleuchte	54
Ehlers, Dr. C.	189
Einbaumöbel	405
EKG	21, 44, 146, 189, 278
Elektroakupunktur	372
Elektroinstallation	33, 52, 100, 125, 133
Elektrosensibilität	87, 112
Elektrosmogverordnung	248, 262
Elektrostatik	274
Elektroverdampfer	408
Embryos	168
EMV	44
Endosulfan	410
Endrin	412
Energiesparlampen	79, 240, 478
E-Netz	174, 181, 198, 201, 209, 271
Entstörgeräte	376
EPA	
elektrische Wechselfelder	25
elektromagnetische Wellen	263
magnetische Wechselfelder	114
Permethrin	409
Radongas	425
Weichmacher	420
Erdleitungen	73, 131, 143, 159
Erdmagnetfeld	307, 356
Erdung	48, 72, 133
Erzgebirge	424
Ester	394
Ether	394
Ethylbenzol	402
Ethylparathion	412
EU-Bildschirmrichtlinie	26
Eulan	416
Euroflachstecker	32, 57, 68, 135
Euromessage	199
Eurosignal	233
Evolution	292

F

Fäkalienschaden	466
Farbe, leitfähig	35, 295
Farben	394, 398, 402
Farbfernseher	65, 67
Federkernmatratzen	238, 309, 316, 321
Fehlgeburten	24
Feinendegen, Prof. Dr. L.	123, 318
Fensterdämmung	385
Fensterglas	476
Fernseher	44, 67, 78, 281
Fernsehsender	165
Fertighäuser	404
Fertilitätsstörungen	486
Fettgewebe	420
Feuchteschäden	453
Feychting, Dr. M.	118
Fichtelgebirge	424
Fische	21, 293
Fischer, Erich W.	61, 144
Flammschutzmittel	395, 412, 418, 433
Fliesen	335
Flimmerfrequenz	78, 90, 476, 477
Floderus, Dr. B.	118
Flöhe	416
Flugzeug	340, 418
Fluoreszenzmikroskop	462
Fogging	438
Forellen	293
Formaldehyd	394, 403
Forschungsgemeinschaft Funk	178
Freileitungen	131, 143
Frequenzbereiche	226
Fruchtbarkeit	384
Frühgeburten	113
Fungizide	409

Funkrufdienste 165, 199
Funkstecker 50
Funkuhren 241
Furane 409
Fusarium 453
Fußbodenheizung 39, 78, 94, 145, 296

G

Gammastrahlung 347, 362
Gardinen 278, 286
Gardinen, leitfähige 47
Gasbeton 341
Gasrohre 125
Gehirn 21, 114, 122, 179, 315, 317
Gesundheitsschuhe 291
Gips 343
Gitternetze 379
Glasuren 336
Glaswolle 436
Gleichstrom 294, 306
Globalgitternetz 380
Glühlampen 79, 476
Glykole 402
Granit 342
Gronau, Dr. M. 109
GSM-Standard 174

H

HAARP-Projekt 253
Halogenlampen 476
Handys, strahlenarm 213
Hartmann, Dr. E. 369
Hartmann-Gitter 380
Hausstaub 410, 431, 445
Hausstauballergie 429
Haut 409
Hautjucken 449
Hautwiderstand 361
Hayes, Dr. D. 189
Hefepilze 448, 453
Heizdecken 56, 67, 132, 150
Heizkissen 26, 39, 113, 134
Heizungsrohre 125
HEPA-Luftfilter 430, 454
Heptachlor 410
Herbizide 409
Hering, Prof. Dr. P. 478
Hertel, Dr. H. U. 172
Herzschrittmacher 21, 58, 189
Hexachlorbenzol 412
Hirnströme 176, 179, 184, 316
Hirntumor 105, 119, 123, 193, 234
Hochspannungsleitungen
 elektrische Wechselfelder 53
 elektromagnetische Wellen 165
 magnetische Wechselfelder 73, 131
Hocking, Prof. B. 231
Höhenstrahlung 340
Holz 58, 341, 342, 409, 415
Holzblockhäuser 237
Holzschutzmittel 408
Holzschutzmittelprozeß 413

Honselmann, Prof. Dr.-Ing. G. 105
Hormone 99, 125, 456
Hormonstörungen 99, 168, 206
Hüttensteine 342

I

IKK 421
Immunsystem 115, 192, 429, 444, 457
IMST 191
Infante-Rivard, Prof. C. 117
Inforuf 199
Infrarotlicht 475
Infraschall 472
Ingerowski, Dr. R und Dr. G. 418
Insektenspray 408
Insektizide 409
Internet 229
Iridium-Netz 204
Irnich, Prof. Dr. W. 178
IRPA 56, 162, 255, 258
Ising, Dr. H. 472
Isocyanate 394

K

Kabel, abgeschirmt 48
Kalium 344
Kalksandstein 303
Kältebrücken 392, 445
Kamin 388
Kammerjäger 408, 417
Käs, Prof. Dr. G. 169, 192
Kernspintomograph 315
Kerzen 388
Ketone 394
Kinderleukämie 20, 105, 123
Kindermatratzen 414
Kleber 394, 397, 399
Kleber, leitfähige 47, 279
Kleiderbügel 310
Klimaanlagen 454
Kohlendioxid 386, 456
Komposthaufen 456
König, Prof. Dr. H. 123, 375
Konservierungsmittel 403
Körperspannung 17
Körperstromdichte 64
Koslov, Dr. S. 116
Krebs 75, 113, 157, 185, 334, 422
Krebsforschungszentrum 115, 123
Kremendahl, Dr. H. 196
Kühlschrank 451
Künstliche Mineralfasern 436
Kunstlicht 476
Kunststoffe 294, 419
Kupfer 467, 468
Kutz, Dr. E. 234

L

Lacke 397
Lähmung 418
Laminat 295, 301
Laptop 67, 159, 240

Lautsprecherboxen	309
Lebet, Dr. J.-P.	179
Leder	395, 409
Ledermöbel	408, 414
Lehm	53
Leichtbauhäuser	52, 237
Leitgeb, Prof. Dr. N.	144, 179
Leitungswasserfilter	449
Leuchtstoffröhren	18, 51, 240
Licht	477
magnetische Wechselfelder	78
Leuchtziffern	336
Leuschner, Udo	103
Licht	475
Lindan	409, 413
Löscher, Prof. Dr. W.	125, 186, 270
Lösemittel	397
LQL	397
Luftaustausch	385
Luftbefeuchter	450
Luftbewegung	392
Luftdruck	393
Luftelektrizität	273
Luftfeuchte	385, 391
Luftfilter	430
Lufthansa	340
Luftionen	41, 273, 276, 359, 388
Lufttrockenheit	292
Lungenbläschen	432
Lungenkrebs	350, 422, 423, 434

M

Magnetostatik	306
Magnetschwebebahn	313
MAK	397
Malin, Dr. S.R.C.	318
Mann, Dr. K.	179
Mannesmann	176
Matratzen	408, 418
Matthes, Dr. R.	111
Maushart, Dr. R.	370
McLauchlan, K.	121
Melatonin	126, 475
Melzer, Dr. W.	438
Merkel, Dr. A.	110, 262
Merkel, Helmut	139, 148, 219
Mevissen, Dr. M.	125
Meyl, Prof. Dr.-Ing. K.	255
MIK	397
Mikrofilter	431, 441, 454
Mikrowellen	165, 168, 169, 173, 199
Mikrowellenherd	166, 239
Milben, Milbenkot	433
Militär	165
Miller, Dr. A.B.	20, 117
Mineralwolle	436
MIQ	397
Mobilfunk	174, 181, 182
Mobilfunkantennenanlagen	187
Mobilfunksender	165, 203
Modulationsarten	167
Montageschäume	418

Morgan, Dr. G.	192
Motten	408
MPR	24, 84, 281
MRK	397
Mucor	453, 463
Mühlensiepen, Prof. B.	318
Müller-Mohnssen, Prof.	416
Munddusche	453
Muskelschäden	417
MVOC	459, 462
Mykotoxine	444, 458

N

Nachtstromspeicheröfen	78, 434
Nachweisgrenzen	412
Nährböden	464
Naturgips	342
NCRP	114
Neitzke, Dr. H.-P.	86, 258
Nervenkrankheiten	157
Nervenschäden	417
Netzfreischalter	45, 104
Neurodermitis	96
Neutronenstrahlung	362
Nickel	467
Niedervoltlampen	18, 79
Nordenson, Dr. I.	117
Notebook	67, 98, 159, 229, 240
NYM-Kabel	65, 66

O

Oberflächenspannung	297
Oberflächenversiegelungen	295
Oberwellen	27, 55, 63, 79, 124, 138
Ochratoxin	457
Öko-Test	
Babyphone, Babymonitore	57, 239
D-Netz-Telefone	180
Energiesparlampen	240, 478
Federkernmatratzen	309
Fertigparkettböden	295
Gesundheitsschuhe, Schuhe	291
Heizdecken	56, 150
Meßgeräte	154
Mikrowellenherde	239
Radiowecker	150
Schnurlose Telefone	218
Selber messen?	59
Telefaxgeräte	57
Wand- und Dispersionsfarben	438

P

PAK	412
Parkettböden	295
Parkettversiegelung	406
Partikel	430
Passivraucher	406
Patulin	458
Pauli, Dr. G.	112
Payne, Dr. M.	231
PCB	395, 420
PCP	395, 396, 409, 412

Peier, Prof. D. 232
Penicillium 453
Pentachlorphenol 409
Perchlorethylen 310, 396
Permethrin 395, 409, 415
Pestizide 409
Petersohn, Dr. A. 485
Petersohn, Dr. Ch. 484
Petersohn, Dr. H.-J. 193, 484
Phillips, Dr. J. 115
Phosphorsäureester 412, 418
Phthalate 419
Pilze, Pilzwachstum 429, 463
Pilzgifte 445, 458
Plastiksohlen 291
Plutonium 338
Pollen 433
Polychlorierte Biphenyle 420
Popp, Prof. Dr. A. 191, 294
Potentialausgleich 133
Prüfschraubenzieher 26
Pseudomonas 465
Pulsmodulation 167
PU-Schäume 418
PVC 279, 286, 301, 419
Pyrethroide 396, 415, 433
Pyrethrum 417

Q

Quecksilber 467, 469
Quix 199

R

Radar 167, 168, 172
Radioaktivität 334, 362
Radiowecker 91, 111, 134, 146, 150
Radium 344, 423
Radon 121, 350, 390, 423, 425, 427
Rambeau, Dr. V. 360
Rauchen 390, 406, 424, 432
Räucherstäbchen 390
Raumfahrt 317
Raumklima, Raumluft 273, 385
Reinigungsmittel 403
Reiser, Dr. H.-P. 179
Repacholi, Dr. M. 185
Rhizopus 463
Rhodotorula 453, 463
Richtfunk 165, 172, 233
Rieth, Prof. Dr. H. 457
Ringleitungen 73
Röntgenaufnahme 339
Röntgenverordnung 99
Röschke, Dr. J. 179
Rundfunk, digital 254
Rundfunksender 165
Rutengänger 354, 374
RWE 6, 19, 94, 100, 198, 481

S

Satelliten 204, 229
Satellitenschüsseln 240

Savitz, David A. 56, 113
Scall 199
Schaefer, Prof. Dr. H. 54, 106
Schall, Schallbrücken 470, 472
Schallisolierung 436
Schaumtapeten 396, 420
Schimmelpilzallergiker 431
Schimmelpilze 444, 453
Schlackensteine 342
Schleimhaut 395
Schmid, Dr. J. 233
Schmusetiere 285
Schneider, Prof. Dr. A. 368
Schober, Dr. F. 179
Schuhe 290
Schukostecker 17, 49
Schürich, Dr. H. 292
Schurwollteppich 279, 408
Schwebstaub 430, 433
Schwefelsäureester 412
Schwermetalle 433, 467
Seehunde 420
Semm, Prof. Dr. P. 179
Sicherungskästen 78
Skyper 199
Smith, Dr. C. 121
Smith, Dr. E. 21
Spanplatten 404, 403, 408
Speers, Dr. M. 115
Sporen 433, 445, 452, 454, 458
Spulen 71
Spülmaschine 452
Srivata, Dr. B.I. 318
Stachybotrys 453, 463, 465
Stahl 308
Standortbescheinigung 212
Stängle, Jakob 365
Staphylokokken 465
Staub 424, 429
Staubsauger 431, 454
Steinwolle 436
Stell, Dr. H.-J. 95
Stimmer, Prof. H. 108
Strahlenschutzkommission 110, 162
Strahlenschutzverordnung 346
Straßenbahn 308, 313, 324, 331
Streptokokken 465
Styropor 277, 301
Synthetikgardinen, -teppiche 274
Szintigramm 339
Szintillationszähler 364

T

TCEP, TDPP 412, 418
TCO 24, 84, 281
Teelichter 388
Telefone, schnurlos 217, 218
Telefonhörer 314
Telekom 176, 179, 204
Telekom-Forschungszentrum 192
Telmi 199
Teppich 395, 408, 415

Terpene	394, 398
Tetrachlorphenol	412
Thallium	467
Thorium	344
Tinnitus	40, 96, 269, 472, 486
TN-Netz	133
Toilettenspülkasten	452
Toluol	397, 399
Tomenius, Dr. L.	118
Töpfer, Dr. K.	110
Topfpflanzen	455
Trafos	71, 80
Trafostationen	73, 131, 134, 143, 159
Transrapid	147
Treibhauseffekt	456
Trinkwasser, -filter	464, 466, 468
Tschernobyl	337
TT-Netz	133
Tutanchamun	448
TÜV-Bayern	105
TÜV-Rheinland	216

U

Ultraschall	472
Umspannwerke	131
Unfruchtbarkeit	409
Uran, Uranstein	336, 344
UV-Licht	475

V

Varga, Dr.-Ing. A.	124, 144, 168, 254
VDE	52, 105, 146, 481
Vergleichsmessungen	
elektrische Gleichfelder	302
elektrische Wechselfelder	65
elektromagnetische Wellen	256
magnetische Gleichfelder	331
magnetische Wechselfelder	158
Radioaktivität	351
Versiegelung	398, 418
Verwerfungen	354, 363
Vibrationen	470, 473
Vinyltapeten	419
VOC	401
Volkrodt, Dr.-Ing. W.	172, 255, 258
von Klitzing, Dr. L.	75, 176, 316
von Pohl, Freiherr	366
Vorschaltgeräte	18, 71

W

Waldsterben	170
Wandfarben, biologische	466
Wandfarben, lösemittelfrei	438
Wärmekissen	56
Warnke, Dr. U.	124, 126
Waschmaschine	451
Wasserader	354, 363
Wasserbett	29, 134
Wasserrohre	125
Wasserschäden	445
Wasserstoffperoxid	455
Weichmacher	395, 419, 433
Weiland, Prof. Dr. Th.	192
Weiß, Prof. Dr.-Ing. H.	318
Weizen	293
Wertheimer, Nancy	56
WHO	56, 157, 185, 258, 421, 483
Asbest	434
elektrische Wechselfelder	23
magnetische Wechselfelder	85
Pilze	465
Trinkwasser	289, 469
Wirbelströme	19, 124
Wollteppich	396
Wüst, Dr. J.	365

X

Xylol	402

Z

Zaffanella, Luciano E.	86
Zahn, Prof. Dr. V.	31, 484
Zahnbürste	451
Zigarettenrauch	403, 432
Zink	467
Zinn	467

Schriftenreihe GESUNDES WOHNEN   DM

Titel	Preis
Einführung in die Baubiologie	10,00
Zukunftsfähige ökosoziale Bau- und Siedlungsformen	12,00
Radioaktivität von Baustoffen	10,00
Aussteigen - aber wie?	18,00
Streß durch Strom und Strahlung	42,00
Die gesunde Heizung	10,00
Gesünder wohnen durch biologisches Bauen	12,00
Lärm in der Wohnumwelt	14,00
Baubiologie in Frage + Antwort	26,00
Wald-Holz-Mensch	12,00
Gesundes Wohnklima durch Strahlungsheizung	12,00
Oberflächenbehandlung und Pflege im Haus	10,00
Das Haus - Ursache allergischer Erkrankungen	12,00
Wohnklima, Wärmedämmung, Wärmespeicherung	10,00
Die gesunde Kleidung	7,00
Formaldehyd im Wohnbereich	12,00
Solararchitektur	15,00
Der gesunde Arbeitsraum	12,00
Niedrigenergiehaus in Holzrahmenbauweise (W+G Sonderdruck)	7,00
Baubiologie – Architektur – Umweltmedizin (Tagungs-Sonderheft)	10,00
Video-Kassette: Ein gesundes baubiologisches Haus entsteht	80,00

Zeitschrift WOHNUNG UND GESUNDHEIT (W+G)

Jahresabonnement (4 Hefte) (einschließlich Porto und Versandkosten)	60,00
Einzelheft	
– Neuausgabe	15,00
– Ältere Ausgabe	8,00

Bücher - BAUBIOLOGIE UND ÖKOLOGIE

Titel	Preis
1000 Tips zum Bauen und Wohnen	58,00
Wege zum gesunden Bauen	49,80
Schädlinge und Schutz des Holzes	38,00
Ungeziefer im Haushalt	10,00
Umweltmedizinische Fibel	16,00
Lehmbau-Handbuch	68,00
Hauserneuerung	48,00
Naturnahe Abwasserreinigung	29,80
Kompost-Toiletten	29,80

Bestellung: Institut für Baubiologie + Oekologie
Holzham 25, D-83115 Neubeuern
Tel. 08035/2039, Fax 08035/8164

Fernlehrgang Baubiologie

Der Lehrgang besteht aus 25 Lehrheften (Loseblattsammlung) und ergänzendem Nahunterricht mit folgenden Themen:

> Umweltsituation / Baubiologie und Baukultur / Ökologie und Standort / Wohn-Klima / Biologische Baustofflehre / Holzschutz, Hausschädlinge, Pilze / Bauweise und Bauart / Heizungs-, Sanitär- und Elektroinstallation / Energie- und Wassersparkonzepte / Bauakustik und Lärm / Baukonstruktion / Licht und Beleuchtung / Farbe und Oberflächenbehandlung / Raumgestaltung / Wohnpsychologie- und Wohnphysiologie / Städtebau / Baurecht und Normung / Felder und Strahlung / Schadstoffe / Untersuchungsmethoden / Umsetzung in der Praxis.

Der Fernlehrgang Baubiologie ist von der Staatlichen Zentralstelle für Fernunterricht geprüft und unter der Nr. 61 70 83 zugelassen; er dient der baubiologisch-ökologisch orientierten Fortbildung.

Der Lehrstoff ist wissenschaftlich fundiert und praxisorientiert. Dem baubiologischen Lehrgang liegt ein langes Fachstudium der Dozenten dieses Lehrgangs zugrunde; es ist in der praktischen Betätigung, im Unterricht an Hochschulen sowie in Seminaren und Vorträgen gereift.

Der Fernlehrgang Baubiologie wird laufend überarbeitet und aktualisiert. Den ehemaligen Teilnehmern wird der neue Lehrstoff in Form von jährlichen Ergänzungslieferungen zur Verfügung gestellt, so daß der Inhalt der Studienunterlagen nicht veraltet.

Seit über 20 Jahren hat sich dieses Fernstudium in der Praxis bewährt. Es ist
- die rentabelste Investition des Bauherrn beim Bauen und Renovieren
- eine Hilfe beim Selbstbau und zur Senkung der Baukosten
- das ideale Ergänzungs-Studium für Ärzte, Heilpraktiker, Architekten und Bauhandwerker
- ein Weg zur Existenzgründung
- die notwendige Gesundheitsvorsorge für jeden.

Die Gebühren für dieses einjährige Selbststudium betragen lediglich 0,5 % der Baukosten für ein Einfamilienhaus. Im Vergleich zum Nutzen – für Gesundheit und Wohlbefinden, durch Bildung und öko-soziales Bewußtsein, im Beruf etc. – ist der Aufwand verschwindend gering.

Informationen und Anmelde-Unterlagen sowie Auskünfte über weitere Veranstaltungen (Meßtechnik-Seminare, Tagungen, Messen...) erhalten Sie bei

Institut für Baubiologie + Oekologie, Holzham 25, D-83115 Neubeuern
Tel. 08035/2039, Fax 08035/8164

Stiftung Baubiologie – Architektur – Umweltmedizin

Mit der neuen Stiftung wurde Anfang 1997 durch das Institut für Baubiologie + Oekologie Neubeuern (IBN) ein Forum ins Leben gerufen, das sich den notwendigen baubiologisch-umweltmedizinischen Aufgaben auf der Basis solidarischer Zusammenarbeit und Verantwortung widmet.
Die Stiftung dient gemeinnützigen, zukunftsweisenden Zwecken u.a. in Wissenschaft und Forschung, Bildung, Gesundheit, Bau- und Siedlungskultur, grundsätzlich einer ökosozial orientierten Wohnumwelt; sie verfolgt ausschließlich und unmittelbar gemeinnützige Zwecke.

Die Stiftung fördert im In- und Ausland baubiologisch und umweltmedizinisch orientierte Projekte in folgenden Bereichen:

Forschungsvorhaben hinsichtlich der Beziehung zwischen Mensch und gebauter Umwelt in gesundheitlicher, ökologischer und sozialer Hinsicht.

Forschungsarbeiten zur Entwicklung und Prüfung von Baustoffen, Installationen und Einrichtungen, die den Aspekten umweltfreundlich und Gesundheitsvorsorge gerecht werden.

Förderung von Demonstrationsprojekten zum Nachweis, wie kostengünstig, ökologisch und gesund gebaut werden kann; insbesondere auch Förderung von zukunftsweisenden Mustersiedlungen mit hohen ökologischen Anforderungen, die zugleich der Arbeitsbeschaffung und Fortbildung von Jugendlichen, der Altenhilfe und der Therapie von Umweltkrankheiten dienen.

Förderung von Hilfsmaßnahmen für wohnumweltgeschädigte Personen, die weder rechtlich ausreichende Entschädigungsleistungen noch staatliche Hilfe erhalten.

In der Fachzeitschrift WOHNUNG + GESUNDHEIT des IBN wird laufend über Förderungsmaßnahmen der Stiftung berichtet.

Stiftungsanschrift:
Stiftung Baubiologie - Architektur - Umweltmedizin,
Holzham 25, 83115 Neubeuern

Spendenkonto:
Raiffeisenbank Neubeuern – BLZ 71160161, Kto.-Nr. 8101400